Reanimation bei Kindern

- **Beatmung:** Vorsichtige Mund-zu-Mund/Nase-Beatmung oder Beatmung mit Maske und Ambubeutel
- **anschließende Intubation** (Tubusgröße: Frühgeborene: 2,5 – 3,0; Säuglinge: 3,5; ab 1. Lebensjahr „Alter durch 4 plus 4" oder Tubusaußendurchmesser = Durchmesser kleiner Finger des Patienten)
- **Sauerstoff** in höchstmöglicher Konzentration

↓

bei fehlendem Erfolg

↓

- bei ungenügendem Einsetzen der Herzaktion Herzdruckmassage und Beatmung (im Verhältnis 5:1/bei Neugeborenen 3:1)
- **Beatmungsfrequenz** bei Säuglingen ca. 20/min, bei Kindern 10 – 12/min
- **Frequenz Herzdruckmassage** Säugling 100/min, Kind 80/min

↓

bei Volumenmangel:
Infusion von Ringer-Lösung oder 0,9%iger Kochsalzlösung oder 5%igem Humanalbumin oder einer Serumlösung (in den ersten 20–30 min 20 ml/kg KG; bei andauerndem Schockzustand Wiederholung)

↓

bei Verdacht auf Hypoglykämie 50%ige Glukose (1–2 ml/kg KG)

↓

- normale Atmung bzw. physiologische Atemexkursion des Thorax
- rosiges Hautkolorit
- Einsetzen der Herzaktion
- spürbare Femoralispulse
- sich normalisierende Perfusion der Peripherie
- enger werdende Pupillen

↓

Nachsorge auf Intensivstation

- **bei Asystolie und Bradykardie:** Adrenalin 0,01 mg/kg KG (= 0,1 ml/kg KG der 1:10 000 verdünnten Lösung)
  - Folgedosis bei weiter bestehender Asystolie, sukzessive steigern bis auf das Zehnfache also 0,1 mg/kg KG (= 0,1 ml der 1:1000 oder 1,0 ml der 1:10 000 verdünnten Lösung) i.v. oder intraossär oder intratracheal
  - unter klinischen Bedingungen evtl. Dauerinfusion von 0,1–5 µg/kg KG/min
- **bei Azidose:** Ausgleich mit Natriumbikarbonat ist umstritten:
  - Indikation erwägen nach 10 min Reanimation und/oder pH < 7,10 (7,0)
  - Dosis: 1 ml/kg KG der 1molaren (8,4%) Lösung
  - bei Säuglingen 1:1 mit Aqua dest. verdünnt
  - Applikation langsam über 5–10 min i.v. oder intraossär
- **bei nachgewiesener Hyperkaliämie mit Arrhythmien:**
  - Kalziumglukonat 10% (0,5 ml/kg KG)
- **bei Kammerflimmern** (extrem selten):
  - Defibrillation mit 2 J/kg KG
  - Wiederholung 4 J/kg KG
- bei hämodynamisch wirksamen **ventrikulären Extrasystolen** oder **ventrikulärer Tachykardie:** Lidocain 1 mg/kg KG

Inhaltsübersicht

Grauer Teil: Grundlagen und Untersuchungstechniken

- **1** Allgemeines zur ärztlichen Tätigkeit bei Kindern und Jugendlichen — 1
- **2** Entwicklung und Vorsorge — 20
- **3** Ernährung — 47
- **4** Spezielle Diagnostik — 62
- **5** Diagnostische und therapeutische Techniken — 104

Grüner Teil: Leitsymptome

- **6** Klinische Leitsymptome — 132

Blauer Teil: Krankheitsbilder

- **7** Neonatologie: Geburt und Reanimation — 171
- **8** Neonatologie: Krankheitsbilder — 192
- **9** Genetische Fehlbildungen und Syndrome — 227
- **10** Entwicklungsstörungen — 241
- **11** Ernährungsbedingte Störungen — 252
- **12** Erkrankungen des Gastrointestinaltraktes — 254
- **13** Erkrankungen der Leber und des Pankreas — 273
- **14** HNO- und Lungenerkrankungen — 277
- **15** Angeborene Herzfehler und pulmonale Hypertonie — 308
- **16** Weitere Erkrankungen des Herz-Kreislauf-Systems — 323
- **17** Immundefizienzen und Allergien — 339
- **18** Rheumatische Krankheiten — 352
- **19** Hämatologische Krankheiten — 360
- **20** Tumoren — 383
- **21** Nephro- und Uropathien — 409
- **22** Neuro- und Myopathien — 424
- **23** Psychische Erkrankungen, Psychosomatosen, Verhaltensstörungen — 453
- **24** Erkrankungen des Skeletts und des Bewegungsapparates — 468
- **25** Endokrinopathien — 481
- **26** Stoffwechselerkrankungen — 502
- **27** Infektionskrankheiten — 525
- **28** Hauterkrankungen — 574

Roter Teil: Notfälle, Intensivmedizin

- **29** Notfälle und spezielle Intensivmedizin — 593

Anhang — 654

**Checkliste
Pädiatrie**

Checklisten
der aktuellen Medizin

Begründet von F. Largiadèr, A. Sturm, O. Wicki

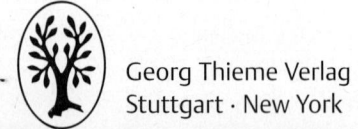

Georg Thieme Verlag
Stuttgart · New York

Checkliste Pädiatrie

R. Kurz, R. Roos

2., komplett überarbeitete und erweiterte Auflage

122 Abbildungen
111 Tabellen

2000
Georg Thieme Verlag
Stuttgart · New York

Zeichnungen: Martina Berge, Erbach/Ernsbach

Umschlag: Marie-Luise Kürschner

Die Deutsche Bibliothek – CIP-Einheitsaufnahme
Ein Titeldatensatz für diese Publikation ist bei
Der Deutschen Bibliothek erhältlich.

Wichtiger Hinweis:
Wie jede Wissenschaft ist die Medizin ständigen Entwicklungen unterworfen. Forschung und klinische Erfahrung erweitern unsere Erkenntnisse, insbesondere was Behandlung und medikamentöse Therapie anbelangt. Soweit in diesem Werk eine Dosierung oder eine Applikation erwähnt wird, darf der Leser zwar darauf vertrauen, daß Autoren, Herausgeber und Verlag große Sorgfalt darauf verwandt haben, daß diese Angabe dem **Wissensstand bei Fertigstellung des Werkes** entspricht.

Für Angaben über Dosierungsanweisungen und Applikationsformen kann vom Verlag jedoch keine Gewähr übernommen werden. **Jeder Benutzer ist angehalten,** durch sorgfältige Prüfung der Beipackzettel der verwendeten Präparate und gegebenenfalls nach Konsultation eines Spezialisten festzustellen, ob die dort gegebene Empfehlung für Dosierungen oder die Beachtung von Kontraindikationen gegenüber der Angabe in diesem Buch abweicht. Eine solche Prüfung ist besonders wichtig bei selten verwendeten Präparaten oder solchen, die neu auf den Markt gebracht worden sind. **Jede Dosierung oder Applikation erfolgt auf eigene Gefahr des Benutzers.** Autoren und Verlag appellieren an jeden Benutzer, ihm etwa auffallende Ungenauigkeiten dem Verlag mitzuteilen.

Geschützte Warennamen (Warenzeichen) werden **nicht** besonders kenntlich gemacht. Aus dem Fehlen eines solchen Hinweises kann also nicht geschlossen werden, daß es sich um einen freien Warennamen handele.

Das Werk, einschließlich aller seiner Teile, ist urheberrechtlich geschützt. Jede Verwertung außerhalb der engen Grenzen des Urhebergesetzes ist ohne Zustimmung des Verlages unzulässig und strafbar. Das gilt insbesondere für Vervielfältigungen, Übersetzungen, Mikroverfilmungen und die Einspeicherung und Verarbeitung in elektronischen Systemen.

© 2000 Georg Thieme Verlag, Rüdigerstraße 14, D-70469 Stuttgart
Printed in Germany

Unsere Homepage: http://www.thieme.de
Satz und Druck: Druckhaus Götz GmbH, Ludwigsburg
Gesetzt auf CCS Textline (Linotronic 630)

ISBN 3-13-139102-2   1 2 3 4 5 6

Vorwort der Autoren

Gerade in der Kinder- und Jugendheilkunde wächst der Wissensstand stetig und sind diagnostische und therapeutische Standards einem permanenten Wandel unterworfen. Weil die erste Auflage dieses Buches ein reges Interesse gefunden hat, worüber sich die Autoren sehr freuen, bemühten wir uns den Inhalt wiederum auf ein *State of the Art-Niveau* zu bringen. Dieses Buch wurde in erster Linie für angehende Kinder- und JugendfachärztInnen und für alle anderen KollegInnen geschrieben, die Kinder und Jugendliche in Praxen, Krankenhäusern und anderen Institutionen medizinisch betreuen. Die erfahrenen Kinder- und JugendärztInnen mögen in der Checkliste eine Erinnerungsstütze und ein kurzes Nachschlagewerk sehen. Die Checkliste sollte eine übersichtliche Informationsquelle und rasche Entscheidungshilfe zur eigenverantwortbaren Versorgung von Kindern und Jugendlichen sein. Sie sollte aber auch wichtige Hinweise enthalten, welche weiterführende oder spezielle Maßnahmen durch entsprechende Experten oder Institutionen heute möglich, bzw. im Interesse des Kindes notwendig sind. Dieses Buch sollte auch der Förderung gegenseitiger Wertschätzung zwischen AllgemeinmedizinerInnen für Kinder- und Jugendheilkunde und anderen FachärztInnen dienen. Das wichtigste Ziel ist jedoch eine möglichst gute Basisversorgung unserer Kinder.

Wie in der ersten Auflage, wurde der überarbeitete Text der verschiedenen Kapitel von einschlägigen Experten überprüft und verbessert: Dr. M. Bäck, Psychologie; Prof. Dr. A. Beitzke, Kardiologie; Prof. Dr. M. Borkenstein, Endokrinologie; Prof. Dr. J. Deutsch, Hepatologie; PD Dr. O. Genzel-Boroviczény, Neonatologie; Prof. Dr. E. Eber, Pulmonologie; OA Dr. U. Goriup, Ernährung; Prof. Dr. H. M. Grubbauer, Antibiotika; Prof. Dr. A. Hauer, Gastroenterologie; OA Dr. G. Höfler, Neuropädiatrie; Prof. Dr. P. M. Kroisel, Humangenetik; Prof. Dr. A. Langmann, Ophthalmologie; Univ.-Prof. Dr. H. Mangge, Immunologie, Rheumatologie und Labormedizin; Prof. Dr. M. Millner, Neuropädiatrie; Prof. Dr. W. Muntean, Hämostaseologie; Prof. Dr. E. Paschke, Stoffwechsel; OA Dr. B. Plecko, Stoffwechsel; Dr. H. Proquitté, Neonatologie; Prof. Dr. M. Riccabona, Sonographie; Prof. Dr. E. Ring, Nephrologie; Prof. Dr. P. Scheer, Psychosomatik; Prof. Dr. J. Smolle, Dermatologie; OA Dr. D. Spork, Infektiologie; OA Dr. B. Steinbrugger, Pulmonologie; Prof. Dr. Ch. Urban, Onkologie; Prof. Dr. Ch. Walch, HNO; Prof. Dr. W. Zenz, Infektiologie.

Diesen Mitarbeitern möchten wir herzlich danken.

Unser Dank gilt auch Herrn Prof. Dr. W. Müller, der Pharmazeutin Frau C. Finkenzeller und den Sekretärinnen Frau G. Pustak und Frau S. Wolf. Ebenso möchten wir allen Mitarbeitern des G. Thieme Verlags, insbesondere Frau Dr. B. Hansen, Frau B. Boese und Herrn Dr. J. Neuberger für die sehr konstruktive Zusammenarbeit unseren Dank aussprechen.

Graz und München, im Mai 2000

Prof. Dr. R. Kurz
Prof. Dr. R. Roos

Anschriften

Prof. Dr. med. Ronald Kurz
Leiter der Klinischen Abteilung für Allgemeine Pädiatrie
Universitäts-Klinik für Kinder- und Jugendheilkunde
Auenbruggerplatz 30
A-8036 Graz

Prof. Dr. med. Reinhard Roos
Chefarzt der Kinderabteilung
Stoffwechselerkrankungen, Infektiologie,
Neonatologie/Pädiatrische Intensivmedizin
Städtisches Krankenhaus
Sanatoriumsplatz 2
D-81545 München

Inhalt

Grauer Teil: Grundlagen, Arbeitstechniken

1 Allgemeines zur ärztlichen Tätigkeit bei Kindern und Jugendlichen ... 1
1.1 Anamnese 1
1.2 Körperliche Untersuchung 3
1.3 Das ärztliche Gespräch 11
1.4 Das behinderte Kind 13
1.5 Aufnahmedienst und Nachtdienst 16
1.6 Schmerzen 18

2 Entwicklung und Vorsorge 20
2.1 Vorsorgeuntersuchungen 20
2.2 Genetische Familienberatung 22
2.3 Wachstum und körperliche Entwicklung 23
2.4 Psychomotorische und geistige Entwicklung 26
2.5 Unfallprophylaxe 37
2.6 Sexualhygiene 40
2.7 Impfungen 41

3 Ernährung 47
3.1 Stillen 47
3.2 Normale Ernährung des Säuglings 49
3.3 Normale Ernährung des Klein- und Schulkindes 51
3.4 Kariesprophylaxe 53
3.5 Vitamine 54
3.6 Sondendiäten (Elementarkost) 57
3.7 Parenterale Ernährung 58

4 Spezielle Diagnostik 62
4.1 Diagnostik der Verdauungsorgane 62
4.2 Diagnostik der Respirationsorgane 65
4.3 Herz-Kreislauf-Diagnostik 68
4.4 Immundiagnostik 78
4.5 Hämatologische Diagnostik 79
4.6 Tumordiagnostik 81
4.7 Nieren- und Harnwegsdiagnostik 83
4.8 Neurologische Diagnostik 86
4.9 Psychodiagnostik 91
4.10 Endokrine Diagnostik 92
4.11 Diagnostik angeborener Stoffwechselerkrankungen 95
4.12 Genetische Untersuchungen 98
4.13 Infektionsdiagnostik 100

5 Diagnostische und therapeutische Techniken 104
5.1 Kapilläre Blutentnahme 104
5.2 Punktion peripherer Venen 105
5.3 Punktion peripherer Arterien 108
5.4 Zentraler Venenkatheter 111
5.5 Intraossärer Zugang 116
5.6 Lumbalpunktion 117

Inhalt

5.7 Knochenmarkpunktion	120
5.8 Thoraxdrainage bei Pneumothorax oder Pleuraerguss	122
5.9 Punktion des Peritoneums	125
5.10 Blasenkatheterisierung	126
5.11 Pädiatrische Sonographie	128

Grüner Teil: Klinische Leitsymptome

6 Klinische Leitsymptome ... 132
- 6.1 Fieber ... 132
- 6.2 Kopfschmerzen ... 136
- 6.3 Gelenkschmerzen ... 138
- 6.4 Hauteffloreszenzen ... 140
- 6.5 Chronisch rezidivierende Bauchschmerzen ... 141
- 6.6 Erbrechen ... 142
- 6.7 Akute Durchfallerkrankung ... 144
- 6.8 Malabsorptionssyndrom und chronische Durchfälle ... 146
- 6.9 Akute Obstipation ... 149
- 6.10 Chronische Obstipation, Enkopresis ... 150
- 6.11 Gastrointestinale Blutung ... 152
- 6.12 Ikterus ... 154
- 6.13 Hepatomegalie ... 157
- 6.14 Splenomegalie ... 159
- 6.15 Kleinwuchs ... 160
- 6.16 Großwuchs ... 162
- 6.17 Husten ... 163
- 6.18 Dyspnoe ... 165
- 6.19 Synkope ... 167
- 6.20 Bewusstlosigkeit ... 168

Blauer Teil: Neonatologie, pädiatrische Erkrankungen

7 Neonatologie: Geburt und Reanimation ... 171
- 7.1 Perinatologische Definitionen ... 171
- 7.2 Vitalitätsbeurteilung und Erstversorgung ... 172
- 7.3 Reanimation von Früh- und Neugeborenen ... 178
- 7.4 Geburtstraumen ... 184
- 7.5 Kontrollen und Maßnahmen am 1. Lebenstag ... 185
- 7.6 Schwangerschaftsreaktionen ... 186
- 7.7 Risikogeburt ... 187
- 7.8 Mangelgeburt ... 188
- 7.9 Frühgeburt ... 189

8 Neonatologie: Krankheitsbilder ... 192
- 8.1 Medikamentös teratogene und fetale Schäden ... 192
- 8.2 Alkoholembryopathie ... 195
- 8.3 Hirnblutungen/periventrikuläre Leukomalazie ... 196
- 8.4 Atemnotsyndrom (RDS)/Surfactantmangel ... 198
- 8.5 Apnoen ... 199
- 8.6 Bronchopulmonale Dysplasie (BPD) ... 200

Inhalt

8.7 Persistierende fetale Zirkulation (PFC-Syndrom)	201
8.8 Mekoniumaspirationssyndrom (MAS)	202
8.9 Krampfanfälle	203
8.10 Morbus haemorrhagicus neonatorum	206
8.11 Icterus neonatorum	207
8.12 Morbus haemolyticus neonatorum	211
8.13 Hypoglykämie	213
8.14 Bakterielle Infektionen des Neugeborenen	214
8.15 Weitere Infektionen bei Neu- und Frühgeborenen	217
8.16 Nekrotisierende Enterokolitis (NEC)	221
8.17 Kinderchirurgische Krankheiten des Neugeborenen	222

9 Genetische Fehlbildungen und Syndrome … 227
9.1 Autosomale Chromosomenaberrationen	227
9.2 Gonosomale Chromosomenaberrationen	230
9.3 Monogen bedingte autosomale Fehlbildungen	231
9.4 Monogen bedingte X-chromosomale Fehlbildungen	235
9.5 Genetische Erkrankungen mit mitochondrialem Erbgang	237
9.6 Polygen und multifaktoriell bedingte Fehlbildungen	238
9.7 Fehlbildungen mit uneinheitlicher Ätiologie	240

10 Entwicklungsstörungen … 241
10.1 Konstitutionelle Entwicklungsverzögerung	241
10.2 Sehstörungen	242
10.3 Hörstörungen	245
10.4 Sprachstörungen	247
10.5 Psychomotorische und geistige Störungen	249

11 Ernährungsbedingte Störungen … 252
11.1 Adipositas simplex	252
11.2 Malnutrition	253

12 Erkrankungen des Gastrointestinaltraktes … 254
12.1 Gastroösophagealer Reflux, Hiatushernie	254
12.2 Hypertrophische Pylorusstenose	255
12.3 Gastritis und Ulkuskrankheit	257
12.4 Enteropathische Kuhmilchallergie	259
12.5 Zöliakie	260
12.6 Laktasemangel	261
12.7 Kinderchirurgische Krankheitsbilder	262
12.8 Dreimonatskoliken	267
12.9 Nabelkoliken	268
12.10 Colon irritabile	269
12.11 Morbus Crohn	270
12.12 Colitis ulcerosa	272

13 Erkrankungen der Leber und des Pankreas … 273
13.1 Leberzirrhose	273
13.2 Reye-Syndrom	274
13.3 Leberinsuffizienz und Coma hepaticum	275
13.4 Pankreatitis	276

Inhalt

14 HNO- und Lungenerkrankungen 277
14.1 Rhinopharyngitis 277
14.2 Sinusitis 278
14.3 Otitis media acuta 279
14.4 Speicheldrüsenerkrankungen 280
14.5 Tonsillitis (Angina) 281
14.6 Adenoide 282
14.7 Laryngitis acuta 283
14.8 Epiglottitis 286
14.9 Thymushyperplasie 287
14.10 Lungenfehlbildungen 288
14.11 Fremdkörperaspiration 289
14.12 Bronchitis, Bronchiolitis 290
14.13 Asthma bronchiale 291
14.14 Pneumonie 296
14.15 Interstitielle Lungenerkrankungen 300
14.16 Pleuritis 301
14.17 Pneumothorax 304
14.18 Mukoviszidose (zystische Fibrose) 306

15 Angeborene Herzfehler und pulmonale Hypertonie 308
15.1 Angeborener Herzfehler, Übersicht 308
15.2 Ventrikelseptumdefekt (VSD) 309
15.3 Vorhofseptumdefekt (ASD) 310
15.4 Ductus arteriosus persistens 311
15.5 Lungenvenenfehlmündung 312
15.6 Fallot-Tetralogie 313
15.7 Syndrom des hypoplastischen linken Ventrikels 314
15.8 Trikuspidalatresie 315
15.9 Transposition der großen Arterien (TGA) 316
15.10 Truncus arteriosus 317
15.11 Pulmonalstenosen 318
15.12 Aortenstenosen 319
15.13 Aortenisthmusstenosen 320
15.14 Pulmonale Hypertonie 321

16 Weitere Erkrankungen des Herz-Kreislauf-Systems 323
16.1 Herzrhythmusstörungen 323
16.2 Endokarditis, Myokarditis, Perikarditis 329
16.3 Kardiomyopathien 332
16.4 Herzinsuffizienz 333
16.5 Hypertonie 335
16.6 Orthostasesyndrom 338

17 Immundefizienzen und Allergien 339
17.1 Das infektanfällige Kind 339
17.2 B-Lymphozyten-Defekte 340
17.3 T-Lymphozyten- und kombinierte Defekte 341
17.4 Phagozytenfunktionsdefekte 343
17.5 Komplementdefekte 344

Inhalt

17.6 Immuntherapie 345
17.7 Atopiesyndrom 346

18 Rheumatische Krankheiten 352
18.1 Kollagenosen 352
18.2 Vaskulitis-Syndrome 354
18.3 Rheumatisches Fieber 356
18.4 Juvenile rheumatoide Arthritis (JRA) 357

19 Hämatologische Krankheiten 360
19.1 Eisenmangelanämie 360
19.2 Thalassämie 361
19.3 Hämoglobinopathien 362
19.4 Megaloblastäre Anämien 363
19.5 Hypo- und aplastische Anämien 364
19.6 Hämolytische Anämien 366
19.7 Hämolytisch-urämisches Syndrom (HUS) 368
19.8 Neutropenien, Agranulozytosen 369
19.9 Myeloproliferative, myelodysplastische Syndrome 371
19.10 Akute lymphatische Leukämie (ALL) 373
19.11 Akute myeloische Leukämie (AML) 375
19.12 Chronisch-myeloische Leukämie (CML) 376
19.13 Thrombozytopenien und -pathien 377
19.14 Hämophilien 379
19.15 Erworbene Koagulopathien 381
19.16 Verbrauchskoagulopathie (DIC) 382

20 Tumoren 383
20.1 Hodgkin-Lymphom (Lymphogranulomatose) 383
20.2 Non-Hodgkin-Lymphom (NHL) 385
20.3 Langerhans-Histiozytose (Histiocytosis X) 387
20.4 Hirntumoren 388
20.5 Retinoblastom 391
20.6 Neuroblastom 392
20.7 Wilms-Tumor (Nephroblastom) 395
20.8 Rhabdomyosarkom 397
20.9 Teratome 399
20.10 Gonadentumoren 400
20.11 Hepatoblastom 402
20.12 Osteosarkom 403
20.13 Ewing-Sarkom 404
20.14 Malignomtherapie: Grundlagen und Möglichkeiten 405

21 Nephro- und Uropathien 409
21.1 Fehlbildungen des Harntrakts und des Genitale 409
21.2 Harnwegsinfektionen 412
21.3 Glomerulonephritis (GN) 414
21.4 Nephrotisches Syndrom 416
21.5 Tubulopathien 418
21.6 Urolithiasis 420

Inhalt

21.7 Akute und chronische Niereninsuffizienz (NI)	421
21.8 Enuresis	423

22 Neuro- und Myopathien ... 424
22.1 Phakomatosen ... 424
22.2 Mikrozephalus ... 425
22.3 Hydrozephalus ... 426
22.4 Spina bifida ... 429
22.5 Zerebrale Bewegungsstörungen (CP) ... 430
22.6 Heredodegenerative extrapyramidale Erkrankungen ... 432
22.7 Spinozerebelläre Heredoataxie (Friedreich) ... 433
22.8 Spinale Muskelatrophien (SMA) ... 434
22.9 Hereditäre sensomotorische Neuropathien (HSMN) ... 435
22.10 Zerebrovaskuläre Erkrankungen ... 436
22.11 Migräne ... 437
22.12 Polyradikulitis (Guillain-Barré) ... 439
22.13 Idiopathische periphere Fazialisparese ... 440
22.14 Epilepsie ... 441
22.15 Fieberkrampf ... 446
22.16 Strukturell bedingte Myopathien ... 448
22.17 Progressive Muskeldystrophie ... 449
22.18 Myotonia congenita ... 450
22.19 Myasthenia gravis ... 451
22.20 Akute Myositis ... 452

23 Psychische Erkrankungen, Psychosomatosen, Verhaltensstörungen ... 453
23.1 Soziale Deprivation (reaktive Bindungsstörung) ... 453
23.2 Hyperkinesiesyndrom ... 454
23.3 Schlafstörungen ... 455
23.4 Somatisierungssyndrom ... 457
23.5 Autismus ... 458
23.6 Habituelle Manipulation ... 459
23.7 Angstsyndrom ... 460
23.8 Depressive Störungen ... 461
23.9 Verhaltens- und Persönlichkeitsstörungen bei Jugendlichen ... 462
23.10 Anorexia nervosa ... 464
23.11 Drogensucht ... 465
23.12 Therapie psychischer Störungen ... 466

24 Erkrankungen des Skeletts und des Bewegungsapparates ... 468
24.1 Skelettdysplasien ... 468
24.2 Kongenitale Hüftgelenkdysplasie bzw. -luxation ... 469
24.3 Fußdeformitäten ... 473
24.4 Haltungsstörungen ... 475
24.5 Aseptische Knochennekrosen ... 477
24.6 Osteomyelitis ... 479

25 Endokrinopathien ... 481
25.1 Hypopituitarismus ... 481
25.2 Diabetes insipidus centralis ... 482

25.3	Hypothyreose	483
25.4	Hyperthyreose	484
25.5	Struma	486
25.6	Funktionsstörungen der Nebenschilddrüsen	487
25.7	Nebennierenrinden-Insuffizienz	489
25.8	Adrenogenitales Syndrom (AGS)	491
25.9	Cushing-Syndrom	493
25.10	Diabetes mellitus Typ I	494
25.11	Intersexformen	498
25.12	Maldescensus testis	500
25.13	Pubertas praecox, Pseudopubertas praecox	501

26 Stoffwechselerkrankungen — 502

26.1	Rachitis	502
26.2	Hypoglykämien	504
26.3	Galaktosämie	507
26.4	Fruktoseintoleranz	508
26.5	Phenylketonurie (PKU) und Hyperphenylalaninämie	509
26.6	Amino- und Organazidopathien	510
26.7	Hyperammonämie	512
26.8	Glykogenosen	513
26.9	Familiäre Hyperlipoproteinämien	515
26.10	Sphingolipidosen	517
26.11	Mukopolysaccharidosen, Mukolipidosen	520
26.12	Wilson-Krankheit	522
26.13	Adrenoleukodystrophie/Adrenomyeloneuropathie	523
26.14	Zellweger-Syndrom u. a. peroxisomale Krankheiten	524

27 Infektionskrankheiten — 525

27.1	Sepsis	525
27.2	Scharlach	527
27.3	Diphtherie	528
27.4	Pertussis (Keuchhusten)	529
27.5	Katzenkratzkrankheit	530
27.6	Tetanus	531
27.7	Botulismus	533
27.8	Salmonellenenteritis, Typhus, Paratyphus	534
27.9	Borreliose (Lyme disease)	535
27.10	Tuberkulose	536
27.11	Masern	540
27.12	Röteln	541
27.13	Exanthema subitum (Dreitagefieber)	542
27.14	Erythema infectiosum (Ringelröteln)	543
27.15	Herpes simplex	544
27.16	Varizellen (Windpocken)	545
27.17	Herpes zoster (Gürtelrose)	546
27.18	Mumps (Parotitis epidemica)	547
27.19	Poliomyelitis	548
27.20	Frühsommermeningoenzephalitis (FSME)	549
27.21	Meningitis	550

Inhalt

27.22	Enzephalitis	553
27.23	Hepatitis A–D	554
27.24	Infektiöse Mononukleose (Pfeiffer-Drüsenfieber)	557
27.25	Acquired immune deficiency syndrome (AIDS)	558
27.26	Malaria	562
27.27	Wurmkrankheiten	565
27.28	Antibiotikaprophylaxe	567
27.29	Antiinfektiöse Behandlung	568

28 Hauterkrankungen ... 574

28.1	Fehlbildungen der Haut/Übersicht	574
28.2	Epidermolysis bullosa hereditaria	576
28.3	Ichthyosis	577
28.4	Albinismus	578
28.5	Mastozytose, Urticaria pigmentosa	579
28.6	Hämangiome	580
28.7	Dermatitis seborrhoides	581
28.8	Atopische Dermatitis	582
28.9	Erythema exsudativum multiforme	584
28.10	Bakterielle Infektionen der Haut	585
28.11	Pediculosis	586
28.12	Skabies	587
28.13	Soormykose (Kandidose)	588
28.14	Dermatophytosen	589
28.15	Warzen	590
28.16	Alopezie	591
28.17	Acne vulgaris	592

Roter Teil: Notfälle und Intensivmedizin

29 Notfälle und spezielle Intensivmedizin ... 593

29.1	Reanimation	593
29.2	Beatmung	598
29.3	Hirntoddiagnostik im Kindesalter	604
29.4	Plötzlicher Säuglingstod und ALTE	606
29.5	Schock	609
29.6	Dehydratation	613
29.7	Störung des Kaliumstoffwechsels	617
29.8	Azidosen, Alkalosen	619
29.9	Akutes Abdomen	621
29.10	Status asthmaticus	624
29.11	Status epilepticus	626
29.12	Coma diabeticum	628
29.13	Vergiftungen	630
29.14	Verbrühungen und Verbrennungen	635
29.15	Schädel-Hirn-Trauma (SHT) und Koma	643
29.16	Ertrinkungsunfall	648
29.17	Kindesmisshandlung	650
29.18	Sexueller Missbrauch	652

Anhang

30 Anhang 654
30.1 Ausrüstung für den Notfallkoffer: Medikamente 654
30.2 Ausrüstung für den Notfallkoffer: Geräte 655
30.3 Dosierung der wichtigsten Notfallmedikamente 656
30.4 Normalwerte im Blut nach Altersstufe 657
30.5 Normalwerte des roten Blutbildes 663
30.6 Normalwerte des weißen Blutbildes 664
30.7 Normalwerte im Urin und Liquor nach Altersstufe 665
30.8 Nomogramm 667
30.9 Anthropometrische Maße 668
30.10 Medikamente: Nebenwirkungen 679

Sachverzeichnis 701

1.1 Anamnese

Grundlagen

- **Beachte:** Je besser die Anamnese, desto gezielter die diagnostischen Maßnahmen.
- ➤ Die Anamnese erfolgt im Allgemeinen mit einem Elternteil, bei Jugendlichen auch ohne Eltern (Peer-Interview s. S. 462); eigene Jugendsprechstunden haben sich bewährt.
- ➤ **Verhalten des Arztes:**
  - Außer in dringenden Fällen sollte der Arzt zuerst mehr zuhören als sprechen und dann in Abhängigkeit des spontanen Berichts gezielte Fragen nach den Krankheitssymptomen stellen.
  - Mit dem Kind selbst in Abhängigkeit von seinem Entwicklungsstand kommunizieren und sein Problem ernst nehmen.
  - Für die besonderen Nöte der Eltern (auch unabhängig von der aktuellen Situation) hellhörig sein.
  - Die empathische Grundhaltung und der Respekt vor der ebenbürtigen Partnerschaft der Kinder, Jugendlichen und Eltern fördert Vertrauen als Voraussetzung für ein fruchtbares Anamnesegespräch.
  - Blickkontakt vorwiegend mit Kind und Eltern (weniger mit dem Computer).
- ➤ Das Gespräch mit den aktuellen Anliegen beginnen lassen. Reihenfolge und Ausführlichkeit der folgenden Anamnese-Inhalte sind je nach zugrunde liegender Krankheit unterschiedlich. Die Auflistung erfolgt zum Zweck der Vollständigkeit, spezielle Fragen können den Aufzeichnungen der Vorsorgeuntersuchungen entnommen werden.

Anamnese-Inhalte

- **Immer fragen nach:** Gegenwärtige Erkrankung und bisherige Therapie? Bekannte Grunderkrankungen, Kinderkrankheiten und Impfstatus? Allergien (speziell auch gegen Medikamente)? Besondere Ernährungsgewohnheiten?
- ➤ **Gegenwärtige Erkrankung:** Zuerst spontaner Bericht. Anschließend gezielte Fragen über: Zeitpunkt und Art des Krankheitsbeginns, weiteren Verlauf, spezifische Symptome, bisherige Therapiemaßnahmen und Medikamente (auch nach Sprays, Zäpfchen u. Ä. fragen), andere Erscheinungen? Somatische und psychosoziale Aspekte gleichermaßen berücksichtigen.
- ➤ **Pränatale Anamnese:**
  - Krankheiten in der Schwangerschaft: Infektionen, Erbrechen, Blutungen, Traumen, Abortusneigung, Hochdruck, Ödeme u. a.?
  - Vorsorgeuntersuchungen: Ultraschall, Blutgruppe, Antikörper u. a.?
  - Mögliche schädigende Einflüsse: Strahlenexposition, Tierkontakt, Medikamente, Genussgifte (Nikotin, Alkohol, Drogen)?
  - Kindsbewegungen?
- ➤ **Geburtsverlauf:** Wievieltes Kind; Dauer, Verlauf, Art der Entbindung, Kindeslage, Komplikationen, Medikamente; Zustand des Kindes unmittelbar bei Geburt, erster Schrei, therapeutische Maßnahmen, Gestationsalter, Geburtsgewicht, Geburtslänge, Kopfumfang?
- ➤ **Neonatale Periode:**
  - Apgar-Score (s. S. 172), Nabelschnur-pH-Wert (s. S. 173)? Neugeborenen-Screening?
  - Geburtstrauma (s. S. 184)? Art und Zeitpunkt anderer Komplikationen: z. B. Ikterus, Speicheln, Atemnot, Zyanose, Blässe, Bewegungsauffälligkeiten, Fieber, Blutungen, Krämpfe, Fehlbildungen, Trinkschwierigkeiten, Gewichtsverlust, Hypoglykämie?

1.1 Anamnese

- **Entwicklung:**
  - Frühkindliche Entwicklung: Zeitpunkt und Qualität des Kopfhaltens, freies Sitzen, Aufstehen, Laufen mit Hilfe und allein, Sprechen, Harn- und Stuhlkontrolle, weitere körperliche (Perzentilen s. S. 668), geistige, emotionale und soziale Entwicklung (s. S. 26)?
  - Schulkindalter: Einschulung und Schulerfolg, Verhaltensauffälligkeiten und Bewegungsstörungen, besondere Gewohnheiten, bisherige Förderungen?
  - Bei Jugendlichen: Menarche, Menses und andere Pubertätszeichen, Sexualaktivität, Kontrazeption?
- **Ernährung:**
  - Stillen oder Kunstmilch: Voll, teilweise, Dauer, Art, Menge?
  - Säfte oder Beikost: Zeitpunkt, Art, Menge?
  - Eisen, Fluor, Vitamine (Art, Dosis, Dauer; insbes. Vitamin K und D)?
  - Gewichtsverlauf, Ernährungsprobleme, Abneigungen (z. B. Fruktoseintoleranz, s. S. 508)? Zeitpunkt der letzten Mahlzeit?
  - Stuhl und Harn: Menge, Konsistenz, z. B. wie viele volle bzw. feuchte Windeln pro Tag?
  - Ernährung der stillenden Mutter: Vegetarisch, veganisch oder andere Einschränkungen und Besonderheiten?
- **Impfstatus:** Tuberkulintest? Diphtherie, Pertussis, Tetanus, Hämophilus, Poliomyelitis, Masern, Mumps, Röteln, Hepatitis A und B, FSME u. a. (vgl. Impfplan S. 44)? Serumgaben: Rhesus, Tetanus, Immunglobuline?
- **Bisherige Krankheiten:**
  - „Kinderkrankheiten": Röteln, Scharlach, Masern, Windpocken u. a.?
  - Chronische Krankheiten: Asthma, Allergien, Diabetes u. a.?
  - Andere: Tbc, FSME, Borreliose, Rheumatismus, Anfälle u. a.?
  - Krankenhausaufenthalte: Wann, wo, warum?
  - Traumen und Operationen: Wann, was, wo, Komplikationen?
  - Frühere Behandlungen und derzeitige Medikamentengaben?
- **Familienanamnese:**
  - Nach Vater, Mutter, Geschwister fragen, bei Auffälligkeiten auch nach entfernteren Verwandten.
  - Schwangerschaft und Geburt: Abortus, Totgeburten, plötzlicher Kindstod?
  - Krankheiten: Infektionen, Diabetes, Asthma, Hautleiden, Allergien, Epilepsie, Neuropathien, Sinnesstörungen, Psychopathien, Sucht, Fehlbildungen, angeborene Krankheiten, verschiedene Organopathien?
- **Umgebungs- und Sozialanamnese:**
  - Pflegeverhältnisse: z. B. Pflegeeltern, alleinstehende Mutter oder Vater (geschieden, verwitwet u. a.), Doppelberufstätigkeit, Heimkind u. a.?
  - Wohnverhältnisse und Sozialstatus?
  - Tierkontakt? Infektionsinkubation: Wann, womit, wo?
- **Personaldaten:**
  - Patient: Name, Geburtsdatum, Geburtsort, Nationalität, Religion (wichtig für besondere Essgewohnheiten), Wohnadresse, Telefonnummer (zu Hause und Arbeitsstätte)?
  - Eltern: Name, Alter und Beruf?
  - Frühere Visiten und Krankenhausaufenthalte? Hausarzt und andere behandelnde Ärzte?
  - Untersuchungsdatum?

1.2 Körperliche Untersuchung

Grundlagen

- *In Notfällen:* Zuerst Vitalparameter prüfen und Lebensbedrohung beseitigen. Ruhe bewahren!
- ➤ **Zuerst das Vertrauen des Kindes gewinnen (außer in Notfällen, s.o.):**
  - Empathisches und freundliches Verhalten des Arztes.
  - Bei kleinen Kindern indirekte Kontaktaufnahme mit dem Kind über das Gespräch mit den Eltern oder über Spielzeug (z.B. Kasperlfiguren, Stofftiere u.a.).
- ➤ **Vorgehen und Verhalten bei der Untersuchung:**
  - Behutsames, geduldiges Vorgehen, in Anwesenheit der Eltern, evtl. auch am Arm oder Schoß eines Elternteils. Zeit lassen, beruhigendes Gespräch, warme Hände und Geräte, kein abruptes Aufwecken.
  - Sorgfältiger Untersuchung kompletter Status des entkleideten Kindes mit besonderer Konzentration auf die am stärksten von einer Krankheit betroffenen Organe.
  - Bei Jugendlichen Schamgefühl respektieren, dennoch Untersuchung des Genitales im Beisein dritter Personen.
  - *Beachte:* Unangenehme oder voraussichtlich schmerzhafte Untersuchungen (Racheninspektion, Ohrenspiegelung, rektale Untersuchung u.a.) am Ende durchführen.

Allgemeines

- ➤ Vitalparameter (Kreislauf, Atmung).
- ➤ Bewusstseinszustand (Glasgow-Coma-Scale s.S. 644).
- ➤ Schweregrad der Krankheit (bei kleinen, fiebernden Kindern s. Tab. 1): Spontane Körperhaltung und -bewegung, Weinen, Hautfarbe, Reaktion auf Ansprache.
- ➤ Körpersprache (Schmerzen, Depression u.a.).
- ➤ Ernährungs- und Pflegezustand.
- ➤ Dysmorphien und andere auffällige Symptome.
- ➤ Körperlicher Entwicklungszustand: Anthropometrische Maße (s.S. 11, 668) in Perzentilenkurven eintragen.

Tabelle 1 Krankheitsschweregradbeurteilung beim fiebernden Kind < 20 Monate

Symptome	normal	mittelschwer	schwer
Art des Schreiens	kräftig, normaler Ton, zufrieden, nicht schreiend	wimmern, schluchzen	schwach, stöhnend, schrill
Reaktion auf Ansprache, Anlächeln	lacht, wach	kurze Reaktion auf Anlächeln	keine Reaktion, angespannte Gesichtszüge, ausdruckslos
Bewusstseinslage	wach, rasch erweckbar	somnolent	nicht erweckbar
Hautfarbe	rosig	blasse Extremitäten, Akrozyanose	blass, zyanotisch, marmoriert
Hydration	Haut normal, Schleimhäute feucht	Haut und Augen normal, Schleimhäute leicht trocken	Haut teigig, schlaff, trockene Schleimhäute, eingesunkene Augen

1.2 Körperliche Untersuchung

- Temperatur (z. B. axillär, rektal).
- Statische Funktionen und psychomotorische Entwicklung (s. S. 26 ff.).
- Verhaltensauffälligkeiten (z. B. Autismus, Hyperaktivität, Tics, Eltern-Kind-Interaktion, Sprach- und Sprechstörung u. a.).

Haut

- Farbe (Blässe, Zyanose, Ikterus u. a.), Durchblutung, Temperatur, Turgor, Ödeme, Schweiß.
- Blutungen: Petechien (stecknadelkopfgroße Erythrozytenextravasate, z. B. bei Purpura Schoenlein-Henoch, Thrombozytopenien), Sugillationen (flächenhafte bis 3 cm große Hautblutung), Ekchymosen (syn. Suffusionen, großflächige Einblutung, z. B. bei Hämophilie), Hämatome.
- Gefäßzeichnung, Exantheme, Nävi, Pigmentierung, Verletzungen, Schwellungen (z. B. Entzündung, Tumor), Narben.
- Nagelveränderungen, Behaarung, Haarveränderungen.
- Veränderungen der Brüste, Mamillen.

Kopf und Hals

- Schädelform, Fontanellen (s. S. 23), Nähte (Missbildungen s. S. 223, Hydrozephalus s. S. 426), Größe und Umfang (Perzentilen s. S. 668). Knochendefekte, Kraniotabes (Rachitis s. S. 502)?
- **Augen:**
  - *Form:* Lidspalten, Epikanthus, Hypertelorismus (Schädelanomalie mit vergrößertem Abstand beider Augen und verbreitertem Nasenrücken, bei vielen genetischen Krankheitsbildern), Verziehungen, Verwachsungen?
  - *Lider und Konjunktiven:* Schwellung, Lidschluss, Entzündungen?
  - *Pupillen/Hornhaut/Linse:* Konvergenz und Lichtreaktion, Weitenvergleich, Rundheitsprüfung, Katarakt? Trübung der Hornhaut und der Linse sind bei seitlichem Lichteinfall besser erkennbar. Lichtempfindlichkeit?
  - *Iris:* Farbunterschiede, Kolobome?
  - *Bulbi:* Beweglichkeit, Protrusio, Enophthalmus, Nystagmus, Strabismus?
  - *Fundoskopie* (indiziert bei V. a. erhöhten Hirndruck, Sehstörungen, metabolischen und degenerativen Erkrankungen, Bluthochdruck): Papille, Gefäße, Fundus?
  - Gesichtsfeld? Bei Verdacht auf Sehstörung Sehtest (s. S. 243).
- **Nase:** Form, Nasenflügeln, Nasensekret, Durchgängigkeit (Sondenprüfung) bei chronischer Obstruktion der Nasenatmung.
- **Ohren:** Form, Anhängsel, äußerer und innerer Gehörgang, Trommelfell (Farbe, Vorwölbung, Ruptur?). Lärmempfindlichkeit? Bei Verdacht auf Hörstörung Hörtest (s. S. 245).
- **Mund und Rachenhöhle:**
  - *Lippen:* Form, Fehlbildung, Farbe?
  - *Zunge:* Beläge, Entzündungen?
  - *Zähne und Zahnfleisch* (Dentition s. Abb. 1): Entwicklung, Milchzähne, bleibende Zähne, Farbe, Karies, Zahnstellung?
  - *Schleimhaut:* Enanthem, Flecken, Aphthen, Beläge?
  - *Rachenhinterwand:* Entzündung, Schleimeiterstraße, Vorwölbung?
  - *Tonsillen* (Größe, Beläge, Entzündungen?), Uvula, Gaumen inspizieren. Inspektion der Epiglottis bei V. a. Epiglottitis aber vermeiden (s. S. 286)!
  - Speicheln, Schluckstörungen?

1.2 Körperliche Untersuchung

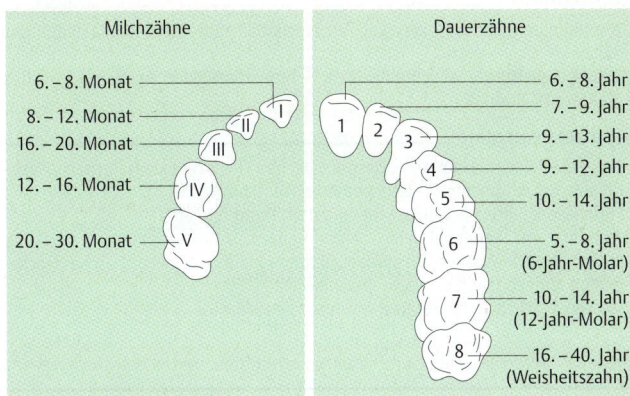

Abb. 1 Schema der Zahndurchbruchszeiten (nach Rossi)

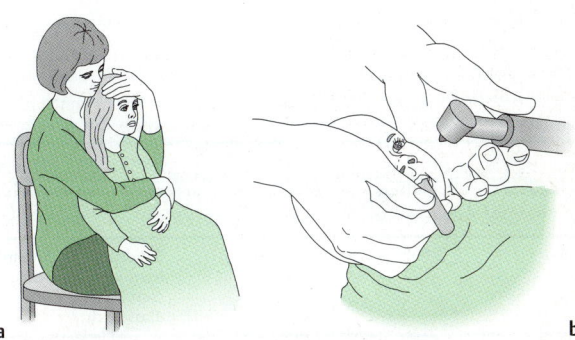

Abb. 2 a) Haltung des Kindes bei der Untersuchung von Ohren und Mundhöhle; b) Haltung des Säuglings bei der Untersuchung der Mundhöhle

- *Hinweis:* Bei den Untersuchungen des Hals-Nasen-Ohren-Bereiches soll das Kind auf dem Schoß der Mutter sitzen, bei der Untersuchung von Ohren und Mundhöhle soll die Mutter den Kopf halten (s. Abb. 2 a,b).
- **Hals:** Umfang, Symmetrie, Schwellungen (z. B. Struma, s. S. 486), Fehlhaltungen (s. S. 475).

1.2 Körperliche Untersuchung

Lymphknoten

- Lymphknoten palpabel (zervikal, retroaurikulär, supraklavikulär, axillär, inguinal)?
- Größe, Konsistenz, Verschieblichkeit, Schmerzhaftigkeit, Ausbreitungen über mehrere LK-Stationen?

Respirationsorgane

- Indirekte Zeichen: Hautfarbe, Dyspnoe, Stridor (in- bzw. exspiratorisch), Nasenflügeln, Einziehungen, Thoraxform, Atemfrequenz (s. Tab. 3)?
- Perkussion: Seitenvergleich, Schallqualität, Dämpfungen?
- Auskultation: Seitenvergleich, Atemfrequenz, Abschwächungen, Vesikuläratmen, Bronchialatmen, Brummen, Giemen, Pfeifen, Rasselgeräusche (trocken, feucht, klingend, fein-, mittel-, großblasig)?
- Weiteres s. Diagnostik der Respirationsorgane (S. 65).

Tabelle 2 Altersgerechte Gummimanschettengröße bei der Blutdruckmessung

Alter	Breite der Manschette (cm)	Länge der Manschette (cm)
Frühgeborene	2,5–3	5–9
Neugeborene	3–4	9–11
Säuglinge bis 12 Monate	4–5	10–13
Kleinkind bis 3 Jahre	5–6	13–16
Kind bis 8 Jahre	8–9	17–20
Schulkind bis 12 Jahre	10–12	20–23
Jugendliche	12–14	23–25

Tabelle 3 Puls, Blutdruck und Atemfrequenz in Abhängigkeit vom Alter des Kindes

Alter	Puls (Schläge/min)		Blutdruck (mmHg) systolisch/diastolisch	Atemfrequenz (Züge/min)
	Mittelwert	Schwankung		
Neugeborenes	120	70–170	74/51	bis 55
3–10 Tage	120	70–170	74/51	
10 Tage–2 Monate	120		74/51	36–42
2–6 Monate	120		85/64	24–34
6–12 Monate	120	80–160	87/64	23–29
1–3 Jahre	110	80–130	91/63	19–26
3–5 Jahre	100	80–120	95/59	
5–7 Jahre	100	75–115	95/58	
7–9 Jahre	90	70–110	97/58	18–22
9–11 Jahre	90	70–110	100/61	
11–13 Jahre	85	65–105	104/66	
13–14 Jahre	80	60–100	109/70	16–20

1.2 Körperliche Untersuchung

Tabelle 4 Lautstärkegrade eines Herzgeräusches (nach Levine)

Grad	Lautstärke des Herzgeräusches
Grad 1	sehr leise; nur während Apnoe in geräuschloser Umgebung zu hören
Grad 2	leise; gleich zu hören, auch während der Atmung
Grad 3	mittellaut; immer ohne Schwirren
Grad 4	laut; meistens Schwirren
Grad 5	sehr laut – aber nur mit aufgesetztem Stethoskop zu hören; Schwirren
Grad 6	Distanzgeräusch – sehr laut zu hören, bis auf 1 cm von der Thoraxwand entfernt; Schwirren

Kreislaufsystem

- Inspektion: Zyanose, Herzbuckel, Pulsationen, Trommelschlegelfinger, Uhrglasnägel, Ödeme, Einflussstauung der Halsvenen?
- Palpation: Spitzenstoß, Schwirren, Pulse (Frequenz [s. Tab.3], Rhythmus, Füllung, Unterdrückbarkeit)?
- Auskultation: Herzfrequenz, Rhythmus, Töne, Geräusche (Systolikum, Diastolikum, Punctum maximum, Lautstärke in Sechstel [s. Tab.4], Reibegeräusche)?
- Blutdruck am Arm und Bein messen (Werte s. Tab. 3, Manschettengröße s. Tab. 2).
- Weiteres s. Herz-Kreislauf-Diagnostik (S. 68).

Abdomen

- Inspektion: Form, Niveau der Bauchdecke, Venenzeichnung, Nabel (Fehlbildung, Bruch, Granulom, Entzündung u.a.)?
- Palpation (um so zarter, je kleiner das Kind): Brüche, Bauchdeckenkonsistenz, Druckschmerzen, Resistenzen, Leber und Milz (s. Abb. 3), Niere, Harnblase, Magen? Bei der abdominellen Untersuchung von Säuglingen zur Entspannung der Bauchdecken die Beine des Säuglings im Hüftgelenk anwinkeln und Inspiration zur Palpation nutzen.

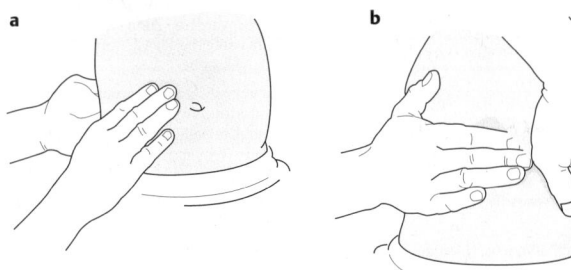

Abb. 3 a) Palpation der Leber; b) Palpation der Milz; bei beiden Untersuchungen die Hand fast flach auf das Abdomen legen und sanft mit den Fingerspitzen eindrücken

1.2 Körperliche Untersuchung

- Perkussion: Blähung, Aszites?
- Auskultation: Darmgeräusche, Stenosegeräusche?
- Rektale Untersuchung bei V. a. Obstipation, Megakolon, Tumor, Appendizitis, Invagination.
- Weiteres s. Diagnostik der Verdauungorgane (S. 62).

Genitale

- Geschlecht (Intersexualität s. S. 498), Behaarung, altersgemäße Entwicklung (s. S. 25)?
- Jungen: Hoden (Deszensus, Schwellungen), Penis (Größe, Fehlbildungen)?
- Mädchen: Labien, Introitus vaginae et urethrae, Hymen, Fluor (Farbe, Beschaffenheit)?

Nervensystem

- Prüfung des Bewusstseins und der Sinnesorgane (s. S. 4).
- **Bei Neugeborenen und Säuglingen:**
  - Symmetrie- und Spontanbewegungen.
  - Greif-, Haltungs- und Stellreflexe (altersabhängig; s. S. 29).
  - Muskeltonus.

Tabelle 5 Prüfung der Hirnnerven

Hirnnerven	Untersuchungen/Befunde
N. olfactorius	Geruchprüfung
N. opticus	Visusprüfung, Perimetrie, Augenhintergrunduntersuchung
N. oculomotorius	pathologische Lichtreaktion (symmetrisch?), Pupillen mydriatisch (starr, asymmetrisch?), Auge steht nach außen, unten, Oberlid hängt
N. abducens	Auge steht nach innen
N. trochlearis	Doppelbilder bei Blick nach unten
N. trigeminus	Sensibilitätsstörungen der Gesichtshaut je nach betroffenem Ast, Geschmacksstörungen der vorderen Zunge und Lähmung des M. masseter bei III. Ast, Kornealreflex abgeschwächt bei I. Ast
N. facialis	periphere Lähmung: einseitige Gesichtsmuskulaturlähmung mit Stirnmuskulatur; zentral: einseitige Lähmung ohne Stirnmuskulatur (wird von der anderen Seite mitversorgt)
N. statoacusticus	Hörprüfung und Gleichgewichtsprüfung pathologisch, Nystagmus
N. glossopharyngeus, N. vagus	Gaumensegelparese, Heiserkeit
N. accessorius	Parese des M. sternocleidomastoideus (Kopfseitwärts-Drehung) und M. trapezius (Hochziehen der Schulter)
N. hypoglossus	Deviation der Zunge zur gelähmten Seite

1.2 Körperliche Untersuchung

- ▶ **Bei größeren Kindern:**
  - Meilensteine der psychomotorischen Entwicklung (s. S. 27).
  - Muskelkraft und -tonus.
  - Koordination der Bewegungen und Gleichgewicht.
  - Bewegungsstörungen: Paresen, Spastizität, Hypotonie, Ataxie, Chorea, Athetose (s. S. 86).
  - Muskeleigenreflexe (u. a. Bizeps-, Trizeps-, Patellarsehnen-, Achillessehnenreflex).
  - Muskelfremdreflexe (Pupillen-, Kornea-, Bauchdecken-, Kremaster-, Anusreflex u. a.).
  - Pyramidenbahnzeichen: Babinski-Phänomen s. S. 33.
  - Sensibilitätsprüfung.
- ▶ Prüfung der Hirnnerven (s. Tab. 5).
- ▶ **Meningismuszeichen** (Untersuchung beim Säugling s. Abb. 4):
  - *Nackensteifigkeit:* Widerstand und Schmerz beim Vorbeugen des Kopfes, gelegentlich Opisthotonus.
  - *Kernig-Zeichen:* Unfähigkeit zur Streckung des gebeugten bzw. Beugung des gestreckten Beins in Knie- und Hüftgelenk.
  - *Brudzinski-Zeichen:* Beugung in Hüft- und Kniegelenken nach passiver Kopfbeugung.

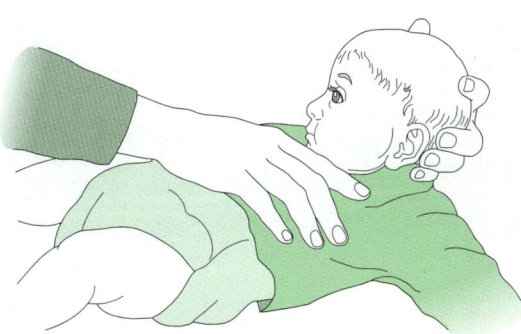

Abb. 4   Prüfung von Meningismus beim Säugling

- ▶ **Tetaniezeichen**:
  - *Trousseau-Zeichen:* Pfötchenstellung der Hand nach Druck auf den Oberarm.
  - *Fibularisphänomen:* Hebung und Pronation des Fußes auf Beklopfen des N. fibularis hinter dem Wadenbeinköpfchen.
  - *Chvostek-Zeichen:* Zucken einer Gesichtshälfte nach Beklopfen des Fazialisstammes vor dem Kiefergelenk.
- ▶ Weiteres s. psychomotorische und geistige Entwicklung (S. 26).

1.2 Körperliche Untersuchung

Bewegungsapparat

- **Wirbelsäule:** Kyphose, Skoliose, Spina bifida u. a. Fehl- und Missbildungen, Beweglichkeit, Becken-Schiefstand?
- **Hüftgelenke** (vgl. Hüftgelenkdysplasie S. 469):
  - *Bei Neugeborenen und Säuglingen:*
    - Symmetrie der Oberschenkelspeckfalten? Durch zarte Abduktion der gebeugten Oberschenkel Prüfung auf Abspreizhemmung oder lockere Hüfte.
    - Ortolani-Zeichen (s. Abb. 5): Das in Hüfte und Kniegelenk gebeugte Bein des liegenden Säuglings wird etwas nach dorsal gedrückt und dann abduziert und außenrotiert. Ein hör- und spürbares Schnappen ist ein Frühzeichen für die mögliche Subluxation des Hüftgelenks (s. S. 469).
      Beachte: Die Untersuchung des Ortolani-Zeichens ist durch die sonographische Untersuchung der Hüfte (s. S. 470) abgelöst worden.
  - *Bei größeren Kindern:* Beckenschiefstand im Stehen? Scheinbare Verkürzung des Femurs?
- **Extremitäten:** Schwellungen, Beurteilung der Symmetrie, Knochendicke, Knochenlänge, Verformungen, Faltendifferenz, Beinlängenvergleich, Syndaktylien, aktive und passive Beweglichkeit der Gelenke, Gangprüfung, Tonus, Trophik und Kraft der Muskeln?
- Weiteres s. Erkrankungen des Skeletts und Bewegungsapparates (S. 468 ff.).

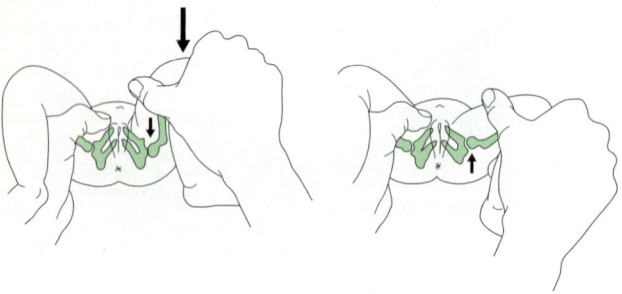

Abb. 5 Behutsame (!) Prüfung des Ortolani-Zeichens

1.3 Das ärztliche Gespräch

Grundlagen

- Das Gespräch ist das wichtigste Kommunikationsmittel zwischen Patient, Eltern und Arzt auf einer partnerschaftlichen Ebene. Voraussetzungen sind eine empathische Grundhaltung, gegenseitige Annahme und Respekt und Berücksichtigung der Bedürfnisse und Not der Hilfesuchenden. Die Fähigkeit dazu soll bewusst erworben werden.
- **Wichtigste Ziele:** Vertrauensbasis schaffen, Krankengeschichte eruieren, verständliche Information, stützende Begleitung und überzeugende Beratung (die auch suggestiven Charakter haben kann). Das erste Wort ist für die weitere Beziehung oft entscheidend.
- Der Arzt muss sich darauf einstellen und damit umgehen können, dass Eltern mit sehr unterschiedlichen Vorurteilen (von idealisierend bis misstrauisch und aggressiv) kommen. Eltern sind immer in Sorge um ihre Kinder und viele haben Angst, sind unsicher und in einer Ausnahmesituation. Bei akuten Krankheiten wächst die Angst mit dem Herannahen der Nacht. Kinder haben abhängig von vorgehenden Erlebnissen immer Angst (OP, Unfall, Injektionen, Alleinsein im Krankenhaus). In Abhängigkeit vom Entwicklungsstand des Kindes Mitaufnahme eines Elternteils in das Krankehhaus anstreben.
- **Grundprobleme der Kommunikation** (nach K. Lorenz): Gesagt ist nicht gehört – gehört ist nicht verstanden – verstanden ist nicht einverstanden – einverstanden ist nicht angewandt – angewandt ist nicht beibehalten.
- **Konkrete Voraussetzungen von Seiten des Arztes:** Zeit nehmen. Kompetenz und Kenntnis der Materie. Wenn möglich keine Widersprüche in den Aussagen der Ärzte, kein unkollegiales Schlechtmachen der Aussagen anderer Ärzte. Verbalisierung in verständlicher Sprache und regelmäßiges Rückfragen, ob Eltern und Kinder das Gesagte verstanden haben. Kinder in das Gespräch einbeziehen. Mit Jugendlichen zuerst sprechen (Peer-Interview S. 462). Mehr zuhören als reden und nonverbale Körpersprache beachten. Keine Monologe oder Diktate, jedoch klare und sichere Aussagen.

Gesprächstypen

- **Anamnesegespräch** s. S. 1.
- **Diagnosegespräch und Aufklärung:**
  - Ehrliche und verständliche Darstellung der Diagnose, des weiteren Vorgehens und der Heilungsaussichten; Kommunikation mit dem Kind in einer seinem Entwicklungszustand adäquaten Sprache.
  - *Wichtigste Punkte der ausführlichen Aufklärung:* 1. Geplante Untersuchungen mit potentiellem Risiko. 2. Geplante Behandlungen mit potentiellem Risiko, insbesondere Notfall- und intensivmedizinische Maßnahmen, Verabreichung von Blut und Blutprodukten, Narkose, operative Eingriffe. 3. Heilungsaussichten.
  - ◉ *Beachte:* Nach modernem Recht muss im Falle von Regressansprüchen nicht mehr der Patient nachweisen, dass er nicht ausreichend aufgeklärt wurde, sondern der Arzt muss nachweisen, dass er über die mit der Behandlung verbundenen möglichen schwerwiegenden Risiken genügend aufgeklärt hat (Beweislastumkehr). Daher sind besonders in Krankenhäusern schriftliche Aufklärungsbögen mit unterschriebenen Zustimmungserklärungen der Erziehungsberechtigten vorteilhaft. Jugendliche sollten selbst unterschreiben.
- **Genetische Familienberatung** s. S. 22.

1.3 Das ärztliche Gespräch

Verhalten bei besonderen Erkrankungen

- **Erste Information bei Behinderung des Kindes** s. S. 13.
- **Erste Information bei malignen und unheilbaren Erkrankungen:** Die Diagnose muss sicher sein. Ungestörte Umgebung, für Emotionen offen sein. Offene und ehrliche Aufklärung. Mitteilung an beide Eltern, wenn möglich. Zeit lassen für Rückfragen. Genaue und verständliche Beschreibung der Entstehung der Krankheit, der Konsequenzen, der besten Therapiemöglichkeiten und der Aussichten und Chancen. Immer Hoffnung bestehen lassen bezüglich der verbleibenden Lebensqualitäten. Wiederholte Gespräche über das weitere Vorgehen.
- **Kinder mit chronischen Krankheiten:** Der Arzt sollte Elternselbsthilfegruppen initiieren und tatkräftig unterstützen bzw. Eltern an bestehende Angebote vermitteln. Enge Zusammenarbeit mit anderen sozialen und medizinischen Diensten (Psychotherapie, Physiotherapie, Ergotherapie, Logopädie, Heilpädagogik, Frühförderung von Behinderten mit Elternbegleitung u. a.) im Sinne einer ganzheitlichen Betreuung des Kindes.
- **Kinder mit psychosomatischen Krankheiten:** Beschwerden ernst nehmen. Aufklären. Keine Schuldzuweisung an die Eltern. Hilfestellung zur Verbalisierung von Ängsten und Problemen. Gemeinsam nach Lösungen der belastenden Situation suchen. Kind psychisch stabilisieren und entlasten. Ärztliche Begleitung.
- **Im Angesicht des Todes:**
  - Das rechte Wort zur rechten Zeit mit viel Sensibilität. Kein Ausweichen infolge eigener Hilflosigkeit. Oft besser wenig reden und geduldig zuhören, aber verfügbar sein. Eltern brauchen weniger das Mitleid, wie das Mitgefühl des Arztes, seine Betroffenheit, aber auch seine Sicherheit. Auf aktuelle Nöte eingehen, geklagte Probleme den Eltern nicht ausreden wollen. Zeitweise Anklagen der Eltern muss der Arzt ertragen.
  - Kinder besitzen ein Wissen über die Schwere des Zustandes, das sich oft in sprachlichen Symbolen oder Zeichnungen (4 – 10 Jahre) ausdrückt. Oft haben sie ein natürliches Verhältnis zum Tod als Erwachsene, im Alter unter 8 Jahren wird Tod eher als temporärer Zustand angesehen.
  - Das hilfreiche Verhalten hängt davon ab, wie weit sich der Arzt mit der Frage des eigenen Todes auseinandergesetzt hat. Leben erhalten oder in Würde sterben lassen? Die Frage der passiven Sterbehilfe stellt sich, wenn Leben nur mehr mit künstlichen Mitteln aufrechterhalten werden kann und nur mehr mit unerträglichem Leid und ständiger Belastung verbunden ist. Wenn der verantwortliche Arzt im Interesse des Kindes zu einer klaren Entscheidung gekommen ist, Konsens über das Vorgehen mit den Eltern erzielen, ohne dass den Eltern selbst die Entscheidung über Leben oder Tod aufgebürdet wird.

Gespräche mit speziellen Personengruppen

- **Ausländische Familien:** Bei Sprachschwierigkeiten mit ausländischen Familien möglichst einen Dolmetscher hinzuziehen. Auf die verschiedenen Kulturen und damit verschiedenen Krankheitsauffassungen und Lebensgewohnheiten Rücksicht nehmen (religiöses Verhalten, Nahrung, Untersuchung bei Jugendlichen, Besuch der ganzen Verwandtschaft usw.).
- **Kommunikation mit Zeugen Jehovas:** Absprachen mit Vertretern der Glaubensgruppe über grundsätzliches Vorgehen bezüglich Blutspenden, vorübergehender gerichtlicher Entzug der Erziehungsberechtigung nur bei Lebensgefahr des Kindes, sonst Anwendung aller Maßnahmen zur Vermeidung von Fremdblutgaben, Transferierung des Kindes in andere Zentren auf Wunsch der Eltern u. a.

1.4 Das behinderte Kind

Grundlagen

- **Definition:** Behinderung bedeutet ein somatisches, mentales oder psychosoziales Entwicklungsdefizit, das dem Kind Handicaps für die Erreichung altersgemäßer Leistung und sozialer Eingliederung auferlegt.
- **Ätiologie:** Genetische Defekte, die zu Fehlbildungen oder Stoffwechselstörungen führen, Schädigungen während der Schwangerschaft (Infektionen, Krankheiten der Mutter [z.B. Diabetes], Mangelzustände [z.B. Folsäure], Medikamente [z.B. Thalidomid], Gift [z.B. Nikotin und Alkohol], Traumen, krankhafte Veränderungen des Uterus und der Plazenta), peripartale Komplikationen (Geburtstraumen und -hindernisse, Früh- und Mangelgeburt, Blutungen, Sauerstoffmangel, Infektionen), postnatale Schädigungen (z.B. Infektionen, Unfälle, Blutungen, Sauerstoffmangel, Vergiftungen, Hormonmangel), psychosoziale Deprivation und schwere Psychopathien.
- **Pathogenese:** Die genannten Störungen führen zu Gewebsschädigungen und zu entsprechenden Funktionsausfällen und Leistungsverminderungen. Am schwerwiegendsten sind Hirnschädigungen, die zu intellektuellen, psychomotorischen, sensorischen und psychosozialen Entwicklungsstörungen führen können.

Formen zerebraler Behinderung (s. Tab. 6)

Tabelle 6 Formen zerebraler Behinderung

Behinderung	Häufigkeit (%) der Kinder 0 – 14 Jahre
zerebrale Bewegungsstörungen	0,3
Sehbehinderung	0,17
Hörbehinderung	0,3
Sprachbehinderung	0,5
geistige Behinderung	0,6
minimale zerebrale Dysfunktion	2 – 7
psychisch-kognitive Deprivation	2

* in vielen Fällen besteht Mehrfachbehinderung

Erste Information der Eltern

- *Beachte:* Die Einstellung der Eltern zur Behinderung ihres Kindes und damit zur Bereitschaft der Annahme und Förderung ihres Kindes wird wesentlich von dem Eindruck bestimmt, den die erste Phase der ärztlichen Information bei den Eltern hinterlässt.
- **Verhalten des Arztes:** Ehrliche Aufklärung sobald als möglich (auch im Wochenbett). Mitteilung an beide Eltern, wenn möglich. Ungestörte Umgebung schaffen. Sichtbare Akzeptanz des anwesenden Kindes. Auf Fragen und Hilfsmöglichkeiten ausführlich eingehen. Zeit für Rückfragen der Eltern.
- **Erlebnisphasen der Eltern:** Schock, Abwehr, Aggression, Resignation, Schuld, Akzeptanz. Oft bleiben Menschen, die wenig oder schlecht aufgeklärt werden, in der Aggression stecken. Dagegen wirkt nochmals Reden, über Schuld sprechen. Gesprächsvermeidung ist keine Hilfe.

1.4 Das behinderte Kind

Folgen der Behinderung

➤ Eine Behinderung beeinflusst die Entwicklung der gesamten Persönlichkeit und gleichermaßen das familiäre bzw. soziale Umfeld. Diese Einflüsse sind am stärksten in den entscheidenden ersten Lebensjahren, wenn die Familie die wichtigste Entwicklungsbasis darstellt.

➤ Das Gehirn steuert zwar die Motorik in Abhängigkeit von seiner Intaktheit oder Schädigung, aber auf das resultierende Verhaltensbild reagiert die Umwelt und beeinflusst über die Sensorik ganz wesentlich die Gesamtheit der Hirnfunktionen. Urvertrauen und das Gefühl des Angenommenseins üben eine entscheidende Wirkung auf die geistige Entwicklung aus.

Interventionen

➤ **Voraussetzungen für die bedarfsgerechte Betreuung:**
   - Positive Grundeinstellung zum Wert des Lebens des Kindes, unabhängig von seinen Defiziten. Dadurch wandelt sich das Grundkonzept von der Bedeutung der Defizitbeseitigung zum Paradigma der optimalen Nutzung vorhandener Ressourcen und Begabungen trotz Behinderung im Sinne einer ganzheitlichen Betreuung.
   - Akzeptanz der multidisziplinären Arbeit mit dem behinderten Kind und seiner Familie, wobei Arzt, Psychologen, Therapeuten, Frühförderer, Sozialarbeiter, Pflegepersonal in das Team eingebunden sind (s. Abb. 6).
   - Erkenntnis der Plastizität des Gehirns mit der erhöhten Fähigkeit zur Reorganisation und Kompensation in der ersten Lebenszeit.

➤ **Schlussfolgerungen: Möglichst frühzeitig:**
   - Diagnose und entwicklungsneurologische Kontrollen.
   - Therapie einzelner Funktionen (z. B. Physiotherapie, Ergotherapie).
   - Förderung der Gesamtpersönlichkeit.
   - Psychosoziale und heilpädagogische Unterstützung der Familie im gewohnten Milieu.
   - Begleitend Physiotherapie (s. S. 431), Ergotherapie (s. S. 251) und Logopädie (s. S. 248).

➤ **Altersentsprechende Betreuungsangebote** (die folgenden Fördersysteme sollen nahtlos ineinander übergehen):
   - *Sozial- und heilpädagogische Frühförderung und Elternbegleitung:* Bei behinderten Kindern im Vorkindergartenalter (ab Säuglingsalter) vor allem psychologisch-pädagogisch-soziale Unterstützung und Anleitung der Eltern in der gewohnten häuslichen Umgebung in Zusammenarbeit mit Therapeuten. Infolge der erhöhten Plastizität des Gehirns des Kleinkindes ist eine möglichst frühe therapiebegleitende ganzheitliche psychosoziale Stimulation des entwicklungsgestörten Kindes angezeigt. Durch gezieltes Anbieten verwertbarer Sinnesreize (sensorische Stimulation) werden soziale Beziehungen angebahnt, Fehlreaktionen abgebaut, eine situationsgerechte Sprache erlernt, Eigeninitiative angeregt, Zuversicht vermittelt und die Voraussetzungen für therapeutische Erfolge geschaffen.
   - Heilpädagogische Kindergärten oder Regelkindergärten mit Integration behinderter Kinder.
   - Sozialpädagogische Pflegefamilien, evtl. SOS-Kinderdörfer.

1.4 Das behinderte Kind

- Sonderschulen oder Regelschulen mit Integration behinderter Kinder: Der positive Gesamteffekt durch die Förderung in Integrationseinrichtungen sollte gegenüber den Wirkungen des heilpädagogischen, pflegerischen und therapeutischen Angebots in Sonderschulen zumindest ebenbürtig sein. Dies bedarf einer personell und apparativ ausreichenden Ausstattung von Integrationsschulen, da Misserfolge vom behinderten Kind besonders schmerzlich empfunden werden und der Förderung durch Demotivierung und Antriebshemmung entgegenwirken. Auf die Individualität des Kindes sollte Rücksicht genommen werden.
- Nachschulische Betreuung der behinderten Jugendlichen in Berufsfindungszentren, Berufsausbildungs- und -eingliederungseinrichtungen (z. B. „Lebenshilfe" und andere Organisationen), geschützte Werkstätten und Arbeitsplätze, Wohnen für Behinderte bzw. Trainingswohnplätze. Dauerunterbringung in Heimen und Anstalten sollte möglichst niedrig gehalten werden.
- Psychotherapeutische und psychosoziale Unterstützung im Bedarfsfall.

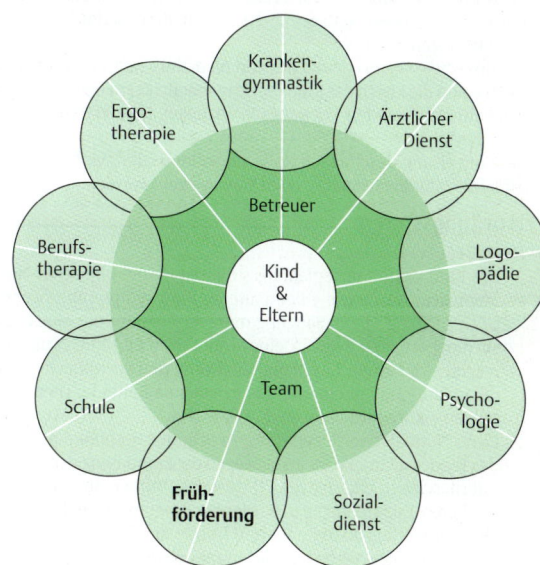

Abb. 6 Rehabilitationsteam bei behinderten Kindern und Jugendlichen

1.5 Aufnahmedienst und Nachtdienst

Vorbemerkung

- Eltern suchen mit ihren Kindern nur dann Kinderkliniken auf, wenn die üblichen Versorgungssysteme (Bereitschaftsdienst) in ihren Augen nicht mehr für eine adäquate Versorgung ausreichen oder nicht verfügbar sind. Eltern sind immer in Sorge um ihre erkrankten Kinder.
- Bei den Gründen für die Vorstellung kann es sich um einen echten medizinischen Notfall, um eine akute Erkrankung oder aber „nur" um einen subjektiven Notstand der Eltern handeln. Ein Missbrauch des Angebotes der 24-stündigen ambulanten Nothilfe ist die absolute Ausnahme.

Tipps für den Umgang mit besorgten Eltern

- Eltern als Gast und nicht als Kunde oder gar Bittsteller empfangen. Bei älteren Kindern zuerst das Kind begrüßen, dann die Eltern. Arzt und Pflegepersonal mögen sich mit Namen vorstellen (Personalisierung der Beziehung).
- Am Beginn Frage nach dem akuten Problem: Warum kommen die Eltern?
- Bei oft unvermeidlichen Wartezeiten über den Grund und die voraussichtliche Dauer der Verzögerung informieren. Sich in die Situation des Kindes und der Eltern versetzen.
- Die Sprache soll einfach und frei von medizinischen Fachausdrücken sein.
- Auch wenn die Eltern das Kind objektiv spät im Krankheitsverlauf zur Aufnahme bringen, sollte nie ein kritisches Wort fallen. Eine klärende Aussprache kann später erfolgen.
- Bei Einweisung durch einen Kollegen sollte weder averbal noch verbal dessen Therapie oder Entscheidungen in Frage gestellt werden.

Versorgungsstufen

- **Nothilfe:**
  - Das Kind kommt ungeplant als subjektiver oder objektiver Notfall.
  - *Methoden:* Anamnese – beim älteren Kind symptombezogene „Fünf-Sinne-Untersuchung", beim Säugling muss dagegen immer eine komplette Untersuchung erfolgen – ggf. „kleines Labor" wie Blutbild, Urin, Strep-A-Schnelltest etc. – Beratung, Eltern und Kind verlassen die Klinik mit Rezept oder Medikament – Dokumentation der erhobenen Befunde, Therapie und Empfehlungen – Kurzmitteilung an den Hausarzt.
  - **Cave:** Normalerweise kennt der Arzt in der Nothilfe die familiäre Situation des Kindes nicht und kann deswegen die Kompetenz der Urteilsfähigkeit der Eltern schwer einschätzen. Deswegen: Immer an die Möglichkeit einer schweren Erkrankungen z.B. Meningitis denken, und das Fehlen entsprechender Zeichen dokumentieren! Immer die Eltern auffordern das Kind wieder vorzustellen, wenn sich das Krankheitsbild verschlechtert.

- **Teilstationäre oder vorstationäre Versorgung** (in einigen Kliniken ist diese Art der Patientenversorgung durch eine KV-Ermächtigung oder Institutsermächtigung ersetzt):
  - Das Kind kommt mit Termin oder als Notfall, der eine erweiterte Diagnostik, aber (noch) keine stationäre Aufnahme erfordert. Vorstellung In der Regel nach Terminvereinbarung und mit Einweisung.
  - *Methoden:* Anamnese – gründliche klinische Untersuchung „von Kopf bis Fuß" – Brief an den einweisenden Kollegen – zusätzlich erweiterte Diagnostik (Auswahl): *a)* Entwicklungsneurologische, augenärztliche, neurologische, kardiologische, allergologische Untersuchung u.a., HNO-Konsil; *b)* Blutuntersuchungen jenseits von BB, mikrobiologische Untersuchungen, endokri-

1.5 Aufnahmedienst und Nachtdienst

nologische Teste, Medikamentenspiegel u. a.; *c)* technische Untersuchungen: EEG, EKG, Ergometrie, Lungenfunktion, Sonographie, Röntgen u. a. – oder therapeutische Maßnahmen: Injektionen, Infusionen, Medikamentengaben, Desensibilisierung u. a.

➤ **Stationäre Aufnahme:** Kind kommt als Notfall durch Rettungsdienste, durch Einweisung von niedergelassenem Kollegen, durch Überweisung aus anderen Kliniken, aus Nothilfe oder Ambulanz bei Notwendigkeit der stationären Versorgung, als Neugeborenes aus Kreißsaal.

➤ **Nachstationäre Behandlung:**
  – Derzeit sind in der Bundesrepublik Deutschland bis 14 Tage nach Ende der stationären Behandlung max. 7 Besuche möglich. In der Regel sind es Nachkontrollen zur Stabilisierung des Behandlungserfolges der stationären Behandlung.
  – *Methoden:* Anamnese – symptombezogene Untersuchung – Laboruntersuchungen zur Kontrolle des Heilverlaufes – technische Untersuchung oder Behandlung – Brief an den einweisenden Kollegen.

Telefonische Kontakte mit Eltern

➤ Angaben sorgfältig erfragen: Exakte Zeitangaben der Erkrankung, genaue Symptome, Fieber (wie gemessen etc.)? Hat das Kind auf die Gabe von fiebersenkenden Maßnahmen reagiert?
➤ Telefonische Auskünfte und Ratschläge sind besonders problematisch, wenn Eltern und Patient unbekannt sind, die Urteilsfähigkeit der Eltern ist noch schwerer einzuschätzen als bei persönlichem Kontakt. Telefonische Auskünfte daher nur mit größter Vorsicht geben.
➤ Nur unproblematische telefonische Anweisungen geben, z. B. Ernährungsberatung, Wadenwickel, wenn der Arzt Patient und Eltern kennt.
◉ *Beachte:* Niemals telefonische Ferndiagnose stellen!
➤ Telefonnummer der Eltern für eventuelle Rückfragen notieren. Im Zweifelsfall kurze Dokumentation des Telefonates und der Empfehlungen und Kind persönlich vorstellen lassen (immer anbieten!).

Probleme bei der stationären Aufnahme

➤ **Eltern lehnen stationäre Aufnahme ab:**
  – Die Indikation zur Aufnahme ist häufig relativ, daher immer die individuelle Situation der häuslichen Therapie und Überwachung überdenken.
  – Die Aufnahme ist trotz aller anderen Alternativen notwendig, aber die Eltern verweigern die Aufnahme oder die Therapie gegen ärztlichen Rat → sorgfältig schriftlich dokumentieren und insbesondere über alle Gefahren, die dem Kind durch die verweigerte Aufnahme drohen, aufklären und möglichst von Eltern und Zeugen unterschreiben lassen.
  – Eltern verweigern in lebensbedrohlichen Situationen die medizinisch gebotene Therapie: Vorübergehend kann ihnen das Sorgerecht, zumindest das Aufenthaltsbestimmungsrecht, für ihr Kind entzogen werden: Antrag durch Jugendämter, Bestätigung innerhalb von 24 Stunden durch ein Amtsgericht. Für alle Beteiligten ist dies aber ein unbefriedigendes Verfahren, daher vorher alle Möglichkeiten zu einer einvernehmlichen Lösung zu kommen in einem ruhigen Gespräch ausschöpfen.
➤ **Eltern wollen Aufnahme ohne objektiven medizinischen Grund** (selten): Meist liegt eine subjektive Überforderung der Eltern vor → Sozialdienst einschalten, um der Familie die gebotene Hilfestellung zu bieten.

1.6 Schmerzen

Grundlagen

- **Schmerzschwelle:** Im Durchschnitt ist die Schmerzschwelle altersunabhängig. Die Qualität der Schmerzverarbeitung hängt von der kognitiven Entwicklung ab, das Schmerzschwellenniveau von subjektiven Faktoren (Angst, Erfahrung, Suggestion u. a.).
- **Schmerzbeurteilung:** Bei mangelnder Fähigkeit zur Verbalisation spricht nicht mehr sistierendes Weinen am ehesten für Schmerz. Ab dem 3. Lebensjahr kann die visuelle Smiley-Analog-Skala (s. Abb. 7) hilfreich sein.
- Schmerz bei Kindern nie bagatellisieren (z. B. postoperativ)! Immer nach Ursachen suchen (Entzündung, Tumor, psychovegetativ u. a.).

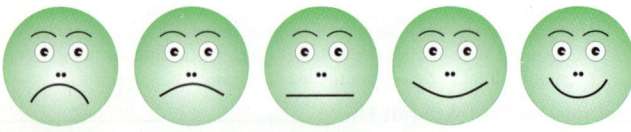

Abb. 7 Schmerzbeurteilung nach Smiley-Analog-Skala

Prinzipien der medikamentösen Schmerztherapie

- **Allgemein:** Soweit möglich die Ursache der Schmerzen suchen und die Grundkrankheit kausal und spezifisch therapieren.
- **Analgetika:**
  - Ausreichend hohe, angepasste Dosierung. Regelmäßige Gabe nach Wirkdauer, nicht erst bei Wiederauftreten von Schmerzen geben.
  - Orale oder rektale Medikamentengabe parenteraler Applikation vorziehen.
  - *Stufenweiser Aufbau der Therapie:*
    1. Peripher wirkende Analgetika (z. B. Metamizol, Paracetamol).
    2. Zentral schwach wirkende Analgetika (z. B. Codein, Tramadol).
    3. Zentral stark wirkende Analgetika (z. B. Morphin, MST = Morphinsulfat-Retard Tabl.).
  - Bei ungenügender Wirkung: Kombination peripher wirksamer Schmerzmittel, z. B. Paracetamol 10 mg/kg KG 3 ×/d oder Metamizol 10 mg/kg KG 5 ×/d, mit zentral wirksamen Schmerzmitteln.
- **Adjuvantien:** Je nach Grundkrankheit und Schmerzursache z. B. Carbamazepin (bei Neuralgien), Lioresal (bei Muskelspasmen), Diazepam (zur Sedierung), Kortikosteroide.

1.6 Schmerzen

Analgetika

- **Peripher wirksame Mittel:**
  - Paracetamol 10–15 mg/kg KG/Dosis 6–8-stündlich p.o. oder als Supp. Kontraindiziert bei Leberschaden.
  - Acetylsalicylsäure 10 mg/kg KG/Dosis 4–6-stündlich p.o. oder als Supp., bei Langzeitanwendung Serumspiegel bestimmen (150–300 µg/ml). Kontraindiziert bei Blutungsneigung, bekannter Anaphylaxie, Varicellen.
  - Metamizol 10–15 mg/kg KG/Dosis 6–8-stündlich p.o.
    - *Cave:* Kinder unter 1 Jahr. Nebenwirkungen: Neutropenien.
- **Schwach zentral wirksame Mittel:**
  - Tramadol (Kinder über 1 Jahr): 0,5–1 mg/Dosis p.o., als Supp. (in Deutschland) oder parenteral (i.m., s.c., langsam i.v.), 6–8-stündlich.
  - Pentazocin: 1 mg/kg KG/Dosis p.o., als Supp. oder parenteral (i.m., s.c., 0,5 mg i.v.), 6–8-stündlich.
  - Dextromoramid 2,5–5 mg/Dosis p.o. 4–8-stündlich.
- **Stark zentral wirksame Mittel:**
  - Morphinchlorid 0,1 mg/kg KG/Dosis s.c., i.m., i.v., 4–8-stündlich, auch als orales Retardpräparat 0,5–1 mg/kg KG alle 8 Stunden.
  - Oder Pethidin-HCl 0,6–1,2 mg/kg KG/Dosis (Antagonist: Naloxon 5–10 mg/kg KG/Dosis i.m., i.v.).
  - Dauerinfusion von Morphin (i.v./s.c.) bei ungenügender Wirkung – Beginn mit 0,05 mg/kg KG/h – Dosiserhöhung bis zur Schmerzfreiheit. Als Nebenwirkung kann es zur Obstipation kommen, diese ist mit Laxantien zu behandeln.
  - Fentanyl 1–5 µg/kg KG = 0,2 ml/10 kg KG i.m. oder i.v.

2.1 Vorsorgeuntersuchungen

In Deutschland

- Vorsorgeuntersuchungen s. Tab. 7.
  - *Hinweis:* Neben den von den gesetzlichen Krankenkassen anerkannten Untersuchungen (Tab. 7) gibt es für privat versicherte Kinder ab der U7 bis zum Alter von 14 Jahren einen jährlichen Checkup.
- Impfungen nach Plan s. S. 44.

Tabelle 7 Vorsorgeuntersuchungen in Deutschland

U1 – U9	Zeitpunkt/Alter des Kindes	Untersuchungen/ zu dokumentierende Befunde
U1	postpartal	Aufzeichnungen über die Geburt, Schwangerschaft; Apgar, Maße, Reifezeichen, Fehlbildungen, Vitamin-K-Gabe (Credé-Prophylaxe)
U2	3.– 10. Tag	Akuterkrankungen, Fehlbildungen, Anpassungsstörungen, Stoffwechsel-Screening, Beginn Vitamin-D- und Fluor-Prophylaxe, Vitamin-K-Gabe, Sonographie der Hüfte (Risikokinder)
U3	4.– 6. Woche	Maße, Ernährung, Entwicklung, Organstatus, Vitamin-K-Gabe empfohlen
U4	3.– 4. Monat	Maße, Ernährung, Entwicklung, Reflexstatus, Organstatus, bes. Hüfte, Beginn der Impfungen
U5	6.– 7. Monat	Maße, Ernährung, Entwicklung inkl. Sinnesorgane, Organstatus
U6	10.– 12. Monat	Maße, Ernährung, Entwicklung inkl. Sinnesorgane, Sprache, Organstatus
U7	21.– 24 Monat	Maße, Entwicklung inkl. Sinnesorgane, Verhalten, Sprache, Organstatus
U8	43.– 48 Monat	Maße, Entwicklung inkl. Sinnesorgane, Verhalten, Sprache, Organstatus
U9	60.– 64. Monat	Maße, Entwicklung inkl. Verhalten und Sprache, Schulreife, Organstatus
U10	10.– 13. Jahr	Maße, Entwicklung, Organstatus, Jugendgesundheitsberatung (Sexualberatung, Suchtprävention, Gesprächsangebot für Probleme und Konflikte), Cholesterin

In Österreich

- Vorsorgeuntersuchungen s. Tab. 8 (sog. Mutter-Kind-Pass-Untersuchungen).
- Impfempfehlungen nach Plan s. S. 45.

Tabelle 8 Vorsorgeuntersuchungen in Österreich

Zeitpunkt	Untersuchungen
während der Schwangerschaft	5 obligatorische (fakultativ bis 10) geburtshilfliche Untersuchungen, teils mit Ultraschall und Labor
Entbindung	Befunde, Geburtsverlauf, Gestationsalter, fallweise Rhesusprophylaxe
Neugeborenes nach Geburt	Anamnese, Maße, Apgar, Reifezeichen, Organstatus, Labor (pH, Hkt, Blutzucker), therapeutische Maßnahmen

2.1 Vorsorgeuntersuchungen

Tabelle 8 Fortsetzung

Zeitpunkt	Untersuchungen
1. Woche	Entwicklung, Organstatus, Beginn Vitamin-K-Prophylaxe, Stoffwechsel-Screening (inklusive IRT-Test auf Mukoviszidose), apparatives Hörscreening bei Risikokindern, Sonographie der Hüfte
4.–7. Woche	Maße, Ernährung, Vitamin-K-Gabe, Beginn Vitamin-D- und Fluorprophylaxe, Entwicklung, Organstatus, orthopädische Untersuchung, Sonographie der Hüfte
3.–5. Monat	Maße, Ernährung, Entwicklung, Organstatus, HNO-Untersuchung
7.–9. Monat	Maße, Ernährung, Entwicklung inkl. Sinnesorgane, Organstatus, spez. Neuroblastom-Screening
10.–14. Monat	Maße, Ernährung, Entwicklung inkl. Sinnesorgane, Sprache, Organstatus, spez. Augenuntersuchung
22.–26. Monat	Maße, Entwicklung inkl. Sinnesorgane, Verhalten, Organstatus, spez. Augenuntersuchung
34.–38. Monat	Maße, Entwicklung, Verhalten, Organstatus
46.–50. Monat	Maße, Entwicklung, Verhalten, Organstatus
anschließend	Untersuchungen durch Schulärzte

In der Schweiz

- Vorsorgeuntersuchungen s. Tab. 9.
- Impfungen nach Plan s. S. 46.

Tabelle 9 Vorsorgeuntersuchungen in der Schweiz (Empfehlungen der Schweizer Gesellschaft für Pädiatrie mit Anleitung und Kommentar)

Alter	Untersuchungen
1. Woche	Anamnese, Maße, Entwicklung, psychosozialer und Organstatus, Stoffwechsel-Screening, Vitamin-K-Prophylaxe
1 Monat	Maße, Ernährung, Beginn Vitamin-D- und Fluorprophylaxe, Entwicklung, psychosozialer und Organstatus
3 Monate	Maße, Ernährung, Entwicklung inkl. Funktion der Sinnesorgane, psychosozialer und Organstatus
6 Monate	Maße, Ernährung, Entwicklung inkl. Funktion der Sinnesorgane, psychosozialer und Organstatus; fallweise Beginn der Jodprophylaxe
9 Monate	Maße, Ernährung, Entwicklung inkl. Sinnesorgane, psychosozialer und Organstatus
12 Monate	Maße, Ernährung, Entwicklung inkl. Sinnesorgane, Sprache, psychosozialer und Organstatus
18 Monate	Maße, Entwicklung inkl. Sinnesorgane, Sprache, psychosozialer und Organstatus
24 Monate	Maße, Entwicklung inkl. Sinnesorgane, Sprache, psychosozialer und Organstatus
3 Jahre	Maße, Entwicklung inkl. Sinnesorgane, Sprache, psychosozialer und Organstatus
4–4,5 Jahre	Maße, Entwicklung inkl. Sinnesorgane, Sprache, psychosozialer und Organstatus
anschließend	Schularztuntersuchungen

2.2 Genetische Familienberatung

Indikationen

- Bekannte oder vermutete Erbkrankheit oder Chromosomenaberration eines Geschwisters, eines Elternteils oder eines Verwandten.
- Ein Elternteil ist als Überträger eines genetischen Defekts bekannt.
- Blutsverwandtes Ehepaar mit Kinderwunsch.
- Alter der Mutter über 35 und des Vaters über 50 Jahre.
- Erhöhtes Risiko bei Einnahme von Suchtmitteln oder Medikamenten (z. B. Chemotherapie) eines Elternteils.
- Erhöhtes Risiko bei Exposition eines Elternteils zu mutagenen Noxen (Radiatio oder Gifte).
- Infektion während der Schwangerschaft.
- Auffällige Tests oder sonographische Befunde bei Schwangerschafts-Vorsorgeuntersuchungen.
- Habituelle Aborte.
- Fertilitätsstörungen.

Praktische Durchführung

- Terminvereinbarung mit genetischer Beratungsstelle bzw. Arzt des Vertrauens. Vorher Information über Daten der Familie und Verwandtschaft und Besorgung ärztlicher Berichte. Begleitung durch Partner.
- Erhebung der genetischen und medizinischen Anamnese mit Aufstellen des Stammbaums (s. S. 98).
- Vervollständigung der klinischen Untersuchung und Diagnostik soweit nötig: z. B. Amniozentese, Chromosomenanalyse, DNA-Analysen (nach schriftlicher Einverständniserklärung), Stoffwechselanalysen (s. S. 98).
- Feststellung des genetischen Risikos entsprechend dem zugrunde liegenden Defekt und dem Vererbungsmodus (empirische Risikoziffer bei multifaktorieller Vererbung).
- Mitteilung des genetischen Risikos in anschaulicher Form und Hinterfragen des Verständnisses bei den Ratsuchenden.
- Gemeinsame Suche nach Lösungswegen und Entscheidungshilfe im Gespräch unter Berücksichtigung der psychosozialen Situation, der Grundeinstellung, Weltanschauung, Erfahrung, emotionalen Grundstimmung und Risikobereitschaft.
- Ausführliche Darstellung der Behandlungsmöglichkeiten eines erbkranken Kindes.
- Beachtung elementarer Aspekte des ärztlichen Gesprächs (s. S. 11).
- Möglichkeiten der Fortpflanzungsplanung bei hohem genetischem Risiko: Bei fehlendem Wunsch auf eigenes Kind: Verzicht, Adoption, Kontrazeption, heterologe Insemination, Sterilisation.
- Bei Wunsch auf eigenes Kind: Pränatale Diagnose, evtl. Schwangerschaftsabbruch bei krankem Kind oder Eingehen des Risikos ohne pränatale Diagnose.
- Weitere Begleitung der Ratsuchenden unabhängig von deren Entscheidung.
- Hinweis auf genetische Beratung weiterer Familienmitglieder.

2.3 Wachstum und körperliche Entwicklung

Anthropometrische Maße (Gewicht, Größe, Kopfumfang)

- Die Messung des Gewichts erfolgt mit einer geeichten Waage.
- Messung der Körpergröße mit Messtisch (Säuglinge) oder Maßband im Stehen (bei älteren Kindern). Durchschnittliche Wachstumsgeschwindigkeit s. Abb. 10a.
- Den Kopfumfang (Perzentilen s. S. 668) an der größten Zirkumferenz messen.
- Die Maße werden bestimmt und in Wachstumskurven eingetragen, die als Referenzmaße für die jeweilige Bevölkerung gelten können (z. B. Züricher Wachstumskurven für Mitteleuropa, s. S. 669). Bei Kontrollen auf den Perzentilenverlauf achten.

Körperoberfläche, Knochenentwicklung

- **Körperoberfläche:** Berechnung nach Nomogramm (s. S. 666); Richtwerte: Neugeborene 0,25 m^2, 1 Jahr 0,5 m^2, 9 Jahre 1 m^2, 18 Jahre 1,75 m^2.
- **Fontanellenschluss:** Die große vordere Fontanelle schließt gewöhnlich zwischen dem 10. und 14. Lebensmonat, die kleinere hintere Fontanelle im zweiten Lebensmonat.
- **Knochenalter:**
  - Bestimmung am Röntgenbild der linken Hand (vgl. Abb. 8 und Abb. 9).
  - Der Kern der oberen Tibiaepiphyse ist bei der Geburt vorhanden.

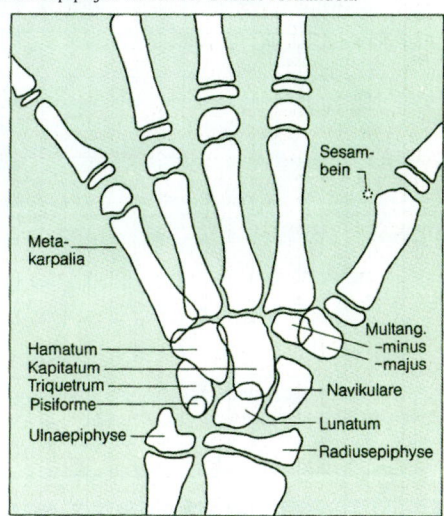

Abb. 8 Handwurzelknochen (aus Keller/Wiskott. Lehrbuch der Kinderheilkunde. 6. Aufl. Stuttgart: Thieme; 1991)

Prospektive Endgrößenberechnung

- **Orientierende Methode** (die Endgröße wird anhand der Größe der Eltern ermittelt):

  - Mädchen-Endgröße (cm) = $\dfrac{\text{Größe des Vaters (cm)} - 13 + \text{Größe der Mutter (cm)}}{2}$

2.3 Wachstum und körperliche Entwicklung

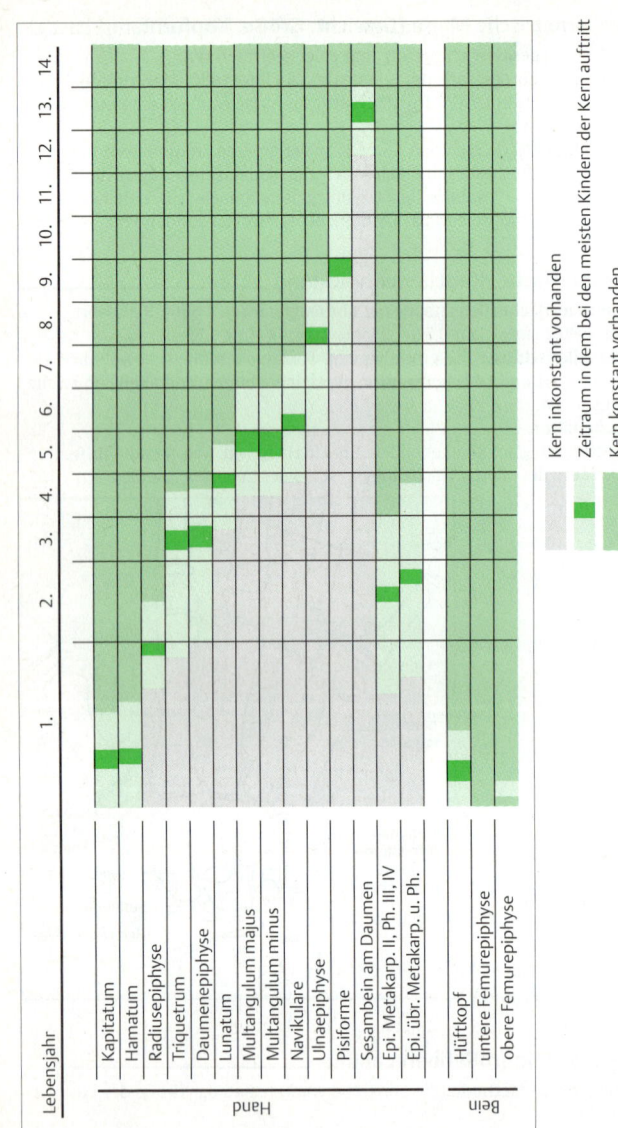

Abb. 9 Ossifikation (aus Keller/Wiskott. Lehrbuch der Kinderheilkunde. 6. Aufl. Stuttgart: Thieme; 1991)

2.3 Wachstum und körperliche Entwicklung

- Knaben-Endgröße (cm) = $\dfrac{\text{Größe des Vaters (cm)} + 13 + \text{Größe der Mutter (cm)}}{2}$

- Beurteilung der Werte entsprechend dem Perzentilenverlauf der Wachstumskurve (s. S. 673).
➤ **Genaue Methode:** Der Prozentanteil der Endgröße wird mittels aktuellem Knochenalter und Körpergröße aus Tabellen von Bayley-Pineau abgelesen und damit die Endgröße berechnet.

Sexualentwicklung

➤ **Mädchen:**
- Pubertätsbeginn mit ca. 11 Jahren.
- Brustentwicklungsstadien nach Tanner (s. Abb. 10 c).
- Pubesbehaarung nach Tanner (s. Abb. 10 b).

➤ **Jungen:**
- Pubertätsbeginn mit ca. 13 Jahren.
- Hodengröße mit Orchidometer nach Prader (über 3 ml = Pubertätsbeginn).
- Pubesbehaarung nach Tanner (s. Abb. 10 b).

➤ Parameter der Sexualentwicklung in Wachstumskurven eintragen.

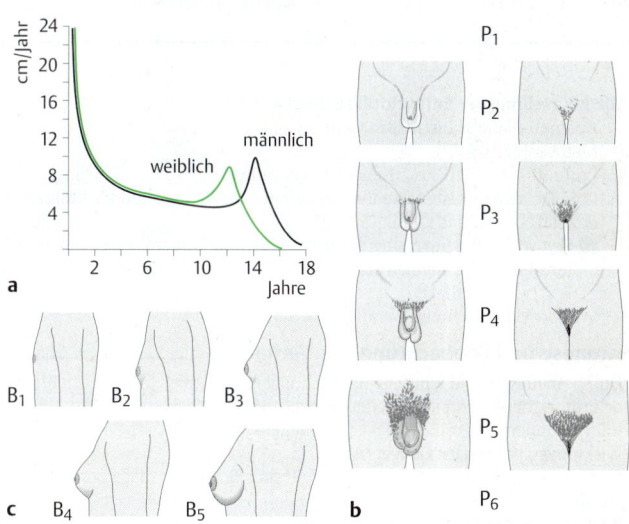

Abb. 10 a) Wachstumsgeschwindigkeit nach J. M. Tanner; b) Entwicklung der Pubesbehaarung und c) der Brust

2.4 Psychomotorische und geistige Entwicklung

Grundlagen und Übersicht

- Die Entwicklung des Kindes ist an seinen motorischen, sensorischen, kognitiv-mentalen, sprachlichen, emotionalen und sozialen Leistungen erkennbar, die sich in jeder Lebensphase (s. Abb. 10) gegenseitig beeinflussen.
- Entscheidend ist die Früherkennung von Störungen, die jedoch aufgrund großer individueller Unterschiede vorsichtig beurteilt werden müssen.
- *Beachte:* Bei Frühgeborenen muss das Entwicklungsalter entsprechend dem Geburtstermin korrigiert werden.

Tabelle 10 Lebensperioden

Periode	Zeitraum
pränatal	bis zur Geburt
Neugeborenenperiode	bis zum Ende der 4. Lebenswoche
Säuglingszeit	bis zum Ende des 1. Lebensjahres
Kleinkindesalter	bis zum Ende des 5. Lebensjahres
Schulalter	bis zum 14. Lebensjahr
Adoleszenz (Beginn und Ende weisen eine große Streubreite auf)	bis zum Erwachsensein

- **Die Beurteilung der Entwicklung erfolgt durch:**
  - Anamnese und klinische Beobachtung (s. u.).
  - Motoskopie (s. S. 29).
  - Prüfung der Reflexe: Neugeborenenreflexe (s. S. 29), Säuglingsreflexe (s. S. 31), zusammenfassende Darstellung der Reflexe und Reaktionen des ersten Lebensjahres s. Abb. 16 (S. 32)
    - *Beachte:* Zur Beurteilung der motorischen und neurologischen Entwicklung ist im Allgemeinen die Motoskopie (s. o.) wesentlich wichtiger als das Prüfen aller Reflexe.
  - Weitere Untersuchungen und Tests s. S. 33.

Anamnese und Beobachtung des Verhaltens

- Durch Anamnese und klinische Beobachtung erfolgt zunächst eine orientierende Prüfung der psychomotorischen und geistigen Entwicklung. Als Hintergrundinformationen dienen die Meilensteine der Entwicklung (s. Tab. 11) und das Entwicklungsschema nach Denver (Abb. 11).
- Eine eventuelle Seh- oder Hörstörung (Tests s. S. 243 ff.) muss berücksichtigt werden.
- Beobachtung der Körpersprache als Ausdruck der spontanen emotionalen Kommunikation zwischen Kind und Eltern.
- *Cave:* Abgabe von Urteilen über die Prognose! Gefahr der Stigmatisierung.

2.4 Psychomotorische und geistige Entwicklung

Tabelle 11 Meilensteine der Entwicklung

Motorik

bis ca. 3 Monate	unwillkürliche Massenbewegungen
bis 4. Monat	Kopfkontrolle
bis 9. Monat	freies Sitzen
bis 15. Monat	freies Gehen
bis 3. Jahr	Dreiradfahren
bis 4. Jahr	freihändiges Treppauf- und -abgehen
bis 5. Jahr	Hüpfen auf einem Bein

Spielverhalten

bis 1. Monat	Fixieren von Gegenständen
bis 6. Monat	Ergreifen von Gegenständen, Handwechsel
bis 8. Monat	Pinzettengriff, bewusstes Loslassen
bis 12. Monat	Werfen von Gegenständen
bis 18. Monat	Ein- und Ausräumen
bis 2. Jahr	Imitation und einfache Rollenspiele
bis 3. Jahr	Turmbauen aus 8 Klötzen
bis 4. Jahr	Kreis nachzeichnen
bis 5. Jahr	ausdauerndes konstruktives Spiel

Sprache

im 1. Monat	Seufzen und Stöhnen
bis 3. Monat	spontanes Vokalisieren
bis 6. Monat	vokalisierendes Antworten
bis 9. Monat	Silbenketten
bis 13. Monat	Imitation von Sprachlauten
bis 16. Monat	gezieltes Sprechen von Mama und Papa
bis 2. Jahr	mindestens 20 Wörter und Kombination von mindestens 2 Wörtern
bis 3. Jahr	Verwendung der Mehrzahl
bis 4. Jahr	Erzählen von Erlebnissen
bis 5. Jahr	fast fehlerfreies Sprechen

Sozialverhalten

im 2. Monat	Zurücklächeln
bis 3. Monat	spontanes Lächeln
bis 6. Monat	Freude an Zuwendung
bis 9. Monat	„Fremdeln"
bis 15. Monat	Trinken aus der Tasse
bis 2. Jahr	selbstständiges Händewaschen
bis 2./3. Jahr	„Trotzphase"
ab 4. Jahr	„Warum"-Fragen, Freundschaften, Freude an Geschichten, Märchen
bis 5. Jahr	Beachtung von Spielregeln, selbständiges Anziehen

2.4 Psychomotorische und geistige Entwicklung

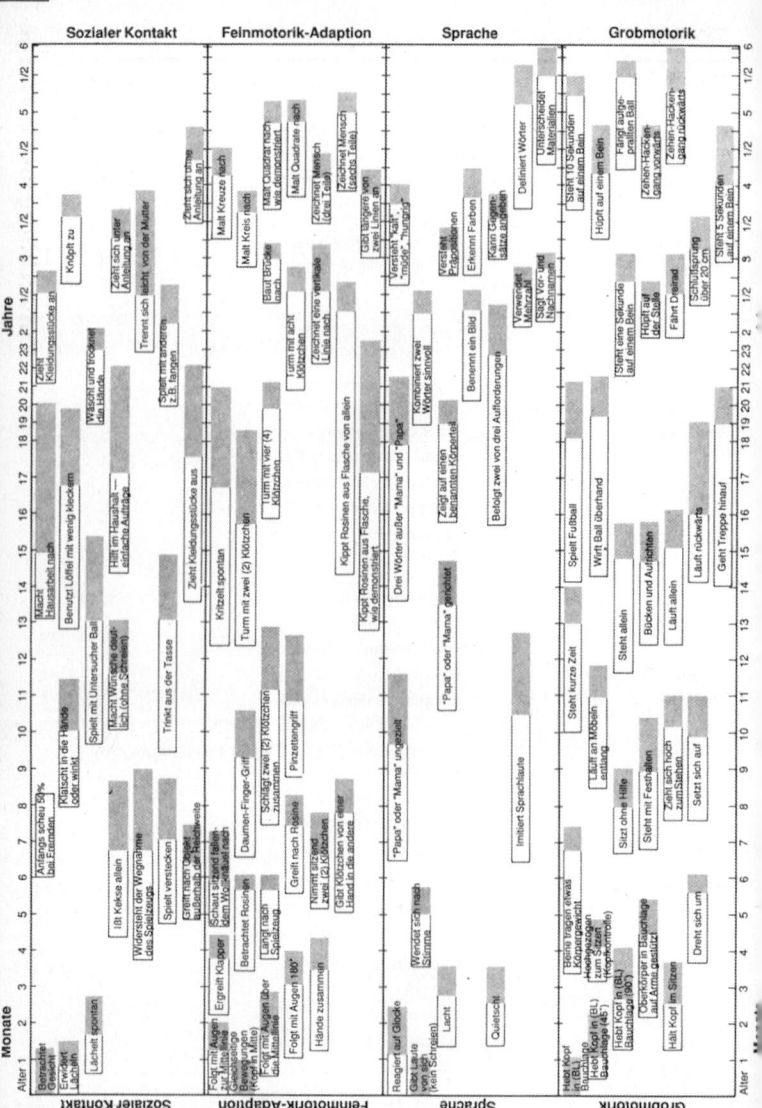

2.4 Psychomotorische und geistige Entwicklung

Motoskopie

- **Beobachten von:** Muskeltonus, Symmetrie des Bewegungsablaufs, Gleichmäßigkeit und Häufigkeit der Bewegungen und ihrer altersentsprechenden Funktionen.
- **Pathologische Hinweise:** Asymmetrie, Steifheit, Schlaffheit, stereotype, verarmte, fehlerhafte Bewegungsmuster, allgemeine oder lokalisierte Muskelhypotonie, Haltung in Streckstellung, Opisthotonus, Schulterretraktion bei Umdrehen oder in Bauchlage, fehlende oder verspätete Kopfkontrolle, fehlerhafter Armstütz, fehlendes oder verspätetes Sitzen/Gehen/Laufen, gestörte Feinmotorik beim Spielen und Zeichnen, starke assoziierte Mitreaktionen bei Tätigkeiten oder im Stress.

Neugeborenenreflexe

- *Hinweis:* Die folgenden Reflexe bestehen obligat ab dem 4. Lebenstag.
- **Saugreflex:**
  - Durch die Berührung der Lippen und der perioralen Haut auslösbarer Saugreflex, der auf Triebverhalten beruht.
  - Eine Saugschwäche besteht bei Frühgeborenen und perinatal hirngeschädigten Säuglingen. Pathologisch ist ein Fortbestehen des Reflexes über 6 Monate.
- **Oraler Einstellreflex:**
  - Durch periorale Berührung auslösbarer Suchreflex und Drehen des Kopfes nach der Seite des Reizes.
  - Der Reflex besteht bis zum 3. Lebensmonat.
- **Greifreflex:**
  - Durch Berührung der Handinnenflächen oder Fußsohlen ausgelöster Handschluss.
  - Der Reflex besteht etwa bis zum 3. Lebensmonat.
- **Moro-Reflex** (s. Abb. 12 a, b):
  - Der im Sitzen gehaltene Säugling wird wenige Grade nach hinten fallengelassen, wobei eine Abduktion der gestreckten Arme, Öffnen des Mundes und anschließende Armaddution ausgelöst wird. Meist gefolgt von Weinen („Schreckreflex"). Der Reflex ist auch durch optische, akustische und starke taktile Reize (oder Erschütterung der Unterlage) auslösbar.
  - Der Reflex besteht etwa bis zum 3. Lebensmonat. Bei Bestehen über den 6. Lebensmonat hinaus besteht ein dringender Verdacht auf Zerebralschädigung.
  - *Beachte:* Stets am Ende der Untersuchung durchführen.
- **Galant-Reflex** (s. Abb. 13):
  - Der Säugling wird in Bauchlage in der Schwebe gehalten und durch Reizung der Haut in Höhe der Nieren zu einer Wirbelsäulenkrümmung und Beckenwendung gebracht.
  - Der Reflex besteht bis zum 9. Monat.

◂ Abb. 11 Denver-Entwicklungsskalen: Der untere Rand des hellen Balkens gibt den Zeitpunkt an, an dem die jeweilige Fähigkeit bei den ersten Kindern auftaucht; zum Zeitpunkt des Übergangs heller zu dunkler Balken ist die Fähigkeit bei 50 % der Kinder vorhanden, im Zeitraum des dunklen Bereichs erlangen auch die anderen Kinder die Fähigkeit

2.4 Psychomotorische und geistige Entwicklung

> **Halsstellreflex** (Nackenreflex) – durch Änderung der Kopf- zur Körperhaltung ausgelöster Stellreflex:
> a) Symmetrisch-tonischer Stellreflex: Durch Rückwärtsbewegung des Kopfes Strecken der oberen Gliedmaßen, Beugen der unteren Gliedmaßen – stets pathologisch.
> b) Asymmetrisch-tonischer Stellreflex: Durch Kopfdrehung ausgelöste Streckung der drehseitigen Extremitäten, Beugung der kontralateralen Extremitäten – Bestehen über den 6. Lebensmonat pathologisch.
> **Schreitreflex** (s. Abb. 14):
> – Durch Andrücken einer Fußsohle des aufrecht gehaltenen Säuglings ausgelöstes Anziehen dieses Beines und Strecken des anderen.
> – Der Reflex besteht etwa bis zum 3. Lebensmonat.

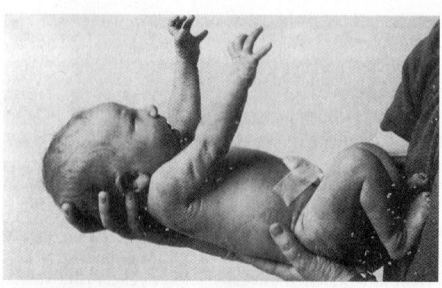
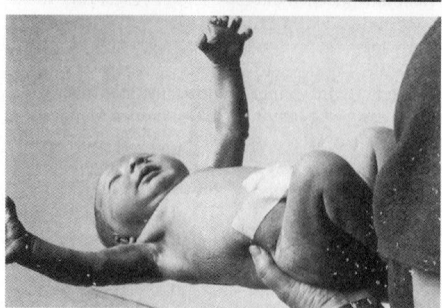

Abb. 12 a und b Moro-Reflex (Umklammerungsreflex): Das Kind wird auf dem Arm des Untersuchers fixiert, mit der anderen Hand der Kopf unterstützt. Diese Hand wird dann rasch nach unten bewegt; das Kind bewegt die Arme umklammernd nach außen oben und spreizt die Finger (1. Phase); in der 2. Phase ist der Mund geschlossen, die Arme sind gebeugt und an den Thorax zurückgeführt

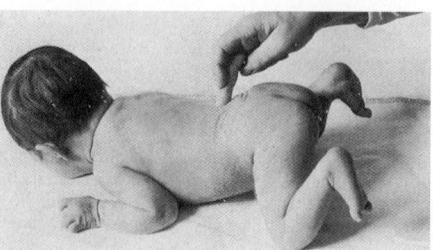

Abb. 13 Galant-Reflex (Rückgratreflex): Durch paravertebrale Hautreizung erfolgt eine konkave Bewegung der Wirbelsäule zur Richtung des Stimulus, Anheben des Beckens, Bein und Arm der entsprechenden Seite strecken sich

2.4 Psychomotorische und geistige Entwicklung

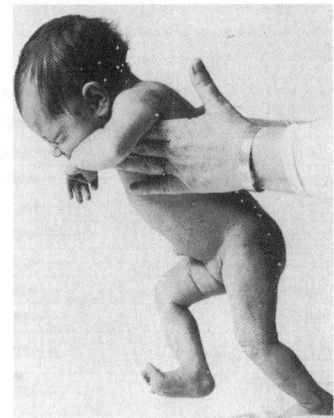

Abb. 14 Schreitreflex (aus Flehmig, I., Normale Entwicklung des Säuglings und ihre Abweichungen, 4. Aufl. Thieme 1991): Nach Druck der Fußsohle auf die Unterlage beugt sich das betreffende Bein, das andere wird gestreckt, berührt damit die Unterlage, wird seinerseits gestreckt und nun wird das andere gebeugt

Säuglingreflexe

- **Landau-Reflex** (s. Abb. 15):
  - Der Säugling wird in Bauchschwebelage gehalten, wodurch die Streckung von Rumpf, Extremitäten und das Anheben des Kopfes ausgelöst wird.
  - Der Reflex besteht vom 5. Lebensmonat bis etwa zum 3. Lebensjahr.
- **Sprungbereitschaft:**
  - Das Kind wird in der Körpermitte gehalten und nach vorne gekippt. Dadurch wird eine Streckung der Arme nach vorne und das Abstützen auf den geöffneten Händen ausgelöst.
  - Der Reflex ist ab dem 6. Lebensmonat provozierbar.
- **Stützreaktion:**
  - Das sitzende Kind wird leicht zur Seite gekippt, wodurch eine Streckung des Armes und Abstützen der geöffneten Hand zur Seite des Kippens erreicht wird.
  - Der Reflex ist ab dem 7. Monat auslösbar.

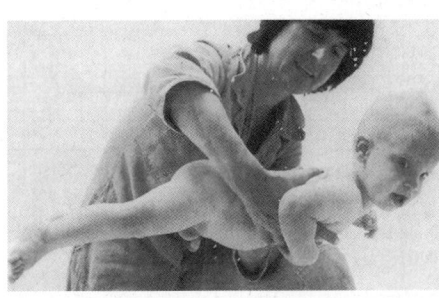

Abb. 15 Landau-Reflex: Bei schwebender Haltung des Säuglings im Thoraxbereich wird der Kopf gehoben und die Beine werden gestreckt

2.4 Psychomotorische und geistige Entwicklung

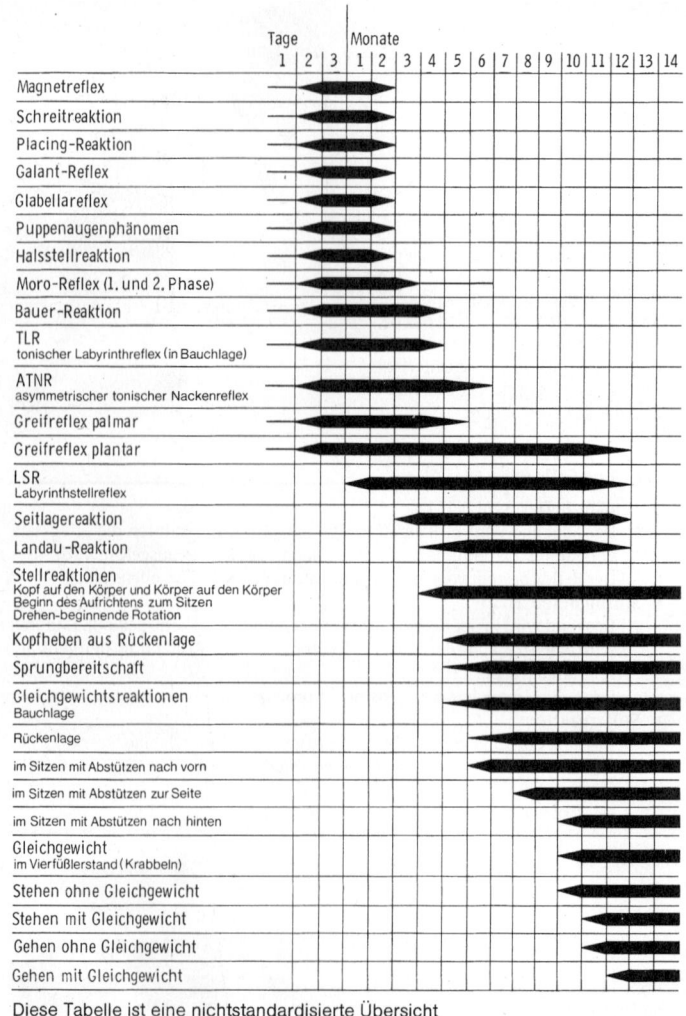

Abb. 16 Reflexe und Reaktionen des ersten Lebensjahres (aus Flehming, I., Normale Entwicklung des Säuglings und ihre Abweichungen. 4. Aufl. Thieme, Stuttgart 1991)

2.4 Psychomotorische und geistige Entwicklung

- **Babinski-Reflex:**
  - Bestreichen des lateralen Fußrandes von der Ferse zur kleinen Zehe erzeugt tonische Dorsalextension der Großzehe.
  - Bestehen des Reflexes über das 2. Lebensjahr hinaus ist pathologisch.
- **Muskeleigenreflexe** (vgl. körperliche Untersuchung, S. 9): Patellarsehnenreflex, Achillessehnen-, Bizepsdehnungsreflex.

Weitere Untersuchungen und Tests

- Neurologische Beurteilung im ersten Lebensmonat: Haltungs-, Reflex- und Bewegungsmuster beim Neugeborenen nach Schlack (s. Tab. 12).
- Neurologischer Status s. S. 8.
- **Bei Auffälligkeiten:**
  - Qualitative Beurteilung der „general movements" nach H. Prechtl.
  - Optimalitätsscore nach H. Prechtl: Punktebewertung optimaler Bedingungen während Schwangerschaft, bei und nach Geburt.
  - Griffith-Entwicklungstest (0–2 Jahre) (GES, Brandt 1983).
  - Münchner funktionelle Entwicklungsdiagnostik (0–3 Jahre).
  - Intelligenztests (vgl. S. 91): Kramer-Intelligenztest (ab 3 Jahre), HAWIK-Intelligenztest (ab 6 Jahre).
  - *Beurteilung des Intelligenzquotienten:*
    - Durchschnittlicher IQ: 100 ± 15.
    - Leichte geistige Retardierung: IQ = 70–50.
    - Mäßige geistige Retardierung: IQ = 49–35.
    - Schwere geistige Retardierung: IQ = 34–20.
  - Spezielle Tests für sprachfreie Intelligenzprüfung, Teilleistungsstörungen, Sprachstörungen u. a., die von Experten durchgeführt werden sollten.
  - *Beachte:* Tests sind Momentaufnahmen. Ihr Ergebnis hängt von der aktuellen körperlichen und psychischen Verfassung, vom Willen zur Mitarbeit und von der Konzentrationsfähigkeit des Kindes ab. Bei Intelligenztests ist das Profil der verschiedenen Leistungen oft wichtiger als der Intelligenzquotient.

Tabelle 12 Schema für eine neurologische Untersuchung im ersten Lebensmonat nach Schlack (die Untersuchung sollte in der Mitte zwischen zwei Mahlzeiten und bei ausreichend warmer Umgebungstemperatur ausgeführt werden)

Kriterium	normal = 0 Punkte	verdächtig = 1 Punkt	pathologisch = 2 Punkte
Rückenlage			
1. Spontanhaltung	leichte Beugehaltung aller Extremitäten, symmetrisch	a) Froschhaltung (Extremitäten flach auf der Unterlage, gestreckt oder leicht gebeugt) b) sehr starke Beugung aller Extremitäten c) asymmetrische Gewohnheitshaltung (inkonstant)	a) Opisthotonus (Totalextension) b) konstante asymmetrische Gewohnheitshaltung (z. B. Spontan-ATNR)

Fortsetzung Tabelle 12, S. 34 ▶

2.4 Psychomotorische und geistige Entwicklung

Tabelle 12 Fortsetzung

Kriterium	normal = 0 Punkte	verdächtig = 1 Punkt	pathologisch = 2 Punkte
Rückenlage			
2. Spontanmotorik	alternierendes Beugen und Strecken aller Extremitäten, im Ablauf variabel	a) seltene, im Ablauf einförmige Bewegungen b) Zittern (Spontankloni)	völliges Fehlen von Spontanbewegungen
3. Augen	symmetrische Stellung, koordinierte Bewegungen, Isokorie	Strabismus (konstant), kurzzeitiger Nystagmus	konstanter oder rotatorischer Nystagmus, markante Anisokorie
4. Saugreflex (s. S. 29) und oraler Einstellreflex (s. S. 29)	prompt	schwach	fehlend
5. Greifreflex der Hände (s. S. 29)	kräftig, nach einigen Sekunden spontane Lockerung	schwach (nur angedeutet)	a) fehlend b) übermäßig stark
6. Widerstand gegen passive Bewegung (Kopf/Hals, Arme, Beine)	kräftig, aber gut überwindlich, gleichmäßig an Armen und Beinen	a) verstärkt, federnd b) nur angedeutet c) ungleichmäßig an Armen und Beinen	a) stark herabgesetzt mit einschießenden hypertonischen Phasen b) starke Differenz zwischen Armen und Beinen
7. asymmetrischer tonischer Nackenreflex (ATNR): passive Kopfdrehung zur Seite bei fixiertem Rumpf	inkonstante Streckung des gesichtsseitigen Armes, weniger des Beines, durch Spontanbewegung moduliert	konstanter, wenig modulierter Reflex mit gleichzeitiger Konvexität des Rumpfes	Dauerstrecktonus des gesichtsseitigen, Beugetonus der hinterhauptsseitigen Extremitäten, konstante Seitendifferenz
8. symmetrischer tonischer Nackenreflex (passive Kopfbeugung)	unverändert leichte Beugung aller Extremitäten	konstanter oder seitendifferenter Strecktonus der Beine	
9. Muskeleigenreflexe (Patellar-, Achilles-, Bizeps-Sehnenreflex, Masseter-Reflex)	lebhaft, höchstens einzelne klonische Nachschläge	Hyperreflexie und Kloni bei Hypertonie	Hyperreflexie und Kloni bei Hypotonie

2.4 Psychomotorische und geistige Entwicklung

Tabelle 12 Fortsetzung

Kriterium	normal = 0 Punkte	verdächtig = 1 Punkt	pathologisch = 2 Punkte
Rückenlage			
10. Hochziehen an den Armen	wenigstens angedeutetes Mitnehmen des Kopfes, Arme leicht gebeugt	schlaffes Hängen des Kopfes	
11. Moro-Reflex (vgl. S. 29)	vollständige Abduktion und Extension, dann Flexion und Adduktion, symmetrisch	a) unvollständige Abduktion und Extension, kein Handöffnen b) unvollständige Adduktion und Flexion c) leichte Seitendifferenz	a) keine Durchbrechung des Beugetonus der oberen Extremitäten b) völliges Fehlen c) grobe Seitendifferenz
Bauchlage			
12. Spontanmotorik (Kopf symmetrisch!)	kurzes Kopfheben, zumindest prompte Seitwärtsdrehung des Kopfes, Kriechbewegungen	verzögerte Seitwärtsdrehung des Kopfes, kaum Spontanbewegungen	fehlende Seitwärtsdrehung des Kopfes, keine Spontanbewegungen
13. Galant-Reflex (paravertebrales Bestreichen des Rückens, vgl. S. 29)	symmetrische Krümmung mit Konkavität des Rumpfes auf der gereizten Seite	konstant seitendifferente Reizantwort	
14. Ventralsuspension = Landau-Reflex (Schwebelage bei Halt am Thorax, vgl. S. 31)	gleichmäßige leichte Beugung aller Extremitäten, Kopf etwas angehoben	Differenz zwischen links und rechts, Differenz zwischen Armen und Beinen, Kopf kaum angehoben	a) völlig schlaffes Hängen von Kopf und Extremitäten b) Hyperextension (Opisthotonus)
15. Sitzhaltung (bei Halt an den Schultern)	sekundenlange Kopfbalance in Mittellage, auch bei leichter Kippung des Rumpfes nach links und rechts	nur angedeutetes oder seitendifferentes Kopfhalten	schlaffes Herabfallen des Kopfes nach vorn, hinten oder seitlich, Kopfretraktion
16. Aufstellen auf die Beine (Halt unter den Achseln)	Beine übernehmen etwas Gewicht, Fersen können aufgesetzt werden, Schreitbewegungen	a) überwiegende Streckreaktion der gesamten unteren Extremitäten, keine Schreitbewegungen b) seitendifferente Streckung	anhaltende tonische Streckung mit Überkreuzung der Beine

Fortsetzung Tabelle 12, S. 36 ▶

2.4 Psychomotorische und geistige Entwicklung

Tabelle 12 Fortsetzung

Kriterium	normal = 0 Punkte	verdächtig = 1 Punkt	pathologisch = 2 Punkte
Bauchlage			
17. Verhalten bei der Untersuchung	ruhiges Verhalten mit normaler Haltung und Bewegung (vgl. 1 und 2), Weinen ohne wesentliche Änderung in Haltung und Tonus	starke Erregung mit deutlicher Tonussteigerung, überschießender Dermographismus	Apathie
	Summe:	Summe:	Summe:
Gesamtpunktzahl:			

2.5 Unfallprophylaxe

Grundlagen

- Der Unfall ist die häufigste Todesursache im Kindesalter (in Mitteleuropa 10–15/100 000 Kinder). 10 % aller Kinder benötigen ärztliche Hilfe nach dem Unfall.
- Unfälle sind vermeidbar, wenn die verursachende Gefährdung (Risikofaktoren s. Tab. 13) erkannt und ihr vorgebeugt werden kann. In Schweden haben gezielte präventive Maßnahmen die tödlichen Unfälle um 60 % gesenkt. Die Hälfte der tödlichen Unfälle ereignet sich im Verkehr, die zweite Hälfte zu Hause, bei Spiel und Sport.
- Unmittelbare Unfallursachen s. Tab. 14.

Tabelle 13 Risikofaktoren für Unfälle im Kindesalter

Faktoren	Beschreibung
Alter	mangelnde Perzeption-, Konzentrations- und Einschätzungsfähigkeit der Gefahr bei Kleinkindern
	mangelnde Berücksichtigung der entwicklungsspezifischen Gefährdung des Kindes durch die Erwachsenen
	Selbstüberschätzung und Risikobereitschaft bei Jugendlichen
Geschlecht	erhöhter Wagemut bei Jungen
Unfallort	Haushalt und Garten, Spiel und Sport, Verkehr (meiste tödliche Unfälle), Schule, Landwirtschaft
Unfallzeit	Gipfel im Mai und September, Schulweg und Nachmittagsstunden
psychosoziale Faktoren	Müdigkeit, Hunger, Überforderung, Krankheiten, Stress, Probleme in Schule und Familie, Drogen, mangelnde Aufsicht und Erziehung, inadäquates Vorbildverhalten der Erwachsenen

Tabelle 14 Unfallursachen

Verletzungsart	wo/wodurch
Stürze	Wickeltisch, Hochstühle, Kinderwippen, Tragetaschen, Laufwagen, Treppen, Fenster, Spielplätze, Fahrrad
Vergiftungen	Zigaretten, Alkohol, Medikamente, Drogen
Verbrühungen	Herd, Bad
Verbrennungen	Hausbrand
Verätzungen	Reinigungsmittel
Stromverletzungen	Steckdosen
Sportverletzungen	Schulsport, Reiten, Rodeln, Kampfsport, Inline-Skate, Snowboard, Ski, Rad *Beachte:* adäquate Ausrüstung ist wichtig
Ertrinken	meist Swimmingpools, Flüsse, Teiche
Verkehrsunfall	Auto, Fahrrad, als Fußgänger, Mitfahrer
Unfall in der Landwirtschaft	Maschinen, Geräte

2.5 Unfallprophylaxe

Vorbeugungsmaßnahmen

- **Erziehung und Motivierung zur Selbstverantwortung:** Informationsbroschüren, Merkblätter, Medienberichte, Veranstaltungen, Sicherheitserziehung in Kindergärten und Schulen, Unfallkomitees in verschiedenen Berufsgruppen, Sozialarbeiter als Familienberater, Beratung im Rahmen der Gesundenuntersuchungen, Reanimationskurse für Erwachsene und Kinder ab zwölf Jahren.
- **Gesetzliche Maßnahmen des Kinderschutzes:** Bauschutzverordnungen, Verkehrsgesetze, Normierung der Herstellung und Aufschriften an Geräten, Maschinen, Behälter u.a.
- **Versicherungsklauseln:** Sicherung von Geräten und Betrieben ist Voraussetzung für Versicherungsabschluss.
- **Passive Sicherung der Umgebung des Kindes:** Kontrolle mittels Checklisten für Eltern, die in den Praxen der Ärzte oder zu Hause ausgefüllt werden können (s. Tab. 15).

Tabelle 15 Checkliste der Unfallvorbeugung im Kindesalter

im Haushalt
1. sichere Treppengeländer
2. Fenstersicherungen und -gitter
3. gesicherte Steckdosen, gesicherte elektrische Geräte
4. Wasserhähne mit gesicherten Thermostaten
5. heiße Kochgeräte und Behälter sicher aufstellen, Schutzbarrieren an Herden
6. Medikamente sicher aufbewahren
7. Rauchwaren, Streichhölzer, Feuerzeuge sicher aufbewahren
8. Gifte und ätzende Chemikalien und Flüssigkeiten sicher aufbewahren
9. scharfe Gegenstände sicher aufbewahren
10. Schutz vor Haushaltsmaschinen und großen verschließbaren Kühlschränken
11. sichere Konstruktion von Kinderbetten und Kinderwagen
12. ungefährliche Spielzeuge anschaffen
13. Plastiktüten sicher aufbewahren

im Freien
14. Schutzgeländer um Teiche und Swimmingpools
15. Überprüfung von Spielplätzen

beim Sport
16. diszipliniertes Verhalten
17. sichere Ausrüstung
18. sichere Sportgeräte

in der Landwirtschaft
19. Schutz vor Wirtschaftsmaschinen (Sägen, Mähmaschinen etc.)
20. Schutz vor landwirtschaftlichen Geräten (Sensen etc.)
21. Schutz vor Silos, Jauchengruben etc.
22. Schutz auf Traktoren (Sitze, keine Inbetriebnahme durch Kinder etc.)
23. Aufschrift auf alle gefährlichen Stoffe und Gegenstände: „Außer Reichweite von Kindern aufbewahren"

2.5 Unfallprophylaxe

Tabelle 15 Fortsetzung

Im Verkehr
24. Straßenbegleitung bis Schulalter
25. sichere Schulwege aussuchen
26. Verkehrsreife nicht vor dem 12. Lebensjahr
27. sichere Konstruktion von Fahrrädern (Lenkstangen, Speichenschutz)
28. Sicherheitssitze auf Fahrrädern und in Autos
29. Schutzhelme auf Mopeds und Fahrrädern
30. Sicherheitsmaßnahmen auf Zufahrtsstraßen
31. Verkehrserziehung!
32. Beachtung anderer lokaler Gefahrenmomente

2.6 Sexualhygienie

Grundlagen

- Sexualhygiene ist die Grundlage für ein vernünftiges Sexualverhalten der Jugendlichen, um Krankheiten, ungewollten Schwangerschaften, Infektionen und späteren Sexualstörungen vorzubeugen.
- Ein früher Beginn der Hygiene ist wegen der Akzeleration der kindlichen Entwicklung und der freizügigen Einstellung zur Sexualität wichtig. Ca. 30% der Jugendlichen ab 16 Jahren haben Geschlechtsverkehr.

Körperhygiene

- Tägliches Waschen der Schamgegend, keine stark parfümierten Seifen, keine Scheidenspülungen, Haut trocken halten. Bei Knaben Präputiumsack mit Wasser reinigen.
- Waschlappen und Tücher sauber halten und nicht gemeinsam benützen.
- Absonderungen (Blut u. a.) mit saugfähigen Einlagen auffangen, keine lose Watte oder Zellstoff.
- Nach Stuhlgang bei Mädchen von vorn nach hinten wischen, keine Verunreinigung der Scheide.
- Unterwäsche aus Baumwolle, nicht aus synthetischen Fasern, oft wechseln.

Aufklärung durch den Arzt

- Vermittlung biologischer Grundlagen der Fortpflanzung, des Geschlechtsverkehrs, der Konzeption und Schwangerschaft sowie der Risiken für Jugendliche.
- Ausreichende Aufklärung erfolgt selten durch Eltern oder durch Lehrer. Günstig sind Gruppen gleichen Geschlechts, adäquates Bildmaterial, Verständnis, Erfahrung, Verantwortungsbewusstsein und Humor des Arztes.
- Berücksichtigung des sozialen Umfelds und Respektieren des religiösen Hintergrunds.
- Glaubwürdige Lebensberatung über Voraussetzungen für tragfähige intime Partnerschaftsbeziehungen, über Partnerwahl, Risikogruppen für HIV-Infektionen.

Kontrazeption

- Verordnung nur nach Anamnese, Untersuchung und ausführlichem Gespräch mit erfahrenem Arzt. Bei Mädchen Untersuchung durch Gynäkologen und Abklärung einer Thromboseneigung.
- Kontrazeptiva müssen praktikabel, sicher, reversibel und akzeptabel sein. Kondom und Ovula sind weniger sicher als Pille (z.B. Trigynon, Gynovin – „Minipille" unsicher).
- „Pille danach" nach ungeschütztem Sexualkontakt.
- Kein völlig sicherer Schutz gegen HIV-Infektion möglich beim Geschlechtsverkehr. Verminderung des Ansteckungsrisikos durch Kondome.

2.7 Impfungen

Grundlagen

- *Beachte:* Vor einer Impfung muss man die Impffähigkeit des Impflings prüfen und über Nutzen und Risiken der Impfung aufklären.
- ▶ **Prüfung der Impffähigkeit:**
  - *Anamnese:* Impfstatus, Gammaglobulingaben, bisherige Unverträglichkeitsreaktionen? Akute oder chronische Erkrankungen einschließlich angeborener oder erworbener Immundefizienzen, durchgemachte Erkrankungen und Therapien, Allergien?
  - *Körperliche Untersuchung:* Möglichst Impfung mit Vorsorgeuntersuchung kombinieren. Bei Verdacht auf eine Entwicklungsverzögerung oder Krankheit, diese vor der Impfung diagnostisch abklären.
  - Bei bekannten Erkrankungen, insbesondere bei chronischen Krankheiten, müssen unter Beachtung der Kontraindikationen Nutzen und Risiko gegeneinander abgewogen werden.
- ▶ **Allgemeine Impfkontraindikationen:**
- *Beachte:* Spezielle Kontraindikationen bei den einzelnen Impfungen (s. u.).
  - Alle akuten Krankheiten.
  - Lebendimpfungen bei Schwangerschaft.
  - Pertussis bei progredienten neurologischen Erkrankungen.
  - Lebendviren und BCG bei Immunsuppression außer Varizellenimpfung.
  - Bei HIV-positiven Patienten: Standardimpfplan bei Symptomlosigkeit, keine Lebendviren bei fortgeschrittener HIV-Infektion.
- ▶ **Allgemeine Impfreaktionen und Komplikationen:**
  - Impfreaktionen treten meistens innerhalb der ersten 72 Stunden nach einer Impfung in Form von Schwellung, Rötung und Schmerzhaftigkeit im Bereich der Injektionsstelle oder erhöhte Temperaturen auf. Bei Lebendimpfungen (z. B. Masern) können milde Symptome der entsprechenden Wildviruserkrankung auftreten.
  - Komplikationen können grundsätzlich bei jeder Impfung auftreten, in gravierender Form sind sie aber bei Beachtung der Kontraindikationen sehr selten. Bei Symptomen, die über die genannten Impfreaktionen hinausgehen, muss eine eingehende Untersuchung erfolgen und geklärt werden, ob es sich um eine Impfkomplikation handelt. Impfung und Komplikation dokumentieren und den Gesundheitsämtern melden.
- ▶ **Impfkombinationen:** Kombinierte Impfung von Lebend- und Nichtlebendimpfstoffen möglich. Intervall von 4 Wochen bei Lebendimpfungen, wenn nicht simultan geimpft wird.
- ▶ **Nationale Unterschiede:** Die von den Gesundheitsbehörden mitteleuropäischer Länder empfohlenen Impfpläne werden regelmäßig adaptiert und unterscheiden sich geringfügig bei den Indikationen und Impfterminen. Kurzfassung der Impfpläne für Deutschland, Österreich und Schweiz siehe S. 44 ff.

Generell empfohlene Schutzimpfungen

- ▶ **Diphtherie- und Tetanus-Grundimmunisierung:**
  - *Impfstoff:* Toxoidimpfstoff.
  - *Indikation:* Empfohlen für alle Kinder.
  - *Durchführung:* Im 3., 4., 5. Lebensmonat Impfungen (i. m.) in 4-wöchentlichen Abstand und im 2. Lebensjahr (12.– 18. Lebensmonat) (TD). Wenn möglich als Komponenten eines Kombinationsimpfstoffs im Rahmen der Grundimmunisierung. Auffrischungen mit verminderter Di-Antigen-Komponente (Td oder dT) im 7. und 14. Lebensjahr, dann alle 10 Jahre.

2.7 Impfungen

- *Besonderheiten:* Empfehlenswert ist bei jeder Tetanusauffrischung die verminderte Di-Antigen-Komponente dazuzugeben (Td).

▶ **Pertussis:**
- *Impfstoff:* Totimpfstoff verfügbar als Ganzkeimimpfstoff ‚Pw' oder als besser verträglicher azellulärer Pertussis-Komponentenimpfstoff „Pa". Wenn möglich als Komponente eines Kombinationsimpfstoffs im Rahmen der Grundimmunisierung.
- *Indikation:* Empfohlen für alle Kinder.
- *Durchführung:* Als Dreifachimpfung (i.m.) mit Diphtherie und Tetanus im 3., 4. und 5. Lebensmonat und im 2. Lebensjahr (12.– 18. Lebensmonat).
- *Besonderheiten:*
  - Nebenwirkungen: Lokale Reaktionen, manchmal Fieber, Unruhe, manchmal Fieberkrampf mit Höhepunkt 8 Stunden nach der Impfung – frühzeitig Antipyretika geben.
  - Kontraindikation nur bei progredienten ZNS-Erkrankungen.

▶ **Poliomyelitis:**
- *Impfstoff:* Orale Polio-Vakzine (OPV mit vermehrungsfähigen abgeschwächten Polioviren), zu injizierender Impfstoff mit inaktivierten Polio-Viren (IPV oder eIPV) oder Kombinationsimpfstoffe mit IPV-Anteil.
- ◘ *Beachte:* Durch OPV kann es zu VAPP (vakzineassozierten paralytischen Poliomyelitiden), auch bei Kontaktpersonen des Impflings, kommen. Daher empfiehlt die ständige Impfkommission des Robert-Koch-Institutes (STIKO) seit 1998 IPV als Polioimpfstoff der Wahl bei Regelimpfungen.
- *Indikation:* Empfohlen für alle Kinder.
- *Durchführung:* Totimpfstoff als Komponente eines Kombinationsimpfstoffs im Rahmen der Grundimmunisierung im 3., 4. und 5. Monat. Auffrischung im 2. Lebensjahr und danach nach Impfplan, kann auch mit OPV weitergeführt werden. Impfschutz ca. 10 Jahre.

▶ **Masern, Mumps und Röteln (MMR):**
- *Impfstoff:* Kombinationsimpfstoff mit allen drei abgeschwächten Erregern (lebende attenuierte Viren, die sich begrenzt vermehren).
- *Indikation:* Empfohlen für alle Kinder.
- *Durchführung:* Als Kombinationsimpfung (i.m. oder s.c.) zwischen 12. und 15. Lebensmonat. Auffrischung ab 4 Wochen nach der ersten Impfung, spätestens bis zum 18. Lebensjahr, sinnvollerweise vor Einschulung.
- *Besonderheiten:* Als Nebenwirkung treten bei ca. 10% nach 6–8 Tagen Impfmasern auf, nicht ansteckend.
- ◘ *Beachte:* Nicht vollständig geimpfte Mädchen sollten zur Vermeidung der Rötelnembryopathie im 13. Lebensjahr gegen Röteln geimpft werden (MMR).

▶ **Haemophilus influenzae B (HiB):**
- *Impfstoff:* Konjugat aus Kapselpolysaccharid mit Di- oder Tet-Toxoid bzw. Meningokokkenantigen.
- *Indikation:* Empfohlen für alle Kinder.
- *Durchführung:* Impfung (i.m.) zugleich mit erster und dritter DPT-Impfung (8 Wochen Abstand) und Auffrischung mit 18 Monaten, wenn möglich als Komponente eines Kombinationsimpfstoffs im Rahmen der Grundimmunisierung im 3., 4. und 5. Monat. Bei Erstimpfung im 3. Lebenshalbjahr nur 2 Teilimpfungen, ab 4. Lebenshalbjahr nur 1 Impfung.

2.7 Impfungen

- 👁 *Beachte:* Keine Impfung nach dem 5. Lebensjahr bei immunkompetenten Kindern.
- ► **Hepatitis B (HB):**
  - *Impfstoff:* Antivirale, gentechnologisch hergestellte Subunit-Vakzine.
  - *Indikation:* Übereinstimmung mit WHO generelle Schutzimpfung im Säuglingsalter. Bei Versäumnis Nachholen in jedem Kindesalter (bis spätestens zum 12. Lebensjahr).
  - *Durchführung:*
    - 3 Teilimpfungen (i. m.) im 3. und 4. Monat und 2. Lebensjahr, wenn möglich als Komponente eines Kombinationsimpfstoffs im Rahmen der Grundimmunisierung. Auffrischungen sind vor allem bei Personen mit hohem Expositionsrisiko nach Titerkontrollen erforderlich, werden aber auch im Jugendalter empfohlen.
    - Bei Neugeborenen HBs-positiver Mütter aktive und passive Simultanimpfung am 1. Lebenstag und Fortsetzung der aktiven Immunisierung nach Schema.
  - *Besonderheiten:* Bei Spätimpflingen Kombination mit Hepatitis-A-Impfung empfehlenswert (HB-HA).
- 👁 *Beachte:* In Österreich wird auch die Impfung gegen FSME (s. u.) generell empfohlen (Endemiegebiet).

Bei bestimmten Indikationen empfohlene Impfungen

- ► **Frühsommermeningoenzephalitis (FSME):**
  - *Impfstoff:* Inaktivierte Viren.
  - *Indikation:* In Endemiegebieten („Naturherden") mit infizierten Zecken. Auch Reiseimpfung!
  - *Durchführung:* Ab 2. Lebensjahr, in Hochrisikogebieten bereits ab 6. Lebensmonat, drei Teilimpfungen (i. m.) im Abstand von 4–8 Wochen bzw. 3. Impfung in einem Jahr. Auffrischungen alle 3 bis 5 Jahre.
  - *Besonderheiten:* Keine Passivimmunisierung bis 14. Lebensjahr.
- ► **Tuberkulose (BCG, von STIKO nicht mehr empfohlen):**
  - *Impfstoff:* Attenuierter BCG-Impfkeim.
  - *Indikation:* In der ersten Lebenswoche bei Neugeborenen mit erhöhtem Ansteckungsrisiko bzw. bei Neuerkrankungsrisiko einer Bevölkerung über 0,1‰, in der Adoleszenz nur nach negativer Tuberkulinprobe.
  - *Durchführung:* Impfung von 0,05–0,1 ml je nach Impfstoff und Alter des Impflings streng intrakutan.
  - 👁 *BCG-itis:* Lokale Entzündung, evtl. Fistelbildung, Lymphadenitis, Osteomyelitis oder disseminiert bei Immundefekt.
- ► **Influenza:**
  - *Impfstoff:* Spaltimpfstoff bzw. Subunit.
  - *Indikation:* Ältere Menschen und chronisch Kranke.
  - *Durchführung:* Jährlich im Herbst mit aktuellem Impfstoff (i. m.), bis 3 Jahre halbe Erwachsenendosis.
- ► **Pneumokokken:**
  - *Impfstoff:* Polysaccharid-Antigene.
  - *Indikation:* Bei Risikogruppen, z. B. nach, wenn möglich vor Splenektomie.
  - *Durchführung:* Eine Injektion nach dem 2. Lebensjahr, Auffrischung erst nach 5 Jahren.

2.7 Impfungen

- **Meningokokken:**
  - *Impfstoff:* Polysaccharid-Antigene.
  - *Indikation:* In Endemiegebieten.
  - *Durchführung:* Einmalige Impfung ab dem 2. Lebensjahr.
- **Tollwut:**
  - *Impfstoff:* Totimpfstoff.
  - *Indikation:* Präexpositionell bei beruflich exponierten Personen (Jäger, Tierärzte, Tierpräparatoren), postexpositionell bei möglicher Inokulation des Virus.
  - *Durchführung:* Präexpositionell 4 Injektionen, bei weiterer Exposition alle 3–5 Jahre. Nach tollwutverdächtiger Bissverletzung aktive und passive Simultanimpfung sofort und aktiv am Tag 7 und 21.
- **Varizellen:**
  - *Impfstoff:* Attenuierte Viren.
  - *Indikation:* Risikopatienten, auch unter Immunsuppression.
  - *Durchführung:* Zwei Injektionen mit 6 Wochen Abstand. Wenn verfügbar als Komponente des Kombinationsimpfstoffs mit Masern, Mumps und Röteln.
- **Hepatitis A, Gelbfieber, Cholera, Typhus:** Bei Auslandsreisen abhängig von Vorschriften des jeweiligen Landes. Malariaprophylaxe nicht vergessen! Hepatitis A auch bei gefährdetem Personal medizinischer Einrichtungen, Behinderten, Drogenabhängigen, Hämophilen u. a.

Impfplan Deutschland s. Tab. 16

Tabelle 16 Impfplan Deutschland

empfohlenes Impfalter		Impfung
ab Beginn 3. Monat		1. Diphtherie-Pertussis-Tetanus-Haemophilus influenzae Typ b-IVP Polio (DPaTHibIVP)
	und	1. Hepatitis-B-Impfung (HB)
		oder
		1. Diphtherie-Pertussis-Tetanus (DPT)
	und	1. Haemophilus influenzae Typ b (Hib)
	und	1. Hepatitis-B-Impfung (HB)
	und	1. trivalente Poliomyelitis-Spritzimpfung (IPV)
ab Beginn 4. Monat		2. Diphtherie-Pertussis-Tetanus-Haemophilus influenzae Typ b-IVP Polio (DPaTHibIVP)
ab Beginn 5. Monat		3. Diphtherie-Pertussis-Tetanus-Haemophilus influenzae Typ b-IVP Polio (DPTHibIVP)
	und	2. Hepatitis-B-Impfung (HB)
ab Beginn 13. Monat:		4. Diphtherie-Pertussis-Tetanus-Haemophilus influenzae Typ b-IVP Polio (DPTHibIVP)
	und	3. Hepatitis-B-Impfung (HB)
		oder
		4. Diphtherie-Pertussis-Tetanus (DPT)
	und	4. HiT b (Hib)
	und	4. trivalente Poliomyelitis-Spritzimpfung (IPV)

2.7 Impfungen

Tabelle 16 Fortsetzung

empfohlenes Impfalter	Impfung
Abschluss der Grundimmunisierung	
ab Beginn 15. Monat	1. Masern-Mumps-Röteln (MMR)
ab Beginn 6. Jahr	Tetanus-Diphtherie (Td-Impfstoff mit reduziertem Diphtherietoxoid-Gehalt) 1. Auffrischung
	2. Masern-Mumps-Röteln (MMR)
11.–15. Jahr	Tetanus-Diphtherie (Td) 2. Auffrischung
	Röteln (alle Mädchen, auch wenn bereits gegen Röteln geimpft)
	trivalente Poliomyelitis-Spritzimpfung (IVP)
	Hepatitis-B-Impfung für ungeimpfte Jugendliche (Grundimmunisierung) Impfstoff für Erwachsene. Impfschema: laut Hersteller

Impfplan Österreich s. Tab. 17

Tabelle 17 Impfplan Österreich

empfohlenes Alter	Impfstoff
3., 4. und 5. Lebensmonat	3 Teilimpfungen gegen **Diphtherie, Tetanus, Pertussis, Haemophilus influenzae** (DTPa+Hib), **Poliomyelitis** (eIPV), letztere vorerst monovalent, zeitgleich aber getrennt gestochen, ab Verfügbarkeit in Kombination mit den vier anderen Impfstoffen
ab 3. Lebensmonat	3 Teilimpfungen, nach Schema Grundimmunisierung **Hepatitis-B**-Impfung, vorerst zeitgleich, an getrennter Stelle mit obiger Kombination, ab Verfügbarkeit als Kombination
ab 4. Lebensmonat	3 Teilimpfungen gegen **Poliomyelitis** (Schluckimpfstoff = OPV), falls aus organisatorischen oder Compliancegründen nicht mit eIPV begonnen worden war
ab 7. Lebensmonat	Beginn mit der **FSME**-Impfung bei besonderer Exposition (Wohnort, Lebensstil der Familie bzw. Jahreszeit), sonst Beginn im 2. Lebensjahr, Fortsetzung der Grundimmunisierung und Termin der Auffrischungsimpfungen, abhängig vom Zeitpunkt der Erstimpfung
14. Lebensmonat	**Masern-Mumps-Röteln**; **Varizellen** als Indikationsimpfung bzw. ab Verfügbarkeit des Kombinationsimpfstoffes zusammen mit Masern-Mumps-Röteln (MMR)
18. Lebensmonat	**Diphtherie-Tetanus-Pertussis**; **Haemophilus influenzae** bzw. ab Verfügbarkeit des Kombinationsimpfstoffes mit **Poliomyelitis** (DTP-eIPV+Hib)

Fortsetzung Tabelle 17, S. 46 ▶

2.7 Impfungen

Tabelle 17 Fortsetzung

empfohlenes Alter	Impfstoff
7. Lebensjahr (Schulanfang)	Auffrischungsimpfung gegen **Poliomyelitis** (Schluckimpfung = OPV) und **Diphtherie-Tetanus**-Auffrischungsimpfung („dT", enthält verminderte Diphtherie-Komponente) **2. Masern-Mumps-Röteln-Impfung (Varizellen)**
12. Lebensjahr	**1. und 2. Hepatitis-B**-Impfung (falls nicht bereits geimpft)
13. Lebensjahr	**3. Hepatitis-B-Impfung** bzw. Auffrischung nach Impfung im Säuglingsalter **Röteln**-Impfung für Mädchen bzw. Nachholen der **2. Masern-Mumps-Röteln**-Impfung
14. Lebensjahr (Schulaustritt)	Auffrischungsimpfung gegen **Kinderlähmung** (OPV) und **Diphtherie-Tetanus**-Auffrischungsimpfung (dT)

Impfplan Schweiz s. Tab. 18

Tabelle 18 Impfplan Schweiz

Alter	Diphtherie (D) Tetanus (T) Pertussis (P)	Haemophilus influenzae Serotyp b	Poliomyelitis[1]	Masern (M) Mumps (M) Röteln (R)	Hepatitis B (HB)
Geburt					[4)2)]
2 Monate	DTP/DTPa [3]	Hib	Polio		
4 Monate	DTP/DTPa	Hib	Polio		
6 Monate	DTP/DTPa	Hib	Polio		
15 Monate		Hib		MMR [4]	
15–23 Monate	DTP/DTPa		Polio		
4–7 Jahre	DTPa [5]		Polio	MMR [4]	
11–15 Jahre	[6]		Polio		HB 3 Dosen [7]
Erwachsene	[8]				[9]

1) trivalenter oraler Polio-Impfstoff (OPV)
2) Neugeborene von HBsAG-pos. Müttern: 1. Dosis bei Geburt zusammen mit HB-Immunglobulin, 2. und 3. Dosis mit 1 resp. 6 Monaten.
3) Kombinationsimpfstoff mit ganzzelliger (PO) oder azellulärer (Pa) Pertussiskomponente
4) Kombinationsimpfstoff
5) nach 24. Monat nur azelluläre Pertussiskomponente
6) Diphtherie mit geringerer Toxoiddosis (dT)
7) HB-Impfung kann in jedem Alter erfolgen
8) Auffrischung in 10-Jahresintervallen, mit dT
9) HB-Impfung von Risikopersonen

3.1 Stillen

Grundlagen

- **Physiologie:** Während der Schwangerschaft stimulieren Östrogen und Progesteron der Plazenta die präsekretorische Brustdrüsenbildung. Das ebenfalls ansteigende Prolaktin des Hypophysenvorderlappens wird noch blockiert, führt jedoch am 1.–3. Tag post partum zum Einschießen der Milch. Oxytocin aus dem Hypophysenhinterlappen fördert die Milchsekretion durch Kontraktion der Drüsenläppchen. Je früher und häufiger der Saugreiz, desto besser die Milchbildung. Zunächst wird Kolostrum, dann Übergangsmilch und dann reife Frauenmilch gebildet.
- **Vorteile des Stillens:** Optimale Zusammensetzung und Resorbierbarkeit der Nahrung (s. Tab. 19), Infektionsschutz (sekretorisches IgA, Lysozym u. a.), nicht allergisierendes Eiweiß, Förderung der emotionalen Bindung, der Kieferbildung und Uterusinvolution, geringe Kosten.
- **Stilldauer:** Vollstillen bis 5./6. Lebensmonat, dann allmählicher Ersatz durch Beikost (s. S. 49).

Tabelle 19 Zusammensetzung von Frauenmilch und Kuhmilch

Nährstoffe/100 ml	Frauenmilch	Kuhmilch
Protein	1,2 g	3,4 g
Kasein	35%	80%
Alpha-Laktalbumin	65%	20%
Methionin		↑
Cystein	↑	
Fett	3,5 g	3,5 g
ungesättigte Fettsäuren	53%	35%
(Ölsäure,	33%	25%
Linolensäure = essenziell)	10%	2%
gesättigte Fettsäuren	47%	65%
(Palmitinsäure,	23%	27%
Stearinsäure)	9%	11%
Lipase	↑↑	
Kohlenhydrate	7,3 g	4,8 g
α:β Laktose	40:60	40:60
Oligo/Polysaccharide	↑	

Stillschwierigkeiten

- **Stillprobleme:**
    - *Schlechte psychosoziale Voraussetzungen:* Tabus und Fehlvorstellungen, mangelnde Information und Vorbereitung, Ernährungsfehler, Ängste, Unerfahrenheit, gesellschaftliche Hindernisse, psychische Probleme, mangelnde Unterstützung durch Partner, Stillrivalität, Stress.
    - *Stillhindernisse bei der Mutter:* Schwere Krankheit (Tbc, Hepatitis, AIDS, Sepsis, Operation). Zwingende Medikamenteneinnahme (s. u.), Flachwarzen, Hohlwarzen, Agalaktie und Hypogalaktie, Mastitis (Keime $>10^3$/ml), Alkoholismus, Drogensucht, Psychose.
    - *Stillhindernisse beim Kind:* Saugunfähigkeit bei sehr unreifen Frühgeborenen, schwere Krankheit, Operation, Fehlbildungen des Kiefers und Verdauungstrakts.

3.1 Stillen

- **Fremdstoffe in der Muttermilch:**
  - *Medikamente:* Antidiabetika, Antithrombotika, Zytostatika, Immunsuppressiva, Sulfonamide, Thyreostatika, Radioisotope, Sedativa, Psychopharmaka, Antibiotika wie Gyrasehemmer, Chloramphenicol.
  - *Andere Noxen:* Nikotin, Alkohol, Insektizide, Dioxin, Schwermetalle, Aflatoxin (bisher keine sicheren Schäden unter normalen Bedingungen).
- **Prophylaxe von Stillschwierigkeiten:**
  - Vorbereitung in der Schwangerschaft: Information, Stillberatung, Abhärtung und Pflege der Brust durch tägliche Massagen, ggf. Verwenden von Saughütchen bei Warzenanomalien.
  - Frühzeitiges Anlegen des Kindes, möglichst bald nach der Geburt, spätestens nach 4 Stunden.
  - Brustpflege (beide Brüste), viel Luft und Sonne, Vermeidung von Seifen, Alkohol, Borwasser. Evtl. vorsichtig Höhensonne.
  - Stillberatung (La Leche League), WHO-Projekt „friendly baby hospitals".
  - Vermeidung von Stress, Mutterkornalkaloiden, Genussmitteln, Östrogenen.
- **Therapie der Stillschwierigkeiten:**
  - *Wunde Brustwarzen:* Abhärten (s. o.), häufiges Anlegen, Stillzeit verkürzen (ca. 5 Minuten), Stillhütchen, Heilsalben, evtl. Abpumpen. Kein Alkohol, kein Borwasser.
  - *Milchstau:* Leichte Massage und Ausdrücken (besser nicht abpumpen), Zeit lassen beim Stillen, Wärmewickel, Oxytocin-Nasenspray oder Tabletten.
  - *Hypogalaktie:* Häufiges Anlegen stimuliert Prolaktin, ggf. TRH nasal 4-mal 1 Sprühstoß täglich oder Metoclopramid 1-mal 10 mg p. o. für sieben Tage. Optimierung der psychischen Einflüsse.
  - *Saughindernis des Kindes:* Abpumpen der Milch und mit Sonde verabreichen.
  - *Mastitis:* Hochbinden der Brust und kühle Umschläge, frühzeitig Bromocriptin 3 – 2,5 mg p. o., evtl. Antibiotika (Oxacillin). Häufiges Weiterstillen mit gesunder Brust, bei Keimzahl $<10^3$/ml wieder mit beiden Brüsten. Bei Abszessbildung Abstillen nicht a priori erforderlich.

3.2 Normale Ernährung des Säuglings

Grundlagen

- **Nahrungsbedarf:**
  - *Energiebedarf:* 100–120 kcal/kg KG/d.
  - *Zusammensetzung der Nahrung:*
    - Eiweiß: 8–12% der Nahrung, ca. 1,5–1,8 g/kg KG/d (Neugeborene ca. 2,2, Frühgeborene ca. 3 g/kg KG/d).
    - Fett: Ca. 45 (< 55)% der Nahrung, ca. 3,5 g/kg KG/d.
    - Kohlenhydrate: Ca. 45 (< 50)% der Nahrung, bis 12 g/kg KG/d.
- Der Säugling reguliert den Appetit selbst (ad libitum Ernährung) unter der Voraussetzung des Stillens oder jener Säuglingsanfangsnahrungen (jetzt Pre-Nahrung genannt), in denen die Nährstoffzusammensetzung in Qualität und Quantität der Frauenmilch entspricht.
- Die Einübung eines Rhythmus auf 5 Mahlzeiten ist ab dem 2. Lebensmonat empfehlenswert.
- *Beachte:* Eine zusammengefasste Ernährungsempfehlung für den gesunden Säugling ist in Tab. 20 aufgeführt.
- Kontrollen von Gewicht und Größe bei ungestörter Entwicklung im Rahmen der Vorsorgeuntersuchungen (s. S. 20).

Arten der Nahrung

- Beispiele für Säuglingsmilchnahrungen und Folgemilchen s. Tab. 21.
- **Muttermilch:**
  - Stillen ist vorzuziehen (Besonderheiten und Vorteile s. S. 47).
  - *Beachte:* Kein gelegentliches Zufüttern von Milchfertignahrungen bei voll gestillten Kindern, besonders nicht in der Neugeborenenperiode, sondern Ersatz mit 10–13% Dextrinmaltose.
- **Säuglingsanfangsnahrung:**
  - Wenn nicht oder nur teilweise gestillt werden kann, können auf Kuhmilchbasis industriell angefertigte Säuglingsanfangsnahrungen (sog. Pre-Nahrungen) gegeben werden.
  - Diese decken den Nährstoffbedarf in den ersten 4 bis 6 Lebensmonaten ähnlich wie Muttermilch und können zusammen mit Beikost das ganze 1. Lebensjahr gegeben werden.
  - Säuglingsanfangsnahrung auf Sojabasis nur bei Kuhmilchunverträglichkeit und Galaktosämie.
  - Bei allergischer Prädisposition (erhöhtes Atopierisiko in der Familienanamnese) wird Säuglingsanfangsnahrung auf Basis von Proteinteilhydrolysaten (sog. HA-Nahrungen) unterschiedlicher Eiweißquelle empfohlen.
- **Sogenannte 1-er Nahrungen** können anstelle von Pre-Nahrungen ab dem 5. Lebensmonat gegeben werden. In ihnen ist das Eiweiß nicht muttermilchadaptiert und außer Laktose sind Stärke und andere Kohlenhydrate enthalten, daher sind sie sämiger und haben eine längere Sättigungsdauer.
- **Folgemilchen** können ab dem 7. Lebensmonat zusammen mit adäquater Beikost gegeben werden.
- **Beikost:** Ab dem 5. bzw. 6. Lebensmonat nötig, beginnend mit Gemüse-Kartoffel-Fleisch(20 g)-Brei, dann dazu Obstbrei, ab dem 7. Monat können auch glutenhaltige Getreidebreie angeboten werden. Eisen ist vor allem in Fleisch (30–35 g), Eidotter und Mehrkornbreien enthalten.

3.2 Normale Ernährung des Säuglings

Tabelle 20 Ernährungsempfehlung für den gesunden Säugling

Alter (Monate)	Anzahl und Menge (ml) der Milch-Mahlzeiten	Art der Milchnahrung	Beikost
1. 2. 3. 4.	6 × 80–100 6 × 110–140 6 × 120–160 5 × 200	Stillen ad libitum oder Pre-Nahrung ad libitum	keine
5.	3 × 200–250	Stillen ad libitum oder Pre-Nahrung oder 1-er Nahrung (Folgemilch)	Gemüse-Kartoffel-Fleischbrei ca. 200 g
6.	2–3 × 200–250		Gemüse-Kartoffel-Fleischbrei ca. 250 g und Obstbrei, evtl. mit Reisflocken, ca. 250 g
7. bis 12.	1–2 × 200–250	Stillen ad libitum oder Pre-Nahrung oder 1-er Nahrung oder Folgemilch	Gemüse-Kartoffel-(Reis)- Fleischbrei ca. 250 g und Obstbrei ca. 250 g, evtl. mit Getreide/Backwaren und Getreidebrei

Tabelle 21 Beispiele für Säuglingsmilch- und Folgemilch-Nahrung

Pre-Nahrung 1.–4.(–12.) Monat	1-er Nahrung 5.–12. Monat	Folgemilch (5.–)7.–12. Monat
Pre-Hipp Pre-Humana Pre-Aptamil (mit Milupan) Natumil Pre-Beba Pre-Ja! Natürlich	Hipp 1 Humana 1 Aptamil 1 Milumil 1 Beba 1 Ja! Natürlich	Hipp 2 Humana 2 Aptamil 2 Natumil 2 Milumil 2 Beba 2 Ja! Natürlich 2

- **Vollmilch** (unveränderte pasteurisierte Kuhmilch) wird im 1. Lebensjahr nicht empfohlen und bis zum 6. Lebensmonat abgelehnt. Sie führt zu Eisenmangel und okkulten intestinalen Blutungen.
- **Übergang auf Kleinkinderkost:** Gegen Ende des 1. Lebensjahres schrittweise.
- **Prophylaxe:**
  - Vitamin-D-Prophylaxe: Ab dem 4. Lebenstag bis zum Ende des 1. Lebensjahres 400 IE/d.
  - Fluorprophylaxe s. S. 53.

3.3 Normale Ernährung des Klein- und Schulkindes

Grundlagen

- **Nahrungsbedarf:**
  - *Energiebedarf:*
    - Säuglingsalter bis zum 3. Lebensjahr ca. 90 kcal/d.
    - Bis zum Jugendalter sinkt der Bedarf bis auf 60 kcal/kg KG/d.
    - Mädchen liegen 5–10% unter dem Bedarf von Jungen.
  - *Nahrungszusammensetzung:*
    - Eiweiß (ca. 10–12% der Energiezufuhr): Beim Kleinkind 1,2 g/kg KG/d, beim Jugendlichen ca. 1 g/kg KG/d.
    - Fett (ca. 35–40% der Energiezufuhr): Säugling 3,5 g/kg KG/d, Bedarf sinkt auf 2,5 g/kg KG/d im Jugendalter (Linolsäure 3–5% der Gesamtenergie).
    - Kohlenhydrate (ca. 50–55% der Energiezufuhr): Säugling 12 g/kg KG/d, Jugendlicher 7 g/kg KG/d.
- **Kontrollen von Gewicht und Größe:** Entsprechend den Wachstumsperzentilenkurven (s. S. 673), Beachtung des Verbleibens im individuellen Wachstumskanal.

Ernährungsempfehlungen

- **Allgemeines:**
  - Eine ausgewogene und abwechslungsreiche Kost fördert Appetit und Wachstum am besten. Das Verhältnis von tierischem zu pflanzlichem Eiweiß sollte 70 : 30 betragen. Pflanzliche Fette sind vorzuziehen. Biologisch wertvolle Kohlenhydratquellen sind Obst, Gemüse, Graubrot (enthalten auch nötige Ballaststoffe) und Milch (ca. ¼ Liter pro Tag deckt 60–80% des Kalziumbedarfs).
  - Die Energiezufuhr sollte wie folgt verteilt werden: Frühstück 10–25%, zwei Zwischenmahlzeiten 10–25%, Mittagessen 30–35%, Abendessen 10–25%.
- **Kleinkinder:** Der Übergang von der flüssig-breiigen Säuglingsnahrung auf die festere Nahrung wird schrittweise vollzogen. In zunehmendem Maße sollte das Kleinkind mit dem Löffel essen, aus der Tasse trinken und kauen lernen. Achtung vor dem kontinuierlichen Gewohnheitstrinken gesüßter Flüssigkeiten aus Säuglingsfläschchen („bottle caries")! Ein halber Liter Milch pro Tag ist weiterhin empfehlenswert, nach dem 2. Lebensjahr zusätzlich Käse, Yoghurt und Aufstriche aufs Brot.
- **Schulkinder:** Spätestens ab dem 6. Lebensjahr kann das Kind normalerweise die Erwachsenenkost mitessen. Bedacht zu nehmen ist auf eine gemischte Kost und Vermeiden von einseitigem Überladen mit Süßigkeiten, Fastfood und Essen aus dem Kühlschrank. Der hohe Anteil an adipösen Kindern in den Industrieländern hängt auch mit dem häufig sitzenden Lebensstil zusammen.
- **Jugendliche:** Der Wachstumsschub führt zu einem Mehrbedarf an Eiweiß, Kalzium, Vitaminen und Spurenelementen (bes. Eisen). Viele Jugendliche experimentieren mit Diäten und schließen sich unterschiedlichen Nahrungskultbewegungen Erwachsener an. Die zunehmenden Schlankheitssüchte jugendlicher Mädchen haben primär psychische Ursachen.

3.3 Normale Ernährung des Klein- und Schulkindes

Alternative Ernährungsformen und Schadstoffe

- *Beachte:* Alternative Ernährungsformen sind wegen der Einseitigkeit ihrer Zusammensetzung um so kritischer zu betrachten, je jünger die Kinder sind. Schwere Fehlernährungen können beobachtet werden.
- **Vegetarismus:** Gemäßigte Variante (Laktoovo- und Laktovegetarismus) weniger bedenklich. Je strenger Fleisch, Ei und Milch gemieden werden, desto größer ist die Gefährdung für Eiweißmangelschäden, Eisen- und Vitamin-B_{12}-Mangel (mit neurologischen Störungen).
- **Vollwerternährung** mit naturbelassenem Getreideschrot, Nüssen, Honig und Obst sowie Rohmilch ist gefährlich für den Säugling und meist ungeeignet für Kleinkinder.
- **Makrobiotik** mit reiner Zerealienkost ist durch Eiweiß-, Kalzium- und Vitaminarmut gekennzeichnet.
- **Antroposophische Ernährungslehre:** Dem Laktovegetarismus ähnlich, aber auch Ablehnung der Vitamin-D-Substitution (Rachitis!).
- **Schadstoffe:** Die Schadstoffbelastung in der Nahrung übersteigt derzeit in Europa nicht die WHO-Grenzwerte. Ausnahmen sind Stellen mit vermehrter Trinkwasserverunreinigung (Nitrat durch Abwässer, Blei durch Wasserrohre, verschiedene Gifte durch Mülldeponien).

3.4 Kariesprophylaxe

Grundlagen

- Die ersten Lebensjahre sind entscheidend. Grundlage für Karies sind die Plaques: Kohlenhydrate werden durch Bakterien (bes. Streptococcus mutans und Laktobazillen) zu Säuren abgebaut, die den Schmelz demineralisieren.
- Kausale Faktoren sind Ernährungsverhalten, schlechte Mundhygiene, zu wenig Fluoridzufuhr und endogene Bedingungen (Oberflächenrauigkeit, Speichelfaktoren).

Prophylaktische Maßnahmen

- **Ernährungsberatung:** Zuckerkonsum nicht >50 g/d. Stärker kariogen sind Saccharoselösungen, gesüßte Breie, Kindertees (Dauernuckeln), Limonade, süße Marmelade, süßer Kuchen, Karamel, Schokolade u.a. Süßigkeiten, Cornflakes und Kartoffelchips. Für Zwischenmahlzeiten sollten ungesüßte Getränke, Topfen (Joghurt), Käse und frisches Obst bevorzugt werden.
- **Mundhygiene:**
  - Bereits in den ersten Lebensjahren notwendig. Vorbildwirkung der Erwachsenen ist entscheidend. Bereits erste Zähne mit Wattebausch, später mit Bürste und Zahncreme reinigen. Bei Klein- und Schulkindern mithelfen, damit das Kind die Technik lernt, alle Zähne systematisch zu reinigen. Zähne bürsten nach, nicht vor kariogenen Mahlzeiten, besonders wichtig vor dem Schlafengehen.
  - Verwendung einer Kurzkopfzahnbürste mit dichtstehenden Borsten aus weichem Kunststoff mit abgerundeten Spitzen. Elektrische Zahnbürsten haben den gleichen Effekt. Zusätzlich Verwendung von Zahnseide ab dem Schulalter. Professionelle Zahnreinigung in individuellen Abständen durch den Zahnarzt.
- **Fluoride:** Sie schützen den Schmelz vor Plaques durch Bildung von Kalziumfluoridpräzipitaten.
  - *Anwendung lokal:* Fluorhaltige Zahnpasta, Gele, Spülungen, Lacke nach Verordnung durch den Zahnarzt.
  - ☻ *Beachte:* Die lokale Wirkung des Fluors ist wichtiger als die systemische.
  - *Anwendung systemisch:* Verschiedene Empfehlungen in verschiedenen Ländern. Dosierung in Abhängigkeit vom natürlichen Fluoridgehalt des Trinkwassers (s. Tab. 22).
- **Zahnarzt:**
  - Fissurenversiegelung, Fissurenfüllung alle 6 Monate durch den Zahnarzt.
  - Frühbehandlung von Karies auch an Milchzähnen.

Tabelle 22 Empfohlene Dosis für die Fluorprophylaxe (mg/d)

Alter (Jahre)	Fluorkonzentration im Trinkwasser		
	bis 0,3 mg/l	0,3–0,7 mg/l	> 0,7 mg/l
0,5–2,0	0,25	0	0
2,0–3,0	0,5	0,25	0
3,0–13	1,0	0,5	0

3.5 Vitamine

Grundlagen
- **Einteilung:**
  - *Wasserlösliche Vitamine:* Thiamin (Vitamin B_1), Riboflavin (Vitamin B_2), Niacin (Vitamin B_3), Pyridoxin (Vitamin B_6), Folsäure, Cobalamin (Vitamin B_{12}), Vitamin C, Biotin (Vitamin H): Rasche Resorption im Dünndarm.
  - *Fettlösliche Vitamine:* Vitamin A, D, E, K: Resorption über Lipoidresorption.
- **Allgemeines zu Hypovitaminosen:**
  - Ursachen:
    - Malnutrition und/oder Maldigestion (z. B. Zöliakie s. S. 260, Mukoviszidose s. S. 306).
    - Störungen der Speicherung oder Umwandlung der Provitamine (Hypothyreose), bei chronischen Darmerkrankungen (z. B. Morbus Crohn, s. S. 270) und konsumierenden Erkrankungen als Begleiterkrankung.
  - Meist sind mehrere Vitamine betroffen.
  - Ausgeprägte Mangelerscheinungen wie Skorbut (Vitamin-C-Mangel) und Rachitis (Vitamin-D-Mangel) sind selten, werden aber bei Flüchtlingskindern und Patienten aus der 3. Welt durchaus beobachtet. Also dran denken!
  - ◘ **Wichtig** ist die Erkennung des latenten Vitaminmangels, der sich vorwiegend durch erhöhte Infektionsneigung, Ermüdbarkeit, Konzentrationsschwäche, Interesselosigkeit und Entwicklungsrückstand manifestiert, z. B. infolge raschen Wachstums in der Pubertät.
  - *Therapie:* Alle Hypovitaminosen sprechen auf Substitution der entsprechenden Vitamine an. Bei einseitiger Kost (vegetarisch etc.) Aufklärung der Mutter über Diät.

Vitamine A, C, D, E, K
- **Vitamin A:**
  - *Vorkommen:* In Eigelb, Milchfett, Leber, Gemüse; Bedarf: 1500–5000 IE/d.
  - *Mangelerscheinungen:* Hyperkeratosen der Konjunktiven, Hornhäute (Xerophthalmie), weißliche schuppige Verdickungen in der Kornea (Biotsche Flecken), Keratomalazie, Hyperkeratosen der Schleimhäute und Haut. Gedeihstörungen, Störungen der Hämatopoese.
  - *Diagnostik:* Erniedrigung des Retinol-Serumspiegels.
  - *Therapie:* Vitamin A 25 000 IE/d für 1–2 Wochen.
    - ◘ *Cave:* Überdosierung (Hirndrucksteigerung, Apathie, Anorexie, brüchige Haare und Nägel).
- **Vitamin C:**
  - *Vorkommen:* In frischem Obst und Gemüse (*cave:* Nicht in Kuhmilch); Bedarf: 30–80 mg/d.
  - *Mangelerscheinungen:* Skorbut: Häufung zwischen 6.–24. Lebensmonat, Vasopathie mit erhöhter Blutungsneigung und Berührungsempfindlichkeit. Hämatome, Petechien, Zahnfleisch- und Nasenbluten, Pseudoparalyse mit Stellung der Beine in Außenrotation durch gelenknahe, subperiostale Blutungen. Gestörte enchondrale Ossifikation mit Ausbildung fibrösen, nicht belastbaren Gewebes an den Metaphysen (Röntgen: Trümmerfeldzone), Auftreibung der Knorpel-Knochen-Grenze an den Rippen, eingesunkenes Sternum.

- *Diagnostik:* Vitamin C in Serum und Leukozyten erniedrigt. Röntgen: Osteoporose, dünne Kortikalis, verbreiterte, inhomogen strukturierte Metaphysen, Hyperostosen.
- *Therapie:* Vitamin C 100 mg/d.
- ▶ **Vitamin D** s. Rachitis (S. 502).
- ▶ **Vitamin E:**
  - *Vorkommen:* In Pflanzenöl, Keimen, Eiern, Muttermilch, Leber, Gemüse; Bedarf: 5–15 mg/d.
  - *Mangelerscheinungen:* Hämolytische Anämie, Ödeme, neuromuskuläre Erkrankung mit Ataxie und Augenmotilitätsstörungen.
  - *Diagnostik:* Hämolytische Anämie, gesteigerte Empfindlichkeit der Erythrozyen gegenüber H_2O_2. Tocopherol im Serum erniedrigt.
  - *Therapie:* Vitamin E:
    - 0,5 mg/kg KG KG/d i.m. α-Tocopherol (Mukoviszidose).
    - 30 mg/d p.o. bei Frühgeborenen.
    - Bei Mukoviszidose und Lebererkrankungen 100–400 mg/d p.o.
- ▶ **Vitamin K:**
  - *Vorkommen:* In Blattgemüsen, Schweineleber, Bildung durch intestinale Darmflora; Bedarf: 27 µg/d.
  - *Mangelerscheinungen:* Blutungsneigung (s. S. 381).
  - *Diagnostik:* Prothrombinzeit erhöht, Faktoren II, VII, IX, X erniedrigt.
  - *Therapie:* Phytomenadion (Vitamin K1) s.c. oder i.m. je nach Alter 1–10 mg.

Vitamin B_1, B_2, B_3, B_6, B_{12} und Folsäure

- ▶ **Vitamin B_1:**
  - *Vorkommen:* In Getreide, Hefe, Leber, Milch, Gemüse; Bedarf: 0,5–1,5 mg/d.
  - *Mangelerscheinungen:* Beriberi (2.–4. Monat, vor allem bei vollgestillten Kindern, deren Mütter B_1-Mangel haben): Herzinsuffizienz, Aphonie, Fehlen der tiefen Sehnenreflexe, Irritabilität, Krämpfe, Koma, periphere Neuritis.
  - *Diagnostik:* Thiamin im Urin erniedrigt, Pyruvat im Blut erhöht.
  - *Therapie:* Bei akutem Mangel 10 mg i.v., dann 2×10 mg/d i.m. für 3 Tage, 10 mg/d p.o. für 6 Wochen.
- ▶ **Vitamin B_2:**
  - *Vorkommen:* In Milch, Eiern, Fleisch, Obst, Blattgemüse; Bedarf: 0,6–1,7 mg/d.
  - *Mangelerscheinungen:* Photophobie, Konjunktivitis, Infiltration der Kornea, Stomatitis und Atrophie der Zunge, Mundwinkelrhagaden, seborrhoische Dermatitis.
  - *Diagnostik:* Riboflavin im Urin ↓.
  - *Therapie:* Riboflavin 0,5 mg/d p.o. für mehrere Wochen.
- ▶ **Vitamin B_3:**
  - *Vorkommen:* In Leber, Hefe, Geflügel, Gemüse; Bedarf: 8–20 mg/d.
  - *Mangelerscheinungen:* Pellagra: Dermatitis, bevorzugt an lichtexponierten und mechanisch beanspruchten Stellen, Pigmentierung, gelegentlich Superinfektion. Durchfälle mit Malabsorption, Stomatitis, Depressionen, psychische Störungen mit Verwirrtheit und Koma.
  - *Diagnostik:* N – Methylniazinamid und Pyridon im Urin ↓.
  - *Therapie:* Nicotinamid 3×10–25 mg/d p.o. für 2 Wochen.

3.5 Vitamine

- **Vitamin B_6:**
  - *Vorkommen:* In Leber, Gemüse, Obst, Vollkorngetreide, Fleisch; Bedarf: 0,4–2,0 mg.
  - *Mangelerscheinungen:* Erhöhte Empfindlichkeit gegen äußere Reize, Hyperaktivität, Krämpfe, Cheilosis, Stomatitis, Anämie, Dermatitis, Neuropathie.
  - *Diagnostik:* Pyridoxin-Konzentration im Serum ↓.
  - *Therapie:* Pyridoxin 0,5 mg/d p.o. für 2 Wochen.
- **Vitamin B_{12} und Folsäure:**
  - *Vorkommen:* In Milch, Eiern, Fisch, Fleisch; Bedarf: 1–2 µg/d.
  - *Mangelerscheinungen:* Am ehesten im 6.–24. Lebensmonat: Megaloblastäre Anämie (s. S. 363), gelegentlich Hepatosplenomegalie, Bauchschmerzen. Funikuläre Myelose (DD: Reine megaloblastäre Anämie bei Folsäuremangel) mit Verlust des Vibrationsempfindens, Hyperreflexie, Spastik, Depression und Irritierbarkeit.
  - *Diagnostik Vitamin B_{12}- und Folsäuremangel:* Anämie, MCV >100 fl, Aniso-, Poikilozytose, Retikulozyten erniedrigt, Thrombozytopenie, Leukopenie, hypersegmentierte Granulozyten, Cobalamin im Serum erniedrigt. Knochenmarkpunktat: Megaloblasten.
  - *Therapie:* Vitamin B_{12} 100 µg/d 2–3×/Woche i.m. bis zur Besserung, danach monatlich; zuerst tritt Blutbild-Änderung ein, erst nach Monaten (bis zu 18 Monaten) auch Einfluss auf funikuläre Myelose. Folsäure 0,5–1 mg/d p.o. oder 0,2 mg i.m.

3.6 Sondendiäten (Elementarkost)

Grundlagen

➤ **Indikationen:**
  - Wenn eine Normalkost (d.h. aus üblichen Nahrungsmitteln zusammengesetzte Kost oder Diät) nicht vertragen wird, aber die Verabreichung der Nahrung über den Verdauungstrakt möglich ist.
  - Bei speziellen Erkrankungen (siehe Formen).
  - Sie ist der parenteralen Ernährung vorzuziehen und kann per os, falls dies nicht möglich ist, über Sonden (Magen-, Jejunalsonde) im Bolus oder als Dauertropf verabreicht werden.
➤ **Eigenschaften:** Wasserlöslich, leicht verdaulich, rasch resorbierbar, ballaststofffrei, antigenarm.

Formen

➤ **Chemisch definierte Diät:**
  - *Eigenschaften:* Elementarkost im engeren Sinn, z.B. Eiweiß bis zu Aminosäuren aufgeschlüsselt. Hohe Osmolarität, schlechter Geschmack.
  - *Indikationen:* Praktisch keine Indikation beim Kind.
  - *Produkte:* Vivasorb, Nutri 2000, BSD, AKV.
➤ **Peptiddefinierte Diät:**
  - *Eigenschaften:* Enthält Di- und Tripeptide sowie Oligosaccharide und hochwertige Fette. Niedrigere Osmolarität, besser verträglich.
  - *Indikationen:* Besonders bei Malabsorptionssyndromen, Kuhmilchallergie, protrahierte Diarrhö, Kurzdarmsyndrom u.a.
  - *Produkte:* Pregomin, Pregestimil, Pregomin AS, Alfare und Peptison sind bedarfsdeckend. Survimed, Peptisorb, Pepti 2000 sind besonderen Indikationen vorbehalten.
➤ **Bilanzierte nährstoffdefinierte Diät:**
  - *Eigenschaften:* Enthält intaktes Eiweiß, hochwertige Fette und Glukosepolymere. Niedrige Osmolarität, gute Verträglichkeit.
  - *Indikationen:* Erhöhter Nährstoffbedarf oder gesteigerter Stoffwechsel, z.B. bei Tumoren, Untergewichtigkeit, chronisch-entzündliche Darmerkrankungen, nach Operationen, Verbrennungen.
  - *Präparate:* Nutrison, Fusorbin, Biosorbin u.a.
➤ **Zusatznahrungen** zur Anreicherung der Normalkost. Beispiele: Fortimel, LAD, Nutrical, Precitene.

Anwendungshinweise

➤ Auswahl der Diät je nach Krankheit bei Langzeiternährung.
➤ Energieverteilung zwischen Eiweiß, Fett und Kohlenhydraten beachten.
➤ 1 g Eiweiß benötigt 25 Kalorien aus Nichteiweißquellen.
➤ Anteil der essenziellen Fettsäuren muss mindestens 2% der Kalorien betragen.
➤ Bedarfsdeckende Zusammensetzung auch hinsichtlich Eisen, Vitaminen und Spurenelementen beachten.
➤ Zu Beginn einschleichende Bolusmengen.
➤ Auf Mangelerscheinungen achten.
➤ Regelmäßige Kontrollen der anthropometrischen Maße (s. S. 23).

3.7 Parenterale Ernährung

Grundlagen

- **Indikation:** Immer dann, wenn eine orale Ernährung nicht oder nicht ausreichend möglich ist.
- **Nicht erforderlich bzw. u.U. problematisch:** Kurz nach Operationen, Traumen, Stresssituation jeglicher Art mit Verwertungsstörung für Glukose (Postaggressionsstoffwechsel).
- *Hinweise:* Der Flüssigkeits-, Kalorien-, Eiweißbedarf etc. ist altersabhängig. Ständige Korrekturen je nach klinischer Situation sind erforderlich!
- **Laborkontrollen zur Kontrolle der Ernährung:**
  - Blutzucker, anfangs mind. 4 × täglich, dann täglich nüchtern (bis zu 180 mg/dl ≈ 10 mmol/l akzeptieren, falls keine Glukosurie).
  - Na^+, K^+, Ca^{2+} anfangs täglich, dann 1–2 mal wöchentlich, falls stabil.
  - Cl^- bei vorwiegend metabolischer Alkalose (BE positiv).
  - Triglyzeride wöchentlich solange i.v. Fett, (Ziel < 200 mg/dl ≈ 2,3 mmol/l).
  - Harnstoff, Kreatinin wöchentlich (Harnstoff < 20 mg/dl ≈ 3,3 mmol/l ist ein Zeichen für zu geringe Proteinzufuhr).
  - Mg^{++} wöchentlich (Ziel: 0,8–1,2 mmol/l).
  - Ferritin ab der 4. Wochen (Eisen-Substitution); normal 30–200 µg/l.
  - Retikulozyten ab der 4. Woche.

Wasser- und Kalorienbedarf

- Normale Verluste:
  - *Perspiratio insensibilis:* Säugling ca. 40 ml/kg KG/d, Kind ca. 20 ml/kg KG/d.
  - *Renale Verluste:* Früh-/Neugeborene ca. 3–4 ml/kg KG/h, Säuglinge ca. 2 ml/kg KG/h, älteres Kind ca. 1–1,5 ml/kg KG/h.
  - *Intestinale Verluste:* 5–10 ml/kg KG/d.
  - *Perspiratio sensibilis (Schwitzen):* Normalerweise zu vernachlässigen. Bei Fieber pro Grad > 37,5 °C 5–10 ml/kg KG/d Verlust.
- Zum gewichtsabhängigen Wasser- und Kalorienbedarf s. Tab. 23.
- Zur Flüssigkeitstherapie/Rehydratation s. S. 614.

Tabelle 23 Wasser und Kalorienbedarf

Körpergewicht	ml/kg KG/d	kcal/kg KG/d
1. Trimenon	150–170	110–120
2. Trimenon	140–160	100–110
3. Trimenon	110–140	90–100
4. Trimenon	100	80–90
bis 10 kg	100	70–95
bis 20 kg	80	55–75
bis 40 kg	60	55–75
Erwachsene	20–30	35–40

3.7 Parenterale Ernährung

○ *Cave:*
- *Bei Anurie:* Nur Ersatz der Perspiratio und Urinausscheidung (z.B. 20 oder 40 ml/kg KG/d, kein Kalium zusetzen).
- *Hyponatriämie:* Defizit (Sollwert – Istwert) × kg KG × Faktor (Faktor: Frügeborene = 0,5, Säuglinge = 0,4–0,35, Kinder = 0,35–0,25). Ausgleich in der Regel in 4–5 Stunden (*cave:* Nicht schneller wegen Gefahr der pontinen Myelinolyse!).
- *Hypokaliämie:* Nicht mehr als (0,5–)1 mmol/kg KG/h.
- *Hypernatriämie:* Häufig durch Flüssigkeitsdefizit. Wassermangel = 0,6 × kg kG × (Na^+-Istwert – Na^+-Sollwert) : Na^+-Sollwert

Kohlenhydrate (Glukose)

➤ **Bedarf:** 10–20 g/kg KG/d (5–10 mg/kg KG/min, mindest. 2 mg/kg KG/min).
➤ **Beispiele:**
  - 1 ml 50% Glukose = 0,5 g Glukose = 2 kcal.
  - 1 ml 20% Glukose = 0,2 g Glukose = 0,8 kcal.
  - 1 ml 10% Glukose = 0,1 g Glukose = 0,4 kcal.
➤ **Konzentration:** Peripher-venös maximal 12,5% Glukose, bei zentralem Katheter max. 25%.
➤ **Anwendungshinweise:**
  - Konzentration langsam steigern, um nötige Insulinausschüttung zu ermöglichen (Blutzucker- und Harnkontrollen! → Bei positiver Glukose im Urin Glukose reduzieren.).
  - Ebenfalls langsam ausschleichen, um Hypoglykämien zu vermeiden.

Aminosäuren (Eiweiß)

➤ **Bedarf:** 1–3 g/kg KG/d.
➤ **Beispiel:** Aminosäurenlösung 10% (z.B. Aminovenös 10%): 10–30 ml/kg KG/d (1 ml = 0,1 g = 0,4 kcal).
➤ **Anwendungshinweise:**
  - Reduktion bei hyperchlorämischer metabolischer Azidose, Hyperammonämie, Cholestase.
  - Zufuhr von Glukose zu Aminosäuren höchstens wie 5:1, ansonsten Verwertungsstörung von Protein.
  - Reduktion der Aminosäurenzufuhr bei renaler Insuffizienz: max. 0,5–1 g/kg KG/d.

Fett

➤ **Bedarf:** 1–2 g/kg KG/d (bis 3 g bei Kindern < 2 J).
➤ **Beispiele:**
  - Intralipid 10%: 1 ml = 0,1 g = ca. 1 kcal.
  - Intralipid 20%: 1 ml = 0,2 g = 2,0 kcal.
➤ **Anwendungshinweise:**
  - Am günstigsten ist Intralipid 20% (weniger Phospholipid): Fettzufuhr langsam steigern, Beginn mit 0,5 g/kg KG/d, danach täglich um 0,5 g/kg KG/d steigern bis maximal 2,5–5 ml/kg KG/d.
  - Möglichst kontinuierliche Infusion über 24 Stunden.
  - *Kontraindikationen:* Leber- und Nierenversagen, Thrombozytopenie oder Koagulationsstörungen, Hyperbilirubinämie, Hyperlipidämie, schwere Infektionen, Lungenerkrankungen.

3.7 Parenterale Ernährung

- *Nebenwirkungen* (< 10%): Dyspnoe, Zyanose, Hyperlipidämie, Schwitzen, Fieber, Rötung, Hepatosplenomegalie, transiente Leberenzymerhöhung, Fettüberladungssyndrom (Splenomegalie, Fieber, Leukozytose, fokale Krampfanfälle, Schock), Lungendiffusionsstörung bei zu schneller Infusion, Hyperkoagulation durch vermehrte Thrombinbildung.
- *Kontrollen:* Triglyzeridspiegel (nach ca. 5–6-stündiger Infusionspause; soll < 200 mg/dl bleiben), Leberwerte (erhöhte Werte häufig bei totaler parenteraler Ernährung).

Elektrolyte

- **Natriumchlorid 5,85 %** (1 ml = Na 1 mmol/ml + Cl 1 mmol/ml): Bedarf ca. 2–4 mmol/kg KG/d.
- **Kaliumchlorid 7,45 %** (1 ml = K 1 mmol/ml + Cl 1 mmol/ml): Bedarf 2–3 mmol/kg KG/d.
- **Kalzium 10 %** (1 ml = 9 mg Ca [0,22 mmol]): Bedarf *a)* Kinder 1–2,5 ml/kg KG/d, *b)* Neugeborene 5 ml/kg KG/d.
- **Magnesium:** z.B. Magnesium Verla 10% 1–2 ml/kg KG/d oder Inzolen-Infant 1 ml/kg KG/d.
- **Phosphor:** 1,2–4 ml/kg KG/d (1–2 mmol/kg KG/d bei Früh-/Neugeborenen, 0,5–1 mmol/kg KG/d bei Kindern). (Glyzerophosphat-Natrium enthält 2 mval Na/ml).
- *Hinweis:* Kalzium und Phosphat können in Lösungen ausfallen! Glukose-1-Phosphat und Kalzium jedoch nicht!

Vitamine

- *Vitaminbedarf* (Anhaltswerte): Tab. 24.
- **Wasserlösliche Vitamine** (Soluvit-N): 1 ml/kg KG/d.
- **Fettlösliche Vitamine** (Vitalipid-infant): 2 ml/kg KG/d (max. 10 ml). 10 ml enthalten Vit. A 3330 IE, D_2 400 IE, K_1 0,15 ng, Vit. E 9,1 mg.
- **Vitamin E** (E-Mulsin): Bis 2,5 kg KG 2 Tropfen/kg KG/d.
- **Vitamin D:** 500 IE/d ab 14. Lebenstag bei KG > 2,5 kg, falls kein Vitintra oder Multibionta p.o. verabreicht wird.
- **Vitamin K** (Konakion): 1 mg/kg KG/Woche (1 mg = 0,5 ml), falls kein Vitintra verabreicht wird.
- **Folsäure** (Folsan): 1 mg/kg KG/Woche.
- **Vitamin B_{12}** (Cytobion) und **Kobalt** 500 µg alle 3 Monate i.m. oder i.v.

Tabelle 24 Anhaltswerte für den Vitaminbedarf bei parenteraler Ernährung (Dosierung pro Kind und Tag)

Lj.	Thiamin (mg)	Riboflavin (mg)	Niacin (mg)	B6 (mg)	B12 (µg)	Folat (µg)	C (mg)	A (µg)	D (IE)	E(IE)	K (µg/kg KG)
1.	0,2	0,5	5,0	0,4	0,2	50	35	400	400	4	15
2.	0,3	0,8	9,0	0,6	0,9	100	40	400	400	7	15
3–5	0,6	0,9	11,0	0,9	1,2	100	45	500	400	9	30
6–10	0,9	1,3	14,5	1,2	1,5	100	45	500	400	10	30
11–14	1,0	1,6	17,0	1,6	2,0	100	45	700	400	12	10

3.7 Parenterale Ernährung

Spurenelemente

- **Geschätzter Bedarf an Spurenelementen bei totaler parenteraler Ernährung:**
  - Eisen 1–2 µmol/kg KG/d.
  - Zink 50,0 µg/kg KG/d (max. 5000 µg/d).
  - Kupfer 20,0 µg/kg KG/d (max. 300 µg/d).
  - Mangan 1,0 µg/kg KG/d (max. 50 µg/d).
  - Selen 2,0 µg/kg KG/d (max. 30 µg/d).
  - Chrom 0,2 µg/kg KG/d (max. 5,0 µg/d).
  - Fluor 1–2 µmol/kg KG/d.
  - Jod 0,01–0,04 µmol/kg KG/d.
- **Bei längerer parenteraler Ernährung (> 4 Wochen):**
  - Unizink (Zink-DL-Hydrogenaspartat) 1 ml ≥ 650 µg; 0,6 ml/kg KG/d.
  - Peditrace (Unizink-Zufuhr entsprechend reduzieren) 1 ml/kg KG/d.
  - Selen (Selenase 1 Amp. = 2 ml = 100 µg) 5 µg/kg KG/d, bei sehr langdauernder parenteraler Ernährung (Monate) zweitägig.

4.1 Diagnostik der Verdauungsorgane

Grundlagen

- **Ursachen:**
  - Kleine Kinder projizieren Schmerzen jeder Art (z. B. Angina, Pneumonien) in den Bauchraum, deshalb bei unklaren abdominellen Beschwerden mit Fieber, ohne organisches Korrelat auch an Thorax-Röntgen denken (sorgfältige Indikation!).
  - Rezidivierende abdominelle Schmerzen haben häufig psychovegetative Ursachen.
  - Seltene Ursachen für rezidivierende abdominelle Schmerzen sind hämolytische Krisen bei Sichelzellanämie, Porphyrien, Dysmenorrhoe und Extrauteringravidität, blutige Diarrhö auch bei Purpura Schoenlein Henoch.
- **Allgemeine Maßnahmen:**
  - Bei unklarem Befund stationäre Aufnahme und Beobachtung, DD: Erbrechen (s. S. 142), akutes Abdomen (s. S. 621), Diarrhö (s. S. 144), Abdominalschmerzen (s. S. 141).
  - Bei intestinaler Blutung, Hypovolämie mit Schocksymptomatik Monitoring mit RR- und Pulsverlauf.

Anamnese und körperliche Untersuchung

- **Anamnese:**
  - Vorangegangene Ereignisse, z. B. Trauma?
  - Art und Dauer der Beschwerden: Erbrechen, Diarrhö, Obstipation, Bauchschmerzen, akut oder chronisch?
  - Art und Ort der Schmerzen, ggf. Ausstrahlung: z. B. dumpfer Dauerschmerz im rechten Unterbauch bei Appendizitis, Kolikschmerz bei Cholezystolithiasis, Dysurie bei Harnwegsinfekten etc.?
  - Stuhlfrequenz, Stuhlbeschaffenheit, Stuhlmenge, Schleim oder Blutbeimengungen (Salmonellose, Morbus Crohn u. a.)?
  - Häufigkeit und Menge des Wasserlassens, Farbe und Geruch des Urins: z. B. übelriechender Urin bei Infektionen, Schäumen bei Proteinurie, Dunkelfärbung bei Porphyrien?
  - Ernährungsart, Ernährungszustand, Größe und Gewicht (vgl. mit Perzentilen), Malabsorption?
  - Fieber (bei allen entzündlichen Erkrankungen)?
  - Andere extraintestinale Symptome: z. B. Haut- und Atemwegssymptome bei Nahrungsmittelallergien, Colitis ulcerosa und Morbus Crohn?
- **Körperliche Untersuchung** s. S. 3.

Leitsymptome bei der körperlichen Untersuchung

- **Nässender Nabel** bei Omphalitis (Neugeborene).
- **Abwehrspannung:**
  - Generalisierte Abwehrspannung der Bauchdecken bei Peritonitis.
  - Lokale Abwehrspannung bei umschriebenen Entzündungen, wie z. B. Appendizitis.
  - Prallelastische Bauchdecken bei Pankreatitis.
- **Druck- und Klopfschmerz:**
  - Lokaler Druckschmerz, z. B. McBurney, Lanz im rechten Unterbauch bei Appendizitis; im rechtsseitigen Oberbauch bei Cholezystitis und -lithiasis.
  - Loslassschmerz, kontralateral bei Appendizitis.
  - Klopfschmerz der Nierenlager bei Pyelonephritis.

4.1 Diagnostik der Verdauungsorgane

- **Pathologische Tastbefunde:**
  - Tastbar vergrößerte Organe, z. B. Hepatomegalie, Splenomegalie.
  - Tastbare pathologische Resistenzen: Tumoren, Skybala.
  - Sicht- und tastbare Vorwölbung im Bereich des Leistenkanals, evtl. nur bei Bauchpresse (husten lassen) prominent, reponierbar: Hernien.
- **Darmgeräusche:**
  - Lebhafte Peristaltik bei mechanischem Ileus.
  - Totenstille bei paralytischem Ileus.
  - Meteorismus bei verschiedenartigen Verdauungsstörungen.
- **Bei der rektalen Untersuchung:**
  - Leere Ampulle, z. B. bei Morbus Hirschsprung.
  - Blut oder Schleim am Fingerling, z. B. bei Morbus Crohn und Colitis ulcerosa.
  - Tast- oder Druckschmerz.
  - Ampulle durch harte Stuhlknollen ausgefüllt bei chronischer Obstipation.
  - Fissuren oder Fisteln, z. B. bei Morbus Crohn.
- **Pathologische Befunde der Hoden:**
  - Bei Hodentorsion: Hoden vergrößert, akut schmerzhaft und blaurot verfärbt.
  - Bei Hydrozele: Keine Schmerzen oder Verfärbung, hellrotes Aufleuchten bei Durchleuchten mit Taschenlampe (positive Diaphanoskopie).
  - Bei Tumoren: Derbe Vergrößerung.

Apparative Diagnostik und Labordiagnostik

- **Blutuntersuchungen:** BB, BSG, CRP, Elektrolyte, Glukose, Harnstoff, Kreatinin, Lipase und Amylase, Elektrophorese, Hb, Quick, PTT, Bilirubin, GOT, GPT, alkalische Phosphatase, GGT.
- **Zusätzliche Blutuntersuchungen:**
  - V. a. auf Porphyrie: Protoporphyrin.
  - Hb niedrig oder Operationsindikation: Blutgruppe und Kreuzblut.
  - Unklare fieberhafte Erkrankung: Serologie, z. B. Gruber-Widal bei Salmonellose A und B, Yersinien-AK, Hepatitis-AK, Mononukleose.
  - V. a. Resorptionsstörung: Fe, Vitamin B_{12}, Prothrombin, AK gegen Gliadin- und Endomysium (Zöliakie), AK gegen Kuhmilchproteine (Kuhmilchintoleranz), Orosomucoid (Morbus Crohn, Colitis ulcerosa), Galaktose, Aminosäuren.
  - V. a. Nahrungsmittelallergie: RAST (Radio-Allergo-Sorbent-Test).
  - V. a. Leberfunktionsstörungen: Fruktosebelastungstest, Ammoniak, Beutler-Test.
  - Oberbauchbeschwerden: Antikörper im Blut und ^{13}C-Atemtest gegen Helicobacter pylori.
- **Urindiagnostik:**
  - Makroskopisch: Blutig, ikterisch?
  - Routinemäßig: pH, Leukozyten, Nitrit, Eiweiß, Glukose, Keton, Urobilinogen, Bilirubin, Erythrozyten, Sediment.
  - *Zusätzlich bei bestimmtem Erkrankungsverdacht* (in Klammern): Kultur (Harnwegsinfekt), Amylase (Pankreatitis), Hämoglobin (Neuroblastom oder Hämolyse), amino- und organische Säuren (Stoffwechselstörungen), δ-Aminolävulinsäure, Porphylinogen, Uro- und Koprophyrie (Porphyrie).
- **Stuhldiagnostik:**
  - Makroskopisch: Hart, weich, wässrig, schleimig, blutig, massig, fettglänzend, acholisch?

4.1 Diagnostik der Verdauungsorgane

- Bei Durchfall: Untersuchung auf Bakterien und Viren, fallweise andere Parasiten.
- Bei V. a. okkulte Blutung: Hämoccult.
- Bei V. a. Resorptionsstörung: pH, Kerry-Test für reduzierende Substanzen, evtl. Dünnschichtchromatographie.
- Bei V. a. Maldigestion: Chymotrypsin, fallweise Fettausscheidung (Van der Kamer), Kalorimetrie.
- Bei V. a. intestinalen Eiweißverlust: Stuhl-Stickstoff.

▶ **Abdomensonographie:** Zur Erkennung von Leber-, Milz- und Pankreasveränderungen (auch Hämatome!); Fehlbildungen, Entzündungen (Wandverdickung, Schachtung), Steinen der Gallenblase; Fehlbildungen, Steinen, Stauung der Nieren (Hydronephrosen); Aszites (z. B. bei Peritonitis) oder intraabdominellen Blutungen; pathologische Befunde auch bei Appendizitis, Invagination, Pylorusstenose, Morbus Crohn.

▶ **Röntgen des Abdomens** (sorgfältige Indikation wegen Strahlenbelastung):
  - Leeraufnahme (indiziert bei akutem Abdomen): Freie Luft unter den Zwerchfellsicheln bei Perforation, stehende Darmschlingen mit Flüssigkeitsspiegeln bei Ileus.
  - Ösophagus-, Magen-, Darmpassage mit Bariumbrei bei großen Kindern, mit Methylzellulose bei Säuglingen (indiziert bei organischen und funktionellen Erkrankungen).
  - Kontrastmitteleinlauf bei Morbus Hirschsprung, Invagination u. a.
  - Defäkographie bei chronischer Obstipation.
  - Cholangiographie (evtl. perkutan transhepatisch) bei Erkrankungen der Gallenwege.

▶ Fallweise CT, MR der entsprechenden Region.

▶ **Endoskopien:** Ösophagus-Magen-Duodenum, Jejunum, Rektum-Kolon, ERCP, z. B. bei Ösophagitis, Ulkus, Helicobacter pylori, Polypen, Morbus Crohn, Colitis ulcerosa, Erkrankungen der Gallen- und Pankreaswege.

▶ **Biopsien:**
  - Duodenum bei Zöliakie-Verdacht, evtl. Enzymbestimmungen.
  - Rektum, z. B. bei V. a. Morbus Hirschsprung.
  - Kolon, z. B. bei Morbus Crohn, Colitis ulcerosa.
  - Leber (offene oder Nadelbiopsie), z. B. bei V. a. Gallengangsatresie, chronische Hepatitis.
  - Magen: Magenschleimhaut auf Helicobacter pylori.

▶ **Weitere Untersuchungen und Funktionstests:**
  - V. a. Malabsorption von Fruktose, Laktose und Saccharose: H_2-Atemtest.
  - Schweißtest (Pilocarpin-Iontophorese) für Mukoviszidosenachweis.
  - Duodenalsaft auf Lamblien und Bakterien, Pankreas- und Duodenalfermente bei V. a. chronische Infektionen und Fermentschwächen.
  - Sekretin-Pankreozymin-Test oder Pankreolauryltest bei Verdacht auf exokrine Pankreasinsuffizienz.
  - pH-Metrie zum Nachweis des gastroösophagealen Refluxes bzw. Ösophagusmanometrie.
  - Rektummanometrie bei Analsphinkterdysfunktion.
  - Isotopenuntersuchungen: Leberscan, gastroösophagealer Reflux mittels ^{99}Tc, BIDA/HIDA für Galleausscheidung, Meckelsches Divertikel mittels ^{99}Tc.
  - Schilling-Test (Vitamin-B_{12}-Resorptionstest): Differenzierung zwischen Malabsorption und Intrinsic-Factor-Mangel.

4.2 Diagnostik der Respirationsorgane

Anamnese und körperliche Untersuchung

- **Anamnese:**
  - Dauer und Schwere der Erkrankung: Akut/chronisch, Notfall?
  - *Bei Neugeborenen:* Schwangerschaftsverlauf und -dauer, Geburtsverlauf, Perinatalzeit, Adaptation (Frühgeborenes, Asphyxie, schlechtes Gedeihen)?
  - Prodromalsymptome, z. B. Erkältungsbeschwerden vor Bronchitis/Bronchopneumonie, als Prodromalstadium von Masern?
  - Infektionen oder Erkrankungen der Geschwister, Eltern (vor allem bei Verdacht auf vererbte Fehlbildungen), in Kindergarten oder Schule (z. B. Scharlach)?
- **Körperliche Untersuchung** s. S. 3.

Leitsymptome bei der körperlichen Untersuchung

- **Atemfrequenz** (Normalwerte s. Tab. 3, S. 6):
  - *Niedrig:* Intoxikationen, metabolische Alkalose, Schlafapnoesyndrom u. a.
  - *Hoch:* Pneumonie, Hyperventilationssyndrom u. a.
- **Bei der Perkussion:**
  - Einseitige Abschwächung bei Infiltration (z. B. Pneumonie), Pleuraerguss.
  - Hypersonorer Klopfschall beiderseits bei obstruktiven Erkrankungen, einseitig bei Pneumothorax, Fremdkörperaspiration.
- **Bei der Auskultation:**
  - *Atemgeräusch:* Beim Neugeborenen ist Bronchialatmen normal, sonst Vesikuläratmen. Bronchiales Atemgeräusch bei Kleinkindern und Kindern ist ein Hinweis für Bronchitis.
  - *Rasselgeräusche:* Trocken, feinblasig, ohrnah, evtl. knisternd bei Pneumonie; feucht, grobblasig bei Bronchitis.
  - Giemen, verlängertes Exspirium bei Asthma und obstruktiver Bronchitis.
  - Brummen und Pfeifen bei Asthma.
- **Dyspnoe** (vgl. Dyspnoe als Leitsymptom S. 165):
  - Akut bei Pneumonie, Asthma, Mediastinalemphysem, Pneumothorax, Pleuraerguss, Atemnotsyndrom (Neugeborene), Aspiration.
  - Chronisch bei Asthma, Mukoviszidose, Fehlbildungen, interstitiellen Lungenerkrankungen, DD: Herzvitien, Mediastinaltumoren oder -Lymphknoten.
- **Zyanose:** Bei allen Ursachen schwerer akuter und chronischer Dyspnoe (vgl. Herz-Kreislauf-Diagnostik, S. 68).
- **Stridor:** Inspiratorisch und exspiratorisch bei Erkrankungen der oberen Atemwege, z. B. Epiglottitis, Pseudokrupp, Laryngitis, Tonsillitis, Tracheomalazie, Fremdkörperaspiration, angioneurotisches Ödem.
- **Fieber** (vgl. Fieber als Leitsymptom, S. 132): Bei fast allen infektiösen Erkrankungen.
- **Husten** (vgl. Husten als Leitsymptom, S. 163): Bei fast allen Erkrankungen des Respirationstraktes; anfallsweise bei Asthma (s. S. 291) und asthmoider Bronchitis; stakkatoartig bei Pertussis-Syndrom; chronisch bei Mukoviszidose.

Apparative Diagnostik und Labordiagnostik

- **Lungenfunktionsdiagnostik** (s. Abb. 17 und Tab. 25):
  - *Indikationen für generell einsetzbare Methoden:*
  - **☻ Hinweis:** Die Durchführung von Lungenfunktionstests ist nur bei Kooperationsfähigkeit des Kindes sinnvoll.

4.2 Diagnostik der Respirationsorgane

- Peak-Flowmetrie: Zur Diagnostik und Verlaufskontrolle bei obstruktiven Atemwegserkrankungen.
- Spirometrie: Zur Diagnostik von obstruktiven und restriktiven Atemwegserkrankungen.
- Fluss-Volumen-Kurve: Zur Diagnostik von obstruktiven Atemwegserkrankungen.
- Bronchospasmolyse: Zum Nachweis einer durch $ß_2$-Mimetika reversiblen bronchialen Obstruktion.
- Blutgasanalyse.
- *Auswertung:*
  - *Hinweis:* Im Kindesalter kommen fast nur obstruktive Atemwegserkrankungen vor, restriktive sind extrem selten.

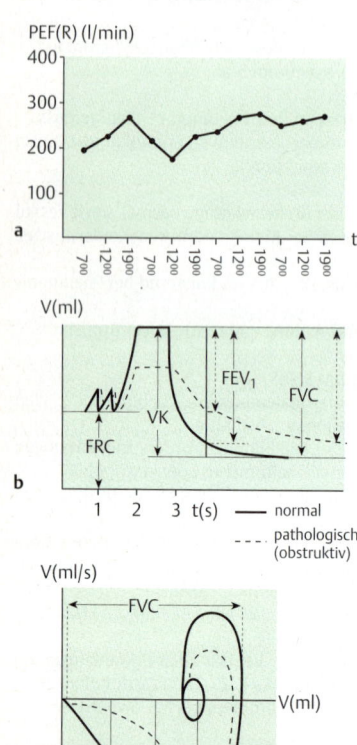

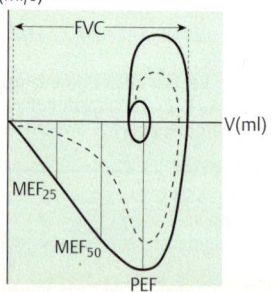

Abb. 17 a-c Lungenfunktionsdiagnostik a) Peak-Flow-Protokoll; b) Spirometrie; c) Fluss-Volumen-Kurve; PEF (R) = Peak exspiratory flow (rate); VK = Vitalkapazität; FVC = forcierte Vitalkapazität; FEV_1 = forcierter exspiratorischer Fluss in 1 s; MEF_{50} = maximal exspiratorischer Fluss bei 50% Vitalkapazität; MEF_{25} = maximal exspiratorischer Fluss bei 25% Vitalkapazität; FRC = funktionelle Residualkapazität

4.2 Diagnostik der Respirationsorgane

Tabelle 25 Lungenfunktionsdiagnostische Möglichkeiten

Methoden, die generell einsetzbar sind (vgl. Abb. 17)

Methoden	Messwerte
(Heim-)Peak-Flowmetrie	PEFR
Spirometrie	FVC, FEV_1, FEV_1/FVC
Fluss-Volumen-Kurve	FVC, PEF, MEF_{50}, MEF_{25}
Bronchospasmolyse	FEV_1, MEF_{50}, MEF_{25}
Blutgasanalyse	pH, pCO_2, pO_2, CO_2, O_2

Methoden, die spezialisierten Zentren vorbehalten sind

Methoden	Messwerte
Bronchusprovokation	FEV_1, MEF_{50}, MEF_{25}
Ganzkörperplethysmographie	TGV*, R_{aw}*
Fremdgas-Volumenmessung (Helium-Einwaschung oder N_2-Auswaschung)	FRC
Ergospirometrie	
Säuglingslungenfunktionsdiagnostik	Registrierung der Atemmuskeltätigkeit mit Oberflächenelektroden, Polysomnographie zur Erfassung zentraler und/oder obstruktiver Atemstörungen

* TGV = thorakales Gasvolumen (Ganzkörperplethysmographie); R_{aw} = Resistance der Atemwege; die anderen Abk. sind in Legende Abb. 17 erklärt

- Auswertung der Spirometrie nach Nomogrammen.
- Bei obstruktiven Atemwegserkrankungen $FEV_1 \downarrow$, bei restriktiven Atemwegserkrankungen FVC ↓, häufig Mischformen.
- In der Spirometrie sind Messwerte unter 80% des Sollwerts, in der Fluss-Volumen-Kurve unter 60% als pathologisch zu interpretieren.

▶ **Röntgen-Thorax** a.p. und seitlich: Sorgfältige Indikationsstellung wegen Strahlenbelastung! Indiziert bei Verdacht auf Pneumonie (bei Therapieresistenz oder atypischem Verlauf auch Verlaufskontrollen), Pneumothorax, Aspiration, Mediastinaltumoren, Fehlbildungen, Pleuraerguss, Herzerkrankungen.

▶ **Computertomographie:** Sorgfältige Indikationsstellung wegen Strahlenbelastung. Verwendungen von Spiral-CT, fallweise High-Resolution(HR)-CT.

▶ **Labordiagnostik:**
- BSG, Differenzialblutbild.
- Bei V. a. Lungenfunktionsstörung: Blutgasanalyse.
- Bei V. a. bakterielle Keime: Rachenabstrich, Sputum auf pathogene Keime, Blutkultur bei Sepsis.
- Bei V. a. virale Erkrankung, bei schwerem Verlauf: Serologie auf pneumotrope Viren, direkter Nachweis von RS-Viren.
- Bei V. a. allergische Erkrankung RAST-Test (s. S. 348).
- Bei V. a. Mukoviszidose Schweißtest.

▶ **Bronchoskopie:**
- Starre Tracheobronchoskopie bei Aspiration, Tumoren, Fehlbildungen, Gewinnnung histologischer Proben.
- Fiberoptische flexible Bronchoskopie zur Darstellung des Bronchialbaumes und Gewinnung von Material für Erregernachweis, Zellbild, Enzymmuster, mittels bronchoalveolärer Lavage (BAL).

4.3 Herz-Kreislauf-Diagnostik

Anamnese und körperliche Untersuchung

- **Anamnese:**
  - Zyanose nach Anstrengungen (z.B. Trinken) oder chronisch, thorakale Atemnot, Ermüdbarkeit, Schwäche, Synkopen, Schwindel?
  - Bei Säuglingen speziell nach dem postpartalen Gedeihen und Entwicklung fragen (bei angeborenen Herzfehlern oft verzögert).
  - Bei älteren Kinder auch nach vorangehenden Infektionen, z.B. Scharlach und Diphtherie, fragen.
- **Körperliche Untersuchung** s. S. 3.

Leitsymptome und Befunde bei der Inspektion

- **Zyanose:**
  - *Peripher:* Durch verstärkte O_2-Ausschöpfung des Blutes; zyanotisch sind die Akren und die Lippen (z.B. bei Herzinsuffizienz, Sepsis, Atemobstruktion).
  - *Zentral:* Durch intrapulmonale oder kardiale Mischung von venösem und arteriellem Blut; auch die Zunge und die Konjunktiven sind zyanotisch (z.B. bei Herzfehlern mit Rechts-links-Shunt, persistierendem fetalen Kreislauf).
- **Trommelschlegelfinger, Uhrglasnägel** bei chronischer Hypoxämie, z.B. Fallot-Tetralogie.
- **Ödeme und obere Einflussstauung** bei Herzinsuffizienz und Hepatomegalie.

Leitsymptome und Befunde bei der Palpation

- **Herzspitzenstoß:**
  - *Physiologisch:* Bis zum 4. Lebensjahr im 4. ICR außerhalb der MCL, vom 4.–9. Lebensjahr im 4. ICR in der MCL, ab dem 10. Lebensjahr im 5. ICR in der MCL.
  - Linksverlagerung bei linksventrikulärer Hypertrophie.
  - Epigastrische, vermehrte Pulsation parasternal rechts bei rechtsventrikulärer Hypertrophie.
- **Schwirren** entspricht dem fühlbaren Anteil von Herzgeräuschen, Lokalisation s. dort.
- **Pulsqualitäten** (Frequenzen s. Tab. 3, S. 6):
  - Pulsus frequens bei körperlicher oder seelischer Belastung, Fieber, Anämie, Hypovolämie, Tachykardien, Herzinsuffizienz, Perikarderguss, Endokardfibrose, Phäochromozytom, Hyperthyreose, Intoxikationen.
  - Pulsus rarus bei Vagotonie, Sportlerherz, Anorexie, erhöhtem Hirndruck, Myokarditis, Störungen der Erregungsleitung.
  - Pulsus irregularis bei Herzrhythmusstörungen, Mitralklappenprolaps.
  - Pulsus celer et altus (schnellender Puls = schneller [steiler] Druckanstieg) bei Aortenklappeninsuffizienz, aortopulmonalem Fenster, PDA, Aortenisthmusstenose.
  - Pulsus parvus (Puls mit kleiner Pulsamplitude) bei Aortenstenose, distaler Aortenisthmusstenose, Perikarderguss, Schock.
  - Pulsus alternans (rhythmischer Wechsel zwischen großer und kleiner Pulsamplitude) bei Kardiomyopathie, Herzinsuffizienz.
  - Pulsus durus (harter Puls, schwer zu unterdrücken) bei Hypertonie.
  - Pulsus mollis (weicher Puls, leicht zu unterdrücken) bei Hypotonie, Herzinsuffizienz.
  - Pulsus paradoxus (während der Einatmung sinkt Pulsamplitude um mehr als 10 mmHg) bei Perikarditis, Links-rechts-Shunt.

4.3 Herz-Kreislauf-Diagnostik

Leitsymptome und Befunde bei der Auskultation

- **Herztöne (HT):**
  - *1. Herzton* (akzentuiert über Punctus Erb = 3. ICR li.):
    - Verstärkt nach körperlicher Belastung.
    - Abgeschwächt bei Perikarderguss, Myokardschwäche, AV-Block.
  - *2. Herzton* (akzentuiert über Punctus Erb):
    - Verstärkt bei erhöhtem Druck im Pulmonalkreislauf.
    - Abgeschwächt bei Aorten- oder Pulmonalstenose.
  - Beim jungen Säugling ist der 2. Herzton etwa gleich laut wie der 1. HT. Später wird der 1. HT lauter.
  - *Spaltung des 2. Herztons:*
    - Physiologisch atemabhängig erst Aortenklappenschluss, dann Pulmonalklappenschluss.
    - Atemunabhängig bei Überlastung des rechten Ventrikels, ASD, Pulmonalstenose, pulmonale Hypertonie.
    - Umgekehrt (Pulmonalklappenschluss vor Aortenschluss) bei Belastung des linken Ventrikels, Aortenstenose, Aortenisthmusstenose.
  - *3./4. Herzton:*
    - Physiologisch bei Kindern.
    - Akzentuiert, pathologisch bei Mitralinsuffizienz, Herzinsuffizienz (3. HT), linksventrikulärer Dekompensation, Aortenstenose (4. HT).
- **Herzgeräusche** (vgl. Abb. 18 und Tab. 4, S. 7):
  - *Akzidentelle Herzgeräusche:* Bei Kindern, meist leises (< 3/6) Systolikum (am häufigsten sog. Still-Geräusch im 3. ICR links). Die Geräusche sind lageabhängig und werden nicht fortgeleitet.
  - *Organische Herzgeräusche* (vgl. S. 308):
    - Systolisch: ASD, VSD, Pulmonal- und Aortenstenose, Mitral- und Trikuspidalklappeninsuffizienz, Mitralklappenprolaps (spätsystolischer Klick).

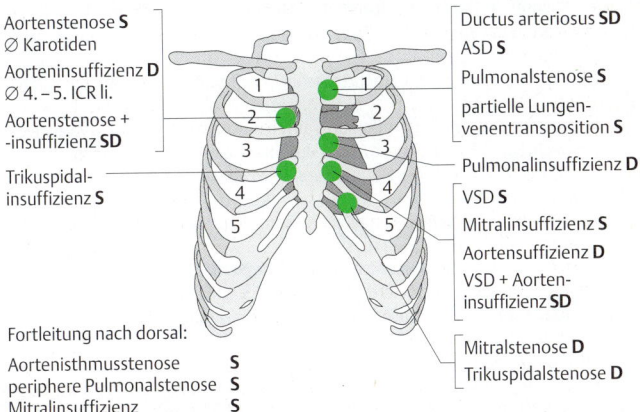

Abb. 18 Auskultationspunkte (Geräuschmaxima) bei kongenitalen Vitien; S = Systolikum; D = Diastolikum; SD = systolisch-diastolisches Geräusch

4.3 Herz-Kreislauf-Diagnostik

- *Diastolisch:* Mitral- und Trikuspidalklappenstenose, Pulmonal- und Aorteninsuffizienz.
- *Kontinuierlich:* Persistierender Ductus arteriosus (Maschinengeräusch), arteriovenöse Fisteln, aortopulmonales Fenster/Shunts, Perikarditis (Reibegeräusch).

Blutdruckmessung

- **Indikation zur Blutdruckmessung beim Früh- und Neugeborenen:**
  - *Kontinuierlich* bei jedem kranken Neugeborenen und intensivpflichtigen Kind: Bei Unreife unter 30 SSW (schon im Kreißsaal sofort nach Entbindung), bei Schock, bei Beatmung mit hohen Drucken oder hohem O_2-Bedarf, bei PFC-Syndrom.
  - *Intermittierend:* Bei jeder Aufnahmeuntersuchung, postoperativ (bis zur Stabilisierung stündlich oder noch engmaschiger, danach 3-stündliche, später 8-stündliche Kontrollen).
- **Indirekte Blutdruckmessung:**
  - ◉ *Beachte:* Wenn möglich nicht am „Infusionsarm" messen. Wenn bei der Messung die Korotkoff-Geräusche nicht verschwinden, den Wert notieren, wo sie deutlicher leiser werden.
  - *Blutdruckmessung nach Riva-Rocci:* Werte s. Tab. 3.
    - Wichtig ist die richtige Manschettenbreite (s. Tab. 2, S. 6). Als Faustregel soll sie zwei Drittel des Oberarms bedecken (bei zu schmaler Manschette können zu hohe Werte gemessen werden).
    - Bei Säuglingen Flush-Methode: Das Rosigwerden der Haut des Unterarms (nach Blutleere) infolge Lockerung der Manschette zeigt systolischen Blutdruck an.
  - *Mit Ultraschall-Doppler* (Arteriosonde) (als systolischer Druck gilt erste leise Pulsation):
    - Vorteil: Gute Übereinstimmung mit direkt gemessenen Werten bis in den hypotensiven Bereich (ca. 30 mmHg).
    - Nachteile: Nur intermittierende Messung. Bei niedrigen systolischen Werten ungenauer, jedoch kein systematischer Fehler. Diastolische Werte wenig zuverlässig.
  - *Mit Oszillographie* (Dinamap) (größtmögliche Manschette benutzen – ganzer Oberarm):
    - Vorteil: Einfachere Handhabung durch automatisierten Messvorgang.
    - Nachteile: Fehlmessung nicht erkennbar. Falsch zu hohe systolische Werte (bis zu +20 mmHg), Hypotension wird also nicht sicher erkannt.
- **Direkte Blutdruckmessung:**
  - Es wird mit einem Drucktransducer über einen Nabelarterienkatheter oder Arteria-radialis-Katheter gemessen.
  - Vorteile: Sichere Werte, kontinuierliche Messung.
  - Nachteile: Risiken des Arterienkatheters (s. S. 108); Anordnung anfangs aufwendiger, später einfacher.
  - *Technik:*
    - ◉ *Wichtig:* Steril und blasenfrei arbeiten.
    - *Zubehör:* Monitor mit Druckkanal, 2-Wege-Hähne mit Überwurfmutter, druckfester Verbindungsschlauch (50 cm, 2 mm; Vygon Nr. 1155.05), Drucktransducer mit Druckdome und Flushventil, Perfusor mit Spritze und normalem Perfusorschlauch, Spüllösung (0,45% NaCl+1 IE Heparin/ml), Spritzen (2 ml, 5 ml, 20 ml mit Spüllösung).

4.3 Herz-Kreislauf-Diagnostik

- *Aufbau:* Erst System ganz zusammenbauen, Spritzen (je eine 2 ml, 5 ml und 20 ml) blasenfrei machen. Mit 20-ml-Spritze über Flush-Ventil zuerst Druckdome füllen, dann restliches System füllen, an Katheter anschließen, Nulleichung zu Beginn der Messung, Nullabgleich (8-stündlich): Dome in Höhe Thoraxmitte.
- *Beurteilung der Druckkurve:* Die Kurve muss biphasisch sein (Aortenklappenschluss), sonst ist die Kurve gedämpft und nur der Mitteldruck verwendbar. Ursachen einer Dämpfung: Luft im System oder Verstopfung. Wenn Luftblasensuche negativ, Versuch der Aspiration eines evtl. Gerinnsels. Wenn erfolglos, Katheter ziehen; nicht hineinspülen.
- *Beurteilung des Blutdrucks und Therapiemaßnahmen:* Ein Mitteldruck von mindestens 30 mmHg bei Frühgeborenen ist als Ziel in den ersten Tagen anzustreben. Der Blutdruck korreliert (schwach) mit dem Blutvolumen: Hypotension weist zusammen mit verminderter peripherer Perfusion auf Hypovolämie hin. Dann ist zunächst die Gabe von Volumen z. B. Serum (bis 20 ml/kg KG) in (1/2 –)1 – 2 Stunden angezeigt, bei weiter bestehender Hypotension muss eine medikamentöse Unterstützung (Dopamin und/oder Dobutamin, evtl. Noradrenalin) erfolgen.

Labordiagnostik und Schellong-Test

- **Labor:**
  - BSG, Differenzialblutbild, CRP, BGA, Herzenzyme (CKMB, LDH, GOT).
  - V. a. Myo-/Perikarditis: Serologie, Blutkulturen, ASL-Titer (nach Scharlach).
  - V. a. Herzbeteiligung bei systemischen Kollagenosen: Antikörper (Anti-DNA-AK, Rheumafaktoren etc.).
- **Schellong-Test** zur Differenzierung des Orthostasesyndroms (Durchführung und Beurteilung s. S. 338).

Elektrokardiographie

- **Indikationen:**
  - V. a. Herzfehler, Kammerhypertrophie, Rhythmusstörungen, Myokarderkrankungen, Digitalisintoxikation.
  - Zusätzliche diagnostische Hilfe bei Elektrolytstörungen, Hypothyreose, Stoffwechselstörungen.
- **Lokalisation der Elektroden** für Brustwandableitungen ($V_1 - V_8$, eventuell $V_{3R} - V_{8R}$) und Extremitätenableitungen (I – III, aVR, aVL, aVF) s. Abb. 19.
- **Herzfrequenz:** Die Normalwerte sind altersabhängig (s. Tab. 26, S. 6).
  - *Cave:* Überinterpretation atemabhängiger Schwankungen, die vor allem in vegetativ labilen Phasen, z. B. Rekonvaleszenz, physiologisch sind.
- **Herzrhythmus:** Sinusrhythmus, AV-Knoten-Rhythmus, Kammerersatzrhythmen, supraventrikuläre oder ventrikuläre Extrasystolen, Tachykardien, Bradykardien (s. Herzrhythmusstörungen S. 323).
- **Lagetyp:** Bestimmung der Herzachse anhand der Extremitätenableitungen (s. Abb. 20). Beim Neugeborenen physiologischer Rechtstyp, der sich im Lauf der ersten Lebensjahre in eine Steillage, später in eine Indifferenz- bis Linkslage wandelt.
- *Beachte:* Die Normbereiche der folgenden Zeitwerte finden Sie in Tab. 26, eine schematische Darstellung in Abb. 21.

4.3 Herz-Kreislauf-Diagnostik

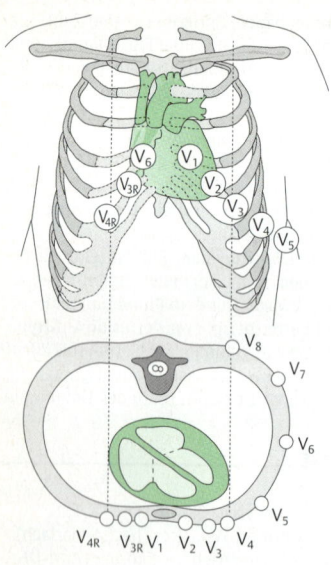

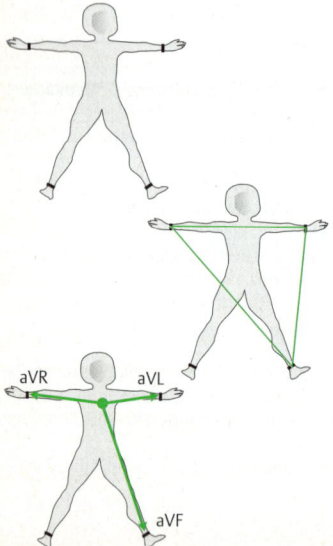

Abb. 19 Lokalisation der Elektroden bei Brust- und Extremitätenableitungen

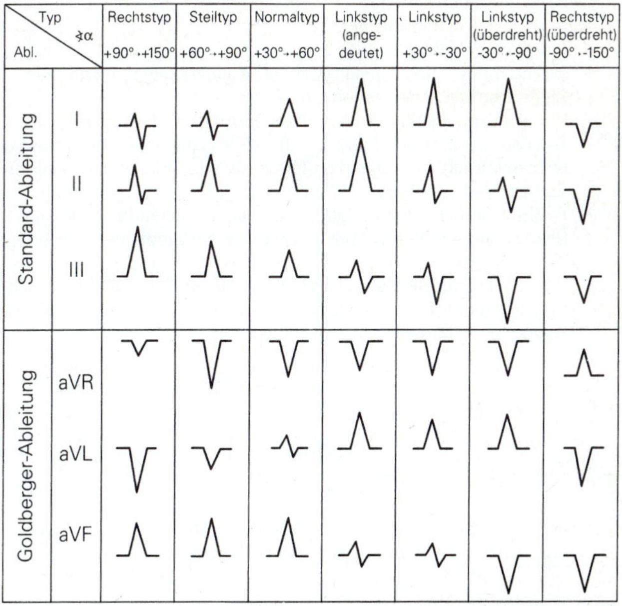

4.3 Herz-Kreislauf-Diagnostik

Typ Abl.		Rechtstyp +90°·+150°	Steiltyp +60°·+90°	Normaltyp +30°·+60°	Linkstyp (ange- deutet)	Linkstyp +30°·-30°	Linkstyp (überdreht) -30°·-90°	Rechtstyp (überdreht) -90°·-150°
Standard-Ableitung	I	⋏̌	⋏	⋏	⋏	⋏	⋏	V
	II	⋏	⋏	⋏	⋏	⋏̌	V	V
	III	⋏	⋏	⋏	⋏̌	V	V	V
Goldberger-Ableitung	aVR	V	V	V	V	V	V	⋏
	aVL	V	V	⋏̌	⋏	⋏	⋏	V
	aVF	⋏	⋏	⋏	⋏̌	⋏̌	V	V

Abb. 20 S-Charakteristika der EKG-Lagetypen (nach Gutheil)

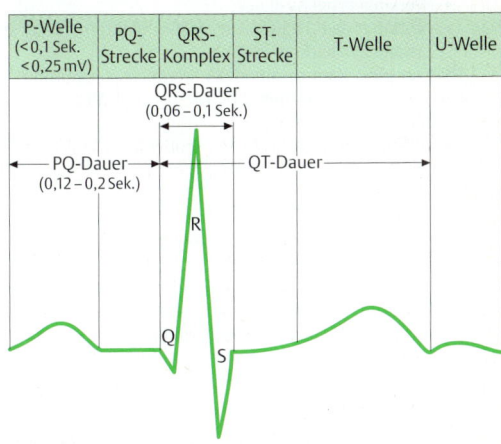

Abb. 21 EKG Normalbefund (aus Hamm Ch. W., Willems S. Checkliste EKG. Stuttgart: Georg Thieme 1998)

4.3 Herz-Kreislauf-Diagnostik

- **P–Welle** (Vorhofanteil der Erregungsausbreitung):
  - *Physiologisch:* P in III häufig negativ.
  - *Pathologisch* (vgl. Abb. 22):
    - Wechselndes P (Breite und PQ-Zeit) bei wanderndem Schrittmacher.
    - Sägezahnartiges P bei Vorhofflattern.
    - Kein P indentifizierbar bei Vorhofflimmern, SA-Block II und III.
    - *P-dextrocardiale:* Hochgipflig in II, III, aVF, V_1; kommt bei Überlastung des rechten Vorhofs (z. B. Fallotsche Tetralogie, Trikuspidal-, Pulmonalstenose, Ebstein- Anomalie) vor.
    - *P-sinistrocardiale:* Doppelgipflig in I, II, biphasisch in III, V_1; kommt bei Überlastung des linken Vorhofs (z. B. Aorten-Mitralvitien, Hypertonie, Kardiomyopathien) vor.
    - *P-biatriale:* Doppelgipflig in I, aVL, hochgipflig in II, III, aVF, biphasisch in V_1/V_2; kommt bei Überlastung beider Vorhöfe (z. B. Trikuspidalatresie, dekompensierte Mitral- oder Aortenvitien, großer ASD) vor.

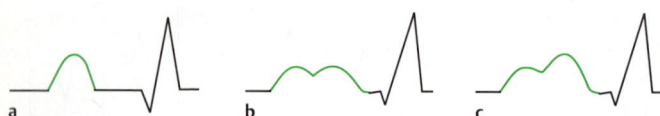

Abb. 22 a–c a) P-dextroatriale; b) P-sinistroatriale, c) P-biatriale (aus Hamm Ch. W., Willems S. Checkliste EKG. Stuttgart: Georg Thieme 1998)

- **PQ-Zeit** (AV-Überleitungszeit):
  - *Physiologisch:* Verkürzung (frequenzabhängig, tiefer Erregungsursprung).
  - *Pathologisch:*
    - Verlängert bei AV-Block.
    - Verkürzt bei Tachykardie, WPW-Syndrom (Deltawelle), LGL-Syndrom, atriale Reizleitungsstörung.
- **QRS-Komplex** (Kammeranteil der Erregungsausbreitung):
  - *Physiologisch:* M-förmige Splitterung in V_1–V_2.
  - *Pathologisch:*
    - *RV-Hypertrophie:* Rechtstyp, großes R > 1,5 mV und kleines S in V_1/V_2, kleines R und großes S in V_5/V_6; kommt z. B. bei Pulmonalstenose, ASD, Fallot-Tetralogie vor.
    - *LV-Hypertrophie:* Linkstyp, großes R > 3 mV und kleines S in V_5/V_6, kleines R und tiefes S in V_1/V_2, bei Volumenbelastung tiefe Q-Zacke in V_6, I, aVL; kommt z. B. bei Aortenstenose, VSD vor.
    - *Rechtsschenkelblock* (RSB) (s. Abb. 23 a): M-förmige Splitterung in V_1/V_2 und aVR, Verbreiterung und diskordantes T beim kompletten RSB, normal breit und T unauffällig bei inkomplettem RSB; kommt z. B. bei ASD vor.
    - *Linksschenkelblock* (LSB) (s. Abb. 23 b): Deformierung und Splitterung in I und V_6, Verbreiterung und diskordantes T bei komplettem LSB; kommt z. B. bei Aortenstenose vor.

4.3 Herz-Kreislauf-Diagnostik

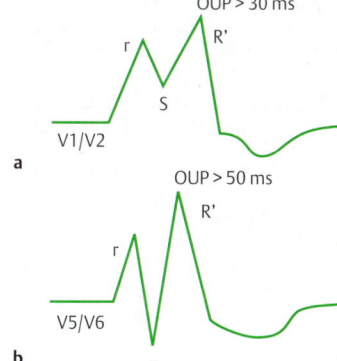

Abb. 23 a) EKG bei Rechtsschenkelblock; b) EKG bei Linksschenkelblock (aus Hamm Ch. W., Willems S. Checkliste EKG. Stuttgart: Georg Thieme 1998)

- **T–Welle** (Erregungsrückbildung):
  - *Physiologisch:* T in III und aVF negativ.
  - *Pathologisch:*
    - T – flach: Bei Myokarditis, Hypokaliämie.
    - T – hoch: Bei Vagotonie, Hyperkaliämie.
    - T – neg. (außer in III): Bei Perikarditis, Myokarditis.
- **ST-Strecke:**
  - Deszendierende Senkung bei Myokarditis, Ventrikelhypertrophie.
  - Aszendierende Senkung bei Sinustachykardie bzw. Belastung.
  - Muldenförmig bei Digitalisintoxikation.
  - Hebung bei Perikarditis, Lungenembolie.
- **QT-Zeit:**
  - Frequenzunabhängige Umrechnung (f = Herzfrequenz): $QT_c = \frac{QT}{\sqrt{60/f}}$
  - Normwert $QT_c = 0{,}35 - 0{,}44$ s.
  - Verlängert bei Hypokalzämie, Hypokaliämie.
  - Verkürzt bei Hyperkalzämie.

Röntgen-Thorax

- **Indikationen:** Bei jedem Verdacht auf eine Erkrankung des Herzens Röntgen-Thorax a.p. und seitlich.
- **Beurteilung des Herzens** (s. Abb. 24):
  - *Erfassung der Herzgröße:* Cor-Thorax-Ratio (CTR) = Breite des Herzens/Thoraxbreite an der Herzbasis.
  - *Herzform und -größe in Abhängigkeit vom Alter:*
    - Beim jungen Säugling: Kugelige Herzform, horizontale Herzlage (physiologischer Zwerchfellhochstand), CTR = 0,6.
    - *Cave:* Fehlinterpretation: Mediastinum erscheint durch Thymus verbreitert.
    - Durch Längenwachstum Senkung des Zwerchfells, hierdurch wird die Herzachse schmaler, CTR < 0,5.

4.3 Herz-Kreislauf-Diagnostik

Tabelle 26 Altersabhängiger Normbereich für verschiedene Zeitwerte im EKG*

Alter	Herz-frequenz (1/min)	P-Dauer in I–III	PQ-Intervall	QRS-Dauer	QR-Zeit in V_1	QR-Zeit in V_6
0–2 Monate	100–180	0,05–0,07	0,08–0,12	0,04–0,08	0,01–0,03	0,01–0,03
2–5 Monate	100–180	0,06–0,07	0,08–0,12	0,04–0,08	0,01–0,03	0,02–0,03
6–12 Monate	100–180	0,06–0,07	0,09–0,13	0,04–0,08	0,01–0,02	0,02–0,03
2–3 Jahre	100–180	0,05–0,07	0,09–0,15	0,04–0,08	0,01–0,03	0,01–0,04
4–6 Jahre	60–150	0,06–0,08	0,09–0,15	0,05–0,09	0,01–0,03	0,02–0,04
7–10 Jahre	60–130	0,06–0,08	0,10–0,18	0,05–0,09	0,01–0,03	0,02–0,04
11–16 Jahre	50–100	0,06–0,08	0,12–0,19	0,05–0,10	0,01–0,02	0,02–0,04

Abweichung vom Lagetyp, QRS-Deformierung (Hypertrophie oder Blockbild) zusammen mit einer Verlängerung der Überleitungszeit sind Hinweise auf angeborene Herzfehler (s. S. 308 ff.)
*Quelle der Normwerte: Garson A. Gilette PC, McNamara DG (1980) A Guide to Cardiac Dysrhythmias in Children. Grune&Stratton, New York

- *Cave:* Bei Trichterbrust erscheint das Herz verbreitert.
- *Herzvergrößerung:*
  - Bei Volumenüberlastung, dilatativer Kardiomyopathie, Herzinsuffizienz.
  - Vergrößerung nach links (eingeengter Retrokardialraum) bei linksventrikulärer Hypertrophie (z.B. VSD, Mitralinsuffizienz, Aortenstenose, PDA).
  - Vergrößerung nach rechts (meist mit angehobener Herzspitze und eingeengtem Retrosternalraum) bei rechtsventrikulärer Hypertrophie (z.B. Pulmonalstenose, pulmonaler Hypertonie, ASD).

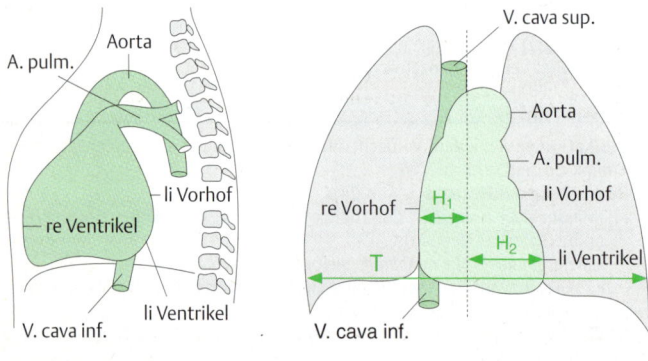

linkes Seitbild **p.-a.-Bild**

Abb. 24 Auswertungsskizzen für Röntgen-Thorax

4.3 Herz-Kreislauf-Diagnostik

▶ **Pathologische Lungenbefunde:**
  - Streifig netzförmige Lungenzeichnung (interstitielles Ödem) oder diffuse Eintrübung (alveoläres Ödem) bei Linksherzinsuffizienz, Mitralklappenfehler.
  - Lungengefäßzeichnung verstärkt bei gesteigerter Lungendurchblutung, bei Links-rechts-Shunt (z. B. VSD, ASD).
  - Lungengefäßzeichnung abgeschwächt bei verminderter Lungendurchblutung, bei Obstruktion der Pulmonalarterie (z. B. Pulmonalstenose s. S. 318, Fallot-Tetralogie s. S. 313).
  - Kalibersprung der Lungengefäße (periphere Engstellung, zentral weit) bei pulmonaler Hypertonie (z. B. Lungenembolie).

Weitere diagnostische Verfahren

▶ **Fahrradergometrie:** Bestimmung der Belastungsreaktion nach Herzoperation, bei Bluthochdruck u. a., bei Verdacht auf Herzfehler mit verminderter Koronardurchblutung.
▶ **Langzeit-EKG:** Zur Erfassung von Herzrhythmusstörungen, Abklärung von Synkopen, Apnoen, nach Herzoperationen.
▶ **Phonokardiographie:** Heute kaum mehr verwendet.
▶ **Echokardiographie:** Mit M-Mode-Technik morphologisches Bild und Beweglichkeit der Strukturen. Mit 2-D-Echo tomographische Bilder vorwiegend in 5 Hauptschnitten. Doppler(Farbdoppler)-Methode erkennt laminäre und turbulente Strömungen und Stromrichtung mittels gepulstem (PW-)Doppler, im kontinuierlichen (CW-)Doppler können Druckgradienten, Stenosen und Insuffizienzen bestimmt werden.
▶ **Katheterismus und Angiokardiographie:**
  - Mittels Druckmessung, Bestimmung der O_2-Sättigung sowie O_2-Aufnahme können Herzminutenvolumina, Shuntgrößen und Gefäßwiderstände berechnet werden.
  - Angiographie mit Kontrastmittel gibt Beschaffenheit der Hohlräume und ihrer Verbindungen wieder.
  - Beide Methoden können weitgehend durch sonographische Methoden ersetzt werden, sind jedoch zur Erstellung der Operationsindikation häufig notwendig (vor allem Druckmessung).
▶ **MRT oder SPECT-Untersuchung:** Bei speziellen Fällen mit Strukturanomalie.
▶ **Herzmuskelbiopsie:** Selten, z. B. bei unklarer Myokarditis, dilatativer und hypertrophischer Myokardiopathie und vor Herztransplantation.

4.4 Immundiagnostik

Grundlagen

- Primäre Immundefekte sind selten. Sie müssen jedoch von häufig auftretenden rezidivierenden Infekten banaler Natur (bei Kleinkindern durchschnittlich acht pro Jahr), Tonsillitis, Sinusitis, Otitis (Adenoide?), hyperreagiblem Bronchialsystem, Mukoviszidose, Allergien, Ekzeme abgegrenzt werden.
- Allergiediagnostik s. S. 348.

Anamnese und körperliche Untersuchung

- Familiarität, Blutsverwandtschaft?
- *Polytope*, häufige und schwere Infektionen durch atypische, z. T. opportunistische Keime (Staphylokokken, Candida, Pneumocystis u. a.)? Häufig sind die Infektionen therapieresistent, verlaufen atypisch und treten rezidivierend mit demselben Erreger auf. Kalte Abszesse? Chronische oder unklare infektiöse Dermatitiden? Chronische mukokutane Candidiasis?
- Hypoplastische Tonsillen und Lymphknoten trotz Infekten? Hepatosplenomegalie? Dystrophie? Rezidivierende Durchfälle? Verzögerter Abfall der Nabelschnur (normal 5.– 10. Tag)?
- Rezidivierendes Quincke-Ödem? Unklare Arthritiden, Autoimmunerkrankungen und -phänomene? Selten typische Syndrome (s. S. 346 ff.).

Apparative Diagnostik und Labordiagnostik

- **Labordiagnostik:**
  - Differenzialblutbild: Lympho-, Neutro-, Thrombozytopenien.
  - Immunglobuline quantitativ (IgG, IgA, IgM, IgE und IgG-Subklassen): Bei B-Lymphozyten-Defekten generell oder isoliert unter die altersentsprechenden Werte vermindert, eventuell IgM bzw. IgE erhöht.
  - AB0-Isoagglutinine und Antikörperanstieg nach Impfungen bei B-Lymphozytendefekten.
  - T-Lymphozyten-Anteil (OKT3), T-Helfer-(OKT4) und T-Suppressor-(OKT8) Lymphozyten (normale Ratio OKT8:OKT4 = < 1) mittels monoklonaler Antikörper: Bei T-Lymphozyten-Defekt vermindert.
  - T-Lymphozyten-in-vitro-Stimulation mit Mitogenen (PHA, ConA, PWM) oder Antigenen (Tetanus, Diphtherie, Polio u. a.): Bei T-Lymphozyten-Defekt vermindert.
  - Granulozytenfunktionstests: Bei septischer Granulomatose Nitroblautetrazoliumtest (NBT) vermindert. Fallweise Adhärenz, Chemotaxis, Phagozytose, Chemoluminszenz oder quantitative O_2-Bildung in Spezialabors bestimmen.
  - Komplement: Globaltest des gesamthämolytischen Komplements CH 50 als Screening, evtl. Einzelkomponentenbestimmung (C_3, C_4).
  - Intrakutantests: Tuberkulintest, Multitest Merieux, negativ bei T-Lymphozyten-Defekt.
  - Spezialtests: Fallweise HLA-Antigene, Adenosin-Deaminase, Purin-Nukleosid-Phosphorylase, Transcobalamin II, C_1-Esterase-Inhibitor.
  - Molekularbiologischer Nachweis des Gendefekts in Einzelfällen (z. B. bei Morbus Bruton).
  - AIDS-Test bei Verdacht auf HIV-Infektionen (s. S. 558).
- **Abdomensonographie** (s. S. 130): Nachweis einer Hepatosplenomegalie (z. B. bei zystischer Granulomatose).
- **Röntgen-Thorax** (s. S. 67): Fehlender Thymusschatten fallweise bei T-Lymphozytendefekten.

4.5 Hämatologische Diagnostik

Anamnese und körperliche Untersuchung

- Bei Anämie erhöhte Infektionsneigung, rasche Ermüdbarkeit, Interesselosigkeit, Appetitlosigkeit, Kopfschmerz, Schlafstörungen, Dyspnoe und Zyanose bei körperlicher Belastung.
- **Gezielt fragen nach:**
  - Ernährung: Besonders bei vegetarischer Kost im frühen Kindesalter, auch Ernährung der stillenden Mutter, z. B. Eisenmangelanämie (v. a. Säuglinge), megaloblastäre Anämie.
  - Herkunft (Thalassämie)?
  - Medikamente (aplastische Anämie)?
  - Vorangegangene Infekte (infektiös- toxische Anämie)?
  - Gastroenteritis (hämolytisch-urämisches Sydrom)?
  - Bei Neugeborenen Geburtsverlauf erfragen (Plazentablutungen u. a.).
- **Körperliche Untersuchung** s. S. 3.

Leitsymptome bei der körperlichen Untersuchung

- Blässe, gut erkennbar im Bereich der Lider und Nagelbett, bei Anämien.
- Fieber bei Infektionen und malignen Erkrankungen.
- Ikterus bei hämolytischen Anämien.
- Mundwinkelrhagaden, brüchige Nägel und Haare, Haarausfall bei Eisenmangelanämie.
- Petechien, Ekchymosen, Hämatome, v. a. an den körperabhängigen Partien und Fußsohlen bei ALL, AML, Thrombozytopenien und -pathien – DD: Vasopathien; bei großflächigen Blutungen, Sugillationen und Gelenkblutungen Koagulopathien.
- Lymphknotenschwellungen bei ALL.
- Hepatosplenomegalie bei hämolytischen Anämien, AML, ALL.
- Abdominelle Krisen bei Sichelzellenanämie, hämolytischen Krisen, HUS.
- Fehlbildungssyndrome bei Fanconi-Anämie.
- Malabsorptionssyndrom bei Sprue, Zöliakie bei megaloblastärer Anämie.
- Tachykardie, Hypotonie (Hypertonie nur bei hämolytisch-urämischem Syndrom) und EKG-Abweichungen bei Anämie, evtl. funktionelles Herzgeräusch bei Anämien.

Apparative Diagnostik und Labordiagnostik

- **Labordiagnostik:**
  - *Bei V. a. hämatologische Erkrankung:*
    - Komplettes Blutbild mit Thrombozyten und Retikulozyten sowie Blutausstrich mit Morphologie der Blutkörperchen.
    - Bei V. a. Anämie auch Serumeisen, Transferrin und/oder Ferritin.
    - Bei Blutungsneigung auch Gerinnungsstatus, zuerst Globaltests, danach gezielte Einzel- oder Funktionsanalysen.
  - *Differenzialdiagnosen der Anämie* (Anämie = Verminderung von Hb und/oder Erythrozytenzahl):
    - Nach MCV (mittleres Erythrozytenvolumen) und MCH (mittlerer Hämoglobingehalt) s. Tab. 27.
    - Differenzierung Eisenmangel-, Tumor- oder Infektanämie s. Tab. 28.

4.5 Hämatologische Diagnostik

Tabelle 27 Differenzialdiagnosen der Anämien (nach Hahn)

mikrozytär, hypochrom (MCV und MCH ↓)	normozytär, normochrom (MCV und MCH normal)	makrozytär, hyperchrom (MCV und MCH ↑)
+ Serumeisen und Ferritin ↓ bei Eisenmangelanämie, zusätzlich Retikulozyten ↑ bei chronischen Blutungen	+ Retikulozyten ↓ bei aplastischer und renaler Anämie	megaloblastische Anämie (Vitamin B_{12}- und/oder Folsäuremangel), Lebererkrankungen
+ Serumeisen ↓, Ferritin ↑ bei Entzündungs-, Infekt- und Tumoranämie	+ Retikulozyten ↑ bei Blutungsanämie und hämatolytischer Anämie	
+ Serumeisen und Ferritin normal oder ↑ bei myelodysplastischem Syndrom und Thalassämie		

Tabelle 28 Differenzierung Eisenmangel-, Tumor- oder Infektanämie

Erkrankung	Fe	Transferrin	Ferritin
Eisenmangel	↓	↑	↓
Tumor- oder Infektanämie	↓	↓	↑

- *Weitere Labordiagnostik je nach Befund:*
  - Bei Blutungsanämie Blutungsquelle suchen, z. B. Magen-Darmtrakt (z. B. Hämoccult).
  - Bei myeloproliferativen Erkrankungen und akuten Leukämien: Zytochemische Färbungen, immunzytologische, evtl. molekularbiologische Phänotypisierung des Zellklons, Knochenmarkbiopsie, Chromosomenuntersuchungen (s. S. 98 ff.).
  - Hämolytische Anämie s. S. 366, Eisenmangelanämie s. S. 360, Thalassämie s. S. 361, megaloblastische Anämie s. S. 363, aplastische Anämie s. S. 364, hämolytisch-urämische Anämie s. S. 368.
- ➤ **Knochenmarkdiagnostik:** Punktion (s. S. 120), evtl. Biopsie und Differenzierung der KM-Zellen bei aplastischer Anämie, Leukämie.
- ➤ **Abdomensonographie** (vgl. S. 130): Hepatosplenomegalie, Gallensteine (bei hämolytischer Anämie), Nierenparenchym- oder Lebererkrankungen.

4.6 Tumordiagnostik

Grundlagen

- ▶ Malignome stehen an zweiter Stelle der Todesursachen bei Klein- und Schulkindern!
- ▶ Entscheidend für die Prognose ist die möglichst frühe Diagnose. Charakteristische Symptome im Frühstadium sind selten ausgeprägt.
- ▶ Die Tumorabklärung sollte durch Experten geleitet und im Hinblick auf die Therapie geplant werden.
- ▶ **Prognostische Risikokriterien:**
  - Klinische Klassifizierung (Staging) entsprechend dem Ausbreitungsgrad, im Kindesalter spezifisch für jede Tumorart.
  - *TNM-Klassifikation:*
    - T = Ausdehnung des Primärtumors,
    - N = Fehlen/Existenz/Ausdehnung regionaler Lymphknotenmetastasen,
    - M = Fehlen/Existenz von Fernmetastasen.
  - Histologische Klassifizierung (Grading) spezifisch für jede Tumorart.

Anamnese und körperliche Untersuchung

- ▶ **Anamnese:** Fieber, Nachtschweiß, Interesselosigkeit, Appetitlosigkeit, Abgeschlagenheit, Gewichtsverlust, Infektionsneigung. Oft aber auch gutes Allgemeinbefinden.
- ▶ **Immer körperliche Untersuchung** (s. S. 3).
  - *Cave:* Zurückhaltende Palpation von Tumoren, um Ausstreuung von Tumorzellen zu vermeiden.
  - Kinder mit einem erhöhten Tumorrisiko sollten immer auf vorhandene Tumorzeichen untersucht werden.

Leitsymptome bei Tumoren

- ▶ Sicht- oder tastbare Tumormassen (z. B. abdominell bei Wilms-Tumor, rote und überwärmte Schwellung bei Knochentumoren, DD: Osteomyelitis).

Tabelle 29 Differenzialdiagnosen der Lymphknotenschwellung

entzündlich	maligne
weiche, entzündliche Konsistenz	harte Konsistenz
druckdolent	indolent
verschieblich gegen die Unterlage	verbacken mit der Unterlage oder untereinander

lokalisiert	generalisiert
regionale Entzündung bei bakterieller Infektion (Staphylokokken, Tbc u. a.)	Virusinfektionen
regionale Entzündung bei viraler Infektion (Röteln, Katzenkratzkrankheit)	andere Infektionen (Toxoplasmose)
lokalisiertes Lymphom	Malignom (Leukämie, Lymphoma u. a.)
regionale Lymphknoten-Metastasen bei Malignom	

4.6 Tumordiagnostik

- **Beschwerden je nach Lokalisation und Art des Tumors:**
  - Dyspnoe und Stridor bei pulmonalem Befall (v. a. Metastasen) oder Trachealeinengung durch Lymphknoten (Morbus Hodgkin).
  - Bauchschmerzen, Erbrechen, Hämaturie bei Wilms-Tumor.
  - Kopfschmerzen, Nüchternerbrechen, zerebrale Krampfanfälle und Herdsymptome bei Hirntumoren.
  - Hautefloreszenzen bei Histiocytosis X.
  - Hypertonie bei Neuroblastom und Wilms-Tumor.
  - Lymphknotenschwellungen bei Morbus Hodgkin, NHL, ALL, AML (Differenzialdiagnosen s. Tab. 29).

Apparative Diagnostik und Labordiagnostik

- **Labordiagnostik bei V. a. Tumor:** Immer BSG, CRP (↑), Differenzialblutbild (häufig Anämie und Lymphozytose), LDH (↑ , bei NHL Korrelation zur Tumormasse), Harnsäure (↑), Immunglobuline.
- *Beachte:* Bei allen Tumoren Metastasensuche (v. a. Lunge, Leber, Lymphknoten, Knochen), Röntgen-Thorax in zwei Ebenen, Sonographie der Abdominalorgane, fallweise CT oder MRT. Weitere Abklärung: Biopsien immer in Zusammenarbeit mit spezialisiertem Zentrum.
- **Bei Tumoren des lymphatischen Systems** (Morbus Hodgkin, Non-Hodgkin-Lymphom):
  - Molekularbiologische und zytochemische Bestimmung des Zelltyps.
  - Röntgen-Thorax p. a. und seitlich (Tumormassen mediastinal), Abdomensonographie (Hepatosplenomegalie, intraabdominelle LK, Infiltration der Nieren), Skelettszintigraphie.
  - Knochenmarkbiopsie, Lumbalpunktion (zerebrale oder meningeale Mitbeteiligung), bei vorhandenem Pleuraerguss Punktion und Zytologie.
  - Alles Weitere s. S. 133, 383 ff.
- **Bei anderen Tumoren:** Nephroblastom (Wilms-Tumor) s. S. 395, Neuroblastom s. S. 392, Hepatoblastom s. S. 402, Osteosarkom s. S. 403, Ewing-Sarkom s. S. 404, Hirntumoren s. S. 389 ff.

4.7 Nieren- und Harnwegsdiagnostik

Anamnese und körperliche Untersuchung

- **Anamnese:**
  - Fieber ohne sichtbare Infektzeichen, besonders bei Säuglingen und Kleinkindern typisch für Harnwegsinfekt.
  - Dysurie, Pollakisurie, Polyurie, Oligo-, Anurie? Beim Säugling nach der Anzahl nasser Windeln pro Tag fragen.
  - Flüssigkeitsaufnahme? Polydipsie bei Diabetes mellitus, Diabetes insipidus, oder psychogen. Flüssigkeitsverlust z. B. bei Erbrechen und Durchfällen.
  - Bauch- oder Flankenschmerzen, Koliken?
  - Medikamenteneinnahme: Nephrotoxische Antibiotika (Aminoglycoside, Sulfonamide), Zytostatika (Cyclosporin A, Metothrexat), ASS, Indometacin?
- **Körperliche Untersuchung** s. S. 3.

Leitsymptome

- Fieber bei allen entzündlichen Erkrankungen, Exsikkose.
- Hypertonie bei parenchymatöser Schädigung der Nieren.
- Ödeme bei Glomerulonephritiden, nephrotischem Syndrom.
- Anämie bei chronischer Niereninsuffizienz, hämolytisch-urämischen Syndrom (HUS).
- Minderwuchs und körperliche Leistungsminderung bei chronischer Niereninsuffizienz.
- Dysurie und Pollakisurie, v. a. bei Harnwegsinfekten, Obstruktion der Urethra, Entleerungsstörung bei neurogener Blase, Balanitis, Phimosenoperation.
- Leitbefunde der Harnuntersuchung s. u.

Methoden der Harnuntersuchung

- **Harngewinnung:** Mittelstrahlharn (erste Portion verwerfen) oder im Klebebeutel nach sorgfältiger Reinigung oder in Zweifelsfällen als Katheterharn bei Mädchen bzw. durch Blasenpunktion bei Knaben. Technik der Katheterisierung und suprapubischen Blasenpunktion s. S. 126.
- **Basisdiagnostik bei V. a. Nieren- oder Harnwegserkrankung:** Mittels Teststreifen Untersuchung auf Eiweiß, Zucker, Bilirubin, Urobilinogen, pH, Azeton, Blut, Hämoglobin, Nitrit, Leukozyten.
- **Zusätzliche Diagnostik:**
  - *Zelldiagnostik (Beurteilung s. u.):*
    - Indikation: Bei positivem Teststreifen.
    - Erythrozyten (normal 0–5/µl in Fuchs-Rosenthal-Zählkammer), Erythrozytenmorphologie nach Färbung mit Brillantgrün (evtl. Phasenkontrastmikroskopie) zur Unterscheidung supra- oder infraglomerulärer Haemorrhagie. Leukozyten (normal 0–20/µl) (s. auch Tab. 30).
  - *Sediment:*
    - Indikation: Bei positivem Teststreifen, Urolithiasis.
    - Zylinder, Kristalle, Keime, Blutkörperchen, Epithelien, Wurmeier u. a.
  - *Uricult bzw. Harnkultur* und Erregerempfindlichkeit (Antibiogramm) bei V. a. Harnwegsinfektion. Normal bis 10^3 Keime/ml, steril nach Blasenpunktion (vgl. Tab. 30).
  - *24-Stunden-Sammelurin:* Erfassung der Gesamtmenge (Minimum 50 ml/m² KO/d), Ausscheidung von Protein, Glukose, Elektrolyten, harnpflichtigen Substanzen bei Glomerulonephritiden, Niereninsuffizienz, akutem Nierenversagen, Tubulopathien.

4.7 Nieren- und Harnwegsdiagnostik

- *Harnelektrophorese* zur Differenzierung einer Proteinurie.
- *Flammenphotometer:*
  - Indikation: Bei Tubulopathien, Clearance-Bestimmungen.
  - Na^+, K^+, Cl^-, Ca^{++}, P^{++}, Mg^{++}, Kreatinin.
- *Osmolalität* (> 600 mosmol/l bei Oligurie, < 100 mosmol/l bei Polyurie) und spezifisches Gewicht (> 1020 mg/ml bei Oligurie, < 1005 mg/ml bei Polyurie).

Beurteilung der Harnbefunde

▶ **Harnmenge**:
- *Leitbefund Oligurie* (< 200 ml/m² KO/d), Anurie (< 50 ml/m² KO/d): Bei Exsikkose, Schock, akuter Glomerulonephritis und terminalem Stadium der chronischen Glomerulonephritis, nephrotoxischen Schädigungen (Medikamente), HUS, Obstruktion der Ureteren (Blase leer) bzw. Urethra (Blase prall voll).
- *Leitbefund Polyurie* (> 1500 ml/m² KO/d): Bei Polydipsie (Diabetes mellitus, Diabetes insipidus centralis bzw. renalis, psychogen), polyurischer Phase der chronischen Niereninsuffizienz, akuter Niereninsuffizienz, bei Ödemausschwemmung, renaler Glukosurie.

▶ **Parameter:**
- *Proteinurie* (> 150 mg/d): > 1000 mg/d bei nephrotischem Syndrom, Glomerulonephritis; < 1000 mg/d bei Pyelonephritis, Zystennieren, HUS, aber auch bei fieberhaften Infekten, Stress, Exsikkose.
- *Hämaturie* (Mikrohämaturie > 5 Erythrozyten/µl, Makrohämaturie > 1 ml Blut/l Urin): Bei Glomerulonephritiden, nephrotischem Syndrom, Purpura Schoenlein-Henoch, HUS, Pyelonephritis, Stein, Tumor, Missbildungen, nach Trauma.
  - ◘ *Beachte:* Falsch positive Befunde durch Katheterisierung oder Blasenpunktion möglich.
- *Leukozyturie* (> 20 Leukozyten/µl): Bei Harnwegsinfektionen, Nierensteinen.

▶ **Harnkultur:** Befunde s. Tab. 30.

Tabelle 30 Kriterien für eine Harnwegsinfektion

Parameter	normal	verdächtig	pathologisch
Keime im Mittelstrahlurin (ml)	$<10^4$	$10^4 - 10^5$	$>10^5$
Keime im Katheterurin (ml)	$<10^3$	$>10^3$	$>10^3$
Keime im Punktionsurin (ml)	steril		jeder Keimnachweis
Leukozyten/µl	bis 20	20–50	>50
Erythrozyten/µl	bis 5	5–10	>10

Weitere Untersuchungen

▶ **Blutuntersuchungen:**
- Klinisch-chemische Parameter: Harnstoff, Kreatinin, Harnsäure, Natrium, Kalium, Chlorid, Kalzium, Phosphat, Magnesium, alkalische Phosphatase, Blutgasanalyse, Osmolalität, Blutbild, BSG, Gesamteiweiß, Glukose.
- Immunologie: Im Serum C_3, C_4, ANA, Immunkomplexe bei Nephritis.

4.7 Nieren- und Harnwegsdiagnostik

▶ **Nierenfunktionsprüfungen:**
  - *Konzentrationsvermögen – Durstversuch* (Osmolalität bis 500 mosmol/l im Harn):
    • Indikation: V.a. Diabetes insipidus.
    • Durchführung: Beginn morgens, nur Trockenkost für max. 7 Stunden, sorgfältige Überwachung. Kontrolle von Gewicht, Harn (Menge, Osmolalität, spezifisches Gewicht), Serum (Natrium, Kalium, Osmolalität) vorher und alle 2 Stunden.
    ⊙ *Beachte:* Testabbruch bei Fieber, Gewichtverlust > 3%, Hypernatriämie, im Harn spezifisches Gewicht < 1010 mg/ml, Osmolalität < 500 mosmol/l nach 8 Stunden und sobald Harnosmolalität > 500 mosmol/l.
  - *Konzentrationsvermögen – Vasopressintest* bei Diabetes insipidus (s. S. 92).
  - *Glomeruläre Filtration:* Wird anhand der Kreatinin-Clearance bestimmt:

    $$C_{cr} = \frac{U_{cr} \times \min Vol \times 1{,}73}{P_{cr} \times KO}$$

    U_{cr} = Kreatinin im Urin; P_{cr} = Kreatinin im Plasma

    • Neugeborene: 20–40 ml/min/1,73 m² KO.
    • Säuglinge: 40 bis 90 ml/min/1,73 m² KO.
    • Bei älteren Kindern: 80–120 ml/min/1,73 m² KO.
  - *Tubuläre Phosphatrückresorption* (normal 85–95%):

    $$TRP = \frac{100 \times 1 - P_{cr} \times U_{po4})}{(P_{po4} \times U_{cr})}$$

  - *Säure-Basen-Titration:* Indikation: Tubuläre Azidosen.

▶ **Bildgebende Verfahren:**
  - Isotopenuntersuchungen zur seitengetrennten Darstellung des Ausmaßes einer Nierenschädigung: Statisches Nierenszintigramm mit ^{99}Tc-DMSA, funktionelles Nephrogramm mit ^{123}J-Hippuran oder ^{99}Tc-MAG 3, auch Clearance-Berechnung möglich.
  - *Sonographie:*
    • Anatomische Organdarstellung: Missbildungen, Zysten, Steine, Harnstau, Hydronephrose u.a. – Restharnbestimmung.
    • Bei vesikouretralem Reflux Ureterdarstellung retrovesikal.
    • Funktionelle Lasix-Sonographie.
    • Farbdoppler-Sonographie zur Darstellung der Durchblutung.
  - I.v.-Pyelogramm: Anatomische und funktionelle Darstellung des oberen Harntrakts.
  - Miktionszystourethrographie (MCU): Anatomische und funktionelle Darstellung der Blase (des vesikoureteralen Refluxes) und der Urethra.
  - Angiographie: Darstellung der Nierenvenen bzw. -arterien.
  - MRT (CT): Vorwiegend bei Tumoren.

▶ **Zystoskopie:** Anatomische Darstellung der Blase und Urethra.

▶ **Nieren-Feinnadelbiopsie** (unter sonographischer Führung): Differenzierung akuter und chronischer Parenchymerkrankungen.

4.8 Neurologische Diagnostik

Anamnese und körperliche Untersuchung

- **Anamnese:**
  - Akute oder chronische Erkrankung (s. u.)?
  - Klare oder eingetrübte Bewusstseinslage (Glasgow-Coma-Scale s. S. 644)?
  - Psychomotorische Entwicklung (abrupter Stillstand oder chronische Retardierung)?
  - Krampfanfälle? Familiär gehäufte Erkrankungen, wie Epilepsie, Migräne, vererbliche neuromuskuläre Erkrankungen?
  - Immer auch nach Geburts- und Schwangerschaftsverlauf fragen, nach Perinatalzeit und Medikamenteneinnahme.
- **Körperliche Untersuchung** (s. S. 3) einschließlich genauer Beachtung der psychomotorischen Entwicklung (s. S. 26), Erhebung des Kopfumfanges (s. S. 23; Hydro-, Mikrozephalus s. S. 426) und Prüfung der Hirnnerven (s. Tab. 5, S. 8).

Leitsymptome

- **Kopfschmerzen** (vgl. Leitsymptome, S. 136):
  - Akut als Begleitsymptom bei HNO-Infekten, Meningitis u. Enzephalitis (Fieber, Meningismus), Schädel-Hirn-Trauma, Tumor (Frühzeichen!).
  - Chronisch bei chronischer Sinusitis, Visusanomalien, Zervikalsyndrom, nach Trauma, psychovegetativ.
  - Rezidivierend bei Migräne (Begleitsymptome!), Epilepsie, Hypertonie.
- **Krampfanfälle**, z. B. Fieberkrämpfe, Hypoglykämien, BNS-, Grand-mal-Epilepsie.
- **Psychomotorischer Entwicklungsrückstand:**
  - *Beachte:* Bei Verdacht auf psychomotorischen Entwicklungsrückstand auch an eine Seh- oder Hörstörung (s. S. 242 und S. 245) denken
  - Von Geburt an bei Embryopathien (z. B. Röteln, Alkohol), Missbildungssyndromen (z. B. Morbus Down), prä- und perinatalen Hirnschäden.
  - Nach Meningitiden, Enzephalitiden.
  - Progredient bei neuromuskulären Erkrankungen.
  - Entwicklungsknick nach ursprünglich normaler Entwicklung bei Stoffwechselerkrankungen. Differenzierung globaler – definierter Entwicklungsrückstand (Verständnis, Sprache, Motorik, Koordination, psychosoziales Verhalten).
- **Paresen:**
  - Peripher (einzelner Nerv oder Plexus): z. B. Fazialisparese postpartal oder nach Meningitiden, bei Tumoren, isolierten Entzündungen, heredodegenerativen Erkrankungen.
  - Zentral (Muskelgruppen): z. B. intrakranielle Tumoren, Z. n. Infektion, Blutung, neurometabolischer Erkrankung. Einteilung der Zerebralparesen (CP) s. S. 430.
  - Muskulär, DD: Kleine Haltemuskeln (Lid) bei Myasthenia gravis, symmetrischer Ausfall bei Speicherkrankheiten, parainfektiös.
- **Skelettmuskelhypotonie:** „Floppy infant", später Kraftlosigkeit:
  - Periphere Kraft und MER herabgesetzt bei kongenitalen Myopathien, Polyneuritis, spinaler Muskelatrophie.
  - Gute Kraft bei Tonusverminderung, MER gesteigert, Fremdreflexe abgeschwächt bei zerebralen Paresen, Down-Syndrom, Hypothyreose, Morbus Addison.

4.8 Neurologische Diagnostik

- **Spastik und Rigor** (Zahnradphänomen) bei Schädigung des motorischen Kortex oder Rückenmarks (ICP, Morbus Wilson) mit gesteigerten MER, abgeschwächten Fremdreflexen.
- **Bewegungsstörungen:**
  - *Ausprägung je nach Lokalisation der Schädigung:* Hyperkinesie (motorischer Kortex), Myoklonien (pyramidal, extrapyramidal, spinal), Chorea (extrapyramidales Syndrom mit Hyperkinesien und allgemeiner Hypotonie der Muskulatur; Striatum), Athetose (Erkrankung mit langsamen, bizarr geschraubten Bewegungen insbesondere der distalen Extremitätenabschnitte; Stammhirn), Dystonie (zerebral), Ataxie (Kleinhirn), Faszikulationen (muskulär).
  - *Ursachen:* Heredodegenerative Erkrankungen, Tumoren, Enzephalitiden, Meningitiden, perinatale Asphyxie, Blutungen, Kernikterus, Morbus Wilson, Intoxikationen, Fehlbildungen, Embryopathien.

Bildgebende Diagnostik

- **Schädelsonographie:**
  - Besonders geeignet bei offener Fontanelle mit Sektorschallkopf.
  - Signalveränderungen bei intrazerebralen Prozessen. Ausweitung der Liquorräume (Hydrozephalus).
  - Zweidimensionale Doppler-Sonographie der Hirngefäße mit Fließgeschwindigkeit.
- **Röntgen des Schädels** a.p. und seitlich: Bei Schädeltrauma, Mikro- und Makrozephalie und Dysmorphien indiziert. Nachweis von Veränderung der Knochenstruktur des Schädels oder Verkalkungen des Gehirns, prämature Synostosen.
- **Computertomographie (CT):** Signalveränderungen bei allen intrakraniellen und spinalen Prozessen (bessere Abgrenzung der Strukturen durch Kontrastmittelgabe). Gute Darstellung von Verkalkungen, Knochen und frischen Blutungen.
- **Myelographie:** Weitgehend durch CT und MRT ersetzt.
- **Zerebrale Angiographie:** Darstellung von Gefäßveränderungen, evtl. ergänzt durch MRT-Angiographie (nicht invasiv).
- **Magnetresonanztomographie (MRT):**
  - Bei Kindern grundsätzlich der CT vorzuziehen: Verbessertes Auflösungsvermögen, besonders in hinterer Schädelgrube und Spinalkanal, keine Strahlenbelastung. Gute Darstellung von Tumoren, Fehlbildungen der Hirnsubstanz, Erkrankungen der weißen Substanz (z. B. MS) und vaskulären Erkrankungen (mit KM).
  - MRT-Spektroskopie bei neurometabolischen Erkrankungen zur Metabolitendiagnostik.
- **Nuklearmedizinische Untersuchungen:**
  - PET (Protonen-Emissionstomographie): Regionaler Glukosemetabolismsus.
  - SPECT (Single Proton Emission Computer Tomography).

Liquordiagnostik

- Technik der Lumbalpunktion s. S. 117.
- **Indikation:** Meningitis, Enzephalitis, Subarachnoidalblutung, degenerative Prozesse, Polyradikulitis, Meningeosis leucaemica.

4.8 Neurologische Diagnostik

> **Beurteilung:**
> - *Liquorfarbe:* Normal wasserklar. Trübung bei Blutung oder Entzündung.
> - *Zellzahl:* Normal bis 10/3 in Fuchs-Rosenthal-Kammer. Erhöht bei Entzündung (Differenzierung zwischen eitriger und nicht-eitriger Meningitis s. S. 550), Blutung, Meningeosis leucaemica, evtl. Tumor.
> - *Zellart* (mit Gramfärbung) = Liquorzytologie: Polynukleäre Leukozyten bei eitriger Meningitis und Enzephalitis, mononukleäre Leukozyten bei nicht-eitriger Meningitis, Leukämie- und Tumorzellen, Abräumzellen nach Blutung und Entzündung, Erythrozyten, grampositive und -negative Bakterien.
> - *Eiweiß:* Normalwerte altersabhängig (s. Tab. 31). Erhöht bei Entzündungen, Stopp-Liquor, Tumoren, Polyradikulitis, degenerativen Prozessen.
> - *Glukose:* Normalwerte altersabhängig (s. Tab. 31). Erhöht bei Hyperglykämie. Erniedrigt bei Meningitis purulenta, Meningitis tuberculosa, Borreliose, Pilzinfektionen (unter der Hälfte der Blutglukosekonzentration).
> - *Erregernachweis:* Direkter Erregernachweis oder indirekt mit Latex-Test, Versuch der Kultivierung von Bakterien und Viren, fallweise Polymerase-Kettenreaktion.
> - *Liquorelektrophorese*, evtl. Neopterin (unspezifischer Entzündungsparameter). Monoklonale Banden bei multipler Sklerose, degenerativen Prozessen.

Tabelle 31 Normwerte im Liquor

Parameter	Frühgeborenes	Neugeborenes	Kinder
Glukose Liquor/Blut	55 – 105 %	45 – 130 %	ca. 40 %
Eiweiß	65 – 150 mg/dl	20 – 170 mg/dl	bis 30 mg/dl
Leukozyten	0 – 25/ μl	0 – 22/ μl	bis 5/ μl
Granulozyten	ca. 60 %	ca. 60 %	ca. 60 %

Neuromuskuläre Diagnostik

> **Elektromyographie (EMG) und Nervenleitgeschwindigkeit:** Veränderte Aktionspotentiale lassen Differenzierung zwischen myogener (myasthenische, myotone) und neurogener (Polyneuropathie, Neuritis, periphere Nervenläsion) Genese zu.
> **Muskel- und Nervenbiopsien:** Lichtoptische, elektronenoptische, histochemische und biochemische Veränderungen bei vielen neuromuskulären Erkrankungen.
> **Serumenzyme:** Bei V.a. auf degenerative Neuro- oder Myopathien Kreatinphosphokinase (CPK), Aldolase, Kreatinin, Carnitin, SGOT, SGPT, LDH, Laktat, Pyruvat.
> **Weitere Tests** s. Myopathien (S. 448).

EEG und evozierte Potenziale

> **Elektroenzephalographie (EEG):**
> - Indikation: Krampfanfälle, Hirnreifungsstörungen und zerebrale Schädigung, Lokalisation der Funktionsstörung, Schlafstadienbestimmung, V.a. Hirntod.

4.8 Neurologische Diagnostik

- Darstellung der lokalisierten oder generalisierten pathologischen Summenpotenziale der Großhirnrinde bei Anfällen oder Zerebralschaden.
- Das EEG wird im ruhigen Wachzustand durchgeführt. Schlaf-EEG bei V. a. Schlaf-Epilepsie. Bei fraglichen Anfällen fallweise Schlafentzugs-EEG bzw. 24-Stunden-EEG.
- Grundaktivitäten: Delta(δ)-Wellen 0–3/s, Theta(ϕ)-Wellen 4–7/s, Alpha(α)-Wellen 8–13/s, Beta(β)-Wellen > 13/s.
- Normalbefunde: Beim Neugeborenen flaches, unregelmäßiges arrhythmisches Kurvenbild (3–8/s Wellen), dann Zunahme der Amplituden und Rhythmusaktivität, mit 1 Jahr bei 4–7/s, beim Kleinkind 7–8/s, beim Schulkind 8–10/s.
- Pathologische EEG-Veränderungen/Befunde mit Spikes und/oder Sharp waves s. Tab. 32 und Tab. 33, schematische Darstellung von Spitzenpotenzialen s. Abb. 25.

▶ **Evozierte Potenziale** (visuell, akustisch, somatosensorisch):
- Indikation: V. a. Schädigung sensorischer Bahnen mit Lokalisation des Defekts, z. B. Hirnstammschädigung, Myelinisierungsdefekte bei Leukodystrophien und anderen neurodegenerativen Erkrankungen.
- Veränderte Peak-Latenzen bei Störungen der Seh-, Hör- und langen Leitungsbahnen.

Tabelle 32 Pathologische EEG-Veränderungen

Kriterium	Veränderung	Ursachen
generalisiert		
Grundaktivität	Verlangsamung (= Allgemeinveränderung)	Hypoxie, Ischämie, Hirnödem, Hyper- und Hypoglykämie, Kontusion, Enzephalitis, Meningitis, akute Infektionskrankheiten, Elektrolytimbalance, Antikonvulsiva, Neuroleptika
	diffuse β-Wellen-Aktivierung	Neuroleptika, Barbiturate, Benzodiazepine
	Suppression bei unreifen und reifen Neugeborenen (extrem flaches EEG, Burst-suppression-Muster)	metabolische Störung, Infektionen, Asphyxie
fokal (Herdbefunde) – EEG-Fokus und ZNS-Struktur sind nicht zwangsläufig identisch		
δ-Wellen-Fokus	strukturelle Läsion funktionelle Störung	jede ZNS-Schädigung
lokale Depression	(+Frequenz ↓, Amplituden ↓)	epidurales/subdurales Hämatom, Porenzephalie
Grundrhythmusaktivierung	(Amplituden ↑, Frequenz ↓)	Zwischenstadium in der Heilung fokaler Prozesse
intermittierende δ-Rhythmen		Hirnstamm: Trauma, Enzephalitis, Blutung, Absencenepilepsie
paroxysmale langsame Wellen		interiktal

4.8 Neurologische Diagnostik

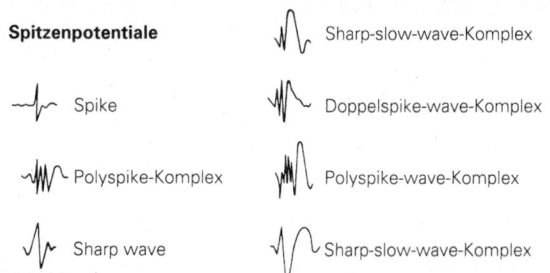

Abb. 25 Spitzenpotenziale

Tabelle 33 Pathologische EEG-Muster mit Spikes und/oder Sharp waves (kontinuierliches, paroxysmales, generalisiertes oder fokales Auftreten)

Typ	Merkmale	Vorkommen
Hypsarrhythmie	hohe polymorphe Theta-Delta-Wellen Spikes und Sharp waves mit wechselnder Lokalisation eingestreut	West-Syndrom (BNS-Krämpfe)
Spike-wave-variant- Muster	Komplex aus steiler +langsamer Welle, 1,5 – 5 Komplexe/s Polymorphie der Komplexe	myoklonisch-astatische Anfälle
3/s Spike-wave-Paroxysmen	Spitze+Langsame-Welle-Komplex Frequenz 2,5/s – 3,5/s, meist 3/s, generalisierte Rhythmus-Dauer	Absencenepilepsie
Polyspike-wave-Paroxysmen	Spitze-+Langsame-Welle-Komplex Frequenzvariabilität: Spitzen bis 15/s, Wellen bis 4/s	Impulsiv-Petit-mal
irreguläre Spike-wave-Paroxysmen	SW-Komplexe, Frequenz (2,5/s – 3,5/s), Amplitude und Form innerhalb eines Paroxysmus variabel	symptomatische/idiopathische Epilepsie
Sharp und Slow waves	Sharp-+Slow-wave-Komplex, Frequenz in den Rhythmen 1,5/s – 2/s	Dämmerzustände, atypische Absencen
periodische Komplexe steiler und langsamer Wellen (Radermecker)	Sharp wave, gefolgt von 1/s – 2/s langsamen Wellen, Komplexdauer 1 s. Wiederholung in fast regelmäßigen Abständen	subakute sklerosierende Panenzephalitis
periodische SW-Komplexe	Spikes oder Sharp waves, fakultativ gekoppelt mit polymorphen 2 – 3/s-Wellen. Komplexe variabel, Auftreten temporal	Herpes-simplex-Enzephalitis

4.9 Psychodiagnostik

Grundlagen

- Die Psychodiagnostik umfasst Untersuchungen zur Abklärung von Störungen der Persönlichkeit, des Verhaltens, der Leistungsfähigkeit sowie Untersuchungen von psychischen Veränderungen und Leidenszuständen.
- Es ist eine komplette körperliche Untersuchung (s. S. 3) und Abklärung somatischer Krankheiten notwendig.

Gespräche

- Am besten zuerst ein Gespräch mit Eltern und Kind (außer bei Jugendlichen, s. u.) unter Beobachtung der nonverbalen Interaktionen führen. Später Einzel- oder Gruppeninterview je nach Situation.
- Beim Gespräch mit Eltern und Kind ruhige Gesprächsführung mit möglichst wenig direkten und eindringlichen, sondern mit vorwiegend indirekten Fragen, die auch das Umfeld der Familie einschließen. Vertrauensgewinnung durch tolerantes, respektvolles und geduldiges Verhalten. Mehr Zuhören als Sprechen, zur Eigenverbalisierung der Klagen animieren, emotionale Ausbrüche zulassen. Weitere Gespräche anbieten!
- Beim Gespräch mit kleineren Kindern Spielzeug anbieten und beim Mitspielen beobachten.
- Mit größeren Kindern „Peer interview", d. h. Gespräch über die Wünsche oder Erlebnisse des Kindes (nicht nur über Krankheitssymptome). Jugendliche wie Erwachsene behandeln (s. S. 462). Anschließend übliche Anamnese mit den Eltern.
- Zum Einstieg ist es hilfreich sich während des Gesprächs an den folgenden Punkten zu orientieren: Wie ist die Stimmung (z. B. ausgeglichen, gereizt, traurig)? Wie schätzt man die Intelligenz ein (z. B. normal, hoch- oder minderbegabt)? Über welche sprachlichen Fähigkeiten verfügt das Kind? Wie ist der Antrieb (z. B. gehemmt, impulsiv)? Wie sind Kontakt und soziales Verhalten (z. B. distanzlos, aggressiv)? Welchen Eindruck vermitteln Mimik, Gestik und Psychomotorik?

Tests

- Voraussetzung ist eine ruhige, vertrauenerweckende Atmosphäre. Auf den Test sollte spielerisch übergegangen werden.
- **Übersicht:**
  - Intelligenztests (vgl. S. 33): Hamburger-Wechsel-Intelligenztest für Kinder (HAWIK-R), Grundintelligenztest-Skala 1, Kaufmann-Assessment-Battery for Children (KAB-C).
  - Persönlichkeitstests: Objektive Persönlichkeitstests (Persönlichkeitsfragebogen, Kinder 9–14 [PFK 9–14]) und projektive Persönlichkeitstests (Zeichnungen, Szenotest, „verzauberte Familie" u.a.).
  - Konzentrationstest: d_2-Test.
  - Schulreifetests und Schulleistungstests.
  - Tests für Lern- und geistig Behinderte.
  - Klinische Tests und Fragebögen: Diagnostik des hyperkinetischen Syndroms, des Angstsyndroms, der Anorexie, des Autismus, des Sozialverhaltens, der sozialen Interaktion, der familiären Situation u. a.

4.10 Endokrine Diagnostik

Grundlagen

- Störungen des Wachstums und der Entwicklung müssen bei entsprechender spezifischer Anamnese, familiärer Häufung und Klinik an Endokrinopathien denken lassen.

Anamnese und körperliche Untersuchung

- **Anamnese**: Wachstums- und Entwicklungsstörungen (s. S. 23)? Psychomotorische Retardierung (Hypothyreose)? Adipositas (Morbus Cushing)? Leistungsabfall und schlechtes Allgemeinbefinden (Morbus Addison)? Abweichungen der Sexualentwicklung (z. B. Virilisierung weiblicher Feten beim AGS)?
- **Körperliche Untersuchung** (s. S. 3): Klinische Befunde, anthropometrische Maße (s. S. 23), Sexualentwicklung (s. S. 25), Knochenalter bei allen Patienten erheben.

Leitsymptome

- Kleinwuchs s. S. 160, Großwuchs s. S. 162.
- Weitere Symptome s. einzelne Krankheitsbilder (Endokrinopathien S. 481 ff.).

Hypothalamus, Hypophyse, Gonaden

- **Vasopressintest (ADH-Test):**
  - *Prinzip:* Vasopressin erhöht die tubuläre Wasserrückresorption und Harnkonzentration bei normaler Nierenfunktion.
  - *Indikation:* Unterscheidung eines Diabetes insipidus renalis und centralis.
  - *Durchführung:*
    - Serumelektrolyte, Harnvolumen, spezifisches Gewicht und Osmolalität in Serum und Harn vor und nach dem Test, Harnsammlung in stündlichen Intervallen über 4 Stunden.
    - Gabe von 10 $\mu g/m^2$ KO Minirin intranasal oder 0,3 $\mu g/m^2$ KO s. c.
  - *Beurteilung:*
    - Diabetes insipidus centralis (vgl. S. 482): Ansprechen auf Vasopressin → spezifisches Gewicht und Osmolalität des Harns steigen >800 mosmol/l.
    - Diabetes insipidus renalis (vgl. S. 418): Kein Ansprechen auf Vasopressin.
    - Im Zweifelsfall Durstversuch unter genauer Überwachung nach strengem Protokoll (s. S. 85).
- **Durstversuch** (s. S. 85).
- **Hypophysen-Kombi-Test:**
  - *Prinzip:* Stimulation der Hormonausschüttung im Hypophysenvorderlappen.
  - *Indikation:* V. a. Insuffizienz des Hypophysenvorderlappens.
  - *Kontraindikation:* Insulingabe bei Hypoglykämieneigung.
  - *Durchführung:* Gleichzeitige Stimulation mit TRH (5 μg/kg KG/min i. v.), LHRH (50 $\mu g/m^2$ KO/min i. v.) und Insulin (0,1 IE/kg KG/min i. v.). Messung der Basalwerte und Stimulationswerte von Wachstumshormon (GH), TSH, LH, FSH, Glukose. Blutentnahmen bei -30, 0, 30, 60, 90 und 120 Minuten.
  - *Beurteilung:* Mangelnde Stimulation bei HVL-Insuffizienz, d. h. mangelhafter Anstieg von GH (<3 ng/ml), TSH, LH und FSH.
- **LHRH-Test (GnRH-Test):**
  - *Prinzip:* LHRH stimuliert LH- und FSH-Bildung in der Hypophyse.
  - *Indikation:* Prüfung der gonadotropen Hypophysenvorderlappenfunktion.
  - *Durchführung:* Morgens LHRH (GnRH) 25 $\mu g/m^2$ KO i. v. Messung von LH und FSH im Serum davor, 30 und 60 Minuten danach.

4.10 Endokrine Diagnostik

- *Beurteilung:* Bei intakter Funktion des Hypophysenvorderlappens LH und FSH ↑ nach LHRH-Stimulation. Ein fehlender Anstieg beweist aber nicht die Insuffizienz, außerdem große Streubreite der Werte. Bei zentraler vorzeitiger Pubertät erhöhte Basalwerte und abnormer Anstieg nach Stimulation.

➤ **HCG-Test:**
- *Prinzip:* HCG stimuliert Testosteron-Bildung.
- *Indikation:* Prüfung der Funktionsfähigkeit des endokrinen Hodengewebes.
- *Durchführung:* Basalwert für Testosteron abnehmen, i.m.-Injekion von 5000 E/m² KO HCG, nach 72 Stunden erneute Bestimmung von Testosteron im Plasma.
- *Beurteilung:* Normal 2–10facher Anstieg von Testosteron bei Säuglingen, 5–10facher Anstieg bei Kindern.

➤ **HMG-Test:** HMG stimuliert Östradiol und Testosteron. Prüfung der Funktionsfähigkeit des endokrinen Ovarialgewebes. 300 E HMG/m² KO an drei Tagen und Messung des Östradiols und Testosterons an den Tagen 1–5.

➤ **Körperbelastungstest:**
- *Prinzip:* Körperliche Belastung stimuliert Wachstumshormon (GH).
- *Indikation:* V.a. Wachstumshormonmangel. Risikolose Alternative zur Insulin- und Argininbelastung.
- *Durchführung:* 10 min Treppensteigen oder Ergometer 2 Watt/kg KG. GH-Messung im Serum vor und 15–20 Minuten nach Beginn der Belastung.
- *Beurteilung:* GH-Anstieg >10 ng/ml in 70%.

Schilddrüse

➤ **Neugeborenenscreening:** Basalwerte von TSH, T_3, T_4, oder fT_4, fT_3. Bei unreifen oder kranken Kindern Zweit-Screening.

  ◉ *Beachte:* Sekundäre Hypothyreosen werden damit nicht erfasst! Falsch negative oder positive Werte sind durch Frühgeburtlichkeit und bei kranken Neugeborenen möglich.

➤ **TRH-Test:**
- *Prinzip:* TRH stimuliert TSH und konsekutiv die Schilddrüsenhormone.
- *Indikation:* Prüfung der TSH-Reserve im Hypophysenvorderlappen. Verwendung auch zur Stimulation von Prolaktin.
- *Durchführung:* TRH 5 µg/kg KG i.v. Messung der Basalwerte und Stimulationswerte nach 30 (60) Minuten von TSH, FT_3 und FT_4.
- *Beurteilung:* Befunde s. Tab. 34.

Tabelle 34 Laborbefunde beim TRH-Test

Krankheit	TSH basal	TSH stimuliert	T_4	T_3
primäre Hypothyreose	↑	↑ ↑	↓	↓
sekundäre Hypothyreose	↓	↓ *	↓	↓
Hyperthyreose	↓	– ↓	↑	↑

* tertiäre Hypothyreose mit verzögertem TSH-Anstieg

4.10 Endokrine Diagnostik

- **Sonographie:** Bei V.a. Aplasie, Hypoplasie, Struma, Thyreoiditis, Tumoren.
- **Schilddrüsenszintigraphie:** Bei V.a. fehlende oder ektope Schilddrüse, Hyperthyreose, kalte und heiße Knoten.

Nebennierenrinde

- Kortisol im Serum, 17-Keto- und Hydroxysteroide im Harn.
- **ACTH im Serum:** Bei NNR-Hyperplasie ACTH supprimiert, bei Hypophysenadenom (zentraler Morbus Cushing) ACTH ↑.
- **Dexamethasonhemmtest (Kurztest):**
  - Screening zur Abklärung erhöhter Serumkortisolwerte.
  - 2 mg Dexamethason p.o. um 24 Uhr, Bestimmung des Serumkortisols um 8 Uhr morgens.
  - Nach Suppression Serumkortisol normalerweise <30 ng/ml. Bei Hyperplasie Suppression möglich, bei unzureichender Suppression Verdacht auf malignen NNR-Tumor.
- **ACTH-Test:**
  - *Prinzip:* ACTH stimuliert Kortisolbildung in der Nebennierenrinde (NNR).
  - *Indikation:* V.a. NNR-Insuffizienz.
  - *Durchführung:*
    a) Synacten i.v. 0,25 mg/1,73 m^2 KO. Bestimmung des Plasmakortisols basal, nach 30 und nach 60 Minuten.
    b) Synacten i.m. 1 mg/1,73 m^2 KO an drei Tagen. Bestimmung von 17-Hydroxy- und 17-Ketosteroiden im Harn.
  - *Beurteilung:*
    a) I.v.-Test: Fehlender Plasmakortisolanstieg nach 30 und 60 Minuten bei Addison-Syndrom (nicht bei sekundärer Nebennierenrindeninsuffizienz).
    b) I.m.-Test: Fehlender Anstieg von 17-Hydroxy- und 17-Ketosteroiden im Harn bei Addison-Syndrom.
- **Weitere Diagnostik:** Morbus Cushing s.S. 493, Conn-Syndrom s.S. 493, AGS s.S. 491, Morbus Addison s.S. 489. Bei V.a. Autoimmunadrenalitis: AK gegen NNR, bei V.a. kombinierte Autoimmunerkrankung (z.B. Schmidt-Syndrom) AK auch gegen Schilddrüse und Pankreasinselzellen.

Nebenschilddrüsen (Parathyreoidea)

- Serumkalzium, Phosphat, Magnesium, alkalische Phosphatase, P-Clearance, cAMP-Parathormon-Stimulationstest (200 IE i.v.).
- Bei Hyperparathyreoidismus Kalzium und Parathormon ↑, Phosphat ↓ (vgl. S. 488); bei Hypoparathyreoidismus Kalzium und Parathormon ↓, Phosphat ↑ (vgl. S. 487).

Pankreas-B-Zellen

- Allgemein: Basalwerte von Glukose mit Tagesprofil, Insulin, C-Peptid (zeigt Aktivität der B-Zellen).
- Bei V.a. Prädiabetes: Oraler Glukosetoleranztest (s.S. 494) evtl. mit Insulinbestimmung, HbA$_1$.
- Glukosetoleranztest und Bestimmung der First Phase Insulin Secretion.
- AK gegen Insulin und Inselzellen, bei Verdacht auf kombinierten Autoimmunprozess auch AK gegen NNR, Schilddrüse.

4.11 Diagnostik angeborener Stoffwechselerkrankungen

Grundlagen

➤ Die etwa 3000 verschiedenen monogen verursachten Erkrankungen (etwa 5–8% des pädiatrischen Krankengutes) sind nur zu etwa 10% biochemisch geklärt. Ihre klinischen Manifestationen betreffen alle Disziplinen der Pädiatrie.

Massenscreening bei gesunden Neugeborenen

➤ **Anwendung bei wenigen ausgewählten Erkrankungen**, die folgende Kriterien erfüllen:
  - Irreversible Schäden vor dem Auftreten erkennbarer Symptome.
  - Verfügbarkeit einer kausalen Therapie.
  - Verlässliche Labormethoden für große Probenzahlen.
  - Ausreichende Häufigkeit der Krankheiten.
➤ **Generell empfohlene Untersuchungen auf:** Phenylketonurie bzw. Hyperphenylalaninämie, Galaktosämie, Hypothyreose, gelegentlich auch Biotinidasemangel, Ahornsirupkrankheit, Homozystinurie, Argininosuccinase-Mangel, immunreaktiver Trypsin-Test (IRT) auf Mukoviszidose, Glutarazidämie, Isovalerianazidämie, MCAD-Defekt, neonatale Methylmalonsäure-Azidämie, Propionsäureazidämie.
➤ **Die Durchführung ist zentral organisiert:**
  - Bei jedem Neugeborenen werden nach ausreichender Ernährung am 3. bzw. 4. Lebenstag mehrere Blutstropfen auf Saugpapier abgenommen.
  - Diese werden in einem Zentrum untersucht, wo geeignete Tests (z. B. mikrobiologische Hemmtests „Guthrie-Test", heute vorwiegend enzymatische Tests mit ELISA u. a.) erfolgen.
  - Rückmeldung.
  - Bei Erstabnahme vor der 72. Lebensstunde wegen früher Entlassung Wiederholung bei negativem Test.

◉ *Beachte:* Schwere Verlaufsformen (z. B. Galaktosämie) können vor Rückmeldung des Befundes akute Schädigungen verursachen! Bei klinischem Verdacht oder bei familiärer Häufing geeignete selektive Tests anwenden (z. B. Beutler-Test, s. u.).

Selektives Screening

➤ **Prinzip:** Schrittweise Sicherung von Indizien für das Vorliegen einer Stoffwechselerkrankung; Definition von Risikogruppen, Durchführung bei klinisch manifester Erkrankung.
➤ **Strategie des selektiven Screenings** mittels enzymatischer und molekulargenetischer Untersuchungen:

◉ *Beachte:* Immer vorher mit Diagnosezentrum absprechen!

1. Genotyp-spezifische Diagnostik bei erkrankten Mitgliedern einer Familie mit Indexpatient. Nachweis der Funktionsstörung des betreffenden Genprodukts (Protein, Enzym, Rezeptor usw.) mittels biochemischer Charakterisierung.
   - Zweck: Erkennung des Stoffwechseldefekts, Abschätzung biochemischer Therapiemöglichkeiten und der pränatalen Diagnose.
   - Probleme: Genprodukt ist manchmal unbekannt (z. B. peroxisomaler oder mitochondrialer Defekt u. a.), oder Defekt schwierig nachweisbar (mitochondrialer Defekt).

4.11 Diagnostik angeborener Stoffwechselerkrankungen

2. Danach (oder gleichzeitig) Nachweis der verantwortlichen Genmutation.
   - Zweck: Sichere Diagnose, genetische Beratung, evtl. Prognose des Verlaufs. Evtl. Mutationsnachweis statt des biochemischen Tests (z. B. bei „common mutations" wie Mukoviszidose, M. Gaucher, M. Duchenne, u. a.).
   - Probleme: Zahl der vorkommenden Mutationen beim gleichen defekten Genprodukt oft sehr hoch (bis über 50) oder Mutation nicht nachweisbar.
   - Bei bekannter Mutation ist der reproduzierende Nachweis relativ einfach. Zusätzlich Möglichkeit der Diagnostik von heterozygoten Übertragern der Familie.

▶ **Krisenhafte Erkrankungen:**
   - *Symptome* einer Intoxikation durch Akkumulation „organischer Säuren" und anderer Metabolite (Zwischenprodukte des Intermediärstoffwechsels) bei Amino- und Organazidopathien, Enzymdefekten des Harnstoffzyklus und des Zuckerstoffwechsels:
     - Bei Neugeborenen, meist nach Erstzufuhr von Nahrung: Erbrechen, Nahrungsverweigerung, Gewichtsstillstand, Muskelhypotonie, Apnoen, Krämpfe, Bewusstseinsstörungen, evtl. Hepatopathie, Reye-Syndrom-artige Krisen, Icterus prolongatus, Hepatomegalie, auffallender Geruch des Urins.
     - Bei älteren Kindern unter Belastung wie Stress (Operationen!), Infekte, exogene Proteinbelastung (s. auch Organoazidurien).
   - *Routinelabor:* Blutbild (Panzytopenie), Kreatinin, Elektrolyte, BGA (erhöhter Anionengap > 20 mval/l bei organischer Azidurie), Laktat (metabolische Azidose bei Pyruvatdehydrogenasemangel, Atmungskettendefekten, Störungen der Glukoneogenese), Transaminasen (↑ bei Harnstoffzyklusdefekten), Blutzucker (Hypoglykämie bei MCAD-Defekten, Störungen der Glukoneogenese), Ammoniak (Hyperammonämie bei organischer Azidurie oder Harnstoffzyklusdefekten), Ketonkörper im Urin (Ketonurie bei Störungen der Glukoneogenese). Anionenlücke = $([Na^+]+[K^+])-([Cl^-]+[HCO_3^-])$.
   - *Orientierende Tests in Harn (H) bzw. Serum (S):* Dinitrophenylhydrazin- (DNPH-) Test für α-Ketosäuren (H), Harnstreifentest für Ketonkörper (H), Aminosäuremuster qualitativ (H, S). Im Vollblut Beutler-Test auf Galaktosämie.
   - *Spezialanalytik:* Nachweis organischer Säuren, Carnitin und Orotsäure im Harn (10 – 20 ml Spontanharn), Aminosäuren quantitativ, evtl. nach Gabe von Glukose, Protein, Allopurinol oder nach Nahrungskarenz. Enzymdiagnostik in kultivierten Hautfibroblasten (Hautstanze, Material im Spezialabor anfordern), selten in Leber oder Muskelgewebe.
   - *Praktisches Vorgehen im Verdachtsfall:* Durchführung der Routineuntersuchungen, Kontaktaufnahme mit Analysenlabor (Telefon!), Einsenden von Harn und Serum unter Mitteilung bisheriger Befunde und Ernährungsbedingungen.
     - **Wichtig:** Sicherung diagnostischen Materials (Serum, Harn, evtl. Hautbiopsie) vor Therapie (speziell vor proteinfreier Ernährung) oder post mortem!

▶ **Neurodegenerative Erkrankungen:**
   - *Symptome:*
     - Progredienter Entwicklungsabbau oder Leistungsknick mit Verlust erworbener Fähigkeiten ohne augenfällige Ursache.

4.11 Diagnostik angeborener Stoffwechselerkrankungen

- Ataxie, Spastizität, Proteinvermehrung im Liquor spricht für primäre Schädigung der weißen Substanz. Psychomentale Regression, Sehstörungen, Krämpfe für Defekte der grauen Substanz.
- Wichtig sind pathognomonische Hinweise, z. B. kirschroter Makulafleck bei Lipidosen, Kornealring bei Morbus Wilson.

– *Diagnostik:*
  - Bildgebende Verfahren (MRT, MRT-Spektroskopie, PET, SPECT), Nervenleitgeschwindigkeit, EEG, evozierte Potenziale, ophthalmologische Untersuchungen (Retina, brechende Medien).
  - Weiterführende Diagnostik: Vakuolisierte Lymphozyten und Speicherzellen im peripheren Blutbild bzw. Knochenmark, beim Fehlen biochemischer Hinweise elektronenoptische Untersuchung von Biopsien aus Haut, Konjunktiva, Rektum und Nerven.
  - Biochemische Tests: Nachweis spezifischer Metabolite im Harn, z. B. Oligosaccharide (Spontanharn) und/oder Sphingolipide (lysosomale Speichererkrankungen; Harnsediment eines 24-Stunden-Harns), N-Acetylasparaginsäure (Morbus Canavan; Spontanharn). Phytansäure, überlangkettige Fettsäuren (Serum; peroxisomale Störungen). Enzymdiagnostik in Serum, Leukozyten (10 ml Heparinblut) oder Fibroblasten (Hautstanze in Zellkulturmedium; anfordern).

- *Cave:* Große biochemische Heterogenität, viele biochemisch ungeklärte Krankheitsbilder. Genaue Information aller an der Abklärung beteiligten Stellen, sorgfältige interdisziplinäre Zusammenarbeit!

▶ **Dysmorphie:**
– *Symptome:*
  - Untypisch sind dysplastische Missbildungen wie Lippen-Kiefer-Gaumen-Spalten, Myelomeningozele und multiple Missbildungen.
  - Neonatal erkennbare Dysmorphie gelegentlich bei z. B. Zellweger-Syndrom, Morbus Hurler, Mukolipidose III, G_{M1}-Gangliosidose. Typisch sind progredient zunehmendes Auftreten von Kleinwuchs, Dysostosis multiplex (Wirbel-, Handskelett, Fazies), Trübung der brechenden Medien (Hornhaut, Linse) etc. bei lysosomal verursachten Heteroglykanosen (Mukopolysaccharidosen, Mukolipidosen).

– *Biochemische Tests:* Phytansäure und überlangkettige Fettsäuren im Serum bei peroxisomalen Störungen. Dünnschichtchromatographie auf Oligosaccharide (Spontanharn), Ausscheidung von Mukopolysacchariden (24-Stunden-Harn). Enzymatische Diagnostik in Leukozyten oder kultivierten Fibroblasten.

▶ **Viszeromegalie:**
– Selten isolierte Organomegalie ohne gleichzeitige Beteiligung von Skelett oder ZNS.
– Hepatosplenomegalie bei viszeralen Glykogenosen (Typ I, III, VI): Hypoglykämien, Laktatazidose, Hyperurikämie, Hyperlipidämie.
– Bei Sphingolipidosen (Morbus Gaucher, Morbus Niemann-Pick, Cholesterinester-Speichererkrankung): Speicherzellen in peripherem Blutbild und Knochenmark, Enzymdiagnostik in Leukozyten und Fibroblasten.
– **Bei kardialer Symptomatik** (EKG-Veränderungen, hypertrophische Kardiomyopathie): Glykogenose Typ II (Enzymdiagnostik in Fibroblasten).

4.12 Genetische Untersuchungen

Anamnese und körperliche Untersuchung

- Anamnese: Stammbaum über drei Generationen (s. Abb. 26), exakte Schwangerschafts-, Geburts-, Entwicklungs- und Umgebungsanamnese.
- Klinischer Befund mit subtiler Erhebung der Körpermaße. Photographie der Dysmorphien. Bei Neugeborenen Untersuchung der Plazenta.
- Das weitere Vorgehen zur Abklärung genetischer Erkrankungen entscheidet bei Dysmorphien die Familienanamnese und der Phänotyp (Diagnostik der angeborenen Stoffwechselerkrankungen [s. S. 95]).

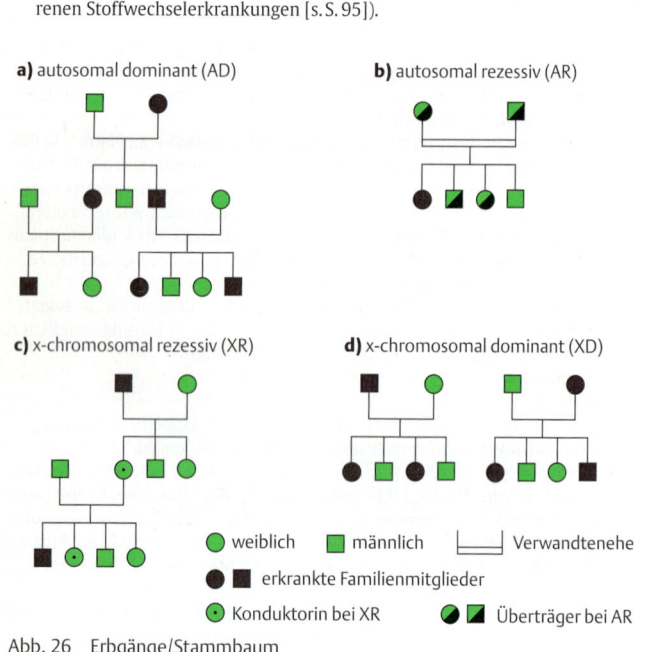

Abb. 26 Erbgänge/Stammbaum

Indikationen zur Chromosomen- oder Stoffwechselanalyse

- **Pränatale Analyse:**
  - Bei bekannter Erbkrankheit oder Chromosomenaberration eines Geschwisters, eines Elternteils oder Verwandten.
  - Blutsverwandte Ehepaare mit Kinderwunsch.
  - Alter der Mutter über 35 Jahre. Alter des Vaters ≥ 50 Jahre.
  - Exposition eines Elternteils zu mutagenen Noxen (z. B. nach Bestrahlung oder Chemotherapie).
  - Auffälliger Triple-Test (pränatales Screening auf Trisomien).
  - Sonographischer Verdacht auf Dysplasie bei Vorsorgeuntersuchungen (z. B. Nackenödem in der 12. SSW, Plexus chorioideus-Zyste, Nierenbeckenerweiterung, verkürzter Femur).

4.12 Genetische Untersuchungen

> **Postnatale Analyse:**
> - Phänotypischer Verdacht auf eine Chromosomenaberration (Dysplasien, Retardierung).
> - Intersexuelles äußeres Genitale.
> - Ausbleibende sekundäre Geschlechtsentwicklung.
> - Leukämietypisierung bei hämatologischer Diagnose.

Labordiagnostik

> **Pränatale Diagnostik:** Mittels Enzymdiagnostik oder DNA-Analysen aus Chorionzottenbiopsien (ab 11.–13. SSW) oder nach Amniozentese (ab 15.–17. SSW) oder Nabelschnurblutprobe (ab 19. SSW).
> **Chromosomenanalyse aus Lymphozytenkulturen:** Normal sind 46 Chromosomen, 22 Autosomenpaare, 2 Gonosomen (XX oder XY).
> - *Bänderungsmethoden:* Giemsa(G)-, Quinacrin(Q)- und Reversed(R)-Bänder zum Nachweis numerischer und struktureller Chromosomenanomalien.
> - *Spezielle Methoden:* High resolution banding, In-situ-Hybridisierung mit zahlreichen Varianten.
> **Molekulargenetische Analysen:**
> - *Direkte Gendiagnose:* Nachweis der Mutation.
> - *Indirekte Gendiagnose:* Untersuchung des mutierten Gens mit eng gekoppeltem Marker.
>   - Methoden: DNA-Isolierung, Verdauung mit Restriktionsendonukleasen, gelelektrophoretische Auftrennung, Southern-Hybridisierung mit definierten DNA-Sonden, PCR (Polymerase-Kettenreaktion), Analyse der amplifizierten DNA, Mutationssuche z. B. mit DGGE (denaturing gradient gel electrophoresis) oder SSCP (Single strain conformation polymorphism).
>   - Ziel: Diagnose, Heterozygotentest bei autosomal-rezessiven (AR-) und X-chromosomal-rezessiven (XR-) Erbgängen. Bisher sind über 1000 Erbkrankheiten chromosomal lokalisiert und zum Großteil molekulargenetisch untersucht.

4.13 Infektionsdiagnostik

Grundlagen

- Der Erreger einer Infektion ist so irgend möglich zu identifizieren.
- Die mikrobiologische Diagnostik kann nur so gut sein, wie die Qualität der zur Untersuchung entnommenen Probe.
- Bei jedem Keim ist zur Bewertung der klinischen Bedeutung immer zwischen einer Infektion, Kontamination und einer echten Infektion zu unterscheiden.

Anamnese und körperliche Untersuchung

- **Anamnese:**
    - Pathognomonische Symptome und Beschwerden siehe einzelne Krankheitsbilder (S. 525 ff.).
    - Schmerzlokalisationen und -charakter? Impfungen?
    - Bei unklarem Fieber immer auch nach Infektionen im Kindergarten, Schule, bei Geschwistern und Eltern fragen. Auslandsaufenthalte? Zeckenstich? Kontakt mit Tieren?
- **Körperliche Untersuchung** s. S. 3. Bei V. a. Meningitis Meningismuszeichen (s. S. 9) prüfen und den Augenhintergrund (Stauungspapille) untersuchen.

Leitsymptome

- Fieber bei fast allen Infektionskrankheiten, aber auch bei vielen anderen Differenzialdiagnosen (s. S. 132).
- LK-Schwellungen (Differenzialdiagnosen s. S. 81).
- Exantheme: Differenzialdiagnosen s. Tab. 35.
- Bei lokalen Infektionen (z. B. Abszess, Osteomyelitis) klassische Entzündungszeichen: Rötung, Schwellung, Überwärmung, Schmerzen, Funktionseinschränkung.
- Meningismuszeichen (s. S. 9).

Tabelle 35 Übersicht exanthematischer Erkrankungen (Beispiele siehe Farbtafeln)

Krankheit	Lokalisation	Morphe	Verlauf
Varizellen (s. Abb. 51, Farbtafel 3)	generalisiert, auch am behaarten Kopf und an den Schleimhäuten	kleine blassrote Flecken, die sich rasch zu Bläschen und Pusteln umwandeln	schubweise, alle Stadien sind gleichzeitig zu finden (Sternenhimmelphänomen)
Masern (s. Abb. 47 a/b, Farbtafel 1)	generalisiert, beginnend hinter den Ohren, dann zentrifugal über Stamm und Extremitäten ausbreitend	stark gerötete, etwas unregelmäßig geformte, bis ca. 1 cm große auch konfluierende Flecken, in seltenen Fällen hämorrhagisch	zunächst Koplik-Flecken an der Wangenschleimhaut, bei Beginn des Exanthems Fieberschub, verschwindet in derselben Reihenfolge, wie es auftritt

4.13 Infektionsdiagnostik

Tabelle 35 Fortsetzung

Krankheit	Lokalisation	Morphe	Verlauf
Röteln (s. Abb. 48 a/b, Farbtafel 1,2)	generalisiert, im Gesicht beginnend, zentrifugale Ausbreitung über Stamm und Extremitäten	oft nur leicht gerötet, kleinfleckig makulös, ganz leicht erhaben, Einzeleffloreszenz etwa stecknadelkopfgroß, nicht konfluierend	begleitend nuchale Lymphknoten, verschwindet in derselben Reihenfolge, wie es auftritt
Scharlach (s. Abb. 55 a–c, Farbtafel 6,7)	Beginn meist zentral: Leisten-, Hals- und Schulterregion; im Gesicht bleibt die Perioralregion blass	meist relativ stark gerötet, feinstfleckig, teilweise zu großen Flächen konfluierend, besonders in zentralen Körperregionen	Ausbreitung vom Stamm aus, nach Abklingen unterschiedlich ausgeprägte, teils groblamelläre Schuppung
Pfeiffer-Drüsenfieber	generalisierte, meist schnelle Ausbreitung ohne charakteristischen Beginn	Masern- oder rötelnähnlich, ausgeprägt rote Flecken, gelegentlich mit lividem Zentrum, besonders bei begleitendem Arzneimittelexanthem	(Exanthem nur bei 15%!), oft gleichzeitig Juckreiz, oft zögerlich abklingend
Arzneimittelexanthem (s. Abb. 66 a–d, Farbtafel 11)	bei Kindern meist generalisiert, bei Jugendlichen auch lokalisiert; je nach Auslöser, meist durch Ampicillin/Amoxycillin oder Co-Trimoxazol	masernähnlich bis großfleckig, dann polyzyklisch oder konfluierend, mit kokardenförmigen zentral lividen Effloreszenzen	je nach Auslöser innerhalb von Stunden bis wenigen Wochen abklingend, bei Kindern nur selten allergisch (!)
Ringelröteln (s. Abb. 50 a/b, Farbtafel 2,3)	Wangenerythem (!), generalisiert, bevorzugt Oberarmstreck- und Unterarmbeugeseite	bis zu münzgroße ringförmige, teils miteinander verbundene landkartenähnliche Figuren	oft wenig intensiv, bleibt eine bis mehrere Wochen bestehen
Exanthema subitum (s. Abb. 49, Farbtafel 2)	Rumpf, dann Ausbreitung auf die Extremitäten	feinfleckig, oft nur diskret gerötet	sehr flüchtig, manchmal nur wenige Stunden sichtbar, Auftreten bei bzw. kurz nach Entfieberung
Kawasaki-Syndrom (s. Abb. 65 a/b, Farbtafel 11)	generalisiert, besonders intensive Rötung der Handinnenflächen, auch Fußsohlen	makulopapulös, polymorph, relativ uncharakteristisch	andauerndes hohes Fieber, Konjunktivitis, in der 2. Krankheitswoche Schuppung an Fingern und Zehen

4.13 Infektionsdiagnostik

Apparative Diagnostik und Labordiagnostik

- **Allgemeine Labordiagnostik:**
  - Blutbild: Leukozytose, Linksverschiebung der Neutrophilen und toxische Granulation sprechen eher für bakterielle Infektion (Ausnahme Pertussis!).
  - BSG und CRP ↑ bei bakteriellen Infektionen, aber auch nach Operationen. C-reaktives Protein reagiert rascher als BSG.
  - Zum Ausschluss einer Exsikkose: Elektrolyte, Kreatinin, Harnstoff, Blutbild (Hkt ↑).
- **Harnstatus:** Bei jedem unklaren Fieber nach Harnwegsinfekt suchen!
- **TORCH-Screening** bei V. a. pränatale Infektion (s. S. 218).
- **Erregernachweis:**
  - *Bakteriennachweis:*
    - Je nach klinischem Befund Bakteriennachweis aus Nasen-, Rachenschleimhaut, Stuhl, Eiter (auch Anaerobier), Körperflüssigkeiten (Harn, Liquor, Pleuraerguss u. a.), Blutkultur. Fallweise Färbung nach Gram, Ziehl-Neelsen u. a. Spezielle mikrobiologische Schnelltests mit Latexagglutination, oder Gegenstromelektrophorese (B-Streptokokken, Meningokokken, Pneumokokken, Haemophilus influenzae).
    - Material, Gewinnung und Versand von Material zur bakteriologischen Diagnostik s. Tab. 36.

Tabelle 36 Material, Gewinnung und Versand von Material zur bakteriologischen Diagnostik

Material	Fragestellung	Gewinnung	Transport
Abstriche	Aerobier und Anaerobier?	Auftragen von Eiter auf sterile Wattenträger oder Alginattupfer	bei Raumtemperatur in Transportmedium, Anaerobier mit Luftabschluss in Transportmedium
Blutkultur	Aerobier?	sterile Venenpunktion	bei 37 °C, möglichst Verhältnis Blut:Medium 1:10, Flasche belüftet
	Anaerobier?	sterile Venenpunktion	Flasche nicht belüftet
Liquor	Aerobier/Anaerobier?	Lumbalpunktion	bei 37 °C in sterilen Röhrchen
Urin	Aerobier?	Mittelstrahlurin, Katheterurin suprapubische Blasenpunktion	gekühlt bei +4 °C
Stuhl	Enteritiserreger Besiedelung?	via naturalis	rasch, evtl. gekühlt oder tiefgefroren
Sputum	Pneumonieerreger?	expektoriertes Material	Zimmertemperatur, rasch
nur purulentes Material	Aerobier/Anaerobier, Tbc?	Trachealabsaugung, bronchoalveoläre Lavage	klinische Angaben bei Tbc
Magensaft	Tbc?	Sonde	steril

4.13 Infektionsdiagnostik

- *Virennachweis:*
  - Aus Rachenspülwasser, Stuhl, Urin, Liquor, Blut, Hauteffloreszenzen (z. B. bei Herpes simplex).
  - Methoden zum Antikörpernachweis bei Virusinfektionen: Komplementbindungsreaktion (KBR), Hämagglutinationshemmtest (HAH), enzyme linked immunosorbent assay (ELISA), Radioimmunoassay (RIA), Immunfluoreszenztest (IFT), Westernblot.
- *Spezielle Verfahren:* Mononukleose-Spot-Test, elektronenmikroskopische Untersuchung (Rotaviren u. a.), Enzymimmunoassays (Rotaviren, Enteroviren, RSV, Chlamydien u. a.), Immunfluoreszenz (RSV), Immunoperoxidase-Reaktion (Pertussis u. a.), Polymerase-Kettenreaktion (= PCR; Herpesvirus, Zytomegalievirus u. a.), RNA-Test (bei Tuberkulose), Westernblot (HIV), indirekter serologischer Nachweis mit spezifischen Antikörpern (Serum-IgM-AK bei rezenten Infektionen, evtl. IgG-Antikörper mit Titerverläufen. Bei speziellen ZNS-Infektionen IgG- und IgM-Nachweis aus dem Liquor [Borreliose u.a.]).

  Beachte: Für eine Diagnose als beweisend gelten in der Regel ein 4facher Titeranstieg in zwei Serumproben in 14 Tagen, ein einzelner besonders hoher Titer der IgG-Klasse, der Nachweis spezifischer AK der IgM-Klasse.

➤ **Hauttests,** z. B. für Tuberkulose nach Mendel-Mantoux (s. S. 537).

➤ **Apparative Diagnostik:** Je nach klinischer Symptomatik Röntgenuntersuchungen (Thorax, Skelett u. a.), Ultraschalluntersuchungen (Nieren, Herz, Weichteile u. a.), CT oder MRT (Hirn u. a.), Szintigraphie (Skelett u. a.).

5.1 Kapilläre Blutentnahme

Grundlagen

- **Indikationen:**
  - Blutgasanalyse (BGA): Zur Überwachung einer respiratorischen Störung – lediglich der pCO_2 und der pH sind zuverlässig zu bewerten, wenn zuvor das Hautareal, aus dem die Blutprobe entnommen wird, gut gewärmt ist, der pO_2 ist unzuverlässig.
  - Blutzucker(BZ)-Bestimmung (zur Überwachung einer Hyper- oder Hypoglykämie), Blutbild (BB), Stoffwechselscreening („Guthrie-Test"), TSH-Bestimmung auf Filterpapier.
- **Kontraindikationen:** Hämophilie A und B, Thrombozytopenie <20000/µl.
- **Komplikationen:**
  - Infektion (Osteomyelitis), Hämatome (bei häufigen Abnahmen).
  - Schlechte Beurteilbarkeit aufgrund der Abnahmeschwierigkeiten z.B. bei verzögerter Rekapillarisierungszeit. Hämolyse durch zu starkes Quetschen.
- **Material:** Sterile Einmallanzetten, Hautdesinfektionsmittel, heparinisierte Glaskapillaren für BGA, Natriumfluorid-Röhrchen für BZ, EDTA-Röhrchen für BB, für Guthrie-Test und TSH-Bestimmung bzw. andere Stoffwechseltests genormte Filterpapiere.

Durchführung

- Punktionsstelle: Fußsohle am medialen oder lateralen Teil der Ferse beim Neugeborenen und Säugling (s. Abb. 27); sonst seitliche Fingerkuppe des 3., 4. und 5. Fingers oder Ohrläppchen.
- Lokaldesinfektion.
- *Cave:* Bei der Punktion darauf achten, dass man nicht in den Knochen sticht (Osteomyelitisgefahr!!!) sondern im Gewebe bleibt. Dazu Gewebe durch seitlichen Druck „auffalten".
- Einmal beherzt (ansonsten muss man oft mehrfach stechen), aber nicht zu tief zustechen.
- Ersten Blutstropfen abwischen und zügig das Blut in die Kapillare aufnehmen. Dabei die Haut nicht zu stark quetschen (Gefahr der Hämolyse → verfälschte Werte bei Blutbild) und bei einer BGA darauf achten, dass keine Luft in der Kapillare ist.
- Anschließend ausreichende Blutstillung!

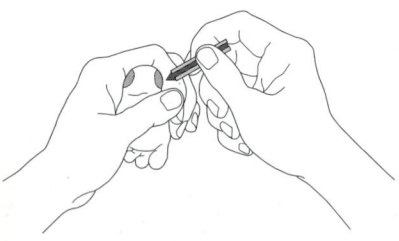

Abb. 27 Kapilläre Blutentnahme

5.2 Punktion peripherer Venen

Grundlagen

- **Indikationen:**
  - Gewinnung von Blutproben für diagnostische Zwecke.
  - Abnahme von Blut zur Hämodilution.
  - Applikation von Medikamenten und Infusionstherapie.
- *Cave:* Blutentnahme bei einem ateminsuffizienten Kind (z. B. Epiglottitis) – Gefahr des Atemstillstandes bei Erregung.
- **Komplikationen:**
  - *Phlebitis:*
    - *Cave:* Plastikkanülen haben dieselbe Potenz, Infektionen auszulösen wie zentrale Venenkatheter. Deswegen tägliche Kontrolle der Einstichstelle auf Rötung oder Phlebitis!
  - *Paravasat:* Gangrän (z. B. durch Na-Bikarbonat, TRIS-Puffer, Zytostatika), subkutane Verkalkungen (durch Kalzium oder fetthaltige Lösungen).
  - *Weitere:* Hämatom, venöser Spasmus, Luftembolie (Gefahr vor allem bei Punktion herznaher Venen, s. S. 111).
- **Material:**
  - *Zur Blutentnahme:* 1er Stahlkanüle.
  - *Zur Applikation von Medikamenten oder Infusion:*
    - Butterfly-Stahlkanüle: Je nach Alter 19 (großes Kind), 21, 23 oder 25 (Frühgeborenes). Vorteil: Punktion mit steifer Kanüle einfacher. Nachteil: Höhere Perforationsgefahr, dadurch geringere Haltbarkeit bei Dauerinfusion.
    - Verweilkanüle aus Plastik: Vorteil: Geringere Perforationsgefahr, daher längere Verweildauer möglich. Nachteile: Plastikkanülen sind biegsam, etwas geringere Kontrolle der Einstichstelle.

Durchführung

- **Punktionsstellen:**
  - Lokalisationen geeigneter Venen s. Abb. 28.
  - Legen einer Verweilkanüle in Gelenknähe vermeiden; wenn dies nicht möglich ist, gute Fixierung der Extremität.
  - *Cave:* Verwechslung von Venen mit Arterien.
- **Vorbereitung:**
  - Zügiges Arbeiten, Stress fürs Kind minimieren, Kleinkinder und Schulkinder wahrheitsgemäß auf Stich vorbereiten.
  - *Beachte:* Vor allem bei Säuglingen und Kleinkindern gute Fixierung durch 2. Person!
  - Beruhigung des Kindes so gut wie möglich, falls möglich lokale Analgesie mit Emla-Pflaster.
  - Extremität vor der Punktion gut anwärmen. Bei Frühgeborenen ist manchmal Transillumination mit Kaltlichtquelle von Vorteil.
  - Stauung der Venen mit Druck unterhalb des diastolischen Blutdrucks durch Bandage oder (besser) durch Hilfsperson. Stauung nicht zu lange aufrechterhalten – Schmerzen!
  - Bei Punktion einer Kopfvene kann durch Druck auf die Vene herzwärts eine Stauung der Vene erreicht werden.
  - Zum Eigenschutz (HIV-, Hepatitisrisiko) Handschuhe anziehen.
- **Desinfektion der Punktionsstelle:** Mit 70% Alkohol und sterilem Tupfer: Den Tupfer mit Alkohol tränken und die Punktionsstelle abwischen. Auf ausreichende Einwirkzeit (ca. 30 s) achten.

5.2 Punktion peripherer Venen

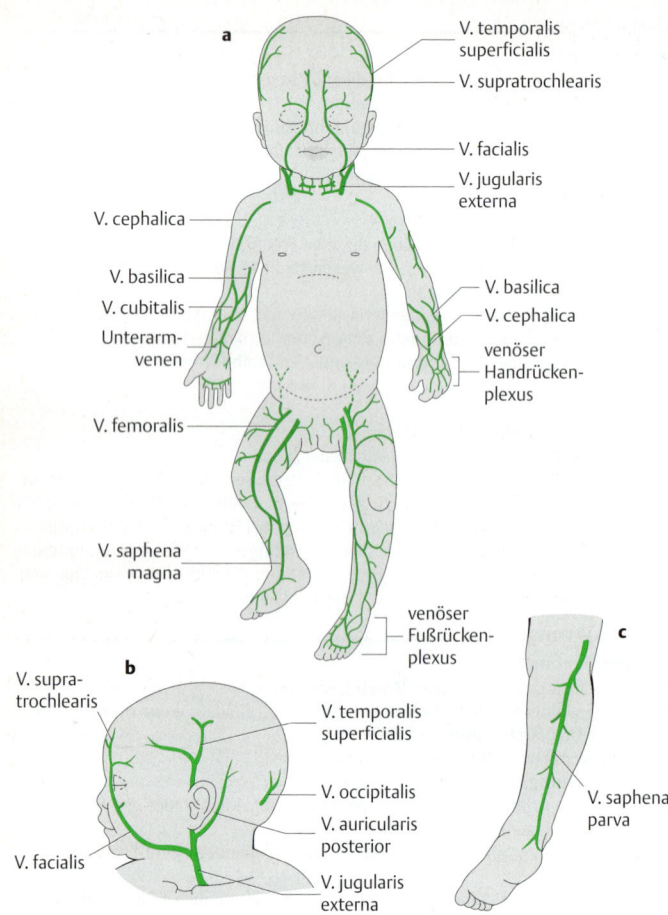

Abb. 28 Zur Venenpunktion und Infusion geeignete Venen

- **Punktion** (vgl. Abb. 28 und 29):
  - Einstichstelle durch Haut einige Millimeter distal der Punktionsstelle der Vene.
  - Zügig durch die Haut stechen, danach die Nadel langsam vorschieben.
  - Sobald Blut kommt, Stahlnadel in Venenverlauf vorsichtig vorschieben bzw. Mandrin der Plastikkanüle wenige Millimeter zurückziehen und Verweilkanüle vorsichtig möglichst weit vorschieben.
  - Stauung der Extremität beenden.
  - Bei Verweilkanüle: Injektion einer kleinen Dosis von 0,9% NaCl-Lösung, um intravasale Lage der Kanüle zu beweisen.

5.2 Punktion peripherer Venen

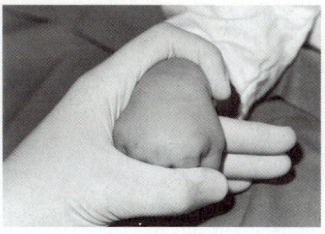 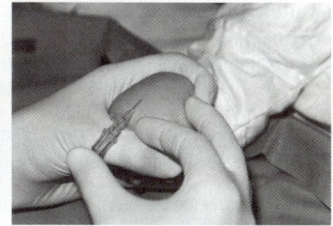

Abb. 29 Venöse Punktion

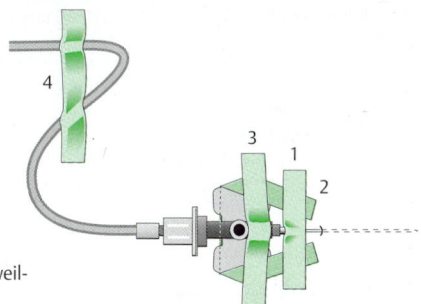

Abb. 30 Fixierung von Verweilkanülen mit 4 Pflastern

➤ **Fixierung der Verweilkanüle:**
  – Zur Vermeidung eines Extravasates ist eine gute Fixierung notwendig (Technik s. Abb. 30).
  – Die Einstichstelle soll durch das Pflaster nicht überdeckt werden. Eine visuelle Kontrolle (z. B. Rötung als Hinweis einer Infektion) ist ständig erforderlich! Zusätzlich immer Fixierung einer Sicherheitsschleife.
  – Verweilkanüle nach Medikamentenapplikation (ohne Dauerinfusion) mit Kochsalzlösung (0,9%) füllen.

5.3 Punktion peripherer Arterien

Grundlagen

- **Indikation:**
  - Monitoring von Blutgasen bei beatmeten Patienten.
  - Invasive Blutdruckmessung bei Intensivpatienten.
- **Kontraindikationen:**
  - *Cave:* Arterielle Punktion bei Thrombozytopenie bzw. Hämophilie.
- **Komplikationen:**
  - *Thromboembolie, Vasospasmus:*
    - Hautnekrosen: Vermeiden von Injektionen in Arterien.
    - Nekrose von einzelnen Fingern: Kollateralkreislauf prüfen durch manuelles Abdrücken der zu punktierenden Arterie.
  - *Infektion* (Gefahr geringer als bei venöser Verweilkanüle).
  - *Hämatom und Blutung:* Durch falsche Punktion oder unzureichende Sicherung des Zugangs.
  - *Schädigung eines peripheren Nerven:* Zum Beispiel N. medianus bei Punktion der A. radialis, N. ulnaris bei Punktion der A. ulnaris, N. tibialis posterior bei Punktion der A. tibialis posterior.
  - *Pseudoaneurysma.*
  - *Hyper-, Hyponatriämie oder Hypervolämie* durch ständiges Spülen der Nadel bei Frühgeborenen.
- **Material:** Sterile talkumfreie Handschuhe, 70% Alkohol und sterile Tupfer zur Desinfektion, 0,45% NaCl-Lösung zur Spülung und Dauerperfusion, Plastikkanüle (25er bei Neugeborenen, 23er – 19er Kanüle bei Kindern).

Durchführung

- **Punktionsstellen:**
  - A. radialis, A. tibialis posterior oder A. temporalis superficialis (s. Abb. 31).
  - Bei Bedarf Lokalisation der Arterie durch Transillumination mit Kaltlicht oder mit Dopplersonographie. Analgesie durch Emla-Pflaster.
  - Bei A. radialis Kollateralkreislauf der A. ulnaris überprüfen: Abdrücken der A. radialis führt nicht zur Ischämie der Finger.
- Desinfektion der Punktionsstelle mit 70% Alkohol und sterilem Tupfer, ausreichende Einwirkzeit (mindestens 30 Sekunden)!
- Zum Eigenschutz (HIV-, Hepatitisrisiko) Handschuhe tragen.
- **Punktion:**
  - Sichere Fixation der Hand bzw. des Fußes zur Punktion.
  - Bei Punktion der A. radialis leichte (!) Dorsalflexion der Hand (s. Abb. 32).
  - Sorgfältige Palpation des Verlaufs der Arterie.
  - Punktion der Arterie im Winkel von 10–15 zur Hautoberfläche. Nadel langsam vorschieben; wenn Blut zurückfließt, Mandrin ziehen und Nadel vorsichtig und langsam (!) – *cave: Arteriospasmus* – mit 0,45% NaCl-Lösung mit 2-ml-Spritze freispülen. Flussrate mindestens 0,3 ml/h.
- **Fixierung und Sicherung des arteriellen Zugangs:**
  - Absolut sichere Fixation der Plastikkanüle wie bei Venenpunktion (s. Abb. 30) notwendig.
  - *Beachte:* Sichere Ruhigstellung des Hand- bzw. Sprunggelenks mit Schiene!
  - Anschluss der Nadel an Druckmonitor mit engen Alarmgrenzen für diastolischen und systolischen Druck. Eine Diskonnection (Blutungsgefahr) oder Verstopfen der Nadel wird dadurch über Druckalarm sofort erkannt.
  - Ständige Beobachtung der Finger bzw. Zehen auf gute Perfusion!

5.3 Punktion peripherer Arterien

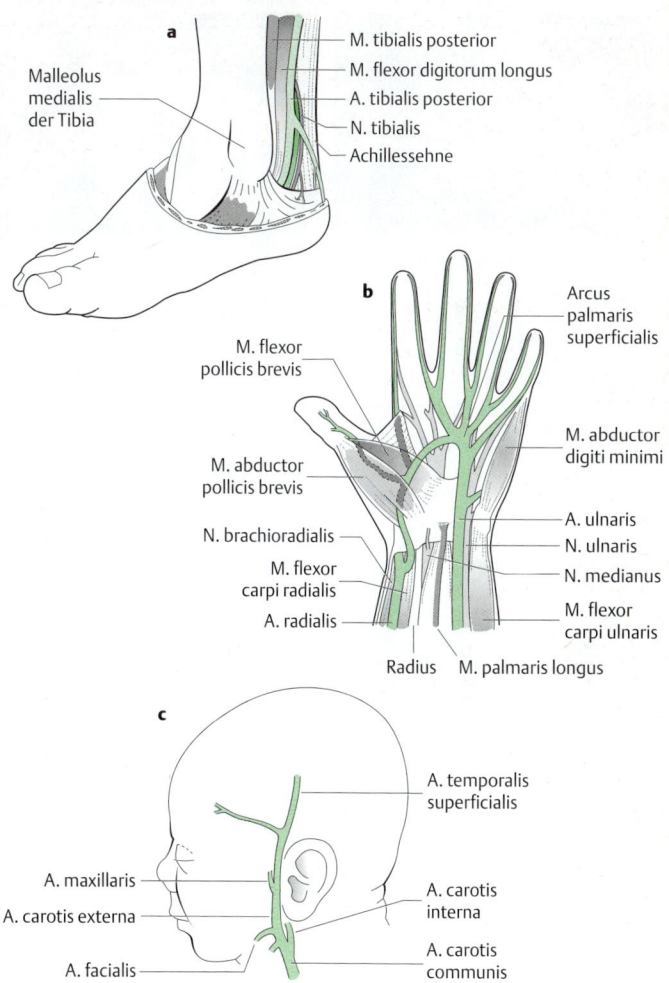

Abb. 31 Anatomische Lage zur Punktion geeigneter oberflächlicher Arterien

5.3 Punktion peripherer Arterien

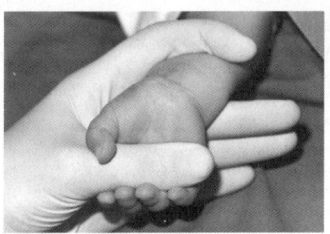 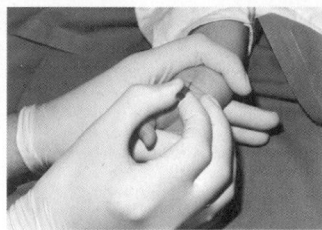

Abb. 32 Arterielle Punktion

5.4 Zentraler Venenkatheter

Grundlagen

- **Allgemeine Indikationen:**
  - *Beachte:* Ein zentraler Venenkatheter geht immer mit einer Gefährdung des Patienten durch Infektion, Disconnection oder Perforation einher. Die Indikation zum Legen eines zentralen Venenkatheters soll daher immer streng gestellt werden, die Verweildauer so kurz wie möglich sein.
  - Sicherer venöser Zugang zur Applikation von Notfallmedikamenten bei Intensivpatienten.
  - Messung des zentralen Venendruckes.
  - Langzeitig erforderliche parenterale Ernährung oder Infusionstherapie.
  - Langfristig erforderliche Chemotherapie.
- **Kontraindikationen:**
  - *Cave:* Thrombozytopenie <20000/µl oder fibrinolytische Therapie, beim Legen eines Venenkatheters kann die Punktionsstelle nicht komprimiert werden.
- **Komplikationen:**
  - *Verletzung von Gefäßen und Organen:* Verletzung benachbarter Arterien, Pleura und Lunge (und nachfolgender Pneumothorax oder Infusothorax).
  - *Katheterfehllage:*
    - In V. jugularis, Halsgefäßen oder V. axillaris der Gegenseite.
    - Im rechten Vorhof: Mögliche Folgen: Herzrhythmusstörungen, Herzwandperforation und Herzbeuteltamponade. Auch ohne Perforation ist bei Infusion hyperosmolarer Lösungen eine Herzbeuteltamponade möglich, deswegen muss die Katheterlage unmittelbar nach Legen des Katheters radiologisch kontrolliert werden!
  - *Katheterinfektion:*
    - Die Gefahr der Katheterinfektion beginnt mit dem ersten Tag des Liegens des Katheters. Risiko ca. 1% pro Tag Liegedauer.
    - Bei Verdacht auf Katheterinfektion: Blutkultur aus dem Katheter und durch Punktion aus getrennter Vene. Ein identischer Keimnachweis in beiden Blutkulturen oder Keimnachweis am gezogenen Katheter beweist eine Katheterinfektion.
    - Eine Ausheilung ist meist nur nach Ziehen des Katheters erfolgreich. Der Versuch einer Katheter-„sanierung" durch antibiotische Therapie ist meist nur vorübergehend erfolgreich. Ein Zeitgewinn ist aber möglich.
  - *Katheterembolisation* beim unsachgemäßen Zurückziehen des Katheters bei liegender Nadel.
  - *Thrombose* eines Gefäßes.
  - *Luftembolie:* Bei Punktion herznaher Venen daher prinzipiell Kopftieflage.
- **Material:** Venenkatheter, Staubinde, Desinfektionsmittel, evtl. Lokalanästhesie (z.B. Emla-Salbe), für Einschwemmkatheter bei Frühgeborenen feine sterile Pinzetten, steriles Abdecktuch, sterile talkumfreie Handschuhe, als Spüllösung sterile NaCl-Lösung (für Frühgeborene in 2-ml-Spritze).

5.4 Zentraler Venenkatheter

Durchführung

- **Mögliche Punktionsstellen und Beurteilung** (s. Abb. 33 und Abb. 34):
  - *V. cubitalis:*
    - Indikation: Vor allem bei Neu- und Frühgeborenen mit Einschwemmkatheter.
    - Vorteil: Einfacher komplikationsarmer Zugang.
    - Komplikation: Nicht selten Thrombose der Kubitalvene.
  - *V. subclavia:*
    - Kontraindikation: Bei fibrinolytischer Therapie.
    - Vorteile: Rasche Punktion auch bei Schock zugänglich, keine Einschränkung der Beweglichkeit des Patienten.
    - Komplikation: Gefahr von Pneumothorax, Hämatothorax und Infusothorax, vor allem bei beatmetem Patienten. Beim Säugling schwierig zu legen.
    - *Cave:* Vorsicht bei beatmetem Patienten!!
  - *V. jugularis interna:*
    - Vorteil: Relativ geringe Komplikationsrate.
    - Nachteil: Zum Legen ist Erfahrung erforderlich.
  - *V. jugularis externa:*
    - Vorteil: Relativ einfache Punktionstechnik, häufig noch zugänglich, auch bei Patienten mit Hypovolämie.
    - Nachteil: Bei Legen eines Katheters bleibt dieser häufig beim Eintritt in die V. subclavia hängen.

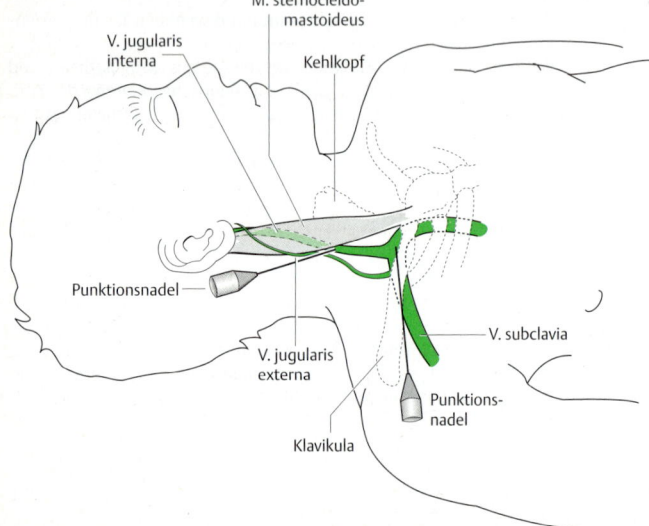

Abb. 33 Zugang für einen Vena-subclavia- bzw. Vena-jugulais-interna-Katheter

5.4 Zentraler Venenkatheter

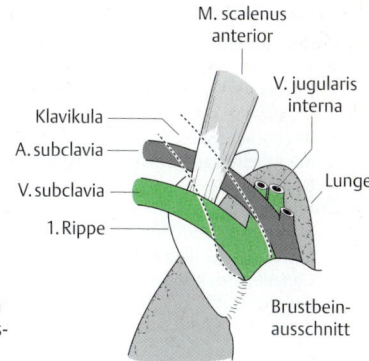

Abb. 34 Anatomie der V. subclavia und V. jugularis interna mit Zugangswegen

- ▶ **Vermeidung von bakteriellen Kontaminationen:**
  - Tragen von Mundschutz, Haube, sterilem Mantel, sterilen Handschuhen.
  - Abdecken der Umgebung mit sterilem Tuch.
  - Desinfektion mit Alkohol und sterilem Tupfer (Einwirkzeit mind. 30 s).
- ▶ **Besonderheiten in Abhängigkeit von der Punktionsstelle:**
  - *V. basilica:* Punktion in der Ellenbeuge nach Stauung.
  - *V. jugularis externa:* Kind mit Polster unter der oberen Thoraxhälfte lagern. Kopf muss etwas überstreckt sein, Gesicht zur abgewandten Seite. V. jugularis findet sich oberhalb der Klavikula, meist etwas lateral vom M. sternocleidomastoideus. In flachem Winkel einstechen.
  - *V. jugularis interna:* Patient in Kopftieflage positionieren, Gesicht zur Gegenseite drehen, sorgfältige Desinfektion. Punktion lateral der palpierten A. carotis, in Höhe des Kehlkopfes, evtl. zwischen den beiden Schenkeln des M. sternocleidomastoideus in 45 Grad zur Oberfläche einstechen. Oft wird die V. jugularis erst durchstochen, erst beim Zurückziehen der Nadel kommt Blut.
  - *V. subclavia infraklavikulär:* In Klavikulamitte Nadel einführen und in Richtung auf den Oberrand des Sternoklavikulargelenkes vorschieben.
- ▶ Anschließend gute Fixation des Katheters durch sterilen Verband.
- ▶ Radiologische Lagekontrolle unmittelbar nach Legen des Katheters.

Pflege des Katheters

- ▶ Tägliche Überprüfung, ob Katheter weiterhin benötigt wird.
- ▶ Tägliche Kontrolle, ob Eintrittsstelle sich infiziert (Rötung, Schwellung).
- ▶ Hygienisch einwandfreies Arbeiten beim Zuspritzen, Wechsel der Infusionsleitungen etc.
- ◎ *Hinweis:* Es ist nicht erwiesen, dass der Zusatz von 1 IE Heparin/ml Infusionslösung das Thrombose- oder Infektionsrisiko senkt.

5.4 Zentraler Venenkatheter

Einschwemmkatheter bei Frühgeborenen

➤ **Vorbereitung:**
- Abmessen der Länge mit Maß entlang dem vorgesehenen Verlauf.
- Herrichten von Katheterset, sterilem Abdecktuch, sterilen Tupfern, steriler Irispinzette oder feiner gebogener Pinzette, Glukose 5% zum Durchspülen des Katheters, 2-ml-Spritze, sterile talkumfreie Handschuhe.
- Bei Arbeiten außerhalb des Inkubators Mundschutz und Kopfhaube.
- Gutes Licht.

➤ **Durchführung:**
- Bevorzugter Punktionsort: Ellenbeuge. Beinvenen, wann immer möglich, vermeiden (Schädigung der Venenklappen).
- Genaue Inspektion beider Ellenbeugen (*cave:* Über die V. cephalica lässt sich der Katheter oft schlecht vorschieben, bleibt meist in der V. axillaris hängen). Zuerst immer die V. cubitalis oder V. basilica versuchen (vom Fuß über V. saphena magna aus nur im Notfall)!
- Steriles Arbeiten: Gutes Desinfizieren des Armes (gründliches Absprühen der Ellenbeuge mit Alkoholspray, mindestens 30 Sekunden einwirken lassen, Abtupfen und Trocknen), dann abdecken.
- Gut stauen, evtl. durch 2. Person.
- Katheter (vorher durchgespült!) ca. 4 cm in das Lumen der Punktionskanüle einführen.
- Vene punktieren (bei Erfolg tropft Blut durch Kanüle).
- Kanüle gut fixieren und vorsichtig den Katheter mit der Pinzette vorschieben bis zur richtigen Markierung (+5 cm für die Nadel).

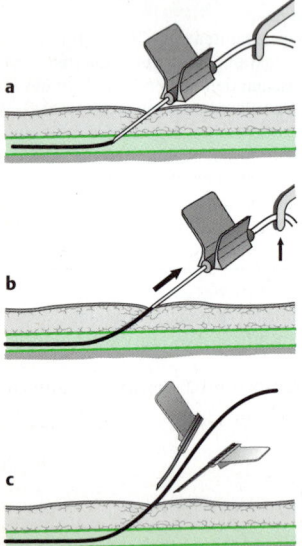

Abb. 35 Legen eines Einschwemmkatheters a) Punktion einer größeren Vene, Einführen des Katheters; b) Zurückziehen der Nadel; c) Entfernen der Nadel

5.4 Zentraler Venenkatheter

- Falls Katheter hakt, vorsichtiges Hin- und Herbewegen der Nadel bzw. des Armes, evtl. „massieren" des Armes durch 2. Person.
- ◉
- Bei richtiger Lage des Katheters Herausziehen der Punktionsnadel (*cave:* Nicht den Katheter mit herausziehen), blaues Verbindungsstück lösen und Nadel abziehen.
- Danach Verbindungsstück wieder schließen (*cave:* Dichtungsplättchen).
- Punktionsstelle mit sterilem Tupfer komprimieren bis Blutstillung.
- Verbindungsstück gepolstert am Kind befestigen, um Zug am Katheter zu vermeiden.
- Lagekontrolle durch Röntgen, dabei Arm parallel zum Körper, dann erst Infusion anschließen (evtl. auch vorher, wenn leicht Blut zu aspirieren ist) und mit Klebefolie steril abdecken.

◉ *Wichtig:* Ruhe und Geduld!

◉ *Cave:*
- Keine Blutabnahme oder Transfusion von Blut über Einschwemmkatheter: Katheter verstopft, Infektionsgefahr erhöht.
- Nie den Katheter aus der intravenös liegenden Metallkanüle zurückziehen: Große Gefahr des Abscherens des Katheters.

5.5 Intraossärer Zugang

Grundlagen

- **Indikationen:** Vor allem bei Kleinkindern in der präklinischen Notfallversorgung, bei denen im Schock die Punktion einer peripheren Vene praktisch unmöglich und das Legen eines zentralen Katheters nicht möglich, zu gefährlich oder zu zeitraubend ist, ist der intraossäre Zugang oft lebensrettend. Über die intraossär liegende Nadel können alle Notfallmedikamente und die Infusion zur Volumensubstitution appliziert werden.
- **Komplikationen:**
  - Die Infektionsgefahr ist gering.
  - Ein Kompartmentsyndrom mit Nekrose der Muskulatur ist (selten) beschrieben.
- **Material:** Intraossäre Nadeln mit Mandrin und großem Widerlager, notfalls 16–18-G-Stahlnadeln (Strauss-Kanülen), sterile Handschuhe, Kompressen, Desinfektion etc.

Durchführung

- **Punktionsstelle:** Ca. 2 cm unterhalb der Tuberositas tibiae an der medialen planen Tibiavorderfläche, alternativ Malleolus medialis der Tibia.
- Sorgfältige Desinfektion.
- Durch drehende Bewegung mit zunehmendem Druck bohrt man sich durch die Kortikalis.
- Bei Erfolg ist Aspiration des dunkelroten Knochenmarks möglich.
- Die Nadel sitzt absolut fest ohne jede Bewegungsmöglichkeit.
- Anschluss der Infusionslösung bzw. Applikation der Notfallmedikamente.

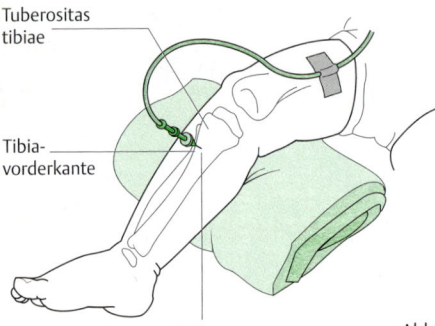

Abb. 36 Punktionsstelle für intraossären Zugang

5.6 Lumbalpunktion

Grundlagen

- **Indikation:**
  - Liquorgewinnung zu diagnostischen Zwecken: Für mikrobiologische und andere Fragestellungen, vor allem Meningitis, Enzephalitis, Subarachnidalblutung. Normwerte s. S. 88.
  - Therapeutisch, z. B. Druckentlastung bei Hydrozephalus des FG, Applikation von Zytostatika (Leukämie).

- *Cave:* Massiv erhöhter Hirndruck, dann eventuell vor Punktion Ausschluss einer Stauungspapille (entfällt bei Kleinkindern und Säuglingen).
- **Komplikationen:** Sehr selten Einklemmung der Medulla oblongata.
- **Material:** Lumbalpunktionsnadel, sterile Tupfer, breites Pflaster, EDTA-Röhrchen (mit 1 ml Liquor füllen für klinische Chemie), steriles Röhrchen (einige Tropfen Liquor für die Bakteriologie), gefärbtes Alkoholspray, sterile Unterlage und sterile Handschuhe.

Durchführung

- **Anatomische Verhältnisse** s. Abb. 37 und 38.

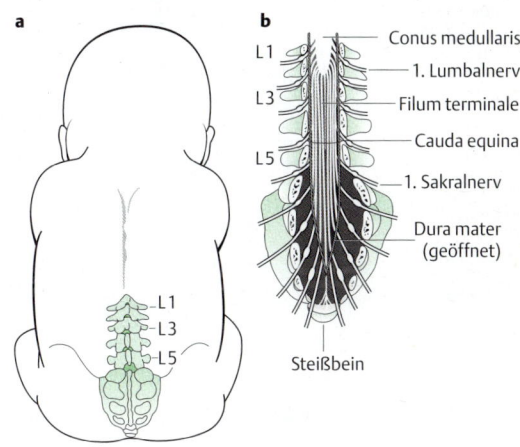

Abb. 37   Anatomische Verhältnisse im Spinalkanal L_1 und L_5

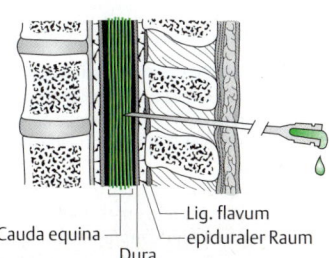

Abb. 38   Anatomie des Spinalkanals mit Cauda equina

5.6 Lumbalpunktion

➤ **Lagerung** (s. Abb. 39, 40, und 41):
  - Entweder Seitenlagerung (v. a. bei sehr kleinen und beatmeten Kindern) oder sitzend bei größeren Kindern (Wirbelsäule lässt sich dann leichter gerade halten). Analgesie mit Emla-Pflaster anstreben.
  - Kind von erfahrener Person halten lassen, in Ruhe die richtige Punktionsstelle palpieren, evtl. markieren (s. Abb. 37).

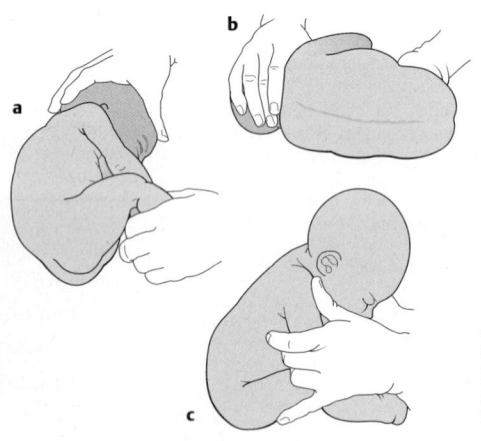

Abb. 39 Halten eines Neugeborenen in liegender und sitzender Position für Lumbalpunktion

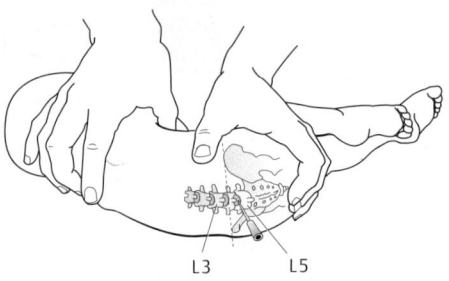

Abb. 40 Fixation eines Säuglings zur Lumbalpunktion, Punktionsstelle

➤ **Desinfektion:**
  - Mit Alkoholspray Punktionsstelle gründlich absprühen.
  - Sterile Handschuhe anziehen und sterile Unterlage unterlegen, mit sterilen Tupfern die Punktionsstelle abtupfen, nochmals absprühen (Schwester) und mit sterilem Tupfer abtrocknen!

➤ **Punktion:**
  - Erneut den richtigen Zwischenwirbelraum ertasten, dann rechts und links der Wirbelsäule mit 2 Fingern eingrenzen, dazwischen mit der Nadel gerade eingehen und dann in Richtung Nabel (d.h leicht nach kranial) vorschieben (bei Frühgeborenen spürt man beim Durchstechen des Lig. flavum oft nicht das „Plopp").

5.6 Lumbalpunktion

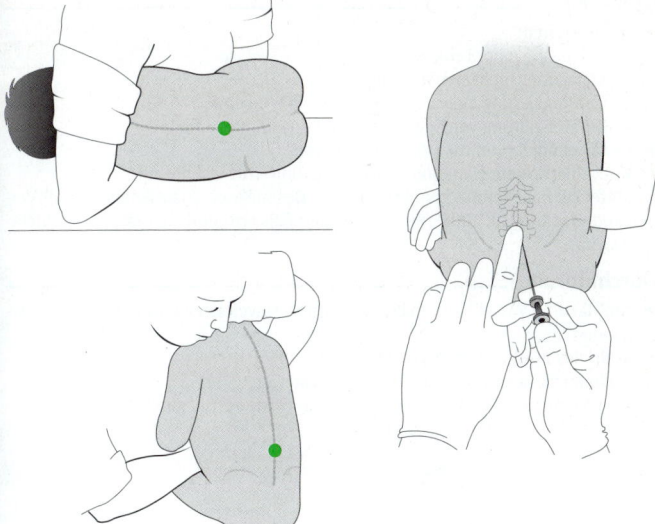

Abb. 41 Halten eines Klein- oder Schulkindes in liegender und sitzender Position zur Lumbalpunktion

- Zurückziehen des Mandrins und bei richtiger Lage der Nadel Abtropfenlassen des Liquors.

  ◉ *Beachte:*
  - Falls kein Liquor kommt, vorsichtiges Drehen an der Nadel und dabei zurückziehen.
  - Massieren der großen Fontanelle hilft bei Neugeborenen, wenn zu wenig Liquor gewonnen werden kann.

➤ Nach Liquorgewinnung den Mandrin zur Hälfte zurückstecken und Nadel rasch herausziehen (aus dem Konus der Nadel können noch einige Tropfen Liquor gewonnen werden!).

➤ Sterilen Tupfer mit Druck befestigen.

5.7 Knochenmarkpunktion

Grundlagen

- **Indikationen:**
  - Diagnostik einer Leukämie.
  - Metastasensuche bei Malignom.
  - Differenzierung einer Anämie, Thrombozytopenie.
  - Differenzierung von Speichererkrankungen.
  - Knochenmarkkultur z. B. bei Brucellose.
- **Komplikationen:** Hämatom, lokale Infektion (tritt fast nie auf).
- **Material:** Knochenmarkpunktionsnadel, Desinfektion 70% Alkohol, steriler Verband, Heparin (ca. 100 IE/ml) für Versand falls erforderlich, Glasplatte, Objektträger.

Durchführung

- **Aufklärung:** Wahrheitsgemäße Aufklärung, soweit Verständnis des Kindes vorhanden.
- **Wahl des Punktionsortes** (s. Abb. 42):
  - Spina iliaca anterior, superior oder posterior.
  - Tibia medial und distal der Tuberositas tibiae bei Säuglingen.

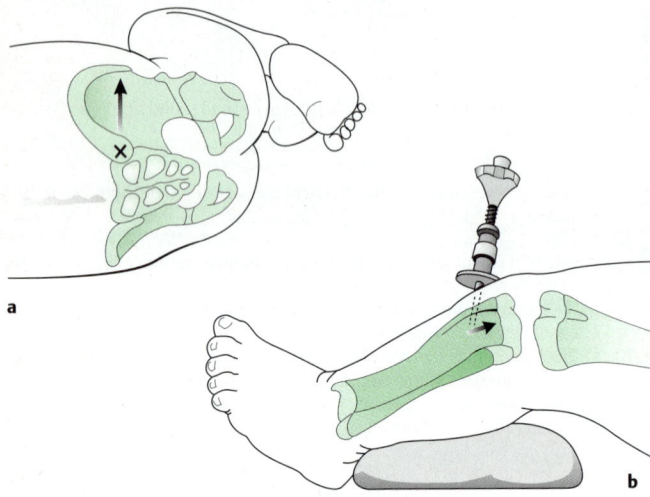

Abb. 42 Zugang für Knochenmarkpunktion

- **Analgosedierung:**
  - Midazolam (Dormicum) i.v. ca. 0,1 – 0,2(– 0,4)mg/kg ED (*cave:* Atemdepression) und Pentazocin (Fortral) 0,5 mg/kg KG i.v. ED.
  - Alternative: Kurznarkose mit Ketanest 2 mg/kg KG i.m. plus Diazepam 0,2 – 1 mg/kg KG i.v. ED.
  - Emla-Pflaster an Punktionsstelle.

5.7 Knochenmarkpunktion

> **Punktion:**
> - Desinfektion wie bei Venenpunktion (s. S. 105).
> - Lokalisation des Punktionsortes und Straffen der Haut über Knochen.
> - Penetration der Kortikalis senkrecht zur Oberfläche, evtl. unter drehender Bewegung der Punktionsnadel.
> - Aspiration von ca. 0,5 ml (für reinen Ausstrich) Knochenmark mit 20-ml-Spritze.
> - Spritzeninhalt auf Glasplatte entleeren.
> - Knochenmarkbestandteile (Gewebebröckel) mit Objektträger aufnehmen und ausstreichen, dies wird durch Kippen der Glasplatte und Abfließen der nicht benötigten Blutbestandteile erleichtert (s. Abb. 43). Färben nach Pappenheim.
> - (Druck-)Verband des Punktionsortes.
> - Anschließend für ca. eine halbe Stunde Monitorüberwachung des Patienten.

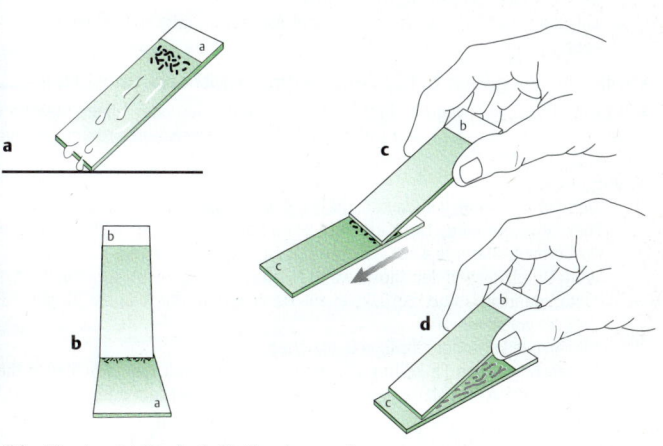

Abb. 43 Ausstrichtechnik für Knochenmark

5.8 Thoraxdrainage bei Pneumothorax oder Pleuraerguss ■

Grundlagen
➤ **Indikationen:**
  - Zur Entlastung eines Spannungspneumothorax (Klinik und Vorgehen s. u.) oder eines Pneumothorax, vor allem bei beatmeten Neugeborenen und Jugendlichen, bei Patienten mit Brochiektasen.
  - Zur Ableitung eines Pleuraergusses (z. B. Chylothorax) bei Dyspnoe.
  - Diagnostisch zur Klärung der Ursache eines Pleuraergusses.
➤ **Komplikationen** s. u.
➤ **Material:**
  - Sterile Handschuhe, sterile Tupfer.
  - Thoraxdrainagen: Größe Charr 10 oder Charr 12 (bei Neugeborenen <2000 g Charr 12, >2000 g Charr 10); je kleiner die Drainage, desto leichter verstopft sie; möglichst dicke Drainage bei Kindern.
  - Sterile gebogene Klemme, spitzes Skalpell, 2 lange und 2 kurze Pflasterstreifen, Drainagenset mit Sogvorrichtung.
  - Lokalanästhetika (Scandicain 1%) und Analgetika (Morphin, Dolantin oder Fentanyl, s. u.).

Klinik und Vorgehen bei Spannungspneumothorax im Notfall
➤ **Klinik:** Dyspnoe, Zyanose, Blutdruckabfall, fehlendes oder abgeschwächtes Atemgeräusch, Atemnot und tiefstehende Leber, vorgewölbtes Abdomen (vgl. S. 304).
➤ **Vorgehen:**
  - Den Thorax mit dicker Plastikkanüle z. B. Braunnüle, mit Dreiwegehahn oder (bei Neugeborenen) 1er Nadel mit 20 ml Spritze mit 5 ml NaCl 0,9% in der vorderen Axillarlinie 4. ICR (oberer Rippenrand!) punktieren.
  - Beim Durchstechen der Thoraxwand Hand abstützen, nicht „hineinfallen".
  - Metallmandrin sofort zurückziehen. Dann Kanüle flach unter Rippen ca. 2–5 cm vorschieben
  - Mit Spritze Luft oder Flüssigkeit abziehen.
  - Eingeschnitttenen Fingerling auf die Kanüle, oder mit einem Schlauch die Luft unter Wasser ableiten um Eindringen von Luft in Thoraxraum zu verhindern.

Vorbereitung zum Legen einer Thoraxdrainage
➤ **Prämedikation:** Das Legen einer Thoraxdrainage ist sehr schmerzhaft, daher dem Kind vorher Morphin 0,1 mg/kg KG oder Dolantin 1 mg/kg KG i. v. geben und für die Punktionsstelle Scandicain 1% herrichten.
  ◘ *Cave:* Hypotonie und Atemdepression, bei sehr unreifen Kindern evtl. nur 0,05 mg/kg KG Morphin oder Fentanyl 1–10 µg/kg KG.
➤ **Lagerung:**
  - Bei Pneumothorax liegt das Kind in der Regel.
  - Bei Pleuraerguss kann der Patient, falls dies möglich ist, sitzen.

Durchführung
➤ **Punktionsstelle:**
  - *Beim Pneumothorax:*
    - 2. ICR in der Medioklavikularlinie (kosmetisch unschöne Stelle bei Mädchen)
    - Oder 4./5. ICR in der vorderer Axillarlinie (nicht die Mamille verletzen).

5.8 Thoraxdrainage bei Pneumothorax oder Pleuraerguss

- *Bei Pleuraerguss:* 4.–5. ICR in der hinteren Axillarlinie. ggf. Lage des Ergusses sonographisch überprüfen und Punktionsort festlegen.
- ➤ Hautareal desinfizieren und Lokalanästhetikum (Scandicain 1%) subkutan bzw. subpleural spritzen.
- ➤ Schmale Hautinzisur (ca. 1 cm, bei Neugeborenen 0,5 cm) setzen, versetzt dazu am Oberrand der Rippe die Muskulatur durchtrennen.
- ➤ Mit gebogener Klemme stumpf bis auf Pleura präparieren.
- ➤ Die Drainage durch den vorpräparierten Tunnel schieben und dann die Pleura durchstoßen (unter Abstützung mit der Hand).
- ➤ Drainage vorschieben, sie muss beim Pneumothorax unter der vorderen Thoraxwand liegen. Dies ist oft einfacher zu erreichen, wenn während des Vorschiebens das Kind auf die von dem Pneu abgewendete Seite gedreht und gehalten wird; dadurch kann das freie Ende der Drainage mehr parallel zur Thoraxvorderwand des Kindes geführt werden. Bei Erguss Punktion von hinterer Axillarlinie, Drainage nach dorsal vorschieben.

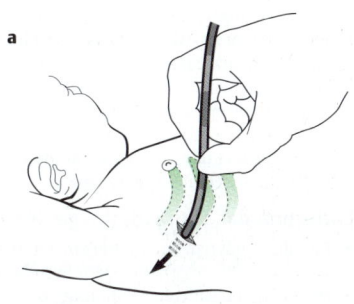

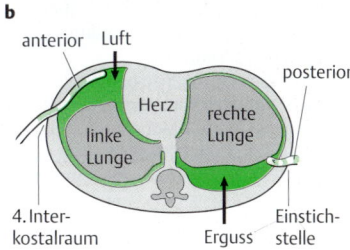

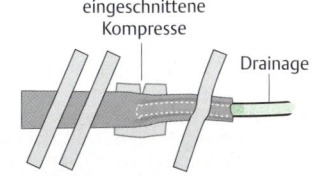

Abb. 44 a–c a) Legen einer Pleuradrainage bei Pleuraerguss; b) korrekte Lage der Pleuradrainage bei Pneumothorax (links) und Pleuraerguss (rechts); c) Fixierung der Drainage mit Pflaster

5.8 Thoraxdrainage bei Pneumothorax oder Pleuraerguss

- Nach richtiger Positionierung an Sog (ca. 5 cm H_2O) anschließen. Eingeschnittene Kompresse zum Schutz der Wunde auflegen.
- Mit Pflaster fixieren, ein Pflaster in Längsrichtung auf Drainage und Haut, einige Pflaster quer dazu (s. Abb. 44).
  - *Beachte:* Tabaksbeutelnaht ist unnötig und führt zu kosmetisch unschönen Narben.
- Röntgenkontrolle a.p. und seitlich in Rückenlage (Pneumothoraxseite anliegend).
- Bei mehreren Drains eindeutige Markierung!

Probleme und Komplikationen beim Legen einer Pleuradrainage

- **Falls Drain nicht fördert:**
  - Liegt er hinter der Lunge?
  - Ist subkutan (zu flach) punktiert worden?
  - Ist der Drain zu tief eingeführt oder stößt medial an?
  - Ist er abgeknickt oder verstopft?
  - Ist Sog angeschlossen und korrekt?
- **Falls nach der ersten Drainage die Lunge nicht entfaltet ist** bzw. ein Rezidiv auftritt: Pleuradrainage verstopft?
  - Dann neuen Katheter durch dasselbe Loch legen.
  - Bei Persistenz von Restluft vor allem caudal oberhalb des Zwerchfells zweiter Drain 2. ICR medioklavikular.
- **Drain fördert übermäßig, nicht atemsynchron:** Leck im System? Liegt nicht tief genug? Liegt intrapulmonal?

Entfernen der Thoraxdrainage, Nachbehandlung

- Bei ausgeprägtem interstitiellem Emphysem offene Drainage belassen, auch wenn kein Pneumothorax mehr besteht (hohes Rezidivrisiko!).
- 48 Stunden nach voller Entfaltung der Lunge und klinisch dichtem Leck Drain abklemmen. 1 Tag nach Abklemmen Röntgenkontrolle, Drain ziehen.
- Streifenförmiger Randpneumothorax nach Entfernen des Drains meist harmlos, aber kontrollbedürftig.
- *Cave:* Nach jedem Pneu besteht Rezidivgefahr!
- Nach Spontanpneumothorax bei Jugendlichen keine schweren körperlichen Belastungen für ca. 3 Monate wegen hoher Rezidivgefahr.

5.9 Punktion des Peritoneums

Grundlagen

- **Indikationen:**
  - Zur Diagnostik: Aszitesuntersuchung, Abklärung Perforation.
  - Zur Therapie: Entlastungspunktion bei Aszites, Luft im Bauch etc.
- **Komplikationen:**
  - Hypotension bei zu vielem oder zu schnellem Abziehen von Flüssigkeit.
  - Infektion (Peritonitis).
  - Darmperforation bei zu tiefem oder fehlplatziertem Eingehen.
- **Material:** Sterile Handschuhe, sterile Tupfer, Punktionskanülen (möglichst dicke Plasikkanülen), Scandicain 1 % zur Lokalanästhesie.

Durchführung

- Punktionsstellen s. Abb. 45.

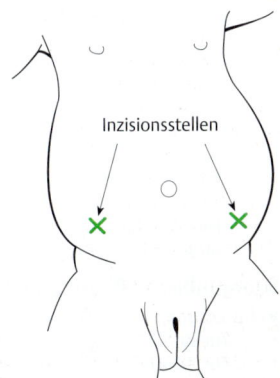

Abb. 45 Punktionsstellen für Aszitespunktion

- Lagerung: Rückenlage. Bei Punktion von Aszites ggf. Seitenlagerung in Richtung Punktionsstelle.
- Hautdesinfektion (s. Legen eines Venenkatheters, S. 105) und Lokalanästhesie (mit Scandicain 1 %, s. Pleuradrainage, S. 122).
- Punktionsnadel (16 Gauge) unter sterilen Bedingungen möglichst am linken Unterbauch am Punkt zwischen mittlerem und unterem Drittel der Linie Nabel – Spina iliaca anterior superior in Richtung Douglas-Raum vorsichtig unter Aspiration eingehen (dabei Nadel nach Durchtrennen der Haut um ca. 0,5 cm versetzen, um späteres Lecken der Punktionsstelle zu vermeiden).
- Bei Erscheinen von Flüssigkeit in der Spritze Mandrin zurückziehen und Flüssigkeit abziehen.
- Nach Entnahme Nadel rasch entfernen und mit sterilem Tupfer abdecken.

5.10 Blasenkatheterisierung

Transurethraler Blasenkatheter

- **Indikation:**
  - Nachweis von Leukozyten, Erythrozyten, Zylindern bei V. a. Harnwegsinfektion.
  - Gewinnung von Urin zur Isolierung von Erregern einer Harnwegsinfektion.
  - Harnableitung bei Intensivpatienten zur exakten Bilanzierung.
- **Komplikationen:** Harnwegsinfektion, Urethrastriktur (bei lange liegendem Katheter).
- **Material:** Sterile Handschuhe, Desinfektionslösung (z. B. Betaisadona-Lösung), Katheter, Gleitmittel, sterile Kompressen, Urinableitsystem.
- **Durchführung:**
  - Steril arbeiten mit sterilen Handschuhen, ideal mit 2 Handschuhen an der arbeitenden Hand, 2. Handschuh nach Desinfektion auszuziehen.
  - Genitale desinfizieren, z. B. mit Betaisodona-Lösung:
    - Bei Jungen unter 2 Jahren Präputium möglichst zurückschieben und Glans penis desinfizieren.
    - Bei Mädchen Labien spreizen und zwei bis dreimal mit steriler Kompresse Genitale von vorn nach hinten desinfizieren, dabei jeweils frische Kompresse verwenden.
  - Katheter mit Gleitmittel einstreichen.
  - Vorsichtiges Einführen des Katheters möglichst mit steriler Pinzette. Bei Jungen wird dies durch leichtes Strecken des Penis erleichtert.
  - Auffangen des Urins in sterilem Gefäß, bei geplanter weiterer Ableitung Blockade des Katheters mit ca. 2 ml steriler NaCl-Lösung.
  - Sofort steriles Verbinden des Katheters mit Urinableitsystem.

Suprapubische Blasenpunktion

- **Indikation:**
  - Zur sterilen Uringewinnung.
  - Zur Druckentlastung bei Blasenentleerungsstörungen (z. B. Urethralklappen).
- **Kontraindikationen:** Aufgrund der Gefahr einer Makrohämaturie sollte bei Thrombozytenwerten <20000/µl und anderen schweren Gerinnungsstörungen nicht punktiert werden.
- **Komplikationen:** Harnwegsinfektion, Fistelinfektion.
- **Durchführung:**
  - Sonographie der Harnblase, dabei ausreichende Füllung feststellen (soll gut bis über Symphyse stehen). Emla-Pflaster an Punktionsstelle.
  - Desinfizieren der Punktionsstelle mit Alkohol, steril abtupfen.
    - *Cave:*
      - Kältereiz ist oft schon ausreichend, um eine Kontraktion der Harnblase und Miktion zu erwirken;
      - Nie Alkoholtupfer auf unreifer Haut Frühgeborener liegen lassen (Gefahr der Entstehung von Hautnekrosen).
  - Beine des Kindes in Froschposition fixieren.
  - Sterile Handschuhe anziehen.
  - Mit steriler Spritze und Nadel Nr. 1 oder Nr. 17 ca. 0,5 cm oberhalb des Symphysenrandes im 90-Grad-Winkel zur Bauchhaut eingehen (s. Abb. 46).
  - Während des Vorschiebens aspirieren, bis Urin in die Spritze fließt.

5.10 Blasenkatheterisierung

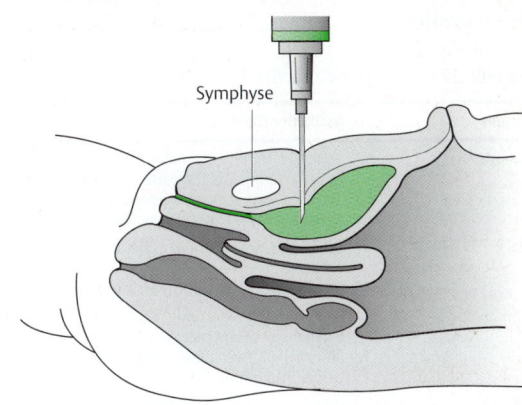

Abb. 46 Suprapubische Blasenpunktion

- Nicht zuviel Urin abziehen, da sonst Gefahr der Verletzung oder Perforation der hinteren Blasenwand besteht.
- Nach dem Herausziehen der Nadel mit sterilem Tupfer für eine Weile auf die Punktionsstelle drücken.

5.11 Pädiatrische Sonographie

Indikationen

Tabelle 37 Indikationen zur Sonographie

Organ	Indikation/Beurteilung
Schädel	Asphyxie (Hirntod), Hirnblutung (neonatal), Hydrozyphalus (internus et externus, Shuntinsuffizienz), Raumforderungen (Abszess/Tumoren, evtl. regionäre Ödemzonen), Weichteilschwellungen (z. B. Hämatom, Fraktur), evtl. Misshandlungen
Hals	Schilddrüsenerkrankungen, Parotiserkrankungen, Lymphknotenvergrößerungen, Weichteilveränderungen (z. B. Zysten, Hämangiom, Lymphangiom, Hämatom), Halsgefäßpathologie
Thorax	Erguss (Pleura-, Perikard-), Fehlbildungen des Herzens und der herznahen Gefäße, thorakale/mediastinale Expansion/Missbildung, im Einzelfall: Zwerchfellbeweglichkeit, Sequester, Peunomie, Minderbelüftung, Tumor
Abdomen	Pylorushypertrophie, gastroösophagealer Reflux, Gallengangserkrankungen (Leberpathologie), Pankreaserkrankungen, Bauchschmerzen, Koliken, Dystrophie, Nieren- Harnwegserkrankungen, (stumpfes) Bauchtrauma, Fehlbildungen/Missbildungssyndrome/Mitbeteiligung bei Systemerkrankungen, Tumoren/Organgrößenbestimmung (z. B. Spenomegalie), inneres Genitale, Jugendschwangerschaft, einzelne Darmerkrankungen (z. B. Invagination, Volvulus, M. Crohn)
Muskel- und Skelettsystem	Hüftdiagnostik beim Neugeborenen und Säugling, Gelenksergüsse (Coxitis, Rheumathismus/Arthritis), Epiphysiolyse, Weichteiltumor/-schwellungen, Abszess/Zysten, Muskulatur (Trauma, Muskeldystrophie), neonatale Wirbelsäule, Pathologie der peripheren Gefäße (z. B. Thrombose)

Besonderheiten der Sonographie beim Kind

- Unterschiedliche Erkrankungen, z.B. Fehlbildungen und follow-up von präpartal erkannten Veränderungen.
- Unterschiedliche Sonomorphologie, z.B. weniger Fett, weniger Fibrose.
- Unterschiedliches Erscheinungsbild von Organen, z.B. noch nicht verkalkte Knochen (Knorpel, Hüfte).
- Noch offener Zugangsweg zum Neurokranium (transfontanelläre Schädelsonographie).
- Unterschiedliche Größenverhältnisse.

Gerätetechnische Voraussetzungen

- Geräte mit hochauflösenden Schallköpfen (10–5 MHz) sollten für die pädiatrische Sonographie zur Verfügung stehen. Breite Schallkopfpallette, je nach Applikationsart Linear-, Curved- und Sektorschallköpfe.
- Die Verfügbarkeit eines „Cineloop (viele Bilder werden fortlaufend gespeichert, die retrospektiv durchgeschaut werden können) ist besonders günstig.

5.11 Pädiatrische Sonographie

▶ Bei vielen Fragestellungen ist eine (Farb)doppler-Sonographie hilfreich: Hierbei ist besonderes Augenmerk auf eine rasche Bildfrequenz und hohe Sensitivität, auf relativ niedrige Flussgeschwindigkeiten sowie genügend zeitliche Auflösung zur Erfassung der rascheren Pulsfrequenzen infolge der relativen Tachykardie des Neugeborenen und Säuglings zu legen.

Untersuchungsbedingungen

▶ **Umgebung:**
  - Um ein möglichst ruhiges und friedliches Untersuchungsumfeld zu garantieren, ist auf eine entsprechend angenehme Raumtemperatur, adäquate Lagerungsmöglichkeiten und Ablenkung des Kindes zu achten.
  - Mit Kindern erfahrene Begleitpersonen sollen in die Untersuchung mit einbezogen werden.
▶ **Kind:**
  - Gute Hydratation und volle Harnblase bei der Harntraktsonographie.
  - Gute Blasenfüllung bei Beurteilung des Unterbauches.
  - Nüchternheit zur Beurteilung der Gallenwege.
  - Ausreichende Magenfüllung zur Beurteilung des Pylorus und des gastroösophagealen Refluxes.
▶ **Bei Dopplersonographie:** Standardisierte Bedingungen, z. B. Nüchternheit bei Evaluation des Splanchnikusgebietes, standardisierte Hydrierung zur Beurteilung der Niere, eventuell Lasixsonographie.

Untersuchungstechnik

▶ Das Lagemanöver beim Kind kann nicht in dem Maße zur Anwendung gelangen, wie es bei der Erwachsenensonographie üblich ist. Im Allgemeinen gilt die Regel, dass nicht das Kind oder das Organ zum Schallkopf zu führen sind, sondern der Schallkopf so am Kind geführt werden soll, dass die entsprechende Organregion oder Pathologie zur Darstellung gelangen.
▶ Bei großen, kooperativen Kindern kann das eine oder andere Manöver („tief Luft holen" „Pressen) zur Anwendung gebracht werden.
▶ Den Schallkopfdruck möglichst gering halten. Ein leichter Kontakt der schallkopfführenden Hand mit der Kinderhaut ist für die ruhige Schallkopfführung hilfreich.

Schädelsonographie

▶ Die Schädelsonographie wird prinzipiell in Rückenlage nach gemütlicher und stabiler Kopflagerung mit 10–5-MHZ–Sektor- oder Vektorschallkopf transfontanellär durchgeführt.
▶ **Untersuchung:**
  - Längs- und Querschnitte mit Durchfächern des Neurozerebrums.
  - Orientierung an klassischen anatomischen Leitstrukturen.
  - Beurteilung des Nahfeldes durch die Fontanelle und die offene Naht mittels hochauflösendem Linearschallkopf.
  - Transtemporale oder transokzipitale Beurteilung der hinteren Schädelgruppe und des Aquäductus, bzw. parietal-subkallotärer Regionen mittels Sektorschallkopf (7–2 MHz).
  - Ergänzende Beurteilung der Weichteile, der Kalotte (z. B. Hämatom, evtl. Encephalozele) mittels Linearschallkopf.

5.11 Pädiatrische Sonographie

Sonographie der Halsweichteile

- Die Sonographie der Halsweichteile wird mit hochauflösenden Linearschallköpfen (10–5 MHz) in gemütlicher stabiler Lage – meistens in Rückenlage – durchgeführt. Eventuell unter den Hals ein Polster legen.
- Durchmustern der Weichteile im Längs- und Querschnitt mit Beachtung der anatomischen Leitstrukturen, insbesondere für die Bilddokumentation.

Sonographie des Thorax

- Die Sonographie des Thoraxes wird meist im Liegen durchgeführt, je nach untersuchter Region auch in Bauch- oder Rückenlage, bzw. sitzend.
- Das Mediastinum wird von ventral mittels Linear- und Sektorschallkopf beurteilt.
- Darstellung von Pleuraergüssen meistens transabdominell durch Leber und Milz mittels Sektorschallköpfen, gelegentlich auch im Sitzen von lateral und dorsal mittels Linearschallkopf.
- Bei der Verlaufsbeurteilung von Ergüssen auf eine standardisierte Untersuchungsposition und Schnittebene zur vergleichbaren Vermessung achten.
- **Echokardiographie:** Untersuchung mit Sektorschallköpfen in leichter Seitenlage (am Rücken, die rechte Schulter angehoben) durch den Interkostalraum bzw. von subxyphoidal, und – zur Darstellung der großen Gefäße – auch von jugular. Hier ist die Farbdopplersonographie essenziell.

Abdomensonographie

- Beurteilung zumeist in Rückenlage, – je nach Organgebiet, Fragestellung und Lage der zu beurteilenden Strukturen – mittels Linear-, Sektor- und Vektorschallkopf (Säuglingsnieren und Leberoberfläche immer auch mit Linearschallkopf).
- Zur Beurteilung der Nieren wird auch gerne ein dorsaler Zugang in Bauchlage gewählt (standardisierte Volumetrie, bessere Parenchymbeurteilung und bessere Auflösung des Nierenbeckenkelchsystems).
- Zur Unterbauchbeurteilung und beim seltenen transperinealen Zugang wird die Verwendung eines Sektor- oder schmalen Curved-Schallkopfes empfohlen.
- Oberflächliche, hautnahe Strukturen sind besser mit dem Linearschallkopf (Ausnahme Neugeborenenalter) zu beurteilen (z. B. Darmabschnitte/Appendix, Hernien, oft auch mesenterielle Lymphknoten).

Sonographie des Muskel- und Skelettsystems

- Im Allgemeinen Benutzung von Linearschallköpfen.
- Grundsätzlich Lagerung der zur beurteilenden Extremität ruhig, stabil und so angenehm wie möglich.
- **Sonographie der Hüfte:**
  - Dysplasie-Diagnostik (vgl. S. 470): Seitenlage, meist in einer entsprechenden Lagerungsschale, mit leicht gebeugten Beinen.
  - Diagnostik Hüftgelenkserguss: Rückenlage (mit fast gestreckten Beinen).

Sonderformen

- Besondere Regeln gelten für sonographisch gezielte Interventionen wie Punktionen, Drainagen, Katheterplatzierung und Biopsien im Hinblick auf Sterilität, Sedierung und Analgesie.

5.11 Pädiatrische Sonographie

- ➤ Farbdopplersonographie zur Darstellung von Blutfluss und von Bewegungsabläufen (z.B. bei Krankheiten mit gestörter Durchblutung wie Hirnödem, Niereninfarkt; Shuntflow wie bei PDA, aber auch gestörter Bewegung wie beim gastroösophagealen Reflux).
- ➤ M-Mode zur Dokumentation und Quantifizierung von Bewegungen (z.B. Zwerchfellparese, Ureterperistaltik).

Dokumentation und Befundung

- ➤ **Inhalt:** Bei jeder Untersuchung soll sowohl der Normalbefund als auch die entsprechende Pathologie ausreichend, in standardisierter Form und entsprechender Beschriftung, dokumentiert und archiviert werden. Insbesondere sind Messungen und Volumetriedaten festzuhalten. Ebenso soll eine mehrachsige Dokumentation (verschiedene Schnittebenen) vorgenommen werden.
- ➤ **Gliederung:**
  - Zunächst kurze Beschreibung des vom Untersucher beurteilten und gesehenen Substrats anhand konstanter, gut definierter Terminologie (Erwähnung auch der nicht einsehbaren Abschnitte!).
  - Anschließend wird eine Interpretation des Befundes (eventuell unter Einbeziehung klinischer, anamnestischer, forensischer Daten etc.) versucht.
  - Zuletzt kann noch auf weiterführende Untersuchungen bzw. Definition des Stellenwertes und der Sicherheit der sonographischen Beurteilung eingegangen werden.

6.1 Fieber

Grundlagen

➤ **Definitionen:**
  - *Fieber:* Rektal gemessene Körpertemperatur >38 °C.
  - *Subfebrile Temperatur* (erhöhte Temperatur): Rektal gemessene Körpertemperatur ≤ 38 °C.
➤ **Ursachen:** Besonders bei Kindern ist Fieber ein sehr unspezifisches und häufig auftretendes Syndrom. Ursachen sind meistens Infektionen, aber auch Kollagenosen, Malignome, Durstfieber, Medikamente, Hitzschlag u. a. (s. u.). Es muss stets nach einer Ursache gesucht werden, besonders genau und unverzüglich bei Säuglingen unter 3 Monaten.
➤ **Komplikationen:** Fieberkrampf (s. S. 446), Exsikkose, Hyperpyrexie.

Diagnostik

➤ **Anamnese:** Kontakt mit Infektionsquellen (Menschen, Tiere), Auslandsreisen, Medikamente, Vorerkrankungen, Begleitsymptome?
➤ **Körperliche Untersuchung** unter besonderer Beachtung der folgenden Punkte:
  - Fiebermessung bei kleinen Kindern rektal, bei größeren Kindern axillär oder mit Ohrthermometer. Fiebertypen s. Tab. 38 (bei Kindern oft keine typischen Zusammenhänge!).
  - Gibt es klassische lokale Entzündungszeichen wie Schwellung, Rötung, Überwärmung, Schmerzhaftigkeit, Funktionseinschränkung?

Tabelle 38 Fiebertypen

Typ	Fieberverlauf	z. B. bei
Kontinua	über Tage bis Wochen anhaltend hohes Fieber, meist >39 °C	Typhus abdominalis, Paratyphus
remittierendes Fieber	Tagesschwankungen von >1 °C, jedoch immer über Normaltemperatur	Sepsis
intermittierendes Fieber	stärkere Tagesschwankungen von >2 °C, dabei Fieberspitzen wechselnd mit Normaltemperatur	Sepsis
undulierendes Fieber	über Tage bis Wochen wellenförmiger Temperaturverlauf mit fieberfreien Perioden	Pel-Ebstein-Fieber bei Morbus Hodgkin, Brucellose
periodisches Fieber	regelmäßiger Wechsel zwischen kurzen Fieberperioden und mehrere Tage anhaltenden fieberfreien Intervallen	Malaria

6.1 Fieber

➤ **Apparative Diagnostik und Labordiagnostik:**
  - Blutbild mit Differenzialblutbild (Leukozytose oder Leukopenie?, Linksverschiebung?), BSG, CRP, evtl. Blutkulturen, Harnstoff, Kreatinin, Urinstatus.
  - Erregernachweis, z.B. vom Nasen-Rachen-Abstrich, aus Harn, Liquor, Stuhl, Eiter.
  - Tuberkulintest nach Mendel-Mantoux bei Tbc-Kontakt.
  - Sonographie des Abdomens: Pathologische Veränderungen der Bauchorgane/ableitenden Harnwege?
  - Weitere Diagnostik (z.B. Röntgen) je nach klinischem Befund.

Vorkommen und Differenzialdiagnosen

➤ **Erkrankungen, die eine sofortige Intervention erfordern:**
  - *Meningitis* (vgl. S. 550):
    - Klinik: Meist akut einsetzende Krankheitssymptome, Opisthotonus, Nackensteifigkeit (positives Kernig-/Lasègue-/Brudzinski-Zeichen), Kopf- und/oder Rückenschmerz, oft Übelkeit, Fieber, Schüttelfrost, Somnolenz.
    - ◉ *Beachte:* Schon bei Verdacht das Kind unverzüglich in ein Kinderkrankenhaus einweisen!
    - Diagnostik: Liquordiagnostik, evtl. EEG, MRT.
  - *Enzephalitis* (vgl. S. 553):
    - Klinik: Akut einsetzende Allgemeinsymptome, häufig nach vorausgehender katarrhalischer Vorerkrankung. Kardinalsymptome: Fieber, Kopfschmerzen, Bewusstseinsstörung bis zum Koma, neurologische Reiz- und Ausfallserscheinungen.
    - Diagnostik: Liquordiagnostik, MRT (Hirnödem? Herde?).
    - ◉ *Beachte:* Schon bei Verdacht unverzügliche Klinikeinweisung!
  - *Sepsis* (vgl. S. 525):
    - Klinik: Abhängig vom Alter des Kindes, Erreger, Ausgangsherd des septischen Geschehens. Sowohl fulminanter als auch schleichender Krankheitsverlauf möglich. Meistens Fieber, toxischer Allgemeinzustand, oft Schüttelfrost, evtl. Schock, Bakterienembolien.
    - Diagnostik: Blutbild, BSG, CRP, 3-fache Blutkulturen (aerob/anaerob), Herdsuche, Harn.
  - *Endo-Myo-Perikarditis* (vgl. S. 329):
    - Klinik: Tachykardie, evtl. Herzgeräusch, Rhythmusstörungen, Zyanose, Dyspnoe, Hepatomegalie.
    - Diagnostik: Blutbild, CPK, Transferasen, EKG, Echokardiographie, Röntgen-Thorax.
  - *Harnwegsinfekt/Urosepsis* (vgl. S. 412):
    - Klinik: Im Säuglings- und Kleinkindalter häufig nur Allgemeinsymptome wie hohes Fieber, Erbrechen, bei Urosepsis auch Schocksymptomatik. Bei älteren Kindern Dysurie, Pollakisurie, Fieber, evtl. klopfdolente Nierenlager.
    - Diagnostik: Mittelstrahlurin oder Katheterharn: $>10^5$ Bakterien/ml und >50 Leukozyten/µl bei Mittelstrahlurin, Sonographie zum Ausschluss von Harnwegsanomalien.
  - *Osteomyelitis* (vgl. S. 479):
    - Klinik: Schmerzen, Schwellung, Bewegungseinschränkung.
    - Diagnostik: BB, CRP, BSG, Blutkultur, Skelettröntgen, Sonographie, evtl. MRT, Skelettszintigraphie.

6.1 Fieber

- ▶ **Häufige Fieberursachen:**
  - *Infektionen des Respirationstraktes* (vgl. S. 277 ff):
    - Häufig viral (Parainfluenza-, RS-, Rhino-, Adenoviren).
    - Klinik alters- und erregerabhängig, bei Säuglingen und Kindern mit Immunschwäche häufig schwerer Verlauf (Bronchitis, Pneumonie), bei älteren Kindern je nach Erreger als Rhinitis, Tonsillitis, Pharyngitis, Stomatitis, Bronchitis, Pneumonie.
  - *Otitis media* (vgl. S. 279):
    - Bakteriell oder viral, häufig durch fortgeleitete Infektion des Rachenraums verursacht.
    - Klinik: Häufig Schnupfen, starke Schmerzen.
  - *Gastroenteritiden* (vgl. S. 144):
    - Viral (häufig Rotaviren), bakteriell oder durch Protozoen verursacht.
    - Klinik: Diarrhö, Bauchschmerzen, Erbrechen, Inappetenz, Exsikkose, Fieber. Je jünger das Kind ist, desto schwerer sind Symptomatik und Krankheitsverlauf.
  - *So genannte Kinderkrankheiten:* Scharlach, Masern, Röteln, Exanthema subitum, Windpocken, Mumps u.a. (s. jeweilige Kapitel im blauen Teil).
  - ◘ *Cave:* Überwärmung, zu warmes Zudecken oder Schwitzkuren führen zu Hitzestau!
- ▶ **Seltenere Fieberursachen:** Nach Ausschluss o.g. Erkrankungen an folgende seltenere Erkrankungen als Fieberursache denken:
  - *Impfreaktionen* (s. S. 41), Drug fever, zyklische Neutropenie.
  - *Infektionen:* Mykosen, Tropenkrankheiten (Malaria, Leishmaniosen, Leptospirose, Amöbiasis), andere seltene Infektionskrankheiten (z. B. Tuberkulose [s. S. 536], Toxoplasmose [s. S. 219]).
  - *Rheumatischer Formenkreis/Autoimmunkrankheiten:* Kawasaki-Syndrom (s. S. 354), Vaskulitiden (s. S. 354), juvenile chronische Arthritis (s. S. 357), Lupus erythematodes, Dermatomyositis, Hyper-IgD-Syndrom.
  - *Tumoren und Malignome:* Leukämie (s. S. 371), Neuroblastom (s. S. 392), Histiozytosis X (s. S. 387), Sarkoidose u. a.
  - *Weitere:* Familiäres Mittelmeerfieber, periodisches Fieber, Endokarditis, Münchhausen-by-proxy-Syndrom, familiäre Dysautonomie, Subduralerguss, Artefakt.

Therapie

- ▶ **Allgemein:**
  - Ursache behandeln!
  - Abdecken bzw. Ausziehen des Kindes (fiebernde Kinder werden von den Eltern häufig warm eingehüllt). Keine Schwitzkuren wegen Hitzestau!
  - Kühlende Wickel (Waden, Arme, Fuß, Bauch) mit Wasser um die 20 °C (nur bei warmen Armen und Beinen), kein Alkohol, kein Eis. Essig hat keine Wirkung.
  - Reichlich Flüssigkeitszufuhr ($1/2$ °C erhöht den Bedarf um 12 %).
- ▶ **Medikamente:**
  - *Indikation:* Die Notwendigkeit der Behandlung mit Medikamenten hängt von der Beeinträchtigung des Befindens ab. Im Allgemeinen ist sie ab 39 °C, sicher ab 40 °C (Hyperpyrexie) indiziert.

- *Antipyretika:*
  - Paracetamol 10–15 mg/kg KG/Dosis p.o. oder rektal, bei Bedarf alle vier Stunden (nicht entzündungshemmend) (vgl. S. 693).
  - Oder Acetylsalicylsäure 10 mg/kg KG/Dosis p.o., bei Bedarf alle vier Stunden (entzündungshemmend) (vgl. S. 679).
  - Evtl. Metamizol 15 mg/kg KG/Dosis i.m. kurzzeitig als parenterale Alternative (vgl. S. 691).
- *Zusätzlich bei Hyperpyrexie:* Chlorpromazin 0,1–0,5 mg/kg KG/Dosis i.m., bei Bedarf alle vier Stunden auch als Tabl. oder Supp. 1 mg/kg KG (vgl. S. 683).

6.2 Kopfschmerzen

Grundlagen

- **Definition:** Diffuse oder lokalisierte Schmerzen im Bereich des Kopfes oder des Nackens mit Einstrahlung in den Kopfbereich.
- **Pathophysiologie:** Im Hirngewebe selbst befinden sich keine Schmerzrezeptoren. Sie befinden sich im Kopfbereich an Kopfhaut, -muskulatur und -faszien, Dura (teilweise), meningealen und extrakraniellen Arterien, venösen Sinus, Hirnnerven V, VII, IX, X und den oberen Zervikalnerven.

Diagnostik

- **Anamnese:** Kopfschmerzanalyse (Dauer, Lokalisation, Intensität, Art, Familienanamnese), Begleitsymptome, vorangegangenes Trauma, physische und/oder psychische Belastungen?
- **Körperliche Untersuchung:**
  - Gründliche körperliche Untersuchung im Hinblick auf Entzündungszeichen, Erkrankungen von Augen (Sehtest!), HNO-Bereich, Zähnen, Kiefer, Halswirbelsäule.
  - Eingehende neurologische Untersuchung (Ausfälle?, Meningismus?, Hirndruck?).
- **Apparative Diagnostik und Labordiagnostik:**
  - Labor: Blutbild, BSG, CRP (evtl. Entzündungszeichen).
  - Liquorpunktion: Bei Verdacht auf entzündliche ZNS-Erkrankungen.
  - Röntgen: Bei Verdacht auf intrakranielle Raumforderung, Sinusitis, Trauma. Evtl. Funktionsaufnahme der HWS.
  - CCT oder MRT: Bei Verdacht auf intrakranielle Raumforderung, Trauma.
  - EEG: Bei Verdacht auf Anfallsleiden, Tumoren etc.

Vorkommen und Differenzialdiagnosen

- **Diffuse Kopfschmerzen:**
  - *Begleitkopfschmerzen* bei Infektionen.
  - *Fortgeleitete Kopfschmerzen* (bei Otitis, Sinusitis, Zahnschmerzen, HWS-Myalgien).
  - *Psychovegetative Kopfschmerzen:* Meist kontinuierlich, täglich, als ringförmiger Druck oder Spannung, ohne Erbrechen oder Sehstörung – achte auf Lernstörungen, Stresssituationen (Spannungskopfschmerzen), beginnende Depression.
  - *Meningitische Reizung* (bei Meningitis [s. S. 550], Enzephalitis [s. S. 553], Subarachnoidalblutung, Hitzschlag): Häufig akuter Beginn, Fieber, Nackensteife, evtl. neurologische Begleitsymptome, Bewusstseinsstörung.
  - *Intrakranielle Drucksteigerung* (bei zerebralen Tumoren [s. S. 388], Abszess, Trauma, Blutung, Hydrozephalus occlusus [s. S. 426]): Progrediente Zunahme des Kopfschmerzes, Benommenheit, Schwindel, Erbrechen, neurologische Begleitsymptome.
  - *Posttraumatische Kopfschmerzen* (nach Schädel-Hirn-Trauma): Evtl. Erbrechen, Schwindel, Benommenheit.
  - *Intrazerebrale Gefäßdilatation* (Hypoxie, Hypoglykämie [s. S. 504], Aneurysma, Hypertonie [s. S. 335]): Unruhe, Schwindel, Schwächegefühl.
  - *Sehfehler* (Myopie, Hyperopie, Strabismus).
  - *Intoxikationen:* Alkohol, Nikotin, Drogen, Blei, CO.

6.2 Kopfschmerzen

- ▶ **Lokalisierte Kopfschmerzen:**
  - *Halbseitenkopfschmerzen* (bei Migräne [s. S. 437], bei Kindern tritt Migräne eher beidseitig auf).
  - *Kopfschmerzen im Gesicht/Wangenbereich* (bei Sinusitis [s. S. 278], Tumoren der Nasennebenhöhlen/Epipharynx, Zahnerkrankungen): Ggf. Zunahme der Schmerzen bei Vornüberbeugen.
  - *Kopfschmerzen im Bereich der Ohren* (bei Otitis media [s. S. 279]), Parotitis [s. S. 280], Mumps [s. S. 547]).
  - Kopfschmerzen im Bereich der Augen (bei Strabismus, Visusanomalien).
  - *Kopfschmerzen okzipital/Nackenbereich* (bei Muskelverspannungen, z. B. durch schlechte Sitzhaltung, Subluxation der Halswirbelsäule, andere Wirbelsäulenanomalien).
- ▶ **Akute Kopfschmerzen** (zu den einzelnen Krankheitsbildern s. o.): Akute hochfieberhafte Infekte verschiedener Natur, akute Otitis, Mastoiditis, Sinusitis, Tonsillitis, dentogen, Osteomyelitis, Tumoren des Schädels, akute Augenerkrankung, akute Menigitis, Enzephalitis, Trauma, akute Subarachnoidalblutung, Hitzschlag, Insolation, Hypoxie, Hypoglykämie; nach Alkohol-, Drogen- und Nikotinintoxikation.
- ▶ **Chronische Kopfschmerzen** (zu den einzelnen Krankheitsbildern s. o.): Migräne, Spondylopathien, psychogener (Spannungs-) Kopfschmerz, Hirntumoren, Mengingosis leucaemia, chronisches subdurales Hämatom, posttraumatisch, Hydrozephalus, chronische Meningitis (z. B. Tbc), Pseudotumor cerebri, Refraktionsfehler, Sinusitis, EB-Virus- oder Mycoplasma-Infektion, Histamin-Kopfschmerz, Sarkoidose, Hypertension (selten), Blei-, CO-Vergiftung.

Therapie

- ▶ Ausführliche Diagnostik (s. o.), Schmerztherapie (s. S. 18) im Zusammenhang mit Behandlung der Grunderkrankung!
- ◉ *Beachte:* Bei Kopfschmerzen im Kindesalter keine probatorische Verabreichung von Analgetika!

6.3 Gelenkschmerzen

Grundlagen

- Gelenkschmerzen (Arthralgien) im Kindesalter können ja nach Ätiologie in einem oder mehreren Gelenken akut, subakut, rezidivierend oder chronisch auftreten.
- Gelenkschmerzen können sowohl Hinweis auf eine lokale Erkrankung eines Gelenkes als auch Symptom einer Systemerkrankung sein.

Diagnostik

- **Anamnese:**
  - Beginn, Dauer, Art der Gelenkschmerzen, Begleitsymptome, Vorerkrankungen (z. B. Durchfälle), Trauma, Zeckenstich?
  - Familiäre Disposition: HLA-assoziierte Erkrankungen, Erkrankungen des rheumatischen Formenkreises, Autoimmunerkrankungen?
- **Körperliche Untersuchung:** Ganzkörperuntersuchung unter besonderer Beachtung der folgenden Punkte:
  - Gelenke: Beweglichkeit, Entzündungszeichen, Veränderungen (z. B. Rheumaknötchen)? Hüftgelenkserkrankungen können sich in das Kniegelenk projizieren. Bei kleinen Kindern können sich Gelenkschmerzen als Pseudoparalyse äußern.
  - Haut/Fingernägel: Exantheme, charakteristische Veränderungen?
  - Augenveränderungen (häufig Augenbeteiligung bei rheumatischen Erkrankungen)?
- **Apparative Diagnostik und Labordiagnostik:**
  - *Labor:*
    - Blutbild/Differenzialblutbild, Blutkulturen bei V. a. entzündliche oder maligne Krankheit.
    - BSG, CRP, Antistreptolysintiter, Komplementfaktoren (C_3, C_4) bei V. a. rheumatisches Fieber.
    - Transaminasen, LDH, Kalzium, Phosphat, AP, CK, Harnsäure, Kreatinin, Serumgesamteiweiß bei unklarer Genese.
    - Immunelektrophorese und Immunglobuline bei V. a. Immundefekt.
    - Rheumafaktoren, antinukleäre Antikörper, HLA-Typisierung bei V. a. juvenile rheumatoide Arthritis u. a. Autoimmunerkrankung.
    - Serum-Antikörper z. B. bei V. a. Yersiniose, Borreliose.
    - Gerinnungsfaktoren bei V. a. Gerinnungsstörung.
  - Immer Röntgenuntersuchung der betroffenen Skelettabschnitte.
  - Gelenkpunktion und Laboranalyse der Gelenkflüssigkeit bei unklarer Genese eines Gelenkergusses.
  - Haut-/Muskelbiopsie bei entsprechender Verdachtsdiagnose (z. B. Lymphödem, Myositis).
  - Knochenszintigramm bei Verdacht auf Tumoren, Knochenaffektionen.

Vorkommen und Differenzialdiagnosen

- **Rheumatische Erkrankungen:**
  - *Juvenile rheumatoide Arthritis* (s. S. 357): Beginn vor dem 16. Lebensjahr, häufig zusätzlich Uveitis, verschiedene Formen (polyartikuläre Form [rheumafaktornegativ/rheumafaktorpositiv], oligoartikuläre Form [oft Gonarthritis], systemische Form [Still-Syndrom]).

6.3 Gelenkschmerzen

- *Rheumatisches Fieber* (s. S. 356): Polyarthritis (meist große Gelenke der unteren Extremität), Karditis, Chorea minor, Erythema marginatum, Rheumaknötchen.
- *HLA-B27-assoziierte Spondylarthritis* (Spondylitis ankylosans, Morbus Bechterew): Beginn der Erkrankung im Kindesalter möglich, Arthritis großer Gelenke, Sakroiliitis, Spondylitis der lumbodorsalen Wirbelsäule, Uveitis.
- *Reiter-Syndrom:* Arthritis (oligoartikulär, besonders große Gelenke), Urethritis, Augenbeteiligung (Keratitis, Iritis oder Konjunktivitis).
- *Psoriasisarthritis* (s. S. 582): Auftreten im Kindesalter sehr selten! Asymmetrische Arthritis, besonders der Interphalangealgelenke, Haut- und Nagelveränderungen.
- *Reaktive Arthritis* (s. S. 356): Oligoartikuläre Arthritis nach gastrointestinalen Infektionen durch Yersinien, Salmonellen, Borrelien, Shigellen u. a.
- *Arthritis bei entzündlichen Darmerkrankungen* (Morbus Crohn [s. S. 270], Colitis ulcerosa [s. S. 272]): Besonders große Gelenke betroffen.
- *Kollagenosen* (systemischer Lupus erythematodes, Dermatomyositis, Sklerodermie, Sharp-Syndrom): DNA-Antikörper positiv.

▶ **Weitere Ursachen:**
- Traumatische Gelenkverletzung: Gelenkschwellung, evtl. Erguss.
- Beinachsenfehlstellungen, Fehlhaltungen.
- Gerinnungsstörung mit Gelenkblutung.
- Septische Arthritis durch Staphylokokken, Hämophilus influenzae, Osteomyelitis (s. S. 479):
- Tumoren: Knochen- und Knorpeltumoren (s. S. 403), Neuroblastom (s. S. 392), Leukämie (s. S. 371), Histiozytose (s. S. 387).
- Aseptische Knochennekrosen (s. S. 477): Morbus Perthes (Femurkopf), Epiphysiolysis capitis femoris, Osteochondritis dissecans (meist Kniegelenk), Morbus Osgood-Schlatter (Tibiaapophyse).
- Angeborene Erkrankungen (Skelettdysplasien [s. S. 140, 468], kongenitale Luxationen, Speicherkrankheiten).

Therapie

▶ Therapie der Grundkrankheit!
▶ Symptomatisch Analgetika (s. S. 19).

6.4 Hauteffloreszenzen

Grundlagen

- **Definition:** Veränderungen der Haut in Folge direkter Affektionen oder Mitreaktion bei inneren Erkrankungen.
- **Ursachen:** Entzündungen infolge von Infektionen und Parasiten, Allergien, toxischen, chemischen und thermischen Schäden, genetisch-konstitutionelle Reaktionsbereitschaft auf innere und äußere Noxen, Mangelzustände.

Diagnostik

- **Ausführliche Anamnese:** Zeit, Ort, Sensationen, Familienanamnese, Kontakte, Waschmittel, Kleidung, Medikamente, Nahrung u.a.?
- **Körperliche Untersuchung** des gesamten Körpers unter Beachtung des Lokalstatus der Effloreszenzen (Form, Farbe, Größe und Verteilung).
- **Weitere Diagnostik nach Befund:**
  - Bakterienabstrich aus Pusteln.
  - Pilznachweis nativ oder kulturell.
  - Milbennachweis (Tesa-Filmabrisspräparat).
  - RIST, RAST, Hauttests auf Allergene.
  - Hautstanze, -biopsie, mikroskopische Untersuchung.
  - Abklärung von Grundkrankheiten.

Vorkommen und Differenzialdiagnosen

- *Beachte:* Hauterkrankungen ausführlich ab S. 574.
- **Rötung (Erythem):**
  - *Lokalisiert:* Bei physikalischen Reizen, Kontaktdermatitis, Mykosen, Borreliose, Lichtdermatosen, Erysipel, Naevus flammeus, Sonnenbrand, Verbrennung 1. Grades.
  - *Generalisiert:* Infektiöse (z.B. bei Masern, Röteln), toxische und allergische (Urticaria ist leicht erhaben) Ursachen.
  - *Mit Schuppung:* Mykosen, Psoriasis, seborrhoide Dermatitis, Neurodermitis, Kawasaki-Syndrom, Acrodermatitis enteropathica.
- **Schuppung:** Ichthyosis, licheninfizierte Neurodermitis, Keratosis planto-palmaris.
- **Papeln:**
  - *Lokalisiert:* Bei Insektenstichen, Skabies, juvenile plane Warzen, Akne, Mollusken, Condylomata, Lichen ruber. Mit Keratose bei Warzen, Keratosis follicularis.
  - *Ausgedehnt:* Multilokulär bei Scharlach (Reibeisenphänomen), bei Acrodermatitis papulosa, Gianotti-Chrosti-Syndrom, Urticaria pigmentosa, Granuloma anulare, Histiozytosis X, Erythema nodosum.
- **Vesikel (Bläschen):** Varizellen, Herpes simplex und Zoster, Erythema exsudativum multiforme, Parasiten, dyshydrotisches Ekzem, Hand-Mund-Fußkrankheit, Epidermolysis bullosa, Lyell-Syndrom, Verbrennung 2. Grades, Stophulus infantum, Dermatitis herpetiformis Duhring.
- **Pusteln:** Superinfizierte Vesikel, Impetigo contagiosa, staphylogenes Lyell-Syndrom, impetiginisierte Ekzeme, pustulöse Psoriasis, Hydroa vacciniformis (Porphyrie).
- **Dermatosen:** Tinea, Erythema anulare, Granuloma anulare, Sklerodermie, Pytiariasis rosea.
- **Blutungen:** Morbus Werlhof, Hämophilie, Purpura Schönlein-Henoch, Kindesmisshandlung, Trauma, Morbus Osler.

6.5 Chronisch rezidivierende Bauchschmerzen

Grundlagen

- **Definition:** Innerhalb von drei Monaten mindestens 3-mal auftretende Bauchschmerzen jeglicher Art und Lokalisation.
- Je jünger die Patienten sind und je weniger sich ihr Körperschema entwickelt hat, desto weniger können sie über Art und Lokalisation des Schmerzes Auskunft geben. Säuglinge weinen und krümmen sich zusammen. Kleinkinder lokalisieren den Schmerz meist in die Bauchmitte (Nabelkoliken, S. 268).

Diagnostik

- **Ausführliche Anamnese** (in somatischer und psychosomatischer Richtung).
- **Körperliche Untersuchung** einschließlich rektaler Untersuchung.
- **Apparative Diagnostik und Labordiagnostik:** Basislabor (Blutbild, Harnstatus), Sonographie des Abdomens, weitere Diagnostik je nach Symptomen und Befunden (s. S. 63) – keine „Schrotschussdiagnostik".

Vorkommen und Differenzialdiagnosen

- **Funktionelle bzw. psychovegetative Ursachen:** Ca. 75 % der rezidivierenden Bauchschmerzen sind primär nicht organisch bedingt (!). Häufig Koinzidenz mit anderen psychovegetativen Störungen. Häufig bei ehrgeizigen, empfindsamen Kindern in Stresssituationen. Auftreten meist in Form von Nabelkoliken (s. S. 268). Bei längerer Dauer Somatisierung, z. B. chronische Obstipation, chronische Gastritis, Colon spasticum, Colon irritabile.
- **Abdominelle Ursachen** (die meisten abdominellen Krankheiten können, müssen aber nicht mit Bauchschmerzen vergesellschaftet sein):
  - *Häufigste Ursachen:* Rezidivierende Enteritiden, Postenteritis-Syndrom, Harnwegsinfektionen, rezidivierende Appendikopathie, rezidivierende Inkarzerierung von Hernien, Laktoseintoleranz u. a. Nahrungsmittelunverträglichkeiten, Dysmenorrhoen, Morbus Meulengracht.
  - *Häufiger mit Bauchschmerzen einhergehend sind die selteneren Krankheiten:* Gastritis und peptisches Ulkus, Morbus Crohn, Colitis ulcerosa, Gallen- und Harnsteine, rezidivierende Pankreatitis, verschiedene obstruktive Harnwegs- und Gallenwegserkrankungen, rezidivierender Sigmavolvulus, rezidivierende Invagination, Sichelzellanämie, entzündliche Erkrankungen der inneren Genitale bei jugendlichen Mädchen.
  - *Beachte:* Tumoren erzeugen erst in fortgeschrittenen Stadien Schmerzen.
- **Extraabdominelle Ursachen:**
  - Abdominelle Epilepsie (nicht allgemein anerkannt): Anfallsartige Bauchschmerzen mit pathologischem EEG.
  - Akute intermittierende Porphyrie, Hyperlipidämien, Hyperurämie, familiäres Mittelmeerfieber.
  - Fortgeleitete Schmerzen bei Affektionen der Pleura diaphragmalis und des Herzens sowie ausstrahlend von der Wirbelsäule bei Spondylopathien.

Therapie

- Bei vermutlich psychovegetativen Beschwerden aufklärendes und wiederholtes therapeutisches Gespräch (s. S. 466) und immer Kontrolluntersuchung auf mögliche übersehene somatische Ursachen. Weitere Therapie siehe jeweilige Krankheit.

6.6 Erbrechen

Grundlagen

- **Pathogenese:** Gestörte Ösophagusmotorik oder Reizung des Brechzentrums (von Verdauungstrakt, Abdominalorganen, Pharynxwand, Hirn und Hirnhäuten, durch Toxine und Stoffwechselprodukte im Blut).
- **Komplikationen:** Dehydration, hypochlorämische Alkalose oder auch metabolische Azidose, Hypokaliämie, Komplikationen der Grundkrankheiten.

Diagnostik

- **Anamnese:**
  - Beginn, Zeitpunkt, Häufigkeit und Art des Erbrechens (z. B. schlaff oder im Schwall oder Speien, d. h. Herausrinnenlassen kleiner Portionen)?
  - Farbloses, blutiges oder galliges Erbrechen?
  - Begleitsymptome, z. B. Bauch- oder Kopfschmerzen, Fieber, Durchfall, Obstipation? Abhängigkeit von der Nahrung, Vergiftung, Stress?
  - Vorerkrankungen, Operationen?
- **Körperliche Untersuchung:** Gewicht, Ganzkörperstatus, besonders auf abdominelle (akutes Abdomen, Ileus) und neurologische Befunde achten.
- **Apparative Diagnostik und Labordiagnostik:**
  - *Labor:*
    - Blutbild, Harnstatus.
    - Serum auf sekundäre metabolische Störungen untersuchen: Natrium, Chloride, Kalium (evtl. ↓). Blutgasanalyse (häufig Alkalose). Fallweise Harnstoff, Kreatinin, GOT, GPT, γ-GT, Bilirubin, Amylase, Lipase.
    - Stuhl auf Blut und pathogene Keime untersuchen (Ulkus?, Enterokolitis?).
    - Zöliakie: Gliadin-AK, endomysiale Antikörper.
    - Reye-Syndrom oder Hepathopathie: Ammoniak.
    - Nahrungsmittelallergie: RAST, IgG-AK gegen Kuhmilch.
    - Adrenogenitales Syndrom: 17-OH-Progesteron im Serum.
    - Stoffwechselstörung: Galaktose, Aminosäuren.
    - Intoxikation: Medikamentenspiegel (Blut, Harn).
  - Sonographie des Abdomens.
  - Bei Ileus Abdomenleeraufnahme im Hängen (Obstruktion, Spiegelbildung [s. S. 64]).
  - Neurologische Abklärung (s. S. 86) bei V. a. zentralnervöse Ursache.
  - Kinderchirurgisches Konsilium bei Ileus, Hämatemesis, abdominellem Tastbefund, akutem Abdomen, dringlich bei Schock.
  - Weitere apparative Maßnahmen je nach klinischem Befund, z. B. Röntgenkontrastmitteldarstellungen, pH-Metrie, Endoskopien, Manometrie, CT.

Vorkommen und Differenzialdiagnosen

- **Farbloses Erbrechen:**
  - *Ohne Magensaft:* Ösophagusstenosen (nach Verätzung oder Ösophagitis), Kardiachalasie (s. S. 254), Ösophagusatresie (Neugeborenes): Lackmuspapier bleibt alkalisch.
  - *Angedaute Nahrung, keine weiteren Symptome:* Ernährungsfehler, iatrogen (Zytostatika), rezidivierend bei:
    1. Gastroösophagealer Reflux (Kardiachalasie, s. S. 254).
    2. Hiatushernie (Neugeborene – Erwachsene).
    3. Sog. azetonämisches Erbrechen bei metabolischer Azidose.
    4. Psychogene Ursachen (Kleinkind, Schulkind).
    5. Funktionell (Neugeborenes): Lackmuspapier zeigt sauren pH an.

6.6 Erbrechen

- *Mit akuten abdominellen Krankheitssymptomen:* Prodromi verschiedener Infektionskrankheiten, Gastroenteritiden, Harnwegsinfektionen, Hepatitis, Pankreatitis, Gastritis, Ulzera, Steinkoliken, Appendizitis, Tumoren.
- *Rezidivierend mit Krankheitssymptomen:* Bei chronischen Erkrankungen des Magentraktes: Intoleranzen (z. B. Kuhmilch-Intoleranz, s. S. 259), Malabsorption (z. B. Zöliakie, s. S. 260), chronische Infektionen, Hepatopathien, Nephropathien, Bulimie, spastisches gussartiges Erbrechen bei hypertrophischer Pylorusstenose (1. Woche – 6. Monat, s. S. 255), Magenfehlbildungen, adrenogenitalem Salzverlustsyndrom (s. S. 491), Aminoazidurien, Organoazidurien (Neugeborenes – Säugling).
- *Mit zentralnervösen Symptomen:*
  - Akut bei Meningitis, Enzephalitis, Schädel-Hirn-Traumen, Migräne (Schulkind), Vergiftungen, Medikamenten (Digitalis), diabetischem Koma, Reye-Syndrom, Sonnenstich.
  - Rezidivierend bei Tumoren, subduralen Hämatomen (postpartal-posttraumatisch), Hydrozephalus, Stoffwechselerkrankungen, Kernikterus (Neugeborenes – Säugling).
- **Hämatemesis:** Ösophagitis, Ösophagusvarizen, erosive Gastritis, blutendes Ulkus (nach 1. Lebensjahr), Gerinnungsstörungen.
- **Galliges Erbrechen:**
  - Alle angeborenen und erworbenen Darmobstruktionen, Atresien, Stenosen, Malrotation, Volvulus, Morbus Hirschsprung, Duplikaturen, Mesenterialzysten.
  - Mit Schocksymptomen bei Invagination, Volvulus, Peritonitis, Darmperforation, nekrotisierender Enterokolitis des Neugeborenen, paralytischem Ileus, Mekoniumileus (Neugeborenes).

Therapie

- Nahrungskarenz, evtl. wiederholt kleine Gaben von Glukose-Elektrolytlösung p. o., bei Dehydratation (>5% des KG) parenteraler Flüssigkeitsersatz (s. S. 613).
- Grundleiden behandeln (konservativ oder kinderchirurgisches Konsil und chirurgische Therapie).
- Bei galligem Erbrechen sofort Magensonde legen, Magensaft ableiten, parenterale Flüssigkeits- und Elektrolytzufuhr.
- **Antiemetika:** Nur bei schwerem funktionellem Erbrechen (Zytostatikatherapie, Migräne) indiziert, z. B. Chlorpromazin oder Promethazin 0,5 mg/kg KG/Dosis i. m., evtl. alle 6 Stunden (bei Zytostatikatherapie s. S. 407). Bei Metoclopramid hohes Risiko des dyskinetischen Syndroms → Alternative (außer bei Säuglingen): Dimenhydrithat oder Ondasetron 5 mg/m² KO Kurzinfusion.

6.7 Akute Durchfallerkrankung

Grundlagen

- **Definition:** Exzessiver Verlust an Wasser und Elektrolyten über den Darm infolge akuter, viraler oder bakterieller Entzündungen des Darms, Nahrungsmittelintoxikation oder Antibiotika-Nebenwirkung.
- **Pathophysiologie:** Durch Adhärenz oder/und Invasion toxinproduzierender Keime entstehen eine gesteigerte Wasser- und Elektrolytsekretion in den Darm und/oder Resorptionsstörungen durch Mukosaschäden.
- **Erreger:** Am häufigsten Rotaviren, neben Adeno- und ECHO-Viren, 5% Bakterien (Salmonellen, Yersinien, Hospitalismuskeime, Shigellen, Campylobacter), enteropathogene Escherichia coli (EC) (Säuglingsdyspepsie, Reisediarrhö), enterotoxische EC, enteroinvasive EC (blutige Diarrhö), Choleravibrionen (enterotoxisch), Lamblien und Amöben. Clostridium difficile unter Antibiotika bei pseudomembranöser Enterokolitis.
- **Symptome:** Plötzlicher Beginn meist mit Erbrechen, dann wässrige Durchfälle (Enteritis), ggf. blutig-schleimig (Enterokolitis). Häufig Fieber, Bauchschmerzen, Gewichtsabnahme. Meist gebläthes, manchmal druckschmerzhaftes Abdomen mit gesteigerter Darmperistaltik.
- **Komplikationen:**
  - Bei unkomplizierten Fällen besteht keine Gefahr. Lebensbedrohlich sind Toxikosen und eine hypernatriämische Dehydration.
  - Selten sind Durchwanderungsperitonitis und Perforation, häufiger chronische Verlaufsformen und Postenteritissyndrom.
- **Meldepflicht** bei Cholera, Salmonellen, Shigellen, Amöbenruhr.

Diagnostik

- **Anamnese:** Durchfälle in der Umgebung? Dauer, Häufigkeit, Beschaffenheit der Stühle? Begleitsymptome (z.B. Erbrechen, Gewichtsabnahme, Fieber)? Verdorbene Speisen gegessen? Medikamente?
- **Körperliche Untersuchung:** Gewicht, Ganzkörperstatus, besonders auf abdominelle Befunde (z.B. Meteorismus, Druckschmerz) achten, Beurteilung der Dehydratation (s. S. 613). Begleitsymptome? Stühle anschauen!
- **Labor:**
  - Blutbild (häufig kurzzeitige ausgeprägte Leukozytose und Linksverschiebung) und Hämatokrit, Blutgasanalyse in Abhängigkeit vom Schweregrad.
  - Serum: Elektrolyte, ggf. Transferasen, Harnstoff, Kreatinin u.a.
  - Erregernachweis: ELISA-Schnelltest auf Rotaviren, Adenoviren. Für Parasiten- und Bakteriennachweis frischen Stuhl in das Labor. Bei hartnäckigen und blutigen Stühlen auch Antikörper auf Yersinien und Campylobacter.
  - Klostridientoxin bei Verdacht auf pseudomembranöse Enterokolitis.

Vorkommen und Differenzialdiagnosen

- Durchfall bei extraintestinalen Infektionen, z.B. Otitis, Atemwegsinfektion, Harnwegsinfektion, Sepsis, hämolytisch-urämisches Syndrom.
- Fehlernährung, paradoxe Durchfälle bei Obstipation (Morbus Hirschsprung s. S. 222) (Anamnese).
- Vergiftungen (z.B. Nahrungsmittel, Staphylokokkentoxin) (Anamnese).
- Intestinale Erkrankungen (z.B. Malabsorption, Maldigestion [s. S. 147], Colitis ulcerosa [s. S. 272], Morbus Crohn [s. S. 270]) (Beleitsymptome).
- Nahrungsmittelunverträglichkeit (Anamnese).
- Appendizitis (häufig im Anschluss an akute Enteritis) (s. S. 264).

6.7 Akute Durchfallerkrankung

- Angeborene Stoffwechselstörungen (Anamnese, Neuropathie u. a.).
- Tumoren: Intestinales Lymphom, Neuroblastom (s. S. 392) (Tastbefund, Sonographie).
- Weiche Stühle unter Muttermilch (bei sonst gesundem Kind).

Therapie

- Rehydratation (oral, bei Bedarf parenteral) und Realimentation s. S. 614.
- Gewichtskontrollen täglich, fallweise öfter.
- **Antibiotika nur in Ausnahmefällen:**
    - Bei Shigellen und Yersinien Trimethoprim 8 mg/kg KG und Sulfamethoxazol 40 mg/kg KG/d p. o.
    - Bei Campylobacter Erythromycin 40 mg/kg KG/d p. o.
    - Bei Amöben und Lamblien Metronidazol 15 – 50 mg/kg KG/d p. o.
    - Bei Salmonellen, nur septischen Verlaufsformen und bei Säuglingen < 4 Monaten Ampicillin 50 – 150 mg/kg KG/d p. o. oder i. v. (längere Keimausscheidung unter Antibiotika).
    - Bei Clostridium difficile Vancomycin 20 – 40 mg/kg KG/d p. o.
- Antiemetika oder Motilitätshemmer sind nicht indiziert!

6.8 Malabsorptionssyndrom und chronische Durchfälle

Grundlagen

- **Definition und Pathophysiologie:** Funktionelle oder morphologische Defekte der Darmschleimhaut führen zu vermehrten Stühlen und fallweise zu isolierten oder generellen Resorptionsstörungen.
- **Symptome:**
  - Bei exokriner Pankreasinsuffizienz und Zöliakie sind die Stühle vermehrt, massig, glänzend (Steatorrhö), übelriechend, die Gewichtsabnahme ist deutlich, der Appetit meist schlecht, Gedeihstörung.
  - Bei den anderen Formen sind die Stühle mehr oder weniger stark gehäuft (6–20), meist flüssig, schäumend, manchmal schleimig oder blutig; Gewicht, Größe und Appetit außer bei Morbus Crohn meist weniger beeinträchtigt.
- **Komplikationen:**
  - Intractable diarrhea (unstillbare Durchfälle) bei schwerster Darmschädigung.
  - Eiweiß- und Vitaminmangel bei Pankreasinsuffizienz, Zöliakie, Kuhmilchallergie, Morbus Crohn und Kurzdarmsyndrom (Resorptionsstörung abhängig von fehlendem Dünndarmabschnitt, proximal für Eiweiß, Elektrolyte, Kohlenhydrate, wasserlösliche Vitamine; distal für Fette, fettlösliche Vitamine, Gallensäuren, Vitamin B_{12}, Folsäure). Mangel an Eisen und Spurenelementen.
  - Toxikose (s. S. 630).
  - Exsikkose.
  - Akute Blutung und toxisches Megacolon bei Colitis ulcerosa.

Diagnostik

- **Anamnese:** Beginn und Dauer der Durchfälle, Häufigkeit und Beschaffenheit und Geruch der Stühle? Begleitsymptome (z. B. Erbrechen, Gewichtsabnahme)? Vorerkrankungen? Nahrungsabhängigkeit? Umgebungsananmnese, familiäre Häufung?
- **Körperliche Untersuchung:** Gewicht, Gesamtstatus, insbes. abdomineller und pulmonaler Status und deren Komplikationen. Dystrophie? Stühle anschauen.
- **Labor (Blut):**
  - Blutbild (hypochrome Anämie vor allem bei Zöliakie, Morbus Crohn und Colitis ulcerosa), BSG (↑ bei spezifischen und unspezifischen Enterokolitiden), Fe ↓, Ferritin ↓, Transferrin ↑.
  - Serum: Eiweiß (normal oder ↓ bei Zöliakie, Kuhmilchallergie, Morbus Crohn, „protein losing enteropathy" und Kurzdarmsyndrom), Elektrophorese.
  - IgG-AK gegen Kuhmilchproteine, Gliadin-AK und endomysiale AK bei Zöliakie, IgE bei Nahrungsmittelallergie.
  - Quick-Wert: Normal oder vermindert bei Zöliakie, Morbus Crohn, Colitis ulcerosa, Kurzdarmsyndrom.
  - Kreatinin (HUS), Kalzium, PO_4, AP, Vit. B_{12}, Vitamin A, D, E, K, B_{12}, Folsäure, Zink (normal oder vermindert bei Zöliakie, Kurzdarmsyndrom) (Vitamin E ↓ bei Mukoviszidose).
  - Kalium ↓, Chlorid ↓, VIP, Gastrin, Somatostatin in Serum; Vanillinmandelsäure, 5-Hydroxyindolessigsäure bei hormonaktiven Tumoren.
- **Labor (Stühle):**
  - Erregernachweis bei spezifischen Enterokolitiden.
  - Blut positiv bei Enterokolitiden, besonders Morbus Crohn, Kolitis und ggf. bei Zöliakie und Kuhmilchallergie.

6.8 Malabsorptionssyndrom und chronische Durchfälle

- Chymotrypsin ↓ bei Mukoviszidose und Shwachman-Syndrom.
- Stuhl-pH <5,2 bei Disaccharidasemangel, evtl. Postenteritissyndrom und Kurzdarmsyndrom.

▶ **Apparative Diagnostik:**
- Schweißtest bei Mukoviszidose, Pankreasfunktion bei exokriner Pankreasinsuffizienz.
- Dünndarmbiopsie bei Verdacht auf Zöliakie.
- Röntgen-Magen-Darmpassage, Röntgen-Kontrastmitteleinlauf, Koloskopie plus Biopsie bei Morbus Crohn und Colitis ulcerosa, allergischer Kolitis.
- Disaccharidbelastung, H_2-Atem-Test, evtl. Enzymbestimmung (Laktase, Saccharase) in Dünndarmmukosa (Biopsie) bei Verdacht auf Enzymmangel, Laktose- und Fruktoseintoleranz.

Vorkommen und Differenzialdiagnosen s. Tab. 39

Tabelle 39 Ursachen chronischer Durchfälle nach pathogenetischen Gesichtspunkten

Pathogenese/Organ	Erkrankung	wegweisende Symptome/Befunde
1. Störungen der Digestion (Maldigestion)		
a) kongenital		
Pankreas	zystische Fibrose, Shwachman-Syndrom	Fettstühle, Dystrophie, pulmonale Symptome, Schweißtest
Leber	neonatale Hepatitis, Leberfunktionsstörung, Cholestase	Hepato-, Splenomegalie, Leberfunktionen pathologisch, evtl. Leberbiopsie
Darm	Enterokinase-, Disaccharidasemangel (Laktase, Sukrase-Isomaltase)	wässrige Durchfälle, H_2-Atemtest
b) erworben		
Pankreas	chronische Pankreatitis	Fettstühle, Pakreasfermente ↓
Leber	Leberfunktionsstörung, Cholestase	Hepatomegalie, Leberfunktionen pathologisch
Darm	bakterielle Überwucherung, Apudome (hormonaktive Tumoren)	Antibiotika? wässrige Durchfälle, evtl. Sonographie
2. Funktionsstörung der intestinalen Mukosa (Malabsorption)		
a) kongenital		
Kohlenhydrat-Resorption	Glukose/Galaktose-Malabsorption, Alaktasie	wässrige Durchfälle, Stuhlchemie, Belastungstests, H_2-Atemtest
Aminosäure-Resorption	Zystinurie, Hartnup-Krankheit	Klinik, Aminoazidurie
Fett-Resorption	Abetalipoproteinämie, Ly-angiektasien	Neurodegeneration, Fettstatus
Elektrolyt-Resorption	Chloridverlust-Diarrhö, primäre Hypomagnesämie, Acrodermatitis enteropathica	(Schleim-)Hautsymptome, Chloriddiarrhö, Magnesium ↓, Zink ↓

Fortsetzung Tabelle 39 S. 148 ▶

6.8 Malabsorptionssyndrom und chronische Durchfälle

Tabelle 39 Fortsetzung von S. 147

Pathogenese/ Organ	Erkrankung	wegweisende Symptome/ Befunde
Enteropathien	Mikrovilli-Atrophien, idiopathisch	unstillbare Durchfälle, Darmbiopsie
b) erworben		
Enteropathien	Zöliakie, enteropath. Kuhmilch- u. a. Nahrungsmittelallergien	wässrige Fettstühle, Dystrophie, Labor, Biopsie, Nahrungsabhängigkeit
chronische infektiöse Enterokolitis	Salmonellose, Shigellose, Amöbiasis, Tuberkulose, Lambliasis	Erregernachweis im Stuhl, evtl. Antikörper, Mendel-Mantoux-Test (Tbc)
	contaminated small bowel syndrome (nach Darmoperation)	gestörte Darmpassage nach Operation
anatomisch	Kurzdarmsyndrom, intestinale Fisteln	Dystrophie, Resorptionsstörung je nach Darmabschnitt
Medikamente	Chemotherapien	Medikamentengabe bzw. Antibiotika
3. „unspezifische" Enterokolitis		
	Morbus Crohn, Colitis ulcerosa	blutige Stühle, Koloskopie
4. osmotische Diarrhö		
	Postenteritis-Syndrom (nach akuter Gastroenteritis)	Anamnese, selbstlimitierend

Therapie

- Siehe jeweilige Erkrankung.
- Bei Exsikkose Rehydratation (s. S. 613).

6.9 Akute Obstipation

Grundlagen

- **Definition:** Akute Verhärtung und Entleerungsstörung des Stuhls.
- **Symptome:** Im Zusammenhang mit bestimmten Ursachen (s. u.) auftretende Stuhlverhaltung bzw. seltene, evtl. schmerzhafte Entleerung harter, knolliger Stuhlmassen.
- **Komplikationen:** Ileus bei organischer Passagestörung (Volvulus, Invagination u. a.), Übergang in chronische Obstipation.

Diagnostik

- **Anamnese:** Dauer, Schmerzhaftigkeit der Obstipation, Stuhlbeschaffenheit vorher, Zusammenhang mit Ursachen (s. u.).
- **Körperliche Untersuchung:** Rektale Untersuchung: Volle Ampulle. Bei Sigmatorsion akute Schmerzen und Druckschmerz im linken Unterbauch.
  - *Beachte:* Akutes Abdomen (s. S. 621)?
- **Apparative Diagnostik:** Bei Ileussymptomen Abdomenleeraufnahme, Sonographie und kinderchirurgisches Konsilium.

Vorkommen und Differenzialdiagnosen

- **Ursachen:**
  - Hungern, einseitige Ernährung (weihnachtliche oder österliche Schokoladenzeit), zu wenig Flüssigkeit (Dursten).
  - Änderung der Lebensgewohnheiten auf Reisen.
  - Flüssigkeitsentzug durch Fieber.
  - Bettlägerigkeit bei verschiedenen Erkrankungen mit Bewegungsarmut.
  - Schmerzhafte Stuhlverhaltung bei abdominellen Erkrankungen (Volvulus, Invagination, Sigmatorsion) oder bei Analrhagaden.
  - Medikamentengabe.
- **Differenzialdiagnosen:**
  - Pseudoobstipation (tagelang kein Stuhl ohne Beschwerden, besonders bei Frauenmilch).
  - Appendizitis (s. S. 264).
  - Harnwegsinfekt (Harnbefund, s. S. 412).

Therapie

- Erhöhte Flüssigkeitszufuhr und Ernährung normalisieren.
- Glyzerinzäpfchen oder Klysma mit hypertoner Phosphatlösung (gebrauchsfertig, z. B. Microklist), bei Sigmatorsion Einlauf mit physiologischer Kochsalzlösung.
- Bei Defäkationsbeschwerden infolge harten Stuhls, Analekzemen oder Analrhagaden anästhesierende Salbe bzw. schmerzstillende Zäpfchen und Stuhl mit Laktulose oder Malzextrakt weich halten.
- Organische Krankheiten beseitigen, bei Ileusverdacht immer Chirurgen hinzuziehen.

6.10 Chronische Obstipation, Enkopresis

Grundlagen und Symptome

- Im Allgemeinen setzen Kinder täglich Stuhl ab, aber auch Pausen von mehreren Tagen ohne Beschwerden können physiologisch sein. Chronische Stuhlentleerungsstörungen sind meistens durch Stuhlpausen von drei und mehr Tagen gekennzeichnet, aber auch kleine Stuhlmengen sprechen nicht dagegen, z. B. bei Enkopresis (Stuhlschmieren) infolge Überlaufinkontinenz. Typisch sind Begleitbeschwerden (s. u.).
- **Symptome:** Rezidivierende Stuhlretention, intermittierende Bauchschmerzen (meist Nabelgegend), seltener schmerzhaftes Absetzen harter Stuhlknollen oder häufiges Stuhlschmieren, das die Kinder oft nicht spüren. Öfter Kombination mit Enuresis. Tastbare Skybala. Häufig Blässe, Inappetenz und Müdigkeit. Symptome der Grundkrankheiten.
- **Komplikationen:** Idiopathisches Megakolon bei funktioneller Obstipation, Ileus bei Morbus Hirschsprung und intestinaler Pseudoobstruktion, Analprolaps bei Spina bifida.

Diagnostik

- **Genaue Anamnese:** Ernährung, Stuhlverhalten, Konflikte, Sauberkeitserziehung, Grundkrankheiten?
- **Körperliche Untersuchung:** Rektal-digitale Untersuchung: Veränderungen, Lage des Anus, Fissuren, Sphinktertonus, Weite der Ampulle, Ampulle stuhlgefüllt (bei Morbus Hirschsprung leer, außer bei ultrakurzem Segment)?
- **Apparative Diagnostik und Labordiagnostik:**
  - Labor: Blutbild, Harnstatus.
  - Sonographie des Abdomens: Stenosen, Tumoren u. a.
  - Bei klinischer Symptomatik metabolische Grundkrankheit abklären.
  - Defäkographie, evtl. komplette Irrigoskopie bei V. a. funktionelle und organische Obstipation.
  - Rektumbiopsie, evtl. Rektummanometrie bei Verdacht auf Morbus Hirschsprung bzw. Kolondysplasie.

Vorkommen und Differenzialdiagnose

- **Ursachen:**
  - *Funktionell:* Ursachen der akuten Obstipation (s. S. 149) mit dauerhafter schmerzbedingter Stuhlretention, Fehlernährung, zu wenig Flüssigkeit, psychogen, zu frühes und zwanghaftes Sauberkeitstraining, kortikale Hirnschäden, Rückenmarksläsionen, genetische Darmträgheit, chronischer Laxantienabusus, intestinale Pseudoobstruktion, Zytostatika (Oncovin).
  - *Metabolisch:* Hypothyreose (s. S. 483), Hypoparathyreoidismus (s. S. 487), Vitamin-D-Intoxikation, Hypokaliämie, tubuläre Azidose, Diabetes insipidus, Myopathien.
  - *Organisch:* Darm- und Analstenose (s. S. 262), Gastroschisis (s. S. 225), Dolichokolon, Morbus Hirschsprung u. a. obstruierende Darmerkrankungen.
- **Differenzialdiagnose:** Pseudoobstipation = 1–3(–7) Tage kein Stuhl ohne Beschwerden bei gestillten Kindern.

Therapie

- *Beachte:* Rückfälle sind bei mangelnder Compliance relativ häufig.
- Grundkrankheiten behandeln.
- Körperliche Bewegung und ausreichende Flüssigkeitszufuhr.

6.10 Chronische Obstipation, Enkopresis

- **Psychischer Aspekt:**
  - Gute Aufklärung über psychische Entwicklung (anale Phase), über Sauberkeitserziehung, Körperhaltung bei Defäkation. WC-Phobien, mögliche Konfliktsituationen.
  - ⊙ *Beachte:* Keine übertriebene oder zwanghafte Sauberkeitserziehung! Die persönliche Sphäre des Kindes wahren (z. B. Schamgefühl).
  - Bei psychischen Ursachen Gesprächstherapie, keine Fokussierung auf den Stuhlgang! Förderung des Körperschemas in spielerischer Weise und Hebung des Selbstwertgefühls (Belohnungen). Evtl. Psychotherapie durch Experten.
- **Ernährung:**
  - Faserreich: Vollkornbrot, rohes Obst, Feigen, Datteln, Säfte, Gemüse, Salate, Sauer- und Buttermilch, Joghurt. Im übrigen altersgemäße Mischkost! Vermeiden von Teigwaren, Brotsorten aus feinem Mehl, Süßwaren, Kakao.
  - Stimulation des gastrokolischen Reflexes, z. B. nüchtern mit einem halben Glas kalten Wassers oder Obstsaft. Einüben des Defäkationsreflexes sollte zu jener Tageszeit erfolgen, in der das Kind Zeit hat (nicht unbedingt nur am Morgen).
- Regelmäßige Kontrollen zur Einhaltung der Empfehlungen.
- **Stuhlgang:**
  - Anästhesierende Salbe um den Anus oder schmerzlindernde Suppositorien (z. B. Lidocain-Zäpfchen nach Magistr. Rp) regelmäßig morgens und zur vermuteten Zeit des Stuhlabsetzens. Ölige Toilettentücher.
  - Ausgiebige Entleerung mit Einläufen (physiologische NaCl-Lösung, Paraffinöl oder hypertone Phosphatlösung à 125 ml – kein reines Wasser, keine Seifen!) in den ersten Tagen nach Therapiebeginn.
- **Medikamente:**
  - Laxantien wie Laktulose (ca. 3-mal 1 EL für mehrere Wochen), evtl. nur kurzzeitige Kombination mit Präparaten aus Agar, Kleie, Leinsamen oder Methylzellulose.
  - ⊙ *Cave:*
    - Einnahme von Paraffinum-subliquidum kann zur Aspiration führen!
    - Salinische Mittel (Magnesiumsulfat) oder Kontakt-Kathartika sind nicht nötig, keine Anthrachinone (Senna, Aloe etc.).
  - Bei schwerster Obstipation (Oncovin, Mukoviszidose) evtl. zusätzlich Versuch mit Gastrografineinläufen.
  - Bei idiopathischem Megakolon Langzeittherapie mit Dihydroergotamin 3-mal 1 mg/d oder Cisapride 0,2 mg/kg KG/Dosis 4-mal tgl.
  - Bei intestinaler Pseudoobstruktion Cisapride 0,2 mg/kg KG/Dosis (4 – 8-mal tgl.).
- Operative Behandlung von Fehlbildungen (z. B. Morbus Hirschsprung), sehr selten ist die Resektion eines extremen idiopathischen Megakolons nötig.

6.11 Gastrointestinale Blutung

Grundlagen

- **Obere GI-Blutung:**
  - *Defintion:* Blutung aus Ösophagus, Magen, Duodenum.
  - *Blutungsformen:* Hämatemesis (hellrotes Blut oder Hämatin), Teerstuhl (Meläna). Nur bei massiver Blutung analer Abgang hellroten Blutes.
- **Untere GI-Blutung:**
  - *Definition:* Blutung aus unterem Dünndarm, Kolon, Sigma, Rektum, Anus.
  - *Blutungsformen:* Blutbeimengungen, -auflagerungen (bei Blutung aus Analgegend).
- **Komplikationen:** Schock, schwere Blutungsanämie.

Diagnostik

- **Anamnese:** Beginn und Häufigkeit des Erbrechens, Stuhlbeschaffenheit, Menge und Art der Blutbeimengung, Begleitsymptome, Vorerkrankungen?
- **Körperliche Untersuchung** mit HNO-Status, rektaler Untersuchung, Vitalparameter, Rumple-Leede-Test (positiv bei Purpura Schoenlein-Henoch, s. S. 354).
- **Labor:**
  - Blutbild (Anämie, Thrombozytopenie bei Morbus Werlhof), Blutgruppe und Kreuzprobe, Elektrolyte und Kreatinin (v. a. bei Schock).
  - Gerinnungsstatus (Hämophilie?), bei Verdacht auf Hepatopathie Transaminasen, γ-GT, Bilirubin, CHE, Ammoniak.
- **Apparative Diagnostik:**
  - Magensonde (zur Sicherung einer Magenblutung): Hämatin im Magensaft bei oberer GI-Blutung.
  - Blutnachweis im Stuhl bei unsicherer Diagnose.
  - Abdomensonographie: Pathologische Kokarden bei Invagination, Darmveränderungen bei Morbus Crohn und Colitis ulcerosa.
  - Abdomenübersichtsaufnahme (Röntgen) bei V. a. Fremdkörper, Invagination.
  - Kontrasteinlauf bei V. a. Invagination, Volvulus.
  - Angiographie bei V. a. Gefäßmissbildungen oder -thrombosierungen.
  - Gastroskopie mit Biopsien bei V. a. Ösophagitis, Ösophagusvarizen, Gastritis, Ulzera, Fremdkörpern, fallweise mit Helicobacter-Nachweis.
  - Koloskopie mit Biopsien bei V. a. chronisch-entzündliche Darmerkrankungen, Polypen, Tumoren, Fremdkörper.
  - Stuhlkulturen bei Enterokolitiden (DD s. S. 144).
  - Szintigraphie bei Meckel-Divertikel.

Vorkommen und Differenzialdiagnosen

- **Obere gastrointestinale Blutung:**
  - *Ursachen:* Ösophagitis, Ösophagusvarizen, Mallory-Weiss-Syndrom (Schleimhautrisse bei starkem Pressen), Fremdkörper, hämorrhagische Gastritis, Magen- und Duodenalulzera.
  - *Differenzialdiagnosen:* Verschlucktes Blut bei verletzten mütterlichen Brustwarzen bei gestillten Säuglingen; Nasen-, Zahnfleisch- und Rachenblutungen (keine abdominellen Beschwerden).

6.11 Gastrointestinale Blutung

- **Untere gastrointestinale Blutung:**
  - *Ursachen:* Invagination, Volvulus (s. S. 262), Polypen, Enterokolitiden (Shigella, Salmonella, Campylobacter) (s. S. 144), allergische Colitis, Meckelsches Divertikel, Morbus Crohn (s. S. 270), Colitis ulcerosa (mit Schleimbeimengung) (s. S. 272), Anomalien oder Thrombosierungen der Mesenterialgefäße, Tumor, Fremdkörper, Analfissuren, Hämorrhoiden.
  - *Differenzialdiagnose:* Schwarzer Stuhl durch Eisengabe.
- **Weitere Ursachen gastrointestinaler Blutungen** sind hämorrhagische Diathesen mit intestinaler Lokalisation:
  - *Blutungsformen:* Je nach Lokalisation geringe bis variable Blutmenge.
  - *Erkrankungen:* Angeborener Mangel an Gerinnungsfaktoren (Hämophilie, s. S. 379) oder als Begleiterkrankung (z. B. Zöliakie, Hepatopathie), Vasopathien (z. B. anaphylaktoide Purpura Schönlein-Henoch s. S. 354), Thrombozytopenien (z. B. Morbus Werlhof [s. S. 377], aplastische Anämie [s. S. 364], Leukämie [s. S. 371]), hämolytisch-urämisches Syndrom.

Therapie

- Bei unklarer Blutungsquelle und Blutung aus Ösophagus und Magen Magensonde legen und Blutverlust messen.
- Bei lebensbedrohlicher Blutung mit Schock Plasmaexpander und Erythrozytenkonzentrate (Schocktherapie s. S. 610).
- Bei Hepatopathie und Blutungsneigung Konakion 5–10 mg i. m., Frischplasma 10 mg/kg KG und gezielte Therapie entsprechend Gerinnungsbefunden.
- Bei oberer GI-Blutung: Kinderchirurgisches Konsilium, endoskopische Blutstillung, evtl. Sengstaken-Sonde, Vasopressin, Somatostatin, bei Fremdkörpern Versuch der endoskopischen Entfernung.
- Therapie der Grunderkrankung bei Morbus Crohn und anderen Kolitiden, bei hämorrhagischen Diathesen, Invagination und Volvulus etc.

6.12 Ikterus

Grundlagen

- **Definition:** Ikterus bedeutet Gelbfärbung der Skleren und der Haut. Bei hepatozellulärer Ursache zuerst Rubin-, dann Verdinikterus (Oxidation), bei hämolytischer Ursache eher Flavinikterus (strohgelb).
- *Beachte:* Icterus neonatorum s. S. 207.

Diagnostik

- **Anamnese:** Beginn, Dauer, Intensität der Gelbfärbung, Harn- und Stuhlfarbe, Begleitsymptome, Nahrungsabhängigkeit, Umgebungsanamnese, Vorerkrankungen, Schwangerschaftsanamnese, familiäre Häufung, Reisen?
- **Körperliche Untersuchung:** Art und Intensität des Ikterus, klinische Hinweise vor allem auf hämolytische oder hepatische Krankheitsursachen, Ganzkörperstatus.
- **Basislabordiagnostik:**
  - *Blut:*
    - Bilirubin gesamt im Serum ↑: Differenzierung verestertes und unverestertes Bilirubin. Anteil des unveresterten Bilirubins >90% bei Morbus Crigler-Najjar und Morbus Gilbert-Meulengracht, 25–75% bei Morbus Dubin-Johnson, 15% bei Rotor-Syndrom. Bei hepatozellulärem Ikterus verestertes Bilirubin >1 mg/dl.
    - Blutbild mit Retikulozyten, Ausstrich, Coombs-Test, Haptoglobin, LDH (bei Hämolyse ↑), Resistenzbestimmung der Erythrozyten zum Ausschluss einer hämolytischen Anämie (s. S. 366).
    - Transferasen, γ-GT, CHE, Elektrophorese (Albumin ↓).
    - Alkalische Phosphatase (bei Cholangitis, Cholelithiasis ↑).
  - *Urin:*
    - Farbe: Bierbraun bei Hepatitis, wie blutig bei Autoimmunhämolyse.
    - Bilirubinurie bei hepatozellulärem und cholestatischem Ikterus.
    - Bei vollständigem Verschluss der Gallenwege fehlen bei positiver Bilirubinprobe die Urobilinkörper.
    - Nitrit und Leukozyten bei Pyelonephritis positiv.
    - Reduzierende Substanzen bei Galaktosämie und Fruktoseintoleranz nachweisbar.
- **Zusätzliche Labordiagnostik:**
  - Abklärung der Speichererkrankungen und Stoffwechselerkrankungen bei klinischen Hinweisen (s. S. 95).
  - α_1-Antitrypsin-Serumspiegel und Phänotypisierung bei Verminderung.
  - Schweißtest bei Verdacht auf Mukoviszidose (s. S. 306).
  - Gerinnung bei Verdacht auf Leberzellschaden.
  - BSG und CRP bei Verdacht auf entzündliche Ursache (Hepatitis, Cholangitis).
  - Bei Verdacht auf Hepatitis Abklärung mittels Serologie auf Hepatitis A, B, C, D, E, Zytomegalie, Epstein-Barr-Virus, Röteln, Toxoplasmose, Herpes, Lues, Listeriose; ANA, SMA, AMA, LICM, C_4 bei V. a. Autoimmunhepatitis.
- **Apparative Diagnostik:**
  - Abdomensonographie: Hepatomegalie?, Zirrhose?, Gallenwegsanomalien, -stenosen, -tumoren (auch Pankreas, hypertrophe Pylorusstenose), -steine, Splenomegalie bei portaler Hypertension, hämolytischer Anämie.
  - Bei cholestatischem Ikterus (Lipoprotein X ↑): Cholezintigraphie evtl. Cholangiographie, ERCP.

6.12 Ikterus

- Bei unklarem Befund auch CT der Leber und Milz.
- Molekulargenetische Untersuchungen bei Morbus Gilbert, Morbus Crigler-Najjar, Alagille-Syndrom, Morbus Wilson u. a. möglich
- Leberbiopsie zur Sicherung der Diagnose (z. B. Gallengangatresie) und Klassifikation (z. B. Hepatitis).

Vorkommen und Differenzialdiagnosen

▶ **Prähepatozelluläre Formen** s. hämolytische Anämie (S. 366).
▶ **Hepatozellulärer Ikterus:**
  - *Hereditäre Hyperbilirubinämien* (angeborene funktionelle Störung der Konjugation oder Exkretion des Bilirubins):
  a) *Unkonjugierte Hyperbilirubinämien:*
    • Morbus Crigler-Najjar: Ikterus ab dem 1. Lebenstag permanent, Typ I autosomal rezessiv, schwerer Verlauf, Typ II autosomal dominant unterschiedliche Penetranz, sonst meist ab dem Jugendalter permanent oder intermittierend.
    ◘ *Cave:* Kernikterus bei Morbus Crigler-Najjar Typ I.
    • Morbus Lucey-Priscoll, passager verlaufender Ikterus mit wechselnder Hepatomegalie.
    • Morbus Gilbert-Meulengracht: Ikterus intermittierend meist ab Schulkindesalter, Provokation durch Fasten, Bauchschmerzen und Abgeschlagenheit.
  b) *Konjugierte Hyperbilirubinämien:*
    • Dubin-Johnson-Syndrom: Müdigkeit, Bauchschmerzen, Durchfälle.
    • Rotor-Syndrom: Müdigkeit, Bauchschmerzen, Durchfälle.
  - *Infektiöse Hepatitiden* (gemischte Hyperbilirubinämien), akut oder chronisch (Hepatitis A, B, C, D, E, Zytomegalie, Epstein-Barr-Virus, Röteln, Herpes simplex, HHV6, Parvovirus u.a.).
  - *Toxische Hepatitiden:* Pilze, bei langer parenteraler Ernährung, Medikamente (Sulfonamide, Paracetamol, Hydantoine, Phenothiazine, Halothan, Hormone).
  - *Andere Lebererkrankungen:* Autoimmunhepatitis, Leberzirrhose (s. S. 273).
  - *Angeborene Stoffwechselerkrankungen:* Galaktosämie (s. S. 507), Fruktoseintoleranz (s. S. 508), α_1-Antitrypsin-Mangel, Mukoviszidose (s. S. 306), Glykogenosen (s. S. 513), Morbus Wilson, Hämochromatose (s. S. 522), Amino- und Organoazidopathien (s. S. 510), Fettsäureoxidationsstörungen (s. S. 504), peroxisomale Störungen (s. S. 524).
  - *Weitere:* Bei Leptospirose, Toxoplasmose, Listeriose oder als Begleitsymptom bei Sepsis und Pyelonephritis.
▶ **Cholestatischer Ikterus** (konjugierte veresterte Hyperbilirubinämie, acholische Stühle, Vitaminmangel):
  - Extrahepatische Gallengangsatresien und intrahepatische Gallengangshypoplasien, z. B. Alagille-Syndrom, Gallengangsstenosen.
    ◘ *Beachte:* Diagnose vor der 6. Lebenswoche stellen.
  - Choledochuszysten: Intermittierender Ikterus, Oberbauchschmerzen, tastbarer Tumor (oft zufällig bei Sonographie entdeckt).
  - Cholangitis: Primär sklerosierend, bakteriell (Z. n. Operation, ERCP und chronisch-entzündliche Darmerkrankungen).
  - Cholelithiasis: Koliken, rechtsseitiger Oberbauchschmerz, intermittierender Ikterus.
  - Obstruktion durch Tumoren, Zysten, Pankreatitis, hypertrophe Pylorusstenose.

6.12 Ikterus

Therapie

- Morbus Crigler-Najjar: Blutaustauschtransfusion, Phototherapie (s. S. 211), Cholestyramin, Zinn-Protoporphyrin, Phenobarbital bei Typ II, evtl. Lebertransplantation.
- Bei den anderen hereditären Hyperbilirubinämien ist meist keine Therapie nötig.
- Andere Erkrankungen siehe jeweilige Kapitel im blauen Teil.

6.13 Hepatomegalie

Grundlagen

- **Definition:** Tastbarkeit des Leberrandes unter dem Rippenbogen, bei Säuglingen mehr als 2 cm. Leberhöhe (Ober- zu Unterrand) durch Perkussion in der MCL bestimmen.
- **Ursachen:** Primäre oder sekundäre Erkrankungen der Leber. Kombination mit Splenomegalie grundsätzlich möglich.

Diagnostik

- **Anamnese:** Vergrößerung des Bauchumfangs, Schmerzen, Gelbsucht, Harn- und Stuhlfarbe, Begleitsymptome, Gewichtsabnahme, Nahrungsabhängigkeit, Vorerkrankungen, Umgebungsanamnese, Reisen?
- **Körperliche Untersuchung:** Größe, Härte, Oberflächen- und Randbeschaffenheit, Druckschmerzhaftigkeit der Leber? Ikterus, Milzvergrößerung, übriger Bauchbefund? Gesamtkörperstatus.
- **Labor:**
  - *Komplettes Blutbild:* Anämie (Blutung, Hämolyse [Differenzierung hämolytische Anämie s. S. 366], Aplasie), Neutrophilie (bakterielle Entzündung, Sepsis), Neutropenie (Hepatitis), Eosinophilie (Toxokariasis), Lymphozytose (virale Entzündungen, Mononukleose), Leukämie, Vakuolisierung (Speicherkrankheiten).
  - *Serum:* Direktes verestertes Bilirubin, Transferasen erhöht und Cholinesterase und Quick-Wert vermindert (hepatozelluläre Schädigung); alkalische Phosphatase, γ-GT, Lipoprotein X erhöht (Cholestase); indirektes (= unverestertes) Bilirubin und Laktatdehydrogenase erhöht (Hämolyse).
  - *Harnstatus:* Bilirubin (↑ bei Hepatitis, Cholestase), Urobilinogen (↑ bei Hämolyse, fehlend bei Verschluss der Gallenwege).
  - Fallweise spezifisches IgM erhöht (konnatale u. a. Infektionen, z. B. EBV), Hepatitis-Marker, evtl. Erregernachweis (Tbc, Zytomegalie u. a.).
- **Apparative Diagnostik und zusätzliche Labordiagnostik:**
  - Sonographie: Genauere Größenbestimmung der Leber, Tumoren, Zirrhose, kardiale und vaskuläre Anomalien, Gallenwegsanomalien, Traumen u. a.
  - Dopplersonographie: Abklärung kardialer und vaskulärer Erkrankungen.
  - Evtl. 24-Stunden-Harn auf Metaboliten (bei V.a. Speicherkrankheiten u. a. Enzymopathien).
  - Lipoprotein X vor und nach Cholestyramin sowie Choleszintigraphie bei Cholestase mit acholischen Stühlen.
  - Fallweise CT der Leber und Milz.
  - Leberbiopsie bei V.a. Gallengangsatresie vor der 6. Lebenswoche (!), bei chronischer Hepatitis (>6 Monate), Leberzirrhose, Speicherkrankheiten und zur Enzymdiagnostik (z. B. Fruktoseintoleranz), fallweise Laparoskopie.
  - α_1-Fetoprotein und Katecholamine bei Tumorverdacht.
  - Knochenmarkuntersuchung (Punktion, fallweise Biopsie) bei V.a. Hämoblastosen, Histiozytose und Tumoren.
  - Antinukleäre und antimitochondriale Antikörper bei V.a. Kollagenosen.
  - Bei Verdacht auf Stoffwechselerkrankungen je nach klinischem Befund Schweißtest (Mukoviszidose), α_1-Antitrypsin, Coeruloplasmin (Morbus Wilson), Kupferausscheidung im Harn (Indian childhood cirrhosis).
  - Molekulargenetische Untersuchungen bei V.a. Mukoviszidose, Morbus Wilson, Agille-Syndrom u. a.

6.13 Hepatomegalie

Vorkommen und Differenzialdiagnosen

- **Infektiöse Hepatitis A, B, C, D, E (vgl. S. 554):** Übelkeit, Erbrechen, Durchfall, Myalgie, Arthralgie, evtl. Ikterus, druckschmerzhafte Hepatomegalie, Fieber, bierbrauner Harn.
- **Chronische Hepatitis:** Bei Hepatitis B, C, Autoimmunhepatitis; Verlauf > 6 Mo.
- **Riesenzellhepatitis** des Neugeborenen infolge besonderer Gewebsreaktion bei konnatalen Infektionen (Rubella-Syndrom, Zytomegalie, Toxoplasmose, Herpes, Lues, Listeriose u.a.) – häufig septisch-toxisches Krankheitsbild mit Blutungen, evtl. extramedulläre Blutbildungsherde der Haut, sog. blueberry muffins. Bei Cholestasen (s. u.), bei toxischen Hepatopathien (Medikamente u.a.), bei angeborenen Stoffwechselerkrankungen (s. u.).
- **Andere Hepatitiden:** Bei Sepsis (z. B. Urosepsis), Reoviren, Herpes simplex, HHV6, Mononukleose (generalisierte Lymphknotenschwellung, weiche Hepatosplenomegalie), Amöbenruhr, Typhus, abdominelle Tuberkulose (Durchfälle), Brucellose, Leptospirosen, Tularämie, Histoplasmose, Katzenkratzkrankheit (Tierkontakt), Toxokariasis (Eosinophilie), Malaria (Auslandsreise) u. a.
- **Cholestase:**
  - Bei extrahepatischen Gallengangsatresien und -hypoplasien, familiären Cholestasen, Alagille-Syndrom (Gesichtsdysplasie, Augenfehlbildungen, periphere Pulmonalstenose, Wirbelfehlbildungen, intrahepatische Gallengangshypoplasie), intrahepatischen Gallengangshypoplasien, Gallensteinen, Gallengangsstenosen, Choledochuszyste u.a. Fehlbildungen, angeborener Leberfibrose, bei Entzündungen, Cholangitis, Riesenzellhepatitis, bei parenteraler Langzeiternährung (insbes. in Kombination mit Sepsis und bei Frühgeborenen), bei angeborenen Stoffwechselstörungen (s. u.).
  - Klinik: Ikterus, (in)konstante acholische Stühle, Vitaminmangel.
- **Leberzirrhose** (vgl. S. 273):
  - Bei allen chronisch verlaufenden primären Lebererkrankungen, Stoffwechselstörungen (Mukoviszidose, α_1-Antitrypsin-Mangel, Morbus Wilson, Indian childhood cirrhosis).
  - Klinik: Häufig Aszites, Caput medusae, Ödeme und Ösophagusvarizen.
- **Kardiale und vaskuläre Erkrankungen:**
  - Bei kongenitalen Herzfehlern, erworbener Herzinsuffizienz, konstriktiver Perikarditis, Lebervenenthrombosen (Budd-Chiari-Syndrom), veno-occlusive disease (nach Radiotherapie).
  - Klinik: Schmerzen, Ödeme, Aszites.
- **Traumen:** Anamnese, akutes Abdomen, Blutungsschock, zunehmender Bauchumfang.
- **Tumoren** (Hepatoblastom, hepatozelluläres Karzinom, Neuroblastom u. a.).
- **Angeborene Stoffwechselstörungen:** Morbus Wilson, α_1-Antitrypsin-Mangel, Mukoviszidose, Glykogenosen (Typ I–IV, VI, VIII–X), Galaktosämie, Fruktoseintoleranz, Tyrosinose, Morbus Gaucher, Morbus Niemann-Pick, Mukopolysaccharidosen (Typ I–IV, VII, I cell disease), peroxisomale Störungen, Mitochondriopathien, Fettsäureoxydationsstörungen, OCT-Mangel.
- **Andere Systemerkrankungen:** Hämolytische Anämien (Flavinikterus, Blässe, Milzvergrößerung), Hämoblastosen (generalisierte Lymphknotenvergrößerungen, Blutungen, Milzvergrößerung), Langerhans-Zell-Histiozytose (mit Hautinfiltrationen und Milzvergrößerung), septische Granulomatose (rezidivierende Infektionen, Hauteiterungen), Kollagenosen (mit Polyarthritis, Milzvergrößerung, Lymphknotenschwellungen, Hautveränderungen), Graft-versus-Host-Reaktion nach KM-Transplantation.

6.14 Splenomegalie

Grundlagen
- **Definition:** Tastbarkeit der Milz unter dem linken Rippenbogen, bei Säuglingen >1–2 cm.
- **Ursachen:** Primäre oder sekundäre Erkrankungen der Milz (s. u.), evtl. kombiniert mit Hepatomegalie.

Diagnostik
- **Anamnese:** Schmerzen, Kontakt mit Infektionsquellen, Auslandsreisen, Vorerkrankungen, Begleitsymptome?
- **Körperliche Untersuchung:** Palpation des Abdomens (zusätzlich Hepatomegalie?), LK-Status, Ganzkörperstatus.
- **Apparative Diagnostik und Labordiagnostik:**
  - Labor: Blutbild mit Differenzialblutbild, BSG, Transaminasen, LDH, Bilirubin, Virusserologie, direkter Coombs-Test (Hämolyse?), evtl. Malariadiagnostik.
  - Sonographie des Abdomens.

Vorkommen und Differenzialdiagnosen s. Tab. 40

Tabelle 40 Ursachen von Splenomegalie bei Kindern

Pathophysiologie	Erkrankung	wegweisende Symptome und Befunde
Störungen der Milzblutzirkulation	Pfortaderkavernom, Pfortaderthrombose	Aszites, Sonographie
	Leberzirrhose	Sonographie, Hepatomegalie, Aszites
	Herzinsuffizienz	Hepatomegalie, Echokardiographie
Infiltration des Milzgewebes	Speichererkrankungen (Glykogenose u. a.)	Hepatomegalie, fallweise Hypoglykämie, Speicherzellen
	extramedulläre Blutbildung (Thalassämie)	Blutbild
	Neoplasien (Metastasen)	Sonographie
Hyperplasie des Monozyten/Makrophagensystems der Milz	Infektionen: EBV, HIV, Zytomegalie, Hepatitis, Toxoplasmose, Malaria, Lues, Echinokokkose, Leishmaniose, Leptospirose	Hepatomegalie, Fieber, Lymphknotenvergrößerung, Antikörper, Erregernachweis
immunologisch bedingte Erkrankungen	juvenile rheumatoide Arthritis (Still-Syndrom)	Polyarthritis
	Lupus erythematodes	Hautsymptome
verstärkte Blutzellsequestrierung	Membrandefekte der Erythrozyten: Sphärozytose u. a. Sichelzellanämie Rh- und ABO-Erythroblastose	Ikterus u. a. Hämolysezeichen

6.15 Kleinwuchs

Grundlagen

- **Definition:** Verminderung des Längenwachstums unter die 3. Perzentile der Altersnorm (Perzentilenkurven s. S. 668 ff.).
- **Formen:**
  - Primärer oder sekundärer proportionierter oder dysproportionierter Wachstumsrückstand mit Zeichen der Grundkrankheit oder Fehlbildungen.
  - Hypophysärer Kleinwuchs mit Wachstumsretardierung (proportioniert) ab dem ersten Lebensjahr (Wachstumsrate < als 4 cm/Jahr), Puppengesicht, hohe Stimme.
  - Konstitutionelle Verzögerung des pubertären Wachstumsschubs mit verzögertem Auftreten der sekundären Geschlechtsmerkmale (s. S. 25).

Diagnostik

- **Anamnese:** Familienanamnese besonders beachten (Elterngröße).
- **Körperliche Untersuchung:** Evaluierung des Wachstums und der Entwicklung (s. S. 23) mit prospektiver Endgrößenbestimmung (vgl. Perzentilenkurven), sexueller Entwicklung und somatischen und psychischen Auffälligkeiten.
- **Apparative Diagnostik und Labordiagnostik:**
  - Abklärung der Grundkrankheit (s. dort), z. B. Stoffwechseluntersuchungen bei entsprechendem Verdacht.
  - Hypophysenfunktionstest (s. S. 92) in unklaren Fällen; bei Verdacht auf Hypo- oder Athyreose T_4, T_3, TSH, evtl. TRH-Test (s. S. 93).
  - Röntgen der Handwurzel zur Bestimmung des Knochenalters und der Endgröße.
  - CT, MRT (z. B. Empty sella, Fehlbildungen, Tumoren).

Vorkommen und Differenzialdiagnosen s. Tab. 41

Tabelle 41 Ursachen für Kleinwuchs

Erkrankung/Ursache		wegweisende Symptome und Befunde
alimentär-intestinal	Malnutrition, bes. Eiweißmaldigestion, Rachitis, gastrointestinale Fehlbildungen und Erkrankungen	Dystrophie, abdominelle Symptome, Eiweißmangel
hypothalamisch	hormonell Hirnschädigung	zerebrale Entwicklungsstörung
hypophysär	autosomal rezessiv Kraniopharyngeom	Puppengesicht Hirndruck und Optikusschädigung, MRT
thyreogen	Hypo- oder Athyreose	Myxödem, Hormonbefund
dysgenital	Pubertas-, Pseudopubertas praecox	beschleunigte Sexualreifung
adrenal	adrenogenitales Syndrom, Morbus Cushing, Diabetes mellitus	typische klinische Zeichen
chronische Krankheiten	Leber, Niere, Hypoxämie, Speicherkrankheiten	entsprechende Organschädigungen

6.15 Kleinwuchs

Tabelle 41 Fortsetzung

Erkrankung/Ursache		wegweisende Symptome und Befunde
Skelettanomalien	Achondroplasie, Osteogenesis imperfecta, epi-/metaphysäre Dysplasien	typische Skelettveränderungen
primordial	genetisch, Small for date	Anamnese
Syndrome	Russel-Silver-Syndrom u. a.	relativ großer Schädel, Hemihypertrophie
konstitutionell	Entwicklung	Pubertätsverzögerung
psychogen	Deprivationssyndrome	Verwahrlosung

Therapie

- Grundkrankheit behandeln.
- Bei hypophysärem Minderwuchs rekombinantes Wachstumshormon (12 IE/m^2 KO/Woche s. c.) bis zum Schluss der Epiphysenfugen.
- Bei konstitutioneller Entwicklungsverzögerung bei Jungen Beratung nach prospektiver Endgrößenbestimmung, evtl. Testosteron für drei Monate. Längere Behandlung beschleunigt evtl. Epiphysenschluss.
- Psychologische Betreuung, wenn nötig.

Prognose

- Aufholwachstum ist nach kausaler Therapie möglich, außer bei genetisch determinierten, nicht hormonellen, kausal unbeeinflussbaren Formen.

6.16 Großwuchs

Grundlagen

- **Definition:** Vermehrtes Längenwachstum >97. Perzentile (Wachstumskurven) der Altersnorm.
- **Formen:** Primärer oder sekundärer Wachstumsvorgang mit Zeichen der Grundkrankheit oder Fehlbildungen (s. Differenzialdiagnosen).

Diagnostik

- **Anamnese:** Familienanamnese, Evaluierung des Wachstums und der Entwicklung (s. S. 23).
- **Körperliche Untersuchung:** Ganzkörperstatus mit anthropometrischen Maßen inklusive sexueller Entwicklung, prospektiver Endgrößenbestimmung und somatischer und psychomentaler Auffälligkeiten.
- **Labor:**
  - HGH (humanes Wachstumshormon) und Somatomedin C ↑, ohne Unterdrückung der HGH-Produktion bei der Glukosebelastung bei hypophysärem Großwuchs.
  - Testosteron ↓ bei eunuchoidem Hochwuchs.
  - T_3, T_4 ↑, TSH ↓ bei Hyperthyreose.
- Abklärung der Grundkrankheit (s. jeweilige Erkrankung).

Vorkommen und Differenzialdiagnosen

- **Primordialer Großwuchs:** Genetisch, familiär, bei Syndromen, z. B. Marfan-Syndrom (s. S. 231), Klinefelter-Syndrom (s. S. 230). Bei Syndromen disproportionierter, eunuchoider Großwuchs.
- **Konstitutionell, alimentär:** Häufig mit Adipositas („Adiposogigantismus").
- **Neurohormonal:**
  - Hypophysenadenom (Akromegalie nach Epiphysenschluss).
  - Testosteronmangel (eunuchoider Hochwuchs).
  - Hyperthyreose (s. S. 484).
- **Zerebraler Großwuchs** bei dienzephaler Regulationsstörung (z. B. Sotos-Syndrom): Dolichozephalus, Hypertelorismus, Prognathie, besonders große Hände und Füße, unterschiedlich ausgeprägte mentale Retardierung.

Therapie und Prognose

- **Therapie:**
  - Grundkrankheit behandeln (z. B. Adenomresektion, Adipositasbehandlung s. S. 252). Testosteron bei Hypogonadismus. Psychologische Beratung, wenn nötig.
  - Zurückhaltende Indikation der Wachstumsbremsung bei hochwüchsigen Mädchen mit Endgrößenprognose >190 cm. Zuerst eingehende Beratung, bei eventueller Therapie Kombination von Östrogenen und Norethisteron am Pubertätsbeginn (beschleunigter Epiphysenschluss). Überwachung durch Experten.
- **Prognose**
  - Abhängig von Symptomen der Grundkrankheit (z. B. Marfan-Syndrom).
  - Mit hormoneller Wachstumsbremsung bis 10 cm Endgrößenverminderung bei konstitutionellem Großwuchs.
  - Zerebraler Riesenwuchs nur während der Kindheit (von Geburt an), Endgröße zwischen 175 und 185 cm.

6.17 Husten

Grundlagen
➤ Husten wird durch entzündliche, mechanische, chemische oder thermische Reize der Schleimhäute des Respirationstraktes ausgelöst.

Diagnostik
➤ **Anamnese:**
  - Art des Hustens: Nicht produktiv (trocken, Reizhusten), produktiv (Kinder schlucken meist den Schleim), bellend, stridorös, giemend, pfeiffend, stakkatoartig, paroxysmal, blutig, schmerzhaft, chronisch?
  - Weitere respiratorische Symptome, Vorerkrankungen?

➤ **Körperliche Untersuchung** (Ganzkörperstatus):
  - Zyanose, Dyspnoe (in- oder exspiratorisch), Tachypnoe, Stridor (in- oder exspiratorisch)?
  - Perkussion (z.B. Dämpfung), Auskultation (z.B. Rasselgeräusche, Giemen, Brummen).

➤ **Apparative Diagnostik und Labordiagnostik:**
  - *Röntgen-Thorax:* Bei jeder akuten Atemnot, pathologischen Perkussions- und Auskultationsbefunden, chronischen oder rezidivierendem Husten, schwerer Krankheit unklarer Genese sowie Tumoren indiziert.
    - ❐ *Beachte:* Kein Röntgen-Thorax bei leichtem gelegentlichem Husten oder nur kurzzeitigen akuten Infekten der oberen Luftwege.
  - *Labor:*
    - Blutbild und CRP, wenn Differenzierung viraler und bakterieller Infekte notwendig ist.
    - Erregernachweis aus Rachensekret oder Sputum nur bei therapeutischer Konsequenz.
    - Blutgasanalyse bei Atemnot und Zyanose.
  - Lungenfunktion und weitere Abklärung bei V.a. chronische Lungenerkrankung (s. Diagnostik der Respirationsorgane, S. 65).
  - Tracheobronchoskopie bei V.a. Fremdkörperaspiration und zur Abklärung verschiedener Krankheitsprozesse der Atemwege.
  - CT bei V.a. Tumoren, Fehlbildungen und chronische Lungenprozesse.

Vorkommen und Differenzialdiagnosen
➤ **Akut:**
  - *Alle akuten Infekte der oberen und unteren Luftwege:* Eher trockener Reizhusten, evtl. schmerzhaft.
  - *Pneumonien* (s.S. 296): Dyspnoe; Auskultation, Röntgen-Thorax.
  - *Aspirierte Fremdkörper* (s.S. 289): Evtl. stridoröser oder giemender Husten; Röntgen-Thorax.
  - *Laryngitis* (s.S. 283): Bellender Husten, Stridor, Aphonie.
  - *Obstruktive Lungenerkrankungen:* Exspiratorische Dyspnoe, Giemen; Röntgen-Thorax (Überblähung).
  - *Inhalation von heißer Luft oder reizenden Dämpfen:* Anamnese.
  - *Pneumothorax* (s.S. 304): Röntgen-Thorax (asymmetrische Überblähung, Mediastinalverlagerung).

➤ **Anfallsartig:**
  - *Pertussis-Syndrom* mit Stakkatohusten (auslösbar bei Racheninspektion mit Spatel): Blutbild (Leuko- und Lymphozytose).
  - *Fremdkörperaspiration* (s.S. 289).
  - *Hyperergie* (z.B. spastischer Krupp).

6.17 Husten

- **Chronisch-rezidivierend:**
  - *Rezidivierende Infekte* bei Hyperergie.
  - *Asthma bronchiale* (s. S. 291): Exspiratorische Dyspnoe, Giemen; Röntgen-Thorax (Überblähung).
  - *Nicht entdeckte Fremdkörper* nach Aspiration (s. S. 289): Röntgen-Thorax (Ventilstenose).
  - *Sinubronchiales Syndrom* bei Sinusitis und Adenoiden (s. S. 282): Besonders morgens produktiver Husten.
  - *Mukoviszidose* (s. S. 306): Produktiver Husten, Durchfälle, Dystrophie; Schweißtest, Röntgen-Thorax.
  - *Bronchiektasien:* Produktiver Husten; Röntgen-Thorax, Bronchographie.
  - *Tuberkulose* (s. S. 536): Positiver Mendel-Mantoux-Test.
  - *Rezidivierende Aspirationen* (z. B. bei gastroösophagealen Reflux): Rezidivierendes Erbrechen, besonders nach zerebraler Schädigung.
  - *Interstitielle Lungenerkrankungen* (s. S. 300): Röntgen-Thorax.
  - *Passives Rauchen:* Anamnese.
  - *Psychogen:* Anamnese.

Therapie

- Luftbefeuchtung, besonders während des Schlafes.
- Gezielte Therapie der Grunderkrankung.
- **Medikamente:**
  - Die Wirkung von Sekretolytika wird meist überschätzt.
  - Hustensedativa nur bei strenger Indikationsstellung (z. B. unstillbarer Hustenreiz).
  - Bronchospasmolytika (Salbutamol; s. S. 293).
  - Antibiotika: Nicht bei unkompliziertem Husten. Bei Pertussis-Syndrom Makrolid-Antibiotika (s. S. 569).
  - *Beachte:* Gefahr der Verbrühung bei Inhalationen im Kindesalter.

6.18 Dyspnoe

Grundlagen

- Atemnot ist eines der häufigsten Symptome im kinderärztlichen Notdienst. Während das ältere Kind die Atemnot sehr gut angeben kann, ist man beim Säugling auf die Beobachtung angewiesen.
- **Leitsymptome:**
    - Einziehungen (jugulär, intercostal, epigastrisch).
    - In- oder exspiratorischer Stridor.
    - Nasenflügeln beim Säugling.
    - Einsatz der Atemhilfsmuskulatur beim älteren Kind.
- **Bedrohliche Zeichen:**
    - Zyanose oder grau-blasses Aussehen des Säuglings.
    - Kaum hörbares Atemgeräusch.
    - Der „stille" und grau-blasse Säugling.

Diagnostik

- *Cave:*
    - Jede Dyspnoe kann das Vorstadium eines akuten Atemstillstandes sein. Dieser tritt vor allem dann ein, wenn das Kind erregt ist, zu hyperventilieren versucht und, da dies aufgrund der Erkrankung nicht möglich ist, respiratorisch u. U. außerordentlich rasch dekompensiert. Folge ist ein Atem- und Herzstillstand.
    - Jegliche Diagnostik muss also außerordentlich behutsam eingeleitet werden, das Kind bleibt am besten im Arm oder auf dem Schoß der Mutter. Injektionen, Blutabnahmen oder eine Racheninspektion sollen unterbleiben ehe die evtl. erforderliche Intubation oder Beatmung nicht sicher möglich sind.
- **Sorgfältige Anamnese:** Seit wann besteht Atemnot, Beginn der Symptome rasch oder langsam, Symptome eines Infektes der oberen Luftwege, plötzliches Husten beim Essen, familiäre Belastung durch Asthma, wesentliche Vorerkrankungen?
- **Körperliche Untersuchung:**
    - Fieber: Seit wann, wie hoch, Beginn langsam oder rasch?
    - Klinische Beobachtung der Atmung, Einziehungen, ggf. des Hustens. Auskultation der Lunge, Inspektion des Rachens, des Larynx, der Adenoide.
- **Apparative Diagnostik und Labordiagnostik:**
    - *Labor:*
        - Blutbild, BSG, CRP oder andere akute Phase-Proteine.
        - Blutgasanalyse.
        - Andere laborchemische Untersuchungen je nach Grundkrankheit.
        - Mikrobiologische Untersuchungen: Blutkultur bei Verdacht auf Epiglottitis oder Pneumonie, RSV-Abstrich bei Bronchiolitis, evtl. Naso-Pharyngealabstrich auf Bakterien.
    - *Bildgebende Diagnostik:*
        - Röntgen-Thorax a.p. bei Verdacht auf Pneumothorax oder Lungen- oder Mediastinaltumor (evtl. auch seitlich).
        - CT oder MRT bei Verdacht auf Tumoren, Aspergillomen.
        - Sonographie z. B. bei Verdacht auf Pleuraerguss.
    - Tracheo- bzw. Bronchoskopie.

6.18 Dyspnoe

Vorkommen und Differenzialdiagnosen

- **Inspiratorischer Stridor:**
  - Stenosierende Laryngitis (Pseudokrupp, Krupp-Syndrom) (vgl. S. 283), Diphtherie (vgl. S. 528), Epiglottitis (vgl. S. 286).
  - Fremdkörperaspiration (vgl. S. 289).
  - Adenoide (s. S. 282), Tonsillenhypertrophie, allergische Rhinitis.
  - Angeborene Fehlbildungen wie Choanalstenose, sog. weiche Epiglottis des Neugeborenen und jungen Säuglings, Trachealstenose, Tracheomalzie z. B. bei doppeltem Aortenbogen oder fehlverlaufendem Truncus brachiocephalicus.
- **Exspiratorischer Stridor:**
  - Asthma bronchiale (s. S. 291).
  - Bronchiolitis (s. S. 290), z. B. RSV-Infektion.
  - Aspiration von Flüssigkeiten oder kleinen Gegenständen.
- **Zyanose:**
  - Endstadium der Diagnosen wie bei in- und exspiratorischem Stridor (s. o.).
  - *Ursachen für zentrale Atemregulationsstörung:*
    - Vergiftungen durch zentral wirkende Substanzen.
    - Trauma, z. B. Schädel-Hirntrauma.
    - ZNS-Infektion (z. B. Meningitis s. S. 550), Sepsis.
    - Undine-Syndrom.
  - *Ursachen für periphere Atemlähmungen/-störungen:*
    - Muskuläre Erkrankungen (z. B. Werdnig-Hoffmann-Muskelatrophie, s. S. 434).
    - Extreme Adipositas (Pickwick-Syndrom).
    - Vergiftungen (Alkylphosphate).
    - Zwerchfellparesen oder Zwerchfellhernie.
    - Schwere Thoraxdeformitäten oder Rippenserienbrüche.
  - *Ursachen für Ventilationsstörungen:*
    - Pneumonie (s. S. 296).
    - Herzvitien mit Links-rechts-Shunt (s. S. 308), Lungenödem.
    - Mediastinaltumoren.
    - Pneumothorax (s. S. 304).
    - Pleuraerguss (s. S. 301).

Therapie

- *Cave:* Jede belastende Therapie kann bei einem dyspnoischen Kind einen Atemstillstand auslösen. Deswegen Vorsicht bei schmerzhaften Eingriffen wie Punktionen von Gefäßen, Injektionen etc. Wichtig ist es beruhigend auf Kind (und Eltern) einzugehen, oft beruhigt sich das Kind, wenn die Angehörigen und die gesamte Situation entspannt sind bzw. wenn es abgelenkt wird, z. B. duch interessantes Spielzeug.
- Ansonsten richtet sich die Therapie nach der Grundkrankheit (siehe dort).
- **Bei bedrohlicher Dyspnoe:**
  - Vor allem bei Zyanose: Sauerstoff über Maske, Nasenbrille, Nasensonde, Kopfhaube bei Säuglingen.
  - Vorbereitung zur Maskenbeatmung bzw. Intubation (s. S. 593).
  - Auf pharmakologische Sedierung solange die dann evtl. erforderliche Beatmung nicht gesichert ist verzichten.
  - Vorbereitung zur Bronchoskopie bei V. a. Fremdkörperaspiration, die kurze Zeit zurückliegt oder zu bedrohlicher Atemnot führt.

6.19 Synkope

Grundlagen

- **Definition:** Eine Synkope ist ein kurzzeitiger (Sekunden bis Minuten) dauernder Bewusstseinsverlust.
- *Beachte:* Jede Synkope muss ätiologisch geklärt werden, da sich u. U. lebensbedrohliche Herzrhythmusstörungen hinter einer Synkope verbergen können.

Diagnostik

- **Anamnese:**
  - Häufigkeit, Alter bei Erstmanifestation, Schwindelgefühl, Übelkeit, Blässe?
  - Situation, bei der Synkope aufgetreten ist, wie rasches Aufstehen, längeres Stehen, unzureichende Flüssigkeitszufuhr, Situationen, die Vagusreizung hervorrufen wie Husten, Niesen, Carotisdruck, Defäkation?
  - Hyperventilation?
  - Vorerkrankungen des Herzens? Blutdruck?
  - Wachstumsschub?
- **Körperliche Untersuchung:**
  - Kompletter körperlicher Status,
  - Blutdruck am rechten und linken Arm, Bein (Aortenisthmusstenose?).
  - Pulsfrequenz und Pulsqualität.
  - Kompletter neurologischer Status.
- **Apparative Diagnostik und Labordiagnostik:**
  - Labor: Blutbild, Blutzucker, ggfs. orale Glukosebelastung, Elektrolyte.
  - Schellongtest (s. S. 338), vor allem bei Hypotonie, Synkope nach raschem Aufstehen, längerem Sitzen.
  - EKG, ggf. Langzeit-EKG bei V. a. Herzrhythmunsstörung.
  - Echokardiographie bei V. a. Herzvitium.
  - EEG bei V. a. Krampfanfall.

Vorkommen und Differenzialdiagnosen

- **Häufigste Ursachen:**
  - Orthostatische Dysregulation (s. S. 338).
  - Kardiale Rhythmusstörungen (s. S. 323).
  - Vagale Sinusbradykardie.
  - Hyperventilationssyndrom.
- **Seltenere Ursachen:**
  - Carotissinus-Syndrom.
  - Long-QT-Syndrom.
  - Kardiomyopathie (s. S. 332).
  - Aortenstenosen (s. S. 319).
  - Hypoglykämien.
  - Absencen und andere kurz dauernde epileptische Anfälle.
  - Stenosen der A. vertebralis, A. basilaris.
  - Hypovolämie.

Therapie

- Je nach Krankheitsbild (s. dort).

6.20 Bewusstlosigkeit

Grundlagen

- **Schweregrade einer Bewusstseinsstörung:**
  - *Somnolenz:* Kind ist schläfrig aber jederzeit erweckbar.
  - *Stupor:* Kind ist bewusstlos, zeigt nur Reaktion auf starke Schmerzreize, z. B. Kneifen der Achillessehne.
  - *Koma:* Kind ist bewusstlos und zeigt keinerlei Reaktion auf externen Reiz. Die Tiefe des Komas kann mit dem Glasgow-Coma-Scale (s. S. 644) quantifiziert werden. Dies ist vor allem bei Kindern nach Schädel-Hirntrauma gebräuchlich, kann aber prinzipiell auf jede Komaform zur Verlaufsdokumentation angewandt werden.

Diagnostik

- **Cave:** Jedes Koma stellt bis zur Klärung der Ursache einen lebensbedrohlichen Notfall dar, der rasches und zügiges Handeln erfordert. Gegebenenfalls sind auch bevor eine klare Diagnose feststeht alle Maßnahmen zur Aufrechterhaltung der Vitalfunktionen unverzüglich einzuleiten und anzuwenden. Sind die Vitalfunktionen gesichert, muss planmäßig nach der Ursache der Bewusstseinsstörung gesucht werden.
- **Anamnese:**
  - Wie hat sich die Bewusstseinsstörung entwickelt, langsam oder rasch?
  - Ist eine Grundkrankheit bekannt? Polyurie? Diarrhö?, Gewichtsabnahme?
  - Finden sich Tablettenreste, Medikamentenverpackungen, Hinweise auf Suizid, Konflikte in der Familie, Schule etc.?
  - Hinweise auf Trauma, Krampfanfälle, Kopfschmerzen, Erbrechen?
  - Bestand Fieber oder andere Infektionszeichen?
  - Familienanamnese? Fälle von plötzlichem Kindstod?
- **Körperliche Untersuchung:**
  - *Atmung:* Hyperventilation (metabolische Azidose), inspiratorischer Stridor (Obstruktion der oberen Luftwege), exspiratorischer Stridor (Obstruktion der tiefen Atemwege), Dyspnoe (Ventilationsstörung bei Erkrankung des Lungenparenchyms), Kußmaul-Atmung (metabolische Azidose, Salizylatvergiftung), Cheyne-Stokes-Atmung (Störung im Thalamus, Mittelhirn)?
  - *Herz-Kreislauf:* Blutdruck, Pulsqualität, Herzfrequenz, Rekapillarisierungszeit?
  - *Pupillen:*
    - Eng: Intoxikation durch Opiate, Barbiturate, Chloralhydrat, Alkohol, Phosphorsäureester (E605), Cholinesterase-Hemmer, Schädigung im Bereich von Thalamus, Pons, Medulla oblongata.
    - Weit, lichtstarr: Intoxikation durch Atropin, Goldregen, Belladonna, Kokain, Sympathikomimetika, CO, Antihistaminika, zerebrale Dekortikation, Hirntod bei erhöhtem Hirndruck.
    - Seitendifferenz: Einseitige Hirnläsion, Applikation von Augentropfen, Vergiftung mit Engelstrompetenbaum.
    - Kornealreflex?
  - *Tonus der Muskulatur:*
    - Halbseitensymptomatik bei einseitiger Hirnschädigung durch z. B. Trauma, Blutung, im Kindesalter selten duch Infarkt.
    - Schlaffe Parese der gesamten Muskulatur z. B. bei gesteigertem Hirndruck.

6.20 Bewusstlosigkeit

- Armbeugung und Streckung der Beine bei erweiterten Pupillen ohne Lichtreaktion: V. a. Mittelhirnschädigung.
- Meningismus bei Meningitis, Subarachnoidalblutung, Insolation.
- Körpertemperatur?
- *Hautbefunde*: Turgor (Exsikkose), Zyanose, Blässe (Störung der Atmung), auffallende Rötung der Haut (CO-Vergiftung), Ikterus (Leberkoma), Hautblutungen, Petechien (Sepsis), Verletzungen, Nadeleinstiche (Drogenabusus)?
- *Geruch*: Azeton (diabetisches Koma), Alkohol, Urin (Urämie), Bittermandel (Zyanidvergiftung), Knoblauch (Alkylphosphatvergiftung).
- Dokumentation der Komatiefe mit modifiziertem Glasgow-Koma-Scale.
▶ **Labor:**
- *Immer:*
  - Blut: Blutbild, Differenzialblutbild, Elektrolyte, Kreatinin, Harnstoff, GOT, GPT, γGT, Blutzucker als Notfalldiagnostik mit Blutzuckerstreifen (Hyper- bzw. Hypoglykämie).
  - Liquor: Liquorzucker, Blutzucker, Eiweiß, evtl. Laktat, Zellzahl- und -differenzierung, bakteriologische Untersuchung, evtl. Herpes-PCR.
- *Zusätzliche Diagnostik je nach Verdacht:* Ammoniak, Laktat; Alkoholspiegel; Gerinnungsstatus; Blutkultur und andere geeignete bakterielle Untersuchungen (z. B. Urin); Asservierung von Mageninhalt, Urin, Stuhl für Toxikologie; Aminosäuren und organische Säuren im Urin.
▶ **Bildgebende Diagnostik:**
- CCT bei jedem Patient mit unklarer Bewusstlosigkeit nach Stabilisierung der Vitalfunktionen.
- Alternativ bei Säuglingen mit offener Fontanelle Sonographie des Schädels.
▶ **EEG:** Seitendifferenz, Status epilepticus, Hinweise für Enzephalitis?

Vorkommen und Differenzialdiagnosen

- ▶ **Postiktisch nach zerebralem Krampfanfall** (vom Infektkrampf [S. 446] bis zum epileptischen Krampfanfall [S. 441]): Nicht selten Halbseitensymptomatik, Hyper- oder Hypoglykämie, Leukozytose mit Linksverschiebung.
- ▶ **Schädel-Hirntrauma** (s. S. 643): Anamnese.
- ▶ **Entzündungen** (z. B. Meningitis, Enzephalitis, Hirnabszess, Reye-Syndrom): Fieber oder Untertemperatur, Meningismus, gespannten Fontanelle.
- ▶ **Raumforderung** (z. B. Hirntumor, Blutungen, Arachnoidalzyste): Erbrechen (vor allem nüchtern), schrilles Schreien, fehlende Entzündungszeichen, neurologische Fokalbefunde.
- ▶ **Kreislaufschock** (z. B. infolge Sepsis, Wasserverlust, Blutung): Verlängerte Rekapillarisierungszeit, Hypotonie, kühle Extremitäten.
- ▶ **Intoxikation** (Medikamente, Gifte, inhalativ durch toxische Gase wie Kohlenmonoxyd, Zyanid etc., s. S. 630): Anamnese, rote Lippen.
- ▶ **Hypoxämie** (z. B. infolge von Ertrinkungsunfall): Anamnese.
- ▶ **Alkoholabusus:** Foetor ex ore, Anamnese.
- ▶ **Hypo- oder Hyperglykämie** bei Diabetes mellitus (s. S. 494): Blutzuckertest.
- ▶ **Elektrolytstörungen** (z. B. hypernatriämische Dehydratation): Enteritis, Erbrechen, Fieber, Anamnese.
- ▶ **Metabolische Erkrankungen** (z. B. MCAD-Defekt, Hyperammoniaemie, Laktatazidose, Urämie, Organazidämie): Blutbefunde, Ammoniak erhöht.
- ▶ **Endokrines Koma** (selten) bei Thyreotoxikose, Addison-Krise: Blutbefunde.

6.20 Bewusstlosigkeit

Therapie

➤ **Erstmaßnahmen:**
  – Sicherung der Atmung durch Freimachen der Atemwege wie Absaugen von Nase und Mund, Kopf in Schnüffelhaltung und stabile Seitenlagerung bei Spontanatmung bzw. Beatmung bei Atemstillstand (Mund zu Mund/Nase, Maskenbeatmung, Intubation und künstliche Beatmung).
  – Sicherung des Herz-Kreislaufs (Reanimation s. S. 593).
  – Sicheren Venenzugang legen.
  – Bestimmung von Blutzucker und Ausgleich einer evtl. bestehenden Hypoglykämie. Steht Blutzuckermessung nicht zur Verfügung, probatorisch 0,25 – 0,5(– 1)g/kg KG Glukose (1,25 – 2,5 ml/kg KG der 20 % Lösung) im Bolus spritzen.
  – Bei engen Pupillen und Zyanose bei V. a. Drogenmissbrauch: Naloxon 0,1 mg/kg KG = 0,25 ml/kg KG.
➤ Die stationäre Therapie richtet sich nach der Ursache des Komas.

7.1 Perinatologische Definitionen

Definitionen von Geburten

- **Geburt:** Komplette Ausstoßung oder Extraktion eines ≥ 500 g wiegenden Feten, ohne Berücksichtigung von: Gestationsalter, Nabelschnurtrennung oder Plazentaabstoßung („Scheidung vom Mutterleib").
- **Lebendgeburt:** Lebenszeichen: Herzschlag, Nabelschnur pulsiert oder natürliche Lungenatmung setzt ein.
  - *Beachte:* Ist das Kind unmittelbar nach der Geburt verstorben, sind seine Geburt und sein Tod standesamtlich anzuzeigen.
- **Totgeburt:** Keine Lebenszeichen eines Kindes > 500 g „nach Scheidung vom Mutterleib". Standesamtliche Registrierung im Sterbebuch.
- **Fehlgeburt:** Die komplette Ausstoßung oder Extraktion eines < 500 g wiegenden Feten oder Embryos von der Mutter ohne Berücksichtigung des Gestationsalters, sofern keine Lebenszeichen vorliegen, unabhängig von einer spontanen oder induzierten Fehlgeburt.

Definitionen nach dem Gestationsalter

- **Gestationsdauer:** 1. Tag der letzten normalen Menstruation bis zur Geburt. Das Gestationsalter wird in vollendeten Schwangerschaftswochen (SSW) und Tagen ausgedrückt. Beispiel: 36 2/7 = 36 SSW und 2 Tage.
- **Frühgeborenes Kind** (Preterm): Neugeborenes von < 37 SSW (< 259 Tage).
- **Termingeborenes Kind** (Term): Neugeborenes von 37 vollendeten Wochen bis < 42 vollendeten Wochen (259–293 Tage).
- **Übertragenes Kind** (Postterm): Neugeborenes von ≥ 42 SSW (≥ 294 Tage).

Definition des Geburtsgewichts (GG)

- **Geburtsgewicht:** Erstes Gewicht innerhalb der ersten Lebensstunden nach der Geburt. Die umgehende Bestimmung ist erforderlich, da sonst der postnatale Gewichtsverlust schon einsetzt.
- **Untergewicht für Gestationsalter** (SGA = small for gestational age): GG < 10. Perzentile der populationsspezifischen intrauterinen Wachstumskurve.
- **Übergewicht für Gestationsalter** (LGA = large for gestational age): GG > 90. Perzentile der populationsspezifischen intrauterinen Wachstumskurve.

Geburtshilfliche Definitionen

- **Frühzeitiger Blasensprung:** Blasensprung mit Wehen vor einer Muttermundsweite von 6 Zentimeter.
- **Vorzeitiger Blasensprung:** Blasensprung ohne regelmäßige Wehen.
- **Vorzeitige Wehen:** Wehen vor 37. + 0 SSW.
- **Asphyxie** (leider wird die Definition unterschiedlich gehandhabt):
  - *Im deutschsprachigen Raum:*
    - Asphyxia livida: 1-Minute-Apgar 4–6, HF 80–120/min, unregelmäßige Atmung.
    - Asphyxia pallida: 1-Minute-Apgar 0–3, HF < 80/min, Schnappatmung.
  - *Andere Definition:* Apgar < 7 oder Nabelarterien-pH < 7,15 (es fehlt die Angabe des Basendefizits!). Im Angelsächsischen wird zusätzlich eine hypoxämisch-ischämische Enzephalopathie gefordert, die sich innerhalb 48 Stunden nach der Geburt in zerebralen Krampfanfällen manifestiert.
  - *Beachte:* Der Begriff Asphyxie wird meist unscharf verwendet und hat erhebliche forensische Implikationen → er sollte daher sehr restriktiv benutzt werden!

7.2 Vitalitätsbeurteilung und Erstversorgung

Wann soll ein Pädiater in den Kreißsaal?

➤ In den folgenden Fällen sollte ein Pädiater im Kreißsaal anwesend und eine Reanimation vorbereitet sein:
➤ **In fetalen Notsituationen:**
   – Spätdezeleration, bzw. schwere variable Dezelerationen im CTG.
   – Fetaler pH aus Kopfschwartenblut < 7,25.
   – Grünes Fruchtwasser, Nabelschnurvorfall.
   – Amnioninfektionssyndrom.
   – Blutungen bei V. a. Placenta praevia.
   – Verlängerte oder schwierige Geburt, abnorme Lage.
➤ **Bei operativen Entbindungen:**
   – Sektio, Forzeps oder Vakuum-Extraktion.
   – Vaginale Beckenendlage-Entbindung.
➤ **Bei fetalen Auffälligkeiten:**
   – Mehrlinge.
   – Gestationsalter < 36. SSW. Ein erhöhter Aufwand besteht bei Frühgeborenen < 30 SSW.
   – Kind im Ultraschall < 2000 g, SGA < 5. Perzentile geschätzt.
   – Insulinpflichtiger Diabetes mellitus der Mutter, EPH-Gestose.
   – Rhesus-Isoimmunisierung, Hydrops fetalis.
   – Fehlbildungen.

Vitalitätsbeurteilung eines Neugeborenen

➤ **Apgar-Index:**
   – Im Apgar-Index sind die wichtigsten Kriterien zur Zustandsbeurteilung quantifizierbar (Virginia Apgar, amerikanische Neonatologin). Der Apgar wird 1, 5 und 10 Minuten nach Abnabelung bestimmt (s. Tab. 42) und ergibt sich aus der Summe der Einzelkriterienpunktzahl.
   – In Deutschland werden die 5- und 10-Minuten-Apgar-Werte im Vorsorgeheft dokumentiert. Apgar-Werte von 9 – 10 sind ideal, > 7 noch normal und Werte < 5 Anlass für unmittelbar durchzuführende Reanimationsmaßnahmen.
   ◉ *Beachte:* Dem Apgar-Wert kommt nur eine sehr beschränkte prognostische Bedeutung zu, er sollte aber als Kriterium zur Intervention bei anpassungsgestörten Neugeborenen verwendet werden.

Tabelle 42 Apgar-Score zur postnatalen Beurteilung von reifen Neugeborenen

Punkte	0	1	2
Herzfrequenz (Puls)	0	<100/min	>100/min
Atemanstrengung	keine	langsam, unregelmäßig	gut, schreit
Muskeltonus	schlaff	gebeugte Extremitäten	aktive Bewegung
Reaktion auf Sondierung der Nase	keine	Grimasse	Husten, Niesen
Hautfarbe	blass, blau	Stamm rosig, Extremitäten blau	rosige Hände/Füße

7.2 Vitalitätsbeurteilung und Erstversorgung

- **pH-Wert und Basenexzess** (BE) aus dem Nabelschnurblut:
  - Normal: pH-Werte > 7,20, bzw. ein BE > -10 mmol/l.
  - Pathologisch: pH-Wert < 7,00 bzw. BE < -18 mmol/l bedeutet signifikante Hypoxämie und/oder Asphyxie des Neugeborenen sub partu und ein erhöhtes Risiko einer signifikanten neurologischen Schädigung.
- **Hämatokritbestimmung** (Hkt) aus Nabelschnurblut zum Ausschluss einer Anämie (pränatal) oder therapiebedürftigen Polyglobulie (Hkt > 65%).
- **Blutgruppe des Neugeborenen:** Bei jedem Neugeborenen einer Schwangeren, die nicht die Blutgruppe AB Rh positiv aufweist, sollte diese aus dem Nabelschnurblut bestimmt werden:
  - Prüfung der Indikation zur Anti-D-Prophylaxe.
  - Diagnose einer möglichen A0- oder B0-Konstellation (s. S. 211) mit erhöhtem Risiko einer Hyperbilirubinämie des Neugeborenen.

Erstversorgung eines Neugeborenen

- **Ziel:** Überwachung der physiologischen Adaptation des Neugeborenen. Gleichzeitig wird die 1. Vorsorgeuntersuchung durchgeführt. Therapeutische Interventionen richten sich nach der jeweiligen Situation.
- **Standardvorgehen:**
  - Abtrocknen/Abreiben des Neugeborenen mit warmen Tüchern zur Vermeidung von Wärmeverlusten durch Verdunstung und zur Stimulation des Atemantriebs.
  - Anschließend kann das Kind zur Förderung der Mutter-Kind-Bindung und Vermeidung von Wärmeverlusten auf den Bauch der Mutter gelegt werden. Das Neugeborene sollte zusätzlich durch Abdecken mit einem Tuch gegen Wärmeverluste geschützt werden.
  - Absaugen der Atemwege sowie eine Beatmung des Neugeborenen sind in der Regel nicht erforderlich.
- **Indikationen zum Absaugen der Atemwege sofort nach Entbindung:**
  - Jedes beeinträchtigte Neugeborene, falls eine Obstruktion der Atemwege möglich erscheint.
  - Frühgeborene < 37. SSW bzw. < 2500 g.
  - Intubierte (evtl. zu intubierende) Neu- und Frühgeborene.
  - Nach Sektio jedes Kind so früh wie möglich, z. B. durch Operateur.
  - Grünes, blutiges oder übelriechendes Fruchtwasser sobald Kopf geboren (siehe Mekoniumaspiration, S. 202).
  - Polyhydramnion zum Ausschluss einer Ösophagusatresie.
  - Spätestens vor der ersten Fütterung sollte bei jedem Neugeborenen eine Ösophagusatresie ausgeschlossen sein.
  - Bei Dyspnoe immer beide Nasen sondieren: Ausschluss ein- oder beidseitige Choanalstenose oder -atresie.
  - *Technik*:
    - *Mund vor Nase*! Kurz aber effektiv.
    - Mindestens mit schwarzem Absaugkatheter, evtl. Ch 12 (weiß).
    - Bei Mekonium Jankauer (starrer Absauger) verwenden (siehe Mekoniumaspiration, S. 202).
  - *Probleme beim Absaugen*:
    - Unnötige Trennung von Mutter und Kind.
    - Stress für das Neugeborene, Verletzungsgefahr (sehr gering).
    - Vagusreiz und dadurch ausgelöste Bradykardien und Apnoen. Deshalb kein tiefes und aggressives Absaugen in den ersten 5 Minuten.

7.2 Vitalitätsbeurteilung und Erstversorgung

Postnatale Adaptation: Physiologische Umstellungen des Neugeborenen

- **Atmung:**
  - Atemfrequenz in Ruhe um 40/min.
  - Keine Auffälligkeiten wie Schniefen, Stöhnen, Nasenflügeln, in- oder exspiratorischer Stridor, Schaukelatmung, Einziehungen.
  - Sauerstoffsättigung um 95%, Kind bleibt beim Schreien rosig.
  - Kapillärer pCO_2 35 – 45 mmHg.
- **Kreislauf:**
  - Herzfrequenz in Ruhe um 120 – 160/min.
  - Kind rosig bis in die (warmen) Akren.
  - Fußpulse tastbar, Rekapillarisierungszeit 1 – 2 Sekunden.
  - Blutdruck um 50/35 mmHg, MAD 40 am Oberarm und Unterschenkel.
  - Auskultation von Herz und Lunge unauffällig. Der 2. Herzton kann in den ersten 2 – 3 Lebenstagen noch betont sein.
- **Neurologie:**
  - Lockere Finger- und Zehenhaltung, leichte Beugehaltung von Armen und Beinen.
  - Rege alternierende Motorik.
  - Beim Traktionsversuch (Hochziehen an den Händen zum Sitzen) gutes Mitnehmen des Kopfes, Beine werden in der Hüfte gebeugt, Handgreifreflex vorhanden.
  - Keine bevorzugte Kopfwendung, keine Asymmetrie der Körperhaltung.
  - Kräftiger Saug- und Suchreflex.
- **Gewicht:** Gewichtsabnahme in den ersten 3 Lebenstagen bis zu 10% des Geburtsgewichts ist normal. Dies gilt auch für Frühgeborene und SGA.
- **Labor:**
  - Säure-Basenstatus (s. pH-Werte, S. 657).
  - Blutzucker (nur bei Geburtsgewicht < 10. oder > 90. Perzentile): Neugeborene, SGA und Frühgeborene > 47 mg/dl; Säuglinge > 50 mg/dl.
  - Bilirubin (s. Hyperbilirubinämie, S. 657).
  - Venöser Hämatokrit (nur bei Übertragung, chronischer Plazentainsuffizienz, Nabelschnurkomplikationen überprüfen) 45 – 65%.
  - Leukozyten (nur bei klinisch auffälligen Neu- und Frühgeborenen zu überprüfen): Am 1. Lebenstag bis ca. 30000/µl, verdächtig für eine Infektion sind Leukozyten < 5000/µl. Infektionsdiagnostik s. S. 100.

Körperliche Untersuchung

- **Reifezeichen** s. Tab. 43 S. 176.
- **Schädel:** Kopfumfang, Fontanelle, Nähte, Kephalhämatom, Caput succedaneum, Frakturen, Hautmarken von Elektroden, Saugglocken- oder Zangenextraktion?
- **Gesicht:** Asymmetrie, Hautanhängsel, Lippen-Kiefer-Gaumenspalte, epidermale Zysten, Zungenbändchen?
- **Augen:** Konjunktivitis, konjunktivale Blutungen, Makro- oder Mikroophthalmie, Pupillenreflex, Strabismus, Leukorie (Katarakt oder okuläre Tumoren)?
- **Hals:** Struma, Halszysten, nuchales Ödem, Pterygium colli, Schiefhals, Blutung in M. sternocleidomastoideus, Kopfwendung bevorzugt in eine Richtung, Klavikulafraktur (Crepitatio bei Druck auf Klavikula).
- **Herz/Kreislauf:** Herztöne, 2. Herzton respiratorisch gespalten oder betont, Herzgeräusche, Lage der Herztöne, Fußpulse palpabel? Rekapillarisierungszeit?

7.2 Vitalitätsbeurteilung und Erstversorgung

- **Lunge:** Atemgeräusch seitengleich, Atemfrequenz, Dyspnoe, Stöhnen, Stridor?
- **Abdomen:** Leber, Milz, Resistenzen, Peristaltik, Zustand des Nabels, Leistenhernie, Nabelhernie, Anus (Analatresie?), Steißbeingrübchen oder -fistel?
- **Genitale:** Testes deszendiert, Leistenhernie, Hypospadie bzw. Epispadie, Schwellung des Hodens (Hydrozele oder intrauterine Hodentorsion), Klitorishypertrophie, vaginale Blutung oder Schleimsekretion, Hymenalatresie?
- **Wirbelsäule:** Skoliose, Kyphose, Spaltbildung (Dysraphie), Dermalsinus?
- **Extremitäten:** Fehlbildungen, Vierfingerfurche, Hinweise für Plexuslähmung, Fehlstellung oder Fehlhaltung der Füße (Sichelfüße, Klumpfuß, Pes adductus usw.), Abspreizhemmung (Hüftsonographie ersetzt Prüfung des Ortolanizeichens)?
- **Muskeltonus/Spontanmotorik:** Hyper- oder Hypotonus, Kopfhaltung des Neugeborenen, Traktionsversuch, Symmetrie der Körperbewegungen, Saugreflex, Mororeflex, Wachheitszustand?
- **Haut:** Blässe, Rötung wie bei Polyglobulie, Ikterus, Hautanhängsel, Hämangiome, Nävi (Pigmentnävi, Mongolenfleck, Naevus sebaceus) Neugeborenenexanthem?
- Otoakustische Emissionen nachweisbar?

Ambulante Geburt

- Eine ambulante Geburt ist bei gesundem, gut adaptiertem, reifem normgewichtigem Neugeborenen möglich. Wichtig ist die Überwachung der Mutter und des Neugeborenen für mindestens 2 Stunden nach der Geburt.
- **Durchführung:**
  - Die U1 wird durch den Pädiater durchgeführt.
  - Konakion MM 0,2 ml (2 mg) p.o.
  - HBsAg-Status der Mutter überprüfen und ggf. Impfung durchführen.
  - Folgende Nachsorge durch Kinderarzt und Hebamme überprüfen.
  - Information für nachbetreuenden Kinderarzt ausfüllen und mitgeben.
  - Aufklärung der Eltern über häufige Risiken (Icterus neonatorum, Infektion, Nabel) möglichst mit Unterschrift der Mutter!
  - Neugeborenenscreening organisieren (Stoffwechseluntersuchungen, Hüftultraschall, Hörprüfungen).
  - Credé-Prophylaxe besprechen.

7.2 Vitalitätsbeurteilung und Erstversorgung

Tabelle 43 Reifezeichen des Neugeborenen (nach Farr u. Mitarb., modifiziert nach Nicolopulos [Amer. J. Dis. Child. 130])

Kriterien	Befunde	Punkte
Hautbeschaffenheit: Anheben einer Falte Bauchhaut zwischen Finger und Daumen, Inspektion	sehr dünn, fühlt sich gallertartig an dünn und glatt	0
	glatt und mitteldick, Reizzustände	1
	evtl. Exantheme und Abschilferungen	2
	leichte Dickenzunahme, fühlt sich steif an, oberflächliche Risse und Abschilferungen besonders an Händen und Füßen	3
	dick und pergamentartig, oberflächliche und tiefe Risse	4
Hautfarbe: Inspektion, wenn das NG ruhig ist, nicht nach dem Schreien	dunkelrot	0
	überall rosa	1
	blassrosa, regionale Schwankungen der Farbintensität, d. h. einige Körperpartien können blass sein	2
	blass, rosa nur an den Ohren, Lippen, Fußsohlen und Handflächen	3
Hautdurchsichtigkeit am Rumpf	zahlreiche Venen, Zuflüsse und Venolen sichtbar, bes. am Bauch	0
	Venen und Zuflüsse sichtbar	1
	wenige große Blutgefäße am Bauch deutlich sichtbar	2
	wenige große Blutgefäße undeutlich sichtbar	3
	keine Blutgefäße sichtbar	4
Lanugo über dem Rücken: Kind bei der Inspektion zum Licht hochhalten	kein Lanugo oder sehr wenige kurze Haare	0
	reichlich lange und dichtstehende Haare am ganzen Rücken	1
	Lanugo fällt aus, besonders über dem unteren Rücken	2
	wenig Lanugo mit kahlen Stellen	3
	mindestens der halbe Rücken ist frei von Lanugo	4
Ohrform: Inspektion des Teils der Ohrmuschel oberhalb des Gehörganges	fast flach und ohne Relief mit geringem oder fehlendem Einrollen des Ohrmuschelrandes	0
	Einrollung (auch geringgradig) eines Teils des Ohrmuschelrandes	1
	teilweise Einrollung des ganzen oberen Ohrmuschelrandes	2
	abgeschlossene Einrollung des vollständig oberen Ohrmuschelrandes	3
Ohrfestigkeit: Palpation und Faltung der Ohrmuschel zwischen Finger und Daumen	Ohrmuschel fühlt sich weich an, lässt sich leicht in bizarre Positionen falten, ohne spontan in die Ausgangsstellung zurückzuspringen	0
	Ohrmuschel fühlt sich am Rand weich an, lässt sich leicht falten, kehrt langsam in Ausgangsstellung zurück	1
	Knorpel ist bis an den Rand der Ohrmuschel tastbar, aber dünn, Ohrmuschel springt nach Faltung in Ausgangsstellung zurück	2

7.2 Vitalitätsbeurteilung und Erstversorgung

Tabelle 43 Fortsetzung

Kriterien	Befunde	Punkte
Ohrfestigkeit: Palpation und Faltung der Ohrmuschel zwischen Finger und Daumen	feste Ohrmuschel, Knorpel erstreckt sich deutlich bis in die Peripherie, Ohrmuschel springt nach Faltung sofort in Ausgangsstellung zurück	3
Brustdrüsengröße: Drüsenkörpers zwischen Daumen und Zeigefinger anheben	nicht tastbar	0
	ein- oder beidseitig tastbar, <0,5 cm Durchmesser	1
	beidseitig tastbar, ein- oder beidseitig 0,5 – 1,0 cm Durchmesser	2
	beidseitig tastbar, ein- oder beidseitig >1 cm	3
Brustwarze: Inspektion	kaum sichtbar, keine Areola	0
	gut ausgebildet, Areola vorhanden, aber nicht erhaben	1
	gut ausgebildet, Rand der Areola gegenüber der umgebenden Haut erhaben	2
Fußsohlenfurchung: Beurteilung der Furchen, die nach Streckung der Sohlenhaut von den Zehen zur Ferse hin bestehen bleiben	keine Furche	0
	blasse, rote Linien im Bereich der vorderen Hälfte der Sohle	1
	deutliche rote Linien im Bereich von mehr als der vorderen Sohlenhälfte durch Furchen nur im Bereich des vorderen Drittels	2
	wie (2), aber die Furchung reicht über das vordere Drittel hinaus	3
	deutliche tiefe Furchung, die über das vordere Drittel der Sohle hinausreicht	4

Auswertung: Punktzahl/geschätztes Gestationsalter (Wochen)

1	2	3	4	5	6	7	8	9	10
28,1	28,6	29,1	29,6	30,1	30,6	31,1	31,6	32,1	32,6
11	12	13	14	15	16	17	18	19	20
33,1	33,6	34,2	34,7	35,2	35,7	36,2	36,7	37,2	37,7
21	22	23	24	25	26	27	28	29	30
38,2	38,7	39,2	39,7	40,3	40,8	41,3	41,8	42,3	42,8

7.3 Reanimation von Früh- und Neugeborenen

Grundlagen

- Eine Reanimation sollte vorbereitet sein, d. h. Neonatologen sollten im Kreißsaal anwesend sein bei fetalen Notsituationen und Auffälligkeiten sowie bei operativen Entbindungen (s. S. 172).
- **Häufigste Ursachen für Reanimationsbedürftigkeit eines Neugeborenen:**
  - *Mutter*: EPH-Gestose, HELLP-Syndrom, Hypotension oder Hypertension, Sedierung der Mutter.
  - *Nabelschnur/Plazenta*: Vorzeitige Plazentalösung, Plazenta praevia, Nabelschnurvorfall, Nabelschnurumschlingung des Halses, Nabelschnurknoten, Nabelschnurriss oder -abriss.
  - *Geburt*: Traumatische Geburt bei Lageanomalie, Missverhältnis von Kind und Becken, Schulterdystokie, Geburtsdauer zu lange oder Sturzgeburt, Primäre Sectio (vermehrtes Fruchtwasser in Lunge).
  - *Neugeborenes*: Anämie bzw. Hypovolämie bei Blutverlust fetofetaler Transfusion bei Mehrlingen, fetoplazentare Transfusion, Erythroblastose, Unreife des Kindes, neuromuskuläre Erkrankung, Fehlbildungen der Atemwege (Choanalatresie, Lungenhypoplasie), Tumoren im Halsbereich (Teratome), Zwerchfellhernie, Infektionen mit Pneumonie oder Sepsis.

Checkliste Reanimationsplatz

- **Absaugvorrichtung:**
  - Absaugkatheter verschiedener Größe, Sekretfalle, Jankauer (starrer Absauger).
  - Absaugvorrichtung richtig aufgebaut, wird ein Sog (-0,2 bar) erzeugt?
- **Beatmung:**
  - Laryngoskop, Magillzange, Batterien.
  - Maske, Beatmungsbeutel.
  - Endotrachealtuben in 4 Größen (2,0 – 3,5 mit Zuspritzleitung).
  - Führungsdraht für orale Intubation (Metall und Plastik).
  - Sind O_2- und Druckluftschläuche richtig verbunden?
- **Medikamente** (s. Tab. 44):
  - Periphere Infusion vorbereiten (10 % Glukose, 3 ml/kg KG/h).
  - Notfallmedikamente vollständig? Surfactant? Serum wie z. B. Biseko? Suprarenin?
  - Liegen ggf. Notfall-Blutkonserven bereit?
- **Nabelkatheterset:**
  - Spitze Pinzette (Splitterpinzette), 1–2 breite Pinzetten (chirurgische und anatomische), große und kleine Schere, Skalpell, Tuchklemmen, Klemme, Knopfsonde, Tupfer, Abdecktuch, Nabelband.
  - Nabelkatheter (2,5 Ch, 3,5 Ch und 5 Ch), 2-Wegehahn, mehrere 2-ml-Spritzen, mehrere 1-ml-Spritzen, Nadelhalter, Nahtmaterial (z. B. 3 – 0/4 – 0 Ethibond).
- **Labormaterialien für:**
  - Blutgase, Serumuntersuchungen, Blutbild, Hämatokrit, Blutzucker.
  - Abstriche, Blutkulturen.
- **Sonstiges:**
  - Tupfer, Alkohol, Benzin, Kanülen zur Infusion, Nadeln, 2-ml-Spritzen.
  - Breites und schmales Pflaster, Schere, Thermometer, Plastikfolie.
  - Blutdruckmanschetten vorhanden?
  - Stethoskop verfügbar?

7.3 Reanimation von Früh- und Neugeborenen

- **Wärmestrahler:**
  - 38,5 °C (bzw. Stufe 70), < 30. SSW 39,5 °C (bzw. Stufe 100).
  - Gewärmte Tücher, Mütze für Kind, Plastikfolie bei Geburtsgewicht < 700 g, ggf. Wärmematte?
- **Transportinkubator:**
  - Schlauchsystem intakt?
  - Sauerstoffmessgerät funktionsfähig und geeicht?
  - Sauerstoff- und Druckluftflaschen überprüfen (mindestens 10 bar).
  - Beatmungsbeutel vollständig mit Reservoir und O_2-Zuleitung.
  - Pulsoxymeter mit funktionierender Sonde.
  - Absaugsystem funktionsfähig?
  - Temperatureinstellung korrekt? Sicherung gedrückt?

Vorgehen und Verteilung der Aufgaben

- Die folgenden Empfehlungen sind nur ein „mentales" Stufenschema. Bei Normalisierung der Herz-Kreislauf-Funktion (HF > 100/min, regelmäßige Atmung, normaler Blutdruck, Kind wird peripher rosig bzw. normale Blutgase) kann nach jeder Stufe abgebrochen oder im Einzelfall von diesem Vorgehen abgewichen werden.
- *Beachte:* Ruhe und Gelassenheit sind immer richtig und wichtig!
- **Verteilung der Aufgaben** (wichtig um Konfusion zu vermeiden):
  - 1. Person: Absaugen und Beatmen.
  - 2. Person: Apgar-Werte, Stimulation, Infusion, Nabelkatheter, Herzmassage falls erforderlich.

Reanimation

- **Stoppuhr** für Apgar-Werte anstellen, sobald das Kind abgenabelt ist.
- **Absaugen** bei V. a. Obstruktion der Atemwege: Mund vor Nase! Kurz aber effektiv. Zu langes Absaugen führt nur zu Vagusreizung und Bradykardie.
- **Abtrocknen** mit warmen Tüchern zur Vermeidung von Wärmeverlusten.
- **Stimulation:** Fußsohle reiben, Massage der Interkostalräume, Rücken z. B. mit Frottee-Tuch abreiben.
- **Blähen der Lunge** (wiederholt) ist vor allem nach primärer Sektio zur Erhöhung des Residualvolumens wichtig!
  - *Mit Beatmungsgerät*:
    - 10 – 15 (– 20) Sekunden lang (mitzählen!).
    - Frühgeborenes ca. 15 (20) cm H_2O, Neugeborene 20 (30) cm H_2O Druck.
  - *Mit Beatmungsbeutel*:
    - Anfangs hoher Druck, bei Neugeborenen sind u. U. bis zu 60 cm H_2O Druck erforderlich.
    - Nach 3 – 4 Atemzügen – Thorax hat sich gehoben – Druck rasch reduzieren.
- **Maskenbeatmung** (falls erforderlich):
  - Beginn mit einem FiO_2 0,21 (0,30), ggf. stufenweise erhöhen.
  - Eigenatmung synchron durch Maske unterstützen:
    - Frühgeborene ca. 15 cm H_2O Druck.
    - Neugeborene ca. 20 cm H_2O Druck.
- *Beachte:* Pulsoxymeter anlegen! Sauerstoff bald reduzieren, da ein hoher paO_2 die Gehirnperfusion für Stunden reduziert.

7.3 Reanimation von Früh- und Neugeborenen

▶ **Nach Überprüfung der Herz-Kreislauf-Funktion und Atemtätigkeit** über weiteres Vorgehen entscheiden:
- *Spontanatmung*, evtl. unter Vorlage von Sauerstoff. Kontrolle von SaO_2 zur Vermeidung einer Hyperoxämie! Dauer dieser Phase individualisieren. Im Zweifelsfall lieber früher intubieren und evtl. Surfactant applizieren und dann bald wieder extubieren.

◘ *Cave:* Syndrom der persistierenden fetalen Zirkulation (PFC-Syndrom)!
- *CPAP-Beatmung* mit Maske oder Rachen-Tubus.
- *Intubation* (s. S. 181) und Beatmung (s. u.).

▶ **Beatmung:**
- Frequenz ca. 60/min.
- Beatmungsdruck: Beginn PIP 20 cm H_2O/PEEP 3 cm H_2O. Druck bald reduzieren bzw. erhöhen falls erforderlich (PEEP 5 cm H_2O?). Möglichst sparsam dekonnektieren um PEEP aufrecht zu erhalten!

◘ *Cave:* Pneumothorax bei Thorax, der sich nicht hebt (Kaltlicht-Diaphanoskopie durchführen!).

▶ **Surfactant:** In der Regel erst auf Station unter optimaler Kontrolle der Blutgase verabreichen. Abweichend kann bei FG < 28. SSW und sicher korrekt liegendem Tubus bei hohem O_2-Bedarf ($FiO_2 > 0,4$) und/oder hohem PIP (> 20 cm H_2O) auch im Kreißsaal Surfactant appliziert werden. Voraussetzung ist eine kontinuierliche Überwachung während des Transportes! Beatmung so wählen, dass das Kind gerade nicht mehr mitatmet, dann liegt der p_aCO_2 meist im korrekten Bereich von 35–45 mmHg.

▶ **Infusion von Glukose 10%:** 3 ml/kg KG/h.

▶ **Herzdruckmassage** bei Bradykardie < 60/min:
- Umfassen des Thorax mit beiden Händen, beide Daumen ca. 1–2 Zentimeter unter der Intermamillarlinie (bei FG evtl. nur Druck von oben).
- Frequenz von ca. 120/min mit einer Eindrücktiefe von $1/3$–$1/2$ des sagittalen Thoraxdurchmessers.
- Suprarenin (extrem selten erforderlich)?
- Kontrolle von Tubuslage und Beatmung (Pneumothorax?).

▶ **Regelmäßige Kontrollen von:**
- Blutdruck.
- Temperatur, am besten kontinuierlich über Rektal- und/oder Hautsonde. Vermeiden von Zugluft: Türen des Reanimationsraums geschlossen, Klimaanlage bedenken!

▶ **Labor:** Blutgase, Blutzucker, Hämatokrit, Abstriche, evtl. Blutkultur (Antibiotika im Kreißsaal nur bei strengem Infektionsverdacht geben!).

▶ **Dokumentation** in Reanimationsprotokoll ist sehr wichtig!

▶ Medikamente zur Erstversorgung nach Entbindung s. Tab. 44.

Intubation

▶ **Indikationen:**
- *Primäre Intubation*: Mekonium- oder Blutaspiration, Zwerchfellhernie, Hydrops fetalis.
- *Je nach Situation*:
  - FG ≤ 26. SSW in der Regel sofort (immer Tubus mit Adapter).
  - FG ≥ 27. SSW entsprechend klinischer Situation.
  - CO_2-Retention > 60 mmHg trotz Maskenbeatmung.
  - Jeder schwere Schockzustand (Infektion, Volumenmangel usw.).

7.3 Reanimation von Früh- und Neugeborenen

Tabelle 44 Medikamente zur Erstversorgung nach Entbindung

Medikament	Dosierung	Indikation/Applikation
bei Adaptationsstörung oder Frühgeborenen		
Glukose 10%	3 ml/kg KG/h	Dauerinfusion, Beginn innerhalb von 10 Minuten nach Geburt
nur bei Indikation		
Serum 5% Biseko, Serumar	10 ml/kg KG	nur bei Hypotonie (MAD < 30 mmHg), Hypovolämie oder Schock (lange Rekapillarisierungszeit >3 s), möglichst rasch bis zum Ausgleich
Naloxon Narcanti 0,4 mg/ml	0,1 mg/kg KG = 0,25 ml/kg KG	i.v, i.m. bei Opiat-induzierten Apnoen. *Cave:* HWZ < Opiate, ggf. Wiederholung nötig
Adrenalin 1 : 10000 Suprarenin 0,1 ml/1 ml NaCl 0,9%	i.v. 0,1 ml/kg KG/ED Folgedosis 0,2 – 0,5 – 1,0 ml/kg KG intratracheal 1,0 ml/kg KG/ED	Asystolie, refraktäre Bradykardie Dosis nach Wirkung steigern
Na-Bikarbonat 8,4% 1 : 1 verdünnt mit H_2O	$^1/_2$ BE/kg KG × 0,5 i.v. über 15 min oder „blind" 1 ml/kg KG	sehr kontrovers, deswegen nur bei pH ≤ 7,0 oder nach 10 min Reanimation
Antibiotikum z.B. Cefotaxim oder Amoxycillin	50 mg/kg KG Initialdosis	in Ausnahmefällen bei konnataler bakterieller Sepsis
Phenobarbital Luminal 200 mg/ml	initial 0,05 – 0,1 ml/kg KG = 10 – 20 mg/kg KG	Krampfanfälle sehr selten erforderlich

▶ **Durchführung:**
- Maskenbeatmung bis eine ausreichende Sauerstoffsättigung erreicht ist. Masken- und Tubusgrößen s. Tab. 45.
- Rachen und Magen gut absaugen (nach Nahrungsaufnahme).
- Sedierung (Beispiele):
  - Thiopental 3 mg/kg KG/ED (*cave:* Nekrosen bei paravasaler Applikation; streng genommen für Kinder < 1 Jahr nicht zugelassen).
  - Midazolam 0,1 mg/kg KG/ED (*cave:* Krampfanfälle bei Risikopatienten).
  - ◉ *Cave:* Bei Intubation im Kreißsaal unmittelbar postpartal wegen Gefahr der arteriellen Hypotonie keine Sedierung!
- *Intubation*:
  - Wenn möglich nasotracheale Intubation (leichtere Fixierung des Tubus möglich) (s. Abb. 75).
  - Tubusspitze anfeuchten und vorsichtig durch ein Nasenloch senkrecht einführen (nie mit Gewalt!).
  - Evtl. mit dünnerem Tubus Nasenloch bougieren oder Tubus über kleinen Absaugkatheter einführen.
  - Orale Intubation bei Komplikationen (Führungsdraht).

7.3 Reanimation von Früh- und Neugeborenen

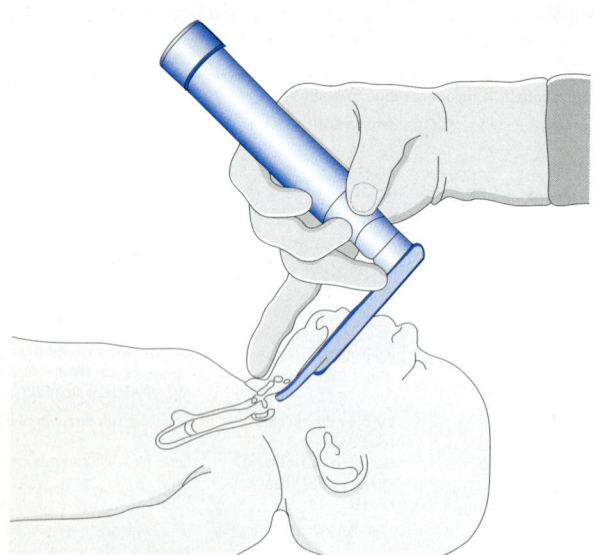

Abb. 75 Intubation von Kindern (aus Schüttler J., Neglein J., Bremer F., Checkliste Anästhesie. Stuttgart: Georg Thieme 2000)

- Kind optimal lagern, Kopf in Mittelstellung in mäßiger Deflektion (Schnüffelhaltung), nicht den Kopf überstrecken.
- Zum Einstellen des Pharynx Spatel in Richtung des Griffes anheben.
- *Cave:* Nicht hebeln. Zahnleiste!
- Magillzange zum Vorschieben des Tubus zur Hilfe nehmen.
- Druck mit dem kleinen Finger der linken Hand von außen auf den Larynx ermöglicht bessere Sicht auf den Kehlkopfeingang (Sellick-Handgriff).
- Tubus durch Stimmbänder einführen, bis die schwarze Markierung gerade noch sichtbar ist.
- *Tipp:* Lässt der Tubus sich nicht transglottisch vorschieben, helfen oft leichte Drehbewegungen.
- Tubus beim Entfernen des Laryngoskopes immer zwischen 2 Fingern an der Nasenspitze festhalten, Zentimeter ablesen und evtl. am Naseneingang markieren.
- Auskultation unter manueller Beutelbeatmung: Seitengleiches „Atemgeräusch"? Immer über dem Magen auskultieren (Fehllage?)!
- Tubus mit Pflaster fixieren (vorher Haut und Tubus mit Benzin gut entfetten).
- Röntgenkontrolle: Tubusspitze auf Th2.

7.3 Reanimation von Früh- und Neugeborenen

Tabelle 45 Maskengröße, Länge (Nasensteg-Th2) und Durchmesser des Tubus und der Absaugkatheter

Gewicht des Kindes (g)	Maskengröße	Tubuslänge (cm)	Tubusgröße (mm) ID	Absaugkatheter (Farbe)
500	1	7,0	2,5 (2,0)	transparent
750	1	7,5	2,5	grün
1000	1–2	8,0	2,5	grün
1250	2	8,5	2,5	grün
1500	2	9,0	2,5	grün
1750	2	9,5	2,5	grün
2000	3	10,0	3,0	grün
2500	3	10,5	3,0	grün
3000	3	11,0	3,0	grün
3500	3	11,0	3,5	blau
4000	3	11,5	3,5	blau

➤ **Komplikationen:**
  − Absaugen dauert zu lange.
  − Bradykardie oder zu starker Sättigungsabfall: Intubationsversuch abbrechen, dann Tubus nur ein wenig zurückziehen und über Rachentubus mit 100% O_2 bei verschlossener Nase und Mund beatmen.
  − Zu viel Aufmerksamkeit auf die Intubation, zu wenig auf das Kind (immer die Herzfrequenz und Hautfarbe im Blick haben).
  − Tubuslage zu tief (einseitige Belüftung des rechten Hauptbronchus).
  − Fehlintubation in den Ösophagus: Geblähtes Abdomen, Kind ist nicht rosig sondern bradykard, „Atemgeräusche" über Magen > Lunge.

7.4 Geburtstraumen

Formen, Symptome und Vorgehen

- **Geburtsgeschwulst** (Caput succedaneum): Teigig-ödematöse Schwellung des vorangehenden Teils, spontane Rückbildung in 1–2 Tagen.
- **Kephalhämatom:** Subperiostale durch Schädelnähte begrenzte Blutung, meist einseitig, selten doppelseitig, meist am Hinterhaupt. Spontane Rückbildung innerhalb weniger Tage (bis Monate nach Verkalkung). Punktion kontraindiziert. Sehr selten sekundäre Infektion.
- **Subgaleatische Blutung:** Großes Hämatom (*cave:* Blutverlust und Hypovolämie) unter der Galea bis zur Stirn (Hinweis auf z. B. Hämophilie).
- **Subduralblutung:** Hauptsächlich bei reifen Neugeborenen infolge von Einrissen in den Brückenvenen bzw. der Falx oder des Tentoriums.
  - *Cave:* Ausbildung eines subduralen Hygroms mit Krampfleiden.
- **Hautablederung duch Vakuumextraktion:** Meist harmlos. Am besten Desinfektion und offene (trockene) Wundbehandlung mit Schorfbildung.
- **Subkutane Fettgewebsnekrose:** Extrem selten, v. a. nach Schockzustand → verhärtete, später entzündete Subkutis (Rötung, Schmerzen).
- **Muskelverletzungen:** Oft Blutung im M. sternocleidomastoideus (derbe bis pflaumengroße Schwellung im Muskel mit Schiefhals, die oft erst nach Tagen bemerkt wird – oder erst auftritt?) → Krankengymnastik. Prognose ist gut.
- **Klavikulafraktur:** Erkennbar durch Schmerzen (evtl. leichte Fixation des Armes durch Kleidung für einige Tage), Schonhaltung und Crepitatio bei Druck auf Klavikula. Da Grünholzfraktur keine spezielle Therapie.
- **Schädelfraktur:** Sehr selten infolge traumatischer Forzepsentbindung. In der Regel keine Therapie. Ausnahme: Impressionsfraktur > Kalottenbreite.
- **Rückenmarksverletzungen:** Sehr selten infolge exzessivem Zug oder Rotation der Wirbelsäule. Die Symptomatik hängt von der Lokalisation ab.
  - *Cave:* Querschnittslähmung bei Einblutungen in den Spinalkanal.
- **Plexusparesen:**
  - *Obere Plexusparese (Erb-Duchenne)*: C5 und C6 → Lähmungen im Schultergürtel → Arm innenrotiert, proniert, Arm kann im Ellenbogengelenk nicht gebeugt werden, der Handgreifreflex ist erhalten.
    - *Cave:* Selten kombiniert mit Phrenikusparese (C4): Einseitige Zwerchfelllähmung → Pendelatmung, Dyspnoe, Zyanose.
  - *Untere Plexuslähmung (Klumpke)*: C7–Th1, insgesamt selten und dann meist kombiniert mit oberer Plexuslähmung → Lähmung des Unterarmes, Handgreifreflex fehlt. Manchmal kombiniert mit Horner-Syndrom (Ptosis, Miosis, Enophthalmus).
  - *Therapie:* Fixation des Armes in Beugehaltung am Thorax (am einfachsten durch Strampelanzug) für ca. 2 Wochen. Krankengymnastik zur Vermeidung von Kontrakturen. *Cave:* Schulterluxation.
  - *Prognose:* Meist spontane Remission in ca. 4 Wochen (bei Zwerchfellparese 3–4 Monate). Residuen mit bleibenden Lähmungen in 5(–10)%.
  - *Differenzialdiagnosen:* Epiphysenlösung oder Fraktur des Humerus, Parrot-Scheinlähmung bei Lues.
- **Fazialisparese:** Selten nach Forzepsentbindung. Gute Prognose, da fast immer die spontane Remission innerhalb weniger Tage eintritt.
- **Verletzung innerer Organe:** Zu befürchten sind vor allem Blutungen nach Lebereinrissen (Abriss des Ligamentum teres) oder Milzrupturen (z. B. nach Bracht-Handgriff).

7.5 Kontrollen und Maßnahmen am 1. Lebenstag

Bei jedem Kind

- Standesamtliche Geburtsmeldung.
- Sind pH, BE und Apgar-Index dokumentiert?
- Ergebnis des Hepatitis-B-Screening der Mutter bekannt?
- TSH- und Stoffwechselscreening und ggf. Hüftgelenksonographie organisieren. TSH- und Guthrietest am 5. Lebenstag. Abweichend hiervon wird die Tandem-Massenspektrometrie zum Ausschluss von Stoffwechseldefekten, AGS und Hypothyreose bereits ab der 48. Stunde durchgeführt.
- Körpertemperatur und Geburtsgewicht messen und dokumentieren.
- 0,2 ml Konakion MM (2 mg) p.o. (zweite Gabe zwischen dem 3. und 10. Tag, dritte Gabe zwischen 4. und 6. Woche).
- Mekonium und Einnässen muss innerhalb von 24 Stunden erfolgt sein.
- Spätestens ab dem 5. Lebenstag Vitamin D 500 IE/d und Fluor 0,25 mg.
- Credé-Prophylaxe, falls von Eltern gewünscht (1 Tropfen 1 % Silbernitrat).

Bei Besonderheiten

- **Temperaturkontrollen:** Bei Untertemperatur stündlich kontrollieren.
- **Blutzuckerkontrollen:**
  - Bei Neugeborenen < 2800 g (< 10. Perzentile) und > 4300 g Geburtsgewicht: Nüchtern, $1/2$, 1, 3 und 6 Stunden postnatal am ersten Tag, dann je nach Werten kontrollieren.
  - Bei Maltodextrin 15 % 30–40 ml/kg KG p.o. reichen in der Regel 3 Blutzuckerkontrollen/d über 2 Tage.
- **Bei Neugeborenen < 2500 g Geburtsgewicht** zur Vermeidung einer Hypoglykämie:
  - 1. Lebenstag: Maltodextrin 15 %, mindestens 30 ml/kg KG/d.
  - 2. Lebenstag: Anfangsnahrung.
- **Nabelschnur-Hämatokrit < 40 % oder > 60 %:** Venöse oder arterielle Hkt-Kontrolle nach ca. 4 Stunden. Bei Hämatokrit > 65 % auf ausreichende Trinkmenge achten (mind. 50 ml/kg KG/d). Steigt der Hämatokrit weiter, muss ein partieller Austausch durchgeführt werden.
- **Nabelschnur-pH < 7,15:** Kontrolle des ph-Wertes ca. eine Stunde später.
- **Forzeps, Vakuumentbindung und Beckenendlage bei vaginaler Geburt:** Schädelsonographie zum Ausschluss einer Hirnblutung.
- **Toxoplasmoseverdacht:** Nabelschnurblut zum Antikörpertest, Augenarzt-Kontrolle, Schädelsonographie zum Ausschluss einer Liquorabflussstörung oder von Verkalkungen. Bei V.a. konnatale Toxoplasmose sollte eine Lumbalpunktion durchgeführt werden. Therapiebeginn (s.S. 219) sofort.
- **Hepatitis-B-Impfung** (abhängig von Hepatitis-Screening der Mutter):
  - *Mutter HBsAg positiv oder HBeAg positiv*: Sofort (< 12 Stunden nach Geburt) aktiv mit Gen-H-B-Vax-K oder Engerix 0,5 ml i.m. und passiv mit Hepatitis-B-Immunglobulin 1 ml i.m. (alternativ Hepatect 0,4 ml i.v.) impfen.
  - *Hepatitis-B-Status der Mutter unbekannt*:
    - Neugeborenes aktiv impfen.
    - Mutter innerhalb von 12–24 Stunden auf HBsAg nachtesten, falls HBsAg positiv: Gabe von Hepatitis-Immunglobulin an Neugeborenes innerhalb von 7 Tagen (neue Empfehlung der STIKO).

7.6 Schwangerschaftsreaktionen

Grundlagen und Symptome

- **Definition:** Veränderungen, die durch Östrogene maternoplazentaren Ursprungs entstehen.
- **Formen und Symptome:**
  - *Mastopathia neonatorum:* Meist beidseitige Brustdrüsenschwellung bei ca. 15% der Knaben und Mädchen. Maximum um 10. Lebenstag. Rückbildung kann Wochen dauern. Keine Manipulation wegen Gefahr einer Mastitis!
  - *„Hexenmilch":* Sekretion von weißlichgelber, dem Kolostrum der Mutter ähnliche Flüssigkeit aus den Brustdrüsen (Prolaktineffekt).
  - *Milien:* Feine weiße Punkte der Haut infolge zystisch gefüllter Talgdrüsen, besonders an der Nase. Knaben bevorzugt.
  - *Komedonen* durch Infektion (Acne neonatorum) von Milien (selten).
  - *Scheidenblutung:* Gegen Ende der ersten Lebenswoche, dauert wenige Tage. Differenzialdiagnose zur Vulvovaginitis desquamativa mit Entleerung von grauweißem klebrigem Schleim.

Diagnostik

- Anamnese und körperliche Untersuchung (s. o.)
- Weitere Diagnostik nur bei Komplikationen.
- Hautabstrich bakteriologisch untersuchen bei V. a. Impetigo.

Differenzialdiagnosen

- Pusteln, z. B. Impetigo.

Therapie

- Keine.
- Evtl. Wattewickel bei starker Brustdrüsenschwellung.

7.7 Risikogeburt

Wann soll eine Schwangere in ein Perinatalzentrum?

- Vorhersehbare Risiken für das Neugeborene s. S. 172.
- **Indikationen zur Überweisung (Verlegung) einer Schwangeren zur Entbindung in einem Perinatalzentrum** (Klinik der Maximalversorgung) (nach den Leitlinien der Gesellschaft für Neonatologie und Pädiatrische Intensivmedizin [GNPI] und der Deutschen Gesellschaft für Perinatale Medizin [DGPM]):
  - Drohende Frühgeburt < 32/0 SSW ohne weiteres Risiko.
  - Frühgeburt 32/0 – 34/0 SSW mit zusätzlichem Risiko, z. B. Amnioninfektionssyndrom.
  - Zwillinge < 34. SSW, höhergradige Mehrlinge.
  - Intrauterine Infektion, Morbus haemolyticus fetalis.
  - Fetale Brady- oder Tachyarrhythmie.
  - Intrauterine Mangelentwicklung (SGA) < 5. Perzentile laut Ultraschall.
  - Schwangerschaftsassoziierte Erkrankungen wie Präklampsie und HELPP-Syndrom.
  - Mütterliche Infektionen mit Auswirkungen auf den Feten, z. B. Toxoplasmose, HSV, CMV, HIV oder mütterliche Erkrankungen wie z. B. PKU, Hypo-/Hyperthyreose, Z. n. Transplantationen, Autoimmunerkrankungen.
  - Insulinbedürftiger Diabetes mellitus der Mutter.
  - Mütterliche Drogenabhängigkeit.

Wann soll ein Neugeborenes in die Neonatologie?

- Adaptationsstörungen wie Stöhnen, schlechte Hautperfusion, verlängerte Rekapillarisierungszeit bei warmen Extremitäten, kühle Akren bei erhöter Körperkerntemperatur. Diese Kriterien können auf eine sich anbahnende Infektion, einen Herzfehler, einen Pneumothorax usw. hinweisen.
- Anämie oder Polyglobulie: Hämatokrit < 35% bzw. > 70%.
- Icterus praecox oder Bilirubinerhöhung > 20 mg/dl trotz Phototherapie bei reifem Neugeborenen sowie > 17 mg/dl bei zusätzlich Risikofaktoren.
- **Hypoglykämien** (wiederholt gemessen):
  - Blutzucker < 35 mg/dl in den ersten 24 Stunden.
  - Blutzucker < 45 mg/dl ab dem 2. Lebenstag.
- Frühgeburt < 35/0 SSW.
- Geburtsgewicht < 1800 g.
- Wachstumsretardierung < 3. Perzentile.
- Schwere Asphyxie (Definition s. S. 171).
- **Weitere:** Schock, Zyanose, Herzgeräusch, Rhythmusstörungen, Apnoen, Apathie, Hyperirritabilität, Krampfanfälle, Speicheln, Ileus, blutige Stühle, Infektionen, Tumoren, Organvergrößerungen, Fehlbildungen, Gewichtsverlust > 15%.

7.8 Mangelgeburt

Grundlagen und Symptome

- **Definition und Synonyme:** Als Mangelgeburt, präpartale Dystrophie, small for gestational age (SGA) wird ein Neugeborenes mit einem Geburtsgewicht < 10% der altersentsprechenden Perzentile definiert.
- **Ursachen:**
  - Intrauteriene Mangelernährung (Plazentainsuffizienz usw.).
  - Pränatale Infektion des Feten.
  - Noxen (z. B. Alkohol, Nikotinabusus).
  - Genetische Faktoren (Chromosomenanomalien oder Fehlbildungen).
- **Epidemiologie:** 10% der Geburten (Definition).
- **Symptome:**
  - Körpergewicht < 10. Perzentile. Unabhängig davon kann der Kopfumfang normal oder vermindert sein. Wenig subkutanes Fettgewebe.
  - Ggf. Hinweise auf pränatale Infektion oder Fehlbildungssyndrom.
- **Komplikationen:** Anpassungsstörungen, Hypoglykämie, Hypokalzämie, Polyzythämie, evtl. Trinkschwäche oder verzögerte stato- und psychomotorische Entwicklung.

Diagnostik

- Mütterliche und Schwangerschaftsanamnese: Infektionen, Alkohol- und Nikotinabusus, Schwangerschaftskomplikationen.
- Untersuchung der Plazenta makro- und mikroskopisch.
- Suche nach Fehlbildungen beim Neugeborenen, ggf. Chromosomenanalyse.
- Blutbild, Hämatokrit, Urin, Blutglukose (stündlich bis BZ stabil > 50 mg/dl), Kalzium, Phosphat, Bilirubin.
- IgM gesamt und Antikörpersuche nach pränatalen Infektionen (s. S. 218).

Therapie

- Versorgung wie Risikogeburt oder Frühgeborenes (s. S. 189).
- Frühzeitige Ernährung mit Maltodextrin bis Blutzucker stabil. Evtl. parenterale Zufuhr von Glukose (s. u.), Fett oder Eiweiß.
- Hypoglykämie: 0,2 – 0,4 g/kg KG Glukose (1 – 2 ml/kg KG einer 20%igen Glukoselösung in ca. 10 Minuten), dann 10% Glukose 3 ml/kg KG/h (ca. 5 mg/kg KG/min) infundieren. Blutzucker stündlich messen.
- Hypokalzämie: 2 ml/kg KG 10% Kalziumglukobionat langsam i. v., dann oral oder i. v. 5 – 10 ml/kg KG/d Kalziumglukobionat 10%.
- Hypomagnesiämie: 0,1 – 0,2 ml/kg KG Magnesiumsulfonat 50% i. v.
- Asphyxie (s. S. 171), Hyperviskosität, Mekoniumaspiration (s. S. 202), Infektionen (s.S 214).

Prognose

- Die Prognose ist von der Grundkrankheit und weiteren Komplikationen abhängig. In den meisten Fällen kommt es zum Aufholwachstum und normaler Entwicklung.
- Ein bei Geburt verminderter Kopfumfang < 3. Perzentile gilt als prognostisch ungünstig in Bezug auf Teilleistungsstörungen. Das Risiko für eine psychomotorische Retardierung ist erhöht.

7.9 Frühgeburt

Grundlagen und Symptome

- **Definition:** Geburt vor Ende der 37. Schwangerschaftswoche (SSW) oder < 260 Tage p.m.
- **Ursachen:**
    - Häufig führt ein Amnioninfektionssyndrom zu vorzeitigen Wehen, zum vorzeitigen Blasensprung und damit zur Frühgeburt. Ein Amnioninfektionssyndrom wird durch eine bakterielle Vaginose (Fehlbesiedelung der Vagina mit verschiedenen Keimen) begünstigt.
    - Daneben spielen andere Faktoren wie jugendliches Alter der Schwangeren, Nikotinabusus, vorzeitige Plazentalösung, Mehrlingsschwangerschaften oder mütterliche Erkrankungen wie EPH-Gestose, HELLP-Syndrom usw. eine Rolle bei der Frühgeburtlichkeit.
    - Wichtig sind weiter belastende psychosoziale Faktoren wie körperlicher oder psychischer Stress, Konflikte usw.
- **Epidemiologie:** Ca. 7% der Geburten erfolgen frühzeitig. Diese Zahl hat trotz aller Vorsorgemaßnahmen in den letzten Jahrzehnten nicht abgenommen. Ca. 1,5% der Geburten erfolgen < 32 SSW bzw. mit einem Geburtsgewicht < 1500 g (sehr leichte Frühgeborene; engl.: extreme low birth weight, ELWB). Frühgeborene tragen erheblich zur perinatalen Sterblichkeit bei.
- **Symptome:** Frühgeborene sind primär gesund, sämtliche Organfunktionen aber unreif. Die wichtigsten Merkmale sind: Niedriges Geburtsgewicht meist < 2500 g, Körperlänge < 48 cm und Kopfumfang < 32 cm.
- **Komplikationen:** Das Hauptproblem bei der Pflege der Frühgeborenen ist die Überbrückung der Unreife der verschiedenen Organsysteme bis zur Reifung. Dabei können die verschiedensten Komplikationen auftreten wie:
    - Atemnotsyndrom aufgrund von Surfactantmangel → bronchopulmonale Dysplasie.
    - Regulationsstörungen des Kreislaufs mit Blutdruckschwankungen → intrakranielle Blutungen, periventrikuläre Leukomalazie → psychomotorische Spätschädigungen.
    - Persistierender Ductus arteriosus → bronchopulmonale Dysplasie, Hypotonie und Perfusionsstörungen sämtlicher Organe.
    - Hypothermie und Hypoglykämie.
    - Apnoen und Bradykardien als Folge von Atemregulationsstörungen.
    - Erhöhte Neigung zu Infektionen.
    - Retinopathie der Frühgeborenen und Hörstörungen.
    - Tubulopathie der Nieren bei sehr unreifen Frühgeborenen.
    - Psychomotorische Retardierung und neurologische Spätschädigungen.

Diagnostik und allgemeine Maßnahmen

- **Die Untersuchung eines Frühgeborenen** erfolgt nach denselben Kriterien wie die eines Neugeborenen (s. S. 172). Bei der Versorgung, vor allem von sehr unreifen Frühgeborenen, ist es besonders wichtig möglichst wenig potenziell traumatisierende Diagnostik durchzuführen.
- **Inkubatorpflege** mit anfangs möglichst nackter Lagerung des Frühgeborenen in thermoneutraler Umgebung mit einer relativen Luftfeuchtigkeit je nach Unreife zwischen 60–80%.
- **Monitorüberwachung** (fortlaufend) von Herzfrequenz (EKG), Atmung, Blutdruck, Temperatur, ggf. der Sauerstoffsättigung bzw. der transkutan gemessenen O_2- ($tcpO_2$) bzw. CO_2- Werte ($tcpCO_2$).

7.9 Frühgeburt

- **Bei Störungen der Atmung:** Röntgenbild des Thorax, Blutgasanalyse und Ausschluss einer Infektion (Sepsis)!
- **Labor bei Aufnahme:** Blutbild, Blutgruppe, Coombstest, Blutzucker, Blutgasanalyse (möglichst arteriell) und ggf. Elektrolyte. Bei Infektionsverdacht zusätzlich CRP, ggf. IL-6 oder IL-8 und bakteriologische Kulturen (s. Sepsis, S. 525).
- **Sonographie des Gehirns:** Spätestens 24 Stunden nach Geburt zum Ausschluss von Hirnblutungen, einer periventrikulären Echogenitätsvermehrung oder von Fehlbildungen. Wiederholung nach 3 Tagen (> 90 % der perinatalen Hirnblutungen werden bis zu diesem Zeitpunkt manifest).
- **Augenuntersuchungen** zum Ausschluss einer Frühgeborenen-Retinopathie 6 Wochen post natum bzw. ab der 32. SSW.
- **Entwicklungsneurologische Untersuchung** spätestens zum errechneten Geburtstermin bzw. im Nachsorgeprogramm.
- **Bestimmung des Gestationsalters:** Normalerweise ist aufgrund der mütterlichen Anamnese bzw. früher Ultraschalluntersuchungen während der Schwangerschaft das Gestationsalter bekannt. Bei Unklarheiten kann mit verschiedenen Score-Systemen das Gestationsalter abgeschätzt werden:
  - *Petrussa-Index:* Vereinfachtes Schema zur Bestimmung des Gestationsalters aufgrund somatischer Reifezeichen, nur bei Frühgeborenen > 30. SSW anwendbar.
  - *Farr-Schema:* Berücksichtigt somatische Reifezeichen zur Bestimmung des Gestationsalters und lässt sich auch bei Frühgeborenen < 30. SSW anwenden.
  - *Ballard-Score:* Berücksichtigt neuromuskuläre Reifezeichen zur Bestimmung des Gestationsalters.

Differenzialdiagnosen

- Mangelgeburt (s. S. 188).

Therapie

- Bei der Therapie von Frühgeborenen ist zu beachten, dass es sich um primär gesunde aber unreife Kinder handelt. Alle Maßnahmen dienen dazu die Reifung der Organe soweit möglich zu beschleunigen, bis dahin die Organfunktionen zu unterstützen bzw. zu überbrücken und jegliche zusätzliche Schädigung wo immer möglich zu vermeiden.
- Allgemeine Maßnahmen s. o.
- Spezielle Therapie s. jeweiliges Krankheitsbild.

Prävention der Frühgeburtlichkeit

- Trotz aller Bemühungen ist es in den letzten Jahren kaum gelungen die Rate der Frühgeburtlichkeit zu senken. Es ist aber sehr wohl möglich den postnatalen Zustand der Frühgeborenen zu verbessern und damit die Chancen auf ein gesundes Überleben zu erhöhen.
- **Präpartale Maßnahmen:**
  - Allgemein: Gesunde Lebensführung während der Schwangerschaft mit Vermeiden von übermäßigem Stress, Alkohol, Nikotin usw.
  - Regelmäßige Schwangerschaftsvorsorgeuntersuchungen.
  - Überweisung einer Schwangeren mit Frühgeburtsbestrebungen in ein Perinatalzentrum. Tokolytische Behandlung der Schwangeren mit dem Ziel, die Zeit für die Lungenreife zu gewinnen. Lungenreifung des Fötus mit Gabe von Betamethason an die Schwangere fördern.

7.9 Frühgeburt

- Behandlung eines Amnioninfektionssyndroms, soweit möglich:
  - Peripartale Antibiotika bei vorzeitigen Wehen bzw. Amnioninfektionssyndrom.
  - Entbindung der Schwangeren bevor der Fötus infiziert ist, ansonsten erhöhtes Risiko von periventrikulärer Leukomalazie oder Hirnblutung mit Risiko der psychomotorischen Schädigung.
- **Peripartale Maßnahmen:**
  - Geburt des Frühgeborenen so atraumatisch wie möglich. Dies bedeutet nicht zwangsläufig eine Sektioentbindung.
  - Regionalisierung von Frühgeborenen in große Zentren (s. S. 187).
  - Vermeiden eines Transportes eines Frühgeborenen. Ein Neugeborenen-Notarztsystem ersetzt nicht den präpartalen Transport der Mutter.
  - Kompetente Erstversorgung des Frühgeborenen (s. S. 172).
- Qualitätszirkel mit Fallbesprechungen zwischen Geburtshelfern und Neonatologen.

Prognose

- Die Prognose von Frühgeborenen hat sich verbessert und hängt auch unter optimalen Bedingungen hauptsächlich vom Gestationsalter ab. Zu unterscheiden ist das Überleben von der Qualität des Überlebens:
  - 25.– 28. SSW: Überlebensrate > 80 %, neurologische Behinderung in ca. 15 %.
  - 28.– 31. SSW: 95 %ige Überlebensrate, ca.10 % Behinderung.
  - > 32. SSW: 98 %ige Überlebensrate, ca. 2 % Behinderung.
- Dies sind nur statistische Prognosen, beim einzelnen Kind ist die individuelle Prognose erst lange nach Abschluss der intensivmedizinischen Betreuung abschätzbar.

8.1 Medikamentös teratogene und fetale Schäden

Grundlagen

- Das Ausmaß der Schädigung ist vom Zeitpunkt des Einwirkens der Noxe abhängig:
- **1. – 14. Tag (Blastenphase):** Bei starker Schädigung Abort, bei begrenzter Schädigung Kompensation durch die gesunden Zellen (Alles-oder-Nichts Reaktion).
- **2. Woche bis 4. Monat (Embryonalperiode):** „Sensible Phase" erhöhte Vulnerabilität in der Zeit der Organdifferenzierung. Missbildungen und Funktionsstörungen je nach Zeitpunkt der Einwirkung und unterschiedlicher Empfindlichkeit der entstehenden Organe auf die jeweilige Noxe.
- **Ab 4. Monat (Fetalperiode):** Organdifferenzierung abgeschlossen, unspezifische funktionelle Störungen, Wachstumsretardierung, Adaptationsstörungen des Neugeborenen.

Noxen und Symptome

- **Ionisierende Strahlen** (ab 10 rem = 100 mJ/kg): Mikrozephalie, Retardierung, Augenschäden, Minderwuchs.
- **Medikamente und andere Noxen:**
  - *Thalidomid:*
    1. Schwangerschaftsmonat: Anotie, Gesichtsnervenlähmung.
    2. Schwangerschaftsmonat: Phokomelien.
    3. Schwangerschaftsmonat: Herz-Darm-Nieren-Fehlbildungen.
  - Gebräuchliche Medikamente und Noxen s. Tab. 46.
- **Komplikationen:**
  - Erhöhte Abortus- und Frühgeburtenrate.
  - Mentale Retardierung u. a. in Abhängigkeit von Fehlbildung.
  - Asphyxie.

Diagnostik

- Sorgfältige Anamnese über Medikamenteneinnahme, Genussmittel in der Schwangerschaft, strenge Indikationsstellung für riskante Arzneimittel.
- Regelmäßige Sonographien im Rahmen der Vorsorgeuntersuchungen der Schwangerschaft.
- Neugeborenes: Sonographie, Röntgenaufnahme und evtl. CT des Schädels, Entwicklungsstatus, Augenuntersuchungen u. a. je nach Fehlbildung.

Differenzialdiagnosen

- Polygenetische kongenitale Fehlbildungen, z. B. Mikro-, Hydrozephalie, Spina bifida.
- Infektiöse Embryopathie, z. B. Röteln, Zytomegalie, Toxoplasmose mit Mikro-, Hydrozephalie, Augenanomalien, Herzfehler (s. S. 308).
- Kongenitale Stoffwechselstörungen, z. B. Zellweger-Syndrom (s. S. 524).

Therapie und Prognose

- Rehabilitative Frühförderung je nach Funktionsdefekt.
- Die Prognose ist abhängig vom Grad der inneren Fehlbildungen.

8.1 Medikamentös teratogene und fetale Schäden

Tabelle 46 Typische Risiken für Embryo, Fetus und Neugeborenes bei Anwendung bestimmter Arzneimittel in der Schwangerschaft

Tetracycline	Störung der Dentition und des Knochenwachstums, Kataraktbildung
Aminoglykoside	Schädigung des 8. Hirnnervs beim Fetus
Chloramphenicol	Grey-Syndrom
Sulfonamide	Hämolyse bei G-6-P-D-Mangel, Kernikterus
Griseofulvin	tierexperimentell teratogen u. embryotoxisch
Chinin	Fruchttod, Wehenauslösung, Taubheit, Extremitäten- u. Eingeweidefehlbildungen
Primaquin	Hämolyse bei G-6-P-D-Mangel
Amantadin	tierexperimentell teratogen
Chloroquin	Taubheit, Chorioretinitis
Lindan	ZNS-Toxizität beim Fetus
Zytostatika, Hormone	Fruchttod, Fehlbildungen, Embryotoxizität
Glukokortikoide	Gaumenspalten (evtl.), Wachstumshemmung, NNR- Insuffizienz
Thyreostatika	Struma, Kretinismus
Jodid	Struma, Thyreotoxikose
Androgene, Anabolika	Virilisierung (Fusion der Labien, Klitorishypertrophie), vorzeitige Skelettreifung
Diethylstilbestrol	Adenokarzinome in Zervix und Vagina
orale Kontrazeptiva	gegengeschlechtliche Prägung, Anomalien von Gliedmaßen, Herz, Ösophagus, Trachea, Nieren
Clomifen	ZNS-Fehlbildung
Antidiabetika	
Sulfonylharnstoff-Derivate	Fruchttod, div. Fehlbildungen (?)
Antikoagulantien	
Vitamin-K-Antagonisten	Fruchttod, Skelett- und ZNS-Anomalien, Mikrozephalie, Hämorrhagien
Anästhetika	
Halothan, Stickoxydul	Fruchttod und div. Fehlbildungen
Lidocain, Mepivacain	Atemdepression, Bradykardie
Hypnotika, Antiepileptika, Tranquilizer	
Barbiturate	Atemdepression
Benzodiazepine	Atemdepression, Hypothermie, Hypotonie, evtl. Entzugssyndrom
Hydantoine	Gaumen- und Lippenspalten, kraniofaziale Dysmorphie, Phalangenhypoplasie, Wachstumsretardierung, Störung der geistigen Entwicklung
Trimethadion	ähnlich Hydantoin (s. o.)
Valproinsäure	Mikrozephalie, kraniofaziale Dysmorphie, Neuralrohrdefekte

Fortsetzung Tabelle 46, S. 194 ▶

8.1 Medikamentös teratogene und fetale Schäden

Tabelle 46 Fortsetzung von S. 193

Analgetika	
Salizylate	Blutungsneigung
Phenacetin	Methämoglobinämie
Phenylbutazon	Hyperbilirubinämie, Kernikterus
Opioide	Atemdepression, evtl. Entzugssyndrom
Psychopharmaka	
Benzodiazepine	s. o.
Appetitzügler	kardiovaskuläre u. a. Missbildungen (?)
Lithium	kardiovaskuläre Anomalien
Amantadin	exp. teratogen
Antihypertensiva	
Diuretika	Wachstumsretardierung
Propranolol	Wachstumsretardierung, Hypoglykämie, Ventilationsstörungen
Vitamine	
Vitamin A	ZNS-, Augen-, Gaumen-, urogenitale Missbildungen
Vitamin B	supravalvuläre Aortenstenose
Vitamin B_{12}+Folsäuremangel	Meningomyelozele
Genussmittel	
Tabak, Alkohol s. S. 195	Wachstumsretardierung, erhöhte Abortrate und perinatale Mortalität, evtl. vermehrt Lippen-Kiefer-Gaumen-Spalten

8.2 Alkoholembryopathie

Grundlagen und Symptome

- **Epidemiologie:** Häufigste teratogene Schädigung (ca. 1:250 in Mitteleuropa), die Ausprägung ist von der Dauer und Menge der Alkoholaufnahme der Mutter abhängig (toxische Dosis > 60–90 g täglich während der Organogenese). Es besteht aber eine große interindividuelle Variabilität.
- **Formen:** Die Merkmalsausprägung wird in 3 Grade eingeteilt. Die Ausprägung der Symptomkombinationen bei I (mittlerer IQ 91) und II (mittlerer IQ 79) sind nicht pathognomonisch beweisend, Anamnese der Mutter notwendig. Grad III zeigt ausgeprägte Merkmale (mittlerer IQ 66).
- **Symptome und körperlicher Untersuchungsbefund:** Charakteristisch ist die typische Fazies (niedrige Stirn, enge Lidspalten, Ptose, verkürzter Nasenrücken, nach vorn weisende Nares („Steckdosennase"), langes, flaches Philtrum, schmales Oberlippenrot, verstärkte Nasolabialfalte, Retrogenie). Dazu bestehen intrauteriner und bleibender Minderwuchs, Mikrozephalie, geistige Retardierung, Muskelhypotonie, Hyperexzitabilität. Fallweise Herzfehler (ASD, VSD u.a.), Anomalien des äußeren Genitales, Hernien, Hüftluxation, Hämangiome u.a.

Diagnostik

- Anamnese und körperliche Untersuchung (s.o.).
- Entwicklungstests, EQ, IQ (s. S. 91).
- Schädel: Röntgen, evtl. CT.
- Weitere Untersuchungen je nach Fehlbildung (Herz u.a.).

Differenzialdiagnosen

- Minderwuchs anderer Ursache.
- Mikrozephalie und Retardierung anderer Ursache.
- Polygenetische konstitutionelle Anomalien.

Therapie

- Heilpädagogische Frühförderung.
- Behandlung der Fehlbildungen.

Prognose

- Bei Alkoholkrankheit der Mutter erleiden 20–40% der Kinder eine mentale Schädigung.

8.3 Hirnblutungen/periventrikuläre Leukomalazie

Grundlagen und Symptome

- **Intraventrikuläre Hirnblutungen (IVH):**
  - *Risikofaktoren:* Unreife, Asphyxie, Hypoxämie, alle Faktoren die zur Hypovolämie und damit Hypotonie führen wie Blutverluste, Hypothermie, postnataler Transport, Azidose, traumatische Geburt, Pneumothorax, PDA, pränatale Infektion des Fötus.
  - *Bisherige Einteilung nach Papile:*
    - Grad 1: Subependymale Blutung am Übergang von Thalamus zum Kopf des Nucleus caudatus.
    - Grad 2: Geringer Einbruch der Blutung in den Ventrikel.
    - Grad 3: Ventrikeleinbruchsblutung > 50% der Ventrikelgröße.
    - Grad 4: Hämorrhagische Infarzierung des Hirnparenchyms aufgrund Schädigung des Abflussgebietes venöser Gefäße.
  - *Konsens der pädiatrischen Sektion der DEGUM 1998 Magdeburg:*
    - Gradeinteilung 1–3 bleibt bestehen (Ventrikelsystem).
    - Grad 4 entfällt. Die Blutung ins Gehirnparenchym mit Ausdehnung und Lokalisation, Ventrikelerweiterung und ein therapiebedürftiger posthämorrhagischer Hydrozephalus werden getrennt angegeben.
- **Periventrikuläre Leukomalazie (PVL):** Ist von einer Hirnblutung zu unterscheiden: Aufgrund Minderperfusion tritt eine Ischämie und Nekrose im Bereich der periventrikulären weißen Substanz auf → periventrikuläre Zysten. Tritt 2–3 Wochen nach dem schädigenden Ereignis (z. B. IVH) auf.
- **Epidemiologie:** IVH treten vor allem bei Frühgeborenen (FG) < 28. SSW oder < 1000 g auf. Blutungen treten zu 90% in den ersten 3 Lebenstagen auf. Häufigkeit abhängig von Gestationsalter, ca 6% bei FG < 1000 g.
- **Symptome und körperlicher Untersuchungsbefund:**
  - Bei reifen Neugeborenen manifestieren sich geburtstraumatische Blutungen (Falx-, Tentoriumeinrisse oder subdurale Blutungen) rasch.
  - Abhängig von Lokalisation und Ausmaß der Blutung bzw. der Leukomalazie → asymptomatisch bei subependymalen Blutungen, bei ausgedehnteren intraventrikulären oder parenchymatösen Blutungen bis Atemstillstand, Bradykardie, Paresen, Hirndrucksymptomatik, Blutdruckabfall, Temperaturregulationsstörungen und Hydrozephalus.
- **Komplikationen:** Posthämorrhagischer Hydrozephalus, Schock, metabolische Azidose, Koma, Hirnödem, zerebrale Bewegungsstörung, psychomotorische Retardierung.

Diagnostik

- Anamnese und körperliche Untersuchung (s. o.).
- Schädelsonographie mit Gradeinteilung (s. Grundlagen) innerhalb der ersten 3 Tage, möglichst am 1. Tag (perinatal?).
- Engmaschige Sonographiekontrollen und tägliche Kopfumfangsmessungen (auch biparietal) nach höhergradiger Hirnblutung.
- Labor: Blutbild (Anämie, Leukozytose, Thrombozytopenie), Gerinnungsstatus, Blutgasanalyse, Blutzucker, Elektrolyte.
- Evtl. später Lumbalpunktion zum Nachweis der Blutung bzw. der Kommunikation mit dem lumbalen Liquor.

8.3 Hirnblutungen/periventrikuläre Leukomalazie

Differenzialdiagnosen
- Sepsis, Meningitis.
- Hypoxämische Hirnschädigung.
- Stoffwechseldefekt, Hypoglykämie.
- Krampfanfälle, Schockzustand anderer Genese.

Therapie
- Eine Therapie der Hirnblutung per se ist nicht möglich, nur eine Prävention und Therapie der Auswirkungen der Blutungen bzw. der Leukomalazie.
- Antikonvulsiva bei zerebralen Krampfanfällen, Schocktherapie, Azidoseausgleich.
- Physiotherapie, Entwicklungsförderung usw.
- **Posthämorrhagischer Hydrozephalus:** Versuchsweise Druckentlastung durch schonende tägliche – zweitägliche Lumbalpunktionen mit Entnahme von 4 – 6 – 8 – 10 ml Liquor. Falls dies erfolglos und Hirndruck und Kopfumfang steigen → Ventilimplantation (z. B. Rickham-Ventil), bzw. peritoneale Ableitung.

Prävention
- Schonendste Entbindung unter optimalen Bedingungen.
- Messung und Stabilisierung des Blutdrucks schon unmittelbar nach Geburt.
- Vermeidung eines postnatalen Transports.
- Vermeiden einer Hyperventilation und gleichzeitiger Hypotension → größtes Risiko einer zerebralen Ischämie und Entwicklung einer Leukomalazie.

Prognose
- Schlechter bei niedrigem Gestationsalter/Geburtsgewicht, bei größerer Ausdehnung (Grad III–IV) bzw. bei mehr dorsalem Sitz der Blutung. Besonders ungünstig bei ausgeprägter Leukomalazie.
- Risiko der zerebralen Bewegungsstörung und psychomotorischen Retardierung.

8.4 Atemnotsyndrom (RDS)/Surfactantmangel

Grundlagen und Symptome

- **Ursache:** Surfactant-Faktor-Mangel.
- **Formen:**
  - *Primär*: Idiopathisches Atemnotsyndrom des Frühgeborenen (FG) (IRDS).
  - *Sekundär*: Surfactant-Faktor-Verbrauch durch z. B.: Perinatale Asphyxie, hypovolämischer Schock, Azidose, Infektionen wie Sepsis und Pneumonie, MAS, Pneumothorax, Lungenblutungen, Lungenödem, Atelektasen (ARDS).
- **Epidemiologie:** Ein primäres (idiopathisches) Atemnotsyndrom tritt bei ca. 60% der FG < 30. SSW bzw. 50–80% < 28. SSW oder < 1000 g auf.
- **Symptome und körperlicher Untersuchungsbefund:** Unmittelbar nach Geburt oder Stunden später, Atemnot mit Einziehungen (interkostal, subkostal, jugulär, xiphoidal), Dyspnoe, Tachypnoe > 60/min, exspiratorischem Stöhnen, Nasenflügeln, Hypoxämie, Hyperkapnie.
- **Komplikationen:** PDA (s. S. 311), PFC-Syndrom (s. S. 201), NEC (s. S. 221), Hirnblutungen, periventrikuläre Leukomalazie (s. S. 196).

Diagnostik

- Anamnese und körperliche Untersuchung (s. o.).
- **Labor:**
  - Blutgasanalyse möglichst arteriell, pH, $paCO_2$, paO_2, SaO_2.
  - Ausschluss Infektion: Blutbild, CRP, Urin, Blutkultur, bakterielle Abstriche.
  - Blutzucker, Elektrolyte, Phosphat, Harnstoff-N, Kreatinin, Gerinnung.
- Echokardiographie bei V. a. Vitium bzw. Ductus arteriosus persistens (PDA).
- Röntgen-Thorax a. p. in Inspiration zur Stadieneinteilung des Atemnotsyndroms in vier Grade.

Differenzialdiagnosen des idiopathischen Atemnotsyndroms

- Siehe Ursachen des sekundären Atemnotsyndroms (oben), Fehlbildungen der Lunge (Hypoplasie, Lungenzysten, zystisch adenomatoide Malformation), nichtzyanotische Herzvitien.

Therapie, Prävention und Prognose

- **Therapie:**
  - Bei leichtem Atemnotsyndrom Sauerstoffgabe. Rachen/Nasen-CPAP, CPAP-Beatmung oder kontrollierte Beatmung mit PEEP (s. S. 180) bei Hyperkapnie (pCO_2 > 60 mmHg), FiO_2-Bedarf > 0,4.
  - Surfactant-Applikation über Tubus 100 mg/kg KG/Dosis (z. B. Survanta, Alveofact, Curosurf). Wiederholungsdosis 100 mg/kg KG/Dosis einmalig.
  - Kontinuierlich Überwachung der arteriellen und transkutanen Atemgase.
  - Behandlung der Grundkrankheit (z. B. Infektion, Pneumothorax, MAS).
- **Prävention:**
  - Bei Frühgeburtsbestrebungen vor Ende der 32. SSW (ggf. 34. SSW) Induktion der Lungenreifung durch Betamethason oder Ambroxol an die Schwangere.
  - Prävention einer neonatalen Infektion durch peripartale Antibiotika-Prophylaxe an die Schwangere bei V. a. Amnioninfektionssyndrom.
  - Optimale Einstellung eines Diabetes mellitus einer Schwangeren.
  - Schonendste Geburtsleitung. Schonende aber zügige Reanimation des Früh- und Neugeborenen (s. S. 178).
- **Prognose:** Je nach Ausgangsbedingungen sehr variabel. Gefahr z. B. von Pneumothorax, BPD, Retinopathie, sekundärer Infektion bei Beatmung.

8.5 Apnoen

Grundlagen und Symptome

- **Definitionen:**
  - *Apnoische Pause*: Atempause < 20 Sekunden bei normaler periodischer Atmung, keine Bradykardie ist physiologisch. Vermehrt im REM-Schlaf.
  - *Apnoe-Anfall*: Atempause > 20 Sekunden mit oder ohne Bradykardie und Zyanose. Je nach Dauer oft Stimulation oder Beatmung nötig (> 30 s).
  - *Bradykardie*: Herzfrequenz < 100 beim Frühgeborenen bzw. < 80 beim Reifgeborenen, > 10 Sekunden.

- **Ursachen:**
  - *Infektion*: Sepsis, oft erstes Anzeichen einer Infektion bei Frühgeborenen.
  - *Hypoxämie*: Pneumonie, RDS (besonders bei Entwöhnung vom CPAP), Herzfehler (besonders offener Ductus arteriosus), Anämie, Hypovolämie.
  - *Depression des Atemzentrums*: Hypoglykämie, Elektrolytstörungen, Sepsis, Medikamente (Mutter?), intrakranielle Blutung, Krampfanfälle.
  - *Reflektorisch*: Absaugen, Flüssigkeit in oberen Luftwegen, gastroösophagealer Reflux, Lungenüberblähung.
  - *Temperatur*: Zu rascher Anstieg der Inkubatortemperatur, niedere Feuchte im Inkubator, aber auch Unterkühlung.
  - *Obstruktion der Atemwege*: Passive Kopfbeugung, Druck auf Kinn, auch spontan bei Frühgeborenen mit gebeugter Kopfhaltung möglich. Spontane obstruktive Apnoen (Schnarchen) → erhöhtes SIDS-Risiko.

- *Beachte:* Apnoen sind stets ernst zu nehmen mit erheblichem Risiko bleibender Schädigung in folgenden Fällen:
  - Die Grunderkrankung wird nicht erkannt und behandelt (z. B. Infektion).
  - Eine Apnoe wird nicht rechtzeitig erkannt und behoben (Hypoxämie).
  - Eine Apnoe wird falsch behandelt, z. B. unkontrollierte O_2-Gabe (eine Retinopathie ist sehr häufig mit Apnoen assoziiert).

Diagnostik

- Anamnese und körperliche Untersuchung, Temperaturmessung.
- Labor: Blutgasanalyse, Ausschluss Sepsis mit Blutkultur, CRP, evtl. IL-6 bzw. IL-8, Blutbild, bakteriologische Kulturen (s. Sepsis).
- Röntgen-Thorax (Atelektasen, Atemnotsyndrom etc.?). Echokardiographie zum Ausschluss eines Herzfehlers. Eventuell EEG zum Ausschluss zerebraler Krampfanfälle.
- Diagnostik vor allem bei Apnoen bei reiferen Kindern einleiten (s. o.).
- **Monitoring:** < 35 SSW Monitoring in den ersten 10 Lebenstagen und mindestens 1 Woche nach letzter stimulationsbedürftiger Apnoe/Bradykardie. EKG-Monitoring ist wichtiger als Atem-Monitoring, weil letzterer Atemanstrengung bei obstruktiver Apnoe nicht von normaler Atmung unterscheidet.

Therapie

- Thermoneutrale Umgebungstemperatur. Stimulation (behutsam!), evtl. Schaukelbett (z. B. Lagerung auf „beatmetem" Luftkissen. Bauchlage, Knie angezogen, Gesäß hoch (Rolle unter Becken).
- Pharmakologische Therapie: Theophyllin, bevorzugt bei früher beatmeten Kindern (BPD?), Diurese! Coffein bei rein zentralen Apnoen.
- Ggf. Maskenbeatmung ohne Erhöhung des bestehenden FiO_2.
- Nasen/Rachen-CPAP: > 2 Apnoen/h in der Regel Respirator bzw. getriggerte Rachenbeatmung.
- Beatmung: > 1 Apnoe/h plus neurologische Symptome.

8.6 Bronchopulmonale Dysplasie (BPD)

Grundlagen und Symptome

- **Definition:** O_2- oder Beatmungsbedarf nach der 36. SSW bzw. > 28 Tage.
- **Pathologie:** Umbau der normalen Lungenstruktur mit überblähten Bezirken, narbigen Atelektasen und Rarefizierung des Gefäßbetts der Lunge.
- **Risikofaktoren:** Atemnotsyndrom mit notwendiger (aggressiver) Beatmung mit Volutrauma, Barotrauma und Sauerstofftoxizität der Lunge. Infektionen durch bakterielle Erreger und/oder Ureaplasmen.
- **Folgen:** Compliance der Lunge reduziert, Resistance erhöht. Schleimretention, häufig Infektionen. Rechtsherzbelastung durch pulmonale Hypertonie, Cor pulmonale. Interstitielles Lungenödem.
- **Epidemiologie:** 1–2% der stationär behandelten Neugeborenen entwickeln eine BPD. Ca. 10% der Frühgeborenen < 1500 g (30% < 1000 g) sind betroffen.
- **Symptome und körperlicher Untersuchungsbefund:**
  - Dyspnoe, Einziehungen, oft glockenförmiger Thorax, chronischer Husten.
  - Hyperkapnie, erhöhter Sauerstoffbedarf u. U. für Wochen oder Monate.
  - Gehäuft pulmonale Infekte, obstruktive Bronchitiden, Asthma bronchiale.
  - Zeichen des Cor pulmonale: Lebervergrößerung.

Diagnostik und Differenzialdiagnosen

- **Diagnostik:** Anamnese und körperliche Untersuchung (s. o.), EKG (P-pulmonale), Echokardiographie (Rechtsherzbelastung), Röntgen-Thorax (Atelektasen und überblähte Bezirke).
- **Differenzialdiagnosen:** Atopie, Asthma bronchiale, andere Lungenerkrankungen oder Herzfehler.

Therapie

- Möglichst rasch vom Respirator entwöhnen, Physiotherapie (wichtig!).
- **Systemische Pharmakotherapie:**
  - Frühzeitig Theophyllin (initial 6–8 mg/kg KG/ED p. o. oder i. v. dann 2–3 mg/kg KG/d in 3–4 ED), Hydrochlorothiazid (Esidrix, 2–3 mg/kg KG/d in 2 ED p. o.) und Spironolacton (Aldactone, 3–5–7 mg/kg KG/d in 1–2 ED p. o.), evtl. Furosemid.
    - *Cave:* Hypovolämie und Natrium-, Kalzium- und Chlorid-Verlust! Hypochlorämische Alkalose?
  - *Dexamethason* (Wirkung für Prävention der BPD nicht streng bewiesen, wohl aber Verkürzung der Beatmungsdauer): Evtl. „Pulstherapie": 0,3–0,5 mg/kg KG/d in 2 ED, Applikation für 3 Tage, dann absetzten für 7–10 Tage, dann erneut 0,3–0,5 mg/kg KG/d in 2 ED für 3 Tage usw. Dosis individualisieren!
    - *Cave:* Blutdruck ↑, Hyperglykämie vor allem bei FG < 30. SSW (Dosisreduktion!), Ventrikelhypertrophie (→ Herzsonographie!), gastrointestinale Blutungen und Perforationen, Reduktion des Gehirn- und Körperwachstums.
- **Inhalative Pharmakotherapie** (dreimal täglich):
  - *Cave:* Umstritten, da bislang kein Wirkungsnachweis.
  - Salbutamol: 1 Tr./kg KG = 0,25 mg/kg KG (1 ml = 20 Tr.), maximal 3 Tr.
  - NaCl 0,9% 2 ml.
  - Evtl. Ipratropiumbromid: 1 Tr./kg KG = 0,01 mg/kg KG, maximal 3 Tr.
  - Evtl. Chromoglycinsäure: 1/2 Ampulle = 5 mg = 1 ml.
  - Experimentell: Budesonid-Inhalation.

8.7 Persistierende fetale Zirkulation (PFC-Syndrom)

Grundlagen und Symptome

- **Definition:** Postnatale persistierende pulmonale Hypertonie mit Rechts-links-Shunt über Ductus arteriosus, Foramen ovale und intrapulmonal.
- **Auslösende Ursachen:**
  - Adaptationsstörungen: Protrahierter Verlauf möglich.
  - Hypoxämien jeder Genese (MAS, RDS, Pneumothorax u.a.), Sepsis, Azidose, Hyperkapnie, Polyglobulie, Hypoglykämie, Stress (z.B. Schmerz, Kälte).
  - Intrauterin erworbene Mediahypertrophie: Prostaglandinsynthesehemmer (in utero), chronisch intrauterine Hypoxämie und Azidose, Lithiumtherapie, idiopathisch. Protrahierter Verlauf ist möglich.
  - Hypoplasie des pulmonalen Gefäßbetts: Fehlbildungen z.B. Zwerchfellhernie, Hydrops fetalis, Anhydramnion, Lungenhypoplasie.
  - Neurologische Erkrankungen: Werdnig-Hoffmann, Phrenikusaplasie.
- **Symptome und körperlicher Untersuchungsbefund:**
  - Zentrale Zyanose, Dyspnoe, evtl. Hyperkapnie:
    - *Hyperoxietest:* Die Oxygenierung wird unter einem erhöhten FiO_2 nicht deutlich besser.
    - *Postduktale O_2-Sättigungsdifferenz:* Möglich bei vorwiegendem Rechts-links-Shunt über Ductus arteriosus (simultane Pulsoxymetrie).
  - Der Blutdruck ist eher niedrig. Ein Systolikum ist infolge Trikuspidalinsuffizienz möglich.

Diagnostik und Differenzialdiagnosen

- **Anamnese und körperlicher Untersuchungsbefund** (s.o.).
- **Röntgen-Thorax:** Verminderte Lungenperfusion, oft nicht sehr auffällig.
- **Echokardiographie:** Ausschluss zyanotischer Vitien, großer rechter Vorhof und rechter Ventrikel mit gestrecktem oder linkskonvexen Ventrikelseptum, Trikuspidalinsuffizienz, Rechts-links-Shunt auf Vorhof- und Duktusebene. Pathologische Zeitintervalle der Ventrikel, evtl. verminderte Kontraktilität.
- **EKG:** Keine typischen Veränderungen (z.B. Blockbild bei Epstein Anomalie).
- **Differenzialdiagnosen:** Atemnotsyndrom (s.S. 198), PDA (s.S. 311).

Therapie und Prävention

- *Beachte:* Diagnostische Maßnahmen bedeuten Stress und können das PFC-Syndrom verschlechtern → daher „Minimal Handling"!
- Symptomatische Behandlung aller akuten Störungen und Normalisierung des Blutdrucks (Rechts-links-Shunt wird durch Hypotension begünstigt!).
- **Maschinelle Beatmung:** Frühzeitiger Beginn nach den üblichen Kriterien. Ziel: $paO_2 > 70$ mmHg, möglichst niedriger PEEP. Bei Erfolg langsame Reduktion der Beatmungsparameter.
- **Analgosedierung:** Morphin 0,1 mg/kg KG als Bolus i.v., dann 0,005–0,01 mg/kg KG/h senkt den Pulmonaliswiderstand und die Stresshormonspiegel.
- **Relaxierung:** Norcuron 0,1 mg/kg KG i.v. bzw. 0,1 mg/kg KG/h kombiniert mit Morphin.
- **Azidoseausgleich** (s.S. 620).
- **Medikamentöse pulmonale Vasodilatation:** NO-Beatmung. Prostacyclin (Flolan): Kein Bolus, Dauerinfusion über obere Hohlvene, Dosierung: 5–10(–20)ng/kg KG/min.
- **Prävention:** Vermeidung aller o.g. Risikofaktoren, „Minimal handling"!

8.8 Mekoniumaspirationssyndrom (MAS)

Grundlagen und Symptome

- **Definitionen:**
  - *Mekoniumaspiration*: Grünes Fruchtwasser hinter der Stimmritze nachweisbar, ohne respiratorische Störung.
  - *Mekoniumaspirationssyndrom (MAS):* Grünes, zumeist zähes Fruchtwasser mit Atemnotsyndrom (oft übertragene Kinder und SGA!).
- **Ursachen:**
  - Grünes Fruchtwasser bei ca. 10% der Geburten → Hinweis auf Stress (Asphyxie, Hypoxämie oder Azidose des Fetus).
  - Mekoniumpartikel können in die Atemwege gelangen → gemischt atelektatische und obstruierte Lungenbezirke mit Obstruktionsemphysem, sowie „chemischer" Pneumonie.
- **Symptome und körperlicher Untersuchungsbefund:**
  - Schwere Atemstörungen mit Schnappatmung unmittelbar nach Geburt mit Bradykardie, Hypotonie und Schocksymptomen.
  - Haut mit Mekonium bedeckt oder grün verfärbt, Finger- und Zehennägel braun oder grün verfärbt.
- **Komplikationen:** Pneumothorax und PFC-Syndrom (ECMO, s. S. 201, erwägen).

Diagnostik

- Anamnese und körperliche Untersuchung (s. o.).
- Röntgen-Thorax: Dichte, feinfleckige bis noduläre Lungeninfiltrate, z. T. überblähte Bezirke, abgeflachte Zwerchfelle.
- Weitere Diagnostik entspricht der des Atemnotsyndroms (s. S. 198).

Therapie und Prävention

- **Verhalten bei Geburt:**
  - Fetales Monitoring mit CTG und ggf. rasche Entbindung.
  - Laryngoskop und starren Absauger (Jankauer) bereithalten.
  - Absaugen, wenn Kopf geboren (erst Mund und Rachen, dann Nase).
  - Stimmritze laryngoskopisch einstellen, möglichst sofort tracheale Absaugung mit Jankauer (*cave:* Larynx nicht verletzen).
- **Weiteres Vorgehen:** Nur als mentales Schema gedacht, im Einzelfall sind oft Abweichungen erforderlich!
  - *Tracheal nichts abzusaugen, Kind gut adaptiert, „nur grünes Fruchtwasser":* Überwachung des Kindes und Magen gut absaugen.
  - *Mekoniumaspiration:* Tracheal grünes Fruchtwasser abzusaugen, Kind atemstabil: Nicht blähen, Intubation (s. S. 180), Trachea absaugen, Kind extubieren und gut überwachen, Magen absaugen, offene Magensonde.
  - *Mekoniumaspirationssyndrom:*
    - Dickes, zähes, grünes Fruchtwasser tracheal abzusaugen, Kind ateminsuffizient: Nicht blähen, Intubation (s. S. 180), Trachea gründlich absaugen, kontrollierte Beatmung, offene Magensonde.
    - Spülung mit verdünntem Surfactant für 1–2 Tage.
    - Konventionelle Beatmung, evtl. Oszillationsbeatmung.
    - Surfactant frühzeitig geben, 200 mg/kg KG, evtl. bald wiederholen.
    - Vorbereitung auf möglichen Pneumothorax.
    - Antibiotika-Therapie.
- *Cave:* PFC-Syndrom (s. S. 201) → paO$_2$ und Blutdruck hochnormal halten!

8.9 Krampfanfälle

Grundlagen und Symptome

- **Ursachen und Risikofaktoren:**
  - Hypoxie-Ischämie, Infarkt, intrakranielle Blutung.
  - Meningitis, Enzephalitis.
  - Stoffwechselstörung (Hypoglykämie, Hypokalzämie, Hypomagnesiämie, Hyper- und Hyponatriämie).
  - Hirnfehlbildung, familiäres Krampfleiden, neurokutane Syndrome.
  - Drogenentzug.
- **Epidemiologie:**
  - Ca. 0,5 % Termingeborene (bis zu 20 % Frühgeborene).
  - Gehäuft infolge hypoxisch-ischämischer Enzephalopathie.
- **Symptome und körperlicher Untersuchungsbefund:**
  - Subtile Krampfanfälle: Häufigste Form der Krampfanfälle beim Frühgeborenen: Anhaltendes Offenhalten der Augen mit Bulbusfixation (FG) oder tonisch horizontale Bulbusdeviation (NG), Nystagmus, Lidblinzeln oder -flattern, Saugen, Schmatzen, Speicheln, Grimassieren. Singultus, „Schwimmen", „Radfahren", „Rudern", Hautkoloritwechsel, Veränderung von Blutdruck, Herzfrequenz oder Atemrhythmus.
  - Tonische und myoklonische Krampfanfälle.

Diagnostik

- Gezielte Untersuchung, je nach Symptomatik!
- Mütterliche Anamnese (z. B. Drogen?, Ernährung), Geburtsanamnese (Asphyxie, Trauma, Intoxikation z. B. mütterliche Lokalanästhetika), körperliche Untersuchung.
- **Labor:**
  - Blutzucker, Natrium, Kalium, Chlorid, Kalzium, Magnesium, Phosphat, CRP, Bilirubin im Serum.
  - Blutgasanalyse, Blutbild, Differenzialblutbild, Urinstatus, Blutkulturen.
  - TORCH-Screening (Toxoplasmose, Röteln, Cytomegalie, Herpes), ggf. PCR.
  - Gerinnung, Ammoniak, Leberfunktionsteste.
  - Stoffwechseldiagnostik bei unklaren Krampfanfällen, z. B. Aminosäuren (Urin, Serum), Pyruvat, Laktat, Pyridoxal-5-Phosphat.
- Liquorpunktion (Zellzahl, Eiweiß, Glukose, Bakteriologie, Virologie).
- EKG: Bei QT-Verlängerung, V. a. Hypokalzämie (Ausnahme Hypokaliämie).
- Schädelsonographie, augenärztliche Untersuchung.
- EEG (ggf. erst später beim Auslassversuch).
- Später: Vitamin B_{12} bei rein veganer Ernährung der stillenden Mutter.
- *Beachte:* 25 % und mehr Krampfanfälle bleiben ätiologisch ungeklärt. $1/3$ aller Neugeborenenkrämpfe und ca. 50 % aller Krampfanfälle bei Frühgeborenen sind durch perinatale Komplikationen verursacht.

Differenzialdiagnose

- „Zittrigkeit" (Unterschiede zum Krampfanfall s. Tab. 47).

Allgemeine Therapiemaßnahmen

- Sicherstellung der Ventilation, EKG-Monitoring, Blutdrucküberwachung, intravenöser Zugang (bei V. a. SIADH [Syndrom der inadäquaten Sekretion des antidiuretischen Hormons] Flüssigkeitsrestriktion).

8.9 Krampfanfälle

Tabelle 47 Differenzialdiagnose „Zittrigkeit" oder Krampfanfall

charakteristische Zeichen	„Zittrigkeit"	Krampfanfall
Auffälligkeiten der Augenmotorik	nein	ja
Reaktion auf Stimulation	ja	nein
Bewegungstyp	Tremor	klonische Zuckungen
Bewegung durch passive Flexion unterbrochen	ja	nein

- ➤ Hypoglykämie: 500 mg/kg KG Glukose (= 5 ml/kg KG Glukose 10%), dann Glukose-Dauerinfusion 8(–16) mg/kg KG/min.
- ➤ Hypokalzämie: 0,5 mmol/kg KG = 2 ml Ca-Glukonat 10% über 10 Min. i. v.
- ➤ Hypomagnesiämie: 0,15 mmol/kg KG.
- ➤ Erwäge: Pyridoxin 100 mg i. v. (s. u.).

Medikamentöse Therapie

◉ *Beachte:* Dosisempfehlungen sind selten systematisch erarbeitet, extrem variable interindividuelle Pharmakokinetik.
- ➤ **Antikonvulsiva** (sofort, wenn Glukose und Kalzium normal!):
  - *1. Phenobarbital* (ca. 80% der Krampfanfälle sprechen an):
    - 10 mg/kg KG (0,05 ml/kg Luminal) über 5 Minuten i. v. (= loading dose). Bei weiter bestehenden Krampfanfällen Folgedosis 10 mg/kg KG in Abständen von 5 Minuten bis zu einer Gesamtdosis von max. 40 mg/kg KG.
    - Erhaltungsdosis: 3 – 5 mg/kg KG/d in 2 ED.
    - Erwünschter Blutspiegel: 20 – 40 (– 60) µg/ml nach 2 – 3 Tagen.
    - Abhängig von der Therapiedauer unterschiedliche Halbwertszeit: 2. Woche: 103 Stunden, 3. Woche: 65 Stunden, 4. Woche: 45 Stunden.
  - *2. Phenytoin* (z. B. Phenhydan): Bei Persistenz der Krämpfe evtl. zusätzlich:
    - 5 – 10 mg/kg langsam i. v. über 10 – 15 Minuten oder als Kurzinfusion (!), immer vorher und nachher mit NaCl 0,9% durchspülen, nach 5 – 10 Minuten wiederholen (loading-dose 15 – 20 mg/kg KG).
    - Erhaltungsdosis: 3 – 5 mg/kg KG/d i. v. oder später oral in 2 ED.
    - HWZ variabel, deshalb Blutspiegel-Kontrolle: Ziel: 5 – 20 µg/ml.
    - Nebenwirkungen: Cave: AV-Block, Bradykardie, Hypotension → EKG-Monitor-Kontrolle (Therapie: Atropin 20 µg/kg KG i. v.). Blutungsneigung (Vitamin K), Vitamin-D-Mangel, Erbrechen.

    ◉ *Cave:* Paravasate führen zu schwersten Gewebsnekrosen.
  - *Wenn Krämpfe weiter andauern:* Ist die Dosis ausgeschöpft (Spiegel?)? Zu erwägen sind unten folgende Medikamente (als Alternative).
  - *3. Clonazepam* (Rivotril):
    - 0,1 – 0,2(– 0,5) mg/ED über 5 min i. v., Erhaltung 0,1 – 0,2 mg/kg KG/d.
    - Serumspiegel 20 – 40(– 60) µg/ml, aber keine eindeutig gesicherte Dosis-Wirkungsbeziehung, HWZ 20 – 43 Stunden.

    ◉ *Cave:* Führt zu vermehrter Salivation, enthält Benzylalkohol.

- *4. Diazemuls* (nicht Diazepam!):
  - 0,2–0,5 mg/kg KG i.v., Wiederholung möglich.
  - Wird vielfach abgelehnt, da kein Vorteil gegenüber Phenobarbital, kurze antikonvulsive Wirkung, aber sehr lange Halbwertszeit (*cave:* Atemdepression), verdrängt Bilirubin aus Albuminbindung.
- *5. Midazolam:*
  - Dosis 0,1–0,15 mg/kg KG/ED über 10 Minuten, Wiederholung möglich. Erhaltungsdosis 0,1(–0,4)mg/kg KG/h.
  - *Cave:* Kann vor allem bei Frühgeborenen und rascher Applikation Krampfanfälle auslösen, deswegen Anwendung nur mit äußerster Zurückhaltung bei fehlenden Alternativen!
- *6. Lidocain:*
  - 4 mg/kg KG/h i.v. am 1. Tag, 1 mg/kg KG/h i.v. an den folgenden Tagen.
  - Anwendung nur bei therapierefraktären Krampfanfällen.
- *Vitamin-B_6-abhängige Krampfanfälle:*
  - Pyridoxin: 100(–200)mg i.v. als Bolus.
  - *Cave:* Apnoe nach Gabe.
  - B_6-Substitution 5–10–15 mg/kg KG/d p.o. oder i.v. bis Ergebnisse vorliegen oder für einige Wochen bis sicher, dass kein therapeutischer Nutzen; bei Ansprechen andere Antikonvulsiva absetzen.

▶ **Therapiedauer:**
  - Therapiedauer kann individualisiert werden, da keine gesicherten Daten zur erforderlichen Therapiedauer verfügbar sind. Prinzipiell möglichst kurz.
  - Bei Krampfanfällen des Frühgeborenen in den ersten Lebenstagen, ohne erkennbare Ätiologie, Medikamente evtl. bereits 1 Woche nach letztem Krampfanfall absetzen.

Prognose

▶ Die Prognose ist vorwiegend von der Ätiologie der Krämpfe und weniger vom Grad der Unreife des Kindes abhängig. Sie ist im Einzelfall nicht zu stellen.
▶ Kardinalfrage: Führen Krampfanfälle zu zusätzlichen Hirnläsionen oder nicht?

8.10 Morbus haemorrhagicus neonatorum

Grundlagen und Symptome

- **Definition:** Abnorme Blutungsneigung durch Vitamin-K-Mangel.
- **Formen und Ursachen:**
  - *Klassische Form:* Geringe Plazentapassage von Vitamin K. Mangelnde Vitamin-K-Zufuhr mit der Nahrung führt bei 1–5% der Neugeborenen um den 3.–7. Lebenstag zu Blutungen.
  - *Frühe Form:* Vitamin-K-beeinflussende Medikamente (Phenobarbital, Phenytoin, Rifampicin, Isoniazid, Phenylbutazon) während der Schwangerschaft.
  - *Späte Form:* Bei gestillten Kindern treten vereinzelt Blutungen um die 4.–12. Woche auf, da Muttermilch relativ wenig Vitamin-K enthält.
- **Symptome und körperlicher Untersuchungsbefund:** Bei früher und klassischer Form vorwiegend Meläna, Bluterbrechen, Hautblutungen; bei später Form vorwiegend Hirnblutungen.
- **Komplikationen:** Volumenmangelschock, Anämie, Hirnschädigung.

Diagnostik

- Anamnese und körperlicher Untersuchungsbefund (s. o.).
- **Labor:**
  - Thrombozyten und Gerinnungsfaktoren: Vitamin-K-abhängiger Prothrombinkomplex vermindert (Faktoren II, VII, IX, X) → Quick-Wert erniedrigt, PTT verlängert, Fibrinogen im Normbereich.
  - Blutbild (Anämie), Blutgruppe.
  - Stuhluntersuchung auf Blut.
- Schädelsonographie.

Differenzialdiagnosen

- Geburtstraumen, besonders Hirnblutungen (s. S. 196) bei Frühgeborenen.
- Verschlucktes mütterliches Blut (häufigste Ursache für Melaena neonatorum): Alkalitest nach Kleihauer.
- Stressblutungen, z. B. Magenulkus bei Neugeborenen (extrem selten!).
- Transplazentare Thrombozytenantikörper bei Morbus Werlhof der Mutter bzw. Allo-Immun-Thrombozytopenie.
- Angeborener Faktorenmangel (z. B. Hämophilie A, B).
- Verbrauchskoagulopathie bei DIC z. B. infolge Sepsis, Schock (Verminderung von Thrombozyten, des Faktors V, Fibrinogen und Antithrombin III).

Therapie, Prognose und Prophylaxe

- **Therapie:**
  - Vitamin K 1 mg/kg KG i.m. oder s.c. (maximal 5 mg): Gerinnungsstatus sollte sich in 3–4 Stunden normalisieren.
  - Bluttransfusion.
  - Infusion von 10 ml/kg KG Fresh Frozen Plasma bei Faktor-XIII-Mangel.
- **Prognose:** Gut bei Magen-Darmtrakt-, Schleimhaut- oder Nabelblutungen. Sehr fraglich bei Hirnblutungen, Todesfälle nur noch bei später Form.
- **Prophylaxe:**
  - 2 mg Vitamin K MM p.o. sofort nach der Geburt, 4 Tagen und 4–6 Wochen.
  - 0,5–1 mg Vitamin K i.m. nach der Geburt bei Erbrechen, Cholestase, Resorptionsstörung und Frühgeborenen.
  - Die Vitamin-K-Gabe in pharmakologischen Dosen an die Mutter während der Schwangerschaft oder während Stillen ist nicht ausreichend untersucht.

8.11 Icterus neonatorum

Grundlagen und Symptome

▶ **Definitionen:**
  – *Physiologischer Ikterus:* Beginn am 3. Lebenstag, Dauer maximal 8 Tage. Maximum bis 17 mg/dl unkonjugiertes Bilirubin bei reifen Neugeborenen.
  – *Pathologischer Ikterus:*
    • Bilirubin im Nabelschnurblut > 6 mg/dl unkonjug. Bilirubin.
    • Icterus praecox in den ersten 36 Lebensstunden > 12 mg/dl unkonjug. Bilirubin.
    • Icterus gravis mit Gesamtbilirubin > 20 mg/dl unkonjug. Bilirubin.
    • Konjugiertes Bilirubin > 2 mg/dl oder > 15 % des Gesamtbilirubins während der ersten 2 Lebenswochen, danach > 0,5 mg/dl.
    • Icterus prolongatus nach 2. Lebenswoche.

▶ **Ursachen des pathologischen Ikterus:**
  – Verstärkte Hämolyse (s. S. 366).
  – Polyglobulie mit Hkt > 65 %.
  – Mütterlicher Diabetes, kindliche Hypothyreose.
  – Blutungen wie Kephalhämatom und andere Weichteilhämatome.
  – Muttermilchikterus (enthält Inhibitor der Glukuronyltransferase) (s. S. 155).
  – *Hepatozellulärer Ikterus:* Perinatale bakterielle Infektionen oder Toxoplasmose; konnatale Hepatitis infolge CMV-, Hepatitis-A- und -B-, Herpes-, Coxsackie-, ECHO-, Röteln-, Epstein-Barr-Virusinfektionen; Stoffwechselstörungen wie Galaktosämie, Fruktoseintoleranz, α1-Antitrypsinmangel, Speicherkrankheiten; Fehlbildungen der ableitenden Gallenwege wie intra- oder extrahepatische Gallengangsatresie (s. S. 155), Choledochuszysten, intestinale Obstruktionen; andere Ursachen wie z. B. zystische Fibrose, Toxizität von Medikamenten, Hypoxämie, Cholestase bei parenteraler Ernährung.

▶ **Symptome und körperlicher Untersuchungsbefund:**
  – Ikterisches Kolorit: Ikterus ist ab ca. 5(3 – 12)mg/dl erkennbar, Sklerenikterus ab ca. 2 mg/dl.
  – Hämolyse: Blässe, evtl. Hepatosplenomegalie, selten Hydrops (s. S. 211).
  – Hepatozellulärer Ikterus: Hepatomegalie, häufig grünlicher Biliverdinikterus, Dystrophie, acholische Stühle.
  – Gallengangsatresie: Icterus prolongatus, acholische Stühle.

▶ **Komplikationen:**
  – Kernikterus bei hohem unkonjungiertem Bilirubin mit zerbralen Bewegungsstörungen, mentaler Retardierung, Hörverlust, Apnoen, Krampfanfällen.
  – Cholestase und Leberzirrhose bei hohem Spiegel an konjugiertem Bilirubin.

Diagnostik

▶ **Basisdiagnostik:**
  – Familienanamnese (z. B. G-6-PDH-Mangel) und körperliche Untersuchung: Hämatome, Kephalhämatom u. a. (s. o.)?
  – Blutgruppen von Kind und Mutter, Rhesus-Faktor und Coombs-Test.
  – Hämatokrit, Hämoglobin und Gesamteiweiß beim Kind, Bilirubinbestimmungen (teilweise mehrfach am Tag erforderlich).
  – TSH, FT_4, T_3.

8.11 Icterus neonatorum

- **Erweiterte Diagnostik** (falls Ursache nicht mit Basisdiagnostik erfasst):
  - Leberwerte: GOT, GPT, γ-GT, GLDH, AP, Cholinesterase.
  - Ausschluss einer bakteriellen Sepsis (s. S. 214, 525), von konnatalen Infektionen durch CMV, HSV, Röteln, Toxoplasmose, Lues u. a. (s. S. 218).
  - Sonographie zum Ausschluss Gallengangsatresie (s. S. 155).
  - Ausschluss von konnatalen Stoffwechseldefekten wie Galaktosämie, zystische Fibrose (s. S. 306), α1-Antitrypsinmangel, Tyrosinose (s. S. 510).
  - Ausschluss von Hämoglobinanomalien (s. S. 362), Erythrozytenmembrandefekten, G-6-PDH-Mangel (s. S. 366).

Therapie

- **Kritische Bewertung einer Hyperbilirubinämie:**
  - Die Bewertung in einen physiologischen oder pathologischen Ikterus und damit die Phototherapie- und Austauschgrenzen sind bei gesunden Neugeborenen ohne pathologische Hämolyse seit langem in Diskussion. Die Situation hat sich vereinfacht, da es Leitlinien der GNPI gibt (www.uni-duesseldorf.de/WWW/AWMF) (s. Tab. 48), die sich engstens an die Empfehlungen (Konsens) der American Academy of Pediatrics anlehnen.
  - Es spricht vieles dafür, dass diese Grenzen auch auf Frühgeborene ≥ 35 SSW, ≥ 2000 g übertragen werden können, auch wenn eine ABO-Inkompatibilität vorliegt.
  - *Erhöhtes Risiko eines Kernikterus besteht bei:*
    - Hämolyse bei Rh-Inkompatibilität.
    - Hypoxie, Azidose, Hypalbuminämie, Hypoglykämie, Hypothermie.
    - Medikamenten, die Bilirubin aus Eiweißbindung verdrängen (z. B. Ceftriaxon, Digoxin, Lasix, Valium).
  - Völlig unklar ist die Situation bei Frühgeborenen < 35 SSW, für die es in der Literatur wenig Daten zur Toxizität von Bilirubin gibt. Trotzdem müssen für diese Kinder – bei aller Unsicherheit der Datenlage – Hinweise zur Behandlungsstrategie gegeben werden. Nur so sind die sich oft unterscheidenden „Bilirubinkurven" der Literatur verständlich.

- **Gesunde, reife Neugeborene:**
  - *Negativer Coombs-Test, keine Blutgruppenkonstellation:*
    - Serumkontrolle bei schnell ansteigenden Ikterus.
    - Phototherapie bzw. Austausch bei Serumbilirubinwerten entsprechend Tabelle (s. u.).
  - *Positiver Coombs-Test und/oder Blutgruppenkonstellation, Rhesusinkompatibilität:*
    - ◉ *Cave:* Falsch positiver Coombs-Test durch Anti-D-Prophylaxe in der 28. SSW.
    - *Bis zur 12. Lebensstunde* sofortige Austauschtransfusion bei: Nabelschnurbilirubin > 6 mg/dl, Nabelschnurhämoglobin < 10 mg/dl oder Hämatokrit < 30%, postnataler Bilirubinanstieg > 0,5 mg/dl pro Stunde in 4–6 Stunden.
    - *12.–24. Lebensstunde*: Phototherapie ab 12 mg/dl erwägen. Austausch, falls Bilirubin trotz Phototherapie > 17–23 mg/dl. Immunglobulin 500 mg/kg KG bei Rh-Inkompatibilität.
    - ≥24. *Lebensstunden:* Vorgehen entsprechend Leitlinien (s. Tab. 48).

8.11 Icterus neonatorum

Tabelle 48 Therapeutisches Vorgehen bei Hyperbilirubinämie

Alter (h)	Gesamtbilirubin mg/dl (µmol/l)			
	Phototherapie erwägen	Phototherapie	Phototherapie 4–6 h, falls erfolglos, Blutaustauschtransfusion*	Blutaustauschtransfusion
25–48	≥ 12 (170)	≥ 15 (260)	≥ 20 (340)	≥ 25 (430)
49–72	≥ 15 (260)	≥ 18 (310)	≥ 25 (430)	≥ 30 (510)
>72	≥ 17 (290)	≥ 20 (340)	≥ 25 (430)	≥ 30 (510)

* Blutaustauschtransfusion, wenn Bilirubin in 4–6 Stunden nicht um 1–2 mg/dl (20–30 µmol/l) abfällt

➤ **Muttermilchikterus:**
  – „Early onset" bei spätem Anlegen und Glukose-Zufütterung!
  – „Late onset":
    • Bei hohen Bilirubinwerten: 24–48 Stunden Muttermilch Abpumpen und das Kind mit Formula füttern.
    • Am 3. Tag sollte das Bilirubin deutlich abgefallen sein, d.h. weiter Stillen. Unbedingt Mutter im Stillen bestärken.
    • Gallengangsatresie ausschließen! (konjugiertes Bilirubin erhöht).
    Cave: „Muttermilchikterus" ist eine Ausschlussdiagnose.
➤ **Kranke Neugeborene und Frühgeborene:**
  – Erhöhtes Risiko bei gestörter Bluthirnschranke, z.B. Azidose < 7,25, Hypothermie, Gesamteiweiß < 5 g/dl und neurologisch auffälligem Kind.
  – Genaue Grenzwerte sind nicht bekannt, sie sind rein empirisch.
  – Phototherapie-Indikation für Frühgeborene s. Abb. 76.
  – Austauschgrenzen sind für Frühgeborene noch umstrittener als bei reifen Kindern. Falls trotz Phototherapie das Bilirubin weiter schnell ansteigt, sollte bei Überschreiten der nächst höheren Phototherapiegrenze individuell nach Abwägen der Risiken eines Blutaustausches gegen die Risiken eines Kernikterus entschieden werden.
    Faustregel für Austauschgrenze: Bilirubin (mg/dl) = Gewicht (g)/100.
➤ **Nebenwirkungen der Phototherapie:**
  – Erhöhter Flüssigkeitsverlust, häufigere und dünnere Stühle, fraglich gestörter DNA-Reparationsmechanismus und erhöhte Chromosomenbrüchigkeit. Oxidation der Fettsäuren mit evtl. toxischen Produkten: i.v.-Fettinfusion abdecken.

8.11 Icterus neonatorum

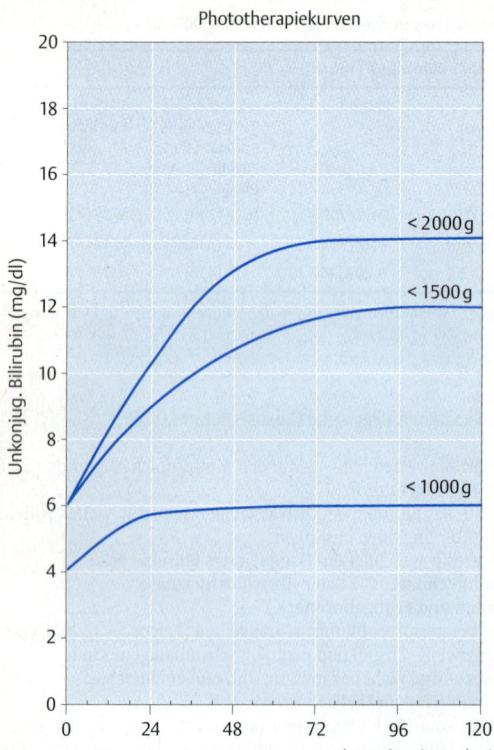

Abb. 76 Phototherapiekurven für Frühgeborene

8.12 Morbus haemolyticus neonatorum

Grundlagen und Symptome

- **Definition:** Hyperbilirubinämie bei Hämolyse.
- **Ursachen einer vermehrten Hämolyse bei Neugeborenen sind v.a.:**
  - Rhesusinkompatibilität bei Rh-negativen sensibilisierten Müttern Rh-positiver Kinder (IgG-AK-Passage über Plazenta → Hämolyse beim Kind).
  - AB0-Inkompatibilität, häufig bei mütterlicher Blutgruppe (BG) 0, kindlicher BG A oder B (keine Sensibilisierung nötig, primäre IgM-AK nicht plazentagängig, nur IgG-AK gegen noch nicht vollständig entwickelte AB-Rezeptoren auf Erythrozyten, geringere Hämolyse als bei Rh-Inkompatibilität).
  - Angeborene Erythrozytenmembrandefekte (autosomal dominant vererbte Sphärozytose, Elliptozytose, Pyknozytose, Stomatozytose).
  - Angeborene Erythrozytenenzymdefekte (z. B. G-6-PDH-Mangel, Pyruvatkinasemangel).
  - Sepsis, Toxine, Hämoglobinopathien, autoimmunhämolytische Anämien.
- **Epidemiologie:** Eine Rh-Inkompatibilität tritt durch die Anti-D-Prophylaxe sehr selten auf. Eine ABO-Inkompatibilität ist häufig.
- **Symptome und körperlicher Untersuchungsbefund:** Icterus praecox und gravis (s. S. 207), Blässe, Anämie, variable Hepatosplenomegalie, Hydrops fetalis mit generalisierten Ödemen bei schwerer Rh-Inkompatibilität.
- **Komplikationen:** Intrauteriner oder postnataler Tod bei schwerer Anämie, Kernikterus mit zerebralen Bewegungsstörungen, besonders Choreoathetose, Hörschäden, Apnoen, Krämpfen, evtl. mentaler Retardierung (begünstigt durch Unreife, Hypoxämie, Hypoalbuminämie, Hypoglykämie, Azidose u. a. perinatale Komplikationen).

Diagnostik

- **Pränatal:** Blutgruppe und Antikörperbestimmung der Mutter, Bilirubinbestimmung im Fruchtwasser, Sonographie (Hydrops?).
- **Postnatal:**
  - Körperliche Untersuchung (s. o.).
  - Blutbild mit Retikulozyten. Mikrosphärozyten können durch relativ große Erythrozyten der Neugeborenen maskiert sein. Anämie und Erythroblastose.
  - Indirektes Serumbilirubin und LDH ↑ (6 – 24-stündige Bilirubinkontrollen!), Blutglukose, Albumin und Kalzium manchmal ↓.
  - Blutgruppe des Kindes, direkter Coombs-Test positiv bei Kind bei Rh-Inkompatibilität und autoimmunhämolytischer Anämie.
  - Osmotische Resistenz bei Sphärozytose ↓.
  - Fallweise Erythrozytenenzyme, Hämoglobinelektrophorese.

Differenzialdiagnosen

- Andere Ikterusformen (s. S. 154) und Anämien (Blutung, fetomaternale Transfusion, toxisch) (s. S. 360).

Therapie und Prophylaxe

- **Prophylaxe der Rh-Inkompatibilität:** Bei Rh-negativer Mutter und Rh-positivem Neugeborenen 250 µg Anti-Rh-Gammaglobulin i. m. oder i. v. an die Mutter innerhalb von spätestens 72 Stunden postpartal, auch nach Abortus.
- **Therapie:**
  - Phototherapie (blaues Licht mit 460 nm Wellenlänge) mit Augenschutz, wenn Bilirubin 2 – 4 mg/dl unter der Austauschgrenze liegt (s. S. 212).

8.12 Morbus haemolyticus neonatorum

- Einmalig 500 mg/kg KG Immunglobulin-Infusion bei Coombs-positivem Icterus neonatorum.
- Blutaustauschtransfusion: Arteriovenös simultane Zweiwegtechnik über Nabelvenenkatheter, Dauer etwa 6 Stunden, AT-Volumen 200 ml/kg KG. Bei Rh oder AB0-Inkompatibilität Auswahl des Austauschblutes s. Tab. 49.
- Zubereitung: Erythrozytenkonzentrat, aufgeschwemmt in FFP, Hkt ca. 55%.
- Intrauterine Erythrozytenkonzentrate (über Punktion der V. umbilicalis) von der 32. SSW.
- Frühzeitige Entbindung.

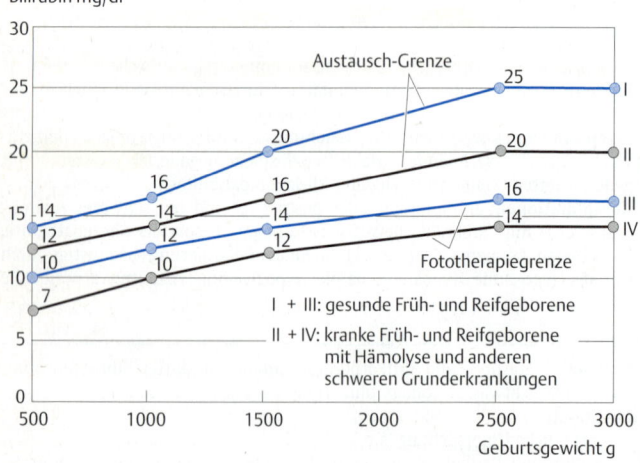

Abb. 77 Blutaustauschtransfusion (BAT) nur bei Morbus haemolyticus neonatorum (modifiziert nach B. Newman u. J. Maisels, Pediatrics 1992).

Tabelle 49 Auswahl des Spenderblutes

Konstellation		Blutgruppe des Spenderblutes
Mutter Rhesus	Kind Rhesus	
Rhesus (D) negativ	Rhesus (D) positiv	Rh-negative Erythrozyten, AB0 wie Kind, bei unbekannter Blutgruppe 0-Erythrozyten in AB-Plasma
0 (selten B)	A₁	Rh wie Kind, A₂ oder 0 arm an Anti-A-Lysin oder 0-Erythrozyten in AB-Plasma
0 (selten A)	B	Rh wie Kind, 0 arm an Anti-B-Lysin oder 0-Erythrozyten in AB- Plasma
0 (selten A oder B)	AB	Rh wie Kind, Blut arm an Anti-A- und Anti-B-Lysin oder 0-Erythrozyten in AB-Plasma

8.13 Hypoglykämie

Grundlagen und Symptome

- **Definition:** Neugeborene, SGA, Frühgeborene: Blutzucker < 40 mg/dl; Säuglinge/Kinder: Blutzucker < 50 mg/dl (s. S. 504).
  - *Beachte:* Bislang gibt es keine auf systematische Untersuchungen begründbare Definition für eine Hypoglykämie.
- **Ursachen:**
  - *Symptom einer Erkrankung:* Sepsis, Tumoren, Hypothermie, Polyglobulie, fulminante Hepatitis, zyanotische Herzvitien, schwere Darminfektion.
  - *Glykogenmangel:* Frühgeburtlichkeit, SGA, Asphyxie, perinataler Stress, Glykogenspeichererkrankung.
  - *Hyperinsulinismus:* Kind diabetischer Mutter, Wiedemann-Beckwith-Syndrom, medikamentöse Therapie der Mutter (Thiazide, Sulfonamide, Betamimetika, Tokolytika, Diazoxid, Antidiabetika), Nesidioblastose, Erythroblastose, Polyglobulie.
  - *Reduziertes Glukoseangebot:* Fruktoseintoleranz, β-Oxydationsdefekte, Aminosäuren-Stoffwechseldefekte, Galaktosämie, Enzymdefekte.
  - *Endokrinologische Störungen:* STH-, Somatomedin-, ACTH- oder Glukagonmangel.
  - *Iatrogene Ursachen:* Kind über längere Zeit ohne Glukosezufuhr, Austauschtransfusion, Peritonealdialyse usw.
- **Epidemiologie:** Hypoglykämie bei SGA (s. S. 171) häufig. Sehr rasch einsetzend bei Frühgeborenen bei fehlender Glukoseinfusion.
- **Symptome und körperlicher Untersuchungsbefund:** Apathie, Trinkfaulheit, Unruhe, Schwitzen, Blutdruckschwankungen, Tachypnoe, Tachykardie, auffälliger schriller Schrei.
- **Komplikationen:** Krampfanfälle, Apnoen und Zyanoseanfälle.

Diagnostik

- Anamnese und körperliche Untersuchung (s. o.).
- **Plötzliche Hypoglykämie:** Infektion ausschließen, Schädelsonographie, Laktat im Serum und Urin, Laktat/Kreatinin-Ratio im Urin, freie Fettsäuren, Ketonkörper, Organazidurie (Urin auf organische Säuren).
- **Rezidivierende Hypoglykämien:** Insulin, C-Peptid bei Hypoglykämie, Glukagon, STH, Kortisol, T3, T4, TSH.

Therapie

- **Asymptomatische Hypoglykämie:** Jede Hypoglykämie ist sofort therapiebedürftig! Glukose 10 % 4 – 5 ml/kg KG/h (7 – 8 mg/kg KG/min).
- **Symptomatische Hypoglykämie:**
  - Sofortiger Bolus von 2 – 3 ml/kg KG Glukose 20 % (400 – 600 mg/kg KG), anschließend Erhaltungsinfusion 5 ml/kg KG/h Glukose 10 % (8 mg/kg KG/min).
  - Nahrung ggf. mit Maltodextrin anreichern.
  - Glukagon-Gabe: Reifen Neugeborenen (eutroph) 0,1 mg/kg KG s. c. oder i. m., falls nach Steigerung der Glukosezufuhr auf 12 – 14 mg/kg KG/min immer noch Hypoglykämie besteht.
    - *Cave:* Engmaschige Kontrollen notwendig, da nur passagerer Erfolg.
  - *Falls durch o. g. Maßnahmen kein Erfolg:*
    - Octreotid s. c. oder Diazoxid (10 – 25 mg/kg KG) als ultima ratio.
    - *Cave:* Erhebliche Blutdruckschwankungen.
    - Alternativ Nifedipin (bis 1 mg/kg KG).

8.14 Bakterielle Infektionen des Neugeborenen

Grundlagen

- **Definitionen** (fließende Übergänge sind möglich):
  - Lokal- oder Organinfektionen.
  - *Systemische Entzündungsreaktionen* (SER; Synonym: „klinische Sepsis", engl. systemic inflammatory response syndrome = SIRS): Klinische Symptomatik ohne Erregernachweis in der Blutkultur.
  - *Sepsis:* Erregernachweis in der Blutkultur.
- **Sepsis-Formen:**
  - *Frühsepsis* (engl. early onset sepsis): Sepsis in den ersten 3 Lebenstagen. Erreger entstammen in der Regel der mütterlichen Rektovaginalflora.
  - *Spätsepsis* (engl. late onset sepsis): Infektionen nach dem 3. Lebenstag, meist nosokomiale Infektionen.
- **Risikofaktoren:**
  - *Geburtshilfliche Risikofaktoren:* Amnioninfektionssyndrom, mütterliche Infektionen, Harnwegsinfektion, Fieber sub partu, Sepsis (z.B. Listerien), vorzeitiger Blasensprung, vorzeitige Wehen, protrahierte Geburt.
  - *Kindliche Risikofaktoren:* Unreife, Atemnotsyndrom, Beatmung, humoraler Antikörpermangel, parenterale Ernährung, intravasale Katheter, Haut- oder Schleimhautdefekte.
- **Erreger** (das Erregerspektrum ist altersabhängig):
  - *Frühsepsis:* Betahämolysierende Streptokokken Gruppe B, E. coli, Staphylococcus aureus, Klebsiellen, Enterokokken, Streptokokken anderer Gruppen, Listeria monozytogenes, Anaerobier (z. B. B. fragilis).
  - *Spätsepsis:* Koagulase-negative Staphylokokken (S. haemolyticus und S. epidermidis), Pseudomonas sp., Enterobacter, Serratia sp., Klebsiella sp., Staphylococcus aureus, Pilzinfektionen (z.B. Candida albicans).
- **Epidemiologie:** Bakterielle Infektionen sind die häufigsten Erkrankungen des Neugeborenen (1,1 – 2,7 %).

Symptome und Befunde

- **Systemische Entzündungsreaktionen:**
  - *Beachte:* Kein Symptom, abgesehen von Hautefforeszenzen wie Pusteln, Abszessen oder Omphalitis, ist beweisend für eine Infektion!
  - *Allgemeinzustand:* „Das Kind sieht nicht gut aus/gefällt mir heute nicht", Trinkschwäche, Hypothermie oder Fieber, Berührungsempfindlichkeit.
  - *Herz, Kreislauf:* Tachykardie > 150/min, Blässe, Zentralisation mit schlechter Hautperfusion, Rekapillarisierungszeit > 3 Sekunden.
  - *Atmung:* Thorakale Einziehungen, Stöhnen, Apnoe, Dyspnoe, Tachypnoe, erhöhter Sauerstoffbedarf beim reifen Neugeborenen.
  - *Haut, Weichteile:* Blässe, Zyanose, Ikterus, Petechien.
  - *Magen-Darm-Trakt:* Geblähtes Abdomen, Obstipation, Erbrechen, Nahrungsverweigerung, Diarrhö.
  - *ZNS:* Lethargie oder Irritabilität, Muskelhypotonie oder -hypertonie, Krampfanfälle, gespannte Fontanelle.
  - *Spätsymptome:* Ikterus, Lebervergrößerung, Thrombozytopenie, Verbrauchskoagulopathie und Petechien. Finalzeichen sind ein manifester septischer Schock mit Blutdruckabfall, graublassem Aussehen und metabolischer Azidose.

8.14 Bakterielle Infektionen des Neugeborenen

- **Lokal- oder Organmanifestationen:**
  - *Meningitis:* Klinische Zeichen sind unspezifisch und entsprechen einer Sepsis. Meningismus mit Nackensteifigkeit fehlt. Hinweisend: Gespannte Fontanelle, Erbrechen, ausgeprägte Apnoen, Krampfanfälle, Hemiparese, Hirnnervenausfälle oder Koma. Liquor: Oft überwältigend viele Erreger bei geringer zellulärer Reaktion. Folgen: In 30% Defektheilung mit neurologischen Befunden, Krampfanfällen, Schwerhörigkeit, Hydrozephalus oder subdurale Ergüsse.
  - *Osteomyelitis:* Klinische Zeichen (Rötung, Schwellung und Funktionseinschränkung) sind zu Beginn oft subtil, schmerzbedingte Schonhaltung bzw. Schmerzen bei passiver Bewegung einer Extremität, fällt z. B. beim Wechseln der Windeln auf (Pseudoparalyse). Befallen sind häufig die Metaphysen der langen Röhrenknochen. In ca. 10% finden sich Zweitherde. Eine septische Arthritis ist häufig.
  - *Infektionen der Haut und der Weichteile:*
    - Pusteln oder Abszesse (Rötung und Schwellung) von Haut, Nabel, Brustdrüse oder Kopfhaut sind häufig; Paronychie, Ödeme.
    - *Impetigo bullosa* (Neugeborenenpemphigoid): Seröse, später trüb eitrige Blasen unterschiedlicher Größen mit rotem Hof. Erreger ist in der Regel Staphylococcus aureus, seltener Streptokokken.
    - *Dermatitis exfoliativa Ritter*: Unscharf begrenzte gerötete Hautbezirke. Auf tangentialen Druck löst sich die Haut (Nikolsky-Phänomen). Durch exfoliatives Toxin von Staphylokokken bedingt. Blaseninhalt ist steril.
  - *Harnwegsinfektionen:* Symptome entsprechen einer Sepsis. Urinuntersuchung! Evtl. Schreien bei Miktion (Dysurie) oder übel riechender Urin.
  - *Pneumonie:* Symptome wie bei einer Sepsis. Wegleitend sind Symptome der Ateminsuffizienz wie Dyspnoe, Nasenflügeln, lautes Stöhnen, thorakale Einziehungen, Zyanose und Hyperkapnie. Auskultatorisch in den seltensten Fällen feuchte oder trockene Rasselgeräusche zu Beginn.
  - *Nosokomiale Infektionen:*
    - *Katheterinfektion:* Meist schleichender und blander Beginn. Selten schmerzhafte Hautrötung im Katheterverlauf. Erreger sind zu ca. 90% koagulasenegative Staphylokokken, seltener S. aureus, gramnegative Keime (Serratia, Enterobakter, Pseudomonas), in Ausnahmen Pilze (vor allem Candida-Spezies).
    - *Pneumonie:* Verschlechterung der Beatmungssituation (Sauerstoffbedarf erhöht, Beatmungsdruck steigt, vermehrtes trübe oder gelblich gefärbtes Trachealsekret). Radiologisch finden sich neue Infiltrationen.

Diagnostik

- Anamnese und körperliche Untersuchung (s. o.).
- **Blutbild:**
  - Leukozytopenie < 6000/µl oder Granulozytopenie < 2000/µl und eine Leukozytose > 30000/µl (eingeschränkt) in den ersten 4 – 5 Lebenstagen sind nach Abzug der Erythroblasten hinweisend auf eine bakterielle Infektion. Eine Leukozytopenie < 6000/µl bzw. neutrophile Granulozyten < 1750/µl haben eine hohe Spezifität.
  - Linksverschiebung: Spezifität und Sensitivität sind altersabhängig. Ein I/T-Wert > 0,2 – 0,4 (I/T = immature/total = Stabkernige/Gesamtzahl Granulozyten) am 1. Lebenstag kommt auch bei gesunden Neugeborenen vor. Ab dem 2. Lebenstag ist ein I/T-Wert > 0,2 sensibel und spezifisch.

8.14 Bakterielle Infektionen des Neugeborenen

- **CRP:** Werte beim Neugeborenen > 20 mg/l weisen nur in Verbindung mit klinischen Symptomen (s. o.) auf eine bakterielle Infektion hin.
- **Unspezifische Laborwerte:** Hypo- oder Hyperglykämie, Hypophosphatämie, Glukosurie, Hyponatriämie, Hypokalzämie und eine metabolische Azidose.
- **Liquordiagnostik** (V. a. Meningitis): Zellzahl mit Differenzierung, Eiweiß-, Glukose- und evtl. Laktatkonzentration sowie Blutzucker. Hinweisend auf eine Meningitis sind > 0,1 Zellen/nl, davon meist > 90 % Granulozyten, Liquorglukosegehalt von < 40% der Blutglukose und Eiweißerhöhung von > 100 mg/dl.
- **Bakteriologische Untersuchungen:**
  - *Zervix- oder Vaginalabstrich der Mutter:* Wichtig beim Amnioninfektionssyndrom.
  - *Ohrabstrich bzw. Magensaft:* Es finden sich kurz nach Geburt Keime der mütterlichen Rektovaginalflora.
  - *Blutkultur* (aerobe und anaerobe): Unabdingbar bei Verdacht auf Infektion. Keimnachweis bei höchstens 20% der „Infektionen".
  - *Urin:* Sollte möglichst durch eine suprapubische Blasenpunktion gewonnen werden. Bei Harnwegsinfektion Leukozyturie > 50/ml.
  - *Liquor:* Bakteriologisch bei Meningitisverdacht (s. o.).

Therapie

- **Wichtige Vorbemerkungen:**
  - Entscheidend für eine erfolgreiche Therapie ist frühzeitiger Beginn beim ersten klinischen Verdacht. Die Prognose ist wesentlich schlechter, wenn das Neugeborene bereits im septischen Schock ist.
  - Zum Zeitpunkt des Therapiebeginns einer Sepsis erfolgt die Wahl des Antibiotikums empirisch. Dabei ist folgendes zu berücksichtigen:
    - Das Erregerspektrum ist altersabhängig (s. o.).
    - Listerien und Enterokokken werden von Cephalosporinen nicht erfasst.
    - Sowohl Aminopenicillin/Aminoglykosid- als auch Cephalosporin/ Aminopenicillin-Kombinationen erfassen meist nicht Anaerobier wie B. fragilis, Koagulase-negative Staphylokokken, Enterobacter spp. oder Pseudomonas sp.
    - E. coli ist in bis zu 30% resistent gegen Ampicillin.
    - Aminoglykoside penetrieren schlecht in Liquor und Gewebe und sind deshalb (z. B. bei Meningitis) nicht ausreichend wirksam.
    - Einfluss auf die bakterielle Besiedelung der Neugeborenen, z. B. Monotherapie mit Vancomycin → hohes Risiko der Selektion von Klebsiella sp.
  - Diese Gesichtspunkte sind je nach Situation unterschiedlich zu werten. Es kann keine verbindliche Empfehlung für eine empirische Antibiotikakombination geben.
  - Keine Therapie bei positiven Abstrichkulturen ohne klinische Symptomatik.
- **Empirische Antibiotikatherapie erste 3 Lebenstage und Dosierungen:**
  - Initiale Standardtherapie: Ampicillin 150–200 mg/kg KG/d i. v. in 3 ED + Cefotaxim oder Cefotiam (o.ä.) 100 mg/kg KG/d i. v. in 3 ED. Alternative: Ampicillin 150–200 mg/kg KG/d i. v. in 3 ED + Aminoglykosid.
  - Bei Meningitis oder -verdacht: Ampicillin 200–300 mg/kg KG/d i. v. in 3 ED (oder Piperacillin) + Cefotaxim 150–200 mg/kg KG/d i. v. in 2–3 ED + Aminoglykosid.
  - Wenn die initiale Therapie am 1. Tag versagt: Standardtherapie mit Metronidazol 20 mg/kg KG/d in 3 ED ergänzen.
- *Cave:* Anaerobierinfektion oder nekrotisierende Enterokolitis (NEC).

8.14 Bakterielle Infektionen des Neugeborenen

- **Therapie nosokomialer Infektionen:**
  - *Erreger unbekannt:* Ceftazidim 100 mg/kg KG/d i.v. in 3 ED + Aminoglykosid oder Vancomycin in altersentsprechender Dosierung. Alternativen: Imipenem 60(–80)mg/kg KG/d i.v. in 4 ED+Vancomycin oder Meropenem 60 mg/kg KG/d in 3 ED + Vancomycin.
  - *V. a. Pilzinfektion:* Amphotericin B + Flucytosin, alternativ Fluconazol.
- **Antibiotikatherapie bei bekanntem Erreger** s. Tab. 50.

Tabelle 50 Antibiotikatherapie bei bekanntem Erreger

Erreger	Therapie
Staphylococcus epidermidis	Vancomycin
Pseudomonas aeruginosa	Ceftazidim + Tobramycin
Enterobacter	Imipenem (Meropenem) + Aminoglykosid
E. coli, Klebsiellen, Serratia, Proteus, H. influenzae, Pneumokokken	Cefotaxim (+ Aminoglykosid)
A- und B-Streptokokken	Penicillin G (evtl. + Aminoglykosid)
Staphylococcus aureus	Cefuroxim oder Cefotiam (+ Netilmicin)
Enterokokken	Ampicillin (+ Aminoglykosid)
B. fragilis u. a. Anaerobier	Metronidazol (Meropenem)

- **Dauer der Antibiotikatherapie:**
  - *2 Tage:* Sobald klinischer Verdacht bei negativen bakteriellen Kulturen entfällt, Antibiotika sofort absetzen.
  - *≤7 Tage:* Klinisch blander Verlauf ohne Erregernachweis (SER).
  - *7(–10) Tage:* Sepsis mit positiver Blutkultur.
  - *> 10 Tage:* Meningitis 2–3 Wochen, Osteomyelitis nicht < 3 Wochen i. v.
- **Adjuvante Therapie** zur Stabilisierung der Vitalfunktionen (genauso wichtig wie die antibiotische Therapie):
  - Frühzeitige Beatmung bei respiratorisch instabilem Kind.
  - Stabilisierung des Blutdrucks: Volumengabe bis zu 20 ml/kg KG in 30 Minuten–2 Stunden. Serum, Plasma, evtl. Gabe von Katecholaminen: Dopamin, bei Persistenz der Hypotension Noradrenalin.
  - (Exakte) Flüssigkeitsbilanzierung – bedenke capillary leak syndrome.
  - Verbrauchskoagulopathie (DIC): Vitamin K, AT III, evtl. Fresh Frozen Plasma. Bei Thrombozytopenie < 25000/µl bzw. < 50000/µl und Blutung Thrombozytenkonzentrat.
  - Ausgleich von Hypoglykämie, metabolischer Azidose, Elektrolyten, Anämie.

Infektionsprophylaxe

- Bei Neugeborenen gibt es nur wenige Möglichkeiten: Gesichert ist die prophylaktische Wirkung von Ampicillin intrapartal an Schwangere, die mit B-Streptokokken besiedelt sind und zusätzliche Risikofaktoren haben (z. B. Frühgeburt, vorzeitige Wehen, vorzeitiger Blasensprung, Fieber oder CRP-Erhöhung > 40 mg/l). Diese antibiotische Prophylaxe wird auch für Schwangere allein mit vorzeitigem Blasensprung > 24 Stunden ohne andere Risikofaktoren (s. o.) für sinnvoll erachtet.
- Die Gabe von Immunglobulinen an Neu- oder Frühgeborene zur Prophylaxe nosokomialer Infektionen ist nicht erforderlich.
- *Beachte:* Spezifische Erreger s. auch Infektionskrankheiten ab S. 525.

8.15 Weitere Infektionen bei Neu- und Frühgeborenen

Grundlagen und Symptome

- **Definitionen:**
  - Frühe transplazentare Infektionen bis zum 4. Schwangerschaftsmonat können zum Abort führen oder intrauterin mit Organfehlbildungen (*Embryopathien*) abheilen.
  - Spätere Infektionen können ohne Folgen abheilen, zur Früh- oder Totgeburt führen oder beim Neugeborenen Organschäden verursachen (*Fetopathien*).
  - „*TORCH*": Zusammenfassung von konnatalen Virusinfektionen: **T**oxoplasmose, **O**thers (Hepatitis, Parvovirus-B-19, Syphilis, Varizellen u.a.), **R**öteln, **C**ytomegalie, **H**erpes.
- *Hinweis:* Je früher die Infektion, desto schwerer sind die Fehlbildungen.
- **Symptome und Befund:** Neugeborene mit konnatalen Virusinfektionen sind häufig hypotroph. „TORCH"-Diagnostik bei SGA ist aber nur sinnvoll, wenn zusätzlich 2–3 weitere Symptome/Befunde einer konnatalen Infektion vorliegen wie:
  - Verdächtige Screeninguntersuchungen einer Schwangeren.
  - Beim Kind: Ikterus, Hepato-Splenomegalie, Lymphknotenschwellung, Augenbefall (Chorioretinitis, Katarakt usw.), Mikrozephalie, Krampfanfälle, Hydrozephalus, zerebrale Verkalkungen, Schwerhörigkeit, Thrombozytopenie, Anämie, Hämolyse, Diarrhö, Pneumonie, Hautinfiltrate z. B. „blueberry muffins".

Herpes simplex (vgl. S. 544)

- **Symptome und Befund:** Enzephalitis, Herpessepsis mit Symptomen wie bakterielle Sepsis, aber oft Leberbeteiligung mit und ohne Hautbefall (Herpesbläschen).
- **Diagnostik:**
  - Transaminasen, Gerinnung (Leberbeteiligung).
  - PCR-Virusnachweis: Konjunktivalabstrich, Rachenspülwasser, Liquor, Blut. Bläscheninhalt: Elektronenmikroskopie bzw. direkter IFT.
  - Antikörper: ELISA-IgG und -IgM.
  - Infektion bewiesen: Virusnachweis durch PCR, Kultur oder Elektronenmikroskopie bzw. IFT.
  - Infektion wahrscheinlich: ELISA-IgM-Antikörper positiv.
- **Therapie:** Aciclovir 30 mg/kg KG/d in 3 ED für mindestens 10 (evtl. 14) Tage.
- **Prävention:**
  - Entbindung per Sektio bei sichtbarem genitalen Herpes-Befall (z. B. Bläschen) oder Prodromi unabhängig vom Zeitpunkt des Blasensprungs.
  - Rezidivierender Herpes genitalis ohne Symptomatik: Entbindung nach geburtshilflichen Kriterien, aber möglichst ohne Skalpelektroden und andere das Kind verletzende Maßnahmen.

Syphilis (Lues)

- **Epidemiologie:** Übertragung bei primärer Infektion vor oder während der Schwangerschaft, meistens in der 2. Schwangerschaftshälfte. Aufgrund Screening ist Lues connata heute selten.
- **Symptome und Befund:** Von der Totgeburt bis hin zum weitgehend asymptomatischen Verlauf.
  - *Cave:* Osteochondritis, Exantheme, Hämorrhagische Rhinitis, Hepatosplenomegalie und Enzephalitis.

8.15 Weitere Infektionen bei Neu- und Frühgeborenen

▶ **Diagnostik:**
- TPHA, falls positiv Cardiolipin-Flockungstest (CF), IgG-FTA-Absorptionstest, 19-S-IgM-IFT bzw. Westernblot. Bei unklaren Befunden Wiederholung zu jeder Vorsorgeuntersuchung!
- Infektion bewiesen durch: IgM-AK positiv, wahrscheinlich bei 4fachem Titer im CF verglichen zu Mutter.

▶ **Therapie:** Penicillin G 100 000 – 200 000 IE/kg KG/d in 3 ED (einschleichende Dosierung wegen Herxheimer-Reaktion), 10 – 14 Tage, in jedem Fall bei sicherer oder unklarer Infektion während der Schwangerschaft, auch bei negativer kindlicher Serologie.

Toxoplasmose

▶ **Epidemiologie:** Übertragung pränatal nur bei Primärinfektion der Mutter während Schwangerschaft.

▶ **Symptome und Befund:** SGA, Hepatosplenomegalie, Myokarditis, Pneumonie, Enzephalitis mit Hydrozephalus, intrakranielle Verkalkungen, Chorioretinitis, Thrombozytopenie, Icterus prolongatus u. a. Je früher die Primärinfektion in der Schwangerschaft, desto seltener, aber desto schwerwiegender die Symptomatik des Fötus. Auch ein bei Geburt normal erscheinendes Neugeborenes kann später schwerwiegende neurologische Symptome entwickeln.

▶ **Diagnostik:**
- Bei klinischem Verdacht Sonographie des Schädels und Untersuchung des Augenhintergrundes (Augenarzt). Bei Hydrozephalus oder Chorioretinitis Lumbalpunktion!
- *Labor:*
  - Mutter: Leider ist die Diagnose einer Primärinfektion bei Schwangeren schwierig, da IgM-Antikörper über Jahre persistieren können.
  - Kind: Toxoplasmennachweis: PCR in Liquor oder Serum. Serologisch: ELISA-IgM und -IgG, IgM- und IgG-IFT, ISAGA, Sabin-Feldman. Bei negativen oder niedrigen Antikörperwerten weitere Kontrollen zu allen Vorsorgeuntersuchungen.
- *Beweisend für Infektion bzw. Behandlungsindikation:*
  - Jeder 4fache Titeranstieg oder kindlicher Titer 4fach > mütterlicher Titer.
  - IFT-AK, IgM-Antikörpernachweise oder IgM-ISAGA > 1 : 4096. IgA-ISAGA oder IgA-EIA haben hohe Sensitivität, Spezifität maximal 85 %.
  - Toxoplasmennachweis mit PCR.
- *Hinweisend und kontrollbedürftig* (Rücksprache mit Labor!):
  - IFT-IgG 1 : 64 – 1 : 2048 und/oder nach Wochen nicht abfallende Titer.
  - IgM-ISAGA: Jedes positive Ergebnis.

▶ **Therapie:**
- *Schwangere:* Im 1. Trimenon Spiramycin 2 – 3 g/d in 3 – 4 ED für 3 Wochen, alle 5 Wochen bis zur Entbindung, ggf. Wiederholung und Kombination mit Pyrimethamin.
- *Konnatale Toxoplasmose:* im Zweifelsfall immer beginnen.
  - 1. Kombination von Pyrimethamin (1 mg/kg KG/d in 1 ED, anfangs wöchentlich Blutbildkontrollen) und Sulfadiazin ([50–]100 mg/kg KG/d in 2 ED, *cave:* Hämaturie) für 4 Wochen. Alternativ Spiramycin 100 mg/kg KG/d in 1 ED.
  - 2. Folinsäure 5 mg 2×/Woche während der Pyrimethamingabe.
  - 3. Prednison 2 mg/kg KG/d p. o. bei Enzephalitis mit Liquoreiweiß > 100 mg/dl oder Augenbefall bis floride Prozesse abklingen.

8.15 Weitere Infektionen bei Neu- und Frühgeborenen

- Gesamtbehandlung: Erstbehandlung für 6 Wochen, danach in 4 Wochenzyklen Spiramycin bzw. Kombinationsbehandlung. Dann Entscheidung über weitere Therapie.

Konnatale Varizellen/Embryopathie (Windpocken)

▶ **Symptome und Befund:**
  - *Varizellenembryopathie:* Augenfehlbildungen (Choriortinitis, Katarakt, Mikrophthalmus, ZNS-Fehlbildungen (Atrophie, Mikrozephalus, Kleinhirnatrophie), Hautdefekte (Narben), Skeletthypoplasie.
  - *Konnatale Varizellen:*
    - Erkrankung der Mutter 4(–7) Tage vor bis 2 Tage nach der Geburt, Erkrankung des Kindes zwischen 5.–10. Lebenstag: Schwerer Verlauf von Windpocken mit Beteiligung der inneren Organe (z. B. Pneumonie; Letalität bis 30 %).
    - Erkrankung der Mutter > 4(–7) Tage vor Geburt, aber in Spätschwangerschaft: Leichter Verlauf eines Varizellenexanthems.
  - *Postnatale Varizellen:* Meist leichter Verlauf (s. S. 545).
▶ **Diagnostik:** Erkrankung der Mutter perinatal, Virusnachweis: Im Bläschen oder Liquor durch PCR oder Kultur, Antikörper (ELISA-IgG und -IgM).
▶ **Therapie:** Aciclovir 30(–45) mg/kg KG/d in 3–4 ED für 10 Tage.
  ◐ *Cave:* Rezidivgefahr.
▶ **Prävention:** Möglichst keine Kleinkinder mit unklarem Immunstatus auf die Neugeborenenstation lassen. Bei Varizellen der Mutter 4(–7) Tage vor bis 2 Tage nach der Geburt erhält das Neugeborene Varitect 1 ml/kg KG i. v. sofort nach der Geburt bzw. sofort bei Auftreten der Varizellen bei der Mutter.

Zytomegalie (CMV)

▶ **Epidemiologie:** Übertragung diaplazentar und damit konnatale CMV-Infektion in ca. 0,5–2 % der Neugeborenen (häufigste perinatale/konnatale Infektion), davon 90 % asymptomatisch. Postnatale Infektion bei Frühgeborenen < 28. SSW evtl. über Muttermilch, sonst Blut und Blutprodukte.
▶ **Symptome und Befund:**
  - *Konnatal:* Hepatosplenomegalie, Ikterus, autoimmunhämolytische Anämie, SGA, Chorioretinitis, Enzephalitis (Hörschäden, Retardierung, Sehschäden), Hydro- oder Mikrozephalus, intrakranielle Verkalkungen, Zahndefekte. Die Letalität ist erhöht.
  - *Postnatal:* Hepatosplenomegalie, Ikterus, Hämolyse, Pneumonie u. a.
▶ **Diagnostik:**
  - Virusnachweis: Early antigen im Urin, Rachenspülwasser, Trachealsekret und Liquor. Der PCR-Nachweis ist unsicher. Antikörper (ELISA-IgM und -IgG).
  - Infektionskrankheit bewiesen: Early-antigen-Virusnachweis, ELISA-IgM positiv. PCR?
▶ **Therapie:** Die Beeinflussung des klinischen Verlaufs einer konnatalen Infektion durch Ganciclovir ist nicht bewiesen, die Virusausscheidung kann dadurch reduziert werden. Behandlungsindikation: Floride Pneumonie oder Hepatitis: Ganciclovir 10 mg/kg KG/d i. v. in 2 ED für 2 Wochen, dann Erhaltungstherapie für 4 Wochen mit 5 mg/kg KG/d in 1 ED i. v. an 3 Tagen/Woche. Bei Versagen der Therapie Foscarnet erwägen!
▶ **Prävention:** Kittelpflege und Handschuhe bei Kontakt mit Ausscheidungen.
  ◐ *Cave:* Virusausscheidung über Urin und Stuhl.

8.16 Nekrotisierende Enterokolitis (NEC)

Grundlagen und Symptome

- **Definition:** Ischämische Nekrose des Darms mit Folge der Durchwanderungsperitonitis und Sepsis.
- **Ursachen:** Meist multifaktoriell: Infektion (viral, bakteriell), Vorschädigung der Darmwände (Minderperfusion, hypoxämisch, toxisch).
- **Risikofaktoren:** Schock, PDA, Polyglobulie, Hypotension, Vitien (z. B. Aortenisthmusstenose), perinataler Stress, Hypothermie, Hypoglykämie, Hypoxämie, zu rasche orale Nahrungssteigerung (> 20 ml/kg KG/d), hyperosmolare Lösungen (Medikamente).
- **Epidemiologie:** NEC ist die häufigste Ursache für akutes Abdomen bei Frühgeborenen < 1500 g, Beginn meist 3.–10. Lebenstag. 10% der NEC-Patienten sind Termingeborene. Insgesamt selten.
- **Symptome (u. U. sehr rasch progredient) und körperlicher Untersuchungsbefund:** Allgemein septisches Krankheitsbild: Geblähtes Abdomen, sichtbare Darmschlingen, fehlende Peristaltik, unverdaute Magenreste, Erbrechen gallig, blutig, blutiger Stuhl, Diarrhö oder fehlender Stuhl, Druckschmerz, abdominelle Abwehrspannung, Flankenrötung ist immer Spätsymptom einer Peritonitis → häufige Statuskontrollen.

Diagnostik

- **Anamnese und körperliche Untersuchung** (s. o.): Bei der Palpation (vorsichtig!) des Abdomen auf Resistenzen und Schmerzen achten. Flankenrötung bedeutet Peritonitis und Operationsindikation.
- **Röntgen-Abdomen** (a.p. je in Rücken- und in Linksseitenlage mit horizontalem Strahlengang): Verdickte Darmwände, Pneumatosis (DD: schaumiger Stuhl), Luft in Portalvenen, persistierende dilatierte Darmschlingen, Steigleiterphänomen, freie Luft im Abdomen („Footballsign" im a.p.-Bild)? Radiologische Diagnostik ist bei Perforation häufig fehlleitend!
- **Sonographie des Abdomens:** Verdickte Darmwände, Luft in den Darmwänden und in den Portalvenen, erweiterte Dünndarmschlingen.
- **Weitere Diagnostik:** Blutkultur (aerob, anaerob), Stuhl bakteriologisch und virologisch, Hämoccult, Blutbild, Differenzialblutbild, Thrombozyten, plasmatische Gerinnung, D-Dimere.

Therapie und Prognose

- Sofort orale Ernährung und orale Medikamente absetzen, Magenablaufsonde legen. Einige Tage parenterale Ernährung, anschließend vorsichtiger Nahrungsaufbau 8(–16)ml/kg KG/d möglichst mit Muttermilch.
- Behandlung vorhandener Risikofaktoren (z. B. Duktusligatur) und Sepsis.
- Ziel ist es, eine bessere Perfusion des Darmes zu erreichen.
- Antibiotische Therapie wie bei Sepsis (s. S. 526).
- Analgesie mit Morphin kann die Symptome verschleiern! Wenn Entscheidung zur OP getroffen ist, Morphin 0,005–0,01 mg/kg KG/h.
- **Operation:** Erforderlich bei Perforation oder (meist) Peritonitis. Prinzip der operativen Intervention: Lieber früh im Verlauf einer NEC Anus praeter anlegen, aber nichts bzw. möglichst wenig vom Darm resezieren!
- **Prognose:** NEC-Rezidive sind möglich! Es besteht immer die Gefahr eines Bridenileus bzw. von Strikturen, mit mechanischem Ileus als Folge.

8.17 Kinderchirurgische Krankheiten des Neugeborenen

Grundlagen und allgemeines Vorgehen

- **Übersicht über kinderchirurgische Krankheitsbilder des Neugeborenen:**
  - Enzephalozele und Meningomyelozele s. S. 429, Hydrozephalus s. S. 426, prämature Nahtsynostose s. S. 223, Lippen-Kiefer-Gaumenspalte s. S. 223.
  - Fehlbildungen der Lunge und Pleura s. S. 288, Zwerchfellhernie s. S. 223, Ösophagusatresie s. S. 224.
  - Omphalozele und Gastroschisis s. S. 225, akutes Abdomen s. S. 225.
  - Leistenhernie und Hodentorsion s. S. 263, Anomalien des Genitale s. S. 498 intersexuelles Genitale s. S. 498, Anomalien der ableitenden Harnwege s. S. 409 (allgemeines Vorgehen und Differenzialdiagnosen) und S. 226 (Besonderheiten beim Neugeborenen).
  - Steißbeinteratome s. S. 399, Hämangiome s. S. 580, Lymphangiome und Ohranhängsel s. S. 574.
- **Allgemeines Vorgehen:** Besteht bei einem Fötus der Verdacht auf eine konnatale Anomalie oder ein chirurgisch zu lösendes Problem, sollte sofort ein Konsil zwischen Geburtshelfer, Kinderchirurgen und Neonatologen stattfinden. Die Kinderchirurgen müssen das postnatale Prozedere und die Prognose beurteilen. Danach richtet sich der Geburtsmodus.
- **Besonderheiten bei der Erstversorgung:**
  - Es sollten 2 erfahrene Pädiater bei der Geburt im Kreißsaal anwesend sein.
  - Neugeborenes immer mit Infusion Glukose 10%, 3 ml/kg KG/h versorgen!
  - Immer Magensonde! Bei V. a. Ösophagusatresie Schlürfsonde (s. S. 224).
  - Möglichst kein Nabelkatheter (vor allem bei Bauchwanddefekten).
  - Transport: Nur in stabilem Zustand; spezielle Lagerungen s. einzelne Krankheitsbilder.
  - OP-Einwilligung, wenn Eltern erreichbar bzw. dazu in der Lage sind.
- **Passagehindernis des Verdauungstrakts:**
  - *Klinische Hinweise:*
    - Hydramnion bei proximalen Stenosen oder Verschlüssen.
    - Schaumiges Speicheln, asphyktische Anfälle, Aspiration bei Verschlüssen oberhalb vom Zwerchfell.
    - Grüner Magenrest, Nahrungsunverträglichkeit, galliges Erbrechen bei Verschlüssen bis einschließlich Duodenum.
    - Ileus mit aufgetriebenem Abdomen, galliges u. U. kotiges Erbrechen, verzögertes Abgang von Mekonium, erster Stuhl wurmförmig, gallertig weißlich, bei tiefer Stenose im Dickdarmbereich. Gefahr der Sepsis.
  - *Komplikationen:* Dehydratation, Azidose, Elektrolytentgleisungen, Schock, Nierenvenenthrombose, Verbrauchskoagulopathie.
  - *Differenzialdiagnosen:* Ösophagusatresie (s. S. 224), Kardiachalasie und Pylorusatresie (s. S. 255), Duodenalstenosen und -atresien, Pancreas anulare, Dünndarmatresie, innere Hernien, Malrotation, Kolonatresie, Mekoniumpropfsyndrom, Morbus Hirschsprung, Analatresie.
- **Diagnostik bei Passagehindernissen:**
  - Körperliche Untersuchung. Bei jedem Verdacht Sondierung des Magens vor der ersten Fütterung.
  - *Labor:* Blutbild, Elektrolyte, Blutgasanalyse, Sepsisdiagnostik, Urin.
  - *Bildgebende Diagnostik:* Sonographie des Abdomens, Röntgenbild (akutes Abdomen, s. S. 225); Röntgen-Thorax bei V. a. Ösophagusatresie (Luftfüllung des oberen Blindsackes).

8.17 Kinderchirurgische Krankheiten des Neugeborenen

- **Vorgehen/Therapie bei Passagehindernissen:**
  - Dauersog bei Ösophagusatresie (s. S. 224), tieferen Atresien oder Stenosen.
  - Ausgleich einer Dehydratation, Elektrolytentgleisung.
  - Spezielles Vorgehen siehe einzelne Krankheitsbilder.

Erstversorgung bei Enzephalozele, Meningomyelozele (vgl. S. 429)

- **Erstversorgung:**
  - Offenen Defekt steril verpacken, z. B. Kompressen mit NaCl 0,9 % getränkt, steriler Plastiksack.
  - Präoperativ exakten Status erheben: Neurologisch, orthopädisch, Sonographie des Gehirns.
  - Transport in Seitenlage.
- **OP-Indikation:**
  - Hängt vom Zustand der bedeckenden Haut ab (sofort bei Perforation).
  - Enzephalozele: Zusätzlich ist evtl. vorliegender Hirndruck entscheidend.
  - Myelomeningozele: Möglichst frühzeitiger Verschluss, meist ist anschließend eine Liquorableitung bei steigendem Hirndruck erforderlich.

Prämature Nahtsynostose

- In der Regel ist nur eine Naht betroffen → Fehlbildung des Kopfes je nachdem ob Saggital- oder Koronarnaht betroffen ist. Vollbild des Morbus Crouzon (s. S. 232) ist sehr selten.
- Meist kein Notfall. Wichtig ist die Überprüfung von Hirndrucksymptomen, Strabismus, Stauungspapille. Konsil mit Kinderchirurgie.

Lippen-Kiefer-Gaumenspalte

- **Epidemiologie:** Ca. 1:600 Lebendgeborene. Kinder von Eltern mit Spalten haben erhöhtes Risiko.
- **Formen:** Ein- oder doppelseitige Lippen-Kiefer-Gaumenspalte, durchgehend oder nur z. B. die Lippe oder den weichen Gaumen betreffend.
- **Vorgehen:**
  - Sofort Gaumenplatte anfertigen, damit das Kind saugen und trinken kann.
  - Verschluss der Lippe in der Regel mit ca. 3 Monaten, Verschluss des weichen Gaumens mit ca. 1,5 Jahren und mit 2–3 Jahren Plastik des harten Gaumens.
  - Logopädische Betreuung und Hörtest sind wichtig.

Zwerchfellhernie

- **Formen:**
  - *Pleuroperitoneale Lücke*: Vorwiegend auf der linken Seite.
  - *Zwerchfellhernie:* Abdominalorgane wie Magen, Darm, Milz, linker Leberlappen liegen in Bruchsack in vorwiegend linkem aber auch rechtem Thorax. Häufig mit anderen Fehlbildungen assoziiert.
- **Problem:** Die meist assoziierte Lungenhypoplasie der betroffenen Seite und die pulmonale Hypertonie mit der persistierenden fetalen Zirkulation (PFC-Syndrom) stellen das eigentliche Problem dar. Entsprechend ist nicht die chirurgische Korrektur vordringlich, sondern die intensivmedizinische Stabilisierung und Korrektur des PFC-Syndroms (s. S. 201).
- **Symptome und Befund:** Schwere Dyspnoe, Zyanose, exspiratorisches Stöhnen, kleiner Bauch, normal großer Thorax. Beim älteren Kind Darmgeräusche thorakal auf der betroffenen Seite, Dystrophie, weitere assoziierte Fehlbildungen.

8.17 Kinderchirurgische Krankheiten des Neugeborenen

- **Vorgehen bei Zwerchfelldefekten nach Entbindung:**
  - Keine Maskenbeatmung! Absaugen und Abtrocknen.
  - Überwachung von Herzfrequenz und Sauerstoffsättigung.
  - Bei Dyspnoe möglichst früh intubieren.
  - Große Magensonde legen, damit keine Luft in den Darm übertritt.
  - Kind auf die erkrankte Seite lagern!
  - *Cave:* Pneumothorax auf der Gegenseite.
- **Vorgehen bei Zwerchfelldefekten auf Intensivstation:**
  - Beatmung je nach Situation: Evtl. permissive Hyperkapnie.
  - Beatmung evtl. besser unter Sedierung und/oder Relaxierung.
  - Oszillierende Beatmung evtl. versuchen.
  - Nur ein stabiles und gut beatmetes Kind ist operationsfähig.
  - ECMO (Extracorporale Membranoxygenation) erwägen (Indikation mit nächstgelegenem Zentrum abstimmen).
  - *Bedenke:* Kinder mit primär schlechtem Verlauf profitieren wahrscheinlich weder von einer ECMO noch von einer Notfall-OP.
- **Prognose:** Abhängig vom PFC-Syndrom und dem Ausmaß der assoziierten Lungenhypoplasie bzw. anderer assoziierter Fehlbildungen.

Ösophagusatresie

- **Epidemiologie:** Ca. 1 : 3000 Lebendgeborene, nicht selten assoziierte Fehlbildungen (z. B. VACTERL-Assoziation, s. S. 239).
- **Formen:** Einteilung nach Vogt s. Abb. 78. Am häufigsten ist Vogt III b (oberer Blindsack und untere Ösophagealfistel).

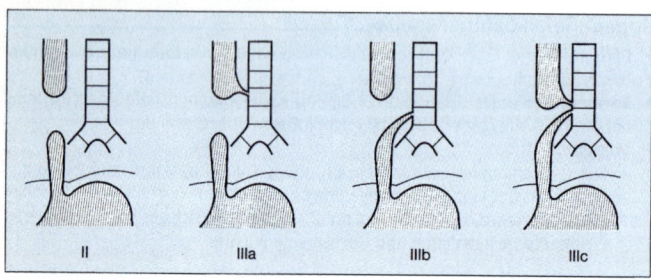

Abb. 78   Einteilung der Ösophagusatresie nach Vogt (aus Niessen. Pädiatrie. 5. Aufl. Stuttgart: Thieme; 1999)

- **Symptome und Befund:** Hydramnion der Mutter. Auffälliges Speicheln, Schaum vor Mund und Nase, Apnoen durch Aspiration von Speichel bzw. Magensaft über untere Ösophagotrachealfistel.
- **Diagnostik:**
  - Bei jedem Neugeborenen mit vermehrtem Speichelfluss oder Atemstörung sollte vor der ersten Nahrungsaufnahme der Ösophagus sondiert werden!
    - *Cave:* Dünne Magensonden können sich im Blindsack aufrollen und einen normalen Ösophagus vortäuschen.
  - *Röntgen-Thorax a.p.:* Der obere luftgefüllte Blindsack ist gut sichtbar.

8.17 Kinderchirurgische Krankheiten des Neugeborenen

- **Vorgehen:**
  - Immer Schlürfsonde mit 5–10 cm H_2O Sog legen!
  - Oberkörper etwas hochlagern.
  - *Cave:* Häufig besteht eine untere tracheoösophageale Fistel, die sich bei Beatmung öffnen kann → Luft in Magen → Abdomen bläht sich → Zwerchfellhochstand → Ventilation behindert bis unmöglich, daher möglichst Spontanatmung!
  - Frühe operative Korrektur auch bei Frühgeborenen.
  - *Beachte:* Dringlichste Operationsindikation bei beatmetem Kind!

Große Omphalozele, Gastroschisis

- **Omphalozele:** Hemmungsfehlbildung durch Persistenz einer Nabelschnurhernie → im Bruchsack sind Bauchorgane wie Darmschlingen, Leber enthalten. Häufigkeit ca. 1 : 800–1000 Geburten. Assoziierte Fehlbildungen nicht gehäuft.
- **Gastroschisis:** Mediane Bauchwandspalte meist rechts vom Nabel, kein Bruchsack. Die Darmwände befinden sich frei vor der Bauchwand, haben Fibrinauflagerungen und sind verdickt.
- **Vorgehen:**
  - Sofort Magensonde legen.
  - Defekt mit feuchten (z. B. NaCl 0,9%), sterilen Kompressen abdecken.
  - Kind bis zum Thorax in einen sterilen Plastiksack packen (verhindert Auskühlung).
  - Seitliche Lagerung, um Zug am Mesenterium zu vermeiden.
  - Detorquierung des Darms bei Durchblutungsstörungen.
  - *Beachte:* Evtl. hoher Flüssigkeitsverlust! Gefahr der Auskühlung!
  - Dringliche OP-Indikation!

Akutes Abdomen

- Immer sofort einen Kinderchirurgen zum Konsil hinzuziehen!
- **Anamnese:** Hydramnion, Geburtsverlauf, Erbrechen, Schmerzen, Mekoniumabgang?
- **Körperliche Untersuchung:**
  - Magensondierung: Passage möglich, Magensekret weißlich, grün, kotig (je nach Höhe einer Obstruktion, s. S. 222)?
  - Schocksymptomatik: Bauch aufgetrieben, Darmperistaltik, Schmerzen bei Palpation, Darmgeräusche, Flankenrötung (Peritonitis)?
  - Rektale Untersuchung, Sitz des Anus?
- **Abdomensonographie:** Peristaltik, freie Flüssigkeit, Portalvenenluft, Thrombose der V. cava, Nebennierenblutung, Invagination, Pylorushypertrophie, Gallenwege?
- **Röntgenuntersuchungen** s. Tab. 51.
- **Labor:**
  - Komplettes Blutbild, Nierenwerte, Elektrolyte, Gesamteiweiß, Blutgase, Gerinnung, Urinstatus, Urinausscheidung.
  - Urinkultur, Blutkultur, Stuhlkultur, virologische Untersuchung.
- **Differenzialdiagnosen:** Pylorushypertrophie, Invagination, Duodenalstenose, Dünndarmatresie, Mekoniumileus, Analatresie, akute Appendizitis, nekrotisierende Enterokolitis u. a.

8.17 Kinderchirurgische Krankheiten des Neugeborenen

Tabelle 51 Röntgenuntersuchungen beim akuten Abdomen des Neugeborenen

Fragen	Einstellung
NEC? Duodenalstenose? Obstruktion im Dünndarm?	Standard Abdomen 1. Rückenlage a.p. 2. Links-Seitenlage a.p. als horizontaler Strahlengang, evtl. vorher 5 ml Luft in Magen sondieren
Analstenose? Luft im Rektum?	Columbia-Technik Bauchhängelage (evtl. Polster unter Gesäß und Thorax) 1. Aufnahme seitl. (horizontaler Strahlengang) 2. Aufnahme p.a.
Mekoniumpfropfsyndrom? Stenosen oder Atresien im Intestinum?	Standard Abdomen Ergänzung durch Sonographie
Mekoniumpfropfsyndrom Lösen des Pfropfes:	Solutrast 300 1 : 1 verdünnen mit H_2O, 7 ml/kg KG über Magensonde Rö-Abdomen a.p. in Rückenlage nach 20, 60 Minuten und nach 24 Stunden, individuelle Bestimmung der zeitlichen Intervalle je nach Situation und Zwischenbefunden TSH kontrollieren!

Anomalien der ableitenden Harnwege

▶ Differenzialdiagnosen und Vorgehen s. S. 409 ff. Hier werden die Besonderheiten des Vorgehens beim Neugeborenen beschrieben:

○ *Bedenke:* Harnstau hat in der Regel schon Wochen bestanden. Deswegen ist die Entscheidung über das Prozedere nicht eilig. Keine Indikation zur vorzeitigen Entbindung.

▶ **Diagnostik:**
  – Schon pränatal Konsil mit Kinderurologie.
  – Postnatal Nierenfunktionsdiagnostik: Ultraschall, Szintigraphie, ggf. Miktionszystourographie und evtl. intravenöses Pyelogramm.
  ○ *Cave:* Harnwegsinfektionen → große Gefahr der Urosepsis, deswegen den Urinbefund häufig kontrollieren (anfangs jede, später ca. alle 3 Wochen).

▶ **Therapie:**
  – Möglichst frühe Korrektur von Urethralklappen (z. B. suprapubische Ableitung), um einen Harnstau zu beseitigen. Meist haben Urethralklappen zum beidseitigem Reflux, Megaureter und Hydronephrose geführt (s. S. 409).
  – Pränatal festgestellte Nierenbeckendilatationen, die postnatal < 8 mm groß sind, brauchen nur sonographisch weiter verfolgt werden. In der Regel handelt es sich um harmlose Anomalien mit spontaner Remission!

9.1 Autosomale Chromosomenaberrationen

Grundlagen

- **Definition:** Chromosomenaberrationen sind sichtbare Veränderungen an den Chromosomen, die ihre Zahl oder Struktur betreffen.
- **Formen:**
    - *Nummerische Chromosomenaberrationen:* Über- oder Unterzahl der Chromosomen durch Non-disjunction (Fehlverteilung homologer Chromosomen bei der Meiose und Mitose); z.B. Trisomie, Monosomie, Mosaikformen (u.U. leichterer Verlauf). Es können sowohl Autosomen (s.unten) wie auch Gonosomen (s. S. 230) betroffen sein.
    - *Strukturelle Chromosomenaberrationen:* Deletion (Verlust eines Chromosomenstücks), Translokation (Austausch), Duplikation (Überzahl, meist partielle Trisomie), Inversion (Umkehrung), Ringchromosomen. Unbalanzierte Formen verursachen schwere Fehlbildungssyndrome (z.B. partielle Trisomie 5 p und Prader-Labhart-Willi-Syndrom, S. 229).
- **Epidemiologie:**
    - Chromosomenaberrationen treten meist sporadisch auf, Ausnahmen sind Translokationen u. a. strukturelle Chromosomenaberrationen, die durch eine balanzierte Translokation der Eltern entstehen können.
    - Häufig führen die Formen zum Abort. Unter lebendgeborenen Kindern kommen Chromosomenaberrationen in 0,5–0,7% vor.
    - Vor allem bei Trisomie 21 steigt das Risiko mit dem Alter der Mutter an.

Trisomie 21 (Down-Syndrom)

- **Formen:** Freie Trisomie, Translokationstrisomie, Mosaikform.
- **Epidemiologie:** Häufigste Chromosomenanomalie (1:650). Das Risiko steigt mit dem Alter der Mutter (über 30 Jahre), dennoch sind 70% der Mütter jünger als 35 Jahre.
- **Symptome und körperlicher Untersuchungsbefund:**
    - Psychomotorischer und geistiger Entwicklungsrückstand. IQ unterschiedlich, je nach Ausprägung, im Mittel ca. 50(25–75). Das Abstraktionsvermögen ist stärker beeinträchtigt als die verbalen Fähigkeiten.
    - Kleinwuchs, Akromikrie (betrifft Hände, Füße, Nase und Ohren), Vierfingerfurche, Klinodaktylie Digitus V, Sandalenfurche (großer Abstand der 1. und 2. Zehe).
    - Brachyzephalus mit mongoloider Lidachsenstellung, Epikanthus, Hypertelorismus, Makroglossie, meist offenstehender Mund.
    - Brushfield-Spots (weißliche Sprenkel im Außenbezirk der Iris), Strabismus (23%), selten Kolobome, Nystagmus, Glaukom.
    - Generalisierte Muskelhypotonie und Überstreckbarkeit der Gelenke (31%). Weit ausladende Darmbeinschaufeln, Horizontalstellung der Hüftgelenkpfannen und beidseits Coxa valga.
    - Das Knochenalter ist jünger als das chronologisches Alter.
    - *Fehlbildungen innerer Organe:*
        - Herzbeteiligung bei 50%, häufig Septumdefekte, AV-Kanal, Fallot-Tetralogie, Endokardkissendefekte.
        - Gastrointestinale Atresien und Stenosen, Pancreas anulare, Morbus Hirschsprung, Eingeweidebrüche.
        - Hypogonadismus und Infertilität bei Männern, Fertilität bei Frauen.
        - Immundefizienz, daher erhöhte Infektanfälligkeit der oberen Luftwege. Leukämien kommen häufiger als in der Normalbevölkerung vor.

9.1 Autosomale Chromosomenaberrationen

- **Pränatale Diagnostik:**
  - Sonographie: Verdickte Nackenfalte (48% 15.–20. SSW), Quotient biparietaler Schädeldurchmesser : Femurlänge in 50% erhöht.
  - Labor: α-Fetoprotein ↓, Estriol ↑, HCG ↑.
- **Therapie:**
  - Frühförderung und Unterstützung der Familie, Selbsthilfegruppen. Unterricht in Sonder- oder Integrationsschulen.
  - Krankengymnastik bei Muskelhypotonie, Heilpädagogik, Logopädie.
  - Evtl. operative Korrektur der Makroglossie und der inneren Fehlbildungen.
  - Antibiose bei Infektionen.
- **Prognose:**
  - Nur etwa 45% der Patienten werden älter als 60 Jahre. Todesursachen sind innere Fehlbildungen, Infekte und Leukämien.
  - Meist eingeschränkte Berufsfähigkeit in geschützten Werkstätten.
  - Es besteht ein erhöhtes Risiko für präsenile Demenz.

Trisomie 13 (Pätau-Syndrom)

- **Formen:** Freie Trisomie, Translokationstrisomie, seltener Mosaikform.
- **Epidemiologie:** 1 : 5000 aller Lebendgeborenen.
- **Symptome und körperlicher Untersuchungsbefund:**
  - Schwerer psychomotorischer Entwicklungsrückstand.
  - Mikrophthalmie, mongoloide Lidachse, Lippen-Kiefer-Gaumen-Spalte, tiefsitzende dysplastische Ohren, Defekte an der Schädelhaut.
  - Hexadaktylie an der lateralen Seite der Hand und des Fußes (oder postaxiale Polydaktylie), Faustellung der Hand.
  - Kapilläre Hämangiome.
  - *Fehlbildungen innerer Organe:* Hirnmissbildungen (evtl. Krampfanfälle), Herzfehler, polyzystische Nieren, Malrotation des Darmes, Hämoglobinsynthese retardiert, embryonales und fetales Hämoglobin persistieren.
- **Therapie und Prognose:** Keine Therapie möglich. Die Prognose ist sehr schlecht, über 40% versterben im ersten Lebensmonat, 70% im ersten halben Lebensjahr, bei Mosaikform evtl. im Schulalter.

Trisomie 18 (Edwards-Syndrom)

- **Epidemiologie:** 1 : 3000–5000 aller Lebendgeborenen, häufiger Mädchen.
- **Symptome und körperlicher Untersuchungsbefund:**
  - Typische Handstellung: Beugung der Finger, wobei Digitus II über Digitus III und Digitus V über Digitus IV geschlagen ist.
  - Langer, schmaler Schädel, Ohrmuscheldysplasie, Mikrognathie.
  - Dorsalflexion des Hallux, vorspringende Ferse („Löschwiegen"-Fuß).
  - Kurzer Stamm, kleine Mamillen.
  - *Fehlbildungen innerer Organe:* Herzfehler bei 90%, Nierenanomalien. gastrointestinale Atresien.
- **Therapie und Prognose:** Keine Therapie möglich. 50% sterben bis zum 2. Lebensmonat, nur 10% überleben das erste Lebensjahr.

9.1 Autosomale Chromosomenaberrationen

Partielle Monosomie 5 p (Katzenschreisyndrom)
- **Epidemiologie:** 1 : 50 000, unabhängig vom Alter der Mutter.
- **Symptome und körperlicher Untersuchungsbefund:**
  - Schwerer psychomotorischer und geistiger Entwicklungsrückstand, IQ im Erwachsenenalter unter 20.
  - Charakteristisches katzenartiges Schreien.
  - Mikrozephalie, rundes Gesicht, tiefstehende Ohren, Mikrognathie.
- **Therapie und Prognose:** Frühförderung mit Familienunterstützung.

Prader-Labhart-Willi-Syndrom
- **Defekt:** Deletion 15 p11 oder uniparentale Disomie.
- **Symptome und körperlicher Untersuchungsbefund:**
  - Beim Säugling Trinkfaulheit und Muskelhypotonie.
  - Hypothalamisch bedingter Minderwuchs, kleine Hände und Füße, Hypogonadismus.
  - Progrediente, z.T. übermäßige Adipositas, Diabetes mellitus Typ II ab dem 20. Lebensjahr.
  - Schwerer Entwicklungsrückstand, IQ vermindert.
- **Therapie und Prognose:** Frühförderung mit Familienunterstützung. Diätetische Maßnahmen sind oft nicht erfolgreich.

Weitere Syndrome durch strukturelle Chromosomenaberrationen
- **Williams-Beuren-Syndrom** (Elfin-Face-Syndrom) (del 7 q11.2 = Elestin-Gen): Minderwuchs, geistige Retardierung, „Kobold"-Gesicht mit Mittelgesichtshypoplasie, kurze Lidspalte, Stupsnase, Hypodontie, supravalvuläre Aortenstenose, Hyperkalzämie, Hypogenitalismus.
- **Rubinstein-Taybi-Syndrom** (del 16p): Minderwuchs, geistige Retardierung, Mikrozephalus, breite Nasenwurzel, buschige Brauen, Epikanthus, große Nase mit vorgelagertem Nasensteg, hoher Gaumen, Mikrognathie. Breite Endphalangen der Daumen und Großzehen, Nieren- und Herzvitien u.a.
- **4p-Syndrom** (Wolf-Hirschhorn).

9.2 Gonosomale Chromosomenaberrationen

Grundlagen
- Siehe Chromosomenaberrationen (S. 227).

Klinefelter-Syndrom (XXY-Syndrom)
- **Formen:** 47 XXY, selten 48, XXXY.
- **Epidemiologie:** 1 : 1000, Erstdiagnose meist in der Pubertät.
- **Phänotyp:** Männlich.
- **Symptome und körperlicher Untersuchungsbefund:**
  - Hypergonadotroper Hypogonadismus, Hodenatrophie, Aspermie, Fehlen der sekundären männlichen Behaarung.
  - Eunuchoider Hochwuchs, Adipositas, Gynäkomastie.
  - Leichte Entwicklungsverzögerung, IQ leichtgradig unterdurchschnittlich (ca. 10–15 Punkte ↓), infantiler Habitus.
- **Labor:** Androgene (Testosteron) ↓, FSH ↑.
- **Therapie:** Frühzeitige Androgensubstitution.

Turnersyndrom
- **Formen:** Klassische Form 45, X0 (früher X0-Syndrom), Turner-Phänotyp auch bei struktureller Aberration mit Verlust des Xp.
- **Epidemiologie:** 1 : 2500.
- **Phänotyp:** Weiblich.
- **Symptome und körperlicher Untersuchungsbefund:**
  - Bei der Geburt Lymphödeme an Hand- und Fußrücken.
  - Kleinwuchs, Pterygium colli, Epikanthus, Hypertelorismus, tiefer Haaransatz.
  - Schildthorax, breiter Mamillenabstand, Metacarpalia Digitus IV und V verkürzt.
  - *Fehlbildung innerer Organe:*
    - Herzfehler (Aortenisthmusstenose, Transposition großer Gefäße).
    - Nierenfehlbildungen, häufig Hufeisennieren.
    - Gonadendysgenesie, primäre Amenorrhoe, hypoplastisches inneres und äußeres Genitale.
- **Therapie:**
  - Evtl. operative Korrektur der Fehlbildungen.
  - Östrogensubstitution zur sekundären Geschlechtsentwicklung.
  - Wachstumshormongabe.

Weitere Formen
- XXX-Syndrom (ca. 1 : 1000 Mädchen).
- Strukturelle Aberrationen der Gonosomen, z. B. 46,X,r(x) oder Ringchromosom X.

9.3 Monogen bedingte autosomale Fehlbildungen

Autosomal dominante Fehlbildungen

- **Grundlagen:**
  - *Definition:* Vererbte Fehlbildungssyndrome, die auch bei Heterozygotie des betroffenen Genpaares phänotypisch sichtbar werden.
  - *Epidemiologie:* Ungefähr 1–0,1‰.
  - *Vererbung:* Gewöhnlich ist ein Elternteil befallen, durchschnittlich sind 50% der Kinder krank, Söhne und Töchter in gleicher Häufigkeit.
  - *Besonderheiten:* Neumutation (sporadische Fälle), Spätmanifestationen, Penetranz- und Expressivitätsschwankungen, elterliches Keimbahnmosaik, Phänokopien durch teratogene Noxen.

- **Achondroplasie:**
  - *Genort:* 4p16. Generalisierte Störung der enchondralen Ossifikation.
  - *Epidemiologie:* 1:10000–30000; gehäuft bei hohem Alter des Vaters.
  - *Symptome und körperlicher Untersuchungsbefund:*
    - Primordialer dysproportionierter Minderwuchs mit verkürzten proximalen Extremitätenanteilen.
    - Relativ großer Hirnschädel, Hypoplasie des Mittelgesichts mit eingesunkener Nasenwurzel.
    - Verstärkte lumbosakrale Lordose, Genua vara, Streckhemmung des Ellbogens, Dreizackhand.
    - Meist verzögerte Entwicklung bei normaler Intelligenz.
  - *Prognose:* Endgröße ca. 120–145 cm.

- **Osteogenesis imperfecta:**
  - Vererbung bei Typ I (Lobstein) und Typ IV dominant, bei Typ II (Vrolik) dominant oder rezessiv und Typ III rezessiv.
  - Störung der Osteoblastentätigkeit (endostale und periostale Ossifikation) und abnorme Kollagenbildung, dadurch Knochenbrüchigkeit erhöht.
  - *Symptome und körperlicher Untersuchungsbefund:*
    - Frakturen bei Typ II und III schon intrauterin (bei Typ II auch Rippenfrakturen und daraus resultierende Atemstörungen), bei Typ I und IV später auftretend. Postpubertär keine Frakturen mehr.
    - Blaue Zähne (Subtypen bezüglich Zahnstatus), bei Typ I zusätzlich blaue Skleren.
    - Innenohrschwerhörigkeit, Skoliose, Blutungsneigung.
  - *Therapie:* Prophylaxe der Knochenfrakturen.
  - *Prognose:* Schlecht.

- **Marfan-Syndrom** (Arachnodaktylie):
  - Störungen der Kollagenbildung.
  - *Genort:* 15q21.
  - *Epidemiologie:* 1:25000.
  - *Symptome und körperlicher Untersuchungsbefund:*
    - Hochwuchs, Fettmangel, Muskelhypotonie, Spinnenfingrigkeit und Überstreckbarkeit der Gelenke.
    - Pectus carinatum oder excavatum, Kyphoskoliose.
    - Linsenluxation.
    - Aortenklappeninsuffizienz, Aortenaneurysma, Mitralklappenprolaps.

9.3 Monogen bedingte autosomale Fehlbildungen

- **Dysostosis mandibulofacialis** (Franceschetti-Syndrom):
  - *Genort:* 5q32–33.1.
  - *Symptome und körperlicher Untersuchungsbefund:*
    - Gesicht vogelähnlich, Unterkieferhypoplasie.
    - Antimongoloide Augenstellung, Unterlidkolobome.
    - Gebiss- und Ohrenanomalien.
    - Meist normale Intelligenz.
  - *Prognose:* Entwicklung vom Erfassen der Hörstörung abhängig.
- **Dysplasia cleidocranialis:**
  - *Genort:* Noch nicht bekannt.
  - *Symptome und körperlicher Untersuchungsbefund:* Großer, breiter Hirnschädel, persistierende Fontanelle, tiefe breite Nasenwurzel; proximaler schmaler Brustkorb, hängende und zusammenklappbare Schultern infolge Hypo- oder Aplasie der Klavikulä (Röntgen).
- **Dysostosis craniofacialis** (Crouzon-Syndrom):
  - *Genort:* 10q26.
  - *Epidemiologie:* 1 : 2500.
  - *Symptome und körperlicher Untersuchungsbefund:* Turmschädel (Röntgen: Wolkenschädel), Exophthalmus, Optikusatrophie, Papageiennase infolge prämaturer Synostose, besonders der Kranznaht.
  - *Cave:* Hirndrucksymptomatik.
- **Akrozephalosyndaktylie (Apert-Syndrom):**
  - *Genort:* 10q26.
  - *Epidemiologie:* 1 : 10000.
  - *Symptome und körperlicher Untersuchungsbefund:* Turmschädel; flaches Gesicht mit Exophthalmie und kleiner, schnabelförmiger Nase; hochgradige Syndaktylien an Händen und Füßen; prämature Knochennahtssynostosen.
- **Weitere:** Isolierte Polydaktylien und Syndaktylien. Seltener Holt-Oram-Syndrom, Robinson Syndrom, Stickler-Syndrom u.a. Andere Erbkrankheiten, z.B. Phakomatosen (z.B. Neurofibromatosis Recklinghausen s. S. 424), Stoffwechselkrankheiten, Morbus Huntington, polyzystische Nieren (adulte Form 1 : 1000), myotone Dystrophie, Sphärozytose (1 : 5000) (s. S. 366), kartilaginäre Exostosen (1 : 50000). Neurokutane Fehlbildungssyndrome s. einzelne Erkrankungen.

Autosomal rezessive Fehlbildungen

- **Grundlagen:** Vererbte Fehlbildungssyndrome, die nur bei Homozygotie des betroffenen Genpaares zutage treten. Eltern sind heterozygot, meist gesund. 25% der Kinder sind krank, zwei Drittel der gesunden Geschwister sind heterozygote Erbträger. Bei seltenen Krankheitsbildern relativ häufig Konsanguinität. Dieser Vererbungsmodus findet sich vorwiegend bei Stoffwechselstörungen mit und ohne Fehlbildungen. Fehlbildungssyndrome ohne bekannten Stoffwechseldefekt sind eher selten autosomal rezessiv vererbt.
- **Fanconi-Anämie:**
  - Kongenitale aplastische Panmyelopathie mit starker Hautpigmentierung und verschiedenen Fehlbildungen. Häufigkeit: 1 : 40000.

9.3 Monogen bedingte autosomale Fehlbildungen

- *Symptome und körperlicher Untersuchungsbefund:*
  - Panzytopenie selten schon im 1. Lebensjahr, meist erst nach Jahren. Persistierend erhöhtes HbF. Später erhöhtes Leukämierisiko.
  - Intrauteriner und postnataler Kleinwuchs.
  - Mikrozephalie, Mikrophthalmie, Strabismus, Ohrenanomalien.
  - Nierenfehlbildungen, Hypogenitalismus.
  - Skelettanomalien, häufig Radius- oder Daumenaplasie.
  - Nävi und insgesamt dunkle Pigmentierung.
  - Erhöhte Chromosomenbrüchigkeit und Reunionsfiguren.
- *Therapie:* Knochenmarktransplantation.
- *Prognose:* Schlecht.

▶ **Akrodermatitis enteropathica:**
- Angeborene (autosomal rezessiv vererbte) Zinkresorptionsstörung.
- *Symptome und körperlicher Untersuchungsbefund:* In den ersten Lebensjahren auftretende psoriasiforme, oft nässende, schuppende Hautläsionen in Mund-, Nasen-, Analgegend sowie an Fingern und Zehen, Hypotrichose, Nageldystrophien. Chronische Durchfälle, Gedeihstörung.
- *Komplikationen:* Psychomotorische Retardierung, zelluläre Immundefizienz (besonders Pilzinfektionen).
- *Diagnostik:* Zinkspiegel ↓ (<30 µg/dl).
- *Differenzialdiagnosen:* Erworbener Zinkmangel (parenterale Ernährung, Kwashiorkor, Malabsorption), seborrhoische Dermatitis (s. S. 581), Soordermatitis (s. S. 588), Gianotti-Crosti-Syndrom (vorübergehende papulöse Akrodermatitis mit Aussparung von Gesicht und Anus, pathologische Leberwerte).
- *Therapie:* Orale Zinksubstitution 0,5–1 mg/kg KG/d lebenslang.
- *Prognose:* Ohne Therapie versterben die Patienten im Kleinkindesalter. Mit Therapie entwickeln sie sich normal.

▶ **Dubowitz-Syndrom:** Minderwuchs, Schwachsinn, Mikrozephalie, dysplastische Ohren, Hypertelorismus; Epikanthus, Blepharophimose, Augenbrauen lateral hypoplastisch, Mikrognathie u. a.

▶ **Seckel-Syndrom** (genetisch uneinheitlich): Prä- und postnataler Minderwuchs, Schwachsinn, Mikrozephalie, „Vogelgesicht" mit großen Augen, fliehender Stirn und Mikrognathie, Anomalien der Extremitäten u. a.

▶ **Smith-Lemli-Opitz-Syndrom:** Minderwuchs, psychomotorische Retardierung, Mikrozephalie, Ptosis, „Steckkontaktnase", Mikrognathie, Hypospadie, Katarakt, Zehensyndaktylie u. a.

▶ **Ellis-van-Creveld-Syndrom:** Disproportionierter kurzgliedriger Minderwuchs, Hexadaktylie, Nagelhypoplasie, Alveolarfortsatz mit Oberlippen verwachsen, Dysodontie, Vitium cordis u. a. Röntgenaufnahme der Hand: Knöcherne Fusionen, distal zunehmende Fingerhypoplasie.

▶ **Diastrophische Dysplasie:** Zwergwuchs, Kurzgliedrigkeit mit multiplen Gelenkkontrakturen, abgespreizte Daumen und Großzehen, Ohrmuschelanomalie, Gaumenspalte, thorakolumbale Kyphoskoliose. Röntgenaufnahme des Skeletts: Schwere meta-/epiphysäre Dysplasien u. a.

▶ **Laurence-Moon- und Bardet-Biedl-Syndrom:** Minderwuchs, Adipositas, Schwachsinn, Polydaktylie (bei Bardet-Biedl), Hypogenitalismus, Retinitis pigmentosa u. a.

9.3 Monogen bedingte autosomale Fehlbildungen

- **Immobiles-Zilien-Syndrom (Kartagener-Syndrom):**
  - Schwere Störung der mukoziliaren Clearance durch Defekt der kontraktilen Filamente der Zilien der Atemschleimhaut.
  - Chronischer Husten, rezidivierende Otitiden, Nasennebenhöhlen dauernd verschattet, rezidivierende Infekte. Klassische Trias (50%) = Situs inversus, Sinusitis, disseminierende Bronchiektasien.
  - Diagnose durch Befund und Nasenschleimhautbiopsie (Frequenz der Zilienschläge).
  - Therapeutisch Mukolytika, Atemgymnastik, Inhalationen, Bronchodilatatoren, ggf. Antibiotika. Prognose: Chronische Bronchitis, besser als bei zystischer Fibrose.
- **Weitere:** Mukopolysacharidosen (außer Typ II, s. S. 520), Gangliosidosen (s. S. 97), Sphingolipidosen (s. S. 517), Mukoviszidose (s. S. 306), Zellweger-Syndrom (s. S. 524), Phenylketonurie (s. S. 509); Albinismus (s. S. 578), AGS (s. S. 491), homozygote α- und β-Thalassämie (s. S. 361), Friedrich-Ataxie (s. S. 433), angeborene Taubheit u.a. Selten Cockayne-Syndrom, Bloom-Syndrom, Jeune-Syndrom, Carpenter-Syndrom.

9.4 Monogen bedingte X-chromosomale Fehlbildungen

X-chromosomal dominante Fehlbildungen

- **Grundlagen:** Vererbtes Fehlbildungssyndrom, dessen Merkmal bedingendes Gen auf einem X-Chromosom lokalisiert ist. Frauen sind häufiger, aber meist leichter betroffen als Männer. Manchmal im hemizygoten Zustand letal wirkend (z. B. Incontinentia pigmenti, s. unten). 50 % der Kinder kranker Frauen sind betroffen (Knaben meist schwerer). Alle Töchter eines kranken Mannes sind krank, seine Söhne immer gesund.
- **Incontinentia pigmenti** (Bloch-Sulzberger):
  - Letal beim männlichen Geschlecht, daher nur Mädchen betroffen.
  - *Symptome:* Im Neugeborenenalter Erytheme und blasige, später papulös sich umwandelnde Effloreszenzen, die in streifige Hyperkeratosen und später graubraune Pigmentierungen im Verlauf der Blaschko-Linien übergehen. Begleitmissbildungen an ZNS, Zahnanlagen, Augen, Herz u. a.
  - *Therapie:* Symptomatisch.
- **Weitere:** Orofaziodigitales Syndrom, fokale dermale Hypoplasie, Chondrodystrophia calcificans, Vitamin-D-resistente Rachitis (s. S. 502).

X-chromosomal rezessive Fehlbildungen

- **Grundlagen:**
  - Vererbtes Fehlbildungssyndrom, dessen Merkmal bedingendes Gen auf einem X-Chromosom lokalisiert ist. Es kommt im homozygoten und hemizygoten Zustand zur Ausprägung, daher sind Knaben häufiger betroffen als Mädchen. 50 % der Söhne von heterozygoten Frauen (Konduktorinnen) erkranken, und 50 % der Töchter sind wieder Konduktorinnen. Gelegentlich haben heterozygote Frauen betroffene Brüder oder Onkel mütterlicherseits.
  - Sporadische Erkrankungen sind nicht selten die Folge von Neumutationen während der Gametogenese der Mutter oder deren Eltern. Daher sind Heterozygotentests wichtig, aber wegen der Lyonisierung (zufällige weitgehende Inaktivierung eines der beiden X-Gene der Frau in der frühen Embryonalzeit) nicht immer eindeutig zu interpretieren.
- **Fragiles-X-Syndrom** (Martin-Bel):
  - *Genort:* Fragile Stelle Xp28.
  - *Epidemiologie:* 1:2000 Knaben.
  - *Symptome und körperlicher Untersuchungsbefund:* Im Kleinkindesalter Hochwuchs und Makrozephalie, Gesichtsdysmorphien, große dysplastische Ohren, große Hoden, Hyperkinesie, Hypersensibilität, gelegentlich Autismus, Überstreckbarkeit der Gelenke, Aortenbogen dilatiert, Mitralklappenprolaps, IQ <60.
- **Wiskott-Aldrich-Syndrom:**
  - Defekt der Megakaryozyten und der lymphozytären Stammzellen im Knochenmark.
  - *Symptomen-Trias:* Thrombozytopenische Blutungen, Infektionen, Ekzeme.
  - *Therapie:* Knochenmarktransplantation.

9.4 Monogen bedingte X-chromosomale Fehlbildungen

- **Lesch-Nyhan-Syndrom:**
  - *Symptome und körperlicher Untersuchungsbefund:*
    - Hyperurikämie, erhöhte Harnsäureausscheidung, Gichttophi, Harnsäuresteinbildung.
    - Manifestation gegen Ende der Säuglingszeit, psychomotorische Retardierung, Dystonie, Spastik, Choreoathetose.
    - Im Kleinkindesalter Aggressivität und Selbstverstümmelungen.
    - Häufig megaloblastäre Anämie.
  - *Therapie:* Allopurinol 150–250 mg/d, Adenin (6×250 mg/d).
- **Weitere:**
  - Hämophilie A (vgl. S. 379): Genort Xq28, ca. 20% Neumutationen.
  - Hämophilie B (vgl. S. 379): Genort Xq27.1–27.2.
  - Muskeldystrophie Duchenne und Becker (vgl. S. 449): Genort Xp21. Häufigkeit: 1 : 3000 Knaben, ca. ein Drittel Neumutationen.
  - Rot-Grün-Farbsinnstörung (1 : 500–2000).
  - X-chromosomale Retinitis pigmentosa.
  - Mukopolysaccharidose Typ II (s. S. 520).
  - Menkes-Syndrom (1 : 40000).
  - Chronische Granulomatose (s. S. 343).
  - Testikuläre Feminisierung (1 : 2000–20000) (vgl. S. 498).

9.5 Erkrankungen mit mitochondrialem Erbgang

Grundlagen

- Mitochondrien werden ausschließlich durch die Eizelle der Mutter vererbt. Die Mutationsrate der mitochondrialen DNA ist ca. 5–10-mal so hoch wie die der nukleären DNA. Bei der Zellteilung werden die Kopien ohne Sortiermechanismus rein zufällig verteilt (Heteroplasmie). Zur Ausprägung eines pathologischen Merkmals ist ein Schwellenwert von mutierter mt-DNA nötig. Mitochondrien sind vor allem bei der oxydativen Phosphorilierung der Atmungskette der Zellen beteiligt (Energiestoffwechsel, z. B. ATP-Synthese).
- Männer und Frauen sind betroffen, nur Frauen geben das Merkmal weiter.
- Heterogenität des Defekts in derselben betroffenen Person und unterschiedliche Ausprägung an verschiedenen Organen (Nervensystem, Herz- und Skelettmuskulatur).
- Störungen des Carnitin- und Pyruvatdehydrogenasestoffwechsels, des Zitronensäurezyklus, der ATP-Synthese und der Atmungskette.

Erkrankungen

- **Mitochondrale Myopathie:** Muskelschwund und -schwäche, „ragged red fibers" in der Muskelbiopsie.
- **MERRF:** Myoklonische Epilepsie und „ragged red fibers".
- **MELAS:** Mitochondriale Enzephalo-Myopathie mit Laktat-Azidose und Schlaganfall-ähnlichen Epidosen.
- **CPEO: Chronisch progressive externe Ophthalmoplegie.**
- **Kearns-Sayre-Syndrom (KSS):** CPEO mit Netzhautdegeneration, Kardiomyopathie, Schwerhörigkeit, Diabetes und Niereninsuffizienz.
- **Dystonie:** Bewegungsstörung mit Muskelstarre.
- **Leigh-Syndrom:** Degeneration der Basalganglien, progredienter Verlust der Motorik und Sprache, Netzhautdegeneration.
- **Leber-Optikus-Neuropathie:** Vorübergehende oder dauernde Erblindung, Optikusatrophie.
- **Pearson-Syndrom:** Panzytopenie, Laktat-Azidose, Pankreasinsuffizienz, später Kombination mit CEPO und KSS (s. oben).

9.6 Polygen und multifaktoriell bedingte Fehlbildungen

Grundlagen

- Bei der polygenen Vererbung wirken mehrere Genorte bei der Merkmalsausprägung zusammen.
- Bei multifaktoriell bedingten Fehlbildungen sind auch nichtgenetische (peristatische) Faktoren (z. B. Ernährung, Noxen) mitbeteiligt.
- Im Gegensatz zu monogen bedingten Fehlbildungen sind diese Fehlbildungen relativ häufig (s. Tab. 52), gelegentlich sind sie Symptom eines Syndroms.

Tabelle 52 Häufigkeitsabschätzung einzelner multifaktoriell bedingter Monofehlbildungen bzw. betroffener Organsysteme pro Lebendgeborene (bei einigen deutliche Geschlechtsdifferenz [Cartereffekt])

Fehlbildung/betroffenes Organ	Häufigkeit	Fehlbildung/betroffenes Organ	Häufigkeit
kongenitale Vitien	1 : 150	Gesichts-/Schädeldefekte	1 : 6 000
Nierenbecken/Ureter	1 : 350	Omphalozele/Gastroschisis	1 : 7 500
Hypospadie	1 : 400	Dünndarmatresie/-stenose	1 : 8 000
Lippen-/LKG-Spalten	1 : 700	Megacolon congenitum	1 : 9 000
Hydrozephalus	1 : 800	Augen/Lider/Orbita	1 : 10 000
Hüftgelenk	1 : 800	Gehirnfehlbildungen (inkl. Anenzephalus und Enzephalozele)	1 : 10 000
Spina bifida	1 : 1 000	Nieren	1 : 15 000
Fußfehlstellungen	1 : 2 000	Respirationstrakt	1 : 15 000
Poly-/Syndaktilien/Reduktionsanomalien	1 : 2 500	Gallengänge u. Leber	1 : 17 000
Gaumenspalten	1 : 2 500	Hiatus oesophageus	1 : 20 000
Ösophagusatresie	1 : 3 000	Zwerchfelldefekt	1 : 20 000
Pylorusstenose	1 : 3 800	Blase	1 : 25 000
Thoraxwand	1 : 5 000	Urethra (ohne Hypospadie)	1 : 25 000
Mikrozephalus	1 : 5 000	kraniofaziale Anomalien	1 : 25 000
Anal-/Rektumatresie/-stenose	1 : 5 500	Wirbelsäule/Sakrum	1 : 33 000

unter 1 : 50 000: Dickdarmatresie/-stenose, Pankreas, weibliches Genitale (ohne adrenogenitales Syndrom), Epispadie, Chondro-Osteodystrophie, Prune-Belly-Syndrom

Diagnostik

- Anamnese und körperliche Untersuchung.
- Pränatale Sonographie!
- Gezielte Untersuchungen entsprechend der Fehlbildung.
- Chromosomen- oder Genanalysen sind bei isolierten Formen selten zielführend.

9.6 Polygen und multifaktoriell bedingte Fehlbildungen

Differenzialdiagnosen

- Phänokopien: Rein teratogene Schädigungen, z.B. Thalidomid-Embryopathie, Alkoholembryopathie.
- Komplexe Fehlbildungssyndrome, z.B. Trisomie mit begleitender Lippen-Kiefer-Gaumen-Spalte.
- Assoziationen, z.B. VATER(VACTERL)-Assoziation (Kombination von vertebralen, analen, kardialen, gastroösophagealen, renalen und Gliedmaßendefekten).

Therapie

- Die meisten Fehlbildungen sind operativ korrigierbar.
- *Beachte:* Die Art des Erstgesprächs ist entscheidend für die Annahme des Kindes durch die Eltern!

Prognose

- Die Prognose ist abhängig von der Korrigierbarkeit, von Art, Schwere und Kombination der Defekte, von der Rechtzeitigkeit der Entdeckung, vom qualifizierten Teamwork der Experten, von der Nachbetreuung und der psychosozialen Unterstützung (Compliance der Eltern!).
- Wiederholungsrisiko: Genetische Beratung durch Experten und Fachliteratur.

9.7 Fehlbildungen mit uneinheitlicher Ätiologie

Grundlagen

- Fehlbildungssyndrome, deren Ätiologie heterogen und z. T. noch unbekannt ist. Dasselbe Krankheitsbild kann durch Neumutation eines dominant wirkenden Gens oder durch ein autosomal rezessiv wirkendes Gen oder multifaktoriell bedingt sein.
- Unterschiedliche Mutationen eines Gens können zu verschiedenen Syndromen führen (z. B. Greig-Syndrom, Pallisto-Hall-Syndrom, Polydaktylie-Syndrom).
- Umwelteinflüsse im weitesten Sinn (z. B. Medikamente) können Phänotyp eines Erbleidens kopieren (Phänokopie) (z. B. Holt-Oram Syndrom).

Syndrome

- **Noonan-Syndrom:** Merkmale wie bei Turner-Syndrom (s. S. 230) ohne Chromosomenveränderungen („männliches Turner-Syndrom" bzw. weibliches Pseudo-Turner-Syndrom).
- **Pierre-Robin-Syndrom:** Hochgradige Mikrognathie, Glossoptose mit Stridor, Atemnot und thorakalen Einziehungen, mediane Gaumenspalte, Kombinationen mit anderen Syndromen.
- **Cornelia-de-Lange-Syndrom** (häufig partielle Trisomie des terminalen Endes von 3q): Minderwuchs, Schwachsinn, typische Gesichtsdysmorphie mit buschigen, zusammenwachsenden Augenbrauen, Hypertelorismus, antimongoloider Lidachse, „Stupsnase", vorgewölbtes Philtrum, schmale Lippen, tiefer Haaransatz, tiefe Stimme, Hirsutismus, tiefansetzender Daumen, Vierfingerfurche, Muskelhypotonie, ulnare Reduktion der Finger- und Zehenstrahlen, Herzvitien u. a.
- **Russell-Silver-Syndrom:** Primordialer Minderwuchs, unproportioniert großer Hirnschädel mit Hirnhöckern, kleines Dreiecksgesicht, großer Mund, Mikrognathie, hohe Stimme, Körperasymmetrie, Hemihypertrophie, Klinodaktylie fünfter Finger, Kryptorchismus u. a.
- **Sotos-Syndrom:** Konnatale Makrosomie, psychomotorische Retardierung, postnataler somatischer Gigantismus mit Makrozephalus, hohe Stirn u. a.
- **Exomphalos-Makroglossie-Gigantismus-Syndrom** (EMG- oder Wiedemann-Beckwith-Syndrom) (Duplikation von 11p15 oder uniparentale paternale Disomie): Konnatale Makrosomie, Exophthalmus, Mittelgesichtshypoplasie, Makroglossie, „Kerbenohren", Omphalozele (oder großer Nabelbruch), Organomegalie (Leber, Niere, Herz u. a.), beschleunigtes Wachstum, Hypoglykämien, Hyperinsulinismus, evtl. Hemihypertrophie mit Neigung zu Wilms-Tumor.
- **Thanatophore Dysplasie** (Maroteaux-Lamy-Robert-Syndrom): Makrozephalie, eingesunkene Nasenwurzel, Exophthalmie, enger schmaler Thorax, Atemnotsyndrom, ausgeprägte Mikromelie. Röntgen des Skeletts: Platyspondylie, verkürzte verbogene Röhrenknochen, kurze Rippen.
- **McCune-Albright-Syndrom:** Landkartenartige Hyperpigmentierung, polyostotische fibröse Knochendysplasie, Pubertas praecox (Mädchen).
- **Ollier-Syndrom:** Multiple Enchondromatose.
- **Klippel-Feil-Syndrom:** Kurzhals, Thorax fassförmig, Rundbuckel. Röntgen des Skeletts: Block-, Keil-, Halbwirbel der HWS, Rippenanomalien.
- **Weitere (selten):** Weaver-Syndrom, Marshall-Syndrom, Goldenhar-Syndrom, Larsen-Syndrom, Poland-Syndrom, Angelmann(Happy-Puppet)-Syndrom, Freeman-Sheldon(whistling face)-Syndrom u. a.

10.1 Konstitutionelle Entwicklungsverzögerung

Grundlagen und Symptome

- **Definition:** Verspätetes Eintreten in die Pubertät, vorwiegend Jungen sind betroffen. Konstitutionelle Normvariante.
- **Epidemiologie:** Häufigste Ursache der Pubertas tarda, anamnestisch häufig „Spätentwickler" in der Familie.
- **Symptome und körperlicher Untersuchungsbefund:** Pubertätswachstumsschub bleibt zum üblichen Zeitpunkt aus, Größe fällt aus dem bisherigen Verlauf der Perzentilenkurve heraus, verzögerte Ausbildung der sekundären Geschlechtsmerkmale (Wachstum von Hoden, Pubes, Achselhaare, Pollutionen), verspätete Normalisierung. Keine weiteren Symptome.
- **Komplikation:** Es können psychische Probleme auftreten.

Diagnostik

- Anamnese und körperliche Untersuchung: Anamnestisch ähnliches Wachstumsverhalten bei einem Elternteil. Größe und Gewicht außerhalb des familiären Zielbereichs, Pubertät verzögert.
- Knochenalter (s. S. 23) retardiert; Endgrößenberechung (s. S. 23) meist im Normbereich.
- In unklaren Fällen Wachstumshormonstimulationstest (s. S. 93): Fällt normal aus, spontanes Wachstumshormon normal bis niedrig.

Differenzialdiagnosen

- Andere Minderwuchsformen (s. S. 160).
- **Pubertas tarda:** Verzögerter Pubertätsbeginn, z. B. bei Hypogonadismus, primär (z. B. Gonadenverlust, Turner-Syndrom), sekundär (z. B. operiertes Kraniopharyngeom) oder tertiär (z. B. verschiedene hirnorganische Erkrankungen) und chronische Erkrankungen (z. B. Mukoviszidose).

Therapie

- Meist genügt die beruhigende Beratung. Aufklärung über wahrscheinlich normale Endgrößenprognose und psychische Stützung bis zum verspäteten Pubertätseintritt.
- In schweren Fällen, bei großen psychischen Problemen und ungünstiger Endgrößenprognose evtl. ab Knochenalter von 12,5–13 Jahren bei Knaben Testosteronenanthat 50 mg monatlich i. m. über drei Monate.
- Bei Mädchen meist keine medikamentöse Therapie. Falls doch indiziert (z. B. bei Endgröße >185 cm und großen psychischen Problemen), ab Knochenalter von 10,5–11 Jahren Äthinylöstradiol 100 mg/kg KG/d für sechs Monate.

Prognose

- Endgröße im präpuberalen Perzentilenbereich bzw. Wachstumskanal der Perzentilenkurve des früheren Kindesalters.
- Wenn kein Pubertätseintritt der Mädchen nach 16 Jahren, bei Knaben nach 18 Jahren, erfolgt, weitere Abklärung.

10.2 Sehstörungen

Grundlagen und Symptome

- **Definition:** Angeborenes oder erworbenes Fehlen bzw. Verminderung der visuellen Entwicklung und Differenzierung (normale Sehentwicklung s. Tab. 53).
- **Risikofaktoren:** Hereditäre Belastung (Schielen, Glaukom), Infektionen in der Schwangerschaft (z. B. Röteln, Toxoplasmose), Frühgeburt, perinatale Asphyxie, Langzeitbeatmung, Meningoenzephalitis.
- **Ursachen nach Lokalisation:**
  - *Lider- und Tränenwege:* Fehlbildungen (Ptosis, Kolobome, Tränenwegsaplasie und -stenose), Tumoren (Rhabdomyosarkome, Hämangiome), Entzündungen (präseptale Zellulitis).
  - *Augenmuskeln:* Strabismus (DD: Augenmuskellähmungen).
  - *Bulbi:* Anomalien (Mikrophthalmus, Anophthalmus), Myopie, Hyperopie, Astigmatismus, Buphthalmus.
  - *Hornhaut:* Anomalien (Mikro- und Makrokornea, Keratokonus), Verletzung, Entzündungen, Dystrophien und Degenerationen.
  - *Linse:* Katarakt, Luxation.
  - *Glaskörper:* Primär persistierender Glaskörper, Blutungen.
  - *Retina:* Kolobom, Retinopathia praematurorum, Tumoren, Phakomatosen, Einlagerungen und Dystrophie u. a. bei Stoffwechselkrankheiten, Entzündung, Ablösung.
  - *Nervus opticus:* Kolobom, Entzündung, Tumor, Phakomatosen, Atrophie (neurodegenerativ, toxisch, entzündlich, vaskulär, traumatisch), Stauungspapille (Verschluss der Fontanellen).
  - *Orbita:* Tumor, Entzündung (Folge: Exophthalmus).

Tabelle 53 Sehentwicklung beim Säugling und Kleinkind

Fähigkeit	Alter
Richtungssehen statisch	erste Lebenswochen (Fixation ab 2. Lebensmonat)
Farbensehen	erste Lebenswochen
Lichtreaktion	ab 1. Lebensmonat
Richtungswechsel:	
langsam	3. Lebenswoche
schnell	3. Lebensmonat
Bewegungssehen	8.– 11. Lebenswoche (visuelle Folgereaktion)
Tiefenschärfe	3. – 4. Lebensmonat
Akkommodation	ab 4. Lebensmonat
stereoskopisches Sehen	ab 6. Lebensmonat
Sehschärfe	erst im 2. Lebensjahr voll entwickelt

10.2 Sehstörungen

- **Epidemiologie:** Bei ca. 12 % der Schulkinder.
- **Symptome und körperlicher Untersuchungsbefund:**
  - Störung der Fixation und Folgebewegung, Verrollung der Augen, Nystagmus, „Augenbohren", Reiben der Augen, Blinzeln, Grimassieren, Kopfzwangshaltung, Epiphora, Photophobie, Diplopie, fehlende Hand-Auge-Koordination, Zephalgie.
  - *Folgen:* Ungeschicklichkeit, Danebengreifen, rasches Ermüden, allgemeines Desinteresse, verzögerte allgemeine Entwicklung, Schulschwierigkeiten, Betrachten eines Gegenstandes „vor dem Auge", häufig Kombination der Sehbehinderung mit zerebraler Retardierung und dadurch zentraler Sehstörung.

Diagnostik

- *Beachte:*
  - Sehstörungen müssen im ersten Lebensjahr erkannt werden.
  - Bei Verdacht auf Sehstörung Untersuchung durch Augenfacharzt (Erstsymptom bei Retinoblastom Schielen).
- **Allgemein:**
  - Befragen der Eltern (wichtigstes Frühzeichen eines Sehfehlers ist das Schielen, meist eines Auges, bei Müdigkeit) und Beobachtung der Reaktionen des Kindes bei wechselnder Okklusion eines Auges und Prüfung des Pupillenreflexes.
  - Augenstatus (s. S. 4).
  - Schielscreening: Hirschberg-Test (Beobachtung des Lichtreflexes auf den korrespondierenden Stellen der Hornhaut beider Augen), Abdecktest (alternierend, monolateral), Prüfung der Motilität (Puppenkopfphänomen), Skiaskopie (Refraktionsbestimmung), Stereosehen (Lang-Test).
- **Altersabhängige Untersuchungen:**
  - *Säugling:* Beobachten im Blickkontakt (Fixieren etc.) und während Abdecktest am gesunden Auge (Unruhe, Weinen des Kindes u. a.).
  - *Ab dem 3. Lebensmonat:* Preferential-Looking-Test oder Teller Acuity Cards, z. B. mit Hyvärinen-Tafeln. Stereoskopische Sehprüfung, die bei schielenden Kindern pathologisch ausfällt.
  - *Ab dem 3. Lebensjahr:* Visusprüfung immer seitengetrennt (verschieden große Figuren werden in 3 m Entfernung angeboten), z. B. Lea Hyvärinen-Test.
  - *Ab dem 5. Lebensjahr:* Visusprüfung mit Snellen-E-Figuren-Test oder Pflüger-E-Test (beide Augen getrennt prüfen, sorgfältige Abdeckung!).
  - *Im Schulalter:* Zahlen und Buchstabenreihen.
- **Ophthalmologische Untersuchung:** Orthoptischer Status, Untersuchung der brechenden Medien (Spaltlampe, manchmal in Narkose indiziert), Untersuchung des Augenhintergrundes.
- **Spezialuntersuchungen je nach Fragestellung:** Elektroophthalmologische Untersuchung (ERG = Elektroretinogramm, VECP = visuell evozierte zerebrale Potenziale, MEP = Muster evozierte Potentiale, EOG = Elektrookulogramm), Echographie, Perimetrie, Gonioskopie. Sonographie, CT, MRT bei V. a. hirnorganische Ursache.

Differenzialdiagnosen

- Schwere zerebrale Entwicklungsstörung.
- Verhaltensstörungen (z. B. Autismus, s. S. 458).
- Status epilepticus u. a. Bewusstseinsstörungen (s. S. 168).

10.2 Sehstörungen

Therapie

- Diagnose und Therapie immer so rasch wie möglich durch einen Augenarzt.
- Je nach der Grundkrankheit operative oder konservative Behandlung.
- Seh-Frühförderung bei visueller Retardierung und organischen Anomalien bzw. zentraler Sehstörung (zerebrale Kapazität im 1.–3. Lebensjahr am größten).
- Bei Fehlsichtigkeit Korrektur je nach Ausmaß und zusätzlicher Schielstellung ab dem Zeitpunkt der Diagnose (auch vor dem 1. Lebensjahr).
- **Strabismus:**
  - Refraktionsausgleich, Okklusion (möglichst schon vor dem 1. Lebensjahr). Manifestes Schielen darf in keinem Lebensalter nachweisbar sein und bedarf, falls es doch vorkommt, der sofortigen Diagnose und ggf. Therapie zur Verhinderung einer Amblyopie, die innerhalb von Wochen auftreten kann.
  - Schieloperation: Nach Erzielung der Funktionsgleichheit beider Augen zwischen dem 2. und 5. Lebensjahr (je nach Schielwinkel).

Prognose

- Abhängig von der Ursache, dem Grad und der Frühzeitigkeit der Behandlung der Sehstörung.

10.3 Hörstörungen

Grundlagen und Symptome

- **Definition:** Angeborenes oder erworbenes Fehlen oder Einschränkung des Erkennens akustischer Signale.
- *Beachte:* Adäquate Hörreize haben einen entscheidenden Einfluss auf das Wachstum der Hörbahn während der sensiblen Phase der Hörbahnreifung (Myelinisierung) in den ersten Lebensmonaten. Nicht benutzte Synapsen gehen zugrunde.
- **Risikofaktoren:** Familiäre Häufung, Chromosomenaberrationen, kraniofaziale Fehlbildungen, prä- und neonatale Infektionen (Röteln, Masern, Mumps u.a. Viruserkrankungen, Lues, Toxoplamose), Blutung in der Frühschwangerschaft, intrauterine Noxen (Alkohol, Drogen, Aminoglykoside, Diabetes und Nephropathien der Mutter, O_2-Mangel, Thalidomid, Röntgenstrahlen), Geburtsgewicht unter 1500g, perinatale Asphyxie, neonatale Sepsis, Hyperbilirubinämie, Meningitis, Enzephalitis.
- **Ursachen nach Lokalisation:**
  - *Äußeres Ohr:* Gehörgangsatresie, Fremdkörper, Cerumen obturans, Tumoren.
  - *Mittelohr:* Otitis media chronica, Cholesteatom, Seromukotympanon, Adenoide, Tubeninsuffizienz.
  - *Innenohr:* Dominante und rezessive Vererbung, prä- und neonatale Infektionen (s. Risikofaktoren), Blutung in Frühschwangerschaft, intrauterine Noxen (s. Risikofaktoren), perinatale Asphyxie und Hirnblutung, Icterus gravis, Meningitis, Enzephalitis, Tumoren, psychogen, medikamentös (z.B. bei Streptomycin, Aminoglykosiden).
- **Epidemiologie:** Angeboren ca. 1‰ der gesunden Neugeborenen, ca. 1% der Früh- und Neugeborenen an Intensivstationen, später etwa 6% der Schulkinder.
- **Symptome und körperlicher Untersuchungsbefund:** Reaktionsarmut und mangelnde Lautbildung beim Säugling, gestörte Sprachentwicklung. Später erschwertes Verstehen, wiederholtes Nachfragen bis Reaktionslosigkeit, Verschlechterung der Artikulation bis zur Unverständlichkeit, Dysgrammatismus. Symptome der Grundkrankheit, z.B. nasale Sprache, Facies adenoidea (s. S. 282), neurologische Störungen, Fehlbildungen.
- **Komplikationen:** Regression der Sprachentwicklung, geistige Retardierung, soziale Deprivation.

Diagnostik

- *Beachte:*
  - Bei Verdacht auf Hörstörung immer Untersuchung durch Facharzt mit pädaudiologischer Einrichtung.
  - Diagnose im ersten Lebenshalbjahr erforderlich! Grundkrankheit!
- **Anamnese und körperliche Untersuchung:**
  - Anamnese, u.a. Schwangerschaftsverlauf und Geburt.
  - Beobachtung der Reaktion des Säuglings nach Anruf, Papierknistern, Uhrenticken, auropalpebraler Reflex (akustischer Lidreflex).
  - Untersuchung insbesondere von Gehörgang, Trommelfell, Nase, Pharynx.

10.3 Hörstörungen

- **Altersabhängige Untersuchungen:**
  - *Neugeborene:*
    - Gehörgangsinspektion.
    - Verhaltensbeobachtung des Neugeborenen und kleinen Säuglings: Nac Stimulation (Sprache, Rassel, Papierknistern u.a.) mit 80–90 dB Änd rung der Aktivität des Kindes, evtl. Augenzwinkern oder Moro-Refle (s. S. 29).
    - Generelles Neugeborenen-Screening mittels transient evozierter otc akustischer Emissionen (TEOAEs) oder akustisch evozierter Potenzia (AEPs) am 2.–5. Tag nach der Geburt (entsprechend Europäischem Ko sensus Statement).
  - *Säuglinge ab 4. Lebensmonat:* Nach seitlich angebotenen Geräuschen (Glock Quietschpuppe, Rassel) konditionierter Orientierungsreflex.
  - *Kinder ab zweieinhalb Jahren:* Spielaudiometrie (Kopfhörer werden mei toleriert).
  - *Ab dem 4. Lebensjahr:* Screening-Audiometrie.
- **Spezifische pädaudiologische Untersuchungen:** Konventionelle Audiometr (Hörschaden bei Hörverlust über 20–25 dB), elektrische Reflexaudiometrie, Im pedanzmessung, Stapediusreflexe, Messung akustisch evozierter Potentiale (a Neugeborenenalter), Elektrokochleographie, Hirnstammaudiometrie. Durch führung durch HNO-Facharzt!

Differenzialdiagnosen

- Motorische, geistige, psychische, soziale, sprachliche Entwicklungsstörung m Reaktionsverminderung.

Therapie und Prognose

- **Therapie:**
  - Schallleitungsstörungen konservativ oder operativ behandeln.
  - Bei Innenohrschwerhörigkeit Hörgeräte, bei frühkindlichen Formen wege Sprachentwicklung schon ab 6. Monat, kombiniert mit heilpädagogische Hausfrühförderung und Sprachtherapie.
  - Kochlearimplantation: Bei schwerem Hörverlust und fehlendem Erfolg kor servativer Maßnahmen, ab dem (1.) 2. Lebensjahr.
- **Prognose:** Abhängig von Lokalisation, Ursache und Schweregrad der Hörstö rung sowie vom Behandlungsbeginn.

10.4 Sprachstörungen

Grundlagen und Symptome

Formen und Symptome:
- *Sprachentwicklungsverzögerung:* Verzögerter Beginn der Sprachleistung (normale Sprachentwicklung s.Tab. 54), Einschränkung des Sprachverständnisses und des Wortschatzes (Einfluss des Elternhauses!).
- *Dysgrammatismus:* Grammatik und Syntax (Wort- und Satzbildung) auch nach dem 4. Lebensjahr fehlerhaft (meist bei geistiger Behinderung).
- *Dyslalie:* Lautbildungsfehler (Stammeln), auch nach dem 3. Lebensjahr, am häufigsten bei den Einzellauten s, sch, r, k, g, ch, j, l oder bei Konsonantenverbindungen (z. B. kl, nk, dr).
- *Rhinophonie* (Rhinolalie): Sprechen durch die Nase, z. B. bei Adenoiden oder Gaumenspalte (geschlossene und offene Form).
- *Audiogene Dyslalie:* Verzögerter Sprachbeginn, verwaschene Sprache.
- *Dysarthrie:* Teil einer zerebralen Bewegungsstörung.
- *Aphasie:* Vorhandene Sprache geht verloren (z. B. Hirntrauma).
- *Stottern* (Dysphemie): Sprechhemmung, auch nach dem 6. Lebensjahr mit Störungsbewusstsein (klonische und tonische Form).
- *Poltern* (Tachyphemie): Überhastete Sprechweise ohne Störungsbewusstsein.
- *Mutismus:* Verweigerung der Lautäußerung.
- *Autismus:* Unfähigkeit zur Kommunikation (s. S. 458).

Ursachen: Häufig unbekannt, Hirnfunktionsstörungen infolge genetisch bedingter oder prä-, peri- und postnataler Hirnschädigung, besonders im Zusammenhang mit Hörstörungen sowie psychogen (Belastungen, Deprivation, Beziehungsstörungen), Störungen der Sprechorgane (z. B. Lippen-Kiefer-Gaumen-Spalte, s. S. 223).

Epidemiologie: Häufigkeit ca. 3 %, dazu Stottern im Vorschulalter bei 2 % der Mädchen und 5 % der Jungen.

Tabelle 54 Zeittafel der Sprachentwicklung (aus Audiometrie, Hörprüfungen im Erwachsenen- und Kindesalter, G. Böhme und K. Welz-Müller, Hans-Hübner-Verlag)

Fähigkeit	Alter
Schreiperiode (Reflexschreie)	bis 7. Woche
Erste Lallperiode (Affektäußerung)	6. Woche bis 9. Monat
Zweite Lallperiode (absichtliche Lautnachahmung)	6. – 9. Monat
Sprachverständnis	8. – 9. Monat
Zuordnung von lautlicher Äußerung, Geste und Situation	9. – 10. Monat
Beginn zweckbestimmter Sprachäußerungen	9. – 12. Monat
Entstehung der Symbolfunktion der Sprache	13. – 15. Monat
Ein-Wort-Sätze (50 Wörter)	12. – 18. Monat
Ein-Wort-Sätze und ungeformte Mehr-Wort-Sätze, erstes Fragealter (200 Wörter)	18. – 24. Monat
Geformte Mehr-Wort-Sätze (900 Wörter)	3. Jahr
Satzentwicklung und Vollzug des Spracherwerbs, zweites Fragealter	4. Jahr
Verständnis schwieriger komplexer Satzkonstruktionen	mit 10 Jahren

10.4 Sprachstörungen

Diagnostik

- Vorsorgeuntersuchungen bereits beim Säugling auf Entwicklungsstörun (s. S. 26).
- HNO-Status mit Hörprüfung (Untersuchungen s. S. 245).
- Logopädische Austestung ab dem 3.–4. Lebensjahr.
- Bei Stimmstörungen laryngologische Untersuchung.

Differenzialdiagnosen

- **Stimmstörungen:** Aphonie (nur Flüstern), Dysphonie (gepresstes Sprecher Phonasthenie (rasche Ermüdbarkeit), Heiserkeit (Laryngitis, Tumoren, Stimn lippenknötchen), Mutationsfistelstimme, Fehlbildungen.

Therapieübersicht und Prognose

- Logopädie (s. u.).
- Bei Stimmstörungen medizinische Behandlung der Grundkrankheit.
- **Prognose:** Die Prognose ist von der Ursache, Form und Schwere der Sprachstö rung und von der Mitarbeit der Eltern abhängig.

Logopädie

- **Indikationen:**
  - Indikation zur Stimmtherapie durch HNO-Arzt oder Logopäden.
  - Keine Indikation bei geistig und motorisch schwerst behinderten und psy chisch schwer auffälligen Kindern.
  - Bei leichter und mittelschwerer Behinderung Zusammenarbeit mit sozia und heilpädagogischen Frühförderern.
- **Therapiebeginn:**
  - Bei Rhinophonie gleich nach organischer Abklärung.
  - Bei Hörstörungen bereits nach Verdachtsdiagnose.
    - 👁 *Beachte:* Therapie schon im ersten Lebensjahr erforderlich!
  - Bei Lippen-Kiefer-Gaumen-Spalte im 1. Lebensmonat (Mundmotorik).
  - Bei Zerebralparese, Dysarthrie gleich nach Erkennen (Mund- und Esstherapie
  - Sprachentwicklungsverzögerung: Im Alter von 2 bis 2,5 Jahren.
  - Dyslalie, Dysgrammatismus: Im Alter von 2 bis 2,5 Jahren, evtl. mit 5 Jahre in leichten Fällen.
  - Stottern, Poltern: Elternberatung früh, Therapie mit 4–6 Jahren.
  - Bei Aphasie von körperlichem Zustand abhängig.
- **Therapieformen und -ziele:**
  - Therapie durch Logopädie mit Elternberatung und Instruktion.
  - Verbesserung oder Behebung von Artikulationsfehlern und grammatika schen Fehlern, des Sprachverständnisses, der akustischen Aufmerksamke und der Begriffsbildung.
  - Erreichen einer freien Atmung und Stimmgebung.
  - Positive Beeinflussung von Stottern und Poltern.
  - Verbesserung der Mundmotorik und der Nahrungsaufnahme.
  - Therapiefrequenz meist einmal pro Woche.
  - Eltern werden als Kotherapeuten geschult, ihr Mitwirken ist wesentlich.
  - Unterschied zur Sprachschullehre: Diese umfaßt die Pädagogische Betre ung von 6- bis 15-Jährigen.
- **Beendigung der Therapie:** Bei zufriedenstellendem Status, bei Ausbleiben ei nes weiteren Erfolgs, bei Interesselosigkeit der Eltern.

10.5 Psychomotorische und geistige Störungen

Grundlagen und Symptome

- **Definition:**
  - *Störungen der psychomotorischen Entwicklung:* Meist kombinierte Verzögerung der intellektuellen, psychosozialen und motorischen Entwicklung bis zum 6. Lebensjahr.
  - *Geistige Retardierung:* Angeborene (Oligophrenie) oder erworbene (Demenz) Einschränkung kognitiver Leistungsfähigkeit (Intelligenzverminderung).
- **Ursachen:** Prä-, peri- und postnatale Hirnschädigung auf der Basis erblicher (z. B. Stoffwechselkrankheit) und erworbener (z. B. Unfall, Enzephalitis, Hypothyreose) Krankheiten, soziale Deprivation, primäre Sinnesstörungen (Blindheit, Taubheit) ohne Frühförderung, häufig aber auch unbekannt.
- **Epidemiologie:**
  - Psychomotorische Störungen kommen bei ca. 3 % aller Kinder vor.
  - Geistige Retardierung inklusive minimaler zerebraler Dysfunktion und psychisch-kognitiver Deprivation bei ca. 10 %.
- **Symptome und körperlicher Untersuchungsbefund:**
  - Nichterreichen der altersgemäßen Leistungen im Bereich der Motorik, des Spielverhaltens, der Sprache und des Sozialverhaltens (vgl. Meilensteine der Entwicklung, S. 26).
  - Häufig Kombination von psychomotorischen Störungen (s. S. 86), zerebralen Bewegungsstörungen (s. S. 430), Seh- und Hörstörungen (s. S. 242 und S. 245) und psychischen Veränderungen (s. S. 453 ff.).
  - Primitivreaktionen.
  - Neurologische u. a. Symptome der Grundkrankheit.
  - Teilleistungsstörungen oder minimale zerebrale Dysfunktion (vgl. S. 430) mit Störungen des Sprachverständnisses, der Ausdrucksfähigkeit, des logischen und rechnerischen Denkens, des Lesens und Rechtschreibens, der visuellen Form- und Raumerfassung, der Merkfähigkeit, der Aufmerksamkeit und Konzentrationsfähigkeit, der Kreativität.
  - Manchmal Kombination mit Hyperaktivität (s. S. 454) oder Autismus (s. S. 458).
  - Bei chronischen und degenerativen Krankheiten Zunahme des Rückstandes bzw. Abbau erworbener Leistungen.

Diagnostik

- **Anamnese und körperliche Untersuchung:**
  - Hinweise auf definierte Krankheitsbilder: Syndrome, Stoffwechselstörungen, degenerative Erkrankungen, anamnestisch Schwangerschafts- und Geburtskomplikationen, Entzündungen, Traumen u. a. ZNS-Krankheiten, soziale Deprivation.
  - Motoskopie und Reflexe (s. S. 29), neurologischer Status.

10.5 Psychomotorische und geistige Störungen

➤ **Weitere Diagnostik:**
  - Gezielte Abklärung von klinischen Verdachtsdiagnosen (Stoffwechseltest, Liquor, EEG, CT, NMR etc.).
  - Objektivierung und Klassifizierung der Entwicklungsstörungen mittels standardisierter Tests (z. B. Entwicklungstests, Intelligenztest, s. S. 91).
  - Objektivierung und Klassifizierung von begleitenden Bewegungs-, Seh- und Hörstörungen (s. dort).
  - Spezielle Tests auf Teilleistungsschwächen durch Experten (z. B. Bender-Test, Labyrinthtest, psycholinguistischer Entwicklungstest).

Therapieübersicht

◉ *Wichtigste Therapiemaßnahmen:* Physiotherapie (s. zerebrale Bewegungsstörungen, S. 431), Ergotherapie (s. u. 251), Logopädie (s. S. 248), heilpädagogische Betreuung (s. u.) extra oder integriert in Kindergärten und Schulen oder in Sonderschulen.
➤ Grundkrankheit (z. B. Stoffwechselstörungen, Endokrinopathien) behandeln.
➤ Sozial- und heilpädagogische Frühförderung behinderter Kinder und Elternbegleitung zu Hause (s. S. 14).
➤ Rehabilitationsmaßnahmen in Abhängigkeit von der Art der Entwicklungsstörungen, aufgrund der häufigen Mehrfachbehinderung multidisziplinäre Teambetreuung.
➤ Fallweise Seh- und Hörschulung, Verhaltenstherapie, Musiktherapie, spezifische Rehabilitationsmaßnahmen in heilpädagogischen Kindergärten bzw. später in Sonderschulen oder Integrationsschulen (vgl. S. 15).

Heilpädagogik

➤ **Definitionen:**
  - Heilpädagogik im weiteren Sinn sind alle Rehabilitationsmaßnahmen, die mit pädagogischen Mitteln durchgeführt werden.
  - Sozial- und heilpädagogische Frühförderung und Elternbegleitung zu Hause (s. S. 14) von der Geburt bis zum Kindergartenalter in interdisziplinärer Zusammenarbeit mit Therapeuten.
  - Heilpädagogik im engeren Sinn beschäftigt sich mit mentalen Entwicklungsstörungen, im besonderen mit Lernproblemen, Konzentrationsstörungen, Ungeschicklichkeiten und Teilleistungsstörungen im Alter von ca. 4–12 Jahren.
➤ **Vorgehen:**
  ◉ *Beachte:* Frühförderung und altersgerechte Förderung von behinderten Kindern s. 14.
  - Mit den Eltern spricht man über die Untersuchungsergebnisse und überlegt gemeinsam das Behandlungsziel und den Behandlungsfahrplan, hilfreich sind auch Gespräche mit Kindergärtnerinnen und Lehrern.
  - Die heilpädagogische Behandlung soll durch Experten erfolgen oder durch ausgebildete Kindergärtner und Lehrer in Integrationseinrichtungen oder Sonderschulen.
  - Heilpädagogische Einzeltherapie: Training der Konzentration, der visuellen Perzeption, des Lesens und Rechtschreibens, des Körperschemas, der Feinmotorik, des Spielens.
  - Musiktherapie, für Vorschulkinder Rhythmik als Gruppentherapie.

10.5 Psychomotorische und geistige Störungen

Ergotherapie

Ziele und Zielgruppe:
- In der Ergotherapie wird versucht, dem Kind Situationen zu schaffen, in denen es spielerisch lernen kann, auf seine Umgebung und deren Anforderungen adäquat zu reagieren.
- Die Zielgruppe besteht aus Kindern, die motorische Störungen (z. B. Zerebralparesen, juvenile Polyarthritis, Nervenläsionen) und/oder Probleme in der Reizverarbeitung haben, psychomotorisch verlangsamt sind. Diese Kindern können auffallen durch:
  - Allgemeine Entwicklungsverzögerung.
  - Inadäquates Aktivitätsniveau.
  - Auffälliges Spiel- und Sozialverhalten.
  - Konzentrations- und Aufmerksamkeitsstörungen.
  - Essprobleme und verzögerte oder gestörte Sprachentwicklung.
  - Schwäche nur im grobmotorischen (Tollpatschigkeit) oder auch im feinmotorischen Bereich.
- Es gibt Überlappungen mit Indikationen für Physiotherapie, Logopädie und Heilpädagogik. Prinzipiell können Kinder ab der Geburt ergotherapeutisch betreut werden.

Vorgehen:
- Ergotherapeutische Abklärung mit Hauptaugenmerk auf die basalen Sinnessysteme (vestibuläres, taktiles und propriozeptives System).
- Festsetzen der Therapieschwerpunkte, wobei die Verbesserung der basalen sensomotorischen Funktionen im Vordergrund steht, da diese die Voraussetzung für eine „normale" Entwicklung darstellen.
- Therapiemittel ist das Spiel, auch gestalterische Techniken können zum Einsatz kommen.
- Erfolge werden durch die Besserung oder das Verschwinden von Symptomen sichtbar, ohne dass direkt an diesen gearbeitet wurde.
- Einen wichtigen Stellenwert hat die Beratung der Eltern, damit sie die Probleme ihres Kindes besser verstehen und so ihren Umgang im Alltag entsprechend verändern können.
- Bei rein motorischen Störungen stehen die Schienenversorgung und die funktionelle Therapie im Vordergrund.

Physiotherapie
▶ s. S. 431.

Logopädie
▶ s. S. 248.

11.1 Adipositas simplex

Grundlagen und Symptome

- **Definition:** Körpergewicht >20% über dem Sollgewicht. Die Hautfaltendicke ist meist >85. Perzentile. BMI (Body mass index = kg KG/m² KO) bei Jugendliche >95% der Alters- und Geschlechtsnormwerte.
- **Ursachen:** Multifaktorielle Pathogenese: Genetische Prädisposition, Essgewohnheiten in der Familie, Überprotektion, psychische Faktoren, Störung der Thermogenese, insgesamt Missverhältnis zwischen Kalorienzufuhr und Kalorienverbrauch.
- **Epidemiologie:** 10–30% bis zum Jugendalter in verschiedenen Ländern.
- **Symptome und körperlicher Untersuchungsbefund:** Übergewicht und übermäßiger Fettansatz, meist überdurchschnittliche Größe (Adiposogigantismus), RR häufig erhöht, Hypogenitalismus durch Fettpolster vorgetäuscht. Geringe körperliche Spontanaktivität, geistig normal bis überdurchschnittlich begabt.
- **Komplikationen:** Hypercholesterinämie, Hypertonie, Diabetes mellitus, Gelenkerkrankungen, Verhaltensstörungen, Schlafapnöen (Pickwickier-Syndrom ab Jugendalter).

Diagnostik

- Anamnese und körperliche Untersuchung einschließlich Erhebung der anthropometrische Maße (s. S. 23). Fehlender Kleinwuchs spricht gegen „Drüsenerkrankung".
- **Labor:** Lipidstatus (Risikofaktoren: Cholesterin ↑, Triglyzeride ↑, LDL- und VLDL-Lipoproteine ↑, HDL-Lipoproteine ↓), Glukosebelastungstest (s. S. 494).
- **Röntgen:** Knochenalter (s. S. 23) bestimmen, häufig ist es beschleunigt.
- Weitere gezielte Untersuchungen je nach Symptomen (s. Differenzialdiagnosen).

Differenzialdiagnosen

- Hypothyreose (s. S. 483), Morbus Cushing (s. S. 493), Prader-Willi-Labhart-Syndrom (s. S. 229), Laurence-Moon-Bardet-Biedl-Syndrom (s. S. 233).
- Fröhlich-Syndrom (hypogonadotroper Hypogonadismus bei Hypothalamusläsion).

Therapie und Prognose

- **Therapie:** Primär Motivation zur Gewichtsreduktion, z. B. im Rahmen von Jugendgruppen, Ferienlagern; Steigerung der körperlichen Aktivität; Versuch der Änderung von Familiengewohnheiten. Fallweise Psychotherapie. Kalorienreduktion auf ca. 1000 Kalorien im Schulalter mit ausgewogenem, eiweißreichem Speiseplan. Keine Nulldiät. Keine Medikamente. Nur bei sonst unbeeinflussbarer Adipositas permagna Xenikal (verhindert ca. 30% Fettresorption) bei gleichzeitig fettarmer Diät und Vitamingaben. Regelmäßige Kontrollen und viel Geduld.
- **Prognose:** Ungünstig, 70% der Kinder bleiben adipös, bis zu 20% davon auch im Erwachsenenalter.

11.2 Malnutrition

Grundlagen und Symptome

- **Definition:** Mangelhafte Energiezufuhr, die zur Gedeihstörung mit Untergewichtigkeit führt.
- **Formen:** Dystrophie (Gewichtsabnahme unter die doppelte Standardabweichung [3. Perzentile] der altersentsprechenden Gewichtskurve), Atrophie (schwerste Form der Dystrophie), Marasmus (Kalorienmangelernährung mit Gewichtsabnahme unter 60% des altersentsprechenden Mittelwertes).
- **Ursachen:** Primärer Mangel durch Mangelernährung. Sekundärer Mangel bei Malabsorptionssyndromen und Maldigestion, chronischen Krankheiten, Malignomen, Morbus Crohn, Colitis ulcerosa, Kardiopathien, chronischer Niereninsuffizienz, sozialer Deprivation, psychischen Essstörungen bei Säuglingen und Kleinkindern (Belastungsfaktoren sind u.a. Unerfahrenheit, Unsicherheit, Ängstlichkeit der Mutter, Misshandlung in Familie). Anorexia nervosa s. S. 464.
- **Symptome und körperlicher Untersuchungsbefund:** Anfänglich Gewicht erheblich unter dem individuellen Sollgewicht, später zusätzlich Wachstumsretardierung. Unterhautfettgewebe vermindert, Haut dünn, künstliche Hautfalten verstreichen (im Gegensatz zu Dehydratation), Tabaksbeutelfalten am Gesäß, „Greisengesicht", verminderte Muskelmasse. Bei Eiweißmangel auch Ödeme, Hepatomegalie (Kwashiorkor). Bei psychischen Ursachen heftiger Widerstand gegen jedes Nahrungsangebot und Interaktionsstörungen.
- **Komplikationen:** Hyperkeratose, Pigmentverschiebungen, Vitaminmangel (z. B. Osteoporose, Blutungsneigung), schwere Infektionen (T-Zell-Mangel), psychomotorische Retardierung im frühen Säuglingsalter, Apathie.

Diagnostik

- Anamnese und körperliche Untersuchung (s.o.), anthropometrische Maße (s. S. 23) in Perzentilenkurven eintragen, fallweise Hautfaltendicke und Armumfang messen.
- **Labor:**
    - Blutbild (häufig Anämie, Eisenmangel).
    - Serum: Gesamteiweiß, Albumin, Präalbumin, ggf. retinolbindendes Protein, Cholinesterase, Transferrin, Quick-Wert (fallweise erniedrigt), Gliadin-Antikörper (IgA/IgG), endomysiale Antikörper, Orosomukoid.
    - Immunologie: Verminderung der Zahl und Funktion der T-Lymphozyten, der Komplementaktivität und Neutrophilenfunktionen; Hautanergie.

Therapie und Prognose

- **Therapie:**
    - Bei primärer Malnutrition energie- und proteinreiche Kost, Substitution von Polyvitaminen und Mineralien, fallweise antiinfektiöse Behandlung.
    - Bei sekundärer Malnutrition Behandlung der Grundkrankheit. Bei psychischen Ursachen therapeutisches Familiengespräch, Vermeiden zwanghafter Manipulationen, Ablenken und Entspannung der Mutter bei Trink- und Essversuchen. Bei Anorexia nervosa s. S. 464.
    - In Notfällen Sondenernährung (s. S. 57).
- **Prognose:** In der dritten Welt sterben bis zu 50% der Kinder an den Folgen der primären Malnutrition (weltweit eine der 5 häufigsten Todesursachen). Einzelprognose je nach Grundkrankheit.

12.1 Gastroösophagealer Reflux, Hiatushernie

Grundlagen und Symptome

- **Formen:** Kardiachalasie, zentrale Gleithernie, Paraösophagealhernie, Upside-Down-Stomach (Großteil des Magens im Thorax).
- **Ursachen und Epidemiologie:** Mangelnder Verschlussmechanismus der Kardia mit Rückfluss des Mageninhalts in den Ösophagus (bei Neugeborenen in ca. 20%, „Ausreifung" in 95% bis zum 6. Lebensmonat). Fließender Übergang zur Hiatushernie, die durch mangelnde Fixation am Zwerchfell entsteht.
- **Symptome und körperlicher Untersuchungsbefund:** Von Geburt an vermehrtes Speien bis schlaffes Erbrechen (bei Hiatushernie selten blutig), Gedeihstörung. Bei älteren Kindern Sodbrennen, Schmerzen retrosternal und im Epigastrium.
- **Komplikationen:** Ösophagitis (Schmerzen, Misslaunigkeit, Appetitlosigkeit) mit späterer Stenosierung, Barrett-Ulkus, Aspiration im Schlaf mit rezidivierenden Bronchitiden, Apnoen, evtl. Auslöser für SIDS.

Diagnostik

- Anamnese und körperliche Untersuchung (s. o.).
- **Labor:**
  - Blutbild: Hypochrome Anämie bei chronischem Blutverlust.
  - Hämofec, Hämoccult (Blutnachweis im Stuhl).
- Sonographie, ggf. Röntgen-Schluckakt mit Refluxprüfung (Siphonmethode).
- pH-Metrie (pH-Abfall unter 4 über 10% der Messzeit), evtl. Ösophagus-Dreipunkt-Manometrie bei auffällig langen Refluxphasen.
- Ösophagoskopie (mit Biopsie) bei Ösophagitisverdacht.
- Polysomnographie bei zusätzlichen Apnoen im Schlaf.

Differenzialdiagnosen

- Schluckstörungen (Ösophagusmanometrie, Röntgen-Schluckakt).
- Jedes rezidivierende Erbrechen anderer Genese (s. S. 142).
- Infektiöse Ösophagitis.

Therapie

- **Konservativ** bei Achalasie und zentraler Gleithernie:
  - Eindicken der Nahrung mit 0,5% Nestargel, Neutralisation des Magensaftes mit Antazida.
  - Hochlagerung des Oberkörpers (ca. 30°), keine Bauchlage im Schlaf wegen SIDS-Risiko.
  - Falls medikamentöse Therapie notwendig: Cisapride 3×0,2 mg/kg KG/d. Bei schwerer Refluxösophagitis H_2-Blocker (strenge Indikationsstellung).
  - Kontrolle nach 6 Monaten und Überwachung des Therapieerfolges mit pH-Metrie auch nach Absetzen der Medikamente.
- **Operativ** bei Ösophagitis und Paraösophagealhernie mittels Fundoplicatio. Bougierung von Stenosen.

Prognose

- Bei rechtzeitiger Diagnose und Überwachung gut.

12.2 Hypertrophische Pylorusstenose

Grundlagen und Symptome

- **Definition und Ursache:** Hypertrophie der Pylorusmuskulatur mit Stenosierung des Pyloruskanals nach der Geburt.
- **Epidemiologie:** Bei ca. 3‰, öfter bei Knaben.
- **Symptome und körperlicher Untersuchungsbefund:** Beginn zwischen 2. und 4. Lebenswoche mit zunehmendem gussartigem, bogenförmigem, farblosem, saurem Erbrechen („Erbrechen im Strahl"). Sichtbare Magenperistaltik, besonders nach einer Mahlzeit, Pylorusolive häufig tastbar, Peristaltik durch Perkussion provozierbar. Angespannte Mimik.
- **Komplikationen:** Dystrophie, Dehydratation, hypochlorämische Alkalose mit oberflächlichem Atmen, Hypokaliämie, Ikterus.

Diagnostik

- Anamnese und körperliche Untersuchung (s.o.).
- **Labor:** Blutbild, Hkt, BGA (metabolische Alkalose), Elektrolyte (Natrium, Kalium ↓, Chlorid ↑), Bilirubin, Harnstatus (evtl. Chloridgehalt).
- **Sonographie** des hypertrophierten Pylorusmuskels (s. Abb. 79). In unklaren Fällen Röntgen mit Kontrastmittel.

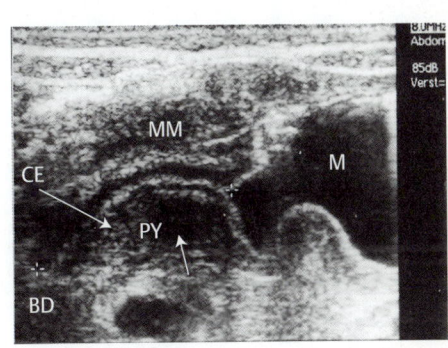

Abb. 79 Sonographie bei hypertropher Pylorusstenose: Darstellung der deutlich verdickten Muskelwand (MM), des hochgradig verengten Canalis egestorius (CE) bei verlängertem Pylorus (PY, ++) als Ausdruck einer hochgradigen hypertrophen Pylorusstenose mit vergrößertem Gesamtdurchmesser (→); Flüssigkeit im Magen (M) (; BD = Bulbus duodeni)

Differenzialdiagnosen

- AGS-Syndrom (Azidose, Hyperkaliämie, Hypochlorurie) (s. S. 491).
- Gastroösophagealer Reflux und Hiatushernie (schlaffes Erbrechen, Sonographie, pH-Metrie, Ösophagusmanometrie, Röntgenpassage) (s. S. 254).
- Roviralta-Syndrom (Kombination von Pylorusstenose und Kardiachalasie).
- Funktioneller Pylorospasmus (Sonographie).
- Antrum- und Pylorusatresie (Sonographie, evtl. Röntgen).

12.2 Hypertrophische Pylorusstenose

Therapie und Prognose

- **Therapie:**
  - Korrektur der Dehydratation und Elektrolytstörungen (s. S. 614).
  - Konservativer Therapieversuch mit häufigen, kleinen, dünnflüssigen Milchmengen bei geringer Stenose oder Pylorospasmus über 24 Stunden.
  - Pyloromyotomie nach Weber-Ramstedt, anschließend vorsichtiger Aufbau zuerst mit Tee, dann mit Milchnahrung für 3 Tage. Bei nochmaligem Erbrechen Magenspülung mit physiologischer Kochsalzlösung.
- **Prognose:** Sehr gut.

12.3 Gastritis und Ulkuskrankheit

Grundlagen und Symptome

- **Ätiologie und Pathogenese:**
  - Gastritiden, die nicht im Rahmen akuter Gastoenteritiden auftreten, sind in 80–90% mit Helicobacter pylori (H.p.) assoziiert und verlaufen chronisch. Die toxischen Produkte des H.p. schädigen die Schleimhaut, führen zu nodulärer Gastritis („Gänsehautmagen" infolge hyperplastischer Lymphfollikel) – bis hin zu Erosionen und Nekrosen. Ca. 10–20% der Magenulzera sind medikamentös (Steroide) oder stressbedingt (Intensivpatienten).
  - Die meisten Ulzera sind im Duodenum lokalisiert. Ihre Pathogenese basiert auf der Infektion mit H.p. (>90%) in Kombination mit vermehrter Säureproduktion, psychischen Konflikten und Mangel an (hypothetischen) protektiven Substanzen (familiäre Häufung und Zusammenhang mit HLA-B5-Konstellation).
- **Epidemiologie:** Kaum vor dem 4., meistens nach dem 10. Lebensjahr, häufiger bei Jungen und in schlechten sozialen und hygienischen Situationen.
- **Symptome und körperlicher Untersuchungsbefund:** Rezidivierende Oberbauchschmerzen, Nachtschmerz, Nausea, Erbrechen (manchmal blutig), epigastrischer Druckschmerz.
- **Komplikationen:** Akute Blutungen mit Teerstühlen bis Schock, Perforation, Peritonitis.

Diagnostik

- Anamnese und körperliche Untersuchung (s. o.).
- **Bei chronischer Gastritis und/oder Verdacht auf Ulkus:**
  - *Labor:* Blutbild (evtl. Blutungsanämie), Gastrin im Serum bei V. a. Zollinger-Ellison-Syndrom, H.p.-IgG-AK (haben nur begrenzte Aussagekraft, keine sichere Unterscheidung zwischen früheren und aktiven Infektionen). Evtl. Blutnachweis im Stuhl, Hämatinnachweis per Magensonde.
  - ^{13}C-*Harnstoff-Atemtest* zum noninvasiven Nachweis von Helicobacter pylori.
  - *Gastroduodenoskopie* und Nachweis von H.p. mittels Urease-Schnelltest und Histologie aus Biopsiematerial immer vor Eradikationstherapie zur Resistenzprüfung, Ulkus-Nachweis und Therapiekontrolle.
  - *Röntgen:*
    - Abdomenleeraufnahme bei Perforationsverdacht (sichelförmige Luftansammlung unter dem Zwerchfell) (s. Abb. 80).
    - In seltenen Fällen Magen-Duodenum-Röntgen-Passage (z. B. bei Verdacht auf Passagehindernis).

Differenzialdiagnosen

- Duodenitis (Ausschluss durch Gastroduodenoskopie).
- Zollinger-Ellison-Syndrom (multiple Geschwüre, Gastrin nüchtern ↑, bioptisch gastrinproduzierende Zellen im Antrum vermehrt).
- Andere Oberbaucherkrankungen: Pankreatitis (s. S. 276), Hepatitis (s. S. 554), Hiatushernie (s. S. 254), Magenanomalien, Gallensteine.
- Appendizitis (s. S. 264), Volvulus (s. S. 262), Nabelkoliken (s. S. 268), Meckelsches Divertikel, Morbus Crohn (s. S. 270).
- Vom Thorax fortgeleitete Schmerzen (z. B. Ösophagitis).

12.3 Gastritis und Ulkuskrankheit

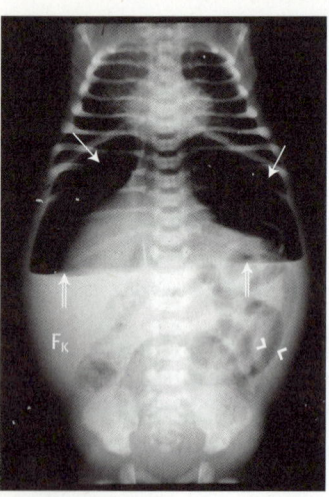

Abb. 80 Abdomenleeraufnahme im Stehen/Hängen: Pneumo-Fluido-Peritoneum bei Perforation eines Magenulkus mit Spiegelbildung (⇒); oberhalb die Luftblase, mit konsekutivem Zwerchfellhochstand bds. (→), unterhalb abdominelle (freie) Flüssigkeit (Fk) mit darin schwimmenden Darmschlingen (><) und deutlich ausladenden Flanken bei verbreitertem Abdomen

Therapie

- **Konservative Therapie:**
  - Magenschonkost (sowohl bei Gastritis als auch bei Ulkus): Vor allem Vermeiden von Fleischbrühe, Snacks, Tee, Kaffee, Gewürzen und karbonathaltigen Getränken. Keine schleimhautreizenden Medikamente.
  - *Medikamente:*
    - Bei Ulkus: H_2-Rezeptoren-Blocker, z.B. Cimetidin 30 mg/kg KG/d mit den Mahlzeiten für 2–3 Wochen, danach Nachtdosis weiter für 4–8 Wochen.
    - Intervalltherapie mit Antazida, z.B. Aluminiumhydroxid 15–30 ml 1–3 Stunden nach den Mahlzeiten über 6 Wochen.
    - Bei Nachweis von Helicobacter pylori Eradikation mit Trippeltherapie: Amoxicillin 50 mg/kg KG/d in 2 ED plus Clarithromycin 20 mg/kgKG/d in 2 ED plus Protonenpumpenhemmer, z.B. Omeprazol 1–2 mg/kg KG/d (max. 80 mg) in 2 ED über eine Woche.
  - *Bei Magenblutung:* Eiskaltes NaCl durch Sonde, evtl. Vasopressin 0,3 IE/1,73 m^2 KO/min i.v. über 48 Stunden.
- **Operativ:** Bei unstillbaren Blutungen und Perforationen.

Prognose und Prophylaxe

- Erfolgreiche Eradikation des H.p. kann mit Heilung gleichgesetzt werden. Mit Trippeltherapie >85% Erfolgsrate (mit Dualtherapie d.h. nur 1 Antibiotikum, nur 60%).
- Ulkus-Prophylaxe mit Antazida (siehe oben), evtl. H_2-Rezeptorenblocker (siehe oben) bei ZNS-Trauma, langer Intensivtherapie, schweren Verbrennungen und Steroidtherapie.

12.4 Enteropathische Kuhmilchallergie

Grundlagen und Symptome

- **Ursache:** Kuhmilchprotein-Allergie.
- **Formen und Symptome:**
  - *Milchinduzierte Kolitis:* Meist vor dem 6. Lebensmonat mit Erbrechen und rezidivierend schleimig-blutigen Durchfällen, Exsikkose, ggf. Schock. Selten auch bei gestillten Kindern bei hohem Kuhmilchverzehr der Mutter.
  - *Malabsorptionssyndrom:* Rezidivierende Durchfälle, Gedeihstörung. Häufig nach vorhergehender Schleimhautschädigung (Enteritis, Operation). Vorkommen meist im frühen Säuglingsalter.
  - *Allergische Enteropathie:* Häufig nach Sensibilisierung im Neugeborenenalter bei späterer neuerlicher Milchzufuhr mit Erbrechen, selten Durchfällen, Anaphylaxie (Urtikaria, evtl. Schock).
  - *Extraintestinale Manifestationen:* Hauterscheinungen (akute Urtikaria, atopische Dermatitis), rezidivierende Rhinitiden, asthmoide Bronchitiden.
- **Komplikationen:** Schock, Eiweißmangel, Intractable diarrhea.

Diagnostik

- Genaue Ernährungsanamnese und körperliche Untersuchung.
- **Labor:**
  - Blutbild (häufig Anämie, Leukozytose, Eosinophilie), Quick-Wert oft ↓, Eiweiß und Elektrolyte ↓, Azidose.
  - Nachweis von Kuhmilchantikörpern (IgG-AK gegen Kuhmilchprotein) im Serum oder positiver Pricktest sind nicht pathognomonisch, negativer RIST oder RAST schließt die Diagnose nicht aus.
  - Stuhlkultur zur Differenzialdiagnose (Blut im Stuhl möglich).
- Karenz und Exposition.

Differenzialdiagnosen

- Malabsorptionssyndrom, andere Ursachen für chronische Durchfälle (s. S. 146), blutige Stühle (s. S. 144), Erbrechen (s. S. 142), Dystrophie (s. S. 253).
- **Infantile Colitis:** Muttermilchinduziert blutige Stühle bei sonst gesundem Säugling infolge anderer Nahrungsmittelallergene (z. B. Nuss, Apfel, Zitrusfrüchte, Fisch) aus der mütterlichen Ernährung.

Therapie, Prophylaxe und Prognose

- **Therapie:**
  - Kuhmilchproteinzufuhr absetzen (Milch und -produkte), Gabe von Frauenmilch oder Semielementarkost (kleine Peptidgröße, z. B. Pregomin, Alfaré, Pregestemil AS) für mind. 8 Wochen bis Ende 4. (5.) Lebensmonat.
  - *Cave:* Keine Sojamilch wegen Kreuzallergie!
  - Im normalisierten Zustand milliliterweise Belastung mit Kuhmilch unter strenger Überwachung: Zuerst lokale Benetzung mit Milch, wenn keine Reaktion 2–3 ml am 1. Tag, am 2. Tag 5 bzw. 10, 20 ml in Abständen von 4 Stunden. Bei pathologischer Reaktion weiter Diät bis zum Ende des 1. Lebensjahres, dann erneute Belastung.
- **Prophylaxe:** Bei Atopieanamnese der Eltern Stillen oder hypoallergene Säuglingsmilch von Geburt an bis zum 6. Monat (s. S. 49). Wenn auch darunter die Kuhmilchproteinallergie manifest wird, umstellen auf Semielementarkost (s. o.).
- **Prognose:** Abheilung meist zwischen Ende des 1. und 2. Lebensjahres.

12.5 Zöliakie

Grundlagen und Symptome

- **Definition und Pathogenese:** Vermutlich polygen vererbte Glutenintoleranz, die zur Zottenatrophie des Dünndarms und zum Malabsorptionssyndrom führt. Immunologische Pathogenese wahrscheinlich, über 90% der Patienten sind HLA–DR3 –DQ2–, DR5/7 –DQ2–, und/oder DR4 –DQ8-Antigen-positiv.
- **Epidemiologie:** Inzidenz 1 : 400.
- **Symptome und körperlicher Untersuchungsbefund:**
  - Symptome treten 1 – 6 Monate nach Beginn mit glutenhaltiger Nahrung (s. u.) auf. Je früher Gluten zugeführt wird, desto kürzer ist die Latenzzeit und schwerer der Verlauf. Leichtere Verlaufsformen bei später Glutenbelastung (Risiko der fehlenden oder späten Diagnose).
  - Großes vorgewölbtes Abdomen, gehäufte massige, evtl. fettig-glänzende, übelriechende Stühle, Anorexie, Gewichtsabnahme, Dystrophie, Erbrechen, Blässe, Wachstumsretardierung, Missmutigkeit, Muskelhypotonie.
  - *Beachte:* Auch monosymptomatische Formen, z. B. nur Blähungen, Eisenmangel, Minderwuchs, 6% Spätmanifestationen (z. T. Erwachsene).
- **Komplikationen:** Eisenmangelanämie, Ödeme bei Hypoproteinämie, Dehydratation , Schock, Azidose, Hyponatriämie, Hypomagnesiämie, Blutungsneigung, hypokalzämische Tetanie, neurologische Störungen.

Diagnostik und Differenzialdiagnosen

- Anamnese und körperliche Untersuchung (s. o.).
- **Labor:**
  - Blutbild (hypochrome, selten hyperchrome Anämie [Eisen- oder Folsäuremangel]), Gerinnungsstatus (Prothrombin).
  - Serum: Fallweise Natrium ↓, Kalium ↓, Chlorid ↓, Kalzium ↓, Phosphat ↓, Magnesium ↓, alkalische Phosphatase, Eiweißmangel, Hypoalbuminämie. Hypovitaminosen (Vitamin A, D, E, K).
  - Endomysium- und Gliadin-AK (IgA, IgG) (Gliadin ist Bestandteil von Gluten): Gute Screeningmethode, nicht 100%ige Korrelation mit Schleimhautbefund.
- **Dünndarmsaugbiopsie** (zur Diagnose obligat): Subtotale Zottenatrophie im Auflichtmikroskop, histologische Untersuchung.
  - *Beachte:* Flache Schleimhaut auch bei Kuhmilchproteinallergie und schwerer Rotavirus-Infektion möglich (DD mittels AK-Nachweis, s. o.)
- **Röntgenbefunde des Skeletts:** Osteoporose, Osteomalazie.
- **Differenzialdiagnosen:** Protrahierte Gastroenteritis, chronische Durchfallerkrankung (s. S. 146), Mukoviszidose (s. S. 306), Kuhmilchallergie (s. S. 259), Disaccharidintoleranz, Lambliasis (s. S. 340), Immundefizienz (s. S. 339), Enteropeptidasemangel, Protein-losing-Enteropathie (^{51}Cr-Cl-Test, >1% der radioaktiven Substanz im Stuhl über drei Tage).

Therapie und Prognose

- **Therapie:**
  - Lebenslang glutenfreie Diät. Verboten sind Weizen (z. B. in Grieß), Hafer, Roggen, Gerste auch in kleinsten Mengen (Weizenstärke, Bier).
  - *Cave:* Verstecktes Gluten in Fertigprodukten.
  - Polyvitaminpräparate, Elektrolyte.
- **Prognose:** Normalisierung bei konsequenter Diät, keine Ausheilung. Eine transiente Glutenintoleranz gibt es mit großer Wahrscheinlichkeit nicht.
  - *Cave:* Chronische psychische und körperliche Störungen sowie maligne Lymphome bei inkonsequenter oder fehlender Diät.

12.6 Laktasemangel

Grundlagen und Symptome

- **Definition und Pathogenese:** Angeborener oder erworbener Enzymmangel der Dünndarmmukosa führt zur Hyperosmose im Dünndarm und Gärung im Dickdarm.
- **Formen:** Angeboren, sehr selten beim Neugeborenen manifest, häufiger „adulte" Form manifest ab dem 3. Lebensjahr (Abschalten der Genaktivität). Transient häufig nach Enteritis (Postenteritissyndrom und chronische Diarrhö), Kuhmilchallergie, nach Operationen.
- **Epidemiologie:** „Adulte" Form bei 5–15 % Europäern, bis 100 % bei Asiaten und Afrikanern.
- **Symptome und körperlicher Untersuchungsbefund:** Nach Laktoseeinnahme (z. B. in Milch) Meteorismus, Bauchschmerzen postprandial, profuse wässrige, gärende Durchfälle, selten gestörtes Gedeihen. Wiederkehrende Durchfälle beim Ernährungsafbau nach Enteritis. Chronische Durchfälle nach Darmresektion und schweren Darminfektionen, erschwerter Nahrungsaufbau bei Zöliakie.

Diagnostik

- Anamnese und körperliche Untersuchung (s. o.).
- **Labor:**
  - Laktosebestimmung im Stuhl mit Dünnschichtchromatographie.
  - Laktose-Belastungstest (durch Atemtest abgelöst): Kein Glukoseanstieg (falsch negative Ergebnisse möglich).
  - H_2-Atem-Test: H_2-Konzentration der Ausatemluft nach Einnahme von 5 g Laktose – >20 ppm H_2 pathologisch.
- Disaccharidaseaktivität in der Dünndarmschleimhautbiopsie in unklaren Fällen.

Differenzialdiagnosen

- Saccharase-Isomaltase-Mangel (pathologischer H_2-Atemtest bei entsprechender Zuckerbelastung).
- Chronische infektiöse Enteritis (Erreger-Nachweis) und Postenteritis-Syndrom (s. S. 144), unspezifische Enteritis (s. S. 144), Colon irritabile (s. S. 269).
- Malabsorptionssyndrom (s. S. 146), Immundefizienzen (s. S. 339), Enterokinasemangel, Glukose-Galaktose-Malabsorption.
- Chronisch-rezidivierende Bauchschmerzen (Nabelkoliken, s. S. 268).

Therapie und Prognose

- **Therapie:**
  - Bei angeborenem Laktasemangel laktosefreie Nahrung, z. B. Säuglingsanfangsnahrung auf Sojaproteinbasis (z. B. Umana SL, SOM), später milch- und milchproduktfreie Nahrung.
  - Bei sekundärem Laktasemangel laktosearme Ernährung über einige Tage, evtl. Semielementarkost über mehrere Wochen bei chronischer Enteropathie und nach Darmresektionen.
- **Prognose:** Bei konsequenter Diät gut.

12.7 Kinderchirurgische Krankheitsbilder

Übersicht

- **Symptomenorientiert:** Akutes Abdomen (s. S. 621), akute Bauchschmerzen (s. S. 62), chronisch-rezidivierende Bauchschmerzen (s. S. 141), Erbrechen (s. S. 142), gastrointestinale Blutungen (s. S. 152).
- **Wichtige Erkrankungen:** Passagehindernisse des Verdauungstrakts in der Neugeborenenperiode (s. S. 222 ff.), hypertrophische Pylorusstenose (s. S. 255), Hiatushernie (s. S. 254), Gastritis und Ulkuskrankheit (s. S. 257), Ileus nach der Neugeborenenperiode (s. u.), Hernia umbilicalis (s. S. 263), Hernia inguinalis (s. S. 263), Appendicitis acuta (s. S. 264), Invagination (s. S. 264).

Darmobstruktion, Ileus

- **Definition:** Störung der Passage des Darminhalts infolge angeborener oder erworbener Erkrankungen.
- **Ursachen:**
  - *Mechanischer Ileus:* Fremdkörper, Bezoar, Kotsteine, Askariden, Invagination, Volvulus, Tumor, Polyp, Strikturen (Morbus Crohn), Adhäsionen nach Peritonitis, angeborene Darmobstruktionen.
  - *Paralytischer Ileus:* Entzündliche Erkrankungen (Enteritis, Peritonitis), reflektorisch bei Pneumonie, postoperativ, nach Bauchtrauma, metabolisch bei Hypokaliämie, Porphyrie.
- **Symptome und körperlicher Untersuchungsbefund:**
  - Bauchschmerzen häufig ohne Lokalisation.
  - Erbrechen gallig-fäkulent je nach Höhe der Obstruktion, je höher die Obstruktion, desto früher das Erbrechen.
  - Abgang von Blut oder Schleim (Volvulus) rektal, Obstipation.
  - Schockzeichen (Invagination), Dehydratation.
  - Abwehrspannung lokal (Invagination) oder diffus (Peritonitis), pathologische Resistenzen (Invaginat, Tumoren, Darmschlingen), Operationsnarben, Hernien (Schwellung bei Schreien und Husten, DD: Hydrozele, Leistenhoden, Lymphadenitis).
  - Darmgeräusche lebhaft klingend bei mechanischem Ileus, „Totenstille" bei paralytischem Ileus.
- **Komplikationen:** Dehydratation, Schock, Darmgangrän, Perforation, Peritonitis.
- **Diagnostik:**
  - Anamnese und körperliche Untersuchung (s. o.).
  - *Labor:* BSG, BB (Blutungsanämie?, Leukozytose) Gerinnung, CRP, Elektrolyte, Kreatinin, Harnstoff, GOT, GPT, LDH, γGT, Bilirubin, alkalische Phosphatase, Blutgasanalyse (metabolische Alkalose), Blutgruppe (Kreuzprobe). Urinstatus.
  - *Abdomensonographie:* Pathologische Kokarden (Invagination), freie Flüssigkeit oder Luft, Tumoren, Cholezystolithiasis, Nephrolithiasis?
  - *Röntgen:*
    - Abdomenübersicht: Stehende Darmschlingen mit Flüssigkeitsspiegeln, freie Luft oder Flüssigkeit (s. Abb. 80, S. 64), Fremdkörper?
    - Thorax im Stehen: Luftsichel unter den Zwerchfellen (nach Perforation), Pneumonie, Pleuritis?
    - Kontrastmitteleinlauf bei Verdacht auf Invagination, Megacolon congenitum (s. S. 150).

12.7 Kinderchirurgische Krankheitsbilder

- **Differenzialdiagnosen:** Akute Obstipation anderer Ursache (s. S. 149), akute Bauchschmerzen anderer Ursache (s. S. 62), Erbrechen anderer Ursache (s. S. 142), gastrointestinale Blutung anderer Ursache (s. S. 152).
- **Therapie:**
  - Magensonde, Magen entleeren und Nahrungskarenz.
  - *Bei vitaler Gefährdung:* Blutdruck, Puls, Atmung, Hydrationszustand überwachen. Bei Schock und schwerer Dehydratation venöser Zugang und Ausgleich des Flüssigkeitsdefizits (s. S. 614), Kreislaufstabilisierung.
  - *Bei Peritonitis oder anderer entzündlicher Ursache:* Antibiotika z. B. Amoxicillin plus Clavulansäure 40 – 75 mg/kg KG/d.
  - *Paralytischer Ileus:* Grunderkrankung behandeln, Hypokaliämie und andere Elektrolytstörungen ausgleichen, hohe Einläufe, Darmrohr, Neostigmin (0,01 mg/kg KG/h i. v.) und Ceruletid (2 ng/kg KG/min i. v.).
  - ◉ *Beachte:* Therapie bei den einzelnen Erkrankungen s. dort.

Hernia umbilicalis

- **Epidemiologie:** Inzidenz: 20% aller Neugeborenen, 80% aller Frühgeborenen.
- **Symptome und körperlicher Untersuchungsbefund:** Im Nabelbereich tastbare Muskellücke mit Vorwölbung eines Bruchsacks. Inkarzeration sehr selten.
  ◉ *Beachte:* Bei Darmobstruktion vgl. oben.
- **Diagnostik:** Anamnese und körperliche Untersuchung (s. o.).
- **Differenzialdiagnosen:** Kleine Omphalozele (vgl. S. 240) ist nur von Nabelschnurgewebe, nicht von Haut bedeckt.
- **Therapie:** Konservativ. Nabelpflaster hat keinen Effekt. OP-Indikationen: Persistenz der Hernie bis zum 2. Lebensjahr, Darm als Bruchinhalt bzw. Inkarzeration. Bis zu 90% der Hernien bilden sich bis zum 4. Lebensjahr von selbst zurück.

Hernia inguinalis

- **Pathogenese und Epidemiologie:** Offenbleiben des Processus vaginalis in 1 – 3%, ca. 5% bei Frühgeborenen.
- **Symptome und körperlicher Untersuchungsbefund:** Anamnestisch oder sichtbare Hernie, ein- oder beidseitig in der Leiste. Bei fehlendem Bruchaustritt im Intervall Samenstrang verdickt tastbar. Bei Inkarzeration Hernie nicht mehr reponibel und Schmerzen.
  ◉ *Beachte:* Bei Darmobstruktion s. S. 262.
- **Komplikationen:** Inkarzeration, Ileus, Darmgangrän. Bei Mädchen Herniation eines oder beider Ovarien.
- **Diagnostik:**
  - Anamnese und körperliche Untersuchung (s. o.).
  - Diaphanoskopie (Durchleuchtung mit starker Lichtquelle): Kein Durchscheinen des Lichtes.
  - Vorsichtiger Repositionsversuch (s. u.).
- **Differenzialdiagnosen:**
  - *Hydrocele testis und/oder funiculi:* Prall-elastische Schwellung im Verlauf des Samenstrangs oder im Skrotum, in der Diaphanoskopie durchscheinend. Hydrocele testis erst nach dem 4. – 6. Lebensmonat operieren, falls bis dahin keine Rückbildungstendenz erkennbar ist.
  - *Hodentorsion:* Schmerzen (können fehlen!), Schwellung, Ödem, Rötung. Dopplersonographisch Nachweis der fehlenden Durchblutung des Hodens. Absolute Operationsindikation bei geringstem Verdacht!

12.7 Kinderchirurgische Krankheitsbilder

> **Therapie:**
> - Eine Leistenhernie bildet sich nie spontan zurück, sie muss deswegen elektiv aber bald operativ versorgt werden.
> - *Inkarzerierte Leistenhernie:* Konservativer Repositionsversuch bei Anamnese <12 Stunden erlaubt: Bruchsack mit Fingern von allen Seiten umgreifen, vorsichtig komprimieren und reponieren. Eine Sedierung, Beckenhochlagerung und evtl. Lagerung im warmen Bad erleichtert u. U. die Reposition. Anschließend nach Intervall von 48 Stunden Hernienoperation. Misslingt die Reposition, sofort operieren.

Appendicitis acuta

> **Pathogenese:** Hyperplasie des lymphatischen Gewebes, Entleerungsstörung des Wurmfortsatzes (z. B. Kotstein), Keiminvasion → eitrige Entzündung → Durchwanderungsperitonitis zuerst umschrieben → evtl. Perforation.
> **Epidemiologie:** In jedem Alter, gehäuft im Schulalter.
> **Symptome und körperlicher Untersuchungsbefund:** Beginn mit Appetitlosigkeit, Bauchschmerzen oft zuerst im Epigastrium, dann in rechten Unterbauch absteigend, Übelkeit und Erbrechen. Druckschmerz, Klopfschmerz. Abwehrspannung und Loslassschmerz im rechten Unterbauch, auch kontralateral. Rektal: Douglas-Raum schmerzhaft. Bei periphlitischem Infiltrat Resistenz tastbar.
> ◉ *Beachte:* Bei Darmobstruktion vgl. S. 262.
> **Komplikationen:** Durchwanderungsperitonitis mit lokaler Abszessbildung, Perforation mit lokaler Abkapselung oder diffuser Peritonitis, Abszesse im Netz, Douglas oder subphrenisch, Ileus durch Adhäsionen oder paralytisch.
> **Diagnostik:** Anamnese und körperliche Untersuchung (s. o.). Blutbild (Leukozytose nur moderat, sehr hohe Werte bei Enteritis oder septischen Entzündungen), CRP ↑, Harnstatus zur DD eines Harnwegsinfekts, Sonographie, Temperaturmessung (erhöhte Differenz axillar – rektal).
> **Differenzialdiagnosen:** Akute Gastroenteritis, Lymphadenitis mesenterica, Harnwegsinfekt, Hepatitis, Nephro- und Cholelithiasis, Adnexitis, Dysmenorrhoe, Nabelkoliken, Meckel'sches Divertikel, Tumoren. Fortgeleiteter Schmerz aus Respirationstrakt, inadäquate Schmerzlokalisation bei Angina, Otitis, Coxitis infolge noch fehlenden Körperschemas bei Kleinkindern.
> **Therapie:** Appendicitis acuta ist Indikation zur Appendektomie (im Zweifelsfall operieren). Postoperative Komplikationen können Bauchdeckenabszess und Adhäsionsileus sein.

Invagination

> **Pathogenese:** Am häufigsten Einstülpung des Ileum in das Zökum und Colon ascendens, ausgelöst durch Enteritis, Polypen, Tumoren. Abklemmung der Blutzufuhr und Gefahr der hämorrhagischen Infarzierung.
> **Epidemiologie:** 80 % im zweiten Lebenshalbjahr.
> **Symptome und körperlicher Untersuchungsbefund:** Plötzlicher Beginn mit schmerzhaftem Weinen (Darmkoliken), später Blässe und andere Schocksymptome mit auffallend ruhigem, ängstlich angespanntem Verhalten. Darmsteifungen, Invaginat manchmal tastbar. Rektaler Blutabgang ist Spätsymptom!
> ◉ *Beachte:* Bei Darmobstruktion vgl. S. 262.
> **Komplikationen:** Zunehmender Schockzustand, Darmgangrän, Perforation bei Nichtstellen der Verdachtsdiagnose.

12.7 Kinderchirurgische Krankheitsbilder

- **Diagnostik:**
  - Anamnese und körperliche Untersuchung einschließlich rektaler Untersuchung (fallweise Blut am Fingerling oder tastbares Invaginat).
  - *Sonographie:* Doppelkonturen (s. Abb. 81).
  - *Röntgen-Abdomen:* Spiegelbildung nicht obligat, evtl. stehende Schlinge.
  - *Kontrastmitteleinlauf:* Stopp an der Spitze des Invaginats, Kokarden-, Becher-, Springfederbildungen.
- **Differenzialdiagnosen:** Andere Ursachen akuter Darmobstruktionen (s. S. 262), Toxikose vor Durchfallbeginn, septischer Schock (Blutbild, CRP, Harnbefund).
- **Therapie:**
  - Konservativ: Wenn keine Komplikationen unter sonographischer Kontrolle und nicht älter als 24 Stunden: Kolonkontrasteinlauf (Sedierung), hydrostatische Reposition. Desinvagination gelingt, wenn Bauhin-Klappe (vergleichbar einer Blüte) im Zökum sichtbar wird und Flüssigkeit durch diese in das Ileum durchtritt. Kontrolle röntgenologisch, Therapieerfolg bei freiem Reflux in Ileum. Danach 48 Stunden Beobachtung.
  - Alternative: Pneumatische Desinvagination (s. Abb. 82).
  - *Operativ:* Wenn konservativ erfolglos (ca. 30 %) und in späteren Stadien operative Desinvagination, bei Infarzierung Resektion.

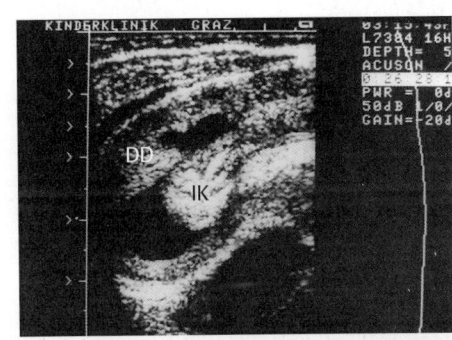

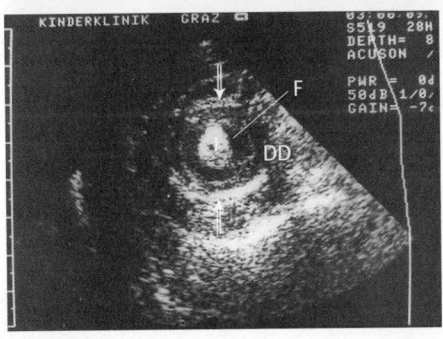

Abb. 81 Abdomensonographie bei ileozökaler Invagination
a) Längsschnitt: Darstellung des Invaginatkopfes (IK) mit flüssigkeitsgefülltem Lumen des Dickdarms (DD); b) Querschnitt: Darstellung der pathologischen Doppelkokarde (⇒) mit zentral echoreichem Invaginat, Flüssigkeitssaum (F), zirkuläre Dickdarmwand (DD)

12.7 Kinderchirurgische Krankheitsbilder

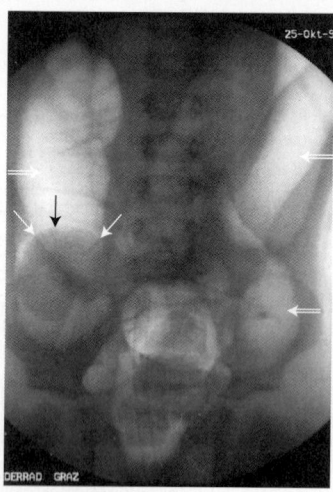

Abb. 82 Pneumatische Desinvagination mit Pneumatocolon bei iliozökaler Invagination: Darstellung des luftgefüllten distendierten Kolons (⇒) mit weichteildichter, rundlicher Struktur im Zökum, nahe dem iliozökalen Übergang (→) als Ausdruck der noch nicht völlig reponierten iliozökalen Invagination

12.8 Dreimonatskoliken

Grundlagen und Symptome

- **Definition:** Schreiperioden meist innerhalb des ersten Trimenons, die länger als 3 Stunden pro Tag anhalten, öfter als 3-mal pro Woche auftreten und insgesamt länger als 3 Wochen andauern. Häufiger werdendes Erscheinungsbild, das auch mit „unruhiger Säugling", „screaming baby", „colicky infant" oder „baby with colics" umschrieben wird.
- **Ursachen:**
  - Psychische Ursachen: Beziehungsstörung durch Beeinträchtigung der Mutter-Kind-Interaktion infolge Unwissenheit, Unsicherheit oder falscher Tradition in Bezug auf Grundbedürfnisse des Kindes oder emotionale und soziale Belastungen, Überforderung, Interesselosigkeit, Ablehnung, Krankheit u. a.
  - *Körperliche Ursachen:* Verschiedene schmerzhafte Krankheiten (Ohren, Atem-, Harnwege u. a.), zerebrale Schädigung, Verdauungsstörungen (z. B. Meteorismus, Hunger, Enteritis, Obstipation, Fehlernährung, Unverträglichkeit von Kuhmilch und blähende Substanzen [evtl. auch in der Muttermilch], gastroösophagealer Reflux, Aerophagie).
- **Epidemiologie:** Inzidenz: ca. 10 % der Säuglinge im 1. Trimenon.
- **Symptome und körperlicher Untersuchungsbefund:** Meist auf das erste Trimenon limitierte täglich auftretende Schreiperioden, häufig am späteren Nachmittag, oft nach Mahlzeiten mit Blässe, Schwitzen, Anziehen der Beine. Oft sichtbarer Meteorismus und Besserung nach Abgehen von Winden. Fallweise Befunde der Grundkrankheit.
- **Komplikationen:** Fixierte Interaktionsstörungen, z. B. psychogene Gedeihstörung, Misshandlung.

Diagnostik und Differenzialdiagnosen

- **Diagnostik:**
  - Ausführliche Anamnese in psychischer und somatischer Richtung. Beobachtung der Mutter-Kind-Interaktion. Körperliche Untersuchung.
  - Labor: Je nach Anamnese und klinischem Befund Blutbild, Harn- und Stuhluntersuchungen, pH-Metrie des Ösophagus u. a.
- **Differenzialdiagnose:** Invagination (s. S. 264).

Therapie und Prophylaxe

- Ernährungsberatung über Menge, Art, Zubereitung, Technik, Saugerloch.
- Bei Meteorismus keine blähenden Speisen und weniger als 0,5 l Milch an stillende Mütter. Nach dem Essen Bauchlage des Kindes. Beim Kind Versuch mit Dimethylpolysiloxan (z. B. Sab simplex) 2 ml vor jeder Mahlzeit oder Karminativa (pharmakologische Wirksamkeit fraglich, evtl. nützlicher Plazeboeffekt).
- Psychische Beratung: Beruhigung und verständnisvolle Aufklärung ohne Schuldzuweisung, Anleitung zu lustvoller Mutter-Kind-Interaktion mit intensivem Körperkontakt, evtl. Familiengespräch, Familientherapie, Psychotherapie.
- Gezielte Behandlung der Grundkrankheit (Obstipation, gastroösophagealer Reflux u. a.).

12.9 Nabelkoliken

Grundlagen und Symptome

- **Definition:** Funktionelle, meist psychovegetative, chronisch-rezidivierende Bauchschmerzen über einen Zeitraum von mindestens 3 Monaten.
- **Ursachen:** Konstitutionelle Reaktionsbereitschaft zu vermehrten Darmspasmen unter psychischem Stress (Familie, Schule u.a.).
- **Epidemiologie:** Betrifft meist ehrgeizige, brave, empfindliche Kinder, die alles genau nehmen.
- **Symptome und körperlicher Untersuchungsbefund:** Wiederholte akute Schmerzattacken in der Nabelgegend mit Blässe (Kinder leiden wirklich!) ohne Tastbefund. Häufig Zusammenhang mit chronischer Konfliktsituation. Kombination mit Orthostasezeichen, Nervosität, Handschwitzen, Kopfschmerzen. Oft Durchfall oder Verstopfung.
- **Komplikationen:** Somatisation: Chronische Obstipation, chronische Gastritis, peptisches Ulkus (in Verbindung mit Helicobacter pylori-Infektion), Colon spasticum.

Diagnostik

- Ausführliche Anamnese und körperliche Untersuchung (s.o.).
- **Labor:** Blutbild, Harnstatus (chemisch und Sediment), BSG (Ausschluss entzündlicher Ursachen).
- **Abdomensonographie:** Ausschluss organischer Ursachen.
- Je nach anamnestischem oder klinischem Organhinweis weitere gezielte Untersuchungen, z.B. Leber-Nieren-Pankreas-Funktion, Endoskopien, Stuhlkulturen, Röntgen.

Differenzialdiagnosen

- Appendizitis (s. S. 264), Lymphadenitis mesenterica, Darmentzündungen.
- Obstipation, Sigmatorsion, Colon irritabile (s. S. 269), Meckelsches Divertikel, Ulkus (s. S. 257), Choledochuszyste.
- Laktoseunverträglichkeit (s. S. 261) u.a. Nahrungsmittelallergien.
- Verschiedene intraabdominelle Organkrankheiten (Pyelitis u.a.).
- Verschiedene extraabdominelle Störungen (Hyperlipidämie, zerebrale Anfälle u.a.).
- Weiteres s. chronisch-rezidivierende Bauchschmerzen (S. 141).

Therapie und Prognose

- **Therapie:**
  - Aufklärung über die besondere vegetative Disposition. Hilfe zur Verbalisation möglicher kausaler Konflikte. Ernst nehmen, aber Angst abbauen, keine Schuldzuweisung. „Nonformale" Gesprächstherapie zur psychischen Stabilisierung und eventuellen Systemänderung, bei schweren Problemen Psychotherapie durch Experten.
  - Lokal Wärmewickel, in Ausnahmefällen Schmerzmittel.
  - Therapie der Somatisation (Obstipation, Ulkus u.a.).
- **Prognose:** Chronische Psychosomatose beim Erwachsenen in ca. 10–30%.

12.10 Colon irritabile

Grundlagen und Symptome

- **Synonyma:** Irritable bowel syndrome, toddlers diarrhea, peas and carrots syndrome.
- **Ursachen:** Meist Hyperperistaltik oder vermehrte Flüssigkeitssekretion bei Genuss von bestimmten Speisen (häufig Apfelsaft, Hülsenfrüchte) im Alter zwischen 6–48 Monaten. Keine Verdauungs- oder Resorptionsstörung. Verstärkung unter seelischer Belastung.
- **Epidemiologie:** Vorwiegend das Kleinkindesalter betreffend.
- **Symptome und körperlicher Untersuchungsbefund:** Vermehrte voluminöse, weiche Stühle über mehr als vier Wochen ohne Beeinträchtigung des Allgemeinzustandes, ohne Schmerzen oder Gewichtsabnahme.
- **Komplikationen:** Keine, dennoch ist die Beunruhigung der Eltern ernstzunehmen, evtl. chronische Mangelernährung durch überflüssige diätetische Restriktion.

Diagnostik

- Anamnese und körperliche Untersuchung (s.o.).
- **Labor:**
  - Blutbild und BSG sind normal.
  - Harn (chemisch und Sediment).
  - Stühle: Erreger, Blut, pH, Disaccharidausscheidung (alles normal).
- **Einfache Differenzialdiagnose** zu Malabsorptionssyndromen und chronischen Durchfällen: Anthropometrische Maße, Serumeiweiß, Quick, Elektrolyte (normal).
- **In hartnäckigen Fällen:** Dünndarmbiopsie, Schweißtest, Röntgenpassage u.a. Untersuchungen auf Malabsorption.

Differenzialdiagnosen

- Postenteritissyndrom (s.S. 144).
- Nahrungsmittelallergie, besonders Kuhmilchallergie (s.S. 259) vom verzögerten Typ, Disaccharidasemangel.
- Andere Malabsorptionssyndrome, z.B. Zöliakie (s.S. 260), Mukoviszidose (s.S. 306).

Therapie

- Eltern beruhigen, es handelt sich nicht um eine Krankheit.
- Normale Kost, nur peristaltikstimulierende Speisen weglassen und Fruchtsäfte einschränken.
- In hartnäckigen Fällen zweiwöchiger Versuch mit wasserbindender Karottensuppe oder Phyllium-Präparaten, evtl. in Ausnahmefällen Cholestyramin 240 mg/kg KG/d.

Prognose

- Die Prognose ist ausgezeichnet, die Beschwerden sind selbstlimitierend.

12.11 Morbus Crohn

Grundlagen und Symptome

- **Synonyme:** Ileocolitis granulomatosa oder terminalis.
- **Definition:** Granulomatöse, regional verteilte chronische Entzündung aller Wandschichten im gesamten Verdauungstrakt, vorwiegend im terminalen Ileum mit angrenzendem Kolon mit diskontinuierlicher Ausbreitung.
- **Ursache:** Unbekannt.
- **Epidemiologie:** Beginn meist erst nach dem 10. Lebensjahr. Inzidenz 3–4/100 000, Tendenz steigend.
- **Symptome und körperlicher Untersuchungsbefund:**
  - Schleichender, schubweiser Verlauf mit Fieber. Bauchschmerzen, Druckschmerz und manchmal walzenartige Resistenz, vorwiegend im Unterbauch rechts in der Ileozäkalregion. Schleimige, teilweise blutige Durchfälle, Erbrechen (selten), Anorexie und zunehmender Gewichtsverlust mit Wachstumsretardierung. Fallweise Stomatitis mit Aphthen und perianale Entzündung mit Rhagaden, Abszessen, Ulzera, Fisteln.
  - Extraintestinal: Arthritis, Erythema nodosum, Hepatopathie, Uveitis.
- **Komplikationen:** Darmstenose bis Ileus, Perforation, Bauchwandfisteln, enterokolische Fisteln, Abszesse, fehlender Pubertätsbeginn, Malabsorption, erhöhtes Karzinomrisiko.

Diagnostik

- **Anamnese und körperliche Untersuchung:** Stuhlauffälligkeiten (Blutbeimengung spricht für Kolonbeteiligung)? Bei der körperlichen Untersuchung auch auf Stomatitis und Analveränderungen achten.
- **Labor:**
  - Blutbild (Anämie, Leukozytose mit Linksverschiebung im akuten Schub), BSG, CRP und Orosomukoid ↑.
  - *Serum:* Evtl. Verminderung von Eisen bei normalem Transferrin und α_2-Globulin ↑ (Entzündungszeichen), Verminderung von Albumin, Protein, Zink, Folsäure, Vitamin B_{12}, (als Ausdruck der metabolischen Störung vor allem bei Dünndarmbefall), CHE ↓.
- **Bildgebende Diagnostik:**
  - *Abdomensonographie:* Darmwandverdickungen.
  - *Röntgen:* Dünndarmdoppelkontrastuntersuchung bei unklarem Endoskopiebefund (s. u.) (Irrigoskopie nur bei Verdacht auf Stenose oder Fistel): Segmental starre unregelmäßige Schleimhaut, Stenosen, Pflastersteinmuster. CT bei Verdacht auf Fisteln und Abszesse.
- **Endoskopie:** Indikation bei jedem Verdacht gegeben.
  - Unregelmäßig verteilte Wandvergröberung, Erosionen, Fissuren und längliche Ulzera (flach, aphthenähnlich).
  - Histologisch alle Darmwandschichten durchdringende granulomatöse Entzündung, lymphozytäre Infiltration, Ulzera.
- **Abklärung extraintestinaler Manifestationen:** Röntgen der Hand (Mineralisation), augenärztliche Untersuchung u. a.

Differenzialdiagnosen

- Chronische Appendizitis, Tumoren, andere rezidivierende Durchfälle (s. S. 146), besonders Colitis ulcerosa (das Ileum ist nicht befallen).
- Rheumatoide Arthritis (s. S. 357).
- Anorexia nervosa (s. S. 464), Minderwuchs (s. S. 160), Pubertas tarda.

12.11 Morbus Crohn

Therapie

- **Konservative Therapie:**
  - *Niedrige Aktivität:* Salazosulfapyridin 70 mg/kg KG/d oder 5-ASA (Mesalazin) 40 mg/kg KG/d. Bei Erstmanifestation und Komplikationen auch Metronidazol (s. u.).
  - *Hohe Aktivität:*
    - Hyperalimentation mit nährstoffdefinierter ballastfreier Sondendiät oder Semielementarkost.
    - Prednisolon 60 mg/m^2 KO (ca. 2 mg/kg KG)/d für 10–14 Tage bzw. bis deutliche Besserung, dann langsame Reduktion entsprechend der Entzündungsaktivität. Bei Ineffektivität dazu Azathioprin 2–4 mg/kg KG/d oder 6-Mercaptopurin 60 mg/m^2 KO/d mit 14-tägiger Blutbildkontrolle.
    - Bei Fisteln und Stenosen Semielementarkost, Metronidazol 10–15 mg/kg KG/d.
    - Substitution von Eiweiß, Vitaminen, Zink u. a.
- **Operative Therapie** und lokale Resektion bei Ileus, konservativ nicht behandelbaren Fisteln, Perforationen, Blutung.

12.12 Colitis ulcerosa

Prognose
- Starke Rezidivneigung, bis zu 5% Letalität bei Erwachsenen.

Grundlagen und Symptome
- **Definition:** Unspezifische chronische Entzündung des Kolons mit kontinuierlicher Ausdehnung und Beschränkung auf die Mukosa; tritt meist im Schulalter, selten im Kleinkindalter auf. Die Ätiologie ist unbekannt.
- **Epidemiologie:** Inzidenz 1 (Südafrika) – 15 (Nordeuropa) : 100 000.
- **Symptome und körperlicher Untersuchungsbefund:** Beginn meist akut, seltener schleichend, mit blutig-schleimigen Durchfällen und begleitenden Tenesmen, Anorexie, Erbrechen, Fieber, Gewichtsabnahme, chronisch-rezidivierender Verlauf; extraintestinal z. B. Arthralgien, Iridozyklitis, Hepatopathie, primär sklerosierende Cholangitis, sekundäre psychische Probleme.
- **Komplikationen:** Toxisches Megakolon mit Dehydratation, Sepsis, Hypokaliämie, Hypoproteinämie, evtl. massive Blutung. Analprolaps, Analfissuren, Proktitis, Strikturen, Perforation, Polyposis, erhöhtes Karzinomrisiko, Entwicklungsverzögerung.

Diagnostik
- Anamnese und körperliche Untersuchung (s. o.).
- **Labor:** Blutbild (Anämie, Leukozytose), BSG und CRP ↑, saures α_1-Glukoprotein (= Orosomucoid) ↑, Elektrolyte (Na$^+$, K$^+$, Cl$^-$ ↓), Eisen ↓, Eisenbindungskapazität normal bis ↑, Magnesium ↓, Leberwerte ↑.
- **Koloskopie:** Die Schleimhaut ist vom Rektum aufwärts kontinuierlich in unterschiedlicher Ausdehnung hyperämisch, granuliert, blutet leicht, meist oberflächliche landkartenartige Ulzera, erosive Entzündung. Histologisch auf Mukosa beschränkte entzündliche Infiltrationen (lymphozellulär), Epithelnekrosen, Kryptenabszesse, Ulzera; Hinweis auf immunologische Faktoren.
  - *Beachte:* Eine unauffällige Rekto- oder Sigmoidoskopie schließt eine Colitis ulcerosa aus.

Differenzialdiagnosen
- Enterokolitiden (insbes. Salmonellen, Shigellen, Amöben, Campylobacter, Yersinien); andere Ursachen chronischer Durchfälle (s. S. 146), andere Ursachen von Darmblutungen (z. B. Meckel-Divertikel [s. S. 264, Polypen, Purpura Schoenlein-Henoch (s. S. 354).

Therapie und Prognose
- **Konservative Therapie:**
  - Salazosulfapyridin 70 mg/kg KG/d oder 5-Aminosalicylsäure (5-ASA) 40 mg/kg KG/d während des akuten Schubs und im Intervall. Ernährung nach Verträglichkeit, Bettruhe.
  - Bei mittelschweren Fällen dazu Prednisolon 60 mg/m² KO/d für 10–14 Tage, Reduktion je nach Verlauf, meist für ca. ein halbes Jahr. Bei Bedarf Substitution von Eiweiß, Blut, Folsäure u. a. Vitaminen, Magnesium.
  - In schweren Fällen, wenn eine ausreichende orale Ernährung nicht möglich ist, auch Semielementarkost bzw. parenterale Ernährung. Bei Steroidabhängigkeit Versuch mit 6-Mercaptopurin 60 mg/kg KG/d.
  - Fallweise Psychotherapie.
- **Operative Therapie:** Partielle oder totale Kolektomie bei refraktären Verläufen.
- **Prognose:** Rezidive; das kumulative Krebsrisiko beträgt nach 20 Jahren 25%.

13.1 Leberzirrhose

Grundlagen und Symptome

- **Definition:** Endstadium von chronischen Leberkrankheiten, definiert durch Umbau des Lebergewebes, Bildung von Regenerationsknoten, Bindegewebsvermehrung und Narbenbildung.
- **Formen:** Biliäre Zirrhose bei intra- und extrahepatischer Gallengangsatresie, Mukoviszidose, chronischer Cholangitis, Hämochromatose. Postnekrotische Zirrhose nach fulminantem Leberzellschaden, z.B. Hepatitis B, C, D, Autoimmunhepatitis, angeborenen Stoffwechselstörungen, Medikamenten, Giften, venöser Stauung (Budd-Chiari-Syndrom).
- **Ursachen:** Alle chronischen Lebererkrankungen.
- **Symptome und körperlicher Untersuchungsbefund:** Fehlender bis schwerer Ikterus, Hepatosplenomegalie, Gedeihstörung, Pruritus, Spider-Nävi, Palmarerythem, evtl. Trommelschlegelfinger, häufig sehr langsame Verläufe.
- **Komplikationen:** Pfortaderhypertension (Caput medusae), Ösophagusvarizenblutung, Malabsorption, Vitaminmangel (A, D, E, K), hepatorenales Syndrom, intrapulmonale Shunts mit Hypoxie, Foetor hepaticus, Spontanblutungen, Ödeme, Aszites, Anämie.
- **Spätfolgen:** Gallensteine, Peritonitis, Enzephalopathie, Koma, Hepatome.

Diagnostik und Differenzialdiagnosen

- Anamnese und körperliche Untersuchung (s.o.).
- **Labor:**
  - Blutbild (Anämie, Akanthozytose, Thrombozytopenie), Transferasen und alkalische Phosphatase normal bis ↑, Elektrophorese (Hypoalbuminämie, Immunglobuline ↑), γ-GT ↑, GLDH ↑, Cholinesterase normal bis ↓, hepatische Gerinnungsfaktoren normal bis ↓, Ammoniak mit fortschreitender Dekompensation ↑.
  - Harn: Gallenfarbstoffe vermehrt (Teststreifen).
- **Abdomensonographie:** Hepatosplenomegalie, unregelmäßige Densitäten, Varizen, hepatofugaler Flow in gestaute V. portae, Aszites.
- **Leberbiopsie:** Bei klinischem Verdacht.
- **Gastroskopie:** Bei Verdacht auf Ösophagusvarizen.
- **Grundkrankheiten abklären:** Hepatitismarker, Coeruloplasmin, Kupfer, α_1-Antitrypsin, Schweißtest u.a.
- **Differenzialdiagnosen:** Alle chronischen Lebererkrankungen (vgl. Ursachen).

Therapie und Prognose

- **Therapie:**
  - Grundkrankheiten behandeln, Prävention und Therapie weiterer Schäden. Nahrung mit Maltodextrin, MCT-Ölen anreichern, Vitamine A, D, E, K oral hochdosiert oder parenteral unter Spiegelkontrollen substituieren.
  - *Aszites u. Ödeme:* Natriumrestriktion, Furosemid 1 mg/kg KG 2-mal oder öfter täglich (i.v. oder p.o.) und Spironolacton 2–4 mg/kg KG/d p.o., Albumin i.v., Punktion nur bei Atemnot.
  - *Anämie:* Eisen, Vitamin E.
  - *Ösophagusvarizenblutung:* Sengstaken-Sonde, Bluttransfusion, Sklerosierung, evtl. Shunt-Operation (TIPS). Cimetidin, evtl. Vasopressin.
  - Lebertransplantation vor Dekompensation. Bei Leberinsuffizienz mit Enzephalopathie s. S. 275.
- **Prognose:** Meist progredient, beim Kind nach Beseitigung der Ursache Rückbildung möglich.

13.2 Reye-Syndrom

Grundlagen und Symptome

- **Definition und Ursachen:** Akute und nicht entzündliche Enzephalopathie (Ödem) mit fettiger Degeneration der Leber, die nach viralen Infekten (z. B. Influenza B, Adenoviren, Varizellen) besonders in Kombination mit Salizylaten auftritt. Vermutlich mitochondrialer Basisdefekt.
- **Epidemiologie:** Seltene Erkrankung zwischen dem 4. und 12. Lebensjahr.
- **Symptome und körperlicher Untersuchungsbefund:** Beginn mit grippeartigem Infekt der oberen Luftwege oder Gastroenteritis. Nach 3–5 Tagen Intervall mäßige Hepatomegalie, Erbrechen, Somnolenz (Stadium I–II) oder Stupor (bei Stadium III), Hirndruckzeichen.
- **Komplikationen:** Bei einem Drittel der Patienten Hyperreflexie, Hyperventilation, Krämpfe, Hirnstammeinklemmung, Dekortikationshaltung (Flexion der oberen, Streckung der unteren Extremitäten; Stadium III), später Dezerebrationshaltung (Streckung aller vier Extremitäten; Stadium IV), schließlich Areflexie, Apnoe, Reaktionslosigkeit (Stadium V).

Diagnostik

- Anamnese und körperliche Untersuchung (s. o.).
- **Labor:**
  - *Serum:* Transferasen ↑, Prothrombin ↓, verschiedene Elektrolytverschiebungen, Albumin ↓, CHE ↓, Blutzucker ↓, Hyperammoniämie, freie Fettsäuren, organische Säuren und Aminosäuren ↑, Harnsäure ↓, Phosphat ↓, Kreatinkinase häufig ↑, Laktatdehydrogenase (häufig ↑), Amylase und Lipase bei Pankreasbeteiligung ↑, Bilirubin kaum erhöht, Hepatitisserologie negativ.
  - AT III, Gerinnungsfaktoren ↓.
  - BGA: Metabolische Azidose.
  - *Harn:* Aminoazidurie, Organazidurie.
- **Punktion/Biopsie:** Liquorpunktion (Pleozytose), Leberbiopsie (fettige Degeneration, abnorme Mitochondrien).
- **Bildgebende Diagnostik:** MRT des Kopfes (Hirnödem), Abdomensonographie (Leberstruktur unregelmäßig).

Differenzialdiagnosen

- Koma anderer Ursache bei Hypoxie, Hypoglykämie.
- Intoxikation (Blei, Aspirin, Knollenblätterpilz).
- Angeborene Stoffwechselstörungen (Harnstoffzyklus, Fruktoseintoleranz, Karnitinmangel, Fettsäureoxydationsstörungen, MCAD-Defekt).

Therapie und Prognose

- **Therapie:**
  - Korrektur der Hypoglykämie (s. S. 506), der Elektrolytentgleisungen (s. S. 617) und der Hyperammoniämie (Peritonealdialyse oder Hämofiltration, s. S. 512).
  - *Stadium I und II:* Genaue Überwachung der Klinik, der Laborwerte und hämodynamisches Monitoring. Flüssigkeitsrestriktion.
  - *Ab Stadium III:* Intubation, Hirndruckmessung und Hirnödemtherapie (s. S. 646).
- **Prognose:** Letalität bei 75% in den Stadien IV–V.

13.3 Leberinsuffizienz und Coma hepaticum

Grundlagen und Symptome

- **Formen:** Akut und chronisch.
- **Ursachen:** Infektionen (z. B. Hepatitis A, B, C, D, Epstein-Barr-Virus), Stoffwechselerkrankungen (z. B. Reye-Syndrom, Morbus Wilson, Galaktosämie), Medikamente (z. B. Paracetamol, Anästhetika, Salizylate, Strahlen), Gifte (Tetrachlorkohlenstoff, Alkohol, Knollenblätterpilz), Ischämie (z. B. Schock, Hitzschlag, akute Lungeninsuffizienz) u. a. chronische Leberkrankheiten.
- **Symptome und körperlicher Untersuchungsbefund:** Ikterus, Erbrechen, Anorexie im Verlauf einer Lebererkrankung. Bewusstseinseintrübung, Unruhe, Desorientiertheit → Coma hepaticum, Aszites, spontane Blutungen.

Diagnostik

- Siehe Reye-Syndrom (S. 274).

Therapie

- **Grundsätze:** Systemische Auswirkungen beseitigen bzw. vorbeugen, spontane Regeneration der Leberzelle fördern.
- **Therapeutische Maßnahmen:**
  - Parenterale Ernährung mit 15–20% Glukose (Dauerinfusion mit Blutzuckerkontrollen) und spezifischen L-Aminosäure-Gemischen über zentralen Venenkatheter, Elektrolytausgleich.
  - Nasogastrale Sonde zur Früherkennung von Blutungen und zur Medikamentenapplikation.
  - Vitamin K 5–10 mg/d i. v. für drei Tage, danach 1–2 mg/d i. v., wenn das Prothrombin weiterhin niedrig ist.
  - ◘ *Beachte:* Keine Sedativa geben.
  - Gerinnungsstörung gezielt, z. B. mit AT III oder Faktorenkonzentraten korrigieren.
  - Bei Ödemen: Natriumarme Ernährung, Furosemid 1 mg/kg KG mehrmals täglich und Spironolacton 2–4 mg/kg KG/d p. o., bei Hypoalbuminämie Albumininfusion 0,5 g/kg KG in 4–6 Stunden.
  - Bei Hirnödem Hirndruckmonitoring.
  - Gegen Enzephalopathie: Nahrungspause, Darmentleerung mit Laktulose 1 ml/kg KG alle sechs Stunden, evtl. plus Neomycin 50 mg/kg KG/6 h.
  - Behandlung einer Niereninsuffizienz s. S. 422.
  - Aggressive Infektionsbehandlung.
  - Lebertransplantation vor irreversiblen Schäden anderer Organe durchführen (prognostische Indikatoren!).
- **Therapiekontrollen:** Gewicht, Blutbild, Harnstatus und -bilanz, Gerinnung, Leberfunktionswerte, Serumalbumin, Elektrolyte, Blutglukose, Ammoniak, Harnstoff, Kreatinin, Blutgasanalyse. Anfangs wöchentlich, später monatlich, abhängig von den Befunden.

Prognose

- Bei fulminantem Leberversagen beträgt die Mortalität 70%, sonst ist die Prognose von der Ursache abhängig. Mit einer Lebertransplantation überleben 50–75% der Patienten.

13.4 Pankreatitis

Grundlagen und Symptome

- **Formen und Ursachen:**
  - *Meist akute oder akut rezidivierende Pankreatitis:* Infektionen (z. B. Mumps), toxische Substanzen (z. B. L-Asparaginase, Alkohol, Schock, Proteinmangel, Diabetes), Gallenwegsfehlbildungen, Trauma, Obstruktion, Mukoviszidose, Pankreasfehlbildungen (Pancreas divisum) und -traumen.
  - *Selten chronische Pankreatitis:* Hereditäre oder idiopathische juvenile Form und chronischer Verlauf akuter Ursachen.
- **Symptome, körperlicher Untersuchungsbefund:** Gürtelförmige Schmerzen im Oberbauch (verstärkt durch Nahrungsaufnahme), Erbrechen, Fieber, Druckschmerz und Abwehrspannung im linken Oberbauch, akutes Abdomen, verminderte Peristaltik bei Ileus, Schock, Resistenz bei traumatischer Pseudozyste, Symptome der Grundkrankheit. Chronische Verläufe mit Gedeihstörung, Meteorismus, Aufstoßen, Unverträglichkeit fetter Speisen.
- **Komplikationen:** Nekrotisierende Pankreatitis mit Schock und Tod, eitrige Pankreatitis, DIC, Hyper-, Hypoglykämie, Hypokalzämie, Steatorrhö nach 90 % Gewebszerstörung, Pleuraergüsse, Dyspnoe, Aszites, Oligo-Anurie.

Diagnostik

- Anamnese und körperliche Untersuchung (s. o.).
- **Labor:** Serum (Amylase und Lipase ↑, BZ ↑ oder ↓, Kalzium ↓), Harn (Amylase), Stuhl (Chymotrypsin ↓, Fett >4 g/d, Stickstoff >1 g/d).
- **Abdomensonographie:** Schwellung, Strukturveränderungen (Pseudozysten), Nekrosestraßen?
- **Röntgen:** Röntgen-Abdomen; ERCP nur bei größeren Kindern (chronisches Stadium); bei Verdacht auf Pleuraerguss Röntgen-Thorax a.p.; zum Staging vor allem bei Pseudozysten und Nekrosestraßen CT.
- Bei Verdacht auf Mukoviszidose Schweißtest.

Differenzialdiagnosen

- **Für akute Pankreatitis:** Ulkus, Cholezystitis, Choledochussteine, Hepatitis, Milzruptur, Peritonitis, basale Pneumonie und Pleuritis, Pyelonephritis.
- **Für chronische Pankreatitis:** Angeborene Enzymdefekte, Shwachman-Diamond-Syndrom, Tumoren (Nesidioblastose, Zollinger-Ellison-Syndrom).

Therapie und Prognose

- **Akute Pankreatitis:**
  - Nahrungs- und Flüssigkeitskarenz, Magensonde, parenterale Ernährung mit Ausgleich des Flüssigkeitsdefizits, der Elektrolytverschiebung und der Hypoglykämie (Schocktherapie s. S. 610). Oraler Kostaufbau nach Schmerzfreiheit und normaler Amylase/Lipase mit fett- und eiweißreduzierter Schonkost.
  - *Medikamente:* Analgetika (Procainhydrochlorid, kein Morphin), Hemmung der Magensäuresekretion (Cimetidin 20 mg/kg KG/d oder Ranitidin 2 mg/kg KG/d). Antibiose bei bakterieller Superinfektion.
  - *Operative Maßnahmen:* Bei großen Zysten (>5 cm), bei Nekrosestraßen und bei Abszessen, je nach kinderchirurgischem Konsil.
- **Chronische Pankreatitis:** Fettarme Diät, Pankreasenzyme (Kreon 2–4 Kps. vor den Mahlzeiten), Vitamine A, D, E, K.
- Grundkrankheit behandeln (Fehlbildungen u. a.).
- **Prognose:** Lebensgefahr bei nekrotisierender Pankreatitis, Defektheilungen.

14.1 Rhinopharyngitis

Grundlagen und Symptome

- **Definition:** Eigenständige oder begleitende Infektion des Nasen-Rachen-Raums, oft Ausbreitung auf andere Luftwegsabschnitte.
- **Erreger:** Meist Viren (RS-, Rhino-, Adeno-, Coxsackie-, ECHO-, Parainfluenzaviren u.a.), seltener Bakterien (Streptokokken, Haemophilus influenzae, Pneumokokken u.a.).
- **Epidemiologie:** Rhinopharyngitiden gehören zu den häufigsten Erkrankungen. Kinder im Kindergartenalter sind ca. 6–8-mal pro Jahr betroffen, ältere Kinder seltener.
- **Symptome und körperlicher Untersuchungsbefund:**
  - Beginn mit Kratzen im Pharynx und Niesen, Rötung der Schleimhäute, behinderte Nasenatmung, zuerst wässriger, später schleimiger, bei bakteriellen Infektionen eitriger Schnupfen, manchmal Schleimstraße an Rachenhinterwand.
  - Fieber nicht obligat, evtl. Symptome einer Grundkrankheit (Masern, Röteln, Scharlach u.a.).
- **Komplikationen:** Trinkschwierigkeiten und obstruktive Schlafapnoen mit SIDS-Gefahr bei Säuglingen, die vorwiegend durch die Nase atmen. Sinusitis maxillaris, ethmoidalis, selten frontalis. Otitis media, Epistaxis.

Diagnostik

- Anamnese und körperliche Untersuchung (s.o.).
- **Labor:**
  - Bei unkompliziertem Verlauf nur Blutbild.
  - Bei heftiger Entzündung, eitrigem Schnupfen und bei Komplikationen Erregernachweis im Nasen-Rachen-Abstrich.
- Objektivierung etwaiger Grundkrankheiten (s.o.).

Differenzialdiagnosen

- Chronisch-rezidivierende Rhinitis bei trockener Luft, Allergie (s. S. 346), Adenoiden (s. S. 282), Sinusitis (s. S. 278), Fremdkörper (s. S. 289), Septumdeviation, Fehlbildungen, Polypen, Tumoren, vasomotorische Rhinitis, Immundefekt (polytope Infektion!).
- Wasserklare Liquorrhö nach frontobasaler Fraktur (Dextrostix).

Therapie

- Abschwellende Nasentropfen bei behinderter Atmung, Trinkstörungen und Komplikationen: 3×täglich Oxymetazolin (0,25% und 0,5%) oder Naphazolin (0,2%) maximal für 7 Tage wegen Rebound-Effekts mit Schleimhautödem. *Cave:* Überdosis!
- Luftbefeuchtung bzw. Nasentropfen mit physiologischer NaCl-Lösung.
- Behandlung der Grundkrankheit.

Prognose

- In der Regel Abheilung innerhalb von 8 Tagen.

14.2 Sinusitis

Grundlagen und Symptome

- **Definition:** Bakteriell bedingte Entzündung der Schleimhäute der Sinus maxillaris, frontalis (ab 10. Lebensjahr), ethmoidalis (ab Säuglingsalter), meist im Gefolge einer Rhinopharyngitis, begünstigt durch Nasenwegsobstruktionen z. B. Adenoide, Mukoviszidose, Immundefekt, Allergien, immotiles Ziliensyndrom.
- **Erreger:** Meist Haemophilus influenzae, Pneumokokken, Staphylokokken, Moraxella catarrhalis, Streptokokken, auch Anaerobier.
- **Symptome und körperlicher Untersuchungsbefund:** Rhinitis (häufig chronisch), Spontan- und Klopfschmerz über den entsprechenden Nebenhöhlen, selten Fieber und Weichteilschwellung, auch unspezifische Kopfschmerzen, lokal evtl. Schleimeiterstraße im Nasengang und Oropharynx.
- **Komplikationen:** Chronische Sinusitis, Osteitis, Zellulitis (z. B. Orbitalphlegmone bei Ethmoiditis), selten Meningitis, Hirnabszess.

Diagnostik

- Anamnese und körperliche Untersuchung (s. o.).
- **Labor:** Blutbild, BSG, ggf. CRP.
- **Bildgebende Diagnostik der Nasennebenhöhlen:**
  - Röntgen: Verschattungen, Schleimhautverdickung über 5 mm, Spiegelbildung?
  - Sonographie kann Röntgen ersetzen.
  - Fallweise CT oder MR bei Therapieresistenz.
- Fallweise Rhinoskopie mit Zytologie und Erregernachweis oder nasale Endoskopie und Punktion (nur in Sonderfällen).

Differenzialdiagnosen

- Schleimhautschwellung im Rahmen von Atopie und Infektionen der unteren Luftwege (keine spezielle Therapie).
- Zahnwurzeleiterungen.
- Tumoren, z. B. Rhabdomyosarkom, Fibrome.

Therapie

- Abschwellende Nasentropfen (s. Rhinitis, S. 277), evtl. kombiniert mit Antihistaminika (s. S. 350).
- Antibiotika s. Otitis media (S. 279) bzw. nach Antibiogramm.
- Luftbefeuchtung.
- Behandlung begünstigender Krankheiten, z. B. Adenoidektomie (Indikationen s. S. 282).
- In Sonderfällen Punktion und Drainagen.

Prognose

- Unter Therapie im Allgemeinen Abheilung nach 14–21 Tagen.

14.3 Otitis media acuta

Grundlagen und Symptome

- **Definition:** Ein- oder beidseitige, seröse bis eitrige Entzündungen des Mittelohrs, meist im Zusammenhang mit Rhinopharyngitis, über die Tuben aufsteigend, begünstigt durch Obstruktion der Tuben (z. B. Adenoide).
- **Erreger:** Pneumokokken, Haemophilus influenzae, Streptokokken, Moraxella catarrhalis, selten Viren (Influenza, Masern); bei Hospitalinfektionen, Mukoviszidose, immunsupprimierten Patienten auch Pseudomonas aeruginosa.
- **Epidemiologie:** Ca. 2/3 der Kinder erleiden mindestens eine, ca. 50% zwei Episoden, meistens im Alter zwischen 6 und 24 Monaten.
- **Symptome und körperlicher Untersuchungsbefund:** Säuglinge schreien, greifen sich ans Ohr, ältere Kinder sind unruhig; Tragusdruckschmerz retro- und infraaurikulär, hohes Fieber (50%). Bei Trommelfellperforation (und nach Parazentese) lässt der Schmerz spontan nach und es fließt eitrige Flüssigkeit ab.
- **Komplikationen:** Chronisch-rezidivierende Otitis, chronische Perforation, Hörverlust, Mastoiditis, Labyrinthitis (mit Ataxie), Fazialisparese, Cholesteatom, Meningitis concomitans, Sinusthrombose, Hirnabszess, Gradenigo-Syndrom (Mastoiditis mit Sinusthrombose, Stauungspapille, Abduzens-, evtl. Fazialisparese).

Diagnostik und Differenzialdiagnosen

- Anamnese und körperliche Untersuchung (s. o.).
- **Labor:** Blutbild, BSG, evtl. CRP. Bakteriennachweis nur aus Eiter nach Perforation oder Parazentese sinnvoll.
- **Otoskopie:** Der Lichtreflex ist verschwunden, das Trommelfell verdickt mit umschreibender oder diffuser Rötung, evtl. Vorwölbung und Eiter im Gehörgang, Gelbfärbung, bei Pseudomonas bläulich-grünliches Sekret.
- **Weitere Diagnostik:** Fallweise Liquoruntersuchung; bei Mastoiditisverdacht Röntgen nach Schüller-Stenvers, ggf. CT oder MRT; HNO-Konsil und Hörprüfung bei chronischem Verlauf und Komplikationen.
- **Differenzialdiagnosen:** Seromukotympanon (nicht entzündlicher Mittelohrerguss); Gehörgangentzündung mit Myringitis (häufiger nach Baden und Tauchen); Rötung des Trommelfells nach Entfernung von Zerumen, bei hohem Fieber und starkem Weinen; fortgeleitete Schmerzen (z. B. bei Angina); Tumoren (Rhabdomyosarkom, Langerhans-Zelltumor); Fremdkörper u. a.

Therapie und Prognose

- **Therapie:**
  - *Antibiotika:* Amoxycillin 70–80 mg/kg KG/d p.o., in schweren Fällen mit Clavulansäure oder Makrolid-Antibiotikum (z. B. Clarithromycin 15 mg/kg KG/d in 2 ED p.o.), oder Cefaclor oder anderen oralen Cephalosporinen. Dauer: 10–14 Tage. Bei Pseudomonas 30–80 mg Ceftazidim i. v. in 2–3 ED für 10–14 Tage. Bei Mastoiditis oder Gradenigo-Syndrom anfänglich auch i. v.-Therapie (z. B. Cefoxalin 200 mg/kg KG/d). Bei rezidivierender Otitis media s. S. 567.
  - *Schmerzmittel:* Paracetamol oder Acetylsalicylsäure. Ohrentropfen nur bei starken Schmerzen als Antiphlogistika.
  - Indikation zu lokalen und operativen Verfahren (Parazentese, Drainagen, Adenotomie u. a.) zusammen mit einem HNO-Facharzt stellen.
- **Prognose:** Unkomplizierte Otitiden heilen in 10–14 Tagen ab.

14.4 Speicheldrüsenerkrankungen

Grundlagen und Symptome

- **Ursachen:** Die häufigsten Ursachen sind Entzündungen (Parotitis epidemica [s. S. 547], rekurrierende idiopathische Parotitis, eitrige Parotitis) und gutartige Tumoren (Lymphhämangiom, Mischtumoren), seltener maligne Erkrankungen (Leukämie, Lymphome).
- **Symptome und körperlicher Untersuchungsbefund:**
  - Schwellung des Drüsenkörpers, bei Parotitis epidemica meist beidseitig, schmerzhaft bei Entzündungen, sonst indolent.
  - Hämangiome meist innerhalb der ersten Lebenswochen, oft an Hautmitbeteiligung erkennbar, manchmal rasch wachsend.
  - Bei eitriger Entzündung Eiter aus dem Ductus ausdrückbar.
  - Bei malignen Tumoren weitere Krankheitszeichen.

Diagnostik

- Die Erkrankung ist meist am klinischen Bild erkennbar.
- **Labor:** BSG und CRP ↑, Blutbild (Leukozytose bei eitriger Parotitis), Bakteriennachweis, evtl. Antikörper gegen Mumps-Virus.
- Sonographie der Speicheldrüsen.
- Bei unklaren Schwellungen Nadelbiopsie bzw. Suche nach Grundkrankheit.

Differenzialdiagnosen

- Lymphknotenschwellungen präaurikulär oder im Kieferwinkel.
- Ödeme.
- Pneumoparotitis bei Spielen eines Blasinstrumentes.

Therapie

- Bei Mumps und idiopathischer rekurrierender Parotitis trockene Wärme, evtl. Analgetika, Antipyretika (vgl. Mumps, S. 547).
- Bei eitriger Parotitis Antibiotika (Erreger sind meist Staphylokokken, s. S. 569).
- Bei rasch wachsenden Hämangiomen Kortikosteroide.
- Lymphangiome exstirpieren.

Prophylaxe

- Prophylaktisch gegen Mumps impfen.

Prognose

- Bei idiopathischer Form bis zu 10% Rezidive.

14.5 Tonsillitis (Angina)

Grundlagen und Symptome

- **Definition:** Eigenständige oder begleitende Entzündung der Tonsillen.
- **Formen:**
  - Angina catarrhalis mit Rötung, Angina follicularis mit Stippchen, Angina lacunaris mit weißlichen Belägen in den Krypten.
  - Eine Tonsillitis tritt auch als katarrhalische Begleitentzündung banaler Virusinfekte (Rhinopharyngotonsillitis) auf.
  - *Als charakteristische Entzündung bei:* Scharlach (follikulär-lakunäre Beläge), Mononukleose (weißgelbe haftende Beläge), Diphtherie (grauweiße festhaftende „pseudomembranöse" Beläge), Angina agranulocytotica (schmierige Ulzera/Nekrosen, Foetor ex ore), Angina Plaut-Vincenti (oft einseitig, grauweißer Belag, Nekrosen schmierig, leicht blutende Ulzera), Tuberkulose, Hand-Mund-Fuß-Krankheit(Coxsackie-Viren, Aphthen an Zunge und Mundschleimhaut, palmare, plantare und interdigitale Bläschen) und bei Herpangina (Coxsackie-Viren, Aphthen auf Tonsillen, Uvula und Gaumenbögen), Soor (weiße punktförmige Beläge).
- **Epidemiologie:** Selten bei Kindern unter einem Jahr, der Gipfel liegt im Alter zwischen 4–7 Jahren, danach sind alle Altersgruppen betroffen.
- **Erreger:** Betahämolysierende Streptokokken der Gruppe A, auch Staphylokokken u. a. Bakterien, Viren (Adeno-, Coxsackie-, Herpes-, Epstein-Barr-Virus u. a.).
- **Symptome und körperlicher Untersuchungsbefund:** Halsschmerzen, Rötung und Schwellung der Tonsillen mit oder ohne weißliche Beläge, Schluckbeschwerden, meist Fieber, Schwellung der Kieferwinkellymphknoten.
- **Komplikationen:** Tonsillar- und Retropharyngealabszess, Sepsis, chronische Tonsillitis (selten), abszedierende Lymphadenitis. Nach Streptokokkenangina auch rheumatisches Fieber und Glomerulonephritis.

Diagnostik

- Anamnese und körperliche Untersuchung (s. o.).
- **Labor:** Blutbild, evtl. CRP, Antistrepolysintiter, Harnstatus (chemisch und Sediment), Erregernachweis von Tonsillenabstrich.
- Objektivierung etwaiger Grundkrankheiten (z. B. Tuberkulintest bei V. a. Tbc, Diagnostik einer Mononukleose).

Differenzialdiagnosen

- Tonsillenhyperplasie (verstärkte Stimulation des Immunsystems ohne Entzündungszeichen).
- Tumoren des lymphatischen Systems im Bereich der Tonsillen bzw. der zervikalen Lymphknoten (Biopsie bei unklarer Genese!).

Therapie

- Behandlung der Grundkrankheit.
- **Bei Streptokokkenangina:** Penicillin G 3×200000–400000 IE p. o. für 10 Tage oder einmalig Benzathin-Depot-Penicillin 600000–900000 IE i. m. oder Erythromycin 30–50 mg/kg KG p. o. bzw. andere Makrolide für 10 Tage.
- **Tonsillektomie:** Nur bei beträchtlicher Luftwegsobstruktion und/oder ≥8 Anginen/Jahr indiziert, im Allgemeinen nicht vor dem 4. Lebensjahr. Nicht im Akutstadium.
- **Bei Retropharyngeal- oder Peritonsillarabzess:** Abszess-Spaltung.

14.6 Adenoide

Grundlagen und Symptome

- **Definition:** Vergrößerung der Rachenmandel, meist verstärkte physiologische Reaktion des Immunsystems.
- **Epidemiologie:** Ein Großteil der Kinder unter 4–6 Jahren hat hyperplastische Rachenmandeln.
- **Symptome und körperlicher Untersuchungsbefund:** Bei obstruierender Hyperplasie behinderte Nasenatmung, offenstehender Mund, Rhinolalie, Schnarchen, Deformierung des Gaumens (Facies adenoidea), gestörter Schlaf mit obstruktiven Apnoen, Appetitlosigkeit, Gedeihstörung, Reizhusten.
- **Komplikationen:** Chronisch-rezidivierende Rhinitis, Sinusitis, Otitis media, Hörstörung, Adenoiditis (meist Streptokokken). In seltenen Fällen schwere obstruktive Apnoen bis zur nächtlich betonten Hypoventilation, Thoraxdeformierung, pulmonale Hypertension und Cor pulmonale.

Diagnostik

- Anamnese und körperliche Untersuchung (s. o.), Hörprüfung.
- Posteriore Rhinoskopie oder nasale Endoskopie.
- Evtl. Polysomnographie (s. S. 607) auf obstruktive Apnoen.

Differenzialdiagnosen

- Rezidivierende allergische Entzündungen.
- Tumoren, z. B. Polypen, Lymphome.
- Fremdkörper in der Nase.
- Missbildungen des Nasopharynx (Spaltbildungen, Zysten, Choanalatresie).
- Schlafapnoesyndrom zentraler Ursache.

Therapie

- **Adenoidektomie:** Indikationen sind Obstruktion des Nasopharynx mit Atembehinderung bzw. oben genannte Komplikationen und rezidivierende Adenoiditiden und häufige Otitiden. Eine Adenoidektomie wird meist nicht vor dem 5. Lebensjahr nötig, bis dahin tritt häufig eine spontane Regression ein.
- Therapie der Komplikationen.

14.7 Laryngitis acuta

Grundlagen und Symptome

- **Synonyme:** Pseudokrupp, Kruppsyndrom.
- **Formen und Ursachen** s. Tab. 55. Zusätzliche Ursachen sind der Einfluss von Schadstoffen in der Luft (auch Rauchen!) als Schleimhautirritans und Wegbereiter.
- **Epidemiologie:** Altersgipfel zwischen 1. und 4. Lebensjahr, Inzidenzrate 15%.
- **Symptome und körperlicher Untersuchungsbefund:**
  - Unter fieberhaftem Infekt der oberen Luftwege meist nachts rasch zunehmender bellender Husten, Heiserkeit und Stridor.
  - Klinische Charakteristika in Abhängigkeit von der Ätiologie s. Tab. 55.
  - Stadien s. Tab. 58.
  - *Cave:* Scheinbares Ruhigerwerden mit oberflächlicher Atmung kann eine Besserung vortäuschen, aber erstes Anzeichen eines drohenden Atemstillstandes sein!
  - Bei rezidivierendem Krupp Allergieabklärung.
- **Komplikationen:** Ersticken.

Tabelle 55 Formen und Charakteristika des Pseudokrupps

Krankheitsbild	Ätiologie	klinische Charakteristika
akuter infektiöser Krupp (Laryngitis sub- oder hypoglottica, virale Laryngotracheitis, Pseudokrupp im engeren Sinne)	Parainfluenzaviren (RS-, Adeno-Influenzaviren)	Beginn mit Erkältung über 1–3 Tage, inspiratorischer Stridor, bellender Husten, Heiserkeit, Einziehungen
spastischer Krupp („spasmodic croup", „recurrent croup")	allergisch-infektiöse Genese wahrscheinlich	nächtlicher Befall aus vollem Wohlbefinden mit Atemnot, bellendem Husten und inspiratorischem Stridor
bakterielle (maligne) Laryngo-tracheobronchitis	Staphylococcus aureus, Pneumokokken, Haemophilus influenzae	rasch progredienter Verlauf mit hohem Fieber, Stridor, Einziehungen, Husten, Heiserkeit, gelegentlich Schluckschmerzen

Diagnostik

- Anamnese (u. a. Impfung gegen Hämophilus?).
- Vorsichtige Racheninspektion ohne Spateleinsatz (!) zum Ausschluss einer Epiglottitis, falls erforderlich, nur auf der Intensivstation unter Intubationsbereitschaft.
- **Labor:** Blutbild, BSG, evtl. CRP zum Ausschluss einer bakteriellen Infektion. Eine Blutgasanalyse ist in der Regel nicht erforderlich.
- **Röntgen-Thorax** mit Halseinschluss nur bei Persistenz der Symptome für >1 Tag: Evtl. Hinweise auf Fremdkörperaspiration, Komplikationen.

Differenzialdiagnosen

- Wichtigste Differenzialdiagnosen des Pseudokrupps s. Tab. 56.
- Differenzialdiagnose Epiglottitis – akuter infektiöser Krupp s. Tab. 57.
- Weitere: Stridor laryngis congenitus, Fehlbildungen (Pierre-Robin-Syndrom, Spaltbildungen u. a.), Stimmbandlähmung.

14.7 Laryngitis acuta

Tabelle 56 Differenzialdiagnosen des Pseudokrupps

Krankheitsbild	Ätiologie	klinische Charakteristika
Epiglottitis (Laryngitis epiglottica, Supraglottitis) (s. S. 286)	Haemophilus influenzae	rasch progredienter Verlauf; Beginn mit „Angina", Dysphagie, Speichelfluss, hohes Fieber, karchelnde Atmung, typische Schonhaltung
Fremdkörperaspiration (s. S. 289)		plötzlicher Beginn mit Husten und Stridor, Fremdkörper-Anamnese
echter Krupp (s. S. 283)	Corynebacterium diphtheriae	langsame Zunahme der Atembehinderung im Rahmen einer Diphtherie

Tabelle 57 Differenzialdiagnose Epiglottitis und akuter infektiöser Krupp

	Epiglottitis (vgl. S. 286)	akuter infektiöser Krupp
Alter (meist)	2–7 J.	$1/2$–4 J.
vorbestehende virale Infektionen	– (bis +)	+
Verschlechterung	rasch	variabel
Körperstellung	sitzend	nicht typisch
inspiratorischer Stridor	– bis +++	+++
Fieber	+++	+ bis +++
Blässe	+++	+
Schluckakt schmerzhaft	+++	–
Dysphagie	+++	–
kloßige Sprache (hot potato voice)	+++	–
Speichelfluss	+++	–
Heiserkeit	–	+++
bellender Husten	–	+++
Jahreszeit	ganzjährig	Übergangszeiten
Tageszeit	ganztägig	eher abends, nachts
Rezidive	kaum	10%

14.7 Laryngitis acuta

Therapie

- Die Therapie ist stadienabhängig (s. Tab. 58). Bei Laryngotracheobronchitis sind zusätzlich Antibiotika indiziert.
- Bei allergischer Genese Dinatriumchromoglykat-Inhalationen wie bei Asthma (s. S. 291).

Tabelle 58 Stadienadaptierte Therapie der Laryngitis acuta

Stadium	Symptome	Therapie
I	bellender Husten, Heiserkeit	Luftbefeuchtung, z. B. Wasserdampf im Badezimmer oder frische kalte Luft
II	zusätzlicher inspiratorischer Stridor, leichte Einziehungen	ab Stadium II Krankenhauseinweisung, Micronefrininhalation (Epinephrin-Razemat, 0,4 ml auf 4 ml Aqua destillata),
III	konstanter Stridor, starke Einziehungen, Blässe, Tachykardie, Dyspnoe	Kortikosteroide bei Erkrankungsprogredienz trotz Micronefrintherapie (Dexamethason 1 mg/kg i. v. oder Prednison-Supp. 30–50 mg), Sedierung nur in Sonderfällen
IV	zusätzlich Zyanose oder Blässe, rasche respiratorische Dekompensation	zusätzlich Intubation, bis dahin Beutelbeatmung während des Transports ins Krankenhaus

Prognose

- Todesfälle sind heutzutage äußerst selten.

14.8 Epiglottitis

Grundlagen und Symptome

- **Synonym:** Supraglottische Laryngitis.
- **Definition:** Akute phlegmonöse Entzündung mit massivem Ödem der Epiglottis meist im Rahmen einer Haemophilus-influenzae-Infektion. Altersgipfel 2.–7. Lebensjahr.
- **Epidemiologie:** Das Krankheitsbild ist durch die eingeführte Impfung gegen Haemophilus influenzae weitgehend verschwunden.
- **Symptome und körperlicher Untersuchungsbefund:** Meist fulminanter Verlauf, beginnend mit Hals- und Schluckschmerzen, Nahrungsverweigerung. Husten nur bei Kindern unter 2 Jahren. Rascher Fieberanstieg, septisches-toxisches Zustandsbild, kloßige Sprache, Speichelfluss, „karchelnde Atmung", Dyspnoe und Einziehungen (z. B. jugulär). Das Kind sitzt nach vorn gebeugt mit abgestützten Armen. Die Halslymphknoten sind geschwollen.
    - *Cave:* Es besteht immer Lebensgefahr.
- **Komplikationen:** Ersticken, Lungenödem.

Diagnostik

- *Cave:* Bei Verdacht auf akute Epiglottitis ist eine Racheninspektion mit Spateleinsatz wegen der Gefahr massiver Ödemzunahme unbedingt zu vermeiden! Eventuell ist bei geöffnetem Mund die glasige, kugelig prominente Epiglottis mit hochroter Umgebung sichtbar.
- **Labor:** Blutbild, BSG und CRP (Sepsiszeichen), Blutkultur auf Haemophilus influenzae, Blutgasanalyse.
- **Röntgen-Thorax:** Zum Ausschluss pulmonaler Ursachen bei unklarem Befund.

Differenzialdiagnosen

- Siehe Tab. 56 (S. 284) und Tab. 57 (S. 284).
- Septische Angina, retropharyngealer Abszess.

Therapie und Prognose

- Zügiger sitzender Transport des Kindes in Intubationsbereitschaft mit dem Notarztwagen in die nächste Kinderklinik. Vor der Aufnahme ins Krankenhaus auf jede Injektion, Blutentnahme oder Sedierung verzichten!
- Sauerstoffinsufflation 4–6 l/min und SO_2-Monitoring (Sauerstoffsättigung), ggf. assistierte Beutelbeatmung (ist immer möglich!). Bei Atemstillstand und drohender Hypoxie Maskenbeatmung. Intubation auf Intensivstation und intensive Überwachung. Bei Unmöglichkeit der Intubation transtracheale Kanülierung bzw. Konotomie.
    - *Beachte:* Die endotracheale Intubation sollte außerhalb des Krankenhauses wegen zu erwartenden Intubationsschwierigkeiten nur in Extremfällen und nur durch einen erfahrenen Intubateur unter Sedierung durchgeführt werden.
- Ampicillin 200–300 mg/kg KG/d i. v. über 8–10 Tage oder Ceftriaxon 80 mg/kg KG einmal täglich i. v.
- Gute Sedierung, z. B. mit Truxal 4×1 mg/kg KG.
- Extubation nach 24 bis spätestens 48 Stunden.
- **Prognose:** Bei rechtzeitiger Diagnose ist die Prognose gut.

14.9 Thymushyperplasie

Grundlagen und Symptome

- **Definition:** Vor allem im Säuglingsalter häufige ein- oder beidseitige Vergrößerung des Thymus, die sich meist spontan zurückbildet.
- **Symptome und körperlicher Untersuchungsbefund:** Meist symptomloser Zufallsbefund mit Rückbildung während des Säuglingsalters.
- **Komplikationen:** Persistierende Thymushyperplasie.

Diagnostik

- Anamnese und körperliche Untersuchung (s. o.).
- **Labor:** Blutbild (meist altersgemäße Lymphozytose).
- **Röntgen-Thorax:** Im a.p. Bild ein- oder beidseitige segelartige Verbreiterung des Mediastinums (Abb. 83), im seitlichen Bild Verschattung des Retrosternalraums.
- **Bei Persistenz:** Ausschluss anderer Erkrankungen (s. Differenzialdiagnosen), z. B. durch Knochenmarkuntersuchung, CT, Tumormarker, evtl. histologische Untersuchung nach Biopsie oder Resektion.

Differenzialdiagnosen

- **Andere Prozesse des vorderen Mediastinums:** Persistierender Thymus, Thymom, Lymphom, Teratom, Thyreoideatumor oder -vergrößerung.
- **Prozesse des hinteren Mediastinums:** Neuroblastom (Katecholamine), Duplikaturen des Verdauungstrakts.
- **Prozesse des oberen Mediastinums:** Zystisches Hygrom, Hämangiom, Struma (Scan).
- **Prozesse des mittleren Mediastinums:** Reaktive Vergrößerung von Lymphknoten, Lymphome, bronchogene Zysten, perikardiale Zysten oder Tumoren, Aortenaneurysma, Fehlbildungen der großen Gefäße, Mediastinitis (Sonographie).

Therapie

- Bei symptomloser Thymushyperplasie ist keine Therapie erforderlich. Bei Persistenz oder progredientem Wachstum operative Entfernung.

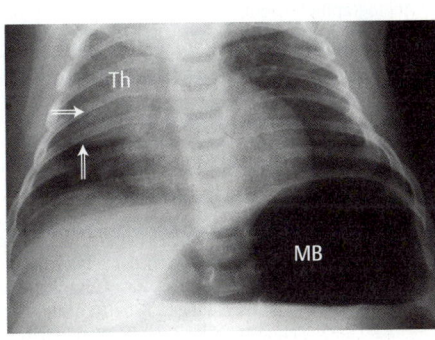

Abb. 83 Röntgen-Thorax bei Thymomegalie: Exspirationsaufnahme mit hochstehenden Zwerchfellen, gasgeblähter Magenblase (MB) und segelförmiger, angedeutet durchscheinender Strahlentransparenzminderung im rechten Oberfeld (⇒), hervorgerufen durch einen großen rechten Thymuslappen (Th)

14.10 Lungenfehlbildungen

Grundlagen und Symptome

- **Formen und Ursachen:**
  - Agenesie, Aplasie und Hypoplasie.
  - Lungensequestration.
  - Kongenitales Lobäremphysem aufgrund zystisch adenomatoider Malformation. Ursache ist meist eine Fehlbildungen des Bronchialsystems (Knorpelspangen, bronchogene Zyste, Bronchuskompression aufgrund aberrierender Gefäße) → Ventilfunktion mit Überblähung eines Lungenlappens.
  - Kongenitale Lungenzysten.
  - Bronchogene Zysten und Stenosen (Tracheobronchomalazie).
  - Zystisch-adenomatoide Malformation.
- **Symptome und körperlicher Untersuchungsbefund:**
  - *Allgemein:* Vom Ausmaß der Fehlbildung und von der Verdrängung des gesunden Lungengewebes abhängige chronische Atemnot, evtl. bereits Asphyxie bei Geburt. Asymmetrische Atmung, ggf. Thoraxdeformation, Neigung zu Infektionen.
  - *Tracheobronchomalazie:* Stridor.
  - *Kongenitale Lungenzysten:* Leichte Dyspnoe bis ausgeprägte Atemnot mit Stöhnen, Zyanose. Im Röntgenbild meist überblähte Bezirke neben komprimierten Lungenanteilen.

    Cave: Die Zysten können u. U. rasch wachsen → Spannungssituation.

Diagnostik

- Anamnese und körperliche Untersuchung (s. o.).
- **Labor:** Blutgasanalyse (normal oder respiratorische Azidose).
- **Röntgen-Thorax:** Fehlendes Lungengewebe oder mono- bzw. multizystische Aufhellungen und unregelmäßig begrenzte Verschattungen oder multiple emphysematöse Bezirke mit Verziehung bzw. Verdrängung des Mediastinums.
- **Lungenfunktionsprüfungen** bei Kooperationsfähigkeit des Kindes.
- **Je nach Befund:** Weitere gezielte Untersuchungen, z. B. CT, Angiographie, Bronchoskopie, Bronchographie oder Isotopenuntersuchungen. Bei Lungensequester Konsil anfordern, die Diagnose wird über Röntgen, Echokardiographie, selten Angiographie gestellt.

Differenzialdiagnosen

- Entzündliche Infiltrationen, Lungenabszess, Atelektasen, Zwerchfellhernie (s. S. 223), Pneumothorax (s. S. 304), kombinierte Fehlbildungssyndrome mit Lungenhypoplasie (Potter-Syndrom, asphyxierende Thoraxdystrophie u. a.).

Therapie und Prognose

- **Therapie:**
  - Bei kleineren Fehlbildungen ohne respiratorische oder infektiöse Komplikationen Beobachtung. Fallweise Pneumoniebehandlung.
  - Operative Resektion der Zysten, der Sequestration und des Lobäremphysems. Dringliche OP-Indikation mit Resektion des erkrankten Lungenanteils bei Überblähung und Dyspnoe (z. B. bei kongenitalen Lungenzysten).
  - Bei Lungensequester Konsil. OP-Indikation hängt von der Symptomatik ab.
- **Prognose:** Die Prognose ist sehr gut bei Sequester, Lobäremphysem, Zysten nach Operation. Eine Spontanregression eines Lungensequesters ist möglich.

14.11 Fremdkörperaspiration

Grundlagen und Symptome

- **Definition und Ursache:** Vorwiegend im Kleinkindesalter Aspiration von Nüssen (50%), Erbsen, Bohnen, verschiedenen Nahrungsmittelteilen, kleinen Spielsachen (z. B. Lego), kleinen Münzen u. a. Fremdkörpern. Rezidivierende Speiseaspiration bei Zerebralschädigung.
- **Symptome und körperlicher Untersuchungsbefund:** Plötzlicher Hustenanfall, evtl. bitonaler Husten, Atemnot und Zyanose. Manchmal pfeifende Atmung, besonders nach dem Essen oder beim Spielen. Häufig setzten die Symptome nach einem symptomfreien Intervall, evtl. erst nach Wochen (Anamnese!), neu ein. Asymmetrisches Atemgeräusch, auf der Aspirationsseite meist abgeschwächt, perkutorisch hier hypersonorer Klopfschall bei Überblähung infolge Ventilmechanismus.
- **Komplikationen:** Atelektase, Pneumonie, Ersticken.

Diagnostik

- Anamnese und körperliche Untersuchung (s. o.).
- **Trachealpalpation in der Fossa suprasternalis:** Seitliches Trachealwandern bei einseitigem Ventilmechanismus.
- **Röntgen-Thorax** a.p. und seitlich (falls möglich in Exspiration): Transparenzunterschied, ggf. Atelektase, Medialstinalverschiebung. Unter Durchleuchtung ist evtl. Mediastinalwandern nachweisbar.
- **Starre Tracheobronchoskopie:** Immer bei begründetem Verdacht!

Differenzialdiagnosen

- Laryngotrachealtrauma, Asthma (s. S. 291), obstruktive Bronchitis (s. S. 290) mit Schleimpfropf, jede akute Atemnot (s. S. 165), therapieresistente Pneumonie (s. S. 297), Fehlbildung (s. S. 288), Pseudokrupp (s. S. 283).

Therapie, Prophylaxe und Prognose

- **Bei akut bedrohlicher Aspiration:**
  - *Fremdkörperentfernung:* Fremdkörper vor dem Kehlkopf können meist mit der Magill-Zange gefasst und entfernt werden. Obstruierende Fremdkörper in der Trachea evtl. durch die Beatmung in einen tieferen Bronchus verschieben und später bronchoskopisch entfernen.
  - *Erstickungsanfall:*
    - Bei Säuglingen Hängelage mit dem Kopf nach unten, 3 Schläge mit der Hand zwischen die Schulterblätter, dann Lagerung auf eine feste Unterlage und 3 Thoraxkompressionen wie bei einer Herzmassage.
    - Bei größeren Kindern im Notfall Heimlich-Handgriff (umstritten): Das Kind von hinten umfassen, die Faust stoßartig in Epigastrium nach hinten und oben drücken.
    - *Cave:* Erbrechen.
  - Bei Bedarf das Kind künstlich beatmen und reanimieren.
- **Länger zurückliegende Aspiration:** Thoraxphysiotherapie (besonders bei Atelektasen), Antibiotika bei Pneumonie (bei massiver Aspiration Anaerobier berücksichtigen) (s. S. 298). Elektive bronchoskopische Entfernung des Fremdkörpers.
- **Prophylaxe:** Aspirierbare Gegenstände und Nahrungsmittel (kleine Spielsachen, Nüsse u. a.) vom Kind fernhalten.
- **Prognose:** Todesfälle sind selten.

14.12 Bronchitis, Bronchiolitis

Grundlagen und Symptome

- **Definition:** Eigenständige oder begleitende Infektion der Bronchialschleimhaut unter Einbeziehung aller Luftwegsabschnitte, bei Säuglingen oder Kleinkindern häufig mit Bronchialobstruktion, als Bronchiolitis im 1. Lebensjahr besonders schwerer Verlauf.
- **Erreger:** 90% Viren (s. Rhinopharyngitis, S. 277), bei Bronchiolitis meist RS-Viren.
- **Symptome und körperlicher Untersuchungsbefund:**
  - Beginn mit Schnupfen, dann trockener Reizhusten, auskultatorisch fein-, mittel- bis grobblasige, nicht klingende Rasselgeräusche (RG).
  - *Obstruktive Bronchitis:* Verschiedengradige Obstruktionssymptome wie exspiratorisches Giemen und Brummen, Überblähung.
  - *Bronchiolitis:* Schlechter Zustand, Nasenflügeln, Einziehungen, schwere Tachy- und Dyspnoe, auskultatorisch frühinspiratorische klingende Rasselgeräusche, Zyanose.
- **Komplikationen:** Häufig begleitende Bronchopneumonie, respiratorische Dekompensation, beim jungen Säugling Apnoe; rezidivierende oder chronische Bronchitis (3 Monate kontinuierliche RG), Übergang in Asthma; bakterielle Superinfektion meist nur in Sonderfällen (zystische Fibrose).

Diagnostik

- Anamnese und körperliche Untersuchung (s. o.).
- **Labor:** Blutbild, BSG, evtl. CRP, bei schweren Formen Blutgasanalyse.
- **Röntgen-Thorax** nur bei Verdacht auf eine andere Lungenerkrankung: Überblähung, Atelektasen, ggf. bronchopneumonische Infiltrate.
- Viraler Erregernachweis aus Nasopharyngeal-Sekret.

Differenzialdiagnosen

- Pneumonie (s. S. 296), Fremdkörperaspiration (s. S. 289), Fehlbildungen (s. S. 288), mechanische Obstruktionen (z. B. bei Tumor), Herzfehler, Mukoviszidose (s. S. 306), Bronchiektasien, Immotiles-Zilien-Syndrom (s. S. 234), Immundefekt (s. S. 339), chemische Reize.
- Bei chronischem oder rezidivierendem Husten mit Obstruktion auch Asthma bronchiale (s. S. 291) und exogen allergische Alveolitis (s. S. 300).

Therapie

- **Bei allen Formen:** Ausreichend Flüssigkeit zuführen, zu trockene Luft (infolge Heizkörper im Winter) und andere unspezifische Reize vermeiden (s. Asthma, S. 292). Antibiotika nur bei bakteriellen Infektzeichen geben. Thoraxphysiotherapie bei Atelektasen.
- **Einfache Bronchitis:** Luft anfeuchten. Hustensedativa nur bei unstillbarem Husten. Sekrolytika sind wegen Störung der mukoziliaren Clearance nicht indiziert, eher Salbutamol oral 1–2 mg/kg KG 3 ×/d oder als Inhalation (s. Asthma S. 292) infolge stabilisierender Wirkung auf die mukoziliare Clearance.
- **Obstruktive Bronchitis:** β_2-Sympathikomimetika, evtl. Prednisolon (wie bei Asthma, S. 294) in Abhängigkeit von der Schwere der Krankheit, Chronizität der Symptome und ggf. vorhandenem Asthmaverdacht.
- **Bei Bronchiolitis:** Krankenhauseinweisung, parenterale Flüssigkeitszufuhr, O_2-Gabe, evtl. Beatmung. Bei Infektion mit RS-Viren evtl. Ribavirin-Vernebelung.

14.13 Asthma bronchiale

Grundlagen und Symptome

- **Definition:** Allergische bronchiale Hyperreaktivität des Bronchialsystems.
- **Ätiologie:**
    - Chronische, immunologisch getragene Entzündung der Bronchialmukosa mit bronchialer Hyperreaktivität.
    - *Ein Asthmaanfall kann durch folgende Faktoren ausgelöst werden:* Allergene (Pollen, Hausstaubmilbe, Tierepithelien, Eiweiß des Katzenspeichels), Kälte, Staub, chemische und osmotische Reize, Anstrengung (exercise-induced asthma) oder psychische Belastung. Infekte und Smog (NO, SO_2, Ozon und Staub) schädigen die Schleimhäute und können Wegbereiter für Allergien werden.
- **Pathogenese:** Bronchiale Hyperreaktivität plus exogener Auslösefaktor triggern die asthmatische Reaktion. Diese besteht aus einer Hypersekretion der Schleimhautdrüsen, einem Ödem der Mukosa und einem Spasmus der Bronchialmuskulatur. Alle drei Faktoren führen zur intrathorakalen Luftwegsobstruktion.
- **Epidemiologie:** Asthma bronchiale ist die häufigste chronische Erkrankung des Kindesalters (4–10% aller Kinder).
- **Symptome und körperlicher Untersuchungsbefund:**
    - Erstmanifestion oft schon beim Säugling, häufig auch im 2.–4. Lebensjahr mit rezidivierenden obstruktiven Bronchitiden oder mit protrahiertem vermehrtem „Schnaufen" („Wheezing"), bei älteren Kindern trockener Husten oder glasiger, zäher Schleim, anfallsartige Dyspnoe, Bauchschmerzen. Bei über 90% der Fälle symptomfreie Intervalle.

Tabelle 59 Klinischer Score zur Beurteilung des Asthmaanfalls und der obstruktiven Bronchitis

Kriterien/Punktezahl	0	1	2
Zyanose	keine	diskrete Lippenzyanose	eindeutige Zyanose der Lippen und Finger
Dyspnoe	etwas angestrengte Atmung	interkostale und abdominelle Einziehungen	Einsatz der Atemhilfsmuskulatur, pulsus paradoxus
Atemfrequenz	< 25/min	25–40/min	> 40/min
Giemen	diskret hörbar über allen Lungenabschnitten	hörbar mit bloßem Ohr	nicht mehr hörbar, wenn bei extremer Dyspnoe nur noch flache Atmung (stille Obstruktion)
Bewusstsein	klar	eingetrübt bei guter Orientierung und Ansprechbarkeit	kaum ansprechbar oder nicht orientiert, noch Reaktion auf Schmerz

Bewertung:
0–3 Punkte: leichter Asthmaanfall
4–5 Punkte: schwerer Asthmaanfall
≥ 6 Punkte: Gefahr der respiratorischen Insuffizienz

14.13 Asthma bronchiale

- *Anfall:* Unruhe, Bewusstseinstrübung, Zyanose, Hypertonus, paradoxer Puls, hypersonorer Klopfschall, auskultatorisch verlängertes Exspirium, exspiratorisches Giemen und Brummen, trockene bis feinblasig feuchte RG. Im Asthmastatus ist das Atemgeräusch kaum hörbar. Schweregrade (s. Tab. 59) zur Beurteilung der Dringlichkeit therapeutischer Maßnahmen.
- In chronischen Stadien Fassthorax.
- Häufige Kombination mit anderen atopischen Erkrankungen (allergische Rhinitis, Neurodermitis) und positiver Atopie-Anamnese in der Familie.
▶ **Komplikationen:** Atelektase, Pneumothorax, Pneumomediastinum, Hautemphysem, respiratorische Dekompensation, sog. „plötzlicher Asthmatod".

Diagnostik

▶ Ausführliche Anamnese (Familie, Auslöser s. Ätiologie, saisonale Häufung, bisherige Therapie, Komplikationen?) und körperliche Untersuchung (s.o.).
▶ **Im Anfall:**
  - *Labor:* Blutbild, Blutgasanalyse, Elektrolyte, evtl. CRP.
  - *Röntgen-Thorax:* Tief stehendes Zwerchfell und überblähte Lungen beiderseits, Superinfektion?, Pneumothorax?
▶ **Im Intervall:**
  - *Labor:* RIST (Gesamt-IgE im Serum), RAST (allergenspezifische IgE-AK), Elektrophorese, α_1-Antitrypsin, Theophyllinspiegel.
  - *Hauttests* sind ab ca. 4. Lebensjahr aussagekräftig.
  - *Lungenfunktionsprüfung:* Obstruktion und Überblähung. In symptomarmen Phasen ist die Lungenfunktion oft fast normal. Peak-Flow-Protokoll (s. S. 66). Bronchialer Provokationstest (mit Kaltluft, Methacholin oder Histamin): Bronchiale Hyperreaktivität.
  - *EKG:* Bei Kindern über 10 Jahren oder schwerem langjährigen Asthma.
  - HNO-Konsil, Tuberkulin-Test (s. S. 537), Schweißtest (bei V.a. Mukoviszidose).

Differenzialdiagnosen

▶ Chronische und rezidivierende Bronchitiden (s. S. 290) anderer Ursache: Mechanische Obstruktion, Fehlbildungen, Mukoviszidose, immotiles Ziliensyndrom, Immundefekt, chemische Reize.
▶ Exogen-allergische Alveolitis (z. B. Farmerlunge, s. S. 300).
▶ Akute respiratorische Insuffizienz (ARI) verschiedener Genese: Fremdkörperaspiration (s. S. 289), dekompensierte Kardiopathie, idiopathische Lungenhämosiderose u.a. (Dyspnoe als Leitsymptom s. S. 165).

Allgemeine Therapiehinweise

▶ **Medikamentenübersicht:** Zur medikamentösen Behandlung der Erkrankung kann der geschilderte pathogenetische Mechanismus an verschiedenen Stellen medikamentös beeinflusst werden:
  - Sympathikomimetika (Salbutamol, Terbutalin, Suprarenin).
  - Anticholinergika (Ipratropiumbromid, z. B. Atrovent).
  - Dinatriumcromoglykat (DNCG) als Mastzellstabilisator.
  - Kortikosteroide (topisch Beclomethason/Budesonide, systemisch z. B. Dexamethason oder Prednisolon).
  - Theophyllin als Bronchodilatator.

14.13 Asthma bronchiale

- **Hinweise zur Inhalation:**
  - Wenn irgend möglich, Medikamente inhalativ verabreichen.
  - *Geeignete Inhalationshilfen:*
    - Säuglinge und junge Kleinkinder: Pari-Boy mit Laerdal-Gesichtsmaske Nr. 2.
    - Kleinkinder ab (2 –)3 Jahre: Spacer (Volumatik, Nebulator, Aerochamber), so rasch als möglich an Mundstück gewöhnen.
    - Kinder ab 7 Jahren: Pulverinhalatoren (Spinhaler, Turbohaler, Diskhaler etc.).
    - Schulkinder ab 10 Jahren: Pulverinhalatoren und/oder Dosieraerosole für β-Sympathomimetika evtl. auch ohne Inhalationshilfe, topische Steroide immer mit Inhalationshilfe.
  - *Anwendung:*
    - Dosieraerosol: Spray schütteln. Inhalationshilfe in den Mund nehmen. Bei Inspiration Spray betätigen. 4 – 5 Züge ruhig, evtl. tief durchatmen lassen.
    - Turbohaler oder Diskhaler: Spray schütteln. Tief ausatmen, Inhalationshilfe in den Mund nehmen (Patrone nach oben). Zu Beginn der Inspiration Spray betätigen. Tief einatmen. Einige Sekunden die Luft anhalten. Langsam durch die Nase ausatmen.
    - Bei Spasmolytika vor 2. Hub 5 min Pause bis Bronchollyse eingetreten ist.

Behandlung im Asthmaanfall

- Zunächst Lagerung (Oberkörper hoch/sitzen), beruhigende Ansprache, dann medikamentöse Therapie.
- **Medikamente:**
  1. *Inhalation eines $β_2$-Mimetikums:* Vorzugsweise über ein elektrisches Inhalationsgerät (Pari-Inhalierboy), z. B. Salbutamol 0,02 ml/kg KG in 2 ml 0,9% NaCl-Lösung. Wenn nicht verfügbar, über eine Inhalationshilfe, z. B. Salbutamol 2 – 4 Hübe über Volumatik.
     - ◉ *Beachte:* Wenn die Inhalation bei Säuglingen und Kleinkindern nicht möglich ist, ist die subkutane Gabe eines Sympathikomimetikums z. B. Noradrenalin (1 : 1000 verdünnt) 0,1 ml/kg KG die wirksamste Alternative.
  2. *Bei ungenügendem Ansprechen:* In jedem Lebensalter vorzugsweise intravenöse Gabe von Dexamethason 4 × 0,2 mg/kg KG/d. Wenn eine intravenöse Verabreichung nicht verfügbar ist, Prednisolon 1 – 2 mg/kg KG/d p.o. in 2 – 3 Dosen.
- Vitalparameter, Atemfrequenz, Blutdruck, Puls überwachen.
- ◉ *Beachte:* Therapie des Status asthmaticus s. S. 624.

Dauertherapie

- **Medikamentöse Dauertherapie** s. Tab. 60.
- **Weitere Maßnahmen:**
  - Psychische und soziale Begleitprobleme behandeln.
  - *Expositionsprophylaxe:* Beachtung des saisonalen Pollenwachdienstes, Hausstaubsanierung (Staubfänger entfernen, häufig Saugen und Wischen, Bettinhalt auf Kunststoffbasis, keine hochflorigen Bodenbeläge u. a.), keine Haustiere in der Wohnung halten.

14.13 Asthma bronchiale

Tabelle 60 Medikamentöse Stufentherapie bei Asthma bronchiale

Stufe	Klinik/Indikation	Therapie
I	leichte, nur gelegentlich auftretende Beschwerden	**symptomatische Behandlung mit inhalativen β-Mimetika** *Dosierung:* z. B. Salbutamol 0,2 mg (1 Hub des Dosieraerosols bzw. 1 Kps. des Puderinhalators [Diskhaler]) oder Terbutalin 0,5 mg (2 Hübe) *Hinweise:* bei Säuglingen/Kleinkindern kann Terbutalin-Elixier 0,75/1,5 mg oral gegeben werden
II	ausgeprägte Asthmabeschwerden oder β-Mimetika-Bedarf häufiger als 3-mal/Woche	**zusätzlich regelmäßige Prophylaxe mit Cromoglicinsäure für mindestens 6 – 12 Monate** *Dosierung:* z. B. Cromoglykat 3 × 10 mg (3 × 2 Hübe) oder Cromoglykat 1 %ige Inhalationslösung 3 × 20 mg (3 × 2 ml) oder Cromoglykat in Kps. 3 × 20 mg (3 × 1 Kps.) *Hinweise:* Cromoglicinsäure- und Salbutamol-Inhalationslösungen können gemischt werden. Broncholyse immer vor der Prophylaxe durchführen
III	Nichtansprechen auf Cromoglycinsäure	**zusätzlich inhalative (topische) Kortikosteroide** *Dosierung:* z. B. Budesonid 2 × 0,2 mg (2 × 1 Hub, unbedingt über Nebulator oder Minispacer) oder Beclomethason 2 × 0,2 mg (2 × 4 Hübe, unbedingt über Volumatik oder Minispacer). Klinisch minimal notwendige Dosis ermitteln. Bei ungenügender Stabilisierung höhere Dosierung, z. B. Budesonid 2 × 0,6 – 0,8 mg oder Beclomethason 2 × 0,75 – 1,0 mg *Hinweise:* Nach der Kortikoidinhalation jeweils den Mund ausspülen (Soorprophylaxe).
IV	weiter bestehende Beschwerden	**zusätzlich oral Kortikosteroide** *Dosierung:* z. B. initial Prednisolon 1 mg/kg KG/d als 1 ED morgens für 1 – 2 Wochen, anschließend reduzieren und innerhalb von max. 1 Woche beenden *evtl. dazu:* Langzeittherapie mit Leukotrien-Rezeptor-Antagonisten, z. B. Montelukast 5 mg 1 × tgl. ab 6 Jahren bzw. 10 mg 1 × tgl. ab 14 Jahren
V	therapeutische Sonderfälle z. B. Unverträglichkeit anderer Medikamente	**zusätzlich Theophyllin als Retardpräparat oral** *Dosierung:* 1 – 12 Jahre: bis 20 mg/kg KG/d in 2 ED >12 Jahre: 16 mg/kg KG/d in 2 ED bei vorwiegend nächtlichen Beschwerden besonders lange wirksames Retardpräparat als ED von 9 mg/kg KG abends *Nebenwirkungen:* Unruhe, Herzklopfen, Schlafstörung, Übelkeit, Kopfschmerzen, Erbrechen, Durchfall, Muskeltremor, Krampfanfälle *Kontrolle des Theophyllinspiegels:* alle 4 Wochen (therapeutischer Bereich: 10 – 20 mg/l). *Cave:* Interaktion mit anderen Medikamenten z. B. Erythromycin

- *Unspezifische Reize vermeiden:* Besonders Rauchen in geschlossenen Räumen, zu trockene und zu kalte Luft, zu feuchte Räume (Hausstaubmilbe, Schimmelpilze), Infektionen (soweit möglich), Anstrengung bei Smogbelastung. Richtig Heizen.
- *Abhärtung und Kräftigung:* Aufenthalte am Meer oder im Gebirge, Sport (Kuraufenthalte), dabei Schulung.
- Physiotherapie und Atemtherapie (Lippenbremse).
- *Hyposensibilisierung:* Wöchentliche bis zweiwöchentliche subkutane Injektion von spezifischen Antigenlösungen in steigender Dosierung (vgl. S. 350). Dabei Patient überwachen und ein Notfallset bereithalten. Für orale Hyposensibilisierung ist ein Effekt nicht gesichert.

Prognose

➤ Es besteht eine lebenslange atopische Disposition und Asthmaneigung. Remission in der oder um die Pubertät kommen in weniger als 50% der Fälle vor. Oft bleibt eine residuale Luftwegshyperreaktivität und es treten später erneut Asthmasymptome auf. Fraglich ist der Übergang in eine chronisch-obstruktive Lungenerkrankung des Erwachsenen.

14.14 Pneumonie

Grundlagen und Symptome

- **Definition:** Primäre oder eine generalisierte Luftwegserkrankung begleitende sekundäre Lungenentzündung, die in Abhängigkeit vom Alter des Kindes und der Art des Erregers unterschiedliche Formen hervorrufen kann. Am häufigsten ist eine Bronchopneumonie.
- **Formen:** s. Tab. 61.
- **Erreger:**
  - *Nach Alter:*
    - **Neugeborene:** Meist grampositive Kokken, vor allem Streptokokken der Gruppe B und gramnegative Enterobakterien.
    - **1 Monat bis 5 Jahre:** Vorwiegend Viren (RSV, Influenza, Parainfluenza, Adeno-, ECHO-, Coxsackie-, Rhino-, Picornaviren), Chlamydien (zwischen 5. und 16. Woche), Staphylococcus aureus (Säuglinge), Pneumokokken und Haemophilus influenzae.
    - **Ab 5 Jahre:** Pneumokokken, Haemophilus influenzae, Mycoplasma pneumoniae u. a.
  - *Nach Grunderkrankung/Umgebung:*
    - Bei Immunsuppression (Chemotherapie, AIDS): Pneumocystis carinii, Candida, Aspergillus, Herpes, CMV, Varizellen und ubiquitäre Keime.
    - Nosokomiale Infektionen auf Intensivstationen: Pseudomonas, Klebsiellen, Staphylococcus aureus, Legionellen u. a.
    - Nach Aspiration und Verletzungen: Anaerobier.

Tabelle 61 Klinische Formen der Pneumonie (modifiziert nach S. Iling und S. Spranger)

Symptome	Bronchopneumonie	Lobärpneumonie	interstitielle Pneumonie
Husten	anfangs trocken, später produktiv	oft fast pertussiform	trockene, kurze Hustenattacken
Atemnot	meist nicht	gelegentlich	meist anfallsweise
Zyanose	meist nicht	gelegentlich	während Hustenattacken
Atemfrequenz	normal bis leicht erhöht	erhöht	stark erhöht
Fieber	unterschiedlich, meist mittelhoch	oft sehr hoch	je nach Ätiologie
Sputum, Sekret	wechselnd, eher wenig	gelblich, evtl. „rostbraun" wenn hämorrhagisch	weißlich, schaumig
Auskultation	RG, Befund sehr variabel, bei Sgl. Verstärktes Bronchialatmen	Knistern im Beginn, feinblasige, ohrnahe RG	vermindertes, leises Atemgeräusch, feinblasige RG
Perkussion	normal	lokale Dämpfung	normal
Ursache/Auslöser	Viren und Bakterien (Superinfektion)	Pneumokokken u. andere Bakterien	Viren, Bakterien, immunologische Auslöser
Alter	jedes, besonders Kleinkinder	jedes	infektbedingt: Säugling; nicht infektbedingt: Schulkinder

14.14 Pneumonie

- Bei sekundären Pneumonien entsprechend der Grunderkrankung (Pertussis, Masern, Varizellen, Tuberkulose, Mukoviszidose [meist Pseudomonas] u. a.).
- Nach Pneumonieform:
  - Bronchopneumonie (vorwiegend Viren), Segment- und Lobärpneumonie (vorwiegend Pneumokokken), interstitielle Pneumonie (Viren, Mykoplasmen, Pneumozystis cainii u. a.) (vgl. Tab. 61).
  - Abszendierende Pneumonie: Meist Staphylococcus aureus, Anaerobier.
  - Pleurale Mitreaktion: Besonders bei Staphylokkenpneumonie.

▶ **Symptome und körperlicher Untersuchungsbefund:**
- *Allgemein:* Fieber, Husten, Dyspnoe, Tachypnoe, Nasenflügelatmen, evtl. Zyanose, fallweise Bauchschmerzen.
- Neugeborenenpneumonien: Wie idiopathisches Atemnotsyndrom (s. S. 198).
- Chlamydienpneumonie: Allmählicher Beginn im 2. Lebensmonat, gelegentlich nach Konjunktivitis, geringer physikalischer Befund bzw. fein klingende RG und Giemen, langwieriger Verlauf, pertussisartiger Husten, Tachypnoe, Apnoen.
- Mykoplasmapneumonie: Oft lange Fieberperiode, aber auch afebrile Verläufe, starker Reizhusten, Kopfschmerzen, oft zusätzliche Bronchialobstruktionssymptome, Exantheme, Polyarthritis, Myokarditis, Enzephalitis.
- *Tuberkulose* s. S. 536.

▶ **Komplikationen:** Pleuritis (s. S. 301), Abszess, Pneumothorax, Pneumatozele, Atelektase, Sepsis, chronische Pneumonie.

Diagnostik

▶ Anamnese und körperliche Untersuchung (s. o.).
▶ **Labor:**
- Blutbild (septisches Bild bei Neugeborenenpneumonien), BSG, CRP (virale, bakterielle Genese – nicht immer verlässlich).
- Bei schwerem Verlauf BGA.
- Antikörper-Nachweis: Wertvoll für Mykoplasma, Streptokokken A, Legionellen, Rickettsien. Vor allem Verlaufstiter sind aussagekräftig.

▶ **Erregernachweis:**
- Influenza-, RS- und Adenoviren, Chlamydien direkt aus Nasensekret.
- Bakterien, Pilz- und Pneumocystis-carinii-Nachweis bei tiefer Aspiration des Bronchialschleims oder aus Pleurapunktat oder Lungenbiopsie (in kritischen Fällen, z. B. Immunsuppression).
- Blutkultur bei septischem Verlauf.
- Bronchoalveoläre Lavage in besonderen Fällen: Bei rezidivierenden oder persistierenden Pneumonien oder Atelektasen, Hämoptyse u. a.
- Antigennachweis: RSV, Chlamydien.
- Bei Verdacht auf Tbc Mantoux-Test (s. S. 537).

▶ **Röntgen-Thorax** a.p. und ggf. seitlich (s. Abb. 84):
- *Bronchopneumonie:* Meist kleine herdförmige Verschattungen.
- *Segment- und Lobärpneumonie:* Homogene, scharf begrenzte Verschattungen.
- *Interstitielle Pneumonie:* Verstärkte, streifige bzw. retikuläre Zeichnung.
- *Abszedierende Pneumonie:* Großflächige, oft auch runde, dichte Verschattungen, manchmal mit Flüssigkeitsspiegel.
- Evtl. pleurale Mitreaktion.

14.14 Pneumonie

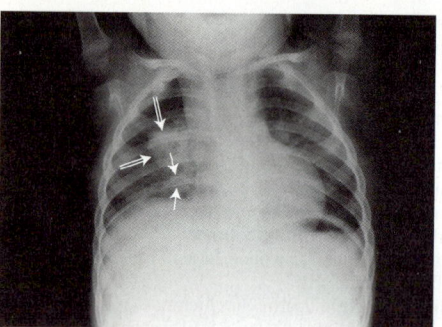

Abb. 84 Röntgen-Thorax (sitzend) bei zentraler Pneumonie: Darstellung einer deutlichen Konsolidierung am oberen Hiluspol rechts zentral ($\Rightarrow$) sowie einer kleineren am unteren Hiluspol rechts ($\rightarrow$); Minderinspiration mit Zwerchfellhochstand und dadurch quergelagertem Herzen

Differenzialdiagnosen

- Idiopathische Lungenhämosiderose, alveoläre Proteinose, allergische Alveolitis (s. S. 300), Mukoviszidose (s. S. 306) und Autoimmunerkrankungen (Kollagenosen), Sarkoidose, Histiozytose.
- Eosinophiles Infiltrat (Löffler) durch Askariden (Eosinophilie).
- Atelektase: Meist begrenzte Verschattungen im Röntgenbild.
- Metastasen (Wilms-Tumor, osteogenes Sarkom u.a.): Meist homogene Rundherde im Röntgen.
- Fehlbildungen (Sequester, Scimitar-Syndrom u.a.): Meist scharf begrenzt ähnlich wie Atelektasen.
- Lungenödem, Schocklunge, Fettembolie, Blutungen u.a: Meist diffus trüb oder diffus fleckig im Röntgen.

Therapie

- **Antibiotika:**
  - *Beachte:* Keine Antibiotika bei vermutlich viralen Formen (engmaschige BB und CRP-Kontrollen).
  - Bei leichteren Formen orale Gabe, bei mittelschweren Formen intravenöse Gabe von Ampicillin 100 mg/kg KG/d oder Amoxicillin mit Clavulansäure 50 mg/kg KG/d oder Cefuroxim 75 mg/kg KG/d oder Makrolid-AB, z.B. Clarithromycin 15 mg/kg KG/d (v.a. bei Chlamydien und Mykoplasmen). Bei schweren Formen bzw. Verdacht auf Staphylokokkeninfektion Kombination mit Flucloxacillin 200 mg/kg KG/d, bei nosokomialen Infektionen mit Acylureidopenicillinen.
  - Sequenztherapie: Bei mittelschweren und schweren Verläufen intravenöse Antibiotikatherapie für 3–6 Tage, anschließend orale Gabe. Gesamtdauer 7–14 Tage, evtl. länger bei abzedierenden Prozessen.
  - Spezifische Therapie bei Neugeborenen (s. S. 216), bei Tuberkulose (s. S. 538), bei Infektion mit Pilzen (s. S. 217, 570) und Pneumocystis carinii (s. S. 567).

14.14 Pneumonie

- **Weitere Maßnahmen:**
    - Symptomatisch: Luftbefeuchtung, Sauerstoff bei Dyspnoe, Bettruhe.
    - Hospitalisation bei Säuglingen, bei größeren Kindern mit respiratorischer Insuffizienz und schlechtem Zustand sowie bei atypischen Verläufen.
    - Physiotherapie bei Atelektasen.
    - Röntgen-Thorax-Kontrollen je nach Verlauf, gewöhnlich nach 7–10 Tagen. Bei fehlender Besserung vor allem an Tuberkulose, Fremdkörper und Mukoviszidose denken.
    - Bei begleitender Bronchitis s. S. 290, bei Pleuritis s. S. 301.

Prognose

- Im Allgemeinen heilen Pneumonien unter Therapie nach 1–2 (3) Wochen ab. Protrahierte Verläufe kommen bei Erreger-Resistenz, abzedierenden Formen mit Pleuraempyem, interstitiellen Pneumonien und bei Abwehrschwäche vor. Prognose bei Tuberkulose s. S. 539.

14.15 Interstitielle Lungenerkrankungen

Grundlagen und Symptome

- **Definition:** Selten vorkommende entzündliche und nicht-entzündliche Prozesse des interstitiellen Lungengewebes mit meist diffuser Lokalisation.
- **Formen und spezielle Symptome:**
  - *Exogen-allergische Alveolitis* (Farmerlunge, Taubenzüchterkrankheit): Interstitielle Pneumonitis infolge Allergisierung (Pilze, Staub, Exkremente, Luftbefeuchter u. a.). Rezidivierend 4–6 Stunden nach Exposition akutes Fieber mit Dyspnoe und Husten, auch chronisch mit Gewichtsabnahme, zunehmende Lungenfibrose. Auskultatorisch feinblasige RG.
  - *Idiopathische Lungenfibrose:* Gewöhnlich infaust, beginnt meist im Säuglingsalter mit zunehmend respiratorischer Insuffizienz und Rechtsherzdekompensation. Besonders rasch progressiv ist das Hamman-Rich-Syndrom bei älteren Kindern.
  - *Idiopathische Lungenhämosiderose:* Vermutlich Autoimmunkrankheit mit Attacken von Fieber, Dyspnoe, Husten und Hämoptyse (Goodpasture-Syndrom mit Glomerulonephritis), letztlich meist infaust.
  - *Alveoläre Proteinose:* Verlauf ähnlich der idiopathischen Lungenfibrose.
- **Gemeinsame Symptomatik:** Tachypnoe auch in Ruhe, Reizhusten, Zyanose, Gewichtsverlust, Abnahme der Leistungsfähigkeit, bei chronischen Formen Zeichen des Sauerstoffmangels (z. B. Trommelschlägelfinger), meist kein Fieber, geringer Auskultationsbefund.

Diagnostik

- Anamnese, körperliche Untersuchung (s. o.) und Umgebungsuntersuchung.
- **Labor:** Spezifische Antikörper, sensibilisierte T-Lymphozyten, Hypergammaglobulinämie bei allergischer Alveolitis. Hämosiderophagen im Sputum bei Lungenhämosiderose.
- **Röntgen-Thorax:** Meist perihilär beginnende, sich beidseitig diffus ausbreitende, teils mehr milchglasartig trübe bis retikuläre Verdichtungen, teils mehr fleckige, schneeflockenartige Infiltrationen. Endzustand Wabenlunge bei Lungenfibrose.
- **Lungenfunktionstests:** Eingeschränkte Funktion im Sinne eines restriktiven Defektes. Positiver Provokationstest bei allergischer Alveolitis.
- **In unklaren Fällen:** Bronchoalveoläre Lavage (bei allergischer Alveolitis >70% Lymphozyten), Lungenbiopsie.

Differenzialdiagnosen

- Infektiöse interstitielle Pneumonien (s. S. 296).
- Lungenbeteiligung bei Systemerkrankungen (s. dort): Rheumatoide Arthritis (Pneumonien mit Übergang in Fibrose), SLE (20% pulmonale Beteiligung), andere Kollagenosen, Sarkoidose, Histiozytose, Mukoviszidose.
- Miliare Tuberkulose (s. S. 536), kongenitale Lymphangiektasien der Lunge, Lungenödem, Schocklunge, Fettembolie, Bestrahlungslunge u. a.

Therapie und Prognose

- **Therapie:** Bei exogen-allergischer Alveolitis Patienten aus dem Allergenmilieu entfernen. Einzelfälle von idiopathischen Lungenhämosiderosen bessern sich nach Gabe von Glukokortikoiden, Immunsuppressiva und Plasmapherese.
- **Prognose:** Mit Ausnahme der exogen-allergischen Alveolitis ist in der Mehrzahl der Fälle die Prognose ungünstig.

14.16 Pleuritis

Grundlagen und Symptome

- **Definition und Ursachen:** Eine Pleuritis ist eine Begleitentzündung der Pleura bei infektiösen Erkrankungen, Traumen oder Tumoren, von der Lunge fortgeleitet oder im Rahmen einer Polyserositis.
- **Formen:** Trockene (Pleuritis sicca mit Fibrinauflagerungen auf der Pleura) und exsudative Formen (Pleuritis exsudativa) z. B. seröse, serofibrinöse und eitrige Ergüsse (Pleuritis purulenta, Empyem). Erreger sind Viren oder Bakterien wie bei Pneumonien (s. S. 296), Tuberkulose; bei Empyem meist Staphylokokken, seltener Pneumokokken und Haemophilus influenzae.
- **Symptome und körperlicher Untersuchungsbefund:**
    - *Pleuritis sicca:* Schmerzhafte Atmung, gepresster Husten. Auskultatorisch in- und exspiratorisches Reibegeräusch (v. a. bei Lobärpneumonien).
    - *Pleuritis exsudativa:* Husten, Dyspnoe, atemabhängige Schmerzen, Patient liegt bevorzugt auf der erkrankten Seite. Perkutorisch Dämpfung, Atemgeräusch und Stimmfremitus sind abgeschwächt.
    - *Pleuritis purulenta:* Zusätzlich zu den Symptomen bei Pleuritis exsudativa schwere Allgemeinsymptome (Fieber u. a.).
    - Weitere Symptome sind von der Grundkrankheit (z. B. Pneumonie) abhängig, bei Pleuritis tuberculosa s. S. 536.
- **Komplikationen:**
    - Spannungspneumothorax (besonders bei Pleuritis purulenta) mit akuter Ateminsuffizienz und hypersonorem Klopfschall (s. S. 65).
    - Schwartenbildung.
    - Je nach Ausdehnung des Pleuraergusses Ateminsuffizienz.

Diagnostik

- Anamnese und körperliche Untersuchung (s. o.).
- **Labor:** Blutbild (Leukozytose mit Linksverschiebung bei bakterieller Pleuritis), CRP, Tuberkulinprobe (s. S. 537).
- **Röntgen-Thorax** (a.p. und seitlich im Stehen bzw. Sitzen, s. Abb. 85):
    - Bei Ergüssen mantelförmige Verbreiterung der Pleura bis homogene dreieckförmige Verschattung vom Zwerchfell kranialwärts.
    - Bei supradiaphragmalem Erguss Verschiebung des Flüssigkeitsspiegels in geänderter Position (z. B. Liegen).
    - Bei großen Ergüssen Mediastinalverschiebung (Differenzialdiagnose zur ausgedehnten Atelektase).
    - Bei Pneumothorax (bei Pleuritis purulenta) Kollaps der Lunge mit Pyothorax (Flüssigkeitsspiegel).
- **Sonographie** zum Nachweis von Ergüssen und für gezielte Punktion bei gekammertem Erguss.
- **Pleurapunktion:**
    - Indikation und Vorgehen s. S. 122.
    - Beurteilung des Ergusses (s. Tab. 62): Zytologie, Bakteriologie (Tuberkulose bei serofibrinösem Erguss), Chemie (Eiweiß, Glukose, evtl. LDH).

14.16 Pleuritis

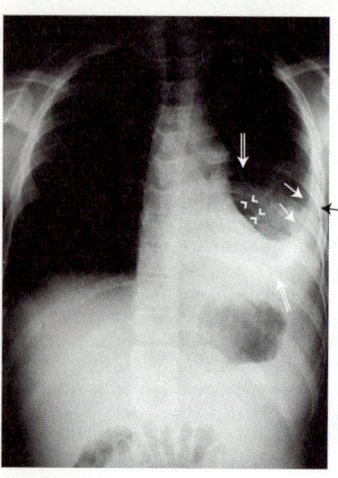

Abb. 85 Röntgen-Thorax bei Pleuropneumonie des linken Unterlappens (⇒, milchige Strahlentransparenzminderung mit vorhandenem Luftbronchogramm = [⇒, milchige Strahlentransparenzminderung mit vorhandenem Luftbronchogramm = >>]) mit sekundärem Begleiterguss (sehr dichte, scharf begrenzte Verschattung supradiaphragmal links mit bogiger, nach kranial konkaver Begrenzung →) und reaktiver rechtskonvexer Wirbelsäulenschonhaltung (Skoliose)

Tabelle 62 Pleurapunktat: Analyse, Ursachen und Differenzialdiagnosen

Parameter	Transsudat (z. B. bei Herzinsuffizienz, Hypoproteinämie)	Exsudat (z. B. bei bakteriellen und viralen Pneumonien)
Gesamteiweiß	< 3 g/dl	> 3 g/dl
spezifisches Gewicht	< 1016	> 1016
LDH	< 200/U	> 200/U
LDH Pleura/Serum	< 0,6	> 0,6; bei Malignom häufig > 1
Farbe	helles gelb	dunkler
	Vorkommen	
vorwiegend Lymphozyten	Tuberkulose, Tumor, Pneumonie unter antibiotischer Therapie	
vorwiegend Neutrophile	sterile Begleitergüsse bakterieller Pneumonien; Tbc im Anfangsstadium; Pleuraempyem	
maligne Zellen	Tumorinfiltration (z. B. Neuroblastom)	
Erregernachweis (mikroskopisch, Kultur)	Infektion mit dem entsprechenden Erreger	
Chylomikronen (Proteine 20–60 g/l, Fette 4–5 g/l)	Chylothorax	

14.16 Pleuritis

Differenzialdiagnosen (vgl. Tab. 62)

- Transsudat, z. B. bei Herzinsuffizienz oder Eiweißmangel.
- Ergüsse bei Kollagenosen, Malignomen (Tumorzellen).
- Lobärpneumonien (s. S. 296), Atelektasen, subphrenischer Abszess, Lungenfehlbildungen (s. S. 288).
- Hämatothorax (Trauma), Chylothorax (milchiger Erguss).

Therapie

- Antibiotika bei Hinweisen auf bakteriellen Erguss (Leukozytose mit Linksverschiebung, erhöhtes CRP, evtl. Erregernachweis im Punktat) wie bei bakteriellen Pneumonien (s. S. 298).
- Eitrige Ergüsse mit Saugdrainage entleeren (Technik s. S. 122).
- Therapie der Grundkrankheit (s. dort).

14.17 Pneumothorax

Grundlagen und Symptome

- **Definition:** Eindringen von Luft in den Pleuraspalt entweder transthorakal oder durch eine Ruptur des Lungenparenchyms und der Pleura visceralis.
- **Formen und Symptome:**
  - *Spontanpneumothorax:* Primär ohne erkennbare Ursache, sekundär bei angeborenen Anomalien (Zysten), Emphysemblasen (z. B. Asthma, Mukoviszidose), Abszesshöhlen (Staphylokokkenpneumonie), starkem Pressen. Akuter intrathorakaler Schmerz, trockener Husten, bei großem Pneumothorax Tachypnoe, Dyspnoe und Zyanose. Reduzierte Atemexkursionen auf der betroffenen Seite, hypersonorer Klopfschall, vermindertes bis fehlendes Atemgeräusch.
  - *Spannungspneumothorax:* Die in den Pleuraspalt eingedrungene Luft kann durch den Ventilmechanismus der Eintrittsstelle nicht wieder entweichen. Daher rapide zunehmender Pneumothorax mit Verdrängung des Mediastinums auf die kontralaterale Seite. Symptomatik wie bei Spontanpneumothorax, jedoch rascher, akute Dyspnoe und Tachykardie, Schocksymptomatik.
  - Traumatischer Pneumothorax, iatrogener Pneumothorax.
- **Ursachen:**
  - Banale Traumen mit oder ohne Rippenfraktur.
  - Iatrogene Läsion bei Subklaviakatheter oder Pleurapunktion, vor allem bei beatmeten Früh- bzw. Neugeborenen, Thorakozentese.
  - Pleuranaher Lungenabszess.
  - Drastische Druckerhöhung in den Alveolen mit Vorschädigung des Gewebes, z. B. Emphysemblasen, Bronchiektasen (im akuten Asthmaanfall, bei Mukoviszidose, bei beatmeten Patienten).
- **Epidemiologie:**
  - Manchmal familiär gehäuft, besonders bei Kollagensynthesedefekten.
  - Bei Asthma ca. 5%, bei Mukoviszidose 10–25% der Patienten nach 10 Jahren Krankheitsdauer.
  - Ein primärer spontaner Pneumothorax tritt etwas häufiger bei Neugeborenen und großen und schlanken Teenagern auf.

Diagnostik

- Anamnese und körperliche Untersuchung (s. o.).
- **Bei Schocksymptomatik:** Vitalparameter (Atemfrequenz, Blutdruck, Puls) kontrollieren, Pneumothorax rasch durch klinische Untersuchung lokalisieren (s. o.), sofort Röntgen-Thorax oder bei Neugeborenen Diaphanoskopie (Transillumination mit Kaltlicht: Großer Halo um Lichtkopf = Luft des Pneumothorax).
  - ◉ *Beachte:* Keine Zeit mit unnötiger zusätzlicher Diagnostik verlieren, sofort Drainage legen (s. S. 122).
- **Röntgen-Thorax** (s. Abb. 86):
  - Vermehrte Strahlentransparenz und aufgehobene Lungengefäßzeichnung im Bereich des Pneumothorax.
  - Kleiner Pneumothorax oft mantelförmig um Lungenparenchym oder an der Lungenspitze.
  - Bei großem Pneumothorax oder Spannungspneumothorax Verdrängung des Mediastinums zur gesunden Seite.
  - Bei Durchleuchtung bei offenem Pneumothorax paradoxe Atemexkursionen auf der betroffenen Seite, Pendelbewegungen des Mediastinums.
- Abklärung einer Grunderkrankung (s. o.).

14.17 Pneumothorax

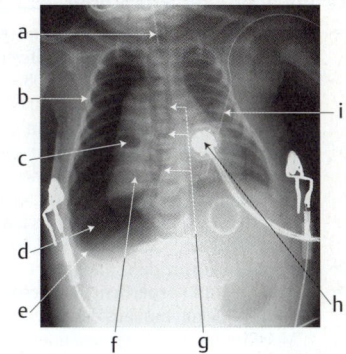

Abb. 86 Röntgen-Thorax a.p. bei einem beatmetem Säugling mit Spannungspneumothorax rechts und Zustand nach drainiertem Pneumothorax links a) Trachealtubus; b) vorgewölbter Interkostalraum durch Spannungspneumothorax; c) Pneumatozele; d) Pneumothorax; e) überblähtes Zwerchfell; f) kollabierte Lunge; g) Mittellinienverschiebung nach links durch Spannungspneumothorax rechts und Hinweis auf Pneumomediastinum; h) Monitorelektrode; i) liegende Drainage links (Zustand nach Pneumothorax links)

Therapie

- **Schocksymptomatik:** Notfallpunktion mit Plastikkanüle mit aufgestecktem Dreiwegehahn oder eingeschnittenem Fingerling (s. S. 122) (Ventilmechanismus). Weiterversorgung mit Bülau-Drainage, Überwachung auf Intensivstation.
- **Spannungspneumothorax oder großer Pneumothorax** ohne Schocksymptomatik: Bülau-Saugdrainage anlegen (s. S. 122), Patienten auf der Intensivstation überwachen, nach 6 Stunden Röntgen-Thorax-Kontrolle. Drainage nach Verkleben der Pleurablätter ziehen (genaues Vorgehen, s. S. 124).
- **Kleiner symptomarmer Pneumothorax:** Spontane Zurückbildung innerhalb 2–3 Tagen abwarten, Atemluft mit O_2 anreichern, Hustenstöße und körperliche Belastung vermeiden.
- Bei rezidivierendem Spontanpneumothorax Thorakotomie und Versuch der Verklebung.
- Nach Spontanpneumothorax keine schweren körperlichen Belastungen für mehrere Monate.
- Grundkrankheit behandeln.

Prognose

- Rezidive sind bei genetischer Prädisposition, Asthma und Mukoviszidose häufiger.

14.18 Mukoviszidose (zystische Fibrose)

Grundlagen und Symptome

> **Definition, Ätiologie und Pathogenese:**
> - Autosomal rezessiv vererbte Stoffwechselstörung (ca. 700 verschiedene Mutationen am Chromosom 7: δF508 = Hauptsitz [Nord-Südgefälle]).
> - Molekularbioloigsch nachweisbares cystic fibrosis transmembrane regulator protein (CFTR) erzeugt Fehler im Chloridstoffwechsel → abnorme Zusammensetzung der Sekrete der exokrinen Drüsen, Erhöhung von Natrium und Chlorid im Schweiß, erhöhte Viskosität der Sekrete der mukösen Drüsen → Fibrose und zystische Degeneration des Pankreas mit Maldigestion, Verstopfung der Bronchioli, obstruktives Emphysem, chronische Infektion (vorwiegend Staphylococcus aureus und Pseudomonas), Bronchiektasien.

> **Epidemiologie:** Inzidenz im Mittel 1 : 3500 in Europa.

> **Symptome und körperlicher Untersuchungsbefund:**
> - Bei 10% Mekoniumileus des Neugeborenen.
> - Meist im Säuglingsalter beginnend mit rezidivierender Bronchitis, und/oder Durchfallserkrankung oder schlechtem Gedeihen.
> - Später evtl. pertussiformer, chronisch werdender Husten, zähes, eitriges Sputum, Emphysemthorax, permanent feuchte mittel- bis grobblasige RG, zunehmende Lungen-und Rechtsherzinsuffizienz mit Zyanose, Dyspnoe, Trommelschlegelfingern, Uhrglasnägeln, erhöhter Infektanfälligkeit, Hämoptyse, gastrointestinalem Reflux (80%), Entwicklung einer bronchialen Hyperreaktivität mit asthmaähnlichen Symptomen, Gedeihstörung, Wachstumsverzögerung, massige fettig glänzende und stinkende Durchfälle, großes Abdomen.

> **Komplikationen:** Pankreasinsuffizienz mit Eiweißmangel, Hypovitaminosen (A, D, E, K), rezidivierende Pneumonien (Erreger: Haemophilus influenzae, Pseudomonas aeruginosa, Staphylokokken, Problemkeime Burkholderia cepacea, Strenotrophomonas maltophilia), Bronchiektasien, Lungenblutungen, Pneumothorax, Cor pulmonale, Myokardfibrose, Leberzirrhose, Rektumprolaps, intestinales Obstruktionssyndrom (Mekoniumileus-Äquivalent), Diabetes mellitus, Salzverlustsyndrom, chronische Sinusitis, Polyposis nasi, Thoraxdeformierungen. Sterilität (95% Männer, 20% Frauen), Gallensteine, erhöhtes Risiko für Tbc.

Diagnostik

> Anamnese und körperliche Untersuchung (s.o.).

> **Labor:**
> - Schweißelektrolyte mittels Pilocarpiniontophorese: Chloride >60 mmol/l, Na^+ > 70 mmol/l (Test ab 4.–6. Lebenswoche möglich).
> - Beim Neugeborenen im Blut immunreaktives Trypsin (IRT) ↑ (Neugeborenenscreening), gemeinsam mit Stoffwechselscreening s. S. 95. Nach pathologischer Kontrolle Sicherung der Diagnose mit Schweißtest.
> - Genetische zyto- bzw. molekularbiologische Untersuchung (Bestimmung der Deletion), pränatale Diagnose durch Chorionzottenbiopsie möglich.
> - Blutbild: Anämieneigung, Leukozytose bei Infekt.
> - BGA: Hypochlorämische Alkalose.
> - Serum: Eiweiß, Kalzium, Phosphat, alkalische Phosphatase, Blutzucker, Elektrolyte, Quick-Wert, Leberenzyme (Leberzirrhose?), Eisen, quantitative Immunglobuline (bei Diagnose und Kontrollen).
> - Glukosetoleranz-Test (s. S. 494), wenn pathologisch HbA_1-Kontrollen.
> - Stuhl: Steatorrhö, Chymotrypsin ↓ (3 Stühle untersuchen).
> - Bakteriologie mit Antibiogramm: Sputum, Rachenabstrich.

14.18 Mukoviszidose (zystische Fibrose)

- **Röntgen:**
  - *Thorax:* Zunehmende fleckig-streifige Verschattungen, Verdichtungen der Hili, abwechselnd Atelektasen und emphysematöse Bezirke. Bronchiektasien, Pneumonien?
  - *Nasennebenhöhlen:* Chronische Verschattung?
- **Lungenfunktionsprüfungen:** Wiederholt zur Verifizierung einer bronchialen Hyperreaktivität durchführen. Kombination mit Inhalation eines β-Mimetikums zur Festestellung einer bronchialen Wandinstabilität.

Differenzialdiagnosen

- Chronische progrediente Lungenerkrankungen anderer Genese, Maldigestion (s. S. 147), Malabsorptionssyndrome (s. S. 146), Shwachman-Syndrom (s. S. 369), exokrine Pankreasinsuffizienz (s. S. 146) anderer Genese.

Therapie

- Hochkalorische Ernährung (120–150% des Alterssollwertes), Kochsalzsubstitution, ausreichende Eiweißzufuhr, mindestens 2 l Flüssigkeit/m² KO.
- Pankreasfermente als magensaftresistent mikroverkapseltes Präparat (Kreon, Panzytrat) vor und zu jeder Mahlzeit, die Dosis ist von der Gewichtszunahme und dem Effekt auf die Durchfälle abhängig (Dauertherapie!).
- Polyvitaminpräparate (Dauerpräparate), erste positive Erfahrungen mit Antioxydantien (Vitamin E und C).
- Schulung der Eltern und Kinder durch Thoraxphysiotherapeuten in passender Technik zur Sekretdrainage.
- Enge Zusammenarbeit mit Elternselbsthilfegruppen.
- Impfprophylaxe: Vor allem auch BCG, Pertussis, Masern, Grippe.
- Dosierter Sport zur Kräftigung der Atemmuskulatur (Feriencamps unter ärztlicher Begleitung).
- Regelmäßige Kontrolluntersuchungen an spezialisierten Zentren s. Tab. 63.
- Antibiotika bei bronchialer Infektion entsprechend Antibiogramm (s. S. 570). Keine Mukolytika geben.
- Lungen- oder Herz-Lungen-Transplantation in Einzelfällen.

Tabelle 63 Kontrolluntersuchungen bei Mukoviszidose

Zeitraum	Untersuchungen
alle 1–3 Monate	Gewichtskontrollen (Perzentilenkurve)
alle 3 Monate	Erreger im Sputum mit Antibiogramm
alle 2 Jahre	Röntgen-Thorax
1–2 × /Jahr bei Jugendlichen	Lungenfunktion, Leberwerte, Gerinnung, HbA_1*

* Kontrollen, wenn Glukosetoleranztest pathologisch

Prognose

- 80% der Kinder erreichen bei optimaler Betreuung das Erwachsenenalter. Die mittlere Lebenserwartung liegt heute bei 30 Jahren.

15.1 Angeborener Herzfehler, Übersicht

Übersicht angeborener Herzfehler

- **Häufigkeit:** Insgesamt 6–8 : 1000.
- **Herzfehler mit Links-rechts-Shunt** (ohne Zyanose):
  - Ventikelseptumdefekt (30–42 %) (s. S. 309).
  - Persistierender Ductus arteriosus Botalli (8 %) (s. S. 311).
  - Vorhofseptumdefekt (11 %) (s. S. 310): Vom Sekundumtyp, Primumtyp, Sinus-venosus-Typ.
  - Aortopulmonales Fenster (1 %).
- **Herzfehler mit Rechts-links-Shunt** (mit Zyanose):
  - Fallot-Gruppe: Fallot-Tetralogie (3,6–6 %) (s. S. 313), Pulmonalatresie (1–2 %) mit oder ohne Ventrikelseptumdefekt.
  - Transposition der großen Gefäße (5 %) (s. S. 316).
  - Hypoplastischer linker Ventrikel (1–3 %).
  - Ursprung beider großen Arterien aus dem rechten Ventrikel (Double outlet).
  - Totale Lungenvenenfehlmündung (1 %) (s. S. 312).
  - Truncus arteriosus communis (1 %) (s. S. 317).
  - Singulärer Ventrikel mit/ohne Transpositionsstellung der großen Arterien (L-TGA).
  - Trikuspidalatresie (1 %) (s. S. 315).
  - Ebstein-Anomalie.
- **Herzfehler ohne Shunt:**
  - Valvuläre Pulmonalstenose (8 %) (s. S. 318).
  - Valvuläre Aortenstenose (4–5 %) (s. S. 319).
  - Aortenisthmusstenose (5–7 %) (s. S. 320) und/oder unterbrochener Aortenbogen.
  - Aortenbogenfehlbildungen (1 %).

Fetaler Blutkreislauf und Umstellung mit Einsetzen der Atmung

- **Fetaler Blutkreislauf:** Oxygeniertes Blut fließt von der Plazenta über die Umbilikalvene an der Leber vorbei in die V. cava inferior und den rechten Vorhof; *ein Drittel* des Blutes fließt über das Foramen ovale in den linken Vorhof, linken Ventrikel und die Aorta; *zwei Drittel* mit dem venösen Blut aus dem rechten Vorhof in den rechten Ventrikel und die in die A. pulmonalis. Von dort weiter über den offenen Ductus Botalli in die Aorta descendens. Der Lungengefäßwiderstand ist sehr hoch, daher perfundieren nur 7 % des Blutes die Lunge.
- **Umstellung mit Einsetzen der Atmung:** Die Lunge füllt sich mit Luft, die Lungengefäße werden durch die Freisetzung vasoaktiver Substanzen und Oxygenierung des Blutes erweitert, der Widerstand der Lungengefäße sinkt. Der Druck im rechten Ventrikel und im rechten Vorhof sinkt, das Segel des Foramen ovale legt sich an und verschließt es. Durch Änderung der Druckverhältnisse, Anstieg des Drucks im linken Atrium und der Sauerstoffspannung im arteriellen Blut kommt es zum Verschluss des Ductus Botalli, der sich kontrahiert und obliteriert.

15.2 Ventrikelseptumdefekt (VSD)

Grundlagen und Symptome

- **Formen und Folgen:** Verschieden große Defekte an verschiedenen Stellen des Ventrikelseptums möglich, in 70% Defekt des membranösen Anteils. Bei größeren Defekten Links-rechts-Shunt mit Druck- und Volumenüberlastung des rechten Herzens, Volumenüberlastung des linken Herzens, pulmonale Hypertonie.
- **Epidemiologie:** 30% der angeborenen Herzfehler, oft kombiniert.
- **Symptome und körperlicher Untersuchungsbefund:**
  - Bei kleinen Defekten wenig Symptome, bei großen Defekten Entwicklung einer globalen Herzinsuffizienz (s. S. 333), Gedeihstörung, Infektanfälligkeit bereits ab dem 1. Lebensmonat möglich.
  - Pansystolisches Geräusch (kleinere Defekte sind oft lauter) und Schwirren parasternal links im 3.–4. ICR und über der Herzspitze, evtl. diastolisches Rumpeln an der Herzspitze (relative Mitralstenose), hebender Spitzenstoß.
- **Komplikationen:** Dystrophie, Endokarditis, ohne Operation evtl. Eisenmenger-Physiologie mit vorübergehender trügerischer Besserung, aber mit Zyanose (s. S. 68).

Diagnostik und Differenzialdiagnosen

- Anamnese und körperliche Untersuchung (s. o.).
- **Röntgen-Thorax:** Herzvergrößerung, vermehrte Lungendurchblutung, mit aktiv vermehrter Lungengefäßzeichnung. Pulmonalissegment prominent.
- **EKG:** Biventrikuläre Hypertrophie bei hämodynamisch wirksamem Defekt.
- **Echokardiographie:** Defekt und kombinierte Fehlbildung im 2 D-Bild und Farbdoppler nachweisbar, Shunt mittels Doppler-Echographie, Gradient zwischen linken und rechten Ventrikel mittels CW-Doppler.
- **Herzkatheter:** Zur Operationsindikation teilweise notwendig, Messung des Shuntvolumens, des pulmonalarteriellen Drucks und des pulmonalen Widerstands.
- **Differenzialdiagnosen:** Die Diagnose ist durch eine Echokardiographie eindeutig stellbar.

Therapie

- Bei kleinen Defekten unter kardiologischer Überwachung spontanen Verschluss oder Verkleinerung abwarten.
- Bei mittelgroßen Defekten Operation meist im Vorschulalter.
- Bei großen Defekten zunächst intensive Therapie der Herzinsuffizienz, im 1. Jahr Korrekturoperation.
- **Indikationen zum operativen Defektverschluss:** Hämodynamisch wirksame Shuntvolumina, Gewichtsstillstand, therapieresistente Herzinsuffizienz und pulmonale Hypertonie.
  - *Beachte:* Diagnose frühzeitig stellen!
- Therapie einer evtl. Herzinsuffizienz (s. S. 333) und Antibiotikaprophylaxe bei operativen Eingriffen (Zahn etc.) (s. S. 330). Bei Eisenmenger-Reaktion s. S. 322.

Prognose

- Kleine Defekte schließen sich in 30–70% bis zum 8. Lebensjahr spontan.
- Die Operationsmortalität beträgt weniger als 1%.

15.3 Vorhofseptumdefekt (ASD)

Grundlagen und Symptome

- **Formen:**
  - *Ostium-secundum-Typ:* Zentrale Lage des Defekts (ASD II).
  - *Ostium-primum-Typ:* Defekt am unteren Rand (ASD I), meist kombiniert mit Mitralklappenspalt (= partieller AV-Kanal).
  - *Sinus-venosus-Defekt:* Defekt unter der Mündung der V. cava superior, Kombination mit Lungenvenenfehlmündung.
- **Folgen:** Kleine Defekte haben keinen Effekt. Bei größeren Defekten Links-rechts-Shunt, Rechtsherzüberlastung und vermehrte Lungendurchblutung.
- **Epidemiologie:** 5–10% der angeborenen Herzfehler.
- **Symptome und körperlicher Untersuchungsbefund:**
  - Meist sind die Beschwerden gering: Belastungsdyspnoe, Palpitationen, gelegentlich Rhythmusstörungen, Infektneigung.
  - *Auskultationsbefund:* Fixierte Spaltung des 2. HT, systolisches Auswurfgeräusch parasternal links im 2.–3. ICR und oben (relative Pulmonalstenose). ASD selbst macht kein Geräusch. Evtl. Diastolikum (relative Trikuspidalstenose). Bei Primumtyp gelegentlich pansystolisches Decrescendo über der Herzspitze (Mitralklappenspalte und Insuffizienz).
- **Komplikationen:** Rechtsherzinsuffizienz ohne Zyanose, bei 15% Eisenmenger-Physiologie im Erwachsenenalter (pulmonale Hypertonie), Vorhofarrhythmien.

Diagnostik

- **Anamnese und körperliche Untersuchung** (s. o.).
- **Röntgen-Thorax:** Herzvergrößerung, prominente Pulmonalis, vermehrte Lungendurchblutung.
- **EKG:**
  - *Ostium-secundum- und Sinus-venosus-Typ:* Rechtslage, z. T. AV- Block I. Grades, P-dextrocardiale, inkompletter RSB, Rechtshypertrophie (rsR in AVR und rechtspräkordial, tiefes S in I und linkspräkordial).
  - *Ostium-primum-Typ:* Linkslage bis überdrehter Linkstyp, sonst wie oben.
- **Echokardiographie:** Defekt und kombinierte Fehlbildungen nachweisbar, Shunt mittels Farbdoppler-Echographie.
- **Herzkatheter:** Nur bei Frage der pulmonalen Hypertonie.

Differenzialdiagnosen

- Die Diagnose ist durch Echokardiographie eindeutig stellbar.

Therapie

- Jeden großen bis mittelgroßen hämodynamisch wirksamen Defekt operativ verschließen. Bei anatomisch geeigneten Defekttypen in allen Altersstufen Schirmimplantation.

Prognose

- Bei adäquater Therapie ist die Prognose sehr gut.

15.4 Ductus arteriosus persistens

Grundlagen und Symptome

- **Synonyme:** Persistierender (patent) Ductus arteriosus (PDA), offener Ductus Botalli.
- **Definition:** Offengebliebene Verbindung zwischen Aorta und Pulmonalis, die sich normalerweise in der 1. Lebenswoche verschließt. Bei Frühgeborenen Zeichen der Unreife, häufig späterer Spontanverschluss. Bei reifen Neugeborenen handelt es sich um eine Anomalie, die sich selten spontan verschließt. Häufige Kombination mit anderen Herzfehlern.
- **Folgen:** Zuerst Links-rechts-Shunt, später kommt es infolge einer pulmonalen Hypertension zur Shuntumkehr.
- **Epidemiologie:** 8 % aller angeborener Herzfehler.
- **Symptome und körperlicher Untersuchungsbefund:**
  - Abhängig von der Größe des Duktus Dyspnoe, Herzinsuffizienz (s. S. 333), Gedeihstörung, Infektneigung. *Klassisch:* Azyanotisch, Pulsus celer et altus, hohe Blutdruckamplitude.
  - Wenn der Defekt hämodynamisch unwirksam ist, nur Herzgeräusch (häufig Systolikum), in typischen Fällen kontinuierliches systolisches Crescendo und diastolisches Decrescendo-Geräusch ("Maschinengeräusch") links infraklavikulär, das oft nach dorsal fortgeleitet wird, evtl. mit Schwirren.
- **Komplikationen:** Bakterielle Endokarditis, pulmonale Hypertension mit Shuntumkehr. Bei Neugeborenen Herzinsuffizienz und Lungenödem. Bei Frühgeborenen NEC-Gefahr, Oligo-Anurie, zerebrale Mangeldurchblutung.

Diagnostik und Differenzialdiagnosen

- Anamnese und körperliche Untersuchung (s. o.).
- **Röntgen-Thorax:** Herzvergrößerung, vermehrte Lungendurchblutung. Pulmonalissegment vergrößert.
- **EKG:** Links- und Rechtsherzhypertrophie bei pulmonaler Hypertonie je nach Shuntrichtung.
- **Echokardiographie:** In der 2 D-Echografie Duktusnachweis, mit Farbdoppler Shuntnachweis. Fehlender diastolischer Fluss in Truncus coeliacus, A. renalis, A. meningea media oder anterior.
- **Differenzialdiagnosen:** Atemnotsyndrom anderer Ursache (s. S. 198), aortopulmonales Fenster, Ventrikelseptumdefekt mit Aorteninsuffizienz, perforiertes Sinus-Valsalvae-Aneurysma, arteriovenöse Fisteln.

Therapie und Prognose

- **Therapie bei Frühgeborenen:**
  - Primärer Versuch mit Indometacin 0,2 mg/kg KG i. v. 3×alle 8 Stunden (alle 12 Stunden in der 1. Lebenswoche). Kontraindikationen sind Niereninsuffizienz, Thrombozytopenie, progrediente Hirnblutung, septischer Schock. Bei Versagen Defekt frühzeitig operativ verschließen.
  - Supportive Maßnahmen: O_2-Gabe, bei Hkt <45 % Transfusion, fallweise Intensivtherapie.
- **Therapie bei Säuglingen und Kleinkindern:** Duktusdurchtrennung oder Rashkind-Schirmchen (Implantat) oder Coil-Implantat mittels Herzkatheter.
- **Prognose:** Bei Gabe von Indometacin in den ersten zwei Lebenswochen Verschluss in über 95 % möglich, Wiedereröffnung im Rahmen einer Infektion möglich. Bei operativem Duktusverschluss Gefahr der Phrenikusparese.

15.5 Lungenvenenfehlmündung

Grundlagen und Symptome

- **Formen und Folgen:**
  - Eine partielle Lungenfehlmündung in den rechten Vorhof oder in eine Systemvene kommt isoliert ganz selten vor, fast immer ist sie mit einem Vorhofseptumdefekt kombiniert.
  - Bei der totalen Lungenvenenfehlmündung gibt es die suprakardiale, kardiale und infrakardiale Form, je nachdem, ob der gesammelte Lungenvenenblutfluss in die V. cava superior, in das rechte Atrium oder in die V. cava inferior fehlmündet. Führt zu vermehrter Lungendurchblutung. Im Fall von Venenstenosen besteht ein verminderter Lungenblutstrom.
  - Sonderform: Scimitar-Syndrom mit Verbindung einer Lungenvene zur V. cava inferior.
- **Epidemiologie:** 1 % aller angeborener Herzfehler.
- **Symptome und körperlicher Untersuchungsbefund:**
  - Bei partieller Form Auskultationsbefund wie bei Vorhofseptumdefekt (s. S. 310), fixierte Spaltung des 2. Herztons.
  - Bei totaler Form mit obstruierten Lungenvenen treten schwere Zyanose und Atemnotsyndrom in der 1. Lebenswoche auf. Bei unbehindertem Blutfluss der Lungenvenen leichte Zyanose, kardiale Dystrophie und Herzinsuffizienzzeichen.
- **Komplikationen:** Abhängig vom Typ der Fehlmündung frühes oder späteres Rechtsherzversagen und pulmonale Hypertonie, Dystrophie.

Diagnostik

- Anamnese und körperliche Untersuchung (s. o.).
- **Röntgen-Thorax:** Meist Herzvergrößerung und vermehrte pulmonale Gefäßzeichnung. Bei Obstruktion der Lungenvenen normales Herz und hilifugale retikuläre Zeichnung, evtl. Lungenödem. Bei suprakardialer Form „Schneemannfigur".
- **EKG:** Meist Rechtsherzhypertrophie, P-dextrocardiale.
- **Echokardiographie mit Doppler:** Direkter Nachweis der Fehlmündung. Volumenüberlastung rechts, kleiner linker Ventrikel.
- Eine Herzkatheteruntersuchung mit selektiver Angiographie ist unnötig.

Differenzialdiagnosen

- Vorhofseptumdefekt (s. S. 310), Atemnotsyndrom anderer Ursache (s. S. 198).

Therapie und Prognose

- **Therapie:** Frühzeitige operative Totalkorrektur.
- **Prognose nach Operation:**
  - Bei partieller Form sehr gut.
  - Bei der totalen Form mit Venenobstruktion beträgt die Letalität <10 %.

15.6 Fallot-Tetralogie

Grundlagen und Symptome

- **Definition und Folgen:** Kombination von hohem Ventrikelseptumdefekt, Pulmonalstenose (evtl. Atresie) und reitender Aorta mit Rechts-links-Shunt. Aus beiden Kammern fließt Blut in die Aorta, die Lungendurchblutung ist vermindert.
- **Epidemiologie:** 3,6–6 % aller angeborenen Herzfehler.
- **Symptome und körperlicher Untersuchungsbefund:**
  - Zyanose tritt oft erst ab dem 1. Lebensjahr mit Verstärkung bei Anstrengung auf, Leistungsverminderung, typische Kauerstellung, zunehmende Trommelschlegelfinger, Uhrglasnägel.
  - Unterschiedlich lautes systolisches Stenosegeräusch im 2.–4. ICR parasternal links mit Schwirren. Der 2. Herzton ist laut, nicht gespalten.
- **Komplikationen:**
  - *Hypoxische Anfälle:* Meist morgens mit akuter schwerer Zyanose, Dyspnoe, Schreien, Bewusstlosigkeit, Azidose, ggf. Krämpfen.
  - Keine Herzinsuffizienz.

Diagnostik

- Anamnese und körperliche Untersuchung (s. o.).
- **Labor:** Blutbild (Polyzythämie, Eisenmangel), BGA (Sauerstoffsättigung ↓).
- **Röntgen-Thorax:** Abgerundete, angehobene Herzspitze („Holzschuhherz"), betonte Herztaille, verminderte Lungendurchblutung.
- **EKG:** Rechtslage, Rechtsherzhypertrophie.
- **Echokardiographie:** Nachweis des hochsitzenden VSD, der Infundibulumstenose und der reitenden Aorta.
- **Herzkatheter und Angiographie:** Zur Operationsindikation.

Differenzialdiagnosen

- Pulmonalstenose (s. S. 318), Pulmonalatresie (s. S. 318), andere zyanotische Herzfehler (Übersicht s. S. 308).

Therapie

- Gezielte Korrekturoperation bei geeigneter Anatomie ab dem 6. Monat.
- Palliativoperation: Modifizierte Blalock-Taussig-Anastomose (zwischen A. subclavia und A. pulmonalis) ab Neugeborenenalter.
- Endokarditisprophylaxe (s. S. 330).
- *Hypoxischer Anfall:* Lagerung in Hockerstellung, Sauerstoffgabe, Propranolol 0,1 mg/kg KG i. v., evtl. Morphinsulfat 0,1 mg/kg KG, Natriumbikarbonat 1 mval/kg KG, reichlich Flüssigkeit (Glukose-Elektrolytlösung i. v.).

Prognose

- Operierte Patienten erreichen in der Mehrzahl das Erwachsenenalter. Individuell ist die Prognose sehr unterschiedlich.

15.7 Syndrom des hypoplastischen linken Ventrikels

Grundlagen und Symptome

- **Definition und Folgen:** Konnatale Hypoplasie des linken Ventrikels und der Aorta (Atresie-Stenose der Aortenklappe), meist mit Mitralstenose oder -hypoplasie kombiniert. Das Blut fließt vom linken in den rechten Vorhof und über den Ductus arteriosus in den Systemkreislauf, die Lunge wird hyperperfundiert und es entwickelt sich eine pulmonale Hypertonie.
- **Epidemiologie:** 60% Jungen, häufigste kardiale Todesursache im 1. Lebensjahr.
- **Symptome und körperlicher Untersuchungsbefund:**
  - Bei Geburt Neugeborenes meist unauffällig, gewöhnlich in der 1. Lebenswoche rascher Verfall, blassgraue Zyanose.
  - Tachykardie, Pulslosigkeit, RR erniedrigt.
- **Komplikationen:** Nach Verschluss des Ductus arteriosus unbeeinflussbarer Schock mit Hypoxie, Azidose, Multiorganversagen, Sepsis.

Diagnostik

- Anamnese und körperliche Untersuchung (s. o.).
- **Labor:** Metabolische Azidose.
- **Röntgen-Thorax:** Kardiomegalie, vermehrte Lungendurchblutung, Lungenstauung.
- **EKG:** Rechtstyp, 90% rechtsventrikuläre Hypertrophie, 40% verminderte linksventrikuläre Ausschläge (kleine R-Amplitude linkspräkordial).
- **Echokardiographie:** Im 2 D-Bild Nachweis der Hypoplasien, mit Doppler-Echographie systolischer Rechts-links-Flow und diastolischer Links-rechts-Flow. Großer rechter Ventrikel, A. pulmonalis dilatiert.

Differenzialdiagnosen

- Andere schwerwiegende Erkrankungen des Neugeborenen: Atemnotsyndrom (s. S. 198), Sepsis (s. S. 525), Laktatazidose (s. S. 511), metabolische Azidose anderer Ursache.

Therapie

1. **Offenhalten des Ductus arteriosus** (Voraussetzung ist geplante Operation) Prostaglandin E_1 0,05 – 0,1 µg/kg KG/min, nach 15 Minuten um 10 – 20% in zweistündlichen Abständen reduzieren, Minimaldosis 0,001 – 0,005 µg/kg KG/min.
2. **Norwood-Operation:**
   - *Stufe 1:* Absetzen der Pulmonalarterie, Vereinigung der Aorta ascendens und des Pulmonalis-Hauptstammes, weites Patchen des Aortenbogens, zentraler Blalock-Taussig-Shunt.
   - *Stufe 2:* Bidirektionale kavopulmonale Anastomose.
   - *Stufe 3:* Fontan-Operation (totale kavopulmonale Anastomose).
3. **Herztransplantation**.

Prognose

- Trotz Operation nach Norwood 20 – 50%ige Mortalität nach Stufe 1 und 2, nur etwa 30% erreichen das Fontan-Operation-Stadium.

15.8 Trikuspidalatresie

Grundlagen und Symptome

- **Definition und Folgen:**
  - Atresie der Trikuspidalklappe mit rudimentärem rechtem Ventrikel. Lebensfähigkeit besteht nur in Kombination mit ASD oder VSD.
  - Venöses Blut strömt vom rechten in den linken Vorhof, dadurch kommt es zur Linksherzüberlastung.
  - Je geringer der Lungendurchfluss ist (vermindert nur bei zusätzlicher Pulmonalstenose oder obstruierendem VSD), desto stärker ist die Zyanose.
  - Herzinsuffizienz bei vermehrter Lungendurchblutung, ohne Pulmonalstenose.
- **Epidemiologie:** 1% aller angeborener Herzfehler.
- **Symptome und körperlicher Untersuchungsbefund:**
  - Meist von Geburt an Zyanose.
  - Herzgeräusche entsprechend der Zusatzfehlbildungen.
- **Komplikationen:** Bei Kombination mit Transposition und großem Ventrikelseptumdefekt pulmonaler Hochdruck und frühe Herzinsuffizienz, Dystrophie, Embolien.

Diagnostik

- Anamnese und körperliche Untersuchung (s.o.).
- **Labor:** Blutbild (Polyzythämie [O_2-Sättigung reduziert]).
- **Röntgen-Thorax:** Relativ normale Herzgröße, prominente V. cava, vergrößerter rechter Vorhof, meist verminderte Lungendurchblutung.
- **EKG:** Linkstyp, Linksherzhypertrophie (fehlendes altersphysiologisches Rechtsherz), P-dextrocardiale.
- **Echokardiographie:** Die Atresie, Zusatzfehlbildungen sowie Überdehnung des rechten Vorhofs und des linken Ventrikels sind erkennbar. Shunts werden mittels Doppler-Sonographie nachgewiesen.
- Herzkatheter und Angiographie sind zur Operationsindikation nicht nötig.

Differenzialdiagnosen

- Andere zyanotische Herzfehler (Übersicht s.S. 308).
- Atemnotsyndrom des Neugeborenen (s.S. 198).

Therapie

- Behandlung einer Herzinsuffizienz mit O_2, Digitalis, Diuretika (s.S. 333).
- Palliative Ballon-Atrioseptostomie als Notfalleingriff.
- Weitere Palliativeingriffe je nach Zyanose: Modifizierte Blalock-Taussig-Anastomose im Neugeborenenalter, ab dem 6. Monat evtl. bidirektionale Glenn-Anastomose (zwischen rechter A. pulmonalis und V. cava superior, bei verminderter Lungendurchblutung), Banding der Pulmonalarterie bei vermehrter Lungendurchblutung.
- Korrekturoperation ab 2. Lebensjahr nach Fontan (totale kavopulmonale Anastomose).

Prognose

- Bei guten Voraussetzungen für die Fontan-Operation ist die Prognose ausgezeichnet.

15.9 Transposition der großen Arterien (TGA)

Grundlagen und Symptome

- **Definition und Folgen:** Die normalerweise hintereinander geschalteten Kreisläufe sind infolge des vertauschten Abgangs von Aorta und A. pulmonalis parallel geschaltet. Leben ist nur durch Kreislaufverbindungen über ASD, VSD oder Ductus arteriosus möglich. Kombinationen mit anderen Vitien (Pulmonalstenose u. a.) sind häufig.
- **Epidemiologie:** 5 % aller angeborenen Herzfehler.
- **Symptome und körperlicher Untersuchungsbefund:** In 100 % Zyanose ab dem ersten Lebenstag, rasche Rechtsherzinsuffizienzzeichen. Bei 80 % kein Herzgeräusch, sonst hört man meist ein uncharakteristisches Systolikum links parasternal Mitte, je nach begleitenden Vitien. Oft deutlich hyperaktiver rechter Ventrikel.
- **Komplikationen:** Frühzeitiger kardialer Schock, therapieresistente Hypoxämie und Azidose.

Diagnostik

- Anamnese und körperliche Untersuchung (s. o.).
- **Röntgen-Thorax:** Meist vergrößertes Herz mit liegender Eiform, Gefäßband schmal, Lungengefäßzeichnung von der Lungendurchblutung abhängig.
- **EKG:** Pathologisches Rechtsherz mit Hypertrophiezeichen, bei VSD biventrikuläre Hypertrophie.
- **Echokardiographie:** Erkennbare Transposition.
- **Herzkatheter und Angiographie:** Nachweis von komplexen Herzfehlern, Darstellung der Koronarterien und für palliative Notfall-Atrioseptostomie.

Differenzialdiagnosen

- Atemnotsyndrom des Neugeborenen (s. S. 198), PFC-Syndrom (s. S. 201).
- Andere zyanotische Herzfehler (Übersicht s. S. 308).
- „Korrigierte Transposition" (Inversion der Ventrikel) kombiniert mit zyanotischem Herzfehler.

Therapie und Prognose

- **Therapie:**
  - Offenhalten des Ductus arteriosus mit Prostaglandin E_1 (s. S. 311) bis zur Operation. Behandlung der Herzinsuffizienz (s. S. 333). Endokarditisprophylaxe (s. S. 329).
  - Ballonatrioseptostomie als palliative Notfallmaßnahme mittels Herzkatheterisierung.
  - Arterielle Switch-Operation, wenn möglich mit vollständiger Korrektur in den ersten 2 Lebenswochen.
  - Alternativoperationen: Mustard-Operation und Senning-Operation (funktionsgerechte Kanalisation der arteriellen und venösen Blutströme auf Vorhofebene) bei älteren Patienten.
- **Prognose:**
  - Ohne Palliativmaßnahmen beträgt die Letalität im ersten Lebensjahr 90 %, mit Palliativoperationen überleben 70 %, mit vollständiger Korrektur >90 %.
  - Postoperative Komplikationen: Sick-Sinus-Syndrom, Pulmonalvenenstenose, zentrale Pulmonalstenose, Aorteninsuffizienz, Pulmonalinsuffizienz nach Switch-Operation, Trikuspidalinsuffizienz u. a.

15.10 Truncus arteriosus

Grundlagen und Symptome

- **Definition:** Ein Hauptarterienstamm, meist drei Klappen und hoher VSD. Mischblut aus beiden Ventrikeln.
- **Formen** (nach Van Praagh u. Van Praagh):
  - *Typ I:* Abgang eines einzigen Pulmonalisstammes und der Aorta ascendens aus dem gemeinsamen Trunkus.
  - *Typ II:* Getrennter, jedoch knapp nebeneinander gelegener Abgang der (oft stenosierten) Pulmonalisäste von Trunkushinterwand.
  - *Typ III:* Fehlen des einen oder anderen Pulmonalisastes, die entsprechende Lunge wird durch Kollateralen oder Bronchialarterien versorgt, und „Hämitrunkus" (nur Aorta-Anteil).
  - *Typ IV:* Schlecht entwickelter Aortenbogen mit Hypoplasie, Koarktation, Atresie oder Fehlen, und weiter Ductus arteriosus persistens.
- **Epidemiolgie:** 1 % aller angeborenen Herzfehler.
- **Symptome und körperlicher Untersuchungsbefund:**
  - Meist früh Zyanose und Dyspnoe, Pulsus celer et altus, hebende Pulsationen über dem gesamten Präkardium.
  - Kontinuierliches rauhes holosystolisches Geräusch links- und rechtssternal im 2.–3. ICR, evtl. diastolisches Decrescendo (Klappeninsuffizienz).
- **Komplikationen:** Herzinsuffizienz, pulmonale Hypertension, Dystrophie.

Diagnostik

- Anamnese und körperliche Untersuchung (s. o.).
- **Labor:** Blutbild (Polyglobulie), BGA (O_2-Sättigung ↓).
- **Röntgen-Thorax:** Kardiomegalie und meist vermehrte (selten verminderte) Lungendurchblutung.
- **EKG:** Rechtsherz, kombinierte Hypertrophie, P-dextrocardiale.
- **Echokardiographie:** Trunkus erkennbar, Blutfluss mit Doppler-Sonographie.
- **Herzkatheter mit Angiographie:** Zur Operationsindikation.

Differenzialdiagnosen

- Großer VSD (s. S. 309).
- Großer Ductus arteriosus persistens (s. S. 311).
- Andere zyanotische Herzfehler (s. S. 308).

Therapie

- Herzinsuffizienz behandeln (s. S. 333).
- **Rastelli-Operation:** VSD-Verschluss, Einsetzen des Trunkus in den linken Ventrikel, Pulmonalis-Conduit (Homograft) zur Verbindung der Pulmonalisäste (die vom Trunkus getrennt werden) mit dem rechten Ventrikel.

Prognose

- Nach operativer Korrektur beträgt die Letalität ca. 11 %.

15.11 Pulmonalstenosen

Grundlagen und Symptome

- **Definition und Folgen:** Einengung der rechtsventrikulären Ausflussbahn im Bereich der Pulmonalklappen. Dadurch Druckbelastung des rechten Ventrikels, evtl. Herzinsuffizienz, Hypoxämie.
- **Formen:** Meist valvuläre Pulmonalstenose, seltener supravalvuläre (z. B. bei Rubella-Syndrom), multiple periphere (häufig kombiniert mit anderen Vitien, z. B. supravalvulärer Aortenstenose) oder subvalvuläre Stenosen (Infundibulumstenose des rechten Ventrikels, z. B. bei Morbus Fallot).
- **Epidemiologie:** 8 % aller angeborenen Herzfehler sind Pulmonalstenosen.
- **Symptome und körperlicher Untersuchungsbefund:**
  - Leichte Formen sind zunächst asymptomatisch, meist tritt im 2.–3. Lebensjahr eine Belastungsdyspnoe auf. Eine Zyanose besteht nicht.
  - Bei der kritischen valvulären Pulmonalstenose (schwere Stenose) kommt es durch einen Rechts-links-Shunt auf Vorhofebene schon beim Neugeborenen zur Zyanose. Eine Rechtsherzinsuffizienz ist selten.
  - Hebender Spitzenstoß, Schwirren im 2. ICR parasternal links bzw. im Jugulum, 2. Herzton fixiert gespalten, unterschiedlich lautes systolisches Stenosegeräusch im 2. ICR parasternal links mit Fortleitung in den Rücken. Je höhergradig die Stenose ist, desto später in der Systole Geräuschbeginn und -maximum.
- **Komplikationen:** Herzinsuffizienz und ausgeprägte Hypoxämie bei kritischer Pulmonalstenose des Neugeborenen.

Diagnostik

- Anamnese und körperliche Untersuchung (s. o.).
- **Röntgen-Thorax:** Erweiterter Pulmonalisstamm, Herzgröße meist normal. Lungendurchblutung normal bis vermindert.
- **EKG:** Rechtsherzhypertrophie, häufig inkompletter RSB.
- **Echokardiographie:** Sichtbare Stenose, konzentrische Rechtsherzhypertrophie, Funktion und Shunt mittels Doppler-Echographie, Bestimmung des Gradienten mittels CW-Doppler.
- **Herzkatheter:** Nur therapeutisch zur Dilatation der Klappen.

Differenzialdiagnosen

- **Pulmonalisatresie mit intaktem Ventrikelsystem:** Hypoplasie des rechten Ventrikels, Hypertrophie des rechten Vorhofs und des linken Ventrikels infolge Rechts-links-Shunt, verminderte Lungendurchblutung. Symptome ab Neugeborenenperiode mit Zyanose.

Therapie und Prognose

- **Therapie:**
  - Herzinsuffizienz behandeln (s. S. 333), Endokarditisprophylaxe (s. S. 329).
  - Ballondilatation über Herzkatheter bei systolischem Druckgradienten >40 mmHg. Falls eine Dilatation nicht möglich ist, Valvotomie mit oder ohne Blalock-Taussig-Anastomose.
  - *Kritische valvuläre Pulmonalstenose:* Prostaglandin E_1 zur Offenhaltung des Ductus arteriosus (s. S. 311), Valvotomie mit oder ohne Blalock-Taussig-Anastomose (Verbindung rechte A. subclavia mit A. pulmonalis) beim Neugeborenen.
- **Prognose:** Nach Ballondilatation bzw. operativer Korrektur ist die Prognose gut. Die postoperative Pulmonalisinsuffizienz wird meist gut toleriert.

15.12 Aortenstenosen

Grundlagen und Symptome

- **Definition und Folgen:** Verdickung, Versteifung oder Verschmelzung der Aortenklappen mit Stenose und Hypertrophie des linken Ventrikels.
- **Formen:**
  - *Valvuläre Aortenstenose:* Poststenotisch niedriger aortaler und koronarer Druck, dadurch Koronarinsuffizienz und frühzeitige Myokardschädigung.
  - *Subvalvuläre Aortenstenose* (fibrös, membranös, muskulär).
  - *Supravalvuläre Aortenstenose:*
    - Erweiterte, geschlängelte Koronarien durch prästenotische Druckerhöhung.
    - In 50% mit mutliplen peripheren Pulmonalstenosen, geistiger Retardierung, elfen- oder koboldartiges Gesicht (Williams-Beuren-Syndrom) (s. S. 229).
- **Schweregrade:** Leichte Stenose (Druckgradient <50 mmHg), mittelschwere Stenose (Druckgradient 50–80 mmHg), schwere Stenose (Druckgradient >80 mmHg), kritische Stenose (bereits bei Neugeborenen manifest).
- **Epidemiologie:** 4–5% aller angeborener Herzfehler.
- **Symptome und körperlicher Untersuchungsbefund:**
  - Bei älteren Kindern häufig Zufallsbefund ohne Beeinträchtigung. Später Belastungsdyspnoe, Stenokardien, Synkopen, Rhythmusstörungen.
  - Bei kritischer Aortenstenose des Neugeborenen s. Komplikationen (unten).
  - Hebender Herzspitzenstoß, Schwirren im Jugulum, evtl. 2. ICR rechts. Frühsystolischer Klick (Punctum maximum [PM] an der Spitze), rauhes systolisches Stenosegeräusch (bis 5/6) mit PM im Jugulum und 2. ICR beidseits und Fortleitung in die Karotiden.
- **Komplikationen:** Frühe globale Herzinsuffizienz in den ersten Lebenswochen bei kritischer Aortenstenose des Neugeborenen.

Diagnostik und Differenzialdiagnosen

- **Anamnese und körperliche Untersuchung** (s. o.).
- **Röntgen-Thorax:** Linksbetonung des Herzens.
- **EKG:** Linksherzhypertrophie, Störung der Erregungsrückbildung, P-sinistrocardiale.
- **Echokardiographie:** Sichtbare Stenose, Linksherzhypertrophie. „Domstellung" der Aortenklappe. Funktion mittels Farbdoppler-Echographie, CW-Doppler zur Bestimmung des Druckgradienten.
- **Differenzialdiagnosen:** Hypertrophe obstruktive Kardiomyopathie mit funktioneller Stenose (s. S. 332).

Therapie und Prognose

- **Therapie:**
  - Therapie einer Herzinsuffizienz (s. S. 333), Endokarditisprophylaxe (s. S. 329).
  - Ballondilatation oder Valvulotomie (Herz-Lungen-Maschine) bei Druckgradienten >70–80 mmHg sowie bei jeder kritischen valvulären Stenose im Neugeborenenalter (hier Druckgradient bei Rekompensation meist niedrig). Später häufiger künstlicher Klappenersatz nötig.
- **Prognose:** Nach Valvulotomie häufig Aorteninsuffizienz und Restgradient. Das Letalitätsrisiko bei Operation einer kritischer Aortenstenose des Neugeborenen liegt zwischen 10 und 20%.

15.13 Aortenisthmusstenosen

Grundlagen und Symptome

- **Definition:** Stenose der Aorta descendens nach Abgang der linken A. subclavia.
- **Formen:**
  - *Präduktale Form* (= infantile Form): Versorgung der unteren Körperhälfte über den Ductus arteriosus persistens, nach Spontanverschluss des Duktus Dekompensation in der postnatalen Periode.
  - *Postduktale Form* (= adulte Form, 80%): Blutversorgung der unteren Körperhälfte über pränatal ausgebildete Kollateralen über A. mammaria interna, A. subclavia, Skapulaarterien und Interkostalarterien.
  - Kombinationen mit PDA, VSD, Aortenstenose, Transposition, Double-outlet-Ventrikel, Trikuspidalatresie.
- **Epidemiologie:** 8% aller angeborenen Herzfehler.
- **Symptome und körperlicher Untersuchungsbefund:**
  - *Präduktale Form:* Rechts- und Linksherzdekompensation zwischen 1. und 4. Woche, Dyspnoe, Tachypnoe, Trinkfaulheit, Ödeme. Uncharakteristisches Systolikum am Rücken und links axillär, betonter 2. Herzton. Femoralispulse bei offenem Duktus evtl. erhalten.
  - *Postduktale Form:* Oft asymptomatisch bis zur 2. Dekade. Systolikum linksparavertebral (Stenose) und 3.–4. ICR links parasternal, systolisch-diastolische Geräusche (Kollateralen).
  - Pulse sind schwach oder fehlen über der A. femoralis und A. dorsalis pedis, Hypertension der oberen Extremität (bei Beteiligung der A. subclavia Unterschied zwischen rechts und links), RR-Gradient zwischen oberer und unterer Extremität.
- **Komplikationen:** Frühzeitige Arteriosklerose, evtl. Hirnblutung, bakterielle Endokarditis.

Diagnostik und Differenzialdiagnosen

- Anamnese und körperliche Untersuchung (s. o.).
- **Röntgen-Thorax:** Fallweise Kardiomegalie (LVH) und Lungenstauung beim Säugling. Ab der 2. Dekade Usuren im mittleren Drittel der 4.–8. Rippe (Kollateralkreislauf).
- **EKG:** Linksherzhypertrophie bei postduktaler Form im späteren Lebensalter. Pathologische Rechts(und Links-)Ventrikelbelastung.
- **Echokardiographie:** Stenosenachweis, Druckgradientenbestimmung.
- **Herzkatheter:** Für Ballondilatation, Angiokardiographie in unklaren Fällen.
- **Differenzialdiagnosen:** Andere Ursachen der Herzinsuffizienz (s. S. 333).

Therapie und Prognose

- **Therapie:**
  - *Präduktale Form:* Herzinsuffizienz behandeln (s. S. 333), Duktus mit Prostaglandin E_1 (0,01–0,1 µg/kg KG/min) offenhalten. Frühzeitige End-zu-End-Anastomose oder Subklaviaplastik plus Duktusligatur.
  - *Postduktale Form:* Operative Resektion der Stenose und Anastomose oder Ballondilatation (native und postoperative Stenose).
  - Endokarditisprophylaxe (s. S. 329).
- **Prognose:** Bei einfacher Stenose in 90% gute Resultate. Postoperative Reststenosen und Aneurysmen sind möglich. Später tritt auch bei erfolgreicher Operation ohne Restgradienten oft eine Hypertonie auf.

15.14 Pulmonale Hypertonie

Grundlagen und Symptome

- **Definition:** Erhöhter Druck im Pulmonalarteriensystem.
- **Formen:**
  - *Primäre pulmonale Hypertonie:* Progressive Lungengefäßerkrankung mit Zunahme der Muskelmasse der Lungengefäße und vorzeitiger Gefäßsklerose bei sonst anatomisch normalem Herzen.
  - *Sekundäre pulmonale Hypertonie:* Pulmonaler Hochdruck durch primäre Herzfehler, bedingt durch Druck- und Volumenbelastung des rechten Herzens infolge Links-rechts-Shunt (Ductus arteriosus persistens, großer Ventrikelseptumdefekt, Truncus communis, singulärer Ventrikel) oder durch pulmonalvenöse Obstruktion (totale Lungenvenenfehlmündung).
- **Symptome und körperlicher Untersuchungsbefund:**
  - Primäre pulmonale Hypertonie: Meist kardiale Dekompensation, Leistungseinschränkung, evtl. Zyanose, wenn sich der Pulmonalisdruck dem Systemdruck nähert bzw. Trikuspidalinsuffizienz (Systolikum über Xiphoid) auftritt.
  - Sekundäre pulmonale Hypertonie:
    - Zunächst bei Shunt-Vitien mit Links-rechts-Shunt kardiale Dekompensation, in fortgeschrittenen Stadien Zyanose, wenn der pulmonale Widerstand den Gefäßwiderstand übersteigt.
    - Das Herzgeräusch des primär bestehenden Herzfehlers wird leiser, der 2. Herzton wird laut und knallend. Leises Systolikum, bei sich entwickelnden Pulmonalisinsuffizienz Diastolikum.
- **Komplikationen:**
  - Kardiale Dekompensation.
  - *Eisenmenger-Reaktion:* Shuntumkehr von Links-rechts-Shunt in Rechts-links-Shunt. Wenn der Lungengefäßwiderstand den Widerstand im Systemkreislauf übersteigt, folgt eine irreversible Konstriktion der Lungengefäße.

Diagnostik

- Anamnese und körperliche Untersuchung (s. o.).
- **Labor:** BGA (paO_2 ↓ < 50 mmHg], $paCO_2$ ↑).
- **Röntgen-Thorax:**
  - *Primäre pulmonale Hypertonie:* Normale Lungendurchblutung.
  - *Sekundäre pulmonale Hypertonie:* Befund entsprechend dem zugrunde liegenden Herzfehler. Mit einsetzender Eisenmenger-Reaktion geht die Herzvergrößerung zurück, die A. pulmonalis wird prominent, gelegentlich hiläre Gefäßabbrüche mit verminderter peripherer Lungendurchblutung.
- **EKG:** Zunehmende Rechtsherzhypertrophie.
- **Echokardiographie:** Herzfehler, Shunt, Kontraktilität.
- **Herzkatheterisierung** (evtl. mit Hyperoxie-Test): Messung der Abnahme des pulmonalarteriellen Drucks unter Atmung von 100% O_2-, NO- oder Prostazyklin-Gabe zur Differenzierung einer fixierten Eisenmenger-Reaktion von einer nicht fixierten sekundären pulmonalen Hypertonie.
  - *Cave:*
    - Erhöhtes Risiko für die Untersuchung.
    - Die Unterscheidung fixierte/nicht fixierte pulmonale Hypertonie ist für die OP-Indikation entscheidend.

15.14 Pulmonale Hypertonie

Differenzialdiagnosen
- Angeborene Herzfehler (Übersicht s. S. 308).
- Dekompensierte Lungen- oder Herzerkrankungen.
- Mukoviszidose (s. S. 306), Asthma bronchiale (s. S. 291).

Therapie
- Intensivüberwachung mit O_2-Gabe bei kardialer Dekompensation.
- **Primäre pulmonale Hypertonie:** Versuch, den pulmonalen Gefäßwiderstand mit Kalziumantagonisten (Nifedipin, Verapamil), nächtlicher O_2-Gabe oder Prostazyklin-Inhalationen zu senken.
- **Sekundäre pulmonale Hypertonie:**
  - Möglichst frühzeitige Korrektur des Herzfehlers, Banding der Pulmonalarterie.
  - *Bei Eisenmenger-Reaktion:* Eine kausale Therapie ist nicht möglich. Besserung der Symptomatik durch nächtliche O_2-Gabe, evtl. Versuch mit Kalziumantagonisten, Digitalisierung (s. S. 333). Thromboseprophylaxe mit ASS 5–10 mg/kg KG/d, Vitamin-K-Antagonisten.
  - *Cave:* Die operative Korrektur des Herzfehlers ist bei Eisenmenger-Reaktion kontraindiziert.

Prognose
- Bei primärer pulmonaler Hypertonie beträgt die Überlebensrate 80–90 %.
- Bei sekundärer pulmonaler Hypertonie ist die Prognose von der Grundkrankheit und dem Zeitpunkt einer effizienten Therapie abhängig, bei Eisenmenger-Reaktion ist sie infaust.

16.1 Herzrhythmusstörungen

Definition und Ursachen

- **Definition:** Störungen der Frequenz und des Rhythmus des Herzschlags.
- **Ursachen:** Hauptsächlich Mikro- oder Makro-Reentry-Mechanismen (Impulse von ektopen Reizbildungszentren in der Vorhofmuskulatur oder im Reizleitungssystem) bei sonst gesunden Kindern. Weiterhin Störungen der Reizbildung oder Reizleitung bei Vagotonie, kardiale Schädigung bei Hypoxie (besonders bei Reanimation), Herzfehler (besonders Herzklappenfehler), infektiös und medikamentös toxisch (z. B. Viren, Digitalis), Exsikkose, Hypokaliämie, Hyperkalzämie, endokrine Störungen (z. B. Hyperthyreose), kreisende Erregungsleitung bei Präexzitationssyndromen (WPW- und LGL- Syndrom), angeboren (z. B. AV-Block), nach Operationen.

Bradykarde Rhythmussörungen

- EKG-Befunde zu den folgenden Rhythmusstörungen s. Tab. 87.
- **Sinusbradykardie (Herzfrequenz <60/min):** Verstärkte Vagotomie z. B. im Schlaf, bei Sportlern, Anorexia nervosa.
- **Atrioventrikuläre Blöcke:**
  - *AV-Block I. Grades:* PQ-Zeit verlängert, durch Vagotonie, Digitalis.
  - *AV-Block II. Grades:* a) Typ Wenckebach: Zunehmende PQ-Zeit-Verlängerung bis zum Ausfall der Überleitung auf die Kammern (Ausfal des QRS- Komplexes im EKG). b) Typ Mobitz: PQ-Zeit-Verlängerung mit Ausfall der Kammerüberleitung (QRS-Komplex) in konstantem Rhythmus (2 : 1 – 4 : 1).
  - *AV-Block III. Grades:* Vollständige Unabhängigkeit der Vorhof- und Kammeraktionen, beruht meist auf angeborenem Defekt des His-Bündels und Zustand nach Operationen.

Tachykarde Rhythmusstörungen

- EKG-Befunde zu den folgenden Rhythmusstörungen s. Abb. 87.
- **Sinustachykardie (Herzfrequenz >180/min):** Verstärkter Sympathikotonus z. B. bei Fieber, Anstrengung, Erregung, Schock, Herzmuskelerkrankung (wenn persistierend).
- **Paroxysmale supraventrikuläre Tachykardie** (hauptsächlich AV-Reentry und AV-Knoten-Reentry-Tachykardie):
  - Anfallsweises Herzjagen mit Frequenzen von 180 – 300/min; alle Vorhoferregungen werden auf die Kammern übertragen. Dauer: 1 Minute bis mehrere Tage.
  - Bei Anhalten über Stunden Symptomatik (s. S. 327).
  - Tritt vom Säuglingsalter (in 80% erstmalig) bis zum Erwachsenenalter auf.
- **Präexzitationssyndrome (AV-Reentry):**
  - Akzessorisches Muskelbündel mit beschleunigter Erregungsleitung zwischen Vorhöfen und Kammer, wodurch es zur kreisenden Erregungsleitung kommen kann.
  - Verkürzung der PQ-Zeit im anfallsfreien Zustand bei LGL (Lown-Ganong-Levine)-Syndrom, zusätzliche Deltawelle zu Beginn des QRS-Komplexes beim WPW(Wolff-Parkinson-White)-Syndrom.
- **Vorhofflattern (HF 200 – 300/min):**
  - Ähnliche Symptomatik wie paroxysmale supraventrikuläre Tachykardie, ebenfalls anfallsweises Auftreten. Oft pränatale Diagnose.
  - Im EKG typische „Sägezahnwellen", 2 – 4 : 1-Überleitung auf Kammern.
  - Vorkommen s. Vorhofflimmern.

16.1 Herzrhythmusstörungen

- ▶ **Vorhofflimmern (HF >300/min):**
  - Flimmern der Grundlinie im EKG, P-Wellen nicht mehr abgrenzbar, unregelmäßige Überleitung auf die Kammern.
  - Pulsdefizit peripher wegen mangelnder Füllung bei Ventrikelkontraktion.
  - Tritt bei rheumatischer und infektiöser Karditis auf, bei Mitralstenose und ASD, auch pränatale Diagnose.
- ▶ **Ventrikuläre Tachykardie (HF 150–200/min):**
  - EKG: P-Wellen unabhängig von den meist deformierten QRS-Komplexen.
  - Meist ohne fassbare Ursachen, selten bei verlängertem QT-Syndrom (Jervell-Lange-Nielsen-Syndrom, Romano-Ward-Syndrom), Myokarditis oder Tumoren.
  - Übergang in Kammerflattern und -flimmern möglich, vor allem postoperativ, bei Digitalisintoxikation, Elektrolytstörungen, Myokardiopathien. Kreislaufstillstand s. S. 593.

Respiratorische Arrhythmie und Extrasystolen

- ▶ EKG-Befunde zu den folgenden Arrhythmien s. Abb. 87.
- ▶ **Respiratorische Arrhythmie:** Anstieg der Pulsfrequenz bei Inspiration, verstärkt in Rekonvaleszenzphasen, kein Krankheitswert, vegetative Dysregulation.
- ▶ **Supraventrikuläre Extrasystolen:**
  - Abnorme Reizbildung in den Vorhöfen mit deformierter P-Welle und verkürzter PQ-Zeit, normaler folgender QRS-Komplex.
  - Häufig ohne organische Herzerkrankung bei niedriger Pulsfrequenz, vegetativ labilen Kindern, bei Infektionserkrankungen.
- ▶ **Ventrikuläre Extrasystolen (VES):**
  - Monotope VES (gleichmäßig deformierter QRS-Komplex) sind klinisch meist unbedeutend.
  - Polytope VES (ungleichmäßig deformierte QRS-Komplexe) und höhergradige VES (Bigemini, Couplets, Salven, R-auf-T-Phänomen) treten bei Myokarderkrankungen infolge fortgeschrittener chronischer Erkrankungen oder entzündlicher Erkrankungen auf. Symptome: Palpitationen, Herzinsuffizienz.

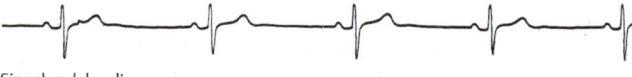

Sinusbradykardie

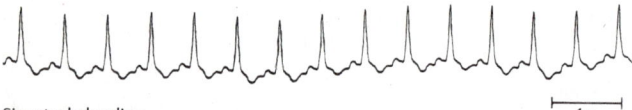

Sinustachykardie

1 s

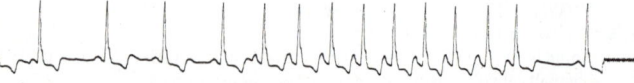

Paroxysmale supraventrikuläre Tachykardie

16.1 Herzrhythmusstörungen

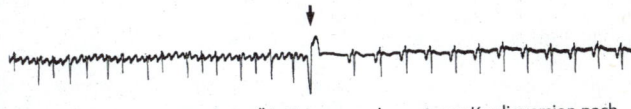

Supraventrikuläre ES

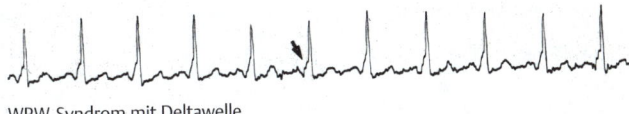

Vorhofflattern mit wechselnder Überleitung und spontaner Kardioversion nach VES

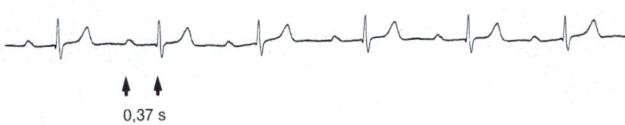

WPW-Syndrom mit Deltawelle

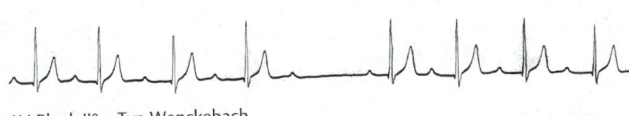

0,37 s

AV-Block I°

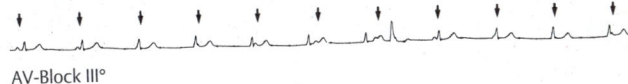

AV-Block II° – Typ Wenckebach

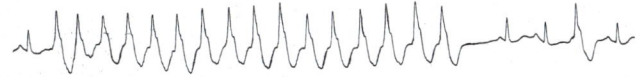

AV-Block II° – Typ Mobitz 2 : 1-Überleitung

AV-Block III°

Kammertachykardie

16.1 Herzrhythmusstörungen

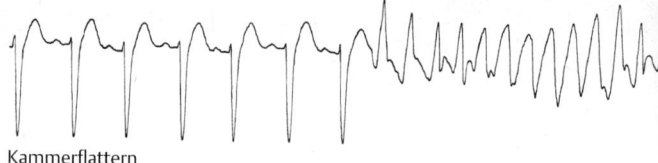

Kammerflattern

Kammerflimmern

Ventrikuläre ES (VES)

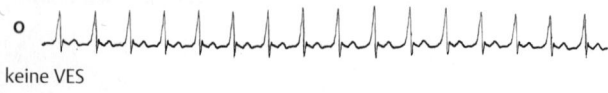

O keine VES

I seltene monotope VES (< 30/h)

II häufige monotope VES (> 30/h)

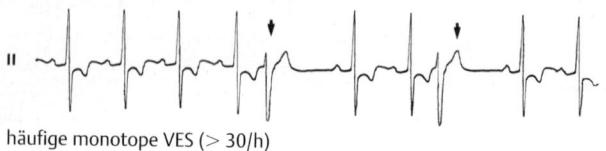

IIIA polytope VES

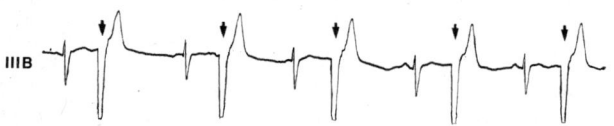

IIIB Bigemini

16.1 Herzrhythmusstörungen

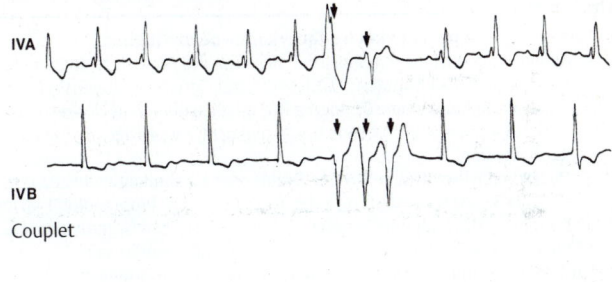

Couplet

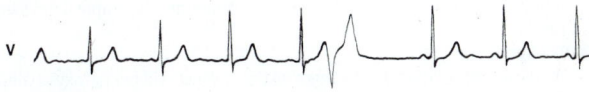

Salven, ventr. Tachykardie

R-auf-T-Phänomen

Abb. 87   EKG-Befunde bei Herzrhythmusstörungen

Symptome und Komplikationen

- **Bei Bradykardie <40/min (beim Säugling <60/min):** Adams-Stokes-Anfälle (Synkope mit Bewusstlosigkeit).
- **Bei Tachykardie >180/min:**
  - *Säugling:* Blässe, kalter Schweiß, Trinkunlust, Unruhe, Erbrechen.
  - *Älteres Kind:* Häufig klinisch unauffällig, sonst Blässe, kalter Schweiß, Synkopen, Palpitationen, Thoraxschmerzen, Pulsationen, nächtliches Wasserlassen, Herzinsuffizienz.
- **Herzbefund:** Bradykardie oder Tachykardie, unregelmäßiger Puls bzw. Herzton.
- **Komplikationen:** Herzinsuffizienz (Hepatomegalie, Zyanose, Dyspnoe), Hypoxämie, Schock.

Diagnostik

- Anamnese und körperliche Untersuchung (s.o.).
- Blutdruck und Puls überwachen.
- **Labor:** Blutbild und CRP (Entzündung?), Elektrolyte (Verschiebung?), Magnesium (vermindert?), CK-MB (↑ bei Myokardnekrose), Blutzucker (Hypoglykämie?), BGA (Azidose?).
- **EKG:**
  - Befunde s. Abb. 87.
  - Belastungs-EKG: Nur bei Verdacht auf funktionelle Extrasystolen, diese verschwinden meist unter Belastung.
  - Langzeit-EKG bei unklaren Befunden im Kurzzeit-EKG: Häufigkeit, Art und Schwere von Arrhythmien und Therapiekontrollen.
- **Echokardiographie:** Abklärung von Vitien, Tumor, organischen Herzerkrankungen.

16.1 Herzrhythmusstörungen

Therapie

- **Paroxysmale supraventrikuläre Tachykardie beim Säugling:**
  - *Anfallsunterbrechung mit Stufentherapie* (Zeit des Abwartens auf Therapieerfolg jeweils 5–15 Minuten): *1.* Eisbeutel auf Gesicht; *2.* Adenosin 0,1 mg/kg KG als Initialbolus (max. 0,3 mg/kg KG) möglich über Vene des rechten Arms oder des Kopfes; *3.* Propafenon 0,5–1 mg/kg KG i.v.; *4.* Digoxin; *5.* elektrische Kardioversion.
  - *Dauerprophylaxe:* Digitalis (erste Wahl) oder Kalziumantagonisten (z.B. Verapamil 3–5 mg/kg KG p.o.) oder β-Blocker (z.B. Propranolol 1–5 mg/kg KG/d p.o.). Die Dauer der Prophylaxe ist abhängig vom Grundleiden, die Medikamentenwahl von der Wirksamkeit bzw. Nebenwirkungen.
- **Paroxysmale supraventrikuläre Tachykardie des Schulkindes:**
  - *Anfallsunterbrechung (Stufentherapie): 1.* Valsalva- bzw. Eintauchen des Gesichtes in Eiswasser oder Eisbeutel auf das Gesicht; *2.* Kalziumantagonisten (s.o.); *3.* β-Blocker (s.o.).
    - ◘ *Beachte:* Kein Bulbusdruck. Kein Digoxin.
  - *Dauertherapie:* Kalziumantagonisten (s.o.) oder β-Blocker (s.o.) oder Propafenon (s.o.). Dauer und Auswahl der Medikamente s. Therapie beim Säugling (oben).
- **WPW-Syndrom:**
  - *Anfallsunterbrechung:* Keine Digoxin-Gabe, sonst wie bei paroxysmaler supraventrikulärer Tachykardie (s.o.).
  - *Dauertherapie:* Hochfrequenzstrom-Ablation akzessorischer Bündel (z.B. über Herzkatheter) in spezialisierten Zentren nach elektrophysiologischer Untersuchung.
- **Ventrikuläre Tachykardie:**
  - *Im Notfall (Stufentherapie): 1.* Kardioversion mit 1–2 Ws/kg KG; *2.* Lidocain (1 mg/kg KG langsam i.v., dann Infusion 4–7 µg/kg KG/min); *3.* Propafenon (s.o.); *4.* Kalziumantagonist (s.o.); *5.* β-Blocker.
  - *Dauertherapie:*
    - Propafenon 10 mg/kg KG/d in 3 Dosen oder Kalziumantagonisten oder β-Blocker (Dosierungen s.o.) oder Amiodaron 5 mg/kg KG/d bei Resistenz gegen andere Medikamente.
    - Evtl. Hochfrequenzstrom-Ablation akzessorischer Fasern oder arrhythmogener Foci in spezialisierten Zentren nach elektrophysiologischer Untersuchung.
- **Totaler AV-Block:**
  - Orciprenalin 0,01–0,03 mg/kg KG i.v., evtl. Wiederholung nach 30 min im Adams-Stokes-Anfall.
  - *Subkutane Schrittmacherimplantation:* Beim Neugeborenen mit Herzfrequenz <50/min, beim Neugeborenen mit Herzfehler <40/min, beim älteren Kind nach 1. Adams-Stokes-Anfall, bei Herzfrequenz 40 beim Schulkind, 50 beim Kleinkind.

16.2 Endokarditis, Myokarditis, Perikarditis

Endokarditis

- **Definition:** Entzündung des Endokards.
- **Ursachen:**
    - Vorwiegend erregerbedingt bei Immunsuppression und ZVK (Staphylokokken, Streptokokken [v.a. Streptococcus viridans], gramnegative Keime und Pilze).
    - Rheumatisches Fieber (s. S. 356), in Mitteleuropa nur noch selten.
- **Symptome und körperlicher Untersuchungsbefund:** Fieber, Tachykardie, oft Splenomegalie, Petechien, Herzgeräusch (anfangs untypisch bzw. entsprechend den geschädigten Klappen), embolische Phänomene. Bei Streptococcus viridans Hepatomegalie und Ikterus.
- **Komplikationen:** Mitral- und Trikuspidalinsuffizienz, Herdnephritis.
- **Diagnostik:**
    - Anamnese und körperliche Untersuchung (s. o.).
    - *Labor:* Blutbild (Leukozytose), BSG und CRP ↑, Blutkultur, Antikörpernachweis und Rheumafaktor positiv, Antistreptolysintiter ↑.
    - *EKG:* Selten Veränderungen.
    - *Röntgen-Thorax:* Vergrößerung des Herzens bei Insuffizienz.
    - *Echokardiographie:* Vegetationen an den Klappen, Klappeninsuffizienz mit Farbdoppler bei Endokarditis.
- **Differenzialdiagnosen:** Akzidentielles Herzgeräusch (s. S. 69), Vitium cordis congenitum (Echokardiographie, s. S. 77 ff.).
- **Therapie:**
    - Bettruhe, je nach klinischer Ausprägung evtl. Intensivüberwachung.
    - *Bei akutem Verlauf und V. a. bakterielle Endokarditis:* Nach Abnahme der Blutkulturen sofort Antibiotika (vor Erhalt des Antibiogramms): Ampicillin + Gentamicin + Flucloxacillin. Bei Penicillinallergie Cefotaxim + Gentamicin (Dosierungen s. S. 570).
    - Sonst Antibiotika entsprechend Keimnachweis bzw. Antimykotika (s. S. 570).
    - Ursache beseitigen (z. B. Katheter).
    - Bei Herzklappenbefall und Therapieresistenz später Klappenersatz.
- **Prognose:** Bei bakterieller Endokarditis beträgt die Letalität 30 %.

Endokarditisprophylaxe

- **Indikation:**
    - Alle angeborenen Herzvitien vor und nach Operation (Ausnahmen: Mitralklappenprolaps, hypertrophe obstruktive Kardiomyopathie).
    - Intensivierte Prophylaxe bei Zustand nach bakterieller Endokarditis, aortopulmonalen Shunts und Zustand nach Implantation künstlicher Herzklappen.
- **Allgemeine Maßnahmen:**
    - Pass mitgeben.
    - Regelmäßige zahnärztliche Kontrollen.
    - Konsequente Abklärung aller fieberhaften und infektiösen Erkrankungen (mit Erregernachweis!) und Therapie (z. B. Antibiose über mindestens 10 Tage).

16.2 Endokarditis, Myokarditis, Perikarditis

- **Medikamentöse Endokarditisprophylaxe:**
  - *Bei invasiven Untersuchungen und Eingriffen der Bauchhöhle:* Einmalig 30–60 Minuten vorher Ampicillin 50 mg/kg KG i. v., bei intensivierter Prophylaxe Kombination mit Gentamicin 2 mg/kg KG i. v. 60 Minuten vor und 8 Stunden nach dem Eingriff. Bei Penicillinallergie Ersatz des Ampicillins durch Vancomycin 20 mg/kg KG i. v.
  - *Bei Eingriffen im Mund- und Rachenraum:* Einmalig Penicillin 50 000 IE/kg KG p. o. 30–60 Minuten vor dem Eingriff, bei intensivierter Prophylaxe Penicillin 50 000 IE/kg KG i. v. in Kombination mit Gentamicin 2 mg/kg KG i. v. 60 Minuten vor und 8 Stunden nach dem Eingriff. Bei Penicillinallergie Ersatz des Penicillins durch Clindamycin 15 mg/kg KG i. m.
  - *Bei Eingriffen an der Haut:* Einmalig Flucloxacillin 50 mg/kg KG p. o. oder i. v. 30–60 Minuten vor dem Eingriff, bei intensivierter Prophylaxe in Kombination mit Gentamicin 2 mg/kg KG i. v. 60 Minuten vor und 8 Stunden nach dem Eingriff. Bei Penicillinallergie Ersatz des Penicillins durch Clindamycin 15 mg/kg i. m.

Myokarditis

- **Definition:** Entzündung des Myokards.
- **Ursachen:** Meist Viren (beim Säugling Coxsackie-Infektion, sonst Influenza, Enteroviren u. a.), selten Rickettsien, Borrelien, Protozoen, Pilze u. a. Parasiten und toxisch-allergisch bei Kollagenose und Kawasaki-Syndrom, Sepsis, Scharlach, rheumatischem Fieber und Diphtherie.
- **Symptome und körperlicher Untersuchungsbefund:** Rhythmusstörungen, Zeichen der Herzinsuffizienz (Tachykardie, Dyspnoe, Zyanose, Hepatomegalie, Ödemen, Lungenödem). Häufig leises, weiches Systolikum durch relative Klappeninsuffizienz.
- **Komplikationen:** Kardiogener Schock.
- **Diagnostik:**
  - Anamnese und körperliche Untersuchung (s. o.).
  - *Labor:* Blutbild (Leukozytose), BSG und CRP ↑, CPK (Kreatinphosphokinase), Transferasen und LDH fallweise ↑, AK gegen Sarkolemm und Myolemm ↑.
  - *EKG:* Oft Überleitungsstörungen (PQ-Verlängerung) Repolarisationsstörungen (T-Abflachung), ventrikuläre Extrasystolen.
  - *Röntgen-Thorax:* Plumpe Herzkonfiguration, vermehrte Hilus- und Lungengefäßzeichnung.
  - *Echokardiographie:* Verminderte ventrikuläre Kontraktilität. Dilatation besonders des linken Ventrikels. Im Doppler Klappeninsuffizienz.
  - *Evtl. Myokardbiopsie:* Zur Differenzierung gegen andere Myokardiopathien
- **Differenzialdiagnosen:**
  - Karnitin-Mangel und mitochondriale Stoffwechselstörungen (s. S. 237).
  - Dilatative Kardiomyopathien (s. S. 332).
  - Endokardfibroelastose (s. S. 332).
  - Dekompensierte Vitrium cordis (Echokardiographie).
- **Therapie:**
  - Strenge Bettruhe, je nach klinischer Ausprägung Intensivüberwachung.
  - Bei kardialer Dekompensation Digitalis und Diuretika, Antipyretika (s. S. 135), Herzrhythmusstörungen behandeln (s. S. 328).
  - Bei Fortschreiten: Kortikosteroide, evtl. Azathioprin, evtl. Herztransplantation.

16.2 Endokarditis, Myokarditis, Perikarditis

- **Prognose:**
  - Fallweise dilatative Kardiomyopathie.
  - Bei Coxsackie-Myokarditis des Säuglings 50% Letalität, später ca. 10%.
  - Späte akute Todesfälle nach Belastung.

Perikarditis

- **Definition:** Entzündung des Perikards.
- **Ursachen:** Bei verschiedenen viralen Infektionskrankheiten, peri- und postinfektiös, bei rheumatischem Fieber und juveniler rheumatoider Arthritis, bei Postkardiotomiesyndrom, selten bakteriell (Staphylokokken, Hämophilus, Meningokokken), evtl. fortgeleitet von Myokard, Pleura und Lunge.
- **Symptome und körperlicher Untersuchungsbefund:** Präkardiale Schmerzen, Tachykardie, Reibegeräusche (Pericarditis sicca), Dyspnoe, Hepatomegalie (Low-Output-Symptomatik).
- **Komplikationen:** Bei Pericarditis exsudativa Einflussstauung bis Herztamponade.
- **Diagnostik:**
  - Anamnese und körperliche Untersuchung (s. o.).
  - *Labor:* Blutbild (Leukozytose), BSG und CRP ↑, Blutkultur und AK-Nachweis.
  - *EKG:* Niedervoltage und meist ST-Senkung, negatives T.
  - *Röntgen-Thorax:* In Abhängigkeit vom Erguss Verbreiterung des Mittelschattens (Bocksbeutel- oder Zeltform).
  - *Echokardiographie:* Dilatation und Perikarderguss.
  - *Perikardpunktion:* Bakterienkultur aus Perikarderguss.
- **Differenzialdiagnosen:** Myokarditis (s. o.), Neoplasien, Postkardiotomie-Syndrom (reaktiver seröser Pleuraerguss nach offener Herzchirurgie).
- **Therapie:**
  - Bettruhe, je nach klinischer Ausprägung Intensivüberwachung.
  - Antipyretika (s. S. 135), adäquate Antibiotika.
  - Bei drohender Tamponade chirurgische Perikarddrainage, evtl. Notfallpunktion und Spülkatheter.
  - Grundkrankheit behandeln.
- **Prognose:** Meist gut.

16.3 Kardiomyopathien

Grundlagen und Symptome

- **Definition:** Strukturelle und/oder funktionelle Störung des Ventrikelmyokards.
- **Formen:**
  - *Primäre Kardiomyopathie:* Idiopathische dilatative Kardiomyopathie, Endokardfibroelastose (meist im 1. Lebensjahr), hypertrophe Kardiomyopathie (manchmal autosomal dominant), hypertroph-obstruktive Kardiomyopathie (autosomal dominant), muskuläre Subaortenstenose (asymmetrische Septumhypertrophie).
  - *Sekundäre Kardiomyopathie:* Zustand nach Myokarditis, Fetopathia diabetica, Speicherkrankheiten (Glykogenosen, Mukopolysaccharidose, Sphingolipidose), Carnitin-Mangel, Kollagenosen, Kawasaki-Syndrom, Myopathien, Friedreich-Ataxie, medikamentös (Adriamycin u. a.), chemisch toxisch (Anthrazykline). Außer Glykogenosen vorwiegend dilatative Formen.
- **Symptome und körperlicher Untersuchungsbefund:**
  - *Dilatative Kardiomyopathie:* Zeichen der Herzinsuffizienz (s. S. 333).
  - *Hypertroph-obstruktive Kardiomyopathie:* Oft asymptomatisch, gelegentlich Synkopen, Leistungsverminderung. Unterschiedliche Herzgeräusche, meist systolisches Decrescendo (Mitralinsuffizienz).
  - Fallweise Zeichen der Grundkrankheit.
- **Komplikationen:** Herzinsuffizienz (Ödeme, Hepatomegalie), Arrhythmien, Lungenödem (Schock), plötzlich unerwarteter Tod.

Diagnostik

- Anamnese und körperliche Untersuchung (s. o.).
- **EKG:** Linksventrikuläre Hypertrophie mit ST-T-Wellen-Abnormitäten, evtl. Arrhythmien.
- **Röntgen-Thorax:** Kardiomegalie und vermehrte Lungengefäßzeichnung.
- **Echokardiographie:** Bei dilatativer Kardiomyopathie Dilatation, bei hypertroph-obstruktiver Kardiomyopathie Wand- und Septumverdickungen. Verminderte Auswurfleistung mittels 2 D-Echokardiographie nachweisbar.
- **Myokardbiopsie** in unklaren Fällen.

Differenzialdiagnosen

- Myokarditis (s. S. 329), dekompensiertes Vitium cordis congenitum (Echokardiographie; Übersicht angeborener Herzfehler s. S. 308).
- **Bland-White-Garland-Syndrom:** Infarktähnliches EKG.

Therapie und Prognose

- **Therapie:**
  - *Dilatative Kardiomyopathie:* Wie bei Herzinsuffizienz (vgl. S. 333), ACE-Antagonisten, Kalziumantagonisten, ASS 5–10 mg/kg KG/d, evtl. Herztransplantation, Antiarrythmika.
  - *Hypertrophe Kardiomyopathie:* β-Blocker oder Kalziumantagonisten (s. S. 328) oder evtl. chirurgische Teilresektion, Mitralklappenersatz. Antiarrhythmika bei Bedarf (s. S. 328), ASS 5 mg/kg KG/d.
- **Prognose:**
  - *Dilatative Kardiomyopathie und Endokardfibroelastose:* In der Mehrzahl innerhalb des ersten Lebensjahres tödlich.
  - *Hypertrophe Kardiomyopathie:* Letalität 50 %.

16.4 Herzinsuffizienz

Grundlagen und Symptome

- **Definition:** Herzinsuffizienz (HI) ist das Unvermögen, den Kreislauf ausreichend mit Blut zu versorgen.
- **Ursachen:**
  - *Beim Säugling:* In den meisten Fällen angeborene Herzfehler, selten Myokarditis (meist viral), Kardiomyopathie und Fibroelastose des linken Ventrikels, paroxysmale supraventrikuläre Tachykardie.
  - *Beim Schulkind/Jugendlichen:* Volumenüberlastung, Anämie, Sepsis, Pneumonie, Karditis, Kardiomyopathie, Rhythmusstörungen, chronische pulmonale oder arterielle Hypertonie, Kawasaki-Syndrom.
- **Epidemiologie:** 90% innerhalb des 1. Lebensjahres, fast immer kombinierte Links- und Rechtsherzinsuffizienz.
- **Symptome und körperlicher Untersuchungsbefund:**
  - Tachykardie, schlechtes Gedeihen, Gewichtsstillstand (kardiale Dystrophie infolge vermehrten Energieverbrauchs durch vermehrte Herztätigkeit und Atmung, mangelnde Kalorienzufuhr durch Trinkschwierigkeiten).
  - Links- und Rechtsherzdekompensation (bei angeborenen Herzfehlern fast immer kombinierent):
    - *Hauptsymptome bei Linksherzinsuffizienz:* Dyspnoe und Tachypnoe (infolge pulmonalvenöser Stauung), Blässe, Schwitzen, Infekte, Husten, auskultatorisch feuchte RG.
    - *Hauptsymptome bei Rechtsherzinsuffizienz:* Ödeme (beim Säugling oft als Hand- und Fußrückenödem, gelegentlich Lidödeme), Hepatomegalie.
- **Komplikationen:** Hypoxämie, kardiogener Schock (s. S. 609), Lungenödem und Multiorganversagen.

Diagnostik

- Anamnese und körperliche Untersuchung (s. o.), Blutdruck messen (Hypertonie oder Hypotonie).
- **Labor:**
  - Blutbild (Anämie, Polyzythämie), BSG und CRP ↑.
  - BGA: Fallweise pO_2 ↓, pCO_2 ↑, respiratorische und metabolische Azidose.
  - Serum: Elektrolyte (Verdünnungshyponatriämie, Hyperkaliämie), Kreatinin, Harnstoff bei Nierenschädigung ↑, Transferasen bei Myokarditis gelegentlich ↑.
- **EKG:** Beurteilung der Myokardiopathie oder Hypertrophie, Rhythmusstörungen?
- **Röntgen-Thorax:** Kardiomegalie, vermehrte Lungengefäßzeichnung.
- **Echokardiographie:** 2 D-Echokardiographie, evtl. Farbdoppler-Sonografie: Verminderte Kontraktilität und Auswurfleistung. Vitium? Kardiomyopathie?

Therapie

- **Allgemeine Maßnahmen:** Bettruhe, Sauerstoffgabe, Oberkörper hochlagern („Herzsessel" für Säuglinge), ggf. Flüssigkeitsbilanz und Intensivüberwachung.
- **Medikamente:**
  - *Digitalisierung:* β-Methyl-Digoxin (Lanitop) (s. Tab. 64). Regelmäßig die Blutspiegel von Kalium, Natrium und Kalzium kontrollieren. Wenn möglich orale Verabreichung.

16.4 Herzinsuffizienz

- *Diuretika (Stufenplan):*
  - Furosemid: Bei akuter HI 0,5–1 mg/kg KG i.v. oder 2 mg/kg KG p.o., bei chronischer HI 1–5 mg/kg KG/d.
  - dazu Spironolacton: 2–3 mg/kg KG/d p.o. (kaliumsparend).
  - dazu ACE-Inhibitoren, z.B. Captopril beginnend mit 3×0,1 mg/kg KG/d p.o., max. bis auf 3×2 mg/kg KG/d steigern, oder Enalapril 1×0,1 (–max. 1) mg/kg KG/d p.o.
- *Dopamin und Doputamin:* Dosierungen s.S. 611.

Tabelle 64 Digitalisierung mit β-Methyl-Digoxin (Lanitop)

Alter	Sättigung (in 48–72 Stunden, auf 4 ED verteilen)		Erhaltung (auf 2 ED verteilen)	
	i.v.	p.o.	i.v.	p.o.
Neugeborene bis 2 Wochen, Frühgeborene, Small for date	0,04 mg/kg KG	3 Tr./kg KG	0,01 mg/kg KG	³/₄ Tr./kg KG
reife Neugeborene 2.–4. Woche	0,05 mg/kg KG	4 Tr./kg KG	0,01 mg/kg KG	³/₄ Tr./kg KG
Säuglinge, Kleinkinder, Schulkinder bis 30 kg KG	0,05 mg/kg KG	4 Tr./kg KG	0,008 mg/kg KG	²/₃ Tr./kg KG
Schulkinder ab 30 kg KG	0,04 mg/kg KG	3 Tr./kg KG	0,006 mg/kg KG	¹/₂ Tr./kg KG

16.5 Hypertonie

Grundlagen und Symptome

- **Definition:** Systolischer oder/und diastolischer Blutdruckwert über der 95. Perzentile der Altersnorm (s. Abb. 88).

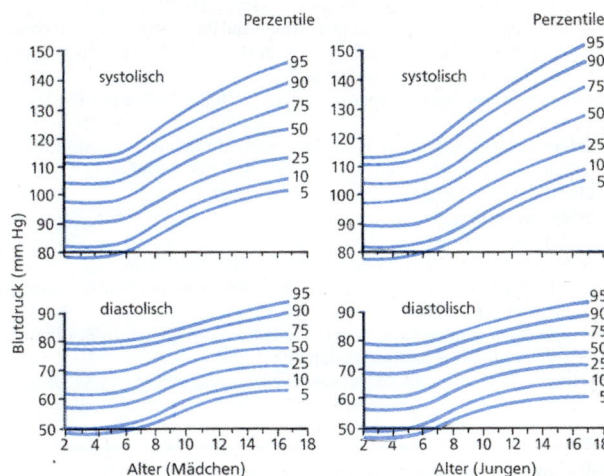

Abb. 88   Perzentilenkurven des Blutdrucks in Abhängigkeit vom Lebensalter

- **Formen:**
  - *Essenzielle Hypertonie* (häufig familiär).
  - *Sekundäre Hypertonie:* 90% renovaskuläre und renoparenchymatöse Hypertonie (Arterienstenose, Nierenfehlbildungen, chronische GN), kardiale Hypertonie (Aortenisthmusstenose: RR Beine < Arme), hormonelle Hypertonie (AGS, Phäochromozytom, Neuroblastom, Hyperthyreose u.a.), zentrale Hypertonie (bei Hirndruck).
- **Epidemiologie:** Kinder 2%, Adoleszente 5–7%.
- **Symptome und körperlicher Untersuchungsbefund:** Fallweise symptomlos, Gedeihstörung, Unruhe, Blässe, Kopfschmerzen, Schwindel, Erbrechen, Nasenbluten, Sehstörung, Zeichen der Grundkrankheit.
- **Komplikationen:**
  - Herzinsuffizienz (s. S. 333).
  - *Hypertensive Krise:* Neurologische (z.B. Kopfschmerzen, Sehstörungen, Bewusstseinsstörung, Krampfanfälle) und/oder kardiale Symptome (z.B. Lungenödem) bei einem Blutdruck bei Kindern unter 7 Jahren >160/110 mmHg, über 7 Jahren >180/120 mmHg und bei Jugendlichen >200/120 mmHg.

16.5 Hypertonie

Diagnostik

- Anamnese.
- **Körperliche Untersuchung:**
  - Stenosegeräusche?, Femoralispulse?, Körpergewicht und -größe?
  - *Blutdruck:* Wiederholt an beiden Armen und Beinen messen. Dabei beachten Kind in Ruhe, geeichter RR-Apparat in Herzhöhe, Manschettenbreite deckt zwei Drittel des Oberarms (vgl. S. 70).
  - *Fundoskopie:* Fundus hypertonicus (enggestellte Gefäße mit Blässe, Blutungen)?
- **Labor:** Blutbild, Harnstatus, Elektrolyte, Nierenfunktionsdiagnostik (s. S. 83), BZ, ggf. Hormonbestimmungen (Kortikosteroide, Katecholamine, T_3, T_4, TSH).
- **EKG:** Fallweise Zeichen der Linksherzhypertrophie.
- **Bildgebende Diagnostik:**
  - 2 D-Echokardiographie.
  - Röntgen-Thorax: Hypertrophiezeichen? Rippenusuren?
  - Sonographie der Nieren und des Retroperitoneums, Doppler-Sonographie der Nierenarterien.
  - Evtl. Angiographie mit seitengetrennter Renin-Angiotensin-Bestimmung.
  - MRT des Gehirns bei Enzephalopathie.
- Je nach Befund weitere Abklärung einer Nierenerkrankung (s. S. 83) und anderer Grundkrankheiten (s. Ursachen).

Therapie

- **Allgemeine Maßnahmen:** Grundkrankheit behandeln (ggf. Operation der Nierenarterienstenose bzw. Aortenisthmusstenose), salzarme Kost, Ruhe, ggf. Gewichtsreduktion.
- **Medikamentöser Stufenplan nach Schweregrad:**
  - Medikamente einschleichend dosieren, Blutdruck kontrollieren, Nebenwirkungen beachten.
  - *Medikamente:*
    - Hydrochlorothiazid 2 mg/kg KG/d p.o. oder Furosemid 2–3 mg/kg KG/d p.o. mit Aldactone 2–3 mg/kg KG/d p.o.
    - β-Rezeptoren-Blocker, z. B. Propranolol 1–5 mg/kg KG/d p.o.
    - Vasodilatatoren, z. B. Dihydralazin, 0,5–3 mg/kg KG p.o. oder Minoxidil 0,1–1 mg/kg KG/d p.o.
    - Kalziumantagonisten: Nifedipin 0,2–0,5 mg/kg KG/d p.o.
    - ACE-Hemmer: Captopril 0,5–2 mg/kg KG/d p.o.
  - *Stufenschema:*
    - Bei leichter Hypertonie (diastolischer RR 95–104 mmHg): Monotherapie.
    - Bei mittelschwerer Hypertonie (diastolischer RR 105–114 mmHg): Zweier-Kombination (z. B. Diuretikum+β-Blocker oder ein anderes Medikament).
    - Bei schwerer Hypertonie (diastolischer RR >115 mmHg): Dreier Kombination (z. B. Diuretikum + β-Blocker + Kalziumantagonist oder ein anderes Medikament).
  - *Cave:* Keine Kombination von β-Blocker und Kalziumantagonist vom Verapamiltyp.

16.5 Hypertonie

> **Hypertensive Krise:**
> - Intensivüberwachung, kontinuierliche, nicht invasive RR-Messung
> - *Ziel:* Blutdruck innerhalb einer Stunde um ca. 25% senken.
> - *Initial:* Nifedipin (Adalat) 0,3–0,5 mg/kg KG, Kapsel (= 4 mg) zerbeißen lassen! Bei Säuglingen und Kleinkindern Kapselinhalt in den Mund träufeln, evtl. Wiederholung mit gleicher Dosis nach 15–30 Minuten.
> - *Bei fehlendem Erfolg mit Nifedipin (Stufenplan):*
>   - 2–6 mg/kg KG Diazoxid i. v. als Bolus (Hypertonalum), evtl. nach 5 Minuten wiederholen.
>   - Bei gleichzeitiger Tachykardie 2 µg/kg KG Clonidin (z. B. Catapresan) i. v., evtl. alle 30 Minuten wiederholen (Maximaldosis 6 µg/kg KG).
>   - Bei Überwässerung oder drohendem Lungenödem 0,2–0,4 mg/kg KG Furosemid (z. B. Lasix) i. v.
>   - Dauerinfusion mit Nitroprussid-Natrium (z. B. Nipruss) 0,5–10 µg/kg KG/min; RR titrieren, Nebenwirkungen beachten.
>   - Dauerinfusion mit Urapidil (Ebrantil) initial 20–40 µg/kg KG/min, nach 15 Minuten auf 2–4 µg/kg KG/min reduzieren; RR titrieren.
> - *Beachte:* Genaue Überwachung, Nebenwirkungen beachten!

Prognose

> Bei konstantem diastolischen Hochdruck >120 mmHg sterben 50% der Patienten in 10 Jahren.

16.6 Orthostasesyndrom

Grundlagen und Symptome

- **Definition:** Organminderdurchblutung bei Lagewechsel durch Kreislaufdysregulation, tritt vor allem in der Pubertät und bei großen, asthenischen Kindern auf.
- **Symptome und körperlicher Untersuchungsbefund:** Schwindelgefühl, gelegentlich mit Übelkeit, Blässe, Synkopen, flimmern vor den Augen, häufig auch andere vegetative Symptome (z. B. rezidivierende Kopfschmerzen).

Diagnostik

- Anamnese und körperliche Untersuchung (s. o.).
- **Labor:** Blutbild (DD: Anämie), Elektrolyte in Serum und Harn, Kortisontagesprofil und -ausscheidung bei V. a. Morbus Addison (s. S. 489), Blutglukose.
- **Schellong-Test:**
  - *Durchführung:* Messung von Pulsfrequenz und Blutdruck nach 15 Minuten Liegen, sofort nach dem Aufstehen, dann nach 1, 3, 5 und 10 Minuten im Stehen und in anschließender Liegephase alle 2 Minuten.
  - *Beurteilung:* Der systolische Blutdruck soll nach dem Aufstehen um nicht mehr als 10% abfallen, der Puls je nach Alter des Kindes um nicht mehr als 40% (3–5 Jahre) bzw. 50% (6–9 Jahre) ansteigen, aber auch nicht abfallen. Es werden 3 Typen der orthostatischen Dysregulation unterschieden (s. Abb. 89).

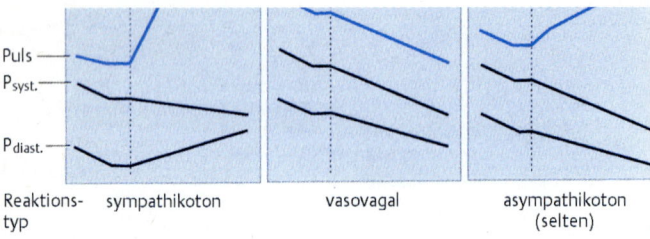

Abb. 89 Mögliche Reaktionstypen im Schellong-Test (gestrichelte Linie gibt den Zeitpunkt des Aufstehens an)

Differenzialdiagnosen

- Morbus Addison (s. S. 489), angeborene (Übersicht s. S. 308) oder erworbene Herzerkrankungen, Hypoglykämie (s. S. 504).

Therapie

- **Bei Synkope:** Beine hochlagern, evtl. Effortil-Tropfen (5–20 Tr.)
- **Dauertherapie:** Sport, Wechselduschen, Trockenbürstungen, langsames Aufstehen. Falls keine Besserung Dihydroergotamin 2×1 mg/d (bei sympathikotoner orthostatischer Dysregulation Mittel der Wahl) oder Etilefrin geben.

17.1 Das infektanfällige Kind

Grundlagen und Symptome

- **Rezidivierende Infektionen ohne Immundefizienz:**
  - Besonders häufig im Kleinkindesalter (3–8 Infektionen/Jahr).
  - *Begünstigende Konditionen:*
    - Konstitutioneller locus minoris resistentiae, allergische Diathese.
    - Verschiedene somatische Grundkrankheiten, z. B. Diabetes mellitus, Adenoide, Mukoviszidose, Immobiles-Zilien-Syndrom, Harnwegsfehlbildungen.
    - Malnutrition, mangelnde Pflege und Hygiene.
    - Alter (z. B. häufige Expositionen im Kindergarten).
  - *Für Infektionen ohne Immundefizienz sprechen:* Monotope Infektionen (z. B. rezidivierende Otitis) und normales Gedeihen.
- **Immundefekte:**
  - Angeborene Formen sind selten, sekundäre können bei jedem Kind in jedem Lebensalter passager vorkommen (Übersicht s. Tab. 65).
  - *Für Immundefizienz sprechen:* Rezidivierende polytope und schwere Infektionen sowie eine Reihe weiterer Kriterien, die ausführlich im Kapitel „Immundiagnostik" (s. S. 348) dargestellt werden.

Tabelle 65 Übersicht über Immundefizienzen

primäre (Defekte)	sekundäre (Ursachen)
T-Lymphozyten- und kombinierte Defekte (30 %)	Noxen: Medikamente, Bestrahlung, Malnutrition, Eiweißverlust
B-Lymphozyten-Defekte (50 %)	Infektionen
Phagozyten-Funktions-Defekte (18 %)	Malignome, hämatopoetische Krankheiten
Complement-Defekte (2 %)	metabolische Störungen

Diagnostik und Differenzialdiagnosen

- **Diagnostik:**
  - Anamnese und körperliche Untersuchung.
  - *Monotope Infektionen:* Organdiagnostik, Erregernachweis.
  - *Polytope Infektionen:* Immundiagnostik (s. S. 348) mit Familienuntersuchung.
- **Differenzialdiagnosen bei chronisch-rezidivierenden respiratorischen Infekten:** Pertussis, Fremdkörperaspiration, Asthma/Allergien, Sinusitis, Kartagener-Syndrom (Immobiles-Zilien-Syndrom).

Therapie

- **Rezidivierende Infekte ohne Immundefizienz:** Gezielte Behandlung der Grundkrankheit und des Krankheitserregers, Kuren am Meer oder im Gebirge. Keine Gabe von Immunglobulinen.
- **Rezidivierende Infektionen mit Immundefizienz** s. jeweilige Krankheitsform.

17.2 B-Lymphozyten-Defekte

Grundlagen und Symptome

- B-Lymphozyten reifen nach Antigenkontakt unter dem Einfluss von Interleukinen (aus aktivierten T-Helferlymphozyten) zu Plasmazellen, die spezifische Immunglobulin bilden.
- **Formen:**
  - *Primäre (angeborene) Defekte:* Agammaglobulinämie, infantil X-chromosomal rezessiv (Morbus Bruton); Agammaglobulinämie mit Wachstumshormonmangel; Agammaglobulinämie autosomal rezessiv; selektiver Immunglobulinmangel, am häufigsten IgA-Mangel (1:500–700); IgG-Subklassendefekte; transiente Hypogammaglobulinämie des Säuglings; Hyper-IgM Syndrom (nur IgM-AK werden produziert, nicht IgG und IgA).
  - *Sekundäre (erworbene) Defekte:* Hypogammaglobulinämien bei Thymom, Protein-losing enteropathy, nephrotischem Syndrom und Chemotherapie.
- **Epidemiologie:** 50–75 % aller Immundefizienzen.
- **Symptome und körperlicher Untersuchungsbefund:** Beginn meist im zweiten Lebenshalbjahr (Wegfall der mütterlichen Leihimmunität) mit rezidivierenden bakteriellen *polytopen* Infektionen (Pneumonie, Otitis, Meningitis u.a.). Zöliakie-ähnliche Durchfälle mit Lambliasis bei IgA-Mangel (<0,5 mg/l). Bei Morbus Bruton sind nur Jungen betroffen, Infektionen (s.o.) treten ab dem 6. Lebensmonat auf. Isolierter IgA-Mangel bleibt oft lange Zeit asymptomatisch.

Diagnostik und Differenzialdiagnosen

- **Diagnostik:**
  - Anamnese und körperliche Untersuchung (s.o.).
  - Labor: Erregernachweis; Immunglobuline quantitativ (IgA, IgM, IgG, IgE) ↓ wenn normal IgG-Subklassen bestimmen (Altersnormwerte beachten); ABO-Isoagglutinine fehlend, Antikörperanstieg nach Impfungen (z.B. Tetanus, HiB) fehlt.
- **Differenzialdiagnosen:**
  - Rezidivierende Infekte ohne Immunglobulinmangel (s.S. 339).
  - T-Zell-Defekte (s.S. 341).

Therapie und Prophylaxe

- Möglichst vor potentieller Infektionsgefahr schützen, keine Lebendimpfstoffe.
- Bei sekundären Formen Grundkrankheit behandeln.
- **Antibiotika:** Gezielte Antibiotikatherapie, evtl. Langzeitprophylaxe mit Cotrimoxazol 2,5–3 mg/kg KG p.o. Häufig ist eine kombinierte antimykotische Behandlung notwendig.
- **Immunglobuline:**
  - Intravenöse (nicht intramuskuläre) Gabe von 0,3 g/kg KG alle 3–4 Wochen. Serumspiegel >2 g/l halten.
  - *Beachte:* Bei IgA-Mangel ist diese Therapie wegen Gefahr der Anaphylaxie kontraindiziert (Ausnahme bei Kombination mit IgG-Mangel).
  - Bei transitorischer Hypogammaglobulinämie Immunglobuline nur in Phasen vermehrter bakterieller Infekten geben.

17.3 T-Lymphozyten- und kombinierte Defekte

Grundlagen und Symptome

- T-Lymphozyten-Defekte haben wegen der Regulatorfunktion der T-Helfer- und T-Suppressorzellen und der von ihnen produzierten Interleukine meistens auch Funktionsstörungen der B-Lymphozyten zur Folge. Dadurch entstehen in unterschiedlicher Ausprägung Defekte der Immunmodulation (Interleukine, Interferon, Migration-Inhibition-Faktor [MIF] u. a.), der Effektorzellen (zytotoxische T-Lymphozyten, Natural-Killer-Zellen u. a.) und der Immunglobulinsynthese.
- **Formen:**
  - *Primäre (angeborene) Defekte (selten):*
    - Common variable immunodeficiency mit vorwiegendem Antikörpermangel oder zellvermittelter Immundefizienz.
    - Schwere kombinierte Immundefizienzen (Swiss type, retikuläre Dysgenesie).
    - Adenosindeaminase-Defekt.
    - Purinnukleosid-Phosphorylase-Defekt.
    - HLA-Expressionsdefekt.
    - Biotinabhängiger Karboxylasedefekt.
    - Chronische Mononukleose (Purtillo-Syndrom).
    - Syndrome: Wiskott-Aldrich-Syndrom (Ekzeme, Hautblutungen, Infekte), Di-George-Syndrom (Thymusaplasie, Gesichtsdysmorphien, Herzgefäßfehlbildungen, Hypoparathyreoidismus und hypokalzämische Tetanie), Ataxia teleangiectatica (Teleangiektasien, progrediente zerebelläre Ataxie), Albinismus, Acrodermatitis enteropathica (Zinkresorptionsdefekt), Hiob-Syndrom (Hyper-IgE-Syndrom, rote Haare, grobes Gesicht, kalte Staphylokokkenabszesse), Transcobalamin-II-Mangel.
  - *Sekundäre (erworbene) Defekte (häufig):* Stressinduzierte T-Zell-Defekte (nach Operation, Trauma, Verbrennung, psychisch), Proteinmalnutrition, Zinkmangel, Virusinfekte (Masern, HIV-Infektion u. a.), zytostatische Chemotherapie, Radiotherapie, Kortikosteroide, maligne Lymphome, Autoimmunerkrankung, Urämie, Asplenie und Milzverlust (Anfälligkeit gegen Polysaccharidantigene kapselbildender Erreger, vor allem Pneumokokken, Meningokokken).
- **Epidemiologie:** Primäre Defekte sind selten, sekundäre häufig entsprechend der Grundkrankheiten (s. o.).
- **Symptome und körperlicher Untersuchungsbefund:** Bereits in den ersten Lebenswochen beginnen schwere, chronisch-rezidivierende Infektionen mit Viren (Zytomegalie, Epstein Barr, Herpes), Protozoen (Pneumocystis carinii), Pilzen und Bakterien, chronische Dermatitiden, Hautabszesse, Durchfälle, Dystrophie und spezifische Hinweise auf Syndrome (s. o.). Bei fehlender Milz foudroyante Sepsis mit Pneumokokken (50 %) und anderen kapselbildenden Bakterien (Overwhelming Post Splenectomy Infection = Postsplenektomie-Sepsis).

Diagnostik

- Anamnese und körperliche Untersuchung (s. o.).
- **Labor:**
  - Blutbild: Lymphopenie <1000/µl verdächtig, manchmal Granulozytopenie, aplastische Anämie (bei retikulärer Dysgenesie), Thrombozytopenie (bei Wiskott-Aldrich), Eosinophilie (bei Hiob-Syndrom).
  - Erregernachweis, Antikörpernachweis (wie bei B-Zell-Defekt, s. S. 340).

17.3 T-Lymphozyten- und kombinierte Defekte

- Intrakutantests (Multitest), T-Zell-Anteil (Oberflächen-Marker-Bestimmung), T-Zell-Stimulationen und Spezialtests (HLA-Antigen u.a.) (s. Immundiagnostik, S. 348)
- Gezielte Untersuchungen bei Syndromverdacht (s.o.).

Differenzialdiagnosen

▶ Rezidivierende Infektionen ohne Immundefekt (s. S. 339).

Therapie und Prophylaxe

▶ Möglichst Schutz vor Infektionen, evtl. keimfreie Pflege in Isoliereinheit mit Laminar airflow. Gewissenhafte antiseptische Hautpflege (z.B. Betaisodona) und Mundpflege. Keine Lebendimpfstoffe.
▶ **Prophylaxe:** Cotrimoxazol oder Pentamidin-Aerosol gegen Pneumocystis-Infektion, Aciclovir lokal und systemisch (250 mg/m^2 KO) gegen Herpes-simplex- und Varicella-Zoster-Viren, Antimykotika lokal und systemisch (Ketoconazol, Miconazol).
▶ **Gezielte Therapie:** Antibiotika, Antimykotika (Ketoconazol 3–6 mg/kg KG/d p.o. in 1 ED oder Miconazol 15–30 mg/kg KG/d als Kurzinfusion in 1 ED, liposomales Amphotericin B 0,6 mg/kg KG/d i.v. über 1–4 Stunden mit einschleichenden Dosen von 0,2 mg/kg KG/d und allmählicher Steigerung) und Virostatika (Aciclovir 3 × 30 mg/kg KG/d p.o. oder i.v. gegen Herpes, Ganciclovir 7,5 mg/kg KG/d i.v. gegen Zytomegalie, Retrovir s. HIV-Infektion (S. 560).
▶ Immunglobuline i.v. (s. B-Zell-Defekt, S. 340).
▶ Bluttransfusionen (virusfrei) nur nach vorheriger Bestrahlung des Blutes mit 3000 Rad wegen Gefahr der Graft versus host reaction.
▶ Bei schweren Formen ist die Knochenmarktransplantation mit Mark von möglichst HLA-identischem Spendern die Therapie der Wahl.
▶ **Milzverlust:** Wenn möglich, vor der Splenektomie gegen Pneumokokken und Meningokokken impfen. Nach Traumen Milz erhalten bzw. größere Fragmente zurücklassen. Nach Milzverlust Penicillinprophylaxe (s. S. 567) mindestens bis zum 6. Lebensjahr, bei jedem Infekt Breitbandantibiotika zur Verhinderung der Postsplenektomiesepsis (50% Letalität).

17.4 Phagozytenfunktionsdefekte

Grundlagen und Symptome

Durch Opsonisation mit Komplement und anderen Serumfaktoren wird Antigen an Phagozyten, Granulozyten und Makrophagen gebunden, phagozytiert und entweder den Lymphozyten zur spezifischen Immunabwehr präsentiert oder unspezifisch eliminiert. Diese Vorgänge können durch Zellmangel oder Defekte der Chemotaxis, der Phagozytose und des intrazellulären „Killings" gestört sein.

Formen: Septische Granulomatose (X-chromosomal und autosomal rezessiv mit granulomartigen Infiltraten in Haut und Organen), Adhäsionsproteinmangel (verzögerter Nabelschnurabfall), Chediak-Higashi-Syndrom (okulokutaner Albinismus, Riesengranula), Hiob-Syndrom (Hyper-IgE-Syndrom), schwerer G-6-PDH-Mangel (chronische hämolytische Anämie).

Epidemiologie: Sehr selten.

Symptome und körperlicher Untersuchungsbefund: Frühzeitig bakterielle und Pilzinfektionen (z.B. Omphalitis, Abszesse in Haut, Lunge u.a. Organen, Lymphadenitiden, Osteomyelitis), spezifische Symptome (s.o.).

Diagnostik

Anamnese und körperliche Untersuchung (s.o.).

Labor:
- Blutbild, z.B. Riesengranula in myelopoetischen Zellen, Neutropenie.
- Antigennachweis.
- NBT-Test: Screening auf septische Granulomatose (normal >50% formazanpositive Zellen).
- Spezifische Tests in Speziallabors.

Knochenmarkdiagnostik: Befunde s. Blutbild.

Differenzialdiagnosen

- Neutropenien und Agranulozytosen (s.S. 369).
- Andere Immundefizienzen (Übersicht s.S. 339).

Therapie

- Möglichst Schutz vor Infektionen, antiseptische Haut- und Schleimhautpflege.
- Keine Lebendimpfstoffe.
- Cotrimoxazolprophylaxe (2,5–3 mg/kg Kg p.o.) bzw. Interferon-γ sind besonders bei septischer Granulomatose wirksam.
- Gezielte Antibiotika- und Antimykotikatherapie. Rifampicin, Clindamycin, Vancomycin und Fosfomycin töten Staphylokokken intrazellulär ab (Dosierungen s.S. 568).
- Knochenmarktransplantation in schweren Fällen nach T-Zell-Depletion in Spezialzentren.

17.5 Komplementdefekte

Grundlagen und Symptome
- Die Komplementkomponenten werden über C1 auf dem klassischen Weg von Immunkomplexen aktiviert oder mit C3 von Endotoxinen. Sie töten Bakterien und greifen in den Entzündungsvorgang und in die Immunmodulation ein.
- **Formen:**
  - Angeboren: Mangel an C1 – C9, C1-Inhibitor-Mangel und Moleküldefekte.
  - Erworben: Krankheiten mit Immunkomplexbildung.
- **Epidemiologie:** Angeborene Komplementdefekte sind selten, erworbene Formen häufiger.
- **Symptome und körperlicher Untersuchungsbefund:** Rezidivierende bakterielle Infekte meist nach dem ersten Lebensjahr, vorwiegend durch Pneumokokken, Meningokokken und Neisserien sowie Neigung zu Autoimmunerkrankungen (z. B. SLE). Bei C1-Inhibitor-Mangel rezidivierende angioneurotische Ödeme auch im Larynxbereich.

Diagnostik
- Anamnese und körperliche Untersuchung (s. o.).
- **Labor:**
  - Blutbild: Fallweise Infektzeichen.
  - Funktioneller Globaltest des gesamthämolytischen Komplements CH50 und der Alternative-Pathway-Lyse AP50. Wenn vermindert, die Einzelkomponenten in Speziallabors bestimmen.
  - C1-Esteraseinhibitor.
  - Erregernachweis.

Differenzialdiagnosen
- Andere Immundefekte (Übersicht s. S. 339).
- Kollagenosen (s. S. 352).

Therapie
- Antibiotikaprophylaxe: Bei C5 – C9-Mangel Penicillin (Dosierung s. S. 570), bei den anderen Formen Cotrimoxazol (s. S. 569).
- Gezielte Antibiotikatherapie bei Infektion.
- Bei C1-Inhibitor-Mangel Konzentrat von C1-Inaktivator 500 – 1000 IE i. v., besonders vor Operationen und anderen Stresssituationen.
- Bei allen Komplementdefekten Fresh Frozen Plasma (= FFP, 10 – 15 ml/kg KG als Kurzinfusion und Wiederholung bei Bedarf).

17.6 Immuntherapie

Immunglobuline

- Spezifische Antikörper und Hyperimmunglobuline als Prophylaxe oder Therapie gegen verschiedene Infektionskrankheiten (s. dort).
- Sepsis des Neugeborenen: 0,5 g/kg KG i.v. Immunglobulin (nicht etabliert).
- Antikörpermangelsyndrom: Immunglobuline i.v. (s.S. 340).
- Hochdosierte IgG-Gabe: 7 S-Immunglobuline (400 mg/kg KG/d i.v. für 5 Tage oder einmalig 2 g/kg KG i.v.) bei Autoimmunthrombozytopenie (s.S. 377), Kawasaki-Syndrom (s.S. 354), Landry-Syndrom (s.S. 439).

Immunsuppressiva

- **Kortikosteroide** (2 mg/kg KG/d) bei Nephrose, Allergien und Autoimmunerkrankungen (s. dort).
- **Zytostatika:**
  - Cyclophosphamid (1–2 mg/kg KG/d) bei therapieresistenter Nephrose.
  - Azathioprin oder 6-Mercaptopurin (1–2 mg/kg KG/d) bei therapieresistenter Nephrose und Morbus Crohn (s.S. 270).
  - Methotrexat (5–15 mg/m^2 KO 1 × /Woche) bei schwerer rheumatoider Arthritis (s.S. 357).
- **Cyclosporin A** (5–10 mg/kg KG/d mit Einstellung des Blutspiegels auf 100–200 ng/ml), z.B. nach Transplantation und bei verschiedenen Autoimmunerkrankungen (s. dort).
- **Antilymphozytenglobulin (ALG)** bzw. **Antithymozytenglobulin** (= ATH, 10–30 mg/kg KG/24 h i.v.) bei aplastischer Anämie und bei Graft-versus-Host-Krankheit (GVHD).

Immunmodulation

- **Interferon-**α (5–6 × 10^6 IE/m^2 KO s.c. oder i.m.) bei Autoimmunerkrankungen, großen Hämangiomen.
- **Interleukin-2-Rezeptor-Antikörper** bei aplastischer Anämie.

Andere Maßnahmen

- Desensibilisierung (s.S. 350).
- Impfungen (s.S. 41).
- Knochenmarktransplantation (s.S. 406).
- Thymektomie bei Myasthenia gravis.
- Plasmapherese, z.B. bei Immunkomplexkrankheit.

NW Prednisone: ↑ Neutrophile   ↓ Lymphocyten

17.7 Atopiesyndrom

Grundlagen und Symptome

▶ **Definition:**
- Genetisch bedingte gesteigerte Bereitschaft zur Sensibilisierung des Immunsystems auf natürlich vorkommende nutritiv oder inhalativ aufgenommene Umweltantigene und zu allergischen Reaktionen, z. T. infolge vermehrter IgE Antikörperbildung bei gestörter T-Lymphozyten-Aktivität.
- Übergeordneter Begriff für Asthma bronchiale (s. S. 291), allergische Rhinokonjunktivitis, IgE-vermittelte Urtikaria, atopische Dermatitis, Quincke-Ödem, Alveolitis (s. S. 300), allergische Gastroenteritis.

▶ **Allergische Reaktionsarten** s. Tab. 66.

Tabelle 66 Allergische Reaktionsarten

Reaktionstyp	Sofortreaktion – anaphylaktischer Typ (Typ I)	Sofortreaktion – zytotoxischer Typ (Typ II)	Sofortreaktion – Arhus-Typ (Typ III)	Spättypreaktion (Typ IV)
klinische Erscheinungsform	anaphylaktischer Schock, Urtikaria, Quincke-Ödem, Rhinitis allergica, allergisches Asthma bronchiale	hämolytische Anämie, Granulozytopenie, Thrombozytopenie	Serumkrankheit, allergische Vaskulitis	Infektionsallergie, Kontaktdermatitis, Photoallergie, Transplantatabstoßung
Antigene	Proteine, an Proteine gekoppelte kleinmolekulare Substanzen, Substanzen aus Bakterien, Viren, Parasiten und saprophytären Pilzen, seltener auch kleinmolekulare Stoffe (Chemikalien; bes. bei Spätreaktion), Transplantate (bei Spätreaktion).			
Antikörper bzw. Immunzellen	IgE, IgG	IgG, IgM	IgG, IgM	T-Lymphozyten
Hautreaktion bei Intradermaltest	urtikarielle Sofortreaktion (max. nach 15 Minuten)	keine	Erythem, Schwellung (max. nach 4–6 Stunden)	verzögerte, infiltrativ entzündliche Reaktion (max. nach 24–72 Stunden)

▶ **Allergene:**
- *Inhalationsallergene:* Blütenpollen (vorwiegend Baumblüte im Frühjahr, Wiesengräser und -blumen von April bis September), Schimmelsporen, Fäzes der Hausstaubmilbe, Tierepithelien (Hunde, Pferde, Hausvögel), Katzenspeichel auf Haaren.
- *Nahrungsmitteleiweiße:* Ei, Kuhmilch, Soja, Fisch, Getreide, Nüsse, Schokolade, Hülsenfrüchte, Zitrusfrüchte, Tomaten, Erdbeeren, Konservierungsmittel, Farbstoffe.
- *Medikamente:* Seren, Penicillin, Sulfonamide, Aspirin, Diuretika, Opioide, Röntgenkontrastmittel, Jod u. a.
- *Insektengifte* bei Bienen und Wespen.

17.7 Atopiesyndrom

- **Erkrankungsrisiko:** Gesamtrisiko 5–15%, bei positiver Anamnese beider Eltern 40–60% (bei gleicher Manifestation 60–80%), bei einem betroffenen Elternteil 25–40%, bei einem betroffenen Geschwister 25–35%.
- **Symptome:** Einzelne oder kombinierte Organmanifestationen (s.u.).

Manifestationsformen

- **Atopische Dermatitis** (s.S. 582).
- **Allergische Rhinokonjunktivitis (Heuschnupfen):**
  - *Definition:* Allergische Hyperaktivität der Nasenschleimhäute und Konjunktiven, saisonal betont, oft anfallsartig.
  - *Auslösende Ursachen:* Am häufigsten Inhalationsallergene (Gräser- und Blütenpollen u.a.).
  - *Symptome:* Jucken, Brennen, Niesattacken, wäsrige Rhinorrhö, Konjunktivitis. Manchmal kombiniert mit Fieber und Urtikaria (s.u.). Häufig bakterielle Superinfektion.
- **Urtikaria:**
  - *Definition:* Häufig IgE-unabhängige (pseudoallergische), durch Mastzellmediatoren (Histamin, Bradykinin, Prostaglandine) ausgelöste, oberflächliche Quaddelbildung.
  - *Auslösende Ursachen:* Allergene (s.o.), Infektionskrankheiten (Hepatitis, Mononukleose, Coxsackie, Würmer, Candida u.a.), Kollagenosen, Malignome, Menses, Kälte, Sonne, mechanische Reizung (Urticaria factitia) und genetische Disposition.
  - *Symptome:* Hellrote, flache erhabene, juckende, scharf begrenzte Effloreszenzen der Haut und Schleimhäute, maximale Dauer der Erkrankung 4–6 Wochen.
  - *Komplikation:* Übelkeit, Durchfall, Bronchospasmus, anaphylaktoider Schock.
- **Anaphylaxie:**
  - *Definition:* IgE-vermittelte Typ-I-Allergie.
  - *Auslösende Allergene:* Arzneimittel, Nahrungsmittel, Insektengifte.
  - *Formen und Symptome* (Einteilung in Schweregrade I–IV nach Ring und Meßmer 1972):
    - Grad I: Urtikaria, Flush, Juckreiz.
    - Grad II: Zusätzlich Nausea, Bronchospasmus, Tachykardie und Hypotension.
    - Grad III: Zusätzlich Erbrechen und Defäkation, Zyanose, anaphylaktischer Schock.
    - Grad IV: Zusätzlich Atem- und Kreislaufstillstand.
  - ⊙ *Beachte:* Je schneller die Symptome auftreten, desto schlimmer.
- **Arzneimittelallergien:**
  - Alle allergischen Reaktionsarten (s. Tab. 66, S. 346) sind möglich.
  - *Auslösende Allergene* s.S. 346.

17.7 Atopiesyndrom

- *Formen und Symptome:*
  - Unterschiedlichste Hautreaktionen: Erythematöse, urtikarielle, makulopapulöse u.a. Exantheme, Ekzeme.
  - Serumkrankheit (Reaktionstyp III): 7–12 Tage nach Applikation Fieber Arthralgien, Urtikaria, Lymphknotenschwellungen, Vaskulitis.
  - Schwerste Reaktionsform – medikamentöses Lyell-Syndrom: Initial fleckig-disseminiertes Erythem, übergehend in große, schlaffe Blasen mit flächenhafter Ablösung der Epidermis mit schwerem toxischem Allgemeinzustand.
  - Weitere: Arzneifieber, Blässe, Blutungen, Hepatopathie, Nephropathien.
- *Komplikationen:* Anaphylaktischer Schock.

▶ **Nahrungsmittelallergien:**
- Alle allergischen Reaktionsarten (s. Tab. 66, S. 346) sind möglich, Begünstigung der Luftwegs- und Darminfektionen. Kuhmilchintoleranz (s. S. 259).
- *Symptome:*
  - Haut (33%): Atopische Dermatitis, Urtikaria, Juckreiz.
  - Gastrointestinaltrakt (88%): Durchfall, Erbrechen, Tenesmen, Blut im Stuhl.
  - Atemwege (31%): Rhinitis, Asthma, chronischer Husten,
  - Blut: Anämie, thrombozytopenische Purpura.
  - ZNS: Migräne, Irritabilität, Hyperaktivität, Konzentrationsschwäche.
- *Komplikation:* Anaphylaktischer Schock.

Diagnostik

▶ **Anamnese:**
- Tritt die Allergiesymptomatik nach Kontakt mit inhalativen (Pollen, Milben, Tiere, Schimmelpilze), oralen (Nahrungsmittel, Medikamente), parenteralen (Medikamente, Insektengifte) Antigenen ein?
- Treten die Symptome jahreszeitlich rezidivierend auf (z.B. allergische Rhinokonjunktivitis)?

▶ Körperliche Untersuchung (Befunde s.o.).

▶ **Labor:**
- *Blutbild:* Eosinophilie nicht obligat. Hämolytische, sideropenische Anämie bei Nahrungsmittelallergien. Hämolytische Anämie mit Neutro- und Thrombozytopenie bei Arzneimittelallergien.
- *Gesamt-IgE:* Meist ↑ (altersabhängige Normalwerte beachten), bei Urtikaria oft nicht erhöht. Bei Nabelschnur-IgE >1,0 IU/l erhöhtes Risiko für späteres Atopiesyndrom.
- Bei V.a. Organbeteiligung bei Arzneimittelallergien Kreatinin, Harnstoff, Elektrolyte, GOT, GPT, GGT, LDH, CHE, Eiweißelektrophorese, Gerinnung.
- IgE-RIST (Radio-Immuno-Sorbent-Test): Gesamt-IgE-Bestimmung im Serum (altersabhängige Normwerte). Erhöhte Spiegel weisen auf atopische Erkrankung hin.
- IgE-RAST (Radio-Allergo-Sorbent-Test): Nachweis allergenspezifischer IgE-Antikörper.
- IgG-RAST: Nachweis allergenspezifischer IgG-Antikörper. *Cave:* Häufig falsch positiv.
- RAST-Inhibition, gekreuzte Immunelektrophorese, Immunoblot u.a. zum Nachweis der Allergenaktivität.

17.7 Atopiesyndrom

- Basophilen-Degranulationstest und allergeninduzierter Histaminfreisetzungstest: Quantitative Messung der anaphylaktischen Reaktionsbereitschaft.
- ECP(eosinophil cationic peptide)-Test.
- Lymphozytentransformationstest.

▶ **Tests:**
- *Beachte:* Expositionstest (nach Allergenkarenz) eines betroffenen Organs mit dem fraglichen Allergen nur nach sorgfältiger Indikationsstellung und unter klinischer Beobachtung – nicht bei schweren Reaktionen.
- *Hauttests:*
  - Nicht sinnvoll nach Antihistaminika-Einnahme, Behandlung mit Kortison, im floriden Krankeitstadium und bei Infektion.
  - *Nachweis Typ-I-Reaktion:* Vorwiegend Prick-Test (bei V. a. Inhalationsallergie, Penicillinallergie oder Nahrungsmittelallergie – Allergenlösung auf den Unterarm auftropfen, mit Lanzette durch den Tropfen hindurch stechen, nach 15 Minuten ablesen, Quaddelbildung?), selten Intrakutantest (bei Penicillin- und Insektengiftallergie – intrakutane Injektion).
  - *Nachweis Typ-IV-Reaktion:* Epikutantest (Kontaktallergene werden mittels gekammerter Pflaster oder Läppchen auftragen).
- *Hautbiopsien* in Ausnahmefällen zur Differenzialdiagnose nicht allergischer, morphologisch ähnlicher Hautefloreszenzen (s. S. 140).
- *Konjunktivaler Provokationstest:* Diagnose einer vermuteten Sensibilisierung und Nachweis des Effekts einer Hyposensibilisierung. Beurteilung nach klinischer Symptomatik.
- *Nasaler Provokationstest:* Beurteilung der klinischen Symptomatik und rhinomanometrische Messung.
- *Bronchialer Provokationstest:* Nachweis einer spezifischen bronchialen Reaktivität gegenüber inhalativen Allergenen. Beurteilung der konsekutiv durchgeführten Lungenfunktionsmessungen und klinischen Symptome. Messung der bronchialen Reaktivität s. S. 292. 24 Stunden stationäre Überwachung wegen möglicher Spätreaktion, die auch ohne vorausgegangene Sofortreaktion auftreten kann.
- *Orale Provokation nach Allergenkarenz:* Nachweis von Allergien auf Nahrungsmittel und Nahrungszusatzstoffen. Beurteilung klinischer Symptome, Hauttests und Antikörpernachweis sind dafür zu unsicher. Eingeschränkte Nahrungszufuhr wegen möglicher Mangelernährung sorgfältig überwachen. Auf versteckte Nährmittelallergene achten.

▶ Spezielle Diagnostik bei Asthma bronchiale (s. S. 292) und Kuhmilchallergie (s. S. 259).

Differenzialdiagnosen

▶ **Bei atopischer Dermatitis** s. S. 582.
▶ **Bei Urtikaria:** Angioödeme (tiefer gelegen), Urticaria pigmentosa (systemische Mastozytose, s. S. 579), Vaskulitis (s. S. 354), pseudoallergische Reaktionen (morphologisch allergieähnlich, Anamnese, Allergiekarenz).
▶ **Bei Anaphylaxie:** Pseudoallergische Reaktionen, Vaskulitiden.
▶ **Bei Arzneimittelallergien:** Intoleranz (ASS) oder Nebenwirkungen (Amoxycillin-Exanthem), Idiosynkrasie (Überempfindlichkeit bei genetischen Deviationen, z. B. Glukose-6-PDH-Mangel), Dermatosen, Kollagenosen (s. S. 352), Infektionen (z. B. Masern, Scharlach, Röteln), Staphylokokken-Lyell-Syndrom (s. S. 576).

17.7 Atopiesyndrom

- **Bei Nahrungsmittelallergien:** Pseudoallergische Reaktionen bei Salyzilaten, Konservierungs- und Farbstoffen (Anamnese, Allergenkarenz, evtl. Hautbiopsie), Malabsorptionssyndrome (s. S. 146), seborrhoische Dermatitis (Alter unter 3 Monaten, s. S. 581), Acrodermatitis enteropathica (Zink ↓, s. S. 233).

Therapie

- Sehr ausführliches ärztliches Gespräch.
- Bei nachgewiesener Allergie einen Allergiepass ausstellen und den Patienten anhalten diesen immer bei sich zu führen.
- **Allergenkarenz:**
  - Bei speziellen bekannten Nahrungsmittelallergien (Nüsse, Erdbeeren) Karenz der entsprechenden Allergene, bei unbekanntem Allergen oligoantigene Eliminationsdiät, d. h. Weglassen der potentiellen Allergene über maximal 4 Wochen (*cave:* Mangelernährung).
  - Bei bekannter Tierhaarallergie keine Tiere im Haushalt, Vermeiden von Besuchen in Wohnungen, in denen Tiere gehalten werden.
  - Bei Hausstaubmilbenallergie Antiallergiematratze und synthetisches Oberbett, Milben-undurchlässige Bezüge, Betten waschen und lüften, Zimmer häufiger entstauben, Teppichböden möglichst entfernen.
  - Bei eindeutiger Medikamentenallergie Allergiepass ausstellen (s. o.).
- **Hyposensibilisierung:**
  - *Prinzip:* Die subkutane Injektion des Allergens in steigenden Mengen soll zu Toleranz führen.
  - *Indikationen:*
    - Bei nachgewiesenen Inhalationsallergen mit starker Symptomatik.
    - Bei allergischer Reaktion auf Insektengift mit schweren respiratorischen und kardiovaskulären Erscheinungen (s. u.).
  - *Kontraindikationen:* Kinder unter 6 Jahre, Immundefekte, Autoimmunerkrankungen, Krampfleiden, breites Allergenspektrum, akuter Infekt, akute allergische Reaktion.
  - *Cave:* Nach Injektion des Allergens Gefahr des anaphylaktischen Schocks, Patienten daher nach Injektion noch 30 Minuten überwachen.
- **Therapie bei bestimmten Manifestationsformen:**
  - *Atopische Dermatitis* s. S. 583.
  - *Allergische Rhinitis:* Abschwellende Nasentropfen für maximal 7 Tage, nichtsedierende Antihistaminika (z. B. Dimentinden oder Terfaniden 20 [Kleinkind], 40 [Schulkind], 60 [Jugendliche] 3–4 × tgl.), nasales Chromoglycin-Spray. In schweren Fällen subkutane Hyposensibilisierung (s.o).
  - *Urtikaria:* Orales Anthistaminikum (s. o.), in schweren Fällen Adrenalin (Suprarenin 1 : 1000, 10fach verdünnt, 0,1 ml/kg KG s. c.), evtl. Prednisolon. Bei Allgemeinsymptomen Therapie wie bei Anaphylaxie (s. u.).
  - *Bei blutigen Stühlen des gestillten Säuglings* (Kolitis): Kuhmilch-Karenz der stillenden Mutter. Falls erfolglos, Abstillen und stark hydrolysierte Milchnahrung, z. B. Pregestemil.
  - *Anaphylaxie:*
    - *Therapie des anaphylaktischen Schocks* ausführlich auf S. 612.
    - Allergenelimininierung.
    - Grad I (Urtikaria, Flush, Juckreiz): i. v.-Verweilkanüle legen, Antihistaminika (z. B. Diphenhydramin 1 mg/kg KG i. v.), Prednisolon i. v. (beim Säugling 50–100 mg, Kleinkind 100–250 mg, Schulkind 250–500–1000 mg).

- Grad II (zusätzlich Nausea, Bronchospasmus, Tachykardie, Hypotension): Suprarenin (Adrenalin) 1 : 1000, 10fach verdünnt, davon 0,1 ml/kg KG i.v.; Infusion mit physiologischer NaCl-Lösung, Prednisolon i.v. (s.o.), Antihistaminika (z.B. Diphenhydramin, s.o.), evtl. bei Bronchospasmus Salbutamol-Inhalationen (s. S. 293)
- Grad III (zusätzlich Erbrechen und Defäkation, Zyanose, anaphylaktischer Schock): Adrenalin wie oben, Volumensubstitution mit physiologischer NaCl-Lösung, Prednisolon i.v. (s.o.). Falls notwendig, Beatmung und Intensivüberwachung.
- *Bei Insektengiftallergie:* Subkutane Hyposensibilisierung (s.o.) für 3–5 Jahre, bis spezifische IgG-Antikörper persistieren und IgE-Antikörper verschwinden. Es muss permanent ein Notfallset mitgeführt werden: Adrenalin-Medihaler (bei Kleinkindern 2–3 Hübe, Schulkindern 4–5 Hübe, die Dosis kann nach 10 Minuten einmal wiederholt werden), zusätzlich flüssiges Antihistaminikum (z.B. Dimentinden[Fenistil] Kleinkinder 20 Tr., Schulkinder 40–60 Tr.) und flüssiges Steroid (z.B. Celestamine N).

Prophylaxe

▶ Bei familiärer Belastung Säuglinge für 5–6 Monate voll stillen, insbesondere kein „Zufüttern" kleiner Milchmengen mit Kuhmilchprotein. Evtl. hypoallergene Diät in den ersten Lebenswochen oder Hydrolysate. Zitrusfrüchte, Fisch, Ei erst nach dem 9. Lebensmonat geben.
▶ Allergenarme Umgebung: Rauchverbot, keine Haustiere, Teppiche und Teppichböden vermeiden, geeignete Matratze und Bettwäsche.
▶ Frühzeitige Weichen für die Berufswahl stellen: Kein Staub (Bäcker, Schreiner), keine Tierhaare, keine Allergen-belastetete Laborarbeit, wenig Schwitzen.

Prognose

▶ Besserungstendenz mit der Pubertät in zwei Drittel der Fälle.

18.1 Kollagenosen

Grundlagen und Symptome

- **Definition und Ursachen:** Durch Autoimmunreaktionen hervorgerufene chronische Entzündungen des Bindegewebes, Fibrinoideinlagen und Nekrose der kleinen Arterien und Arteriolen mit Immunkomplexablagerungen. Ein systemischer Lupus erythematodes (SLE) kann auch durch Medikamente (Antikonvulsiva, Antibiotika, Antiarrhythmika, Antirheumatika) ausgelöst werden, Neugeborenen-SLE durch Übertragung von der erkrankten Mutter.
- **Formen:** SLE, Dermatomyositis, Sklerodermie, Eosinophile Fasziitis, Sharp-Syndrom.
- **Epidemiologie:** SLE mindestens 4/100000, häufiger nach der Pubertät, weibliche Prädominanz. Andere Kollagenosen <5/1 Mio.
- **Symptome und körperlicher Untersuchungsbefund:**
  - *SLE:* Vorwiegend bei Mädchen; häufig akut beginnende, wandernde Gelenkschmerzen, Fieber und schmetterlingsförmige ödematöse Rötung über Nasenwurzel und Wangen, z.T. mit Schuppung und Ulzera.
  - *Dermatomyositis* (vgl. S. 452): Wochenlang Müdigkeit, manchmal Fieber, dann Ödem und Lilaverfärbung der Augenlider, papulöse Hautveränderungen über Fingerknöchel, Ellbogen und Knien mit Narbenbildung, makulopapulöse Rötung des Nasenrückens, der Wangen und der Brust, Kalzinose der Haut und Faszien, Muskelschwäche beim Laufen, Treppensteigen, Aufstehen und Armheben, watschelnder Gang, oft Muskelschmerzen, Gelenkschmerzen in 25% (Synovitis).
  - *Sklerodermie:*
    - Lokalisierte Form als ovale oder lineare Hautatrophien, zunächst rötlich, dann weißblau durchschimmernd mit violettem Rand, lokalisiert am Rumpf, Extremitäten, Gesicht („Säbelhieb").
    - Generalisierte Form mit Raynaud-Phänomen (intermittierende Blässe und Zyanose der Finger und Zehen). Nach Monaten schmerzhafte Ödeme an Finger und Zehen, später atrophische, pergamentartige, glänzende Haut, Atrophie der perioralen Gesichtshaut, die auf den Rumpf übergreift, Gelenkschmerzen.
  - *Eosinophile Fasziitis:* Klinische Symptome wie bei lokalisierter Sklerodermie (s.o.).
  - *Sharp-Syndrom* (Mixed connective tissue disease): Mischung von Symptomen der genannten Kollagenosen.
- **Komplikationen:**
  - *SLE:* Hämolytische Anämie, Thrombozytopenie, Raynaud-Phänomen, Nephritis, Polyserositis (Pleuritis, Perikarditis), Vaskulitis, ZNS-Störungen, Lymphadenopathie, Hepatosplenomegalie, Peri- und Endokarditis.
  [also livedo reticularis u/ ulcers]
  - *Dermatomyositis:* Schluckbeschwerden und gastroösophagealer Reflux, interstitielle Lungenfibrose.
  - *Sklerodermie:* Interstitielle Lungenfibrose, Myokardfibrose, ischämische Nierennekrose, Schluckstörung, Darmhypotonie.

[Labor: Lupus Antirung (Antiphospholipid cardiolipid)]

18.1 Kollagenosen

Diagnostik

- **Diagnostik bei V. a. Kollagenose:**
  - Anamnese und körperliche Untersuchung (s. o.).
  - Labor: Rheumafaktoren, Blutbild, CRP, BSG, ANA (s. u.).
- **Befunde/Diagnostik der einzelnen Erkrankungen:**
  - *SLE:*
    - Labor: Antinukleäre Antikörper (ANA), besonders gegen doppelsträngige (ds)DNA und SM-Antigene, das LE-Zell-Phänomen ist heute weniger bedeutend. In 30% positive Rheumafaktoren, Panzytopenie, positiver Coombs-Test, CRP variabel und BSG obligat ↑. Bei Nierenbeteiligung (>90% der Patienten) Harnstoff und Kreatinin ↑, Komplement C_3 und C_4 ↓, Hämaturie und Proteinurie.
    - Hautbiopsie in unklaren Fällen, Nierenbiopsie mit Immunhistochemie bei Nierenbeteiligung.
  - *Dermatomyositis:*
    - Labor: CPK (Kreatinphosphokinase), LDH, SGOT und Aldolase ↑, Kreatinin und Myoglobin im Harn in akuten Phasen vermehrt, ANA in 15%, keine dsDNA-Antikörper.
    - EMG: Kurz dauernde, polyphasische Einheiten, Fibrillationen u. a.
    - In Zweifelsfällen Muskelbiopsie.
  - *Sklerodermie:*
    - ANA und Rheumafaktoren häufig erhöht.
    - Hautbiopsie.
  - *Eosinophile Fasziitis:* Bluteosinophilie und typische Biopsie.
  - *Sharp-Syndrom:* Autoantikörper gegen Ribonukleoproteid, keine ANA.

Differenzialdiagnosen

- Juvenile chronische Polyarthritis mit ANA (Anti-dsDNS negativ, s. S. 357).
- Chronisch verlaufende postinfektiöse Arthritiden (s. S. 139).
- Myositiden anderer Ursache (z. B. viral) (s. S. 452).
- Vaskulitiden (s. S. 354).

Therapie

- **SLE:** Prednison 2 mg/kg KG/d p. o. und/oder Resochin 2,5/kg KG/d p. o., Dosis bei Abnehmen der Symptome reduzieren. Bei Nebenwirkungen oder Ineffektivität Cyclophosphamid 1–2 mg/kg KG/d p. o. oder Azathioprin 2–3 mg/kg KG/d p. o. unter Blutbildkontrollen (Gesamtleukozyten nicht <2000/µl) geben.
- **Dermatomyositis:** Prednison 1–3 mg/kg KG/d p. o. bis Remission, evtl. in Kombination mit Acetylsalicylsäure. In schweren Fällen Immunsuppression. Physiotherapie, Ergotherapie (s. S. 251).
- **Sklerodermie:** Physio- und Ergotherapie (s. S. 251), Kälteschutz.

Prognose

- **SLE:** Nach 10 Jahren leben noch 70% der Patienten, ungünstig ist die Prognose bei diffus proliferativer Nephritis.
- **Dermatomyositis:** In 80–90% völlige Erholung.
- **Sklerodermie:** Die Prognose bei der lokalisierten Form ist gut, bei der generalisierten Form leben nach 7 Jahren noch 35%.

18.2 Vaskulitis-Syndrome

Grundlagen und Symptome

- **Definition:** Fieberhafte systemische Krankheiten unterschiedlicher Genese, bei denen entzündliche Gefäßveränderungen im Vordergrund stehen.
- **Formen und Ursachen:**
  - *Purpura Schoenlein-Henoch:* Durch Immunkomplexe und Komplementaktivierung nach Infekten der oberen Luftwege (Viren, Streptokokken).
  - *Periarteriitis nodosa:* Infektionen wie Hepatitis B, Epstein-Barr-Virus oder Zytomegalie führen zur Autoantikörperbildung und Ablagerung in den kleinen und mittleren Arterien, die nekrotisierenden Entzündungen führen bis zum Gefäßverschluss.
  - *Kawasaki-Syndrom (mukokutanes Lymphknotensyndrom):* Genese unklar, vermutlich infektiöser Natur, vorwiegender Befall der Koronararterien.
- **Epidemiologie:** Purpura Schoenlein-Henoch 9:100 000, Periarteriitis nodosa sehr selten, Kawasaki-Syndrom 3000 Fälle jährlich in den USA.
- **Symptome und körperlicher Untersuchungsbefund:**
  - *Purpura Schoenlein-Henoch:* Meist vorausgehender Infekt der oberen Luftwege. Allgemeinsymptome (Fieber, Müdigkeit). Vorwiegend an den unteren Extremitäten, am Gesäß und anderen gelenknahen Bereichen typische multiforme, makulopapulöse, meist urtikarielle Effloreszenzen, manchmal Kokardenbildung – mit hämorrhagischer Imbibitierung, später bräunliche Verfärbung (s. Farbtafel 13). Schmerzhafte, evtl. bläuliche Verfärbung und Schwellung vorwiegend der Sprunggelenke. Häufig kolikartige Bauchschmerzen, manchmal mit Erbrechen und blutigen Stühlen. Die Krankheit verläuft in mehreren Schüben, u. U. über mehrere Wochen. Weitere Organmanifestationen s. Komplikationen (u.).
    - **Cave:** Invagination.
  - *Periarteriitis nodosa:* Beginn mit Fieber, Gewichtsverlust, Gelenk-, Muskel- und Bauchschmerzen. In 50% schmerzhaft gerötete Knoten, manchmal makulopapulöses Exanthem.
  - *Kawasaki-Syndrom:* Fünf der folgenden Kriterien sind beweisend: *1.* Fieber >5 Tage, meist >39°C, kein Ansprechen auf Antibiose; *2.* beidseitige Konjunktivitis; *3.* trockene, rote, gesprungene Lippen, Lacklippen, Erdbeerzunge; *4.* diffuses Erythem der Schleimhäute; *5.* Erythem der Hand- und Fußsohlen, indurierte Ödeme an Händen und Füßen, membranöse Schuppung der Fingerspitzen (s. Farbtafel 11); *6.* polymorphes flüchtiges Exanthem vorwiegend am Stamm; *7.* akute nichteitrige zervikale Lymphknotenschwellung (>1,5 cm Durchmesser); *8.* weitere Organmanifestationen (s. Komplikationen).
- **Komplikationen:**
  - *Purpura Schoenlein-Henoch:* Glomerulonephritis (30%, fallweise rasch fortschreitende Niereninsuffizienz), Invagination, Hodenblutungen, Meningismus, Paresen, Krämpfe, Koma, Thrombosen.
  - *Periarteriitis nodosa:* Myokarditis, Perikarditis, Leberinfarkte, periphere Arterienverschlüsse.
  - *Kawasaki-Syndrom:* Am bedeutendsten Pankarditis (50%) mit Koronaraneurysmen (30%) in der Rekonvaleszenzphase, Risiko zu Thrombosen, Infarkt, Ruptur, plötzlichem Tod (1%). Thrombozytose bis zu 1 Mio./µl, seltener Pneumonitis, Tympanitis, Meningitis, Enteritis, Arthritis, Myositis, Zystitis, Hepatitis, Hydrops der Gallenblase, Enzephalopathie.

18.2 Vaskulitis-Syndrome

Diagnostik und Differenzialdiagnosen

- **Diagnostik bei V. a. Vaskulitis:** Anamnese und körperliche Untersuchung (s. o.). *Labor:* Blutbild, Gerinnungsparameter, BSG, CRP, GOT, Komplementfaktoren-Globaltest CH 50, Harnstatus.
- **Befunde/Diagnostik der einzelnen Erkrankungen:**
  - *Purpura Schoenlein-Henoch:* Im Blutbild fallweise normochrome Anämie und Leukozytose, normale Thrombozyten, Gerinnung normal, AST und Komplementfaktoren ↑, Rheumaserologie negativ. Proteinurie, Hämaturie (30%). Bei chronischem Verlauf Nierenbiopsie. *Rumpel-Leede-Test* positiv (5 Minuten Blutdruckmanschette am Oberarm mit systolischem Druck, Petechien weisen auf Kapillarstörung und evtl. Thrombopenie hin).
  - *Periarteriitis nodosa:* BSG und CRP ↑, Anämie und Leukozytose, evtl. Thrombozytose, Hypalbuminämie und gelegentlich Hepatitis-B-AK. Proteinurie und Hämaturie (30%). Bei chronischem Verlauf Nierenbiopsie.
  - *Kawasaki-Syndrom:* BSG und CRP ↑, im Blutbild Anämie und Leukozytose, evtl. Thrombozytose, GOT ↑. Im EKG bei Koronarbefall anfangs infarktähnlicher Verlauf, im Echo myokardiale Funktionsstörungen, Perikarderguss, Koronaraneurysmen.
- **Differenzialdiagnosen:**
  - *Allgemein:* Kollagenosen (s. S. 352), andere sehr seltene Vaskulitiden wie Wegener-Granulomatose, Takayasu-Syndrom.
  - *Purpura Schoenlein-Henoch:* Thrombozytopenische Purpura, Purpura simplex hereditaria, Vaskulitiden bei Kollagenosen und Morbus Crohn, Glomerulonephritis anderer Ursache, Meningokokkenmeningitiden mit Hautblutungen.
  - *Periarteriitis nodosa:* Myositiden und Arthritiden anderer Genese (viral), Mittelmeerfieber.
  - *Kawasaki-Syndrom:* Alle infektiösen Erkrankungen mit Fieber und Exanthemen, toxisches allergisches Exanthem (durch Medikamente).

Therapie und Prognose

- **Therapie:**
  - *Purpura Schoenlein-Henoch:* Vorwiegend konservativ, Bettruhe! Bei schweren Schüben (bes. bei blutigen Stühlen) Prednisolon 1–3 mg/kg KG/d p. o. bis zur Beschwerdefreiheit. Bei chronisch verlaufender Nephritis s. S. 415.
  - *Periarteriitis nodosa:* Prednison 2–3 mg/kg KG/d p. o., evtl. bei ungenügendem Effekt mit Cyclophosphamid während der Schübe kombinieren.
  - *Kawasaki-Syndrom:*
    - Acetylsalicylsäure 70–100 mg/kg KG/d (Serumspiegel 15–25 mg/dl), nach Fieberabfall 30 mg/kg KG/d für zwei Wochen, dann 1–2 mg/kg KG/d für 3–6 Monate. Kardiales Monitoring.
    - Hochdosiertes Immunglobulin 400 mg/kg KG/d i. v. für vier Tage oder 2 g/kg KG als einmalige Infusion.
    - Bei bleibenden Koronaraneurysmen Dauertherapie mit Acetylsalicylsäure 5 mg/kg KG/d und evtl. Dipyridamol 5 mg/kg KG. Bei großen Aneurysmen Heparinisierung, dann Dauertherapie mit Kumarin.
- **Prognose:**
  - *Purpura Schoenlein-Henoch:* Gut, außer bei rasch progredienter Nephritis.
  - *Periarteriitis nodosa:* Bei viszeralem Befall schlecht, Vollremission möglich.
  - *Kawasaki-Syndrom:* Seit Einführung der Immunglobulintherapie auch bei Herzbeteiligung gut. Koronaraneurysmen können sich zurückbilden.

18.3 Rheumatisches Fieber

Grundlagen und Symptome

- **Definition:** Infektionstoxische bzw. hyperergisch-allergische Entzündung des Mesenchyms v.a. der Gelenke (Polyarthritis), des Herzens (Karditis) und selten des Gehirns (Chorea minor) und der Haut (Erythema marginatum, stammbetont, zentripedale Ausbreitung, girlandenförmig) nach Infektion mit β-hämolysierenden Streptokokken der Gruppe A. Sehr selten geworden.
- **Symptome und körperlicher Untersuchungsbefund:** Bei Schulkindern 2–3 Wochen nach oft unbemerkter Streptokokkeninfektion Fieber über 39 °C, starke Schmerzen und Schwellung meist der großen Gelenke und der unteren Extremitäten. Bei Myokarditis Tachykardie, Arrhythmie, Blässe, Müdigkeit. Auskultation bei Endokarditis: Meist Klappeninsuffizienzgeräusch über Mitralis und Aorta. Bei Chorea minor nach 2–3 Monaten Muskelschwäche, Choreoathetose.
- **Komplikationen:** Herzinsuffizienz, Herzklappenfehler (Stenose, kombiniert).

Diagnostik

- **Anamnese und körperliche Untersuchung** (s.o.).
- **Labor:** Blutbild (Leukozytose mit Linksverschiebung), BSG und CRP stark ↑, Antistreptolysintiter ↑.
- **Herzdiagnostik:** Sonographie (z.B. Perikarderguss), Röntgen (z.B. Dilatation), EKG (PQ-Verlängerung).
- **Diagnose mit Jones-Kriterien** (mindestens 2 der folgenden Hauptkriterien oder 1 Haupt- und 2 Nebenkriterien müssen erfüllt sein):
    - *Hauptkriterien:* Karditis, Polyarthritis, Chorea minor, Noduli rheumatici (indolente, harte, linsen- bis erbsengroße Knötchen an den Streckseiten der Extremitäten, entlang von langen Sehnen), Erythema anulare.
    - *Nebenkriterien:* Fieber, Gelenkschmerzen, anamnestisch rheumatisches Fieber, bestehendes Vitium, rezenter Streptokokkeninfekt, EKG-Veränderungen, Erhöhung von BSG, Leukozyten und CRP.

Differenzialdiagnosen

- Reaktive Arthritiden (z.B. nach Salmonellen, Yersinien; s.S. 139), Kollagenosen (s.S. 352), Morbus Crohn (s.S. 270), Colitis ulcerosa (s.S. 272), Kawasaki-Syndrom (s.S. 354), rheumatoide Arthritis (Kleinkinder, Perikarderguss, Augenbeteiligung, s.S. 357), septische Arthritis (durch Staphylokokken, Haemophilus influenzae; eitriges Gelenkpunktat mit Leukozytose <80000/µl, 75% Granulozyten, LDH >200 U/l, Protein >3 g/dl).

Therapie, Rezidivprophylaxe und Prognose

- **Therapie:**
    - Penicillin 1 Mio.IE/d i.v. für eine Woche.
    - Acetylsalicylsäure 60–80 mg/kg KG/d für 6–8 Wochen.
    - Bettruhe bis der Patient schmerzfrei ist.
    - Bei Karditis Glukokortikoide 2 mg/kg KG/d für 4–6 Wochen.
    - Therapie bei Herzinsuffizienz s.S. 333; bei Herzfehlern ggf. Ballonvalvulotomie, Klappenersatz.
- **Rezidivprophylaxe:** Benzathin-Penicillin 1,2 Mio.IE i.m. monatlich oder täglich 2 × 200000 IE PenicillinV p.o. für fünf Jahre (bei Karditis bis zum 20. Lebensjahr). Operative Eingriffe unter Penicillinschutz!
- **Prognose:** Keine Folgeschäden an Gelenken und ZNS, aber in 30% nach Karditis Herzfehler.

18.4 Juvenile rheumatoide Arthritis (JRA)

Grundlagen und Symptome

- **Definition und Ursachen:** Ätiologisch unklare, höchstwahrscheinlich auf autoimmunologischer Basis ablaufende chronische Gelenkentzündung. Familiäre Häufung und erhöhtes Risiko bei bestimmten HLA-Konstellationen (bei seropositiver Polyarthritis HLA-DR4, bei Oligoarthritis Typ I HLA-DR5, -6, -8, bei Oligoarthritis Typ II und juveniler seronegativer Spondylarthritis HLA-B27 (Spondylitis ankylosans). Möglicher Triggereffekt durch Infektionen (z. B. Parvovirus B19) mit nachfolgenden Autoimmunvorgängen, welche zu chronischer Synovitis, Knorpeldestruktion und extraartikulären Entzündungen führen.
- **Epidemiologie:** Inzidenz ca. 14/100000 Kinder.
- **Formen und Symptome:**
  - *Polyartikuläre Verlaufsform* (mehr als vier Gelenke): Symmetrischer Befall von großen und kleinen Gelenken. Häufig schleichender, seltener akuter Beginn mit Morgensteifigkeit, schmerzhafter Bewegungseinschränkung und zunehmender Gelenkschwellung. Lokalisation: Alle großen und kleinen Gelenke inklusive der Halswirbelsäule und des Kiefergelenks.
    - Die *rheumafaktornegative* Polyarthritis beginnt gleichmäßig verteilt über das gesamte Kindesalter und weist die typische kindliche Handskoliose (Ulnardeviation der Mittelhand, Radialdeviation in den Fingergrundgelenken) auf.
    - Die prognostisch ungünstigere *rheumafaktorpositive* Polyarthritis beginnt nach dem 8. Lebensjahr und verläuft ähnlich der seropositiven Polyarthritis des Erwachsenenalters. Neben Rheumaknoten in unterschiedlicher Lokalisation und Ausprägung kommt es zur typischen Erwachsenenhandskoliose (Radialdeviation der Mittelhand, Ulnardeviation in den Fingergrundgelenken). Es können schwere knöcherne Destruktionen und in seltenen Fällen auch eine immunkomplexmediierte rheumatoide Vaskulitis und Noduli rheumatici auftreten. Entwicklungen eines Sjögren- oder Felty-Syndroms werden beobachtet.
  - *Oligoartikuläre Arthritiden* (maximal 4 Gelenke betroffen):
    - Die *Oligoarthritis Typ I* beginnt meist vor dem 6. Lebensjahr, Mädchen sind häufiger betroffen als Jungen. Neben einer initialen Monoarthritis der Knie- und Sprunggelenke können nachfolgend auch kleine Gelenke befallen werden. Kiefergelenke, Schultern, Hüften und die Wirbelsäule sind fast nie betroffen. Bei ca. 50% der Patienten, chronisch rezidivierende Iridozyklitis. Diese besondere Form der Uveiitis anterior verläuft vorerst schleichend und kann durch Synechienbildung im Schlemm-Kanal ein die Sehkraft bedrohendes Engwinkelglaukom verursachen (nachfolgende Erblindung 15–20%).
    - Die *Oligoarthritis Typ II* tritt gehäuft bei Knaben nach dem 8. Lebensjahr auf, ca. 90% der Patienten sind HLA-B27-positiv. Nach einem Prodromalstadium mit unklaren Arthralgien kommt es bevorzugt zum Befall einzelner Zehengelenke und der Knie- und Sprunggelenke. Mehr als 50% weisen bevorzugt an der Ferse typische Sehnenansatzbeschwerden (Enthesopathien) auf. Später Entwicklung einer beidseitigen Sakroiliitis, welche manchmal in eine Spondylitis ankylosans (Morbus Bechterew) übergeht. Des Weiteren kann eine gutartige Iridozyklitis auftreten (kein Engwinkelglaukom!).

18.4 Juvenile rheumatoide Arthritis (JRA)

- *Systemische Verlaufsform (Still-Syndrom):* Beginnt überwiegend im Kleinkindesalter, mit hohem Fieber vom intermittierendem Typ und einem kleinfleckigen, zeitweise juckenden, flüchtigen Exanthem. Neben einer Hepatosplenomegalie mit generalisierter Lymphadenopathie kann eine Polyserositis (Pleuritis, Perikarditis) auftreten. Die polyarthritische Gelenkbeteiligung entwickelt sich erst allmählich nach den systemischen Symptomen.
- **Komplikationen:** Zunehmende Behinderung durch Gelenkfehlstellung, Versteifung, Wachstumsverzögerung, Sehstörung bis Erblindung, Amyloidose.

Diagnostik

- Anamnese und körperliche Untersuchung (s. o.).
- **Diagnostische Kriterien:** Arthritis mindestens eines Gelenks vor dem 16. Lebensjahr, Dauer mindestens 3 Monate ohne Unterbrechung, Ausschluss von Kollagenosen (s. S. 352) und symptomatischen Arthropathien (infektiös, Malignome, Hämophilie u. a.).
- **Labor:**
  - Blutbild: Septisch bei Still-Syndrom, normochrome Anämie bei polyartikulären Formen.
  - BSG und CRP ↑, Eisen ↓ (in Abhängigkeit von der Aktivität des Entzündungsprozesses).
  - Rheumafaktor positiv bei schwerer verlaufenden polyartikulären Formen mit vorwiegendem Befall der kleinen Gelenke (Erwachsenentyp).
  - Antinukleäre Antikörper bei einem Teil der poly- und oligoartikulären Formen positiv, bei Morbus Bechterew und Still-Syndrom negativ. Doppelstrang-DNA-Antikörper negativ.
  - HLA-Antigene: Gehäufte Assoziation mit DR4 bei polyartikulären Formen; mit DR5, -6, -8 bei oligoartikulärer Form Typ I; mit B27 bei oligoartikulärer Form Typ II.
  - Harn: Fallweise Proteinurie.
- **Augenuntersuchungen:** Regelmäßige Kontrollen der Augen mit Spaltlampe bei oligoartikulären Formen!
- **Punktion der Synovialflüssigkeit:** Fallweise in unklaren Fällen mit unspezifischen Befunden: Synovialflüssigkeit trüb, stark vermehrte Granulozyten (bis 50 000/µl), Protein vermehrt, Komplement vermindert, Immunkomplexe.
- **Röntgen:**
  - Frühzeichen: Weichteilschwellung, Erguss, Osteoporose.
  - Fortgeschrittene Formen: Subchondrale Erosionen und Verengung des Gelenkspaltes, Geröllzysten, Achsenabweichung.
  - Veränderungen der oberen Halswirbelsäule.
- Ausschluss von Grundkrankheiten (s. u.).

Differenzialdiagnosen

- Septische Arthritis, bakterielle Osteomyelitis (s. S. 479), Tuberkulose (s. S. 536), epiphysäre BCG-itis (s. S. 43).
- Rheumatisches Fieber (s. S. 356), postinfektiöse Arthritis (zB. nach Yersiniose, Salmonellose, Borreliose, Viren), Reiter-Syndrom (s. S. 139).
- Immundefizienzen (s. S. 339), Serumkrankheit (s. S. 346), Kollagenosen (dsDNA-Antikörper positiv, s. S. 352), Morbus Crohn (s. S. 270), Colitis ulcerosa (s. S. 272).
- Psoriasis (s. S. 582), anaphylaktoide Purpura.

ankylosing spondylosis = M. Bechterew

18.4 Juvenile rheumatoide Arthritis (JRA)

- Morbus Perthes, Epiphysiolysis capitis femoris, Osteochondritis dissecans, Coxitis fugax (alle S. 477), Chondromalacia patellae (s. S. 477).
- Trauma, Gelenkblutung bei Gerinnungsstörungen (Hämophilie s. S. 379).
- Leukämie (s. S. 371), Knochen- und Knorpeltumoren (s. S. 403 f.), Histiozytose (s. S. 387), Neuroblastom (s. S. 392).
- Psychosen, „Wachstumsschmerzen".

Therapie

- Therapeutisches Teamprogramm.
- Keine völlige Ruhigstellung, altersgemäße Bewegung ohne Belastung. Physiotherapie mit gezielten Bewegungsübungen. Frühzeitig Nachtlager- und Redressionsschienen durch Ergotherapeuten.
- **Medikamente:**
  - *1. Stufe:* Antiphlogistika bei leichten Fällen:
    - 1. Wahl: Acetylsalicylsäure 40–80 mg/kg KG/d in 4 ED (therapeutischer Spiegel 150–300 mg/dl) p.o. oder Indometacin 2–3 mg/kg KG/d in 3 ED p.o.
    - 2. Wahl: Diclofenac 1–2 mg/kg KG/d p.o. in 3 ED.
  - *2. Stufe:*
    - Methotrexat (MTX): 5–15 mg/m^2 KO p.o. einmal wöchentlich bei Polyarthritis.
    - Intraartikulär Steroide bei Oligoarthritis.
  - *3. Stufe:*
    - Kortikoide (bei schwerer Verlaufsform des Still-Syndroms, die durch Medikamente der 1. und 2. Sufe nicht therapierbar ist sowie bei Perikarditis): Prednisolon ca. 1–2 mg/kg KG/d, Cushing-Schwelle 7,5 mg/m^2, Langzeitverwendung problematisch, nach Möglichkeit nur als Stoßtherapie.
    - Goldpräparate (nur bei Nichtansprechen auf nichtsteroidale Antirheumatika, Kortikoide und MTX): Natriumaurothiomalat 1 mg/kg KG einmal wöchentlich i.m.
    - Resochin und Penicillamin eher vermeiden.

Prognose

- 85% der Krankheiten verlaufen zufriedenstellend mit geringer Beeinträchtigung bis zum Erwachsenenalter. Risikofälle sind Kinder mit spätem Beginn, polyarthritischem Befall der Gelenke, der Hüftgelenke, frühen Skelettveränderungen, rheumatischen Knötchen, positivem Rheumafaktor und systemischen Manifestationen. Erblindung der betroffenen Augen in 30%. Entscheidend ist ein klares Therapieprogramm mit einem gut funktionierenden Teammanagement.

19.1 Eisenmangelanämie

Grundlagen und Symptome

- **Definition:** Klinische, hämatologische Manifestation eines Eisenmangels. Über 90% aller hypochromen Anämien sind Eisenmangelanämien.
- **Ursachen:**
  - *Alimentär (>90%):* Wegen weit verbreiteter eisenarmer Ernährung des Säuglings Manifestation nach Aufbrauchen der Eisenreserven meist im späteren Säuglings- und früheren Kleinkindesalter, v. a. bei lange gestillten Säuglingen ohne Beikost und bei rein vegetarischer Ernährung.
  - *Eisenverlust:* Chonische und akute Blutungen.
  - *Verminderte Reserven:* Frühgeburt, prä-, intrapartale Blutverluste.
  - *Verminderte Resorption:* Chronische Darmerkrankungen, Malabsorption.
  - *Gestörter Transport:* Infektionen, Malignome.
- **Symptome und körperlicher Untersuchungsbefund:** Blässe, Müdigkeit, Appetitlosigkeit, Gedeihstörung, Rhagaden, Zungenatrophie, brüchige Haare und Nägel, Systolikum.
- **Komplikationen:** Hepatosplenomegalie, evtl. Herzinsuffizienz, Ödeme.

Diagnostik

- Anamnese und körperliche Untersuchung (s. o.).
- Labor (Normalwerte sind stark altersabhängig (s. S. 657):
  - *Blutbild:* Hypochrome Anämie: Hb und Hkt ↓, Erythrozyten ↓ oder normal, MCH <27 pg, MCHC <30 g/dl, MCV <75 fl, Mikrozytose, Anisozytose, Anulozytose, Poikilozytose, nach Blutungen Retikulozyten erhöht.
  - Serumeisen <30 µg/dl, Transferrinsättigung <16%, Ferritin <10 ng/ml.
- **Knochenmarkspunktion** (nur in Einzelfällen): Gesteigerte Erythropoese.

Differenzialdiagnosen

- Sideroachrestische Anämie (Sideroblasten im Knochenmark).
- Thalassämie (Hb-Elektrophorese, s. S. 361).
- Infektanämie und Tumoranämie (Ferritin ↑, Transferrin ↓).
- Andere Anämien z. B. bei Endokrinopathien, Nierenerkrankungen (s. S. 421), chronischen Lebererkrankungen (s. S. 273).

Therapie und Prophylaxe

- **Therapie:**
  - Fe II 5 mg/kg KG/d p. o. für 3 Monate (Retikulozytenkrise nach 6–10 Tagen). Nebenwirkungen: Übelkeit, Durchfälle, Obstipation, Schwarzfärbung des Stuhls.
  - Gründe bei Therapieversagen: Zu kurze, zu niedrige Dosierung, falsche Diagnose, Malabsorption.
  - Die parenterale Eisen-Therapie ist praktisch nicht indiziert.
- **Prophylaxe:** Beim Säugling adäquate Beikost (Gemüse, Fleisch, besonders Leber, Vollkornbrei), später gemischte Kost (s. S. 51). Frühgeborene und Neugeborene mit Anämie 1 mg/kg KG zweiwertiges Eisensalz vom 3. bis 12. Lebensmonat.

19.2 Thalassämie

Grundlagen

- **Definition:** Autosomal rezessiv vererbte Synthesedefekte oder Strukturanomalien des Hämoglobins, dadurch ist die Hb-Synthese vemindert, die Erythropoese ineffektiv und die Erythrozytensequestration vermehrt (Hämolysen).
- **Formen:** α-, β- (γ- und δ-) Thalassämie je nach betroffener Hb-Peptidkette, sehr heterogene Manifestationen.
- **Epidemiologie:** Häufig in Mittelmeerländern und im Orient.
- **Symptome und körperlicher Untersuchungsbefund:**
  - *Thalassaemia major* (homozygote β-Thalassämie = Cooley-Anämie): Beginn im 3.–4. Lebensmonat mit Blässe, Ikterus, Hepato- und Splenomegalie, Dystrophie, Skelettveränderungen (Prominenz der Jochbeine, Zahnfehlstellungen im Oberkiefer).
  - *Thalassaemia minor* (heterozygote Form): Beginn mit 3–10 Jahren, Blässe und Splenomegalie.
  - *Thalassaemia minima* (Deletion des α-Kettengens): Keine klinischen Symptome.
- **Komplikationen:** Hyperspleniesyndrom, Gallensteine, Infektanfälligkeit, Hämosiderose, Minderwuchs, verzögerte Pubertät.

Diagnostik

- Anamnese und körperliche Untersuchung (s. o.).
- **Labor:**
  - Blutbild: Bei Thalassaemia major schwere hypochrome mikrozytäre Anämie mit Anisozytose, Poikilozytose, basophiler Punktierung und Schießscheiben-Erythrozyten mit Hämolyse (Retikulozyten und LDH ↑). Bei Thalassaemia minor geringere Ausprägung.
  - Hämoglobinelektrophorese: Hb A_2 ($α_2, δ_2$) und fetales Hb ($α_2, γ_2$) bei β-Thalassämien ↑.
  - Serumeisen normal oder ↑.
- **Bildgebende Diagnostik:**
  - Skelettröntgen: „Bürstenschädel".
  - Abdomensonographie: Splenomegalie.

Differenzialdiagnosen

- Andere Hämoglobinopathien (s. S. 362), hämolytische Anämien (s. S. 366), ineffektive Erythropoese, Eisenmangelanämie (s. S. 360), sideroblastische Anämie, Infekt-Tumor-Anämie, Blutungsanämie.

Therapie und Prognose

- **Therapie:**
  - *Thalassaemia major:* Erythrozytenkonzentrate, damit Hb >10 g/dl bleibt, plus Deferoxamin 20 mg/kg KG/d s. c. als nächtliche Infusionen mittels Pumpe, Vitamin C 50 mg/d p. o., Folsäure 1 mg/d p. o., keine Eisentherapie. In schwersten Fällen Knochenmarktransplantation.
  - *Thalassaemia minor:* Deferoxamin in Abhängigkeit von der Hämosiderose (vermehrte enterale Eisenresorption), eisenarme Kost.
  - Bei Hyperspleniesyndrom Splenektomie nach Pneumokokkenvakzine nach dem 5. Lebensjahr.
  - Genetische Beratung.
- **Prognose:** Von der Hämochromatose und von Infektionen abhängig.

19.3 Hämoglobinopathien

Grundlagen und Symptome

- **Definition:** Autosomal dominant vererbte Strukturanomalien des Globinanteils, die unterschiedliche Veränderungen der Hämoglobinfunktion bewirken.
- **Formen:** Über 200 Varianten, z. B. Hb S (Sichelzellenanämie), Hb C (erhöhte Aggregation), ca. 50 instabile Hämoglobine, z. B. Hb Köln und Hb Zürich (erhöhte Präzipitation), Hb M (interne Oxidation des Fe II, meist gestörte O_2-Affinität).
- **Epidemiologie:** Sichelzellenanämie kommt v. a. im Mittelmeerraum vor.
- **Symptome und körperlicher Untersuchungsbefund:**
  - Bei homozygoter Sichelzellenanämie (Hb S) Symptome ab 6. Monat: Blässe, Ikterus, heftige Schmerzen und Schwellungen an Hand und Füßen, später an Knochen und Abdomen (Gefäßverschlusskrisen) und Splenomegalie. Bei heterozygoter Sichelzellenanämie leichter Verlauf.
  - Bei instabilen Hämoglobinen meist Zeichen der intravasalen Hämolyse, bei Hb M unter anderem Zyanosekrisen.
- **Komplikationen:** Bei Hb S bedrohliche Anämien, Schock, septische Infektionen (Autosplenektomie durch Infarkte).

Diagnostik

- Anamnese und körperliche Untersuchung (s. o.).
- **Labor:**
  - Blutbild: Krisen hämolytischer Anämien (s. S. 366), am stärksten bei Hb S. Polyzythämie bei Hb M mit gestörter O_2-Affinität. Heinz-Innenkörper bei instabilen Hämoglobinen mit Azetylphenylhydrazin-Test. Sichelzellbildung mit Na-Hyposulfat, verminderte osmotische Resistenz bei Hb S.
  - Hämoglobinelektrophorese: Typische Bandenverschiebungen (Hb S, C, D, E), bei instabilem Hb unterschiedliche Präzipitate erst nach Erhitzen.
  - Met-Hb-Erhöhung bei Hb M u. a. (zyanotisches Kind mit „normal" gemessener Sauerstoffsättigung).
  - O_2-Dissoziationskurven: Rechts- und Linksverschiebungen.

Differenzialdiagnosen

- Thalassämien (s. S. 361), hämolytische Anämien anderer Ursache (s. S. 366).
- Persistierendes Hb F in der Hb-Elektrophorese bzw. mit Kleihauer-Test (Prüfung der Alkali-Stabilität der Erythrozyten mit Hb F).

Therapie und Prognose

- **Therapie:**
  - *Sichelzellenanämie:*
    - Während der Krisen Acetylsalicylsäure, Opiatanalgetika, Antibiotika, reichlich Flüssigkeit, Natriumbikarbonat, Erythrozytenkonzentrate, fallweise Hämodilution.
    - Impfung gegen Pneumokokken und Haemophilus influenzae.
    - Heilung durch Knochenmarktransplantation möglich, jedoch sehr hohes Risiko.
  - *Instabile Hämoglobine:* Besserung durch Splenektomie nur bei mäßiggradigen hämolytischen Anämien.
- **Prognose:** Bei homozygoter Sichelzellenanämie relativ hohe Mortalität. Bei anderen Formen relativ gute Prognose unter Therapie.

19.4 Megaloblastäre Anämien

Grundlagen und Symptome

- **Definition:** Angeborene und erworbene Störungen des Vitamin-B_{12}- oder Folsäurestoffwechsels mit Blockierung der DNA-Synthese während der Hämopoese.
- **Formen:**
    - *Angeboren:* Fehlen des Intrinsic Factor oder selektiver Resorptionsdefekt.
    - *Erworben:* Bei Vitamin-B_{12}- oder Folsäuremangel der Nahrung, Malabsorption (s. S. 146) (z. B. Sprue, Zöliakie), Fehlen des terminalen Ileums (Kurzdarmsyndrom), Medikamenten (Diphenylhydantoin, Phenobarbital, Phenylbutazon, Nitrofurantoin, Methotrexat), Befall mit Diphyllobothrium latum und „juvenile" perniziöse Anämie infolge Autoantikörper.
- **Symptome und körperlicher Untersuchungsbefund:** Blässe, Müdigkeit, Subikterus, geringe Hepatosplenomegalie, Schleimhautatrophie, Symptome der Grundkrankheit.
- **Komplikationen:** Neuropathie (Parästhesie, Ataxie, Hyporeflexie) bei Vitamin-B_{12}-Mangel.

Diagnostik

- Anamnese und körperliche Untersuchung (s. o.).
- **Labor:**
    - Blutbild: Makro-/megalozytäre Anämie, Neutropenie mit hypersegmentierten Neutrophilen, mäßige Thrombozytopenie.
    - LDH im Serum ↑, Methylmalonsäure im Harn ↑.
    - Vitamin-B_{12}- oder Folsäurekonzentration ↓.
    - Evtl. Parietalzellen-Antikörper.
- **Schilling-Test:** Pathologisch (<10% ^{57}Co im Harn) bei Vitamin-B_{12}-Resorptionsstörung, Normalisierung nach Intrinsic-Factor-Gabe bei IF-Mangel.
- **Knochenmarkspunktion:** Gesteigerte megaloblastäre Erythropoese, Reifungsstörung der Hämopoese, Riesenstabkernige.
- Grundkrankheit abklären.

Differenzialdiagnosen

- Hämolytische und dyserythropoetische Anämien (s. S. 366).
- Aplastische Anämien (s. S. 364).

Therapie

- Grundkrankheit behandeln.
- **Vitamin-B_{12}-Mangel:** 1000 µg Vitamin B_{12} i. m., Retikulozytenanstieg erfolgt normalerweise 1 Woche nach Therapiebeginn, Erhaltungsdosis 100 µg i. m. monatlich.
- **Folsäuremangel:** Folsäure 0,5–1,0 mg/d p. o. oder 0,2 mg i. m. oder i. v. (bei Resorptionsstörung).
- Die Dauer der Therapie hängt von der Grundkrankheit ab.

Prognose

- Bei Therapie ist die Prognose sehr gut.

19.5 Hypo- und aplastische Anämien

Grundlagen und Symptome

- **Definition:** Angeborene und erworbene Störung der Regeneration der Erythropoese, isoliert oder kombiniert (Panmyelopathie).
- **Formen:**
  - *Isolierte Erythropenie:* Kongenitale Blackfan-Diamond-Anämie, akute aregeneratorische, transiente Erythroblastopenie (meist durch Viren), aplastische Krise bei chronisch-hämolytischen Anämien (Parvoviren), außerdem bei Thymom, Infektionen, Urämie.
  - *Panmyelopathie:* Idiopathisch, konstitutionelle Fanconi-Anämie (s. S. 232), toxisch (Benzol, Strahlen, Zytostatika, Chloramphenicol, Sulfonamide, Cotrimoxazol, Hydantoin, ASS, Thyreostatika, Gold, Aminophenazon u. a.), postinfektiös (Hepatitis u. a.), bei Leukämien, Neoplasien, Speicherkrankheiten, Morbus Abt-Letterer-Siwe, Myelofibrose, Hypothyreose.
- **Symptome und körperlicher Untersuchungsbefund:** Blässe, Müdigkeit, bei Panmyelopathien dazu Blutungsneigung mit Petechien, Hämatomen, Zahnfleisch- und Nasenbluten, ulzerierende Schleimhautentzündungen, septisches Fieber, Durchfälle, evtl. Splenomegalie. Bei Fanconi-Anämie Hyperpigmentation, Minderwuchs, Daumenhypoplasie, andere Skelettanomalien, Mikrozephalie, Hypogenitalismus, Nierenfehlbildungen u. a.
- **Komplikationen:** Bei Panmyelopathie gefährliche Blutungen, bedrohliche Infektionen (Sepsis, Pneumonie u. a.).

Diagnostik

- Anamnese und körperliche Untersuchung (s. o.).
- **Labor:**
  - *Blutbild:* Bei Erythropenien normochrome Anämie und verminderte Retikulozyten, bei Blackfan-Diamond-Anämie ab dem 1. Lebensjahr, bei akuter aregeneratorischer Erythroblastopenie und aplastischen Krisen transitorischer Verlauf. Bei Panmyelopathie dazu Thrombozytopenie und Neutropenie ($< 1000/\mu l$) oder Agranulozytose ($< 500/\mu l$). Bei Fanconi-Anämie Panzytopenie meist erst ab dem 6. Lebensjahr.
  - *Serum:* Eisen oft ↑, fetales Hämoglobin evtl. ↑ (prognostisch günstig), Erythropoetin vermehrt.
  - Bei V. a. Fanconi-Anämie genetische Diagnostik: Chromosomenbrüchigkeit.
  - HLA-Typisierung für den Fall der Indikation zur Knochenmarktransplantation.
- **Knochenmark:** Hypoplasie der Erythropoese bei Blackfan-Diamond-Anämie und transitorischer Erythroplastopenie. Reifungsstopp mit zahlreichen Riesen-Erythroblasten bei aplastischer Krise. Panmyelopathie mit leerem Mark (oft besser Knochenmarkbiopsie) bzw. Zeichen der Grundkrankheit (Leukämie, Knochenmarkmetastasen, Speicherzellen). Bei Fanconi-Anämie anfangs Hypoplasie und Megaloblastose.
- Weitere Diagnostik und Befunde abhängig von der Grundkrankheit.

Differenzialdiagnosen

- Dyserythropoetische Anämien Typ I, II, III.
- Andere normochrome Anämie, z. B. Infektanämie (s. S. 80), hämolytische Anämie (s. S. 366).
- Thrombozytopenien (s. S. 377), Neutropenie und Agranulozytosen (s. S. 369).

19.5 Hypo- und aplastische Anämien

Therapie

- **Allgemein:**
  - Behandlung der Grundkrankheit (z. B. Infektion), Eliminierung etwaiger Noxen.
  - Erythrozytenkonzentrate ab Hämoglobin <6 g/dl.
  - Bei aplastischen Krisen dazu Folsäure und Vitamin B_{12} geben.
  - Bei schweren Formen Knochenmarktransplantation mit HLA-identischem Spender (Retikulozyten < 1‰, Thrombozyten < 20000/µl und hypozelluläres Knochenmark mit Lymphozyten >70%), vorher möglichst wenig Bluttransfusionen.
- **Blackfan-Diamond-Anämie:** Bei 2/3 Effekt auf Prednisolon 3–5 mg/kg KG/d p.o. Nach wiederholten Bluttransfusionen Hämosideroseprophylaxe mit Deferoxamin (s. S. 361). Splenektomie bei Hypersplenismus, evtl. Erythropoetin.
- **Idiopathische und toxische Panmyelopathien:** Sorgfältige Hygiene, ggf. sterile Einheit. Gezielte Antibiotikatherapie, Dekontamination. Für den Notfall Erythrozyten-, Leukozyten-, Thrombozytenkonzentrate (ab Thrombozyten <20 000 µl). Androgene (Nandrolondecanoat 1–1,5 mg/kg KG/Woche i.m.), evtl. Antithymozytenglobulin, Antilymphozytenglobulin (10–30 mg/kg KG/24 h i.v.), hochdosiert Methylprednisolon (30–100 mg/kg KG/d i.v.), Interleukine.

Prognose

- **Transiente Erythroblastopenie:** 100% Heilung.
- **Blackfan-Diamond-Anämie:** 70–80% überleben.
- **Chronische Panmyelopathien:** Mit Knochenmarktransplantation überleben >60%, ohne ca. 20%.

19.6 Hämolytische Anämien

Grundlagen und Symptome

- **Definition:** Angeborene und erworbene Erkrankungen unterschiedlicher Ursache mit vermehrtem Abbau der Erythrozyten im RES.
- **Formen:**
  - *Intraerythrozytäre Störungen:* Sphärozytose (autosomal dominant), Elliptozytose, Stomatozytose, Akanthozytose, Pyknozytose, Hämoglobinopathien (s. S. 362), familiäre nicht sphärozytäre hämolytische Anämie (Enzymdefekte: X-chromosomal rezessiver Glukose-6-Phosphat-Dehydrogenase-Mangel [Glukose-6-PDH-Mangel, über 150 Typen], Pyruvatkinase-, Glutathionreduktasemangel u. a.).
  - *Extraerythrozytäre Störungen:* Isoimmunhämolytische Anämie (Transfusion, Blutgruppenunverträglichkeit), autoimmunhämolytische Anämie (Wärme-, Kälteantikörper), medikamentös immunhämolytische Anämie (Penicillin, Cephalosporine, INH, PAS, Phenacetin, Aminophenazon, Sulfonamide u. a.), infektiös toxische (Epstein-Barr-Virus, Zytomegalie, Hepatitis B und bakterielle Infektionen), chemische, mechanische, thermische, osmotische hämolytische Anämie, Vitamin-E-Mangel (Frühgeborene), hämolytisch-urämisches Syndrom (s. S. 368).
  - *Kombinierte Formen:* Paroxysmale nächtliche Hämoglobinurie.
- **Epidemiologie:** Die häufigste angeborene Form ist die Sphärozytose.
- **Symptome und körperlicher Untersuchungsbefund:**
  - Blässe, Ikterus, Splenomegalie (nicht obligat). Symptome bereits im Neugeborenenalter möglich (Icterus praecox, gravis, prolongatus, s. S. 207).
  - Chronisch-rezidivierende Verläufe bei Membrandefekten, am häufigsten Sphärozytose, Enzymdefekten und autoimmunhämolytischen Anämien. Hämolytische Krisen mit Übelkeit, Bauchschmerzen, Fieber.
  - Akute Verläufe vorwiegend bei immunhämolytischen Anämien nach Transfusionszwischenfällen, Infektionen mit Influenza, Pneumokokken, Mononukleose, Mykoplasma, Kollagenosen und Medikamenten. Akrozyanose bei Kälteagglutininen, fallweise schwarzer Harn. Blutgruppenunverträglichkeit der Neugeborenen s. S. 173, hämolytisch-urämisches Syndrom s. S. 368, Hämoglobinopathien s. S. 362.
- **Komplikationen:**
  - Bei akuten Verläufen: Krisenhafte intravasale Hämolyse (z. B. Transfusionszwischenfälle, neuraminidaseinduzierte Hämolyse, G-6-PDH-Mangel), Dyspnoe, Schock, Lungenödem, Nierenversagen, Verbrauchskoagulopathie.
  - Bei chronischen Verläufen: Gallensteine, aplastische Krisen.

Diagnostik

- Anamnese und körperliche Untersuchung (s. o.).
- **Labor:**
  - Blutbild: Meist normochrome Anämie (hypochrom bei kombiniertem Eisenmangel), bei Sphärozytose MCV ↑. Im Ausstrich Normoblasten, spezifische Ery-Veränderungen, z. B. Mikrosphärozyten, Elliptozyten, Stomatozyten, Akanthozyten, bei akuter intravasaler Hämolyse Fragmentozyten, bei G-6-PDH-Mangel Korbzellen und Pyknozyten. Häufig Polychromasie, Anisozytose, Poikilozytose, gelegentlich basophile Tüpfelung. Retikulozyten ↑, bei akuten Verläufen manchmal Thrombozytopenien. Bei Neugeborenen Erythroblasten ↑.
  - Heinz-Innenkörper bei toxischer Hämolyse und instabilen Hämoglobinen.

19.6 Hämolytische Anämien

- Serum: Indirektes Bilirubin und LDH ↑, Haptoglobin ↓.
- Osmotische Resistenz ↓ bei Sphärozytose, Elliptozytose u. a., normal bei Enzymdefekten.
- Hämoglobinelektrophorese bei V. a. Thalassämie (s. S. 361).
- Coombs-Test: Positiv, gelegentlich auch negativ (bei iso- und autoimmunhämolytischer Anämie).
- Bestimmung der Erythrozytenzyme, in Risikopopulationen (Mittelmeerregion) G-6-PDH-Spot-Test.
- Säure-Lyse-Test bei paroxysmaler nächtlicher Hämoglobinurie.
- Urin: Hämoglobinurie bei akuter Hämolyse, wird im Streifentest öfters mit Hämaturie verwechselt (Mikroskop!).
▶ **Knochenmark** (in unklaren Fällen untersuchen): Gesteigerte Erythropoese.

Differenzialdiagnosen

▶ Kongenitale dyserythropoetische Anämien (Typ I, II, III, im Knochenmark Erythroblasten mit Kariorhexis und Mehrkernigkeit) und andere Anämien mit ineffektiver Erythropoese.
▶ Andere normochrome Anämien z. B. Infekt- und Tumoranämie (s. S. 80), renale Anämie, bei chronischen Lebererkrankungen.
▶ Splenomegalien anderer Ursache (s. S. 159).

Therapie

▶ Grundkrankheit (z. B. Infektion, Verbrennung) behandeln. Oxidative Substanzen bei drogensensiblen Enzymdefekten (z. B. Fava-Bohnen und Sulfonamide bei G-6-PDH-Mangel) vermeiden, fakultativ-toxische Medikamente absetzen.
▶ Erythrozytenkonzentrate im Notfall (Hb <6 g/dl). Bei autoimmunhämolytischen Anämien sehr vorsichtige Transfusion gewaschener Erythrozyten. Bei wiederholt notwendigen Bluttransfusionen Deferoxamin-Behandlung (s. S. 361) zur Prophylaxe der Hämochromatose.
▶ Bei bedrohlicher intravasaler Hämolyse Blutaustausch oder Plasmapherese.
▶ Splenektomie bei Sphärozytose, Pyruvatkinasemangel und chronischer autoimmunhämolytischer Anämie mit hämolytischen und aplastischen Krisen. Wenn möglich erst nach dem 6. Lebensjahr operieren. Präoperativ mit Pneumokokkenvakzinen impfen, nach Splenektomie Antibiotikaprophylaxe (s. S. 567).
▶ Bei immunhämolytischen Anämien Prednisolon, anfangs 4–6 mg/kg KG, dann 2 mg/kg KG/d und allmählich ausschleichen (Hämoglobin >8 g/dl). Heparinisierung. Fallweise Kombination mit Azathioprin bei chronischer autoimmunhämolytischer Anämie (ab Hämoglobin <6 g/dl).
▶ Weitere therapeutische Maßnahmen bei: Thalassämie s. S. 361, Hämoglobinopathien s. S. 362, hämolytisch-urämisches Syndrom s. S. 368, Morbus haemolyticus neonatorum s. S. 211.

Prognose

▶ Nach Splenektomie besteht bei Sphärozytose meist kein pathologischer klinischer Befund mehr, bei Pyruvatkinasemangel tritt eine Besserung ein. Bei autoimmunhämolytischer Anämie ist der Erfolg vom Antikörpertyp abhängig, auch ohne Splenektomie ist der Verlauf meist selbstlimitierend. Nach Splenektomie besteht immer die Gefahr einer Postsplenektomiesepsis.
▶ Tödliche Verläufe bei Transfusionszwischenfällen, neuraminidaseinduzierter intravasaler Hämolyse möglich.
▶ Prognose bei Hämoglobinopathien s. S. 362, bei Thalassämie s. S. 361.

19.7 Hämolytisch-urämisches Syndrom (HUS)

Grundlagen und Symptome

- **Definition und Ursache:** Das hämolytisch-urämische Syndrom kann zu der extraerythrozytären Formen der hämolytischen Anämien (s. S. 366) gerechnet werden. Ursachen sind unklar (teilweise Störung des Prostaglandinstoffwechsels) – häufig nach Infektionen (häufig gastrointestinal, Escherichia coli, Shigellen), manchmal endemisch bei genetischer Prädisposition – mit Plättchenaggregation und Thrombozytopenie, Fibrinbildung in der renalen Mikrozirkulation, mit Erythrozytendestruktion, intravasaler Hämolyse und thrombotischer Schädigung der Glomerula.
- **Epidemiologie:** Altersgipfel zwischen dem 2. und 5. Lebensjahr.
- **Symptome und körperlicher Untersuchungsbefund:** Meist 2–5 Tage nach einer Gastroenteritis akute Blässe, geringer Ikterus, Hepatosplenomegalie, petechiale Blutungen, evtl. Meläna, Oligurie mit blutigem Harn bis Anurie, Ödeme Blutdruckerhöhung (schwere und milde Verläufe möglich).
- **Komplikationen:** Irreversibles Nierenversagen, Elektrolytentgleisungen, neurologische Herdzeichen, Krämpfe, Koma.

Diagnostik

- Anamnese und körperliche Untersuchung (s. o.).
- **Labor:**
  - Blutbild: Thrombozytopenie, hämolytische Anämie mit typischen Fragmentozyten (Burr cells, Eierschalenformen), Retikulozyten ↑.
  - Serum: Harnstoff und Kreatinin ↑, meist metabolische Azidose, Kalium ↑, Kalzium ↓, Natrium ↓ oder ↑, Komplement C3 ↓, Coombstest negativ.
  - Gerinnungsstatus normal, ATIII vermindert.
  - Harn: Hämaturie, Albuminurie, evtl. Zylindrurie, Hämoglobinurie.
  - Stuhl: Escherichia coli O157:H7 in 50%, Verotoxin.

Differenzialdiagnosen

- Schwere hämolytische Krisen anderer Ursache (hämolytische Anämien s. S. 366).
- Akute Glomerulonephritiden (s. S. 414).
- Beidseitige Nierenvenenthrombose.

Therapie und Prognose

- Flüssigkeitsrestriktion (außer bei Hypovolämie) auf 400 ml/m² KO/d mit genauer Elektrolytbilanz und Flüssigkeitsbilanz und Behandlung der metabolischen Azidose.
- Blutdrucksenkung und -kontrollen (s. S. 336), Versuch mit Furosemid bis zu 4–5 mg/kg KG/d.
- Erythrozytenkonzentrat bei Hämatokrit <18%, Thrombozytenkonzentrat und Antithrombin III bei Blutungen.
- Hämodialyse oder Peritonealdialyse bei Nierenversagen, prolongierter Azidose und neurologischen Symptomen.
- Plasmapherese zur Entfernung einer schädlichen Noxe bzw. Zufuhr fehlender Prostaglandine.
- **Prognose:** Akute Phase unter symptomatischen Maßnahmen gut, gelegentlich chronisches Nierenversagen.

19.8 Neutropenien, Agranulozytosen

Grundlagen und Symptome

- **Definition:** Angeborene und erworbene Erkrankungen infolge verminderter Bildung, vermehrten Abbaus oder fehlerhafter Verteilung von Granulozyten.
- **Formen:**
  - *Angeboren:* Infantile Agranulozytose (Morbus Kostmann), zyklische Neutropenie, Shwachman-Syndrom (mit Pankreasinsuffizienz und metaphysärer Dysostose), konstitutionelle Neutropenie mit Lymphozytose des Kleinkindes.
  - *Erworben:* Isolierte Neutropenien nach ionisierenden Strahlen, Zytostatika, Chemikalien (z.B. Benzol), Medikamenten (toxisch oder allergisch nach Analgetika [z.B. Phenylbutazon, Pyrazolone], Antibiotika [z.B. Penicillin, Cefalosporine, Sulfonamide], Tuberkulostatika u.a.) und Infektionen (Typhus, Masern, Exanthema subitum, Röteln, Hepatitis u.a.) oder kombiniert mit aplastischen Anämien, Leukämien (s. S. 371), megaloblastären Anämien (s. S. 363), Dysgammaglobulinämien (s. S. 340) oder Hyperspleniesyndrom. Bei Neugeborenen mit Sepsis oder nach Schock. Pseudoneutropenie (marginaler Pool) infolge fehlerhafter Verteilung.
- **Epidemiologie:** Angeboren selten, erworben häufig.
- **Symptome und körperlicher Untersuchungsbefund:** Fieber, ulzerierende Schleimhautentzündungen, nekrotisierende Angina, Durchfälle, Erbrechen, regionale Lymphadenitis, gelegentlich kalte Abszesse, evtl. Hepatosplenomegalie, Symptome der Grundkrankheit (z.B. Leukämie).
- **Komplikationen:** Septische Zustände, bakterielle und Pilzinfektionen innerer Organe (z.B. Pneumonien), chronische Gingivitis.

Diagnostik

- Anamnese und körperliche Untersuchung (s.o.).
- **Labor:**
  - Blutbild: Neutropenie bei absoluter Neutrophilenzahl <1000/μl, Agranulozytose <500/μl.
  - Erregernachweis: Bakterien, Pilze, im Rachenabstrich oder Blutkultur (bei Sepsis), Antikörper entsprechend dem klinischen Verdacht.
  - Adrenalinstimulationstest: Nach Verabreichung von Adrenalin 0,01 mg/kg KG s.c. Normalisierung bei Pseudoneutropenie.
  - Immunglobuline (häufig Kombination mit Dysgammaglobulinämien).
  - Serumdiagnostik je nach Organbefall.
  - Harn-Muramidase ↑ bei vermehrter Destruktion der Neutrophilen.
- **Abdomensonographie:** Splenomegalie?
- **Knochenmarkpunktion** (Biopsie bei leerem Mark oder V.a. Leukämie): Reifungsstopp oder Hyperplasie der Myelopoese. Bei Hyperplasie Hydrokortisontest mit 1 mg/kg KG i.v. (Ausschwemmung der Neutrophilen aus dem Knochenmark). Bei Nachweis von Leukämie- oder Tumorzellen zytochemische, immunzytologische und molekularbiologische Diagnostik.
- **Spezifische Tests:** Rebuck-Hautfenster (Testung der Leukozytenmigration in künstlichem Hautdefekt), Funktionstests (s. S. 80), evtl. Knochenmarkkulturen (Colony stimulating factor u.a.).

19.8 Neutropenien, Agranulozytosen

Differenzialdiagnosen
- Angeborene Leukozytenanomalien (Pelger-Huet, Alder, Steinbrinck u.a.).
- Funktionsdefekte der Granulozyten (s. S. 343).
- Immundefizienzen anderer Ursache (s. S. 339).

Therapie
- Sorgfältige Hygiene, evtl. Dekontamination und sterile Einheit.
- Entfernung bzw. Absetzen der Noxe.
- Pilzprophylaxe mit Nystatin-Suspension 3–6×1 ml/d, ggf. Therapie mit Amphotericin B.
- **Bei bakteriellen Infektionen:** Breitbandantibiotika, z. B. Imipenem zu Beginn, dann gezielt nach Antibiogramm bis Erregerkulturen negativ sind, Fieberfreiheit besteht und Neutrophile >500/µl sind. Evtl. Substitution von 7 S-IgG (200 mg/kg) bei niedrigem IgG-Serumspiegel (meist erhöht).
- **Bei viralen Infektionen:**
    - Bei Varizellen oder Herpes zoster/simplex Aciclovir 30 mg/kg KG/d i. v. in 3 Einzeldosen über 10 Tage.
    - Bei Verdacht auf systemische CMV-Infektion Ganciclovir 5–10 mg/kg KG/d i. v.
- Bei erworbenen Neutropenien Stammzellstimulation mit G-CSF (z. B. Neupogen 5 µg/kg KG täglich s. c.) oder GM-CSF (z. B. Leucomal 1 × 5–10 µg/kg KG/d s. c.) bis zur Remission.
- Bei Ausbleiben des Leukozytenanstiegs und Unbeherrschbarkeit der Infektion Leukozytenkonzentrate (1 Einheit).
- Knochenmarktransplantation bei fehlendem Therapieerfolg (s. S. 406).

Prognose
- Tödliche Verläufe nur bei persistierender schwerer Agranulozytose.

19.9 Myeloproliferative, myelodysplastische Syndrome

Grundlagen und Symptome

- **Definition:** Klonale neoplastische Transformation der hämatopoetischen Stammzellen mit häufigem Übergang in eine Leukämie. Bei myeloproliferativen Syndromen unkontrollierte Proliferation reifer Zellen, bei myelodysplastischen Syndromen Dysplasie und Zytopenie der Hämatopoese, häufig entwickelt sich eine akute Leukämie.
- **Formen, Symptome und Befunde:**
  - *Myeloproliferative Syndrome:*
    - *Juvenile chronisch-myeloische Leukämie (JCMML):* Beginn im Kleinkindesalter, Symptome ähnlich wie bei CML (s. S. 376), zusätzlich generalisierte Lymphknotenschwellung und gelbbraune Hautinfiltrate.
    - *Polycythaemia vera* (im Kindesalter extrem selten): Vermehrung aller Zellen im peripheren Blutbild, Polyglobulie, Plethora, verlängerte Rekapillarisierungszeit, Zyanose, Schwindel, Kopfschmerzen, Sehstörungen, Thrombozytose mit Thromboembolien, Hypersplenie.
    - *Essenzielle Thrombozytose:* Im Kindesalter sehr selten, isolierte Proliferation der Thrombozyten.
    - *Myelofibrose:* Primäre oder sekundäre (bei entzündlichen oder malignen Erkrankungen des Knochenmarks) Bindegewebsvermehrung im Knochenmark, Hepatosplenomegalie bei extramedullärer Hämatopoese, Anämie, die Klinik ist vom Ausmaß der Resthämatopoese abhängig.
  - *Myelodysplastisches Syndrom:* Präleukämie, refraktäre Anämie (Anämie, Granulozytopenie und Thrombozytopenie, „leere Peripherie, volles Mark"), chronische myelomonozytäre Leukämie (CMML) u. a.
- **Epidemiologie:** Alle Formen sind im Kindesalter selten.
- **Komplikationen:** Infektionen, Blutungen (wie bei Leukämien, s. S. 373 f.).

Diagnostik

- Anamnese und körperliche Untersuchung (s. o.).
- **Labor:**
  - *Blutbild:*
    - JCMML: Leukozyten meist <100 000/µl und Thrombozytopenie.
    - Polyzythämie: Polyglobulie, Thrombozytose (>500 000/µl).
    - Myelofibrose: Anämie, Leukozytose, Poikilozytose, Anisozytose, Normoblasten, Vorstufen der Granulozyten und Riesenthrombozyten im peripheren Blut („leukoerythroblastische Reaktion").
    - Myelodysplastische Syndrome: Anämie, (Ringsideroblasten, makrozytäre Erythrozyten) Granulozytopenie (wenig granulierte und segmentierte Granulozyten), Thrombozytopenie (Makrothrombozyten).
  - Molekularbiologische, zytochemische und immunologische Diagnostik.
  - Harn: Bei Polyzythämie Erythropoetin ↓ (DD zu Polyglobulie anderer Genese).
- **Abdomensonographie:** (Hepato-)Splenomegalie.
- **Knochenmarkbiopsie:**
  - JCMML: Befunde wie bei CML (s. S. 376), kein Philadelphia-Chromosom.
  - Polyzythämie: Große Zelldichte, vor allem Megakaryozyten.
  - Essentielle Thrombozytose: Isolierte Vermehrung der Megakaryozyten.
  - Myelofibrose: Bindegewebsfaservermehrung.
  - Myelodysplasie: Hyperzelluläres Mark mit Mikromegakaryozyten.
  - CMML: Überwiegen der myelo-monozytären Vorstufen.

19.9 Myeloproliferative, myelodysplastische Syndrome

Differenzialdiagnosen

- **Bei JCMML:** Unterscheidung zu CML s. S. 376.
- **Bei Polyzythämie:** Polyglobulien anderer Genese, am häufigsten bei zyanotischen Vitien. Relative Polyglobulie bei Dehydratation, bei Neugeborenen, bei Lungenerkrankungen (durch O_2-Mangel), bei Nierenerkrankungen, paraneoplastisch bei Nierenkarziom, Hepatom, zerebralen Angiomen.
- **Bei Thrombozythämie:** Passagere Thrombozytose z. B. bei Rekonvaleszenz nach Infekten (z. B. Rotaviren), bei hämolytischer Anämie (s. S. 366), nach Splenektomie, chronisch-entzündlichen Darmerkrankungen (s. S. 270), Malignomen, besonders Lebertumoren, Kawasaki-Syndrom (s. S. 354), bei Neugeborenen drogenabhängiger Mütter.
- **Andere Ursachen einer Splenomegalie** s. S. 159.

Therapie

- **JCMML:** Remissionsinduktion mit Purinethol bzw. mit Behandlungsprotokollen der AML (s. S. 375). Knochenmarktransplantation.
- **Polyzythämie:** Aderlässe bis Hkt <50%.
- **Primäre Myelofibrose:** Keine Therapie außer Splenektomie bei extrem großer Milz oder Schmerzen. Bei sekundären Formen die Grundkrankheit behandeln.
- **Myelodysplasie:** Zytostatika erst im Stadium der manifesten Leukämie, Knochenmarktransplantation bei Therapieversagen.

Prognose

- Bei allen obengenannten Erkrankungen ist die Prognose schlecht. Bei der JCMML beträgt die mittlere Überlebenszeit deutlich weniger als 3–4 Jahre, eine Heilungschance besteht mit einer Knochenmarktransplantation.

19.10 Akute lymphatische Leukämie (ALL)

Grundlagen und Symptome

- **Definition:** Generalisierte, neoplastische, lymphoproliferative Erkrankung.
- **Formen:** Eine Klassifizierung erfolgt gewöhnlich mit morphologischen, zytochemischen und immunologischen, zytogenetischen und molekularbiologischen Methoden, wonach sich die Hauptformen unterscheiden lassen, z. B. Common-ALL, B-ALL, Prä-B-ALL und T-ALL.
- **Ursachen:** Unbekannt. Höheres Risiko bei einigen Fehlbildungssyndromen, z. B. Down-, Bloom's-, Fanconi-Syndrom.
- **Epidemiologie:** Häufigkeit ca. 1 : 2000, 82 % der Leukämieformen beim Kind.
- **Symptome und körperlicher Untersuchungsbefund:** Anfangs uncharakteristisch: Blässe, Müdigkeit, Appetitlosigkeit, Gewichtsverlust, Beinschmerzen, Fieber, rezidivierende Infekte. Dann in sehr unterschiedlicher Kombination oder einzeln vorkommende Blutungsneigung, Lymphknotenschwellungen (meist generalisiert), Hepatosplenomegalie, zunehmende Blässe.
- **Besondere Verlaufsformen und Komplikationen:** Häufig rheumatoide Verlaufsform mit Gelenkschmerzen, bakterielle Infektionen, Sepsis, mediastinale Tumoren, Nephromegalie, Hodentumor, Meningeosis leucaemica mit Kopfschmerz, Sehstörung, Hirnnervenparesen, Übelkeit und Erbrechen. Selten Mikulicz-Syndrom (leukämische Infiltration von Tränen- und Speicheldrüsen).

Diagnostik

- Anamnese und körperliche Untersuchung (s. o.).
- **Labor:**
  - Blutbild: Meist Neutropenie und Vorherrschen von Lymphoblasten (können in Routinelabors übersehen werden), bei 25 % Leukozytose (>30000/µl), Anämie, Thromzytopenie.
  - Zytochemie: PAS-Positivität (nicht pathognomonisch), saure Phosphatase positiv (T-ALL), Peroxidase negativ (im Gegensatz zu AML).
  - Immunologische Klassifizierung mit monoklonalen Antikörpern.
  - Leberwerte ↑, Elektrolyte, Harnsäure ↑, Kreatinin ↑, Gerinnung ↓, LDH ↑, BSG ↑.
  - Molekularbiologische Methoden zum Nachweis zytogenetischer Veränderungen in den Leukämiezellen im Blut und Knochenmark (Primärdiagnose und Therapiemonitoring einer minimal residual disease, d. h. eines mit anderen Methoden nicht erkennbaren Restbefalls in scheinbarer Remission).
  - Erregernachweis: Virologie, Bakteriologie, bei Infektionen Blutkultur, Pilznachweis.
- **Liquorpunktion:** Meningeosis leucaemica?
- **Knochenmarkbiopsie:** Blasten meist 50–95 % der Zellen (spärlich basophiles Plasma oder nacktkernige Zelle, rund, evtl. gebuchtet, lockeres, grobscholliges Chromatin, oft undeutliche Nukleolen), zytologische Klassifikation L_1–L_3 nach FAB. Zytochemische, immunologische, zytogenetische und molekularbiologische Klassifizierung.
- **Bildgebende Diagnostik:**
  - Röntgen-Thorax (evtl. Mediastinaltumor) und gezieltes Skelettröntgen (evtl. Osteolysen, submetaphysäre Aufhellungsbänder).
  - Sonographie: Splenomegalie, LK, Organinfiltrate?
- **Weitere Diagnostik:** Fallweise Knochenszintigraphie („Perthes"-ähnlicher Indikator-Speicherdefekt), Fundoskopie, CT bei speziellem Organbefall, EKG.

19.10 Akute lymphatische Leukämie (ALL)

▶ **Prognostische Risikobewertung:** „High-risk-ALL" bei Organomegalie, Thymustumor, Leukozytenwerten >25 000/μl, initialer Meningeosis, ungünstigem Therapieansprechen, ungünstiger Zytogenetik (z.B. t4;11,9;21 Translokationen oder Molekularbiologie.

Differenzialdiagnosen

▶ Infektionen mit Schwellungen des lymphoretikulären Systems (Mononucleosis infectiosa, Tuberkulose, Toxoplasmose, Zytomegalie u.a.), bakterielle Infektionen (Sepsis, Angina u.a.).
▶ Rheumatisches Fieber (s.S. 356), rheumatoide Arthritis (s.S. 357), Kollagenosen (s.S. 352).
▶ Morbus Perthes (s.S. 477), Osteomyelitis (s.S. 479), Osteosarkom (s.S. 403), Ewing-Sarkom (s.S. 404).
▶ Anämien verschiedener Genese (s.S. 360), Agranulozytosen und Panzytopenien (s.S. 369), thrombozytopenische Purpura (s.S. 377).
▶ Hepatopathien, Speicherkrankheiten, Splenomegalie anderer Genese (s.S. 159).
▶ Myeloische Leukämien (s.S. 375).
▶ Non-Hodgkin- und Hodgkin-Lymphome (s.S. 383), Neuroblastome (besonders Stadium IV) (s.S. 392).
▶ ZNS-Affektionen mit Hirndrucksymptomatik verschiedener Ursache.

Therapie

▶ Entsprechend dem Risikoindex (s.o.) und der Leukämieform werden unterschiedlich aggressive Therapieprotokolle verwendet, die an spezialisierten Zentren durchgeführt werden. Studienzentralen für multizentrische Studien sind: MH Hannover und KK Hamburg (Bundesrepublik Deutschland), St.-Anna-Kinderspital Wien (Österreich), SPOG/KK Bern (Schweiz).
▶ **Phasen einer Chemotherapie:**
  - 1. Mehrwöchige intensive Induktionstherapie mittels Polychemotherapie (z.B. Prednisolon, Vincristin, Daunorubicin, L-Asparaginase, Cyclophosphamid, Cytosinarabinosid) zur Erzielung einer Remission.
  - 2. Gleichzeitig oder anschließend Methotrexat intrathekal (eine ZNS-Bestrahlung ist nur noch in wenigen Fällen indiziert) zur Verhinderung bzw. Behandlung einer Meningeosis leucaemica.
  - 3. Konsolidierungsphase (z.B. hochdosiertes Methotrexat, Thioguanin).
  - 4. Reinduktionsphase (ähnlich der initialen Induktionstherapie).
  - 5. Dauertherapie (meist mit Methotrexat und Mercaptopurin), in der Regel für zwei Jahre, zur Beseitigung eventueller Residualabsiedlungen.
▶ Allgemeine und supportive Therapiemaßnahmen (s.S. 407).
▶ Bei Rezidiv das Chemotherapieprotokoll wechseln, ggf. allogene Knochenmarktransplantation.

Prognose

▶ Ohne Therapie ist die Prognose infaust, mit neueren Protokollen liegt die Heilungsrate im Mittel bei 80%.
▶ Prognostisch schlechte Zeichen: Zu geringe Blastenreduktion auf Prednison bzw. Blastenpersistenz nach Chemotherapie sowie Erstrezidiv innerhalb von 18 Monaten nach der Diagnosestellung.

19.11 Akute myeloische Leukämie (AML)

Grundlagen und Symptome

- **Definition:** Generalisierte, neoplastisch-proliferative, von myelopoetischen Zellen ausgehende Erkrankung.
- **Formen:** Mittels zytochemischer, immunologischer, zytogenetischer und molekularbiologischer Methoden Differenzierung in akute myeloblastische, Promyelozyten-, myelomonozytäre, Monozyten- und Erythroleukämien und megakariozytärer AML (M_7).
- **Epidemiologie:** Ca. 1 : 12 000, 16 % der Leukämieformen beim Kind.
- **Symptome und körperlicher Untersuchungsbefund:** Im Wesentlichen wie bei ALL (s. S. 373), Infiltration mit „Hyperplasie" des Zahnfleischs häufig.
- **Besondere Verlaufsformen und Komplikationen:** Angeborene Leukämie (besonders bei Morbus Down), Hautinfiltrationen bei Säuglingen, selten Chlorome (meist im Skelettbereich), Präleukämien, im Übrigen wie bei ALL.

Diagnostik und Differenzialdiagnosen

- Anamnese und körperliche Untersuchung (s. S. 373), Fundoskopie.
- **Labor:**
  - Blutbild: Meist Neutropenie mit Blasten und Promyelozyten im Ausstrich, Anämie, Thrombozytopenie.
  - Zytochemie: Peroxidasepositiv sind akute myeloblastische und myelomonozytäre Leukämien, Alpha-Naphthyl-Azetat-Esterase-positiv sind Monozytenleukämien.
  - Immunologische Differenzierung, Serumchemie, Gerinnung, Virologie, Bakteriologie, Blutkultur, Pilznachweis bei Infekten.
  - Zytogenetische und molekularbiologische Methoden (s. ALL, S. 373).
- **Biopsien/Punktionen:**
  - *Knochenmarkbiopsie:* Meist uniformes Bild von überwuchernden Myeloblasten (breiteres basophiles Plasma mit Granula, grobscholliger, vielgestaltiger Kern mit deutlichen Nukleolen, Auer-Stäbchen sind beweisend!) oder an differenzierte myeloische Vorstufen erinnernde Blasten. Zytologische Klassifikation M – M_7 nach FAB. Zytochemische, immunologische, zytogenetische und molekularbiologische Differenzierung.
  - *Liquorpunktion:* Meningeosis leucaemica?
- **Bildgebende Diagnostik:** Abdomensonographie, Röntgen-Thorax, Skelettröntgen, MRT bei speziellem Organbefall.
- **Differenzialdiagnosen:** Leukämoide Reaktion bei Neugeborenen besonders mit Morbus Down und bei septischen Prozessen. Weitere Differenzialdiagnosen wie bei ALL (s. S. 374).

Therapie und Prognose

- **Therapie:** Studienzentralen in KK Münster (Deutschland), St.-Anna-Kinderspital Wien (Österreich), SPOG/KK Bern (Schweiz). Grundsätzliches Vorgehen wie bei ALL mit ähnlichen Zytostatika (s. S. 374). Knochenmarktransplantation s. S. 406, allgemeine und supportive Maßnahmen s. S. 407.
- **Prognose:** Ohne Therapie infaust, mit neueren Protokollen Heilung bei prognostisch günstigen Risikogruppen im Mittel 60 %, mit Knochenmarktransplantation bei ungünstiger Risikogruppen ebenfalls 60 %.

19.12 Chronisch-myeloische Leukämie (CML)

Grundlagen und Symptome

- **Definition:** Unkontrollierte Wucherung von reifen myeloischen Zellen, 2% der Leukämieformen beim Kind.
- **Formen:**
  - Sog. adulter Typ bei 10- bis 15-Jährigen mit Philadelphia-Chromosom t(9;22)(q34;q11)-Translokation.
  - Der juvenile Typ (JCMML) wird zu den myeloproliferativen Syndromen gezählt (s. Differenzialdiagnosen und S. 371).
- **Epidemiologie:** Ca. 3–5% der Leukämien im Kindesalter.
- **Symptome und körperlicher Untersuchungsbefund:** Schleichender Beginn, zunehmende Blässe, ausgeprägte Splenomegalie, wechselnde Hepatomegalie.
- **Komplikationen:**
  - *Akzelerierte Phase:* Knochenschmerzen, Leukozytose >50000/µl, Thrombozytose >500000/µl, Anämie, 5% Blasten im peripheren Blut.
  - *Terminale Blastenkrise:* Umschlagen in ALL, AML, 20% Blasten im peripheren Blut, 50% im KM, extramedullärer Organbefall (meningeal, LK).

Diagnostik

- Anamnese und körperliche Untersuchung (s. o.).
- **Labor:**
  - Blutbild: Leukozyten meist >100000/µl, myeloische Vorstufen. Myeloblastenschub, auch Lymphoblastenschub möglich im terminalen Stadium.
  - Alkalische Leukozytenphosphatase ↓.
  - Nachweis eines Philadelphia-Chromosoms mit zytogenetischen und molekularbiologischen Methoden.
- **Knochenmarkbiopsie:** Hyperplasie der Myelopoese, keine Blasten (DD: ALL, AML).

Differenzialdiagnosen

- Leukämoide Reaktionen (alkalische Leukozytenphosphatase ↑).
- JCMML (s. S. 371): Leukozyten meist <100000/µl, Thrombozytopenie, kein Philadelphiachromosom, alkalische Leukozytenphosphatase nicht erniedrigt.

Therapie

- Remissionsinduktion mit Busulfan bei 80%.
- Knochenmarktransplantation (s. S. 406) nach Remission.

Prognose

- Die mittlere Überlebenszeit beträgt 3–4 Jahre, Heilungschance mit Knochenmarktransplantation bei 70%.

19.13 Thrombozytopenien und -pathien

Grundlagen und Symptome

- **Thrombozytopenien:**
  - *Definition:* Angeborene und erworbene Verminderung der Thrombozyten im Blut infolge verminderter Bildung oder vermehrten Abbaus.
  - *Formen:*
    - Angeboren (sehr selten): Fanconi-Anämie, Radiusaplasiesyndrom, Wiskott-Aldrich-Syndrom, Amegakaryozytose. Bei Neugeborenen diaplazentar übertragene AK der Mutter bei mütterlicher ITP oder AK gegen kindliche Thrombozyten.
    - Erworben (häufig): Am häufigsten: Idiopathische thrombozytopenische Purpuraformen (ITP) infolge von Autoimmunprozessen, meist während oder nach Virusinfektionen, auch bei SLE. Thrombozytopenien kommen weiterhin im Rahmen von Panzytopenien (Leukämie, aplastische Anämie, Hypersplenismus u. a.), Strahlenschäden, chemischen und medikamentösen Intoxikationen (Sulfonamide, Zytostatika u. a.), septischen Infektionen, Malignomen, disseminierter intravasaler Gerinnung und Verbrauchskoagulopathien vor.
- **Thrombozytopathien:**
  - *Definition:* Angeborene oder erworbene Störungen der Thrombozytenfunktionen.
  - *Formen:*
    - Angeboren (selten): Bernard-Soulier-Syndrom (autosomal rezessiv), Thrombasthenie Glanzmann (autosomal rezessiv), ADP-Speicherungsdefekt, Prostaglandinsynthesestörungen, Rezeptordefekte u. a.
    - Erworben (häufig): Bei Urämie, Leberzirrhose, Autoimmunkrankheiten, myeloproliferativen Krankheiten und durch Medikamente (besonders Acetylsalicylsäure, Penicillin, Dextran).
- **Epidemiologie:** Am häufigsten ITP, meist zwischen 2. und 5. Lebensjahr.
- **Symptome und körperlicher Untersuchungsbefund:**
  - Bei Thrombozytopenien erst ab Thrombozyten <20 000/µl petechiale Blutungen an Haut und Schleimhäuten, besonders an abhängigen Körperpartien (thrombozytopenischer Blutungstyp), vermehrte traumatische Hämatome, Nasenbluten (s. auch Farbtafel 14).
  - Akute postinfektiöse ITP meist 1–2 Wochen nach viralem Infekt der oberen Luftwege, Röteln, Varizellen, infektiöser Mononukleose, Zytomegalie u. a.
  - Chronische ITP (Morbus Werlhof) verläuft in ca. 10 % der Fälle mit bis zu jahrelangen Schüben (meist selbstlimitierend).
  - Symptome anderer Grundkrankheiten (Leukämie, Hypersplenismus u. a.).
- **Komplikationen:** Magen-Darm-Blutungen, Hämaturien, meningeale und andere Blutungen bis zur Unstillbarkeit.

19.13 Thrombozytopenien und -pathien

Diagnostik

- Anamnese und körperliche Untersuchung (s. o.), Rumpel-Leede-Test (s. S. 355).
- **Labor:**
  - Blutbild: Thrombozytopenie, bei Thrombozytopathien Thrombozytenzahl meist normal, Riesenplättchen bei Bernard-Soulier-Syndrom.
  - Globaler Gerinnungsstatus: Blutungszeit verlängert, Prothrombinzeit, PTT, Thrombinzeit normal (außer bei Verbrauchskoagulopathie).
  - Spezifische Gerinnungstests bei V. a. Thrombozytopathien in Spezialabors.
  - AK-Nachweis bei ITP (nur in unklaren Fällen, nicht sicher).
  - Urin: Hämaturie.
- **Knochenmarkpunktion:** Vor Beginn einer Steroidtherapie zum Ausschluss einer Leukämie. Bei ITP amegakaryozytäre Formen bzw. Megakaryozyten vermehrt.

Differenzialdiagnosen

- Koagulopathien (anderer Blutungstyp, s. S. 381).
- Vaskulitis-Syndrome (Purpura Schoenlein-Henoch u. a., s. S. 354).
- Willebrand-Erkrankung (Fehlen des Willebrandfaktors, s. S. 379).

Therapie

- Absetzen des toxischen Agens, Grundkrankheit behandeln.
- Lokale Tamponaden (z. B. Nase, kleine Wunden) und Hämostyptika, Elektrokoagulation, bei Menorrhagien Ovulationshemmer.
- Thrombozytenkonzentrate bei gefährlichen Blutungen (vorwiegend gastrointestinal und zerebral) und Thrombozytenwerten <30000/µl, bei vordringlichen Operationen oder Thrombozyten <20000/µl ohne Blutung.
- Bei Verbrauchskoagulopathie s. S. 382.
- **ITP:** Hochdosiert Immunglobulin 0,4 g/kg KG i. v. für fünf Tage oder 1,0 g/kg KG in 1 ED für 1–2 Tage. Bei Blutungen Prednisolon initial 3 mg/kg KG/24 Stunden, dann 1 mg/kg KG/d für 2–3 Wochen, wenn eine Leukämie ausgeschlossen ist. Bei fehlendem Anstieg der Thrombozyten Prednisolon weiter jeden 2. Tag 1 mg/kg KG und abhängig von der Blutungsneigung steigern. Splenektomie erst nach jahrelangem Verlauf, vorher Pneumokokkenvakzine. Bei weiterer Therapieresistenz Immunsuppressiva.

Prognose

- Selten Tod durch Verbluten. Akute ITP heilt in 50% nach 4–8 Wochen, in 90% bis nach 12 Monaten aus. Nach Splenektomie Gefahr der Postsplenektomiesepsis.
- Bei Thrombozytopathien ist die Prognose gut.

19.14 Hämophilien

Grundlagen

- **Definition und Ursache:** Angeborene Koagulopathie infolge Mangel an Gerinnungsfaktor VIII (Hämophilie A) oder IX (Hämophilie B). Beide werden X-chromosomal rezessiv vererbt (s. Abb. 90). Blutungsursache ist eine mangelnde Fibrinbildung infolge Störung des endogenen Prothrombin-Aktivator-Systems.

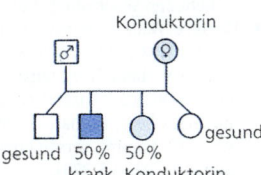

Abb. 90 Stammbaum bei Hämophilie

- **Formen und Epidemiologie:** 85% Hämophilie A (1:30000), 15% Hämophilie B (1:150000). Schweregrad je nach Restaktivität des Faktors: 0–1% schwer, 1–5% mittelschwer, 5–15% leicht, 15–35% Subhämophilie.
- **Symptome und körperlicher Untersuchungsbefund:** Ab 3.–6. Lebensmonat: „Hämophiler" Blutungstyp mit traumatischen flächenhaften Hämatomen, Suffusionen, Blutungen in tiefe Weichteile, Muskel und Gelenke bei schweren und mittelschweren Formen. Nachblutungen nach Operationen oder Traumen, Nasen- und Zahnwechselblutungen. Seltener Hämaturien und intrakranielle und intraabdominelle Blutungen mit Meläna. Leichte Blutungen sind bei Konduktorinnen möglich.
- **Komplikationen:** Hämarthrosen mit Kontrakturen, Lähmungen, Ischämie u. a. schwere Blutungen, HIV-Positivität nach Behandlung mit früheren Faktor-Konzentraten, Zytomegalie, Hepatitis (daher nur virusinaktivierte Konzentrate verwenden!), Hemmkörperhämophilie (nach Substitution AK-Bildung gegen Gerinnungsfaktor, schwere hämorrhagische Diathese).

Diagnostik

- Ananmnese und körperliche Untersuchung (s. o.).
- **Labor:**
  - Blutbild: Thrombozyten normal (außer bei kombinierten hämorrhagischen Diathesen), Blutungsanämien (s. S. 381).
  - Globaler Gerinnungsstatus bei Koagulopathie (außer Fibrinogenmangel): Blutungszeit, Thrombinzeit, Fibrinogen und Kapillarresistenz normal, PTT verlängert. Faktoren VIII oder IX ↓.

Differenzialdiagnosen

- **Willebrand-Erkrankung:**
  - Willebrand-Faktor (bildet Komplex mit Faktor VIII) vermindert, dadurch ist bei normalen Thrombozyten die Thrombozytenaggregation gestört.
  - Häufigste angeborene Gerinnungsstörung (1:30000), verschiedene Genvarianten am Chromosom 12 (Typ 1–3 mit Subtypen), autosomal dominant oder rezessiv.
  - *Symptome* wie bei Thrombozytopenie (s. S. 377).

19.14 Hämophilien

- *Diagnostik:* Wichtigster Suchtest: Blutungszeit verlängert. Bei leichten Formen durch Globaltests (PTT ↑ etc.) nicht mit Sicherheit auszuschließen. Faktor VIII ↓, Willebrand-Faktor ↓, Ristocetin-Cofaktor ↓, Thrombozytenretention ↓. Thrombozyten je nach Typ normal oder ↓.
- *Therapie:* Bei Blutung DDAVP (Vasopressin-Analogon) 0,002–0,01 E/kg KG min Dauerinfusion. Bei schweren Formen Willebrand-Faktor (1 E/kg KG i.v. hebt den Serumspiegel um 2%).

▶ **Weitere:** Andere angeborene Koagulopathien (Einzelbestimmung der Faktoren II, V, VII, X, XI, XIII. Afibrinogenämie [Faktor I] beginnt häufig mit Nabelblutungen), erworbene Koagulopathien (s. S. 381), kombinierte hämorrhagische Diathesen (DIC u. a.), Vaskulitis-Syndrome (s. S. 354), Thrombozytopenien und -pathien (s. S. 377), Hämaturie anderer Genese, Arthritis (s. S. 357), Osteomyelitis (s. S. 479), Trauma verschiedener Lokalisation ohne hämorrhagische Diathese, Tumoren, ALL (s. S. 373), AML (s. S. 375), CML (s. S. 376), bei Blutungen in M. iliopsoas Appendizitis (s. S. 264).

Therapie und Prognose

▶ Blutstillung lokal, z. B. mit Tamponade, Eisbeutel, Fibrinkleber und bei Schleimhautblutungen zusätzlich Epsilonaminokapronsäure 200 mg/kg KG p. o., dann 6-stündlich 100 mg/kg KG für 2–5 Tage (außer bei Hämaturie).
◐ *Beachte:* Bei Muskelblutungen ist ein Kompartmentsyndrom möglich!
▶ Schmerzbekämpfung.
   ◐ *Cave:* Keine Acetylsalicylsäure! Keine i. m.-Injektionen!
▶ Physiotherapie unter Substitution, nur kurzzeitige Ruhigstellung.
▶ Hepatitis-B-Schutzimpfung (s. S. 43). Bei Infektion (HIV, Hepatitis B) Jugendliche über Übertragungsgefahr bei Sexualkontakt aufklären.
▶ Eine gute interdisziplinäre Zusammenarbeit ist wichtig, enger Kontakt zu Familien bzw. Selbsthilfegruppen halten. Frühzeitige heilpädagogische Beeinflussung der Lebensführung und sorgfältige Berufsberatung.
◐ *Beachte:* Die Patienten müssen den Hämophilenpass immer mit sich führen.
▶ **Faktoren-Konzentrate** i. v. bei schweren und mittelschweren Formen: Indikationen zur Akutbehandlung sind jede stärkere Blutung und präoperative Vorbereitung. 2 IE/kg KG Faktor VIII und 1 IE/kg KG Faktor IX heben die Konzentration im Plasma um 1%. Bei leichteren Blutungen genügt ein Blutspiegel von 20% über 24–72 Stunden, bei einer mittelschweren Blutung und kleineren Operationen ca. 30% über 3–4 Tage, bei schweren Blutungen und mittleren Operationen ca. 50% über 4–14 Tage, bei großen Operationen 50–100% über 2–3 Wochen bis zur endgültigen Wundheilung. Indikation zur begrenzten Dauertherapie bei rezidivierenden Blutungen (besonders in Gelenke und Muskeln) mit 12 IE/kg KG Faktor VIII 3×/Woche bzw. 30 IE Faktor IX 1×/Woche. Training der Eltern zur selbstständigen Infusionstherapie zu Hause und auf Reisen.
▶ **Hemmkörperhämophilie** gegen Faktor VIII: Aktivierte Prothrombinkomplex-Konzentrate, rekombinanter Faktor VII a, hochdosierte Faktortherapie zur Hemmkörpersuppression.
▶ **Prognose:** Die Lebenserwartung ist bei konsequenter Therapie und ohne HIV-Infektion durchschnittlich bzw. von anderen Komplikationen abhängig.

19.15 Erworbene Koagulopathien

Grundlagen und Symptome

- **Definition:** Mangel an Gerinnungsfaktoren (besonders II, VII, IX, X, Antithrombin III).
- **Ursachen:** Leberzellschädigungen, Leberunreife der Frühgeborenen, Vitamin-K-Mangel, Kumarinbehandlung, Malabsorption (z.B. Zöliakie), Mukoviszidose, parenterale Ernährung. Zusätzlicher Mangel an Faktor I und V bei schweren Leberparenchymschädigungen.
- **Symptome und körperlicher Untersuchungsbefund:** „Hämophiler" Blutungstyp (s. S. 379) an Haut, Schleimhäuten und Weichteilen, Nachblutungen, Meläna, Symptome der Grundkrankheiten.
- Latente Blutungsneigung bei Abfall der Faktoren <40%, manifeste Blutungen meist <10%.
- **Komplikationen:** Schwere Blutverluste.

Diagnostik

- Anamnese und körperliche Untersuchung (s.o.).
- **Labor:**
  - Blutbild: Thrombozyten normal (außer bei schwerem Leberschaden), Blutungsanämien (Hb ↓, Erythrozyten ↓, Hkt ↓, Retikulozyten ↑, bei akuter Blutung normochrom).
  - Globaler Gerinnungsstatus: Meist Prothrombinzeit und PTT verlängert, evtl. Fibrinogen vermindert.
  - Gerinnungsfaktorenanalyse.
  - Bei Vitamin-K-Mangel: Koller-Test mit 5 mg Vitamin K i.m. führt zum Anstieg der Prothrombinzeit (außer bei schwerem Leberschaden).
  - Leberfunktionstests.
- Grundkrankheit abklären (s.o.).

Differenzialdiagnosen

- Angeborene Koagulopathien (s. S. 379).
- L-Asparaginase-Behandlung (Fibrinogensynthese gehemmt).
- Verbrauchskoagulopathie (s. S. 382).

Therapie und Prophylaxe

- Grundkrankheit behandeln.
- Bei Vitamin-K-Mangel: Vitamin K_1 (Konakion) 0,2 mg/kg KG i.v. bei akuter Krankheit, sonst p.o. Kontrolle des Gerinnungsstatus nach 4 Stunden.
- In Akutfällen (Hirnblutungen) Prothrombinkomplexkonzentrat. Bei Leberschäden Vorsicht vor DIC und Thrombosen, daher evtl. Fresh Frozen Plasma 10 ml/kg KG i.v.
- Vitamin-K-Prophylaxe des Neugeborenen (s. S. 206).

Prognose

- Die Prognose ist vom Therapieerfolg der Grundkrankheit abhängig.

19.16 Verbrauchskoagulopathie (DIC)

Grundlagen und Symptome

- **Definition:** Die disseminierte intravasale Gerinnung (DIC) ist eine multifaktoriell ausgelöste Aktivierung des exogenen und/oder endogenen Gerinnungssystems mit folgender Mikrothrombosierung der Blutendstrombahn und überschießendem Verbrauch an Thrombozyten und Gerinnungsfaktoren (I, V, VIII, Antithrombin III und Protein C).
- **Auslösende Ursachen:**
  - Fortgeschrittener Schock verschiedener Ursache, septische Infektionen, besonders Endotoxine gramnegativer Bakterien (Waterhouse-Friderichsen-Syndrom), Hypoxämie, Azidose, thermische Schäden, Riesenhämangiom, Promyelozytenleukämie, Nierenvenenthrombose u. a.
  - *Bei Neugeborenen:* Vorzeitige Plazentalösung, Asphyxie (s. S. 171), Mekoniumaspiration (s. S. 202), Sepsis (s. S. 214), kongenitale, zyanotische Vitien (s. S. 308), nekrotisierende Enterokolitis (s. S. 221).
- **Symptome und körperlicher Untersuchungsbefund:**
  - Blutungen vom thrombozytopenischen und hämophilen Typ, Funktionsausfall der durch Mikrothrombosierung geschädigten Organe (z. B. Leber, Nieren, Nebennieren).
  - *Sonderformen:*
    - Postinfektiöse Purpura fulminans im Anschluss an exanthematische Krankheiten (Autoantikörper gegen Protein S), großflächige Hautblutungen mit ausgedehnten Nekrosen.
    - *Waterhouse-Friderichsen-Syndrom:* Septischer Schock bei Meningokokkensepsis mit großflächigen Mikrothrombosen der Haut, intravitalen Totenflecken und Nebennierenblutung.
- **Komplikationen:** Irreversibler Schock, Verlust von Extremitäten.

Diagnostik und Differenzialdiagnosen

- Anamnese und körperliche Untersuchung (s. o.).
- **Labor:** Blutbild (Befunde je nach Grundkrankheit, Thrombozytopenie), Gerinnung (Verlängerung von PT, PTT, TZ durch Verminderung von Faktor I, II, V, VIII, XIII und Antithrombin III; Fibrinspaltprodukte erhöht), BGA, Elektrolyte, harnpflichtige Substanzen. Weitere Diagnostik nach Grundkrankheit (Bakteriologie, Leberwerte u. a.).
- **Differenzialdiagnosen:** Kombinierte erworbene hämorrhagische Diathesen anderer Art (s. S. 381), Vaskulitis-Syndrome (s. S. 354), Thromozytopenien und -pathien (s. S. 377).

Therapie und Prognose

- **Therapie:**
  - Schockbehandlung (s. S. 610), Azidosetherapie (s. S. 620), O_2-Gabe, Behandlung der Grundkrankheit (z. B. Meningitis).
  - Antithrombin III (20 IE/kg KG i. v. bzw. 1 IE/kg KG erhöht die Aktivität von AT III um 1%)
  - Low-dose-Heparinisierung mit 100 IE/kg KG i. v. über 24 Stunden (gesteigerte Thrombinbildung durchbrechen) unter TZ-Kontrolle.
  - Zufuhr gerinnungsfördernder Substanzen erst bei klinisch bedeutsamen Blutungen: Fresh Frozen Plasma (= FFP, 10 ml/kg KG i. v.), Thrombozytenkonzentrat, Fibrinogen 100 mg/kg KG.
  - Ultima ratio: Austauschtransfusion.
- **Prognose:** Die Letalität ist hoch.

20.1 Hodgkin-Lymphom (Lymphogranulomatose)

Grundlagen und Symptome

- **Definition:** Das Hodgkin-Lymphom ist eine ätiologisch ungeklärte maligne Erkrankung des lymphatischen Systems (Vorkommen im gesamten RES).
- **Epidemiologie:** Die Krankheit tritt nach dem 4. Lebensjahr, mit einem Häufigkeitsgipfel nach dem 16. Lebensjahr, auf. Knaben : Mädchen = 3 : 1.
- **Symptome und körperlicher Untersuchungsbefund:**
  - In 80% sind indolente Lymphknotenpakete („Nüsse im Sack"), meist zervikal sowie axillär, selten inguinal tastbar. Manchmal besteht eine Hepatosplenomegalie.
  - Allgemeinsymptome: Fieber (meist uncharakteristisch, selten Pel-Epstein-Kurve), Nachtschweiß, Hautjucken, Gewichtsabnahme >10%.
- **Komplikationen:** Erhöhte Infektanfälligkeit. Bei mediastinalem Befall Reizhusten und Dyspnoe, bei abdominellem Befall Bauchschmerzen.

Diagnostik

- Anamnese und körperliche Untersuchung (s. o.).
- **Labor:**
  - Blutbild (Anämie, Lymphozytose), BSG.
  - Serum: Gesamteiweiß, Elektrophorese, Leberenzyme, Kreatinin, Harnsäure ↑, LDH ↑, Elektrolyte, Eisen ↓, Kupfer ↑.
  - Serologie: EBV, Zytomegalie, Toxoplasmose u. a. zur Differenzialdiagnose.
  - Lymphozytensubpopulationen und Funktionstests: Störung der zellulären Immunität in höheren Stadien.
- **Bildgebende Diagnostik:**
  - Röntgen-Thorax: Polyzyklisch begrenzter Mediastinaltumor, fallweise CT.
  - Abdomensonographie, evtl. CT der befallenen Region → Hinweise auf intraabdominellen Befall sind fragliche oder eindeutige Vergrößerung abdomineller LK, Herde in Milz oder Leber, eindeutige Vergrößerung der Milz.
  - Fallweise Sonographie, evtl. CT anderer Organe (z. B. Hals).
- **Biopsien:**
  - Biopsie eines befallenen LK oder Organs und histologisches Grading (lymphozytenreicher, nodulär-sklerosierender Mischtyp, lymphozytenarmer Typ), Nachweis von Hodgkin- und Sternberg-Zellen.
  - Knochenmarkbiopsie (s. S. 120) zur Abklärung des Stadiums, ausgenommen bei definitivem Stadium I oder II.
- Die selektive Laparotomie wird kaum mehr durchgeführt.
- **Klinisches Staging:** Nach der Ann-Arbor-Klassifikation in Stadium I–IV entsprechend der Progression (s. Tab. 67).

Differenzialdiagnosen

- Alle Lymphadenopathien benigner und maligner Art (s. S. 120).
- Jede ungeklärte Lymphknotenschwellung erfordert nach spätestens drei Woche eine Biopsie.

20.1 Hodgkin-Lymphom (Lymphogranulomatose)

Tabelle 67 Klinische Stadieneinteilung beim Hodgkin-Lymphom (Ann-Arbor-Klassifikation, 1971)

Stadium	Kriterien
I	Befall einer einzelnen Lymphknotenregion (**I**) oder eines einzelnen extralymphatischen Organs oder Gebietes (**I$_E$**)
II	Befall von 2 oder mehr Lymphknotenregionen auf gleicher Seite des Zwerchfells (**II**) oder lokalisierter Befall extralymphatischer Organe oder Gebiete und einer oder mehrerer Lymphknotengruppen auf der gleichen Seite des Zwerchfells (**II$_E$**)
III	Befall von Lymphknotenregionen auf beiden Seiten des Zwerchfells (**III**), welcher begleitet werden kann von lokalisierten extralymphatischen Organ- und Gewebebefall (**III$_E$**) oder Milzbefall (**III$_S$**) oder beiden (**III$_{ES}$**)
IV	diffuser oder disseminierter Befall von einem oder mehreren extralymphatischen Organen oder Gebieten mit oder ohne Befall von Lymphknoten

Unterteilung der Stadien in A oder B
A: Fehlen definierter Allgemeinsymptome
B: Vorliegen von Allgemeinsymptomen: unerklärlicher Gewichtsverlust >10% in den letzten 6 Monaten, unerklärtes Fieber mit Temperaturen >38 °C, Nachtschweiß

Therapie

- Kombinierte Polychemotherapie und Radiotherapie in Abhängigkeit vom Stadium an spezialisierten Zentren. Studienzentralen KK Münster (Bundesrepublik Deutschland):
  - Beginn mit Zytostatikakombinationen (z.B. COPP-Schema: Cyclophosphamid, Oncovin, Prednisolon, Procarbazin). Weniger Spätschäden mit OPPA-Schema (Ersatz von Cyclophosphamid durch Adriamycin).
  - Anschließend 25 – 35 Gy Radiotherapie auf befallene Lymphknoten. Bei kompletter Remission evtl. Verzicht (Verhinderung von Spätschäden).
- Allgemeine und supportive Maßnahmen s. S. 120.

Prognose

- Bei Stadium I und II 95% rezidivfreie Überlebensrate über 5 Jahre.
- Bei Stadium III und IV 80% rezidivfreie Überlebensrate über 5 Jahre.

20.2 Non-Hodgkin-Lymphom (NHL)

Grundlagen und Symptome

- **Definition:** Maligne lymphoblastische Erkrankung mit früher Neigung zu leukämischer Disseminierung und ZNS-Befall (Leukämie bei >25% Blasten im Knochenmark). Erhöhte Disposition bei angeborenen und erworbenen Immundefekten.
- **Formen:** Klassifikation nach morphologischen, funktionellen und immunologischen Kriterien, z.B. Kiel-Klassifikation in niedrigmaligne und hochmaligne Lymphome. Im Kindesalter kommen fast nur hochmaligne NHL, klassifiziert in B-, Non-B- und T-NHL, vor.
- **Epidemiologie:** Inzidenz 9 : 1 Million.
- **Symptome und körperlicher Untersuchungsbefund:** Rasch wachsende, indolente, meist verbackene periphere Lymphknoten. Fallweise Dyspnoe und Zyanose bei mediastinalem Befall (meist T-NHL), Bauchschmerzen und Obstipation bei abdominellem Befall (meist B-NHL), Knochenschmerzen und Schwellungen je nach Manifestation. Allgemeinsymptome, wie subfebrile Temperaturen, Abgeschlagenheit.
- **Komplikationen:** Akutes Abdomen bei ileozäkaler Invagination, Erstickungsanfälle, Urämie, Meningeosis mit Hirndruckzeichen.

Diagnostik

- Anamnese und körperliche Untersuchung (s.o.).
- **Fundoskopie:** Hirndruckzeichen?
- **Labor:**
  - Blutbild (Anämie, leukämische Generalisation in 20%), BSG ↑.
  - Serumdiagnostik, Bakteriologie, Virologie, Immundiagnostik (wie Hodgkin-Lymphom, s.S. 383).
- **Bildgebende Diagnostik:** Röntgen des Thorax und Skelett (evtl. Szintigraphie), Sonographie des Abdomens, evtl. MRT der befallenen Region.
- **Biopsien/Punktionen:**
  - *Lymphknotenbiopsie* mit histologischer Klassifizierung (s.o.), Histologie und Zytologie aus Pleuraerguss/Aszites. Immunologische Klassifizierung in B-, T-, Non-B-NHL.
  - *Knochenmarkbiopsie:* Leukämischer Befall?
  - *Liquorpunktion:* ZNS-Befall?
- **Klinisches Staging** nach Murphy in Stadium I–IV (s.Tab. 68).

Differenzialdiagnosen

- Alle Lymphadenopathien benigner und maligner Art. Jede ungeklärte Lymphknotenschwellung erfordert nach spätestens drei Wochen eine Biopsie (Differenzialdiagnosen s.S. 81).
- Weiteres s. ALL (S. 373).

Therapie

- Abhängig vom Zelltyp und Stadium Polychemotherapie (bis zu 10 Zytostatika und ZNS-Bestrahlung, im Prinzip ähnlich wie bei Leukämien). Keine Radiotherapie auf befallene Lymphknoten. Studienzentralen für multizentrische Studien: MH Hannover (Bundesrepublik Deutschland), St.-Anna-Kinderspital Wien (Österreich), SPOG/KK Bern (Schweiz).
- *Cave:* Zellzerfallsyndrom (s.S. 408).
- Allgemeine und supportive Maßnahmen (s.S. 407).

20.2 Non-Hodgkin-Lymphom (NHL)

Tabelle 68 Stadien der Non-Hodgkin-Lymphome

Stadien	Kriterien
Stadium I	einzelne nodale/extranodale Tumoren ohne lokale Ausbreitung Ausnahme: mediastinale und/oder abdominale und/oder epidurale Lokalisation
Stadium II	mehrere nodale und/oder extranodale Tumoren auf derselben Seite des Zwerchfells mit/oder ohne lokale Ausbreitung Ausnahmen: mediastinale, ausgedehnte abdominale und/oder epidurale Lokalisation
Stadium II-R (reseziert)	abdominaler Tumor makroskopisch entfernt
Stadium II-NR (nicht reseziert)	abdominaler Tumor makroskopisch unvollständig oder nicht reseziert
Stadium III	Tumoren ober- und unterhalb des Zwerchfells, alle thorakalen (Mediastinum, Pleura, Thymus), alle epiduralen, alle ausgedehnten abdominalen Tumoren
Stadium IV	gemischter Primärbefall des Knochenmarks, ZNS und/oder Skeletts (multifokal) unabhängig von allen anderen Lokalisationen

Prognose

► Die Prognose ist von Zelltyp und Stadium abhängig: Bei Stadium I 90% rezidivfreies Überleben, im Mittel ca. 70% 5-Jahres-Heilungen. Prognostisch ungünstig sind B-Zell-Lymphome im Bauchraum, hier betragen in Stadium III/IV die 5-Jahres-Heilungen 50% (rezidivfreies Überleben).

20.3 Langerhans-Histiozytose (Histiocytosis X)

Grundlagen und Symptome

- **Definition:** Die Langerhans-Histiozytose ist eine Erkrankung mit ungehemmter histiozytärer Proliferation.
- **Formen und Symptome:**
    - *Eosinophiles Granulom* (uni- und multilokuläre Histiozytose): Oft zufällig entdeckte Knochendefekte.
    - *Morbus Hand-Schüller-Christian* (chronisch-disseminierte Histiozytose): Bei Kleinkindern Exophthalmus, multiple Knochenherde, Diabetes insipidus, chronische Granulome an Zahnfleisch, Gehörgang, Vulva u.a.
    - *Morbus Abt-Letterer-Siwe:* Bei Säuglingen und Kleinkindern Fieber, braungelbliche Hautinfiltrate, schuppend-nässende Ekzeme, Petechien, Lymphadenopathie, Hepatosplenomegalie, Knochendefekte.
- **Epidemiologie:** Inzidenz 0,4 : 100 000.
- **Komplikationen:** Diabetes insipidus, diffuse pulmonale Infiltration, Infektneigung, Frakturen, evtl. mit Querschnittparesen, Minderwuchs, Gebissdefekte, Hörstörung u.a.

Diagnostik

- Anamnese und körperliche Untersuchung (s.o.).
- **Labor:** Blutbild (Anämie und Thrombopenie bei Morbus Abt-Letterer-Siwe), Elektrolyte, Osmolalität in Harn und Serum. Bei V.a. Diabetes insipidus Vasopression-Test (s. S. 482 und 92).
- **Bildgebende Diagnostik:**
    - Skelett-Röntgen: Bei eosinophilem Granulom Knochendefekte wie „ausgestanzt", bei Morbus Hand-Schüller-Christian Landkartenschädel.
    - Eventuell MRT des Gehirns, Gesamtskelettszintigraphie.
- **Biopsien/Punktionen:**
    - Knochenmarkbiopsie bei disseminierten Formen: Evtl. Panzytopenie.
    - Bei eosinophilem Granulom histologische Sicherung durch Ausräumung.
    - Biopsie der Hautinfiltrate: Histiozytäre Infiltrate, elektronenmikroskopisch Bierbeck-Granula.

Differenzialdiagnosen

- Benigne und maligne Lymphknotenerkrankungen (s. S. 81), Leukämien (s. S. 371), chronische granulomatöse Weichteilentzündungen, Sarkome, Knochentumoren, Osteomyelitis (s. S. 479), Hirntumoren (s. S. 388), maligne Histiozytose.
- Seborrhoische Dermatitis (s. S. 581) und Ekzeme bei Morbus Abt-Letter-Siwe.
- Virusassoziiertes oder familiäres hämophagozytisches Syndrom bei Fehlen von Haut- und Knochenläsionen.

Therapie und Prognose

- **Therapie:**
    - *Lokalisierte eosinophile Granulome:* Kürettage, bei ungünstiger Lokalisation Radiotherapie 6–10 Gy.
    - *Disseminierte und progrediente Formen:* Chemotherapie (verschiedene Protokolle, z.B. mit Prednisolon, Vincristin, 6-Mercaptopurin, Methotrexat, evtl. VP-16). Studienzentrale St.-Anna-Kinderspital Wien (Österreich). Bei Diabetes insipidus s. S. 482.
- **Prognose:** Die Prognose ist bei solitären Knochenläsionen durchweg gut, im Übrigen im Mittel 70% Heilungen, bei Kindern unter drei Jahren 50%.

20.4 Hirntumoren

Grundlagen und Symptome

- **Definition:** Intrakraniell gelegene heterogene Gruppe von Tumoren unterschiedlicher Malignität.
- **Formen:** Gliome (meist Astrozytom, 48%), Medulloblastome (17%), Ependymome (13%), Kraniopharyngeome (6%), Pinealome/Dysgerminome (6%), Teratome/Dermoide (6%), Meningeome, Hypophysenadenome u.a.
- **Lokalisation:** 2/3 der Hirntumoren liegen infratentoriell (Medulloblastome, Astrozytome u.a.), 1/3 supratentoriell (Kraniopharyngeome, Großhirnhemisphärentumoren, Optikusgliome, Pinealistumoren u.a.).
- **Epidemiologie:** Größte Tumorgruppe beim Kind (20%), Häufigkeit ca. 1:3000, alle Altersgruppen sind betroffen, auch konnatal vorkommend.

Tabelle 69 Lokalisation und Symptome von Hirntumoren (modifiziert nach Illing, Spranger)

Lokalisation	Symptome	Tumorart
infratentoriell (überwiegend Kleinhirn)	früh Hirndruckzeichen, muskuläre Hypotonie, Ataxie, Intentionstremor, Dysdiadochokinese und andere Bewegungsstörungen, evtl. Nystagmus (oft horizontal), skandierende Sprache	Medulloblastom, Kleinhirnastrozytom, Ependymom
Hirnstamm (Pons, Medulla oblongata, 4. Ventrikel, Mittelhirn)	Hirndruckzeichen eher später, alternierende Hemiplegie (Hirnnervenlähmung auf Tumorseite, spastische Extremitätenparese auf Gegenseite), je nach Hirnnervengruppe von oben nach unten Augenmuskellähmungen, Gesichtslähmungen, Schluckstörungen; Hypo-/Hyperkinese/Ataxie; Verstimmungen, Depression	Astrozytom, diffuse Gliome, seltener andere
Dienzephalon (Hypothalamus, Chiasma)	Gesichtsfeldausfälle, Störungen der Wasser- und Temperaturregulation, Gedeih- und Wachstumsstörung, Schlafstörungen	Astrozytom, Kraniopharyngeom, Hypophysenadenom
supratentoriell (Großhirn, Seitenventrikel, Meningen)	Arm/Gesichtsbetonte kontralaterale Hemiparese, primär fokale Epilepsie, psychoorganische Störungen, kontralaterale sensible Ausfälle, Gesichtsfeldausfälle (homonym im kontralateralen Gesichtsfeld), Sprachstörungen	Astrozytom, primitiver neuroektodermaler Tumor (PNET), Meningeom, selten andere; in den Ventrikeln Ependymom, Plexuspapillom; selten andere

20.4 Hirntumoren

- **Symptome und körperlicher Untersuchungsbefund:** Häufig als erstes Kopfschmerzen und Krampfanfälle. Weitere Symptome: Hirndruckzeichen (Kopfschmerzen, morgendliches Nüchternerbrechen [!], Berührungsempfindlichkeit, Gefühlslabilität, Bewusstseinstrübung, Sehstörung, Bell-Phänomen [s. S. 440], Abduzens-, Fazialisparese), neurologische Herdsymptome je nach Lokalisation (s. Tab. 69), evtl. neurohormonale Störungen, ggf. dienzephales Abmagerungssyndrom.
- **Komplikationen:** Koma, Abtropfmetastasen in das Rückenmark, Hirnstammeinklemmung (s. S. 643), Atemlähmung.

Diagnostik

- Anamnese und körperliche Untersuchung einschließlich komplettem neurologischem Status (s. S. 86): Herdsymptome, Hirnnervenausfälle, Meningismus u. a. Hirndruckzeichen (s. o.)?
- **Fundoskopie:** Stauungspapille?
- **Labor:**
  - Hormonstatus bei Befall von Hypophyse und Dienzephalon.
  - Tumormarker: α_1-Fetoprotein, β-HCG bei Keimzelltumoren.
- **EEG:** Herdzeichen bei Großhirntumoren.
- **Bildgebende Diagnostik:**
  - Schädelröntgen (a.p. und seitlich): Gelegentlich vermehrte Impressionen, klaffende Nähte, Sellaausweitung, ggf. Verkalkungen.
  - Schädelsonographie besonders bei offener Fontanelle oder durch Nähte.
  - MRT (CT) des Schädels mit Kontrastmittel (s. Abb. 91).

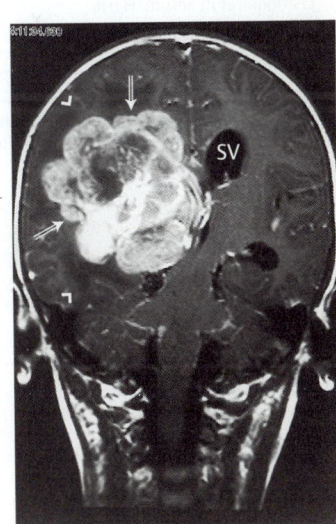

Abb. 91 MRT des Neurokraniums bei Hirntumor: In koronarer Schnittführung ist der riesige Hirntumor (⇒, Ependymoblastom) mit Kompression des Seitenventrikels (SV) und Mittellinienverschiebung sowie Infiltration der ipsilateralen Großhirnhemisphäre mit kollateralem Ödem (>) dargestellt

20.4 Hirntumoren

- **Biopsien/Punktionen:**
  - Liquor (Lumbalpunktion nur bei fehlendem Hirndruck!): Evtl. Tumorzellen.
  - Diagnost erst durch die Histologie. Bei inoperablen Tumoren stereotaktische Tumorbiopsie.

Differenzialdiagnosen

- Hirnblutungen (s. S. 196), Hirnabszesse, chronische Meningitis (s. S. 550), Hydrozephalus (s. S. 426), SSPE (nach Masern, s. S. 540).

Therapie

- Wenn möglich, primäre Radikaloperation mit mikroneurochirurgischen und Laser-Methoden, fallweise Gamma-Knife. Sonst multimodales Vorgehen mit zytostatischer und/oder radiologischer Vorbehandlung und Sekundäroperation an spezialisierten Zentren (Studienzentrale KK Graz [Österreich]).
  - Chemotherapie (z. B. CCNU, BCNU, Vincristin, Procarbazin, Cisplatin, hochdosiertes und intrathekales Methotrexat): Empfindlich sind Medulloblastome, Ependymome und Pinealoblastome.
  - Radiotherapie mit Linearbeschleuniger oder mit Telekobalt (die maximale Gesamtdosis beträgt 50–60 Gy in 7–8 Wochen, bei Kindern unter 4 Jahren nur 40 Gy): Empfindlich sind u. a. Medulloblastome, Ependymome, Kraniopharyngeome, Pinealome.
- Symptomatische Hirndruckbehandlung (s. S. 646), evtl. Liquorshunt-Operation (Vorsicht bei tumorkontaminiertem Liquor).
- Hormonsubstitution nach Kraniopharyngeomtherapie mit Adiuretin, Cortisol, HGH u. a. je nach Hormonausfall. Exakte Flüssigkeits- und Elektrolytkontrolle, Osmolalität in Serum, Harn.
- Supportive Therapie s. S. 407.

Prognose

- Nach 8 Jahren leben noch 40 % der Patienten mit Medulloblastom, 75 % mit Astrozytom, ca. 10 % mit Hirnstammtumor, 70–80 % mit Kraniopharyngeom.
- Je älter die Kinder bei der Diagnosestellung sind, desto besser ist ihre Prognose.

20.5 Retinoblastom

Grundlagen und Symptome
- **Definition:** Das Retinoblastom ist ein maligner neuroektodermaler Tumor der Netzhaut, in 60% tritt er unilateral, in 40% bilateral auf.
- **Epidemiologie:** Altersgipfel bei unilateralem Tumor zwei Jahre, bei bilateralem Tumor ein Jahr; familiäres Auftreten in 5–10% (autosomal dominant, in 2% Deletion am Chromosom 13). Inzidenz 1 : 18000.
- **Symptome und körperlicher Untersuchungsbefund:** Gelblichweißer Reflex hinter der Pupille mit Visusverlust („amaurotisches Katzenauge"), Strabismus, entzündetes, schmerzendes Auge.
- **Komplikationen:** Protrusio bulbi, Visusverlust, Glaukom, Infiltration des Subarachnoidalraums und des ZNS, hämatogene Metastasierung (Knochenmark, Leber u.a.), Neigung zu Sekundärmalignomen (Osteosarkom, Pinealom u.a.).

Diagnostik
- Anamnese und körperliche Untersuchung (s.o.).
- Ophthalmologische Untersuchungen (Augenspiegel, Spaltlampe).
- Labor: Blutbild (evtl. Anämie im fortgeschrittenen Stadium).
- Schädel-Röntgen, Schädel- und Abdomensonographie, Schädel-MRT (CT), evtl. Knochenszintigraphie.
- Klinische Stadieneinteilung nach Reese in Stadium I–V (nach solitären bzw. multiplen Tumoren und Tumorgröße).
- Die Diagnose wird histologisch gestellt.
- Knochenmarkbiopsie: Metastasierung?
- Liquorpunktion: Infiltration?

Differenzialdiagnosen
- **Andere Tumoren:** Rhabdomyosarkom (s.S. 397), Neuroblastom (s.S. 392), Optikusgliom, Angiom, AML (s.S. 375).
- **Andere Krankheiten:** Fehlbildungen des Auges, Phakomatosen, Entzündungen des Auges, Katarakte, Blutungen, retrolentale Fibroplasie, Netzhautablösung, Toxocara canis Granulom (s.S. 565).

Therapie
- **Unilateraler Tumor:** Enukleation, evtl. nur Kryo- oder Lichtkoagulation.
- **Bilateraler Tumor** (meist asymmetrisch): Enukleation des schlechteren Auges, am besseren Auge evtl. Kryo- oder Lichtkoagulation. Bei extraokulärer Ausdehnung Radiotherapie 35 Gy, bei weiterer Ausdehnung und Fernmetastasen Polychemotherapie (z.B. Oncovin, Actinomycin D, Methotrexat).
- Genetische Beratung (40% Risiko bei positiver Familienanamnese).

Prognose
- Langzeitheilung im Mittel in 85%, ungünstige Prognose bei Fernmetastasen.
- In 5% folgt ein kontralateraler Tumor, Sekundärmalignome treten besonders bei Behandlung bilateraler Tumoren in bis zu 20% auf.
- Unbehandelt führt der Tumor frühzeitig zum Tod.

20.6 Neuroblastom

Grundlagen und Symptome

- **Definition:** Das Neuroblastom ist ein maligner Tumor embryonaler Bauart, der von Vorläuferzellen des sympathischen Nervengewebes ausgeht.
- **Formen:** Unterschiedliche Ausreifungsgrade (histologisches Grading), selten Reifung zum Ganglioneurom; das Ganglioneuroblastom enthält Ganglioneurom-, Neuroblastomanteile und je nach Typ Zwischenstufen.
- **Lokalisation:** Vorwiegend Nebennierenmark und sympathischer Grenzstrang vom Kopf bis ins Becken (60% intraabdominell, 15% intrathorakal, selten multilokulär).
- **Epidemiologie:** Zwei Drittel bei Kindern unter 4 Jahren, selten familiär und kongenital vorkommend. Häufigster solider Tumor des Kindesalters außerhalb des ZNS.
- **Symptome und körperlicher Untersuchungsbefund:**
  - *Abhängig von der Lokalisation:* Tast- bzw. sichtbarer derber Abdominaltumor; mediastinaler Tumor oft als Zufallsbefund bzw. mit Stridor, Husten, Horner-Syndrom (Exophthalmus, Miosis, Ptosis); zervikale Lymphknotenschwellungen; Querschnittssymptome bei sanduhrförmigem Einwachsen in den Wirbelkanal.
  - *Allgemeinsymptome* (fortgeschrittenes Stadium): Blässe, Gewichtsabnahme, Fieber, persistierende Durchfälle, paraneoplastisches Syndrom durch VIP (vasoaktives intestinales Polypeptid), infantile myoklonische Enzephalopathie (dancing eyes and feet).
- **Metastasierung:** Neuroblastome metastasieren frühzeitig in Knochen (mit diffusen [wie rheumatischen] Knochenschmerzen, bei Schädelbefall typische orbitale Ekchymose und Protrusio bulbi) sowie in Leber und Lymphknoten, selten in die Lunge. Bei Säuglingen oft isolierte Metastasen (Stadium IV S) in Leber (Riesenleber, Typ Pepper), multiple Hautinfiltrationen (Typ Smith) oder Knochenmark (Typ Hutchinson).

Diagnostik

- Anamnese und körperliche Untersuchung (s. o.).
- **Labor:**
  - Blutbild (normochrome Anämie), BSG in fortgeschrittenem Stadium ↑.
  - Serum: Harnstoff, Kreatinin, Leberwerte, Ferritin ↑, neuronspezifische Enolase ↑, Harnsäure.
  - 24-Stunden-Urin: Katecholaminmetaboliten, vorwiegend Erhöhung der Vanillinmandelsäure und Homovanillinsäure, selten nur Dopamin.
  - Früherkennung mit Neuroblastom-Screening (Harn auf Filterpapier): Messung von Homovanillin- und Vanillinmandelsäure.
- **Biopsie/Operation/Punktion:**
  - Knochenmarkpunktion: Fallweise Pseudorosetten.
  - Histologie (Operation): Histochemisch neuronspezifische Enolase positiv, Malignitätsgrade (nach Hughes).
  - Chromosomen der Tumorzellen: Häufig Deletion am kurzen Arm des Chromosom 1 (1p-). Gentechnologie: Häufig N-Myc-Amplifikation nachweisbar.
  - Bei neurologischer Symptomatik Lumbalpunktion.
- **Bildgebende Diagnostik** (Befunde je nach Lokalisation des Tumors):
  - Röntgen-Thorax a.p. und seitl.: Tumor im hinteren oberen Mediastinum.
  - Abdomen: Sonographie (s. Abb. 92), Röntgen, MRT (CT): Häufig Verkalkungen im Tumor, sanduhrförmiges Einwachsen in den Spinalkanal.

20.6 Neuroblastom

- I.v.-Pyelogramm: Verdrängung des nicht deformierten Nierenbeckenkelchsystems, Abflussstörung.
- Skelettröntgen: „Mottenfraß"-Bilder.
- Knochenszintigraphie, Szintigramm mit ^{131}Jod-Metajodbenzylguanidin (^{131}J-MIBG) zum Tumornachweis.
- Bei neurologischer Symptomatik CT der Wirbelsäule.

▶ **Klinisches Staging** (gemäß INSS) je nach Progression in Stadium I–IV bzw. Stadium IV S (s. Tab. 70).

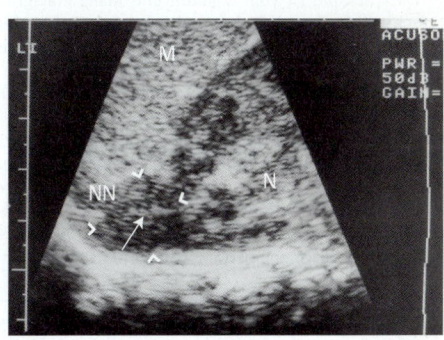

Abb. 92 Neuroblastom der linken Nebenniere: Sonographischer Längsschnitt durch die linke Flanke; Darstellung einer inhomogenen, polygonal konfigurierten, mäßig echoarmen Raumforderung (><) mit kleinfleckig echoreichen Arealen (→) im Bereich der linken Nebenniere (NN), entsprechend einem Neuroblastom (N = Niere; M = Milz)

Tabelle 70 Stadieneinteilung des Neuroblastoms nach INSS (gekürzt) (Internationales Neuroblastom-Stadien-System)

Stadien	Kriterien
Stadium I	lokalisierter Tumor mit makroskopisch kompletter Resektion (mit oder ohne mikroskopische Residuen); ipsilaterale nicht am Tumor haftende Lymphknoten ohne Tumorzellen
Stadium IIA	unilateraler lokalisierter Tumor mit makroskopisch inkompletter Resektion; ipsilaterale nicht am Tumor haftende Lymphknoten ohne Tumorzellen
Stadium IIB	lokalisierter makroskopisch komplett oder inkomplett resezierter Tumor; ipsilaterale Lymphknoten mit, kontralaterale ohne Tumorzellen
Stadium III	nicht resezierbarer Tumor, überschreitet infiltrierend Mittellinie, mit und ohne regionalem Lymphknotenbefall oder lokalisierter unilateraler Tumor mit kontralateralem Lymphknotenbefall oder Mittellinientumor, nicht resezierbar, bilateral infiltrierend oder Lymphknotenbefall
Stadium IV	Tumor mit Fernabsiedelungen in Lymphknoten, Knochen, Knochenmark, Leber und anderen Organen (außer wie bei IVS)
Stadium IVS	lokalisierter Primärtumor mit Fernabsiedelungen nur in Haut, Leber und/oder Knochenmark, nur bei Säuglingen

20.6 Neuroblastom

Differenzialdiagnosen

- Wilms-Tumor (s. S. 395), retroperitoneales Teratom (s. S. 399), Hepatoblastom (s. S. 402), Phäochromozytom, AML (s. S. 375).
- Rheumatoide Erkrankungen, besonders Morbus Still (s. S. 358).
- Andere Erkrankungen mit persistierenden Durchfällen (s. S. 146).
- Ataxien und Opsomyoklonien anderer Art.

Therapie

- Die Therapie ist vom Stadium und Malignitätsgrad abhängig. Es gibt unterschiedliche Protokolle mit multimodalem Einsatz von Operation, Radiotherapie und Chemotherapie (meist Cyclophosphamid, Vincristin, Adriamycin, DTIC, Cisplatin, VM26 und VP16). Studienzentralen befinden sich in Köln (Bundesrepublik Deutschland), St.-Anna-Kinderspital Wien (Österreich), SPOG/KK Bern (Schweiz).
- Bei disseminierten Formen Knochenmarktransplantation (s. S. 406).
- Bei Säuglingen unter drei Monaten ist eine Spontanremission möglich, daher zuwarten, evtl. Cyclophosphamid und Vincristin in niedriger Dosis geben.
- Allgemeine und supportive Maßnahmen (s. S. 407), besonders bei Komplikationen.
- Verlaufskontrollen mit Katecholaminbestimmungen aus dem Harn.

Prognose

- Langzeitheilungen von Stadium I–IV 100%–30% (IV S ca. 70%).

20.7 Wilms-Tumor (Nephroblastom)

Grundlagen und Symptome

- **Definition:** Der Wilms-Tumor ist ein hochmaligner embryonaler Mischtumor (Nephroblastom) der Niere. Er kommt selten familiär und konnatal vor, eine genetische Determinierung besteht nach der 2-Mutationen-Theorie.
- **Formen:** Vom klassischen Wilms-Tumor mit unterschiedlichen Malignitätsgraden lassen sich andere Nephroblastomformen abgrenzen: Kongenitale mesoblastische (gutartig), fetale rhabdomyomatöse, rhabdomyosarkomatöse Nephroblastome mit tastbarer Schwellung (bösartig).
- **Epidemiologie:** 85% der Nephroblastome treten im Vorschulalter auf.
- **Symptome und körperlicher Untersuchungsbefund:** Meist schmerzloser Abdominaltumor (zunehmender Bauchumfang! Vorsichtig palpieren!), seltener Hämaturie, später Gewichtsabnahme, Bauchschmerzen, Obstipation. Beim klassischen Wilms-Tumor in 10% Fehlbildungen: Aniridie, Hemihypertrophie, EMG-Syndrom u.a.
- **Metastasierung:** Lymphknoten, hämatogen über V. renalis, V. cava in Lunge, Leber, Knochen, Gehirn.

Diagnostik

- Anamnese und körperliche Untersuchung (*vorsichtige* Palpation), Blutdruck.
- **Labor:**
    - Blutbild (Anämie), BSG ↑, Kreatinin, Harnstoff.
    - Harn: Evtl. Hämaturie, Tumorzellen.
- **Bildgebende Diagnostik:**
    - Sonographie (Hydronephrose, s. Abb. 93), MRT (CT) des Abdomens.
    - I.v.-Pyelogramm: Meist bizarre Verformung, evtl. Erweiterung des Nierenbeckens, manchmal verzögerte Ausscheidung, auch stumme Niere, großer Nierenschatten.
    - Bei V.a. Einbruch in die V. renalis: Kavographie.

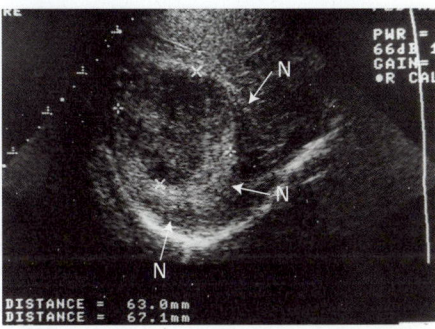

Abb. 93 Wilms-Tumor: Sonographie des rechten Oberbauchs, Querschnitt: Darstellung des TU (++), umgeben von der die pseudokapsuläre Struktur konfigurierenden, komprimierten Restniere (N →)

20.7 Wilms-Tumor (Nephroblastom)

- Röntgen-Thorax und CT der Lunge.
- Szintigraphie (Skelett, Leber).
- ▶ **Biopsie/Operation:**
  - Knochenmarkbiopsie: Tumorzellen?
  - Histologie mit Malignitätsgrading (Materialgewinnung bei Operation, keine vorherige Biopsie).
- ▶ **Klinische Stadieneinteilung** entsprechend der Progression (nach National-Wilms-Tumor-Study) oder nach SIOP in Stadium I–V (s. Tab. 71).

Tabelle 71 Stadieneinteilung des Wilms-Tumor nach SIOP (gekürzt)

Stadien	Kriterien
Stadium I	Tumor auf die Niere beschränkt und vollständig entfernt (intakte Kapsel, keine Biopsie, höchstens Infiltration in Nierenbecken)
Stadium II	Tumorausdehnung über die Niere hinaus, jedoch vollständig entfernt (Kapsel durchbrochen, Lymphknotenmetastasen, Einbruch in Gefäße, Ureter, Peritoneum)
Stadium III	unvollständige Tumorentfernung bei Fehlen hämatogener Metastasen (Biopsie vor Entfernung, Tumorruptur vor oder bei Operation, Metastasen in Peritoneum und nicht regionalen paraortalen Lymphknoten, Tumorthrombus in V. cava)
Stadium IV	Fernmetastasen besonders in Lunge, Leber, Knochen, Gehirn
Stadium V	Bilaterales Nephroblastom

Differenzialdiagnosen

- ▶ Neuroblastom (s. S. 392), Teratom (s. S. 399), Hypernephrom, Nierensarkom u. a. retroperitoneale Tumoren.
- ▶ Nierenzysten, polyzystische Nieren, Hydronephrose (s. S. 409).

Therapie

- ▶ Abhängig vom Stadium gibt es unterschiedliche Protokolle mit multimodalem Einsatz von Operation, Radiotherapie und Chemotherapie (meist Actinomycin D, Vincristin, Adriamycin u. a.).
  - Primäre Chemotherapie und anschließende Tumornephrektomie, anschließende Bestrahlung abhängig von Stadium, Histologie und Alter des Kindes. Studienzentralen: Uni Homburg/Saar (Bundesrepublik Deutschland), St.-Anna-Kinderspital Wien (Österreich), SPOG/KK Bern (Schweiz).
  - Lungenbestrahlung mit 12–15 Gy bei disseminierten Metastasen.
- ▶ Blutdruckkontrollen, allgemeine und supportive Maßnahmen (s. S. 407).

Prognose

- ▶ Langzeitheilungen von Stadium I–IV 100%–50%, bei rezidivfreiem Überleben über 2 Jahre post operationen ist eine Dauerheilung wahrscheinlich.

20.8 Rhabdomyosarkom

Grundlagen und Symptome

- **Definition:** Rhabdomyosarkome sind Weichteilsarkome von embryonaler Bauart. Selten treten sie familiär und kongenital auf.
- **Lokalisation:** 1/3 in der Orbita, 1/4 im übrigen Kopfbereich (Nase, Pharynx, Mittelohr), 1/4 im Urogenitalbereich und an Extremitäten und Stamm.
- **Formen** (histologische Einteilung): Pleomorphe, embryonale, alveoläre und botryoide Rhabdomyosarkome.
- **Epidemiologie:** Zwei Erkrankungsgipfel: 3.–5. und 13.–18. Lebensjahr. Häufigster Weichteiltumor bei Kindern.
- **Symptome und körperlicher Untersuchungsbefund:** Sehr variabel je nach Lokalisation: Exophthalmus, Bulbusverlagerung, verlegte Nasenatmung, Kieferschwellung, Hörstörung, Weichteilschwellungen verschiedener Lokalisation, Hämaturie, Dysurie, Vaginal-„Polyp", Vaginalblutungen u. a.
- **Metastasierung:** Penetration in das Schädelinnere mit neurologischer Symptomatik bzw. in die Beckenorgane; Fernmetastasen (hämatogen und lymphogen) in Lunge und Knochen.

Diagnostik

- Anamnese und körperliche Untersuchung (s. o.).
- **Labor:**
  - Blutbild, Serum (Leber- und Nierenfunktion, Harnsäure).
  - Harn: Hämaturie, Tumorzellen?
- **Bildgebende Diagnostik:**
  - Röntgen je nach Lokalisation: Schädel, i. v.-Pyelogramm, Thorax.
  - MRT (CT) je nach Lokalisation: Schädel, Becken u. a.
  - Szintigramm: Metastasierung in Skelett oder Leber?
- Evtl. gynäkologischer Status, Zystoskopie, HNO-Status u. a.
- **Biopsie/Operation:**
  - Knochenmarkbiopsie: Tumorzellen?
  - Tumor (Operation): Histologie und Enzymhistochemie (Desmin positiv).
- **Klinische Stadieneinteilung** je nach Progression in Stadium I–IV nach Intergroup Rhabdomyosarcoma Study (s. Tab. 72) oder nach Cooperative Weichteilsarkomstudie.

Tabelle 72 Stadieneinteilung des Rhabdomyosarkoms (nach Intergroup Rhabdomyosarcoma Study)

Stadien	Kriterien
Stadium I	Tumor komplett entfernt (makroskopisch und mikroskopisch), regionale Lymphknoten nicht befallen
Stadium IIA	Tumor makroskopisch entfernt, mikroskopische Reste, regionale Lymphknoten nicht befallen
Stadium IIB	Tumor makroskopisch entfernt, mikroskopisch frei oder noch Tumorreste vorhanden, regionale Lymphknoten befallen und entfernt
Stadium III	inkomplette Resektion mit makroskopischen Tumorresten, mit oder ohne regionalen Lymphknotenbefall; maligner Erguss in einer unmittelbar dem Tumor benachbarten Körperhöhle vorhanden
Stadium IV	Fernmetastasen bei Erkrankungbeginn nachweisbar (einschließlich Lymphknotenmetastasen jenseits der regionalen Stationen)

20.8 Rhabdomyosarkom

Differenzialdiagnosen
- Andere benigne und maligne Weichteiltumoren (Lipome, Fibrome, Fibrosarkome u.a.).
- Retinoblastom (s.S. 391), Neuroblastom (s.S. 392), Leukämie (s.S. 371), Osteosarkom (s.S. 403).
- Entzündungen (Otitis, Osteomyelitis, Zystitis u.a.).
- Vaginalblutungen anderer Genese (gynäkologische Abklärung).

Therapie
- Abhängig von Lokalisation und Stadium gibt es unterschiedliche Protokolle mit multimodalem Einsatz von Operation, Radiotherapie und Chemotherapie (meist Vincristin, Cyclophosphamid, Adriamycin, Actinomycin D, Cisplatin, Ifosphamid u.a.). Studienzentralen: Olga-Hospital Stuttgart (Bundesrepublik Deutschland), St.-Anna-Kinderspital Wien (Österreich), SPOG/KK Bern (Schweiz).
- Allgemeine und supportive Maßnahmen (s.S. 407).

Prognose
- Langzeitheilungen von Stadium I–IV 80%–20%.
- Schlecht ist die Prognose bei großen Tumoren und früher Metastasierung.

20.9 Teratome

Grundlagen und Symptome

- **Definition:** Benigne und maligne Keimzelltumoren dysontogenetischen Ursprungs mit Anteilen aller drei Keimblätter.
- **Formen:** Benigne Teratome verschiedener Reifegrade und maligne Teratome ohne und mit embryonalem Karzinom oder Dottersacktumor. Sakrokokzygeale Tumoren (Steißbeinteratome) sind bei Geburt nuss- bis kindskopfgroß, enthalten solide und zystische Anteile und sind zunächst immer gutartig, entarten aber rasch maligne (nach 3 Monaten $2/3$ maligne!).
- **Lokalisation:** Ca. 50% sakrokokzygeal, 20% im Ovar, seltener in Mediastinum, Hoden, Retroperitoneum, ZNS.
- **Symptome und körperlicher Untersuchungsbefund:** Je nach Lokalisation sichtbarer derber Tumor, meistens im Steißbereich (präsakrale Anteile, daher ist die rektale Untersuchung wichtig), Bauchschmerzen, tastbarer Bauchtumor, Atemobstruktionen u. a.
- **Metastasierung:** Lymphknoten, Lunge, Leber, Knochen.

Diagnostik

- Anamnese und körperliche Untersuchung einschließlich rektaler Untersuchung (s. o., bei Neugeborenen auch zum Ausschluss einer Analatresie).
- **Labor:** Blutbild (Anämie im fortgeschrittenem Stadium). Tumormarker für Malignität (Serum) sind β-HCG und $α_1$-Fetoprotein (korreliert mit Dottersackanteilen).
- **Bildgebende Diagnostik:** Röntgen-Thorax (Mediastinaltumor?), Sonographie des Abdomens, MRT (CT), Skelettszintigraphie, evtl. Angiographie. Beim Neugeborenen reicht zur Operationsplanung die Sonographie
- Klinisches Staging bei gonadalen Tumoren (s. S. 401).
- Histologie aus dem Tumor bei Operation.

Differenzialdiagnosen

- Sakrale Meningozele (s. S. 429).
- Andere gonadale Tumoren (s. S. 400).
- Andere mediastinale Tumoren (Lymphom, Neuroblastom, Thymom). Teratom und Dermoidzysten liegen im vorderen Mediastinum.

Therapie

- Operation bei gutartigem und lokalisiertem Teratom. Steißbeinteratome des Neugeborenen sofort chirurgisch versorgen!
- Bei malignen Teratomen in Abhängigkeit vom Ausbreitungsgrad multimodaler Einsatz von Operation und Chemotherapie (meist Vincristin, Bleomycin, Adriamycin, Actinomycin D, Cyclophosphamid und Cisplatin u. a.).
- Strahlentherapie ist weniger wirksam.
- Allgemeine und supportive Maßnahmen (s. S. 407).
- Verlaufskontrollen mit Tumormarkern (s. Labor).

Prognose

- Langzeitheilungen kommen je nach Malignität und Ausbreitungsgrad in 100% – 70% vor.

20.10 Gonadentumoren

Grundlagen und Symptome

- **Definition:** Gutartige und maligne Tumoren der Ovarien und der Hoden. Ein erhöhtes Malignomrisiko besteht in dysgenetischen Gonaden oder maldeszendierten Hoden.
- **Formen:**
  - *Ovarialtumoren:* Benigne Zysten und Teratome, maligne Teratome, Dottersacktumoren, embryonale Karzinome, Choriokarzinome, Granulosazelltumoren und Thekazelltumoren (hormonell aktiv), Arrhenoblastome u. a.
  - *Hodentumoren:* Benigne und maligne Teratome, Dysgerminome, embryonale Karzinome, Choriokarzinome, Leydig-Zell-Tumoren (hormonell aktiv), Androblastome, Sertoli-Zell-Tumoren u. a.
- **Epidemiologie:** Inzidenz ca. 4 : 1 Million.
- **Symptome und körperlicher Untersuchungsbefund:**
  - *Ovarialtumoren:* Bauchschmerzen (heftig bei Stieldrehung), tastbarer Tumor (rektaler Befund!), evtl. Pubertas praecox bei hormonell aktiven Tumoren und evtl. bei Ovarialzysten.
  - *Hodentumoren:* Sicht- und tastbare, meist schmerzlose derbe Schwellung, Pseudopubertas praecox bei Leydig-Zell-Tumor.
- **Metastasierung:** Lymphknoten, Lunge, Leber u. a., vor allem bei Dysgerminom und embryonalem Karzinom.

Diagnostik

- Anamnese und körperliche Untersuchung (s. o.).
- **Labor:**
  - Blutbild, Serum (Leber- und Nierenparameter, Harnsäure).
  - Harn: Infekt?
  - α_1-Fetoprotein und β-HCG (s. Teratom, S. 399).
  - Sexualhormonanalysen: Vermehrte Androgen- bzw. Östrogenausscheidung bei hormonaktiven Tumoren.
- **Bildgebende Diagnostik:** Sonographie, MRT (CT) des Abdomens, ggf. i. v.-Pyelogramm.
- **Histologische Differenzierung** aus Tumorgewebe nach Operation.
- **Klinische Stadieneinteilung** der Ovarialtumoren nach FIGO (Féderation Internationale de Gynécologie et dObstétrique) in Stadium I–IV (s. Tab. 73), der Hodentumoren (s. Tab. 74).

Differenzialdiagnosen

- **Ovarialtumoren:** Adnexitis, Stieldrehungen, Appendizitis (s. S. 264), andere Tumoren im kleinen Becken (Rhabdomyosarkome u. a.).
- **Hodentumoren:** Orchitis, Hydrozele (s. S. 263), Hodentorsion (s. S. 263), Leukämie.

Therapie

- Je nach Tumorart und Progression gibt es unterschiedliche Protokolle mit multimodalem Einsatz von Operation (Salpingoovarektomie bzw. Orchidektomie), Radiotherapie und Polychemotherapie (z. B. Bleomycin, Vinblastin, Adriamycin, Cyclophosphamid, Methotrexat, Cisplatin, VP 16, Ifosfamid). Teratom (s. S. 399).
- Allgemeine und supportive Maßnahmen (s. S. 407).

20.10 Gonadentumoren

Prognose

- Langzeitheilung je nach Stadium und Tumor in 85% – 0%.

Tabelle 73 Stadieneinteilung der Ovarialtumoren nach FIGO (gekürzt)

Stadien	Kriterien
Stadium I	Tumor auf Ovarien begrenzt
Stadium Ia	Tumor auf ein Ovar begrenzt, Kapsel intakt
Stadium Ib	Tumor auf beide Ovarien begrenzt, Kapsel intakt
Stadium Ic	Tumor auf ein oder beide Ovarien begrenzt, Kapselruptur, Tumor an Ovaroberfläche, Tumorzellen in Aszites
Stadium II	Tumorbefall eines oder beider Ovarien in pelviner Ausbreitung
Stadium IIa	Ausbreitung oder Implantat nur an Uterus oder Tuben
Stadium IIb	Ausbreitung auf andere Beckenorgane
Stadium IIc	Ausbreitung im Becken, Tumorzellen in Aszites
Stadium III	Tumorbefall der Ovarien mit Peritonealmetastasen außerhalb des Beckens und/oder regionalen Lymphknotenmetastasen
Stadium IIIa	mikroskopisch Peritonealmetastasen außerhalb des Beckens
Stadium IIIb	makroskopisch Peritonealmetastasen bis 2 cm
Stadium IIIc	Peritonealmetastasen >2 cm oder regionale Lymphknotenmetastasen
Stadium IV	Fernmetastasen (außer Peritonealmetastasen)

Tabelle 74 Stadieneinteilung der Hodentumoren (gekürzt)

Stadien	Kriterien
Stadium I	keine Metastasen
Stadium Ia	Tumor auf Hoden und Nebenorgane beschränkt
Stadium Ib	Tumor mit Infiltration des Samenstranges oder in kryptorchem Hoden
Stadium Ic	Tumor infiltriert Skrotalhaut oder transskrotale Operation bzw. Biopsie
Stadium II	Lymphknotenmetastasen innerhalb des Zwerchfells
Stadium IIa	alle Lymphknoten >2 cm
Stadium IIb	mindestens ein Lymphknoten 2–5 cm
Stadium IIc	retroperitoneale Lymphknoten >5 cm
Stadium IId	palpabler, abdomineller oder fixierter inguinaler Tumor
Stadium III	mediastinale und/oder supraklavikuläre Lymphknotenmetastasen
Stadium IIIa	mediastinale und/oder supraklavikuläre Lymphknotenmetastasen ohne Fernmetastasen
Stadium IIIb	Fernmetastasen nur in Lunge (<5 Knoten pro Lunge <2 cm)
Stadium IIIc	>5 Knoten in Lunge oder 1 Knoten >2 cm
Stadium IV	generalisiert: Metastasen in Leber, Knochen, ZNS oder persistierende positive Tumormarker

20.11 Hepatoblastom

Grundlagen und Symptome

- **Definition:** Das Hepatoblastom ist ein maligner epithelialer Lebertumor embryonaler Bauart.
- **Formen:** Epithelialer und epithelial-mesenchymaler Typ.
- **Epidemiologie:** Vorwiegend in den ersten drei Lebensjahren. Inzidenz 1,6 : 1 Mio.
- **Symptome und körperlicher Untersuchungsbefund:** Meist zufällig auffallende, große, derbe Leber, Vorwölbung des Abdomens, Appetitlosigkeit, Erbrechen evtl. Pseudopubertas praecox infolge HCG-Produktion.
- **Metastasierung:** Lymphknoten, Lunge, Knochen.

Diagnostik

- Anamnese und körperliche Untersuchung (s. o.).
- **Labor:**
  - Blutbild: Gelegentlich Polyglobulie (paraneoplastisch) und Thrombozytose.
  - Serum: Leberwerte (meist normal), häufig Hyperkalzämie, Hypophosphatämie, Hyperglykämie. Fallweise β-HCG und Testosteron ↑.
  - α_1-Fetoprotein (α_1-FP) ↑; Verlaufskontrollen!
- **Bildgebende Diagnostik:**
  - Sonographie, MRT (CT) der Leber, MRT-Angiographie, evtl. Kavographie. Die Gefäßversorgung ist für die Operationsstrategie essenziell.
  - Thorax- und Skelettröntgen.
- **Histologie** des Tumors bei der Operation zur Diagnosesicherung, eventuell nur biochemisch (α_1-FP).
- Klinische Stadieneinteilung I–IV je nach Progression.

Differenzialdiagnosen

- **Andere Lebertumoren:**
  - Benigne: Adenome, Hämangiome, infantiles Hämangioendotheliom.
  - Maligne: Hepatozelluläres Karzinom, Mesenchymom, Sarkom, Angiosarkom u. a.
  - Metastasen: Besonders Neuroblastom (Typ Pepper, s. S. 392), Wilms-Tumor (s. S. 395), Rhabdomyosarkom (s. S. 397), Histiocytosis X (s. S. 387) u. a.
- Speicherkrankheiten, kongenitale Fibrose, Abszess, Lebervenenthrombose.

Therapie

- Präoperative Chemotherapie oder primäre Resektion bei wahrscheinlicher Operabilität und Nachbehandlung mit Polychemotherapie (z. B. Ifosfamid, Cisplatin, Adriamycin u. a.). Evtl. Versuch der Tumorverkleinerung mittels selektiver intraarterieller Perfusion mit Zytostatika und anschließender Operation (erweiterte Resektion bis 4/5 des Lebergewebes möglich infolge Nachbildung der Leber auf normale Größe).
- Postoperative Komplikationen: Gerinnungsstörungen, Hypoglykämie, Hypoproteinämie u. a.

Prognose

- Langzeitüberleben ca. 70%.

20.12 Osteosarkom

Grundlagen und Symptome

- **Definition:** Maligne Tumoren der Knochenzellen, sie entstehen vorwiegend an den Metaphysen der langen Röhrenknochen.
- **Formen:** Osteoblastische, osteoklastische, chondroblastische und fibroblastische Tumorformen.
- **Epidemiologie:** Meist im 2. Lebensjahrzehnt. Häufigster Knochentumor bei Kindern >12 Jahren.
- **Symptome und körperlicher Untersuchungsbefund:** In Wochen bis Monaten entstehende, häufig schmerzhafte (häufig nachts) Schwellungen an entsprechender Knochenpartie, oft nach geringem Trauma entdeckt. Die Haut über der Schwellung kann ödematös, gerötet oder livide verfärbt sein, Functio laesa möglich.
- **Metastasierung:** Hämatogen vorwiegend in die Lungen, übriges Skelett.

Diagnostik

- Anamnese und körperliche Untersuchung (s.o.).
- **Labor:** Im Blutbild oft Leukozytose, BSG oft ↑, Kalzium und Phosphat meist normal, alkalische Phosphatase ↑ = ungünstige Prognose.
- **Bildgebende Diagnostik:**
    - Skelettröntgen (2 Ebenen): Kortikalis und Mark befallen, Kontinuitätsunterbrechung der Kortikalis, Periost erscheint meist abgehoben und gegen Weichteile hin durchgewachsen. Osteoklastische neben osteoblastischen Zonen, evtl. Spikulabildung, kalkdichte Muster in den Weichteilgeweben (Sonnenstrahlenphänomen).
    - CT, MRT, Angiographie zur Feststellung der intramedullären Ausdehnung.
    - Metastasensuche: Gesamtskelettszintigraphie (erhöhter Speicherfaktor), Röntgen-Thorax, Thorax-CT.
- **Offene Knochenbiopsie** (durch chirurgischen Experten): Histologie: Osteoidnachweis entscheidend.
    - *Beachte:* Lokalisation des Hautschnitts.

Differenzialdiagnosen

- Benigne Knochentumoren: Osteochondrom, Zysten, Fibrome u.a.
- Andere maligne Tumoren: Chondrosarkom, Fibrosarkom, Ewing-Sarkom (s. S. 404), Langerhans-Zell-Tumor (s. S. 387), Metastasen.
- Fibröse Dysplasie, Hyperparathyreoidismus (s. S. 488), Exostosen, Traumen (Kallus), Osteomyelitis (s. S. 479), Myositis ossificans.

Therapie und Prognose

- **Therapie:**
    - Primäre Chemotherapie (Kombinationen mit Vincristin, Ifosfamid, Adriamycin, hochdosiert Methotrexat und nachfolgender Leukovorin-Rescue, Cisplatin u.a.). Entsprechend der histologischen Devitalisierung Einteilung in verschiedene Risikogruppen. Studienzentrale in KK Münster (Deutschland).
    - Operation: Wenn möglich Extremitäten erhaltende En-bloc-Resektion mit Endoprothesen, Umkehrplastik u.a. Resektion von Lungenmetastasen.
    - Allgemeine und supportive Maßnahmen (s. S. 407).
- **Prognose:** Langzeitüberleben in 50%–75%. Schlechte Prognose bei primär großem Tumor und schlechtem Ansprechen auf präoperative Chemotherapie.

20.13 Ewing-Sarkom

Grundlagen und Symptome

- **Definition:** Hochmalignes Rundzellsarkom (ausgehend vom Bindegewebe des Knochenmarks), das vorwiegend im Skelettsystem auftritt.
- **Lokalisation:** An allen Skelettteilen möglich, 2/3 an unterer Extremität und Beckengürtel, vor allem Diaphysen langer Röhrenknochen und flache Knochen (z.B. Skapula, Rippen).
- **Epidemiologie:** Besonders Schulkinder (10–15 Jahre). Inzidenz 3:1 Mio.
- **Symptome und körperlicher Untersuchungsbefund:** Wochen- bis monatelange Beschwerden mit meist intermittierend schmerzhaften Schwellungen an entsprechenden Knochenpartien, Functio laesa der angrenzenden Gelenke, gelegentlich Fieber.
- **Metastasierung:** Hämatogen vorwiegend in die Lunge, auch Lymphknoten, Knochenmark, Leber, ZNS.

Diagnostik

- Anamnese und körperliche Untersuchung (s.o.).
- **Labor:**
  - Blutbild (oft Anämie und Leukozytose), BSG meist ↑.
  - Serum: Fallweise Erhöhung von Kalzium, Phosphat, alkalischer Phosphatase, Leberwerten, Nierenfunktionswerten, Harnsäure.
  - Molekularbiologischer Nachweis der Translokation 11;22 (EWS-Fly-1-Gen).
- **Bildgebende Diagnostik:**
  - Skelettröntgen (in 2 Ebenen): Vorwiegend osteolytische Läsionen, zwiebelschalenartige periostale Reaktionen und Mottenfraßdestruktionen.
  - CT des Skeletts und des Thorax, evtl. MRT.
  - Ganzkörperskelettszintigraphie, Angiographie.
- **Biopsien/Punktionen:**
  - Offene Knochenbiopsie (durch Experten): Histologisch „kleine runde blaue Zellen", immunologischer Nachweis des MIC-2-Antigens (HBA-79).
  - *Beachte:* Lokalisation des Hautschnitts, wichtig wegen der für die Reparation notwendigen Unversehrtheit gewisser Hautpartien.
  - Knochenmarkbiopsie (unabhängig von der Tumorlokalisation): Metastasierung?
  - Liquorpunktion.

Differenzialdiagnosen

- Leukämien (s. S. 371), maligne Lymphome (s. S. 383), Osteosarkom (s. S. 403), Chondrosarkom (s. S. 403), Fibrosarkom, Askin-Tumor, Metastasen (besonders Neuroblastom), Osteomyelitis (s. S. 479), Trauma.

Therapie und Prognose

- **Therapie:**
  - Kombinierter Einsatz von Chemotherapie (Kombinationen von Vincristin, Actinomycin D, Cyclophosphamid, Adriamycin, Ifosfamid u.a.) und Radiotherapie bis maximale Tumorreduktion, dann möglichst Radikaloperation (evtl. En-bloc-Resektion mit Endoprothesen). Bestrahlung von Lungenmetastasen. Studienzentrale: KK Münster (Bundesrepublik Deutschland).
  - Allgemeine und supportive Maßnahmen (s. S. 407).
- **Prognose:** Die Größe des Primärtumors und das Ausmaß der Metastasierung bestimmen die Prognose. Langzeitheilungen im Mittel ca. 60%.

20.14 Malignomtherapie: Grundlagen und Möglichkeiten

Grundlagen
- Die Malignombehandlung sollte nur durch Experten im interdisziplinären Team durchgeführt werden. Kinder, Eltern, Schwestern und Ärzte bilden eine Gemeinschaft, die durch Lehrer, Psychologen, Geistliche und Therapeuten unterstützt wird. Das ärztliche Expertenteam besteht im engeren aus Kinderonkologen, Chirurgen, Radiologen, Radiotherapeuten und Pathologen. Enger Kontakt muss bestehen zum Hausarzt, zu einschlägigen Laboratorien, zur Transfusionsmedizin, Mikrobiologie und verschiedenen Konsiliarii.
- Die meisten multizentrischen prospektiven randomisierten Studien erarbeiten Therapieprotokolle, richten sich individuell nach Art und Stadium des Malignoms. Tumoren erhalten vorwiegend eine multimodale Therapie, die aus Operation, Radiotherapie und Polychemotherapie besteht. Aktuelle Therapieschemata werden von den Gesellschaften und Arbeitsgruppen für pädiatrische Onkologie und Hämatologie erarbeitet.
- Insgesamt sind 60–70% der Malignome beim Kind heilbar.

Operation
- Die Radikaloperation ist bei lokalisierten Tumoren prognostisch am effektivsten, in fortgeschrittenen Stadien kann nach Chemotherapie die Second-look-Operation inklusive Metastasenentfernung erfolgreich sein.
- Verstümmelnde Eingriffe können oft nicht vermieden werden.

Radiotherapie
- Die Bestrahlungsplanung wird mittels computergesteuerten Berechnungen festgelegt. Angewandt werden Telekobaltstrahlen, Betatron und Linearbeschleuniger.
- Bei strahlensensiblen Tumoren erfolgt der Einsatz primär kurativ, wenn möglich gemeinsam mit Chemotherapie und Chirurgie.
- Bei akuten Leukämien wird heute nur noch selten eine prophylaktische Schädelbestrahlung durchgeführt.
- Mögliche Nebenwirkungen: Erbrechen, Enteritiden, Schleimhautulzera, Dermatitiden, Wachstumsstörungen und Knochenmarksschäden. 6–7 Wochen nach Schädelbestrahlungen kann das Apathiesyndrom (Lethargie, Spielunlust, vermehrtes Schlafen, Fieber, Appetitlosigkeit) auftreten.

Chemotherapie
- Meist kombinierter Einsatz der Zytostatika je nach Tumorempfindlichkeit. Etwa 30 wirksame Substanzen sind im Einsatz.
- **Nebenwirkungen:** Sind die Regel, vor allem im Magen-Darm-Trakt (Übelkeit, Erbrechen, Schleimhautulzera), an der Haut (Haarausfall) und im Knochenmark (Myelosuppression), da die möglichst vollständige Vernichtung der Malignomzellen angestrebt wird. Dennoch zielt die Therapie auf die Vermeidung irreversibler Schäden bei optimalem Effekt hin. Spezifische Nebenwirkungen einiger Substanzen s. Tab. 75.
- **Anwendung:** Zubereitung der Injektionen und Infusionen unter Laminar air flow, Schutzmaßnahmen für das Personal beachten (Handschuhe, Mundschutz, Mantel). Paravasate vermeiden mit Hilfe sicherer intravasaler Lage der Verweilkanüle bzw. Dauer-Verweilkatheter-Systeme bevorzugen (Broviac/Hickman oder Port-A-Cath).

20.14 Malignomtherapie: Grundlagen und Möglichkeiten

Tabelle 75 Spezifische Nebenwirkungen einiger Chemotherapeutika

Chemotherapeutika	Nebenwirkungen
Kortikosteroide	Cushing-Syndrom, gastrointestinale Ulzera, Hypertonie, Osteoporose, Depression oder Euphorie, Natriumretention, Kaliumverlust u. a.
Vincristin	periphere Neuropathie, Obstipation, evtl. Ileus, Krämpfe
Adriamycin, Daunorubicin	Kardiotoxizität akut und chronisch
Cyclophosphamid	hämorrhagische Zystitis, Tubulopathien, Schädigung der Spermatogenese
Ifosfamid	besonders Nephrotoxizität, Neurotoxizität
Actinomycin D	Leberschäden (z. B. veno-occlusive disease), besonders starke gastroinestinale Störungen
Methotrexat	Mukositis, Dermatitis, (Lichtexposition) Leber- und Nierenschäden, Enzephalopathien, Pneumonitis (bes. nach hochdosierter Therapie)
Cytosin-Arabinosid	besonders Schleimhautschäden, Darmwandnekrosen, Leberschäden, Erytheme, Fieber, rheumatoide Beschwerden
VP 16 (Etoposid)	Anaphylaxie, Hypotonie, periphere Neuropathie, Cholestase
L-Asparaginase	Allergien (Erythem, Bronchospasmus, anaphylaktischer Schock), Leber- und Pankreasschäden, Gerinnungsstörungen, Enzephalopathie

Knochenmarktransplantation

- **Indikationen:** Eine Knochenmarktransplantation kommt bei prognostisch von vornherein ungünstigen Malignomen in Frage: Aplastische Anämie, ALL, AML, CML, myeloproliferative Erkrankungen, Non-Hodgkin-Lymphome im Stadium III und IV, Tumorrezidive.
- **Formen:**
  - Allogen mit HLA-identischem Spendermark (25% Kompatibilität der Geschwister, geringere Chance bei Nichtverwandten über Fremdspenderbanken).
  - Autolog mit Knochenmark oder peripheren Stammzellen des Patienten nach der 1. Remission, evtl. in-vitro-Behandlung mit Antikörpern oder Zytostatika und Kryopräservierung.
- **Durchführung:**
  - Vorbereitung (Konditionierung) des Patienten mit Cyclophosphamid-Chemotherapie und/oder Ganzkörperbestrahlung zur Zerstörung der malignen Zellen im Knochenmark sowie der Zerstörung des Immunsystems zur Vermeidung der Transplantatabstoßung.
  - Mehrfache Knochenmarkpunktion des Spenders in Vollnarkose, das Knochenmark wird den Patienten intravenös verabreicht. Die Stammzellen siedeln sich in der Knochenmark-Matrix, Milz und Leber an und bilden dort neue Blutbildungsherde.
  - Oder Gewinnung der Stammzellen aus dem peripheren Blut des Spenders durch vorhergehende Zytokin-Mobilisierung und nachfolgende Separation mittels Aphorese (Zellseparator). Wird in zunehmendem Maße der Knochenmark-Entnahme vorgezogen.

20.14 Malignomtherapie: Grundlagen und Möglichkeiten

- **Komplikationen:**
  - Lebensgefährliche Infektionen, deswegen den Patienten in sterilen, aseptischen Einheiten unterbringen, Antibiotikaprophylaxe und -therapie (s. Supportivtherapie, unten).
  - Graft-versus-Host-Reaktion: Prophylaxe mit Cyclosporin A.

Hyperthermie

- Sie wird vorwiegend als zellinaktivierender Zusatzeffekt bei Radio- oder Chemotherapie eingesetzt.
- Sie kann als Ganzkörperhyperthermie (bis 42,5 °C) oder als lokoregionale Hyperthermie (bis 45,5 °C) angewandt werden.

Schmerztherapie

- Siehe S. 18.

Supportivmaßnahmen

- **Lebensführung:** Soweit möglich „normales" Leben mit Kindergarten, Schule, Sport, Beruf anstreben. Möglichst kurze stationäre Aufenthalte mit Elternbegleitung bei kleinen Kindern. Psychische Betreuung von Kind und Familie in Krisensituationen und als Sterbehilfe.
- **Ernährung:** Keine spezielle Diät, sondern ausgewogene vitamin- und eiweißreiche Kost. Bei Dystrophie oder Schleimhautschäden Zusatzernährung mit nährstoffdefinierten Formuladiäten oder parenteraler Zusatzernährung.
- **Übelkeit und Erbrechen:** Bereits als Prophylaxe im Rahmen von zytostatischen Regimen Ondasetron (Zofran) 5 mg/m^2 KO als Kurzinfusion vor der Chemotherapie, dann 4 mg alle 8 Stunden oral (während der Chemotherapieblöcke).
- **Infektionsprophylaxe** (besonders bei Neutropenien < 1000/µl):
  - Mund-, Schleimhaut- und Afterpflege mit Betaisodonaspülungen, Lippenpflege mit Aciclovirsalbe gegen Herpesviren.
  - Darmdekontamination zur Vermeidung einer Sepsis durch Escherichia coli, Enterokokken oder Pseudomonaden mit Colistin 100 000 IE/kg KG/d p. o. in 3–4 Einzeldosen.
  - Nystatin 2–6 ml p. o. 3–4×/d zur Prophylaxe von Pilzinfektionen.
  - Aciclovir 15 mg/kg KG/d p. o. gegen Herpesviren.
  - Sulfamethoxazol 5 mg/kg KG/d oder Co-trimoxazol p. o. gegen Pneumocystis-carinii-Infektionen.
  - Bei Varizellenkontakt Aciclovir und Varizellen-Hyperimmunglobulin.
- **Impfungen:**
  - Keine Lebendimpfungen (s. S. 41) bei Immunsuppression.
  - Bei Exposition ist die Hepatitis-B- oder Varizellenimpfung angezeigt.
  - Impfung der Geschwister und Angehörigen gegen Varizellen.
  - Bei Infektionskontakt entsprechendes Hyperimmunglobulin verabreichen.
- **Diagnostik und Therapie von Infektionen:**
  - Sepsisgefahr bei Fieber > 38 °C und Neutropenie < 500/µl.
  - Suche nach Infektionsherd und Erreger durch Blut- und Stuhlkulturen, Uricult, Abstriche Nasen-Rachen-Raum, infizierten Haut- oder Schleimhautdefekten, AK-Titer gegen Viren und Pilze, Röntgen-Thorax (s. S. 67).
  - Zunächst empirische Therapie mit einem Breitspektrumantibiotikum, z. B. Imipenem (Zienam 80 mg/kg KG/d i. v. in 3–4 Einzeldosen), Weiterbehandlung je nach Erreger und Antibiogramm.

20.14 Malignomtherapie: Grundlagen und Möglichkeiten

- Bei persistierendem Fieber V. a. Pilzinfektion, Therapie mit liposomalem Amphotericin B i. v. (Dosierung s. S. 570).
- Bei Varizellen und Herpes simplex/zoster Aciclovir 30 mg/kg KG/d in 3 Dosen i. v.
- Bei CMV-Infektionen Hyperimmunglobulin und Ganciclovir 10 mg/kg KG/d in 2 Dosen.

▶ **Blutersatz:**
- Alle Blutprodukte wegen Gefahr der Graft-versus-Host-Reaktion bestrahlen.
- Gewaschene Erythrozytenkonzentrate bei Hb < 7 g/dl geben; Thrombozytenkonzentrate bei Thrombozyten < 10 000/µl und Blutungsneigung.
- Granulozytenkoloniestimulierende Faktoren (GCSF) werden in zunehmendem Maße bereits als Prophylaxe und Therapie gegen Neutropenie eingesetzt (z. B. Neupogen 5 µg/kg KG i. v.).

▶ **Akutes Zellzerfallsyndrom:**
- Hyperurikämie mit Gefahr einer Harnsäurenephropathie, vor allem bei großen Tumormassen und ALL zu Anfang der Therapie.
- Vorbeugend wird bereits vor Therapiebeginn Allopurinol 10 mg/kg KG in 2–3 Dosen gegeben, 3000–5000 ml/m² KO/d Flüssigkeit zugeführt und der Harn mit Natriumbikarbonat alkalisiert.
  - *Cave:* Hyperkaliämie!
- Bei fortschreitender Oligurie bis Anurie Einsatz von Diuretika (s. S. 334), bei Therapieresistenz Hämodialyse.

21.1 Fehlbildungen des Harntrakts und des Genitale

Grundlagen und Symptome

- **Epidemiologie:** Angeborene Fehlbildungen kommen bei 3% aller Neugeborenen vor und machen 30% aller polygen vererbten Malformationen aus. Familiäre Häufung.
- **Fehlbildungen der Nieren:**
  - Ein- oder beidseitige Agenesie (Oligohydramnion, Potter-Gesicht), Hypoplasie oder Dysplasie, Lageanomalien, Verschmelzungsnieren (z. B. Hufeisennieren), Doppelnieren, Zysten.
  - Polyzystische Nierenerkrankung: Autosomal rezessiver (infantiler) Typ, autosomal dominanter (adulter) Typ, juvenile Nephronophthise.
- **Fehlbildungen der ableitenden Harnwege und des Genitale:**
  - Stenosen der Ureteren und der Urethra, Ureterabgangsstenose (s. Abb. 96), Megaureter, Ureterozele mit Ureterostiumstenose, ektope Uretereinmündung, Urethralklappen bei Knaben.
  - Vesikoureteraler Reflux (= VUR, s. Abb. 94 und Abb. 95).
  - Blasenekstrophie, Prune-belly-Syndrom, Urachusfistel.
  - *Genitalanomalien:* Hypospadie (Korrektur ist nicht vordringlich), intersexuelles Genitale (s. S. 498).
- **Symptome und körperlicher Untersuchungsbefund:** Vielfach ist ein Harnwegsinfekt der erste Hinweis, teilweise unspezifische oder lokalisierte Bauchschmerzen, Fieber, Erbrechen, Enuresis, tastbarer Tumor, schlechtes Gedeihen, Kleinwuchs, Zeichen der Niereninsuffizienz, äußere Fehlbildungen, evtl. Bluthochdruck, aber auch ohne Symptome.
- **Komplikationen:** Refluxnephropathie, pyelonephritische Schrumpfniere, Urolithiasis, Hypertonie, Niereninsuffizienz.

Diagnostik

- Anamnese und klinische Untersuchung (s. o.).
- **Labor** (vgl. S. 83 ff.):
  - Nierenfunktionsuntersuchungen (s. S. 85).
  - Harn: Menge, spezifisches Gewicht, Chemie und Sediment (ausführlich s. S. 83).
- **Sonographie:**
  - *Indikationen:* Intrauterine Frühdiagnose im Rahmen der Schwangerschaftsuntersuchungen und nach der Geburt bei jedem klinischen Verdacht, vor allem bei jedem Harnwegsinfekt.
  - *Befunde:*
    - Bei Agenesie, Dystopie, Hufeisenniere: Leere Nierenloge.
    - Bei Hypoplasie und juveniler Nephronophthise: Kleine Niere (DD: Chronische Glomerulonephritis [GN] ,Pyelonephritis [PN]).
    - Bei Doppel-, Verschmelzungs- und polyzystischen Nieren: Große Niere, (DD: Akute GN, Pyelonephritis, Tumor, akutes Nierenversagen).
    - Bei ampullärem Nierenbecken, vesikoureteralem Reflux III°, Megaureter: Aufweitung des Nierenbeckens (DD: Zentrale Zysten, Diurese).
    - Bei polyzystischen Nieren, juveniler Nephronophthise, -dysplasie: Parenchymsaum verschmälert oder verbreitert (DD: Akutes Nierenversagen, chronische GN, PN).
  - *Stauung der Nierenbecken:*
    - Grad I: Kelchgruppe gestaut, aber differenzierbar.
    - Grad II: Kelchgruppen nicht mehr sicher voneinander differenzierbar.
    - Grad III: Hydronephrose (Spätstadium „Sackniere") (s. Abb. 97).

21.1 Fehlbildungen des Harntrakts und des Genitale

➤ **Weitere bildgebende Verfahren:**
  - *I.v.-Pyelographie:* Verlagerung, schwache Darstellung (polyzystische Nieren), oder Dysplasien des Nierenbeckens.
  - *Miktionszystourethrogramm (MCU):* Vor allem Beurteilung des vesikoureteralen Refluxes (Gradeinteilung s. Abb. 94) und Erkennung einer infravesikalen Obstruktion.
  - *Nierenisotopenuntersuchungen:* Statisch und dynamisch; Feststellung von Narben, der seitengetrennten Funktion und der Abflussverhältnisse bei Stenosen.
➤ **Zystoskopie:** Nachweis z. B. von Golflochostien bei vesikoureteralem Reflux.

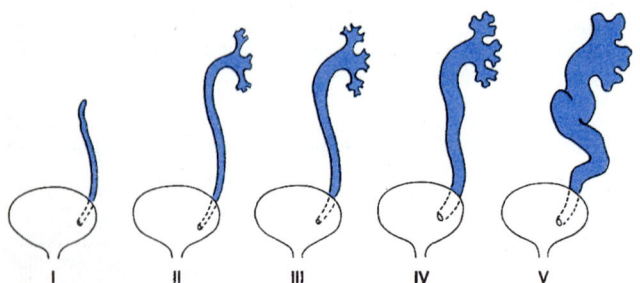

Abb. 94 Radiologische Gradeinteilung des vesikoureteralen Refluxes: Internationale Klassifikation, nach K.H. Niessen: Stadium I–V richtet sich nach der Intensität des Kontrastmittelrefluxes

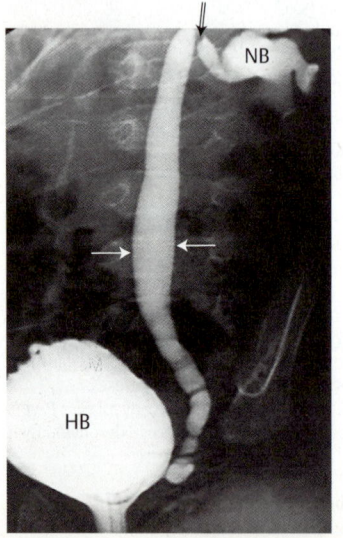

Abb. 95 Blasenröntgen (MCU) im seitlichen Strahlengang bei VUR IV: Kontrastmittelübertritt aus der durch Katheterismus aufgefüllten Harnblase (HB) in den refluierenden, etwas hypoton-weiten Ureter (→); der VUR reicht bis über einen Kink (⇒) am ureteropelvinen Übergang und bringt ein deutlich ektatisch-ampullär konfiguriertes Nierenbecken (NB) zur Darstellung, auch die Kelche des kaudalen Nierenanteils sind nicht zart (sekundäre, partiell obstruktive Abgangsstörung am ureteropelvinen Übergang?)

21.1 Fehlbildungen des Harntrakts und des Genitale

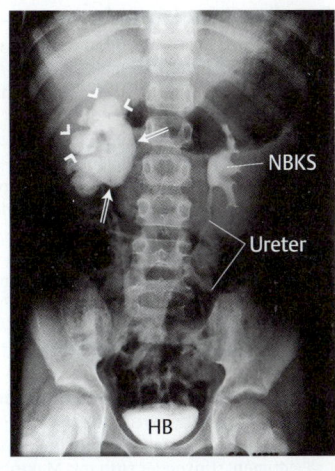

Abb. 96 Ureterabgangsstenose: 15-Minuten-Bild nach Kontrastmittelapplikation bei i.v.-Pyelographie mit Darstellung eines unauffälligen Nierenbeckenkelchsystems (NBKS) und zarten Ureters bei unauffälligen Parenchymverhältnissen links; Dilatation der etwas plumen Kelche (><), jedoch nur geringe Parenchymverschmälerung der rechten Niere mit kugelig großem Nierenbecken (⇒) und Abbruch der KM-Darstellung am ureteropelvinen Übergang, im Sinne einer Ureterabgangsstenose; HB = Harnblase

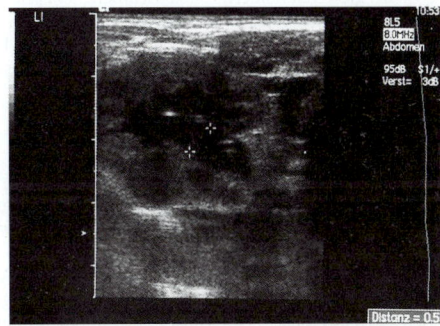

Abb. 97 Sonographie der Niere bei Hydronephrose: Querschnitt durch den Hilus der linken Niere, das mäßig distendierte Nierenbecken (++) ist leicht erkennbar

Differenzialdiagnosen

- Zystitis (s. S. 412) mit sekundärem Reflux, primäre Urolithiasis (s. S. 420), Tumor (s. S. 395).

Therapie

- Harnwegsinfektionen behandeln (s. S. 413). Antibiotische Prophylaxe nach Rezidiv eines Harnwegsinfekts oder Fehlbildung mit $1/3$ Dosis über mind. 6 Monate (s. S. 413).
- Entlastung eines Harnrückstaus durch Katheterismus oder Pyelo- bzw. Ureterostomien.
- Operative Rekonstruktionen, z.B. bei konstantem Reflux ab Grad III–IV (s. Abb. 94). Postoperative Kontrolluntersuchungen mit Sonographie, Miktionsurogramm in vierteljährlichem Abstand.
- Evtl. Dialyse bzw. Nierentransplantation.

21.2 Harnwegsinfektionen

Grundlagen und Symptome

- **Definition:** Obligat ist die Bakteriurie, meist kombiniert mit lokalen oder allgemeinen Entzündungszeichen.
- **Formen:** Urethritis, Zystitis, Pyelonephritis.
- **Pathogenese:** Multifaktoriell:
  - Anatomische Besonderheit der kurzen Harnröhre bei Mädchen mit Keimaszension, Keiminvasion über Lymph- und Blutweg, Abflussstörungen bei Fehlbildung, vesikoureteraler Reflux, Motilitätsstörungen.
  - Bakterieneigenschaften mit besonderer Oberflächenaffinität zu Harntraktepithel.
  - Begünstigende Faktoren: Hohe Östrogenspiegel, verminderte bakterizide Schleimhautfaktoren, allgemeine Immunschwäche, Dauerkatheter.
- **Erreger:** 80% Escherichia coli, 10% Proteusarten, Enterokokken, Klebsiellen, Pseudomonas, Pilze u.a.
- **Epidemiologie:** 5% aller Mädchen und 1% aller Jungen haben mindestens einmal einen Harnwegsinfektion.
- **Symptome und körperlicher Untersuchungsbefund:**
  - Meist uncharakteristisches Fieber, Erbrechen, Dyspepsie, Gedeihstörung.
  - Bei Neugeborenen und Säuglingen zusätzlich Durchfälle, aufgetriebenes Abdomen, stinkender Urin mit Makrohämaturie.
  - Bei größeren Kindern Flankenschmerz bei Pyelonephritis; Dysurie, Pollakisurie, Enuresis bei Zystitis.
- **Komplikationen:** Pyelonephritische Narben (25% bei Erstdiagnose nach dem 1. Lebensjahr), Schrumpfniere, Bluthochdruck, Urosepsis des Säuglings (meist mit Ikterus).

Diagnostik

- **Basisdiagnostik:**
  - Anamnese und körperliche Untersuchung (s.o.).
  - Blutbild (Leukozytose), CRP (erhöht?), Harnstoff und Kreatinin (erhöht?).
  - Harnstatus mit Kammerzählung, Bakteriennachweis (s.u.).
  - Sonographie.
- **Folgende Kriterien sind maßgeblich für weiteres Vorgehen:**
  - *Harnwegsinfektion verifizieren:* Sorgfältige Reinigung für Spontanharn oder Harn aus Klebebeutel. Leukozytenzählung in Fuchs-Rosenthal-Kammer: Sicher pathologisch Leukozyten > 50/µl, Bakteriurie mit Uricult ab 10^5/µl, ab 10^4 im Katheterharn oder jeder Bakteriennachweis nach Blasenpunktion. Antibiotikaempfindlichkeit der Erreger austesten.
  - *Infektionshöhe bestimmen:*
    - Für Pyelonephritis sprechen Leukozytenzylinder im Harn oder die Kombination Fieber > 39,5 °C, BSG > 35 mm/1. Stunde, CRP > 20 mg/l und pathologische Sonographiebefunde der Nieren (Stauung der Nierenbecken, bei chronischer Pyelonephritis schmaler, gebuckelter Parenchymsaum).
    - Beweisend für Pyelonephritis sind Speicherdefekte in der ^{99}Tc-DMSA-Nierenszintigraphie (derzeitiger „Goldstandard").
  - *Weitere Abklärung:* Nach Sonographie zusätzlich Miktionszystourethrographie (außer bei älteren Mädchen nach einmaliger Zystitis), i.v.-Pyelographie oder Isotopenuntersuchung je nach Erstbefunden.

21.2 Harnwegsinfektionen

Differenzialdiagnosen

- Harnverunreinigung infolge Vulvitis oder Balanitis. Bei Unsicherheit Katheterharn unter sterilen Bedingungen untersuchen.
- Abdominelle Beschwerden anderer Genese, z. B. Darminfekt.
- Sepsis anderer Genese, vor allem beim Säugling.
- Asymptomatische Bakteriurie.

Therapie und Prognose

- **Antibiotika** (entsprechend Erregerempfindlichkeit):
  - Beginn bei Säuglingen und in schweren Fällen: Aminopenicillin mit Clavulansäure 40–60 mg/kg KG/d p.o. oder 150 mg/kg KG/d i.v. oder Cephalosporine. Bei Sepsis s. S. 526.
    Cave: E. coli sind in ca. 30% Ampicillin-resistent.
  - Bei größeren Kindern: Nitrofurantoin 5 mg/kg KG/d p.o. (nur bei Zystitis), Trimethoprim (TMP) 5–7 mg/kg KG/d, Cephalosporin oder Aminopenicillin plus Clavulansäure.
    Cave: 30–40% TMP-Resistenz; resistente Enterokokken gegen Cephalosporine.
  - Therapiedauer 5–14 Tage je nach Infektionsgrad.
  - Bei Rezidiv oder Fehlbildung (besonders Reflux) Langzeittherapie mit $^1/_3$ Dosis in einer abendlichen Gabe über mindestens 6 Monate bzw. bis zum Verschwinden des Refluxes.
- **Weitere Maßnahmen:** Viel Flüssigkeit geben, Genital- und Analhygiene, Harnstau beseitigen (Katheter oder Stoma). Operative Korrektur von Fehlbildungen (s. S. 411) im infektfreien Intervall.
- **Kontrolluntersuchungen:** Urinkontrollen 3–4 Tage nach Therapiebeginn sowie nach Therapieabschluss, bei Verdacht auf chronische Pyelonephritis oder vesikoureteralen Reflux alle 4 Wochen. Sonographien zur Kontrolle pathologischer Befunde und bei Rezidiven.
- **Prognose:** Die Prognose ist vom Zeitpunkt der Diagnose abhängig.

Prophylaxe

- Harnuntersuchung bei jeder Krankheit.
- Sonographie bei vesikoureteralem Reflux der Eltern oder eines Geschwisters.

21.3 Glomerulonephritis (GN)

Grundlagen und Symptome

- **Definition:** Die Glomerulonephritis (GN, Syn. nephritisches Syndrom) ist eine Entzündung der Glomeruli durch Ablagerung von Immunkomplexen oder Autoantikörpern oder Komplementaktivierung. Die Übergänge zum nephrotischen Syndrom (s. S. 416) sind fließend.
- **Formen:**
  - *Akute Poststreptokokken-GN:* Durch β-hämolysierende Streptokokken, Immunkomplexe; Beginn 2–3 Wochen nach Streptokokkeninfekt (s. S. 527).
  - *Chronische GN:* Fokale und segmentale Glomerulosklerose, membranoproliferative GN (C_3-Ablagerung), membranöse GN (Immunkomplexe), Nephritiden bei Lupus erythematodes, Purpura Schoenlein-Henoch, Goodpasture-Syndrom, IgA-Nephritis.
- **Symptome und körperlicher Untersuchungsbefund:** Meist Hämaturie, fakultativ Ödeme (bes. der Lider), Blutdruckanstieg, evtl. Oligo- oder Anurie (vgl. Tab. 76).
- **Komplikationen:** Urämie (akut oder chronisch), Herzinsuffizienz, Enzephalopathie mit erhöhtem Hirndruck (Erbrechen, Sehstörungen, Krampfanfälle), bei chronischen Formen Anämie, Minderwuchs, Osteopathie.

Diagnostik

- Anamnese und körperliche Untersuchung (s. o.).
- **Labor** (vgl. Tab. 76):
  - Blutbild, BSG.
  - *Serum:* Harnstoff, Kreatinin (mit Clearance), Elektrolyte, ASL, AST, Komplement (bei Poststreptokokken-GN ASL und AST ↑, C_3 und C_4 ↓), Immunkomplexe, fallweise ANA (bei LE, IgA-GN), Immunglobuline (α_1- und γ-Fraktion ↑), Albumin (normal).
  - *Rachenabstrich:* Streptokokken?
  - *Harn:* Erythrozyturie (mikro- oder makroskopisch), im Sediment Erythrozytenzylinder, granulierte Zylinder, Akantozyten (polymorphe Verformung der Erythrozyten bei glomerulärem Ursprung), Leukozyturie, Proteinurie > 150 mg/m² KO/d, Urinbilanz 0–400 ml/m² KO/d (Kontrolle!), spezifisches Gewicht, Urinkultur.
- **Sonographie:** Große Nieren bei akuter GN, kleine Nieren bei chronischer GN.
- **Kontrollen:** Blutdruckkontrollen, Fundoskopie.

Tabelle 76 Symptome und Befunde bei Glomerulonephritis und nephrotischem Syndrom

Symptome und Laborbefunde	Glomerulonephritis	Nephrotisches Syndrom
Ödeme	fakultativ	meist massiv
RR	hyperton	normoton
Proteinurie	>6,0 mg/m² KO/h	>40 mg/m² KO/h
Zylindrurie	granuläre Zylinder	hyaline Zylinder
Serum-Albumine	normal	↓
Lipide	normal	↑

21.3 Glomerulonephritis (GN)

- **Nierenbiopsie mit Histologie:** Bei chronischen Verläufen, besonders bei Therapieresistenz und großer Proteinurie, rapider Niereninsuffizienz, Systemerkrankungen, hämolytisch-urämischem Syndrom (s. S. 368). Keine Nierenpunktion bei Gerinnungsstörungen, Einzelniere, V. a. Tumoren, Abszess, Urämie.

Differenzialdiagnosen

- Toxische Nephropathien (Vergiftungen, Virusinfektionen): Befunde wie bei Nephritis, Anamnese!
- Alport-Syndrom (autosomal dominant) mit Innenohrschwerhörigkeit, Augenanomalien.
- Hämaturie durch Harnwegserkrankungen (Steine, Fehlbildung, Gerinnungsstörung, Tumor, Harnwegsinfektion, Trauma u. a.).
- Hämolytisch-urämisches Syndrom (s. S. 368).
- Hämoglobinurie aufgrund akuter Hämolyse (verschiedene Ursachen).

Therapie

- Kohlenhydratreiche, eiweiß- und salzarme Diät, Bettruhe.
- Flüssigkeitsbilanz (Zufuhr: Harnmenge+400 ml/m² KO), Körpergewicht kontrollieren, 3× tgl. Blutdruck messen.
- Kontrolle der pathologischen Laborbefunde.
- Bei Streptokokkeninfekt Penicillin 50 000 IE/kg KG/d p. o. für 10 Tage.
- Bei Ödemen und Hypertonie Diuretika (s. S. 334).
- Bei chronischer GN mit Autoantikörpern oder Immunkomplexen: Steroide und Immunsuppressiva (s. nephrotisches Syndrom, S. 416).
- Bei Anurie Dialyse oder Hämofiltration, bei terminaler Niereninsuffizienz Hämodialyse und Transplantation (s. S. 422).

Prognose

- Die Prognose bei akuter postinfektiöser GN ist gut. Eine schlechte Prognose hat dagegen die fokal sklerosierende oder membranproliferative GN.

21.4 Nephrotisches Syndrom

Grundlagen

- **Definition:** Besondere Erscheinungsform von Glomerulonephritiden (s. S. 414) mit massiver Proteinurie (vgl. Tab. 76).
- **Formen:**
  - *Primäre Formen:* Minimal-change-Glomerulonephritis (80%) infolge Verlust negativer Ladungen auf der Basalmembran, membranöse GN und membranoproliferative GN (s. S. 414).
  - *Sekundäre Formen:* Nach Lues, LE, Schwermetallen u. a.
  - Kongenitales NS: Finnischer Typ, diffuse mesangiale Sklerose.
- **Symptome und körperlicher Untersuchungsbefund:** Anamnestisch Virusinfekt, meist massive Ödeme (Gesicht, Unterschenkel), Aszites, Skrotalödem, Oligurie, Durst, Müdigkeit (Pleuraerguss) (vgl. Tab. 76, S. 414).
- **Komplikationen:** Neigung zu Infektionen (besonders Pneumokokkenperitonitis), hypovolämischer Schock (besonders bei Diarrhö), Thromboseneigung (AT-III-Mangel), Niereninsuffizienz (bei chronischer GN), Krampfneigung.

Diagnostik

- Anamnese und körperliche Untersuchung (s. o.).
- **Labor:**
  - *Blutbild:* Evtl. Polyzytämie, hoher Hkt.
  - *Serum:* Albumin < 2,5 g/dl, Natrium ↓, Kalium evtl. ↓, Lipide ↑, AT III ↓, Kreatinin meist normal, BSG ↑, Immunglobuline (α_2-, β-Globuline ↑, Harnstoff, Kreatinin).
  - *Harn:* Große Proteinurie (> 40 mg/m² KO/h, normal 4–6 mg/m² KO/h), hyaline Zylinder, passagere Hämaturie, Leukozyturie, Oligurie (< 200 ml/m² KO/d).
- **Nierenbiopsie:** Bei häufigen Rezidiven, Steroidabhängigkeit, primärer oder sekundärer Steroidresistenz.

Differenzialdiagnosen

- Ödeme anderer Genese (kardial, hepatogen, resorptiver Eiweißmangel oder Malnutrition, exsudative Enteropathie, Quincke-Ödem).
- Lymphödeme (Turner-Syndrom, Milroy-Syndrom).

Therapie

- **Ernährung:** Vitaminreiche, salzarme, eiweißreiche Kost.
  - *Cave:* Hypovolämie.
- **Medikamente:**
  - Prednisolon 60 mg/m² KO/d für 6 Wochen, weitere 6 Wochen 40 mg/m² KO jeden 2. Tag. Rezidivbehandlung: 60 mg/m² KO/d bis Remission (= keine Proteinurie an drei folgenden Tagen), dann 40 mg/m² KO jeden 2. Tag für 4 Wochen.
  - Cyclophosphamid 2 mg/kg KG/d bei Steroidresistenz (8–12 Wochen), bei frühen und häufigen Rezidiven.
  - Cyclosporin A bei Minimal-change-GN und Steroidresistenz, bei frühen und häufigen Rezidiven.
  - Diuretika (s. S. 334) bei großen Ödemen, Ateminsuffizienz, Lungenödem, Pleuraerguss.

21.4 Nephrotisches Syndrom

- Antihypertensive Therapie (s. S. 336), Therapie eventuell begleitender Harnwegsinfekte (s. S. 413).
- Albumingaben im Notfall, evtl. AT III i. v.
▶ **Kontrollen:**
  - Flüssigkeitsbilanz (Zufuhr entspricht der Harnmenge), Körpergewicht tgl.
  - Kaliumbilanz (ohne Niereninsuffizienz Gefahr der Hypokaliämie) tgl. bis Normalisierung.
  - Über zwei Jahre täglich den Morgenharn mit Albustix kontrollieren.
  - Lungenauskultation (RG?), Venenfüllung, Blutdruck, Dyspnoe (bei Herzinsuffizienz).
  - Hb und Hkt zur Kontrolle der Thromboembolieneigung.

Prognose

▶ Minimal-change-Glomerulonephritiden sind zu 85% steroidsensibel, die Prognose ist auch nach mehreren Rezidiven gut.
▶ Steroid-Non-Responder sind meist aus der Gruppe der chronischen Nephritiden. Hier ist die Prognose eher ungünstig.

21.5 Tubulopathien

Grundlagen und Symptome

- **Definition:** Isolierter oder kombinierter, angeborener oder erworbener Ausfall von Tubulusfunktionen.
- **Hereditäre Tubulopathien des proximalen Tubulus:**
  - *Isoliert:*
    - *Phosphatdiabetes:* Vitamin-D-resistente hypophosphatämische Spätrachitis mit Verbiegung der Beine nach Belastung. X-chromosomal dominant vererbt, Rückresorption von Phosphat im Tubulus vermindert → Hypophosphatämie, AP ↑, Vit. D_3, PTH und Kalzium im Serum normal, kein sekundärer Hyperparathyreoidismus.
    - *Renale Glukosurie:* Asymptomatische Glukosurie bei normalem BZ.
    - *Zystinurie:* Zystinsteine meist beidseitig.
    - *Hartnup-Syndrom:* Gestörter Aminosäuretransport, besonders Tryptophan mit pellagraähnlicher Haut, Ataxie, Retardierung.
    - *Proximale tubuläre Azidose* (Bikarbonatverlust): Erbrechen, Gedeihstörung, Dehydratation, Polydipsie, Polyurie, Fieber, hyperchlorämische Azidose, Harn-pH > 6.
  - *Kombiniert:* De-Toni-Debré-Fanconi-Syndrom: Gedeihstörung, Polyurie, hypophosphatämische, Vitamin-D-resistente Rachitis, Aminoazidurie, Phosphaturie, Glukosurie, Azidose; auch in Kombination mit okulozerebrorenalem Syndrom (Lowe-Syndrom) oder mit Zystinose (lysosomaler Transportdefekt mit Zystinkristallen in Niere, Kornea, Knochenmark u. a.).
- **Hereditäre Tubulopathien des distalen Tubulus:**
  - *Distale tubuläre Azidose* (Unfähigkeit der H^+-Ionen-Ausscheidung): Symptome wie bei proximaler tubulärer Azidose (s. o.) plus Nephrokalzinose und Osteomalazie.
  - *Diabetes insipidus renalis* (X-chromosomal): ADH-Resistenz mit Polydipsie, Polyurie, Gedeihstörung, Fieber, hypernatriämischer Dehydration, niedriger Harn-, hoher Serumosmolalität.
  - *Bartter-Syndrom:* Polyurie, Polydipsie, Dyspepsie, hypochlorämische Alkalose, Hypokaliämie bei renalem Chloridverlust, evtl. Prostaglandinstoffwechselstörung.
- **Sekundäre Tubulopathien:** Meist kombinierte Ausfälle infolge angeborener Stoffwechselstörungen (Galaktosämie u. a.), chronischer Niereninsuffizienz, Vergiftungen mit Schwermetallen, Cisplatin-Therapie u. a.
- **Komplikationen:** Hypernatriämische Krämpfe und zerebrale Schädigung, Dehydration, Nephrokalzinose, chronische Niereninsuffizienz, plötzliche Todesfälle (Hypokaliämie).

Diagnostik

- Anamnese und körperliche Untersuchung (s. o.).
- **Labor:**
  - Blutbild (Hkt), BGA (Azidose?).
  - *Serum:* Natrium, Kalium, Chlorid, Blutzucker, Kalzium, Phosphat, Magnesium, alkalische Phosphatase (↑ bei Phosphatdiabetes), Kreatinin, Harnstoff.
  - *Harn:* Glukose, pH, Sediment, Elektrolyte (Hyperkalziurie?), Zitrat (↓ bei distaler renaler tubulärer Azidose).
  - PO_4-Clearance vermindert bei Phosphatdiabetes (normal: PO_4-Rückresorption 5–15 ml/min/1,73 m^2 KO, s. S. 85).

21.5 Tubulopathien

- Screening-Test auf Zystinurie (Nitroprussid-Test).
- Hochspannungselektrophorese auf Aminosäuren im Harn: Aminoazidurie.
- Bikarbonat-Titrationstest (1–2 mval/kg KG/h) für Schwellenwert der Bikarbonatausscheidung bei proximaler Azidose. Ammoniumchloridbelastungstest (25 mval/m² KO) bei distaler Azidose.
- Intranasaler Arginin-Vasopressin-Test (DDAVP-Test) bei Verdacht auf Diabetes insipidus renalis: Kein Anstieg der Harnosmolarität > 300 mosmol/l bzw. des spezifischen Gewichts > 1010. $\frac{U_{osmol}}{P_{osmol}} < 1$.
- Ausschluss von Stoffwechselstörungen (Galaktosämie, Fruktoseintoleranz, Morbus Wilson, Glykogenosen u.a.) (s.S. 95).
- Evtl. Giftnachweis im Harn, z.B. Quecksilber.
▶ **Bildgebende Diagnostik:** Skelettröntgen (Rachitiszeichen oder Osteomalazie?), Sonographie (Urolithiasis oder Nephrokalzinose?), ggf. i.v.-Pyelographie.
▶ Spaltlampenuntersuchung der Augen auf Zystineinlagerung.
▶ Kristalle in Knochenmark-Makrophagen unter Phasenmikroskop bei Zystinose.

Therapie

▶ **Distale tubuläre Azidose:** Oral Natrium- oder Kaliumbikarbonat 1–3 mval/kg KG und Natrium- oder Kaliumzitrat 1–3 mval/kg KG/d zur Alkalisierung des Urins. Kalziumausscheidung < 4 mval/kg KG/d halten.
▶ **Proximale tubuläre Azidose:** Bikarbonat 10–15 mval/kg KG/d p.o., Besserung nach 2–3 Jahren möglich.
▶ **Phosphatdiabetes:** Vitamin D₃ 800–4000 IE/kg KG/d, besser Calcitriol 0,25 µg/d, Kalium-Natrium-Hydrogen-Phosphat 1–3 g/d. Kalziumserumspiegel und Kalziumausscheidung alle 2–3 Monate kontrollieren, Serumphosphatspiegel > 3 mg/dl halten. Orthopädische Maßnahmen.
▶ **Zystinurie:** Hohe Trinkmengen (auch nachts) von 2,5 l/m² KO/24 Stunden, Alkalisierung des Harns mit Natriumbikarbonat 1–2 mval/d (pH < 6,5).
▶ **Zystinose:** Therapie der proximalen Azidose und des Phosphatdiabetes (s.o.), keine Ascorbinsäure, Therapie der chronischen Niereninsuffizienz, Nierentransplantation.
▶ **De-Toni-Debré-Fanconi-Syndrom:** Azidose, Phosphatdiabetes (s.o.).
▶ **Diabetes insipidus renalis:** Salzarme Diät, reichlich Flüssigkeit, auch nachts. Besserung mit Indomethacin (1–2 mg/kg KG/d p.o. oder Hydrochlorothiazid (2 mg/kg KG/d p.o.).
▶ **Bartter-Syndrom:** Kaliumchlorid-Substitution 1–3 mval/kg KG/d, Indomethacin 2–4 mg/kg KG/d.

Prognose

▶ Die Prognose ist bei isolierten Formen der tubulären Azidose und beim Phosphatdiabetes bei optimaler Therapie gut, bei kombinierten Formen ist sie von der Grunderkrankung und der bereits vorhandenen Nierenschädigung abhängig.
▶ Die Zystinose führt vor der Pubertät zur Urämie.
▶ Das Bartter-Syndrom hat eine schlechte Prognose.
▶ Die Prognose bei Diabetes insipidus renalis ist relativ gut.
▶ Prognose von Stoffwechselstörungen s.S. 502 ff., Niereninsuffizienz s.S. 422.

21.6 Urolithiasis

Grundlagen
- **Definition:** Familiär gehäufte Steinbildung in den ableitenden Harnwegen.
- **Ursachen:** Multifaktoriell, häufig bei Immobilisierung, Dursten, Harnwegsfehlbildungen mit und ohne Harnwegsinfektionen (ungefähr 70%), Hyperkalziurie Zystinurie, seltener Stoffwechselanomalien und Diätfehler.
- **Formen:** Kalziumphosphat- und Magnesium-Ammonium-Phosphat-Steine (ca 60%); Kalziumoxalatsteine (ca. 30%) infolge Hyperkalziurie (häufigste Ursache), primärer Hyperoxalurie Typ I („Oxalose") und II oder sekundär durch exzessive Aufnahme bzw. bei Kurzdarmsyndrom; Uratsteine (ca. 10%) idiopathisch oder sekundär bei Malignomtherapie; Zystinsteine infolge angeborener Zystin-, Lysin-, Arginin-und Ornithinurie; selten Xanthinsteine.
- **Symptome und Befund:** Symptomlos oder Koliken, Erbrechen, Hämaturie, Klopfschmerz im Nierenlager, häufig Harnwegsinfektionen.
- **Komplikationen:** Miktionsstörungen, Harnrückstau, Hydronephrose, Infektionen, selten Urämie (bei primärer Hyperoxalurie Typ I obligat).

Diagnostik und Differenzialdiagnosen
- Anamnese und körperlicher Untersuchungsbefund (s. o.).
- **Labor:**
  - Blut: Harnstoff, Kreatinin, Kalzium, Phosphat, Harnsäure, BGA.
  - Harn: Postglomeruläre Erythrozyturie, Harnkristalle, Infektion (?) (s. S. 412).
  - 24-Stunden-Urin auf Kalzium (pathologisch > 4 mg/kg KG/d), Zystin (Nitroprussidtest bzw. Hochspannungselektrophorese), Oxalsäure.
  - Chemische Analyse bei Steinabgang (Harn filtrieren).
  - Nachweis spezieller Stoffwechseldefekte bzw. Tubulopathien (s. S. 418).
- **Bildgebende Verfahren:**
  - Sonographie: Schallschatten ab 2 mm Durchmesser eines Steins erkennbar.
  - Röntgen-Abdomenleeraufnahme: Nur kalkdichte Steine sind sichtbar.
  - I.v.-Pyelogramm, evtl. Miktionszystourethrographie: Kontrastmittelaussparungen? Nierenbeckenausgusssteine bei Zystinurie.
- **Differenzialdiagnosen:** Alle Erkrankungen mit Nierenkoliken bzw. Hämaturie, auch Tumoren. Ureterstenosen, Ureterozele (chirurgische Therapie). Miktionshindernisse unterhalb der Blase (Blasenhalsstenosen, Urethralklappen) mit Polyurie, Dysurie mit schwachem Harnstrahl bei Miktionsdrang, vergößerter Blase, Restharn (Sonographie), häufiger Harnwegsinfektionen.

Therapie und Prophylaxe
- **Therapie:**
  - Bei kleineren Steinen (Uretersteine) spontaner Abgang durch forcierte Diurese, Bewegung und Gabe von Spasmolytika.
  - Bei großen Steinen Lithotripsie, evtl. Steine operativ entfernen.
  - Bei Koliken Spasmolytika, z. B. 10 – 20 mg Buscopan supp. oder p. o.
- **Prophylaxe:** Reichlich Flüssigkeit (auch nachts!), entsprechende Diät, Ansäuern des Harns bei Urat- und Zystinsteinen, Alkalisieren des Harns (pH > 6) bei Phosphat- und Oxalatsteinen. Bei primärer Oxalurie Vitamin B_6 und Zitrat, bei Hyperurikämie Allopurinol.

21.7 Akute und chronische Niereninsuffizienz (NI)

Grundlagen und Symptome

- **Definition:** Akuter oder chronischer Verlust der Ausscheidung harnpflichtiger Substanzen.
- **Akute Niereninsuffizienz:**
  - *Ursachen:* Prärenal (durch verminderte Perfusion bei Dehydration, Hypovolämie oder gefäßbedingt), intrarenal (durch Gewebsschädigung bei Nephritis, tubulärer Nekrose, HUS, Gefäßschäden, bei Leukämie, Transplantatniere u. a.), postrenal (durch Harnwegsobstruktionen).
  - *Symptome und körperlicher Untersuchungsbefund:* Durch Grunderkrankung bestimmt, Einschränkung der Nierenleistung, Oligurie – Anurie, gelegentlich Polyurie, Anstieg der harnpflichtigen Substanzen, Schwindel, Übelkeit, Erbrechen, Durchfälle, Foetor uraemicus, Pruritus, Apathie, Bewusstseinstrübung, Krampfneigung, generalisierte Ödeme mit Herzinsuffizienz, Lungenödem, Hypertonie.
- **Chronische Niereninsuffizienz:**
  - *Ursachen:* 50 % kongenital (Obstruktionen, Dysplasie, polyzystische Degeneration), 30 % Glomerulonephritis, 20 % andere (HUS, Venenthrombose, Tumoren).
  - *Symptome und körperlicher Untersuchungsbefund:* Durch Grunderkrankung bestimmt, Polyurie aufgrund osmotischer Diurese bei Anstieg der harnpflichtigen Substanzen, terminale Oligurie.
  - *Stadieneinteilung:* Latente NI (GFR 0,9 – 0,4 ml/s/m^2 KO, Kreatinin < 2 mg/dl), manifeste NI (GFR 0,4 – 0,2 ml/s/m^2 KO, Kreatinin 2 – 5 mg/dl), progressive NI (GFR 0,2 – 0,1 ml/s/m^2 KO, Kreatinin 5 – 9 mg/dl), terminale NI (GFR < 0,1 ml/s/m^2 KO, Kreatinin > 9 mg/dl).

Diagnostik

- Anamnese und körperliche Untersuchung (s. o.).
- **Labor:**
  - Im Blutbild Anämie mit Hämatokrit ↓, in der BGA metabolische Azidose.
  - Serum: Harnstoff, Kreatinin, Kalium und Natrium ↑, Kalzium ↓, Phosphat ↑, Renin und Parathormon ↑, bei chronischer NI Fe und Ferritin ↓.
  - Harnstatus: Sediment (bei renal bedingter NI Epithelzylinder), Kultur, Osmolalität, Eiweiß, Elektrolyte.
  - Kreatininclearance ↓.
- **EKG:** Zeichen der Hyperkaliämie (T-Welle niedrig, evtl. zusätzliche U-Welle, VES, Bigeminus), bei chronischer NI auch der urämischen Perikarditis (Niedervoltage).
- **Bildgebende Diagnostik:**
  - Sonographie: Große Niere bei akuter NI, Veränderung des Nierenparenchyms bei chronischer Nierenerkrankung. Stein? Obstruktion?
  - Ggf. Isotopenuntersuchung oder Miktionszystoureterogramm.
  - *Beachte:* Bei erhöhtem Kreatinin i. v.-Pyelogramm kontraindiziert.
  - Röntgen-Thorax – Lungenödem? Röntgen der Handwurzel bei chronischer NI zur Bestimmung der urämischen Osteopathie.
- Fundoskopie (Stauungspapille, Hypertoniezeichen?) und EEG bei Verdacht auf urämische Enzephalopathie.
- Abklärung der Grunderkrankung. Körpergewichtskontrollen, bei chronischer NI auch Größe, Blutdruck kontrollieren.

21.7 Akute und chronische Niereninsuffizienz (NI)

Therapie

- **Bei allen Formen des Nierenversagens:** Flüssigkeitsbilanzierung, Kontrolle von Ein- und Ausfuhr, Blutdruck, anthropometrischen Maßen, Blutbild, Harnstatus, Harnstoff, Kreatinin, Na, K, Mg, Ca, P, alk. Phosphatase, Albumin, BGA, evtl. Parathormon.
- **Akute prärenale Niereninsuffizienz:** Therapie der Grunderkrankung, z.B. Rehydrierung (s. S. 613).
- **Akute intrarenale Niereninsuffizienz:**
  - *Flüssigkeitszufuhr* wird berechnet als Summe von Urinausscheidung plus Erbrechen plus Durchfall plus insensiblen Flüssigkeitsverlust (400 ml/m² KO/24 Stunden + 100 ml/1 C Temperaturerhöhung > 38°C), bei Ödemen Restriktion um 0,5% des Körpergewichts.
  - *Optimale Kalorienzufuhr,* soweit möglich oral, kohlenhydratreich, eiweißarm. Bei parenteraler Zufuhr L-Aminosäuren-Nieren-Lösung bis 1 g/kg KG/d, Intralipid 1–2 mg/kg KG/d, 20–50% Glukose über einen ZVK.
  - *Diuretika* (Lasix 1–5 mg/kg KG/d) bei Normo-/Hypervolämie.
  - *Kalium- und Natriumrestriktion. Bei Hyperkaliämie* > 5 mmol/l Ionenaustauscher (Resonium A) rektal oder oral (1 g bindet 1 mmol K⁺), bei Kalium > 6 mmol/l Natriumbikarbonat mit 20% Glukoseinfusion (1 g/kg KG/h+1 IE Altinsulin/4 g Glukose), bei Kalium > 7 mmol/l Dialyse oder Hämofiltration.
  - *Azidosetherapie* bei pH < 7,25, Hyperkaliämie, Hyperventilation: Natriumbikarbonat 1–3 mval/kg KG/d i.v. oder p.o.
  - *Dialyse bei Natrium* < 120 mmol/l (zerebrale Syndrome, Enzephalopathie, Krämpfe) oder > 165 mmol/l, Kalium > 7 mmol/l, Kreatinin 8–12 mg/dl, pH < 7,2, Hyperhydration mit persistierendem Hypertonus (180/130 mm Hg) und Herzinsuffizienz, Enzephalopathie oder urämische Perikarditis.
  - *Weitere:* Therapie der Hypertonie (s. S. 336), der Herzinsuffizienz (s. S. 333) und der weiteren Komplikationen wie Infektionen oder Krämpfe.
- **Akute postrenale Niereninsuffizienz:** Abflusshindernis beseitigen.
- **Chronische Niereninsuffizienz:**
  - *Flüssigkeitszufuhr* wie bei akuter intrarenaler NI (s.o.), evtl. Diuretika (Lasix 1–5 mg/kg KG/d p.o.).
  - *Ernährung* hochkalorisch (mindestens 75 Kalorien/kg KG/d), Proteinrestriktion auf 1–1,5 g/kg KG/d, kohlenhydratreich, fettreich mit vielfach ungesättigten Fettsäuren. Natrium- und Kaliumrestriktion entsprechend den Laborwerten. In der Terminalphase Kalium auf 40–80 mg/kg KG/d beschränken, Natrium (vor allem bei Ödemen und Hypertonie) auf 20–40 mg/kg KG/d.
  - *Azidoseausgleich* mit Natriumbikarbonat p.o. 1–3 mval/kg KG/d (Indikationen s. akute Niereninsuffizienz, oben.)
  - *Bei Anämie* Folsäure 1–2 mg/kg KG/d, evtl. Erythropoetin, dazu ein Multivitaminpräparat.
  - *Prophylaxe und Therapie der renalen Osteodystrophie:* Phosphatbinder, z.B. mit jeder Mahlzeit Kalziumkarbonat (0,5 g/d, Dosierung entsprechend Serumkalzium, -phosphat und Parathormonwerten), Vitamin D_3 500–2000 IE/d oder 25 (OH) D_3 50–150 µg/d.
  - *Weitere:* Evtl. Wachstumshormon bei Wachstumsstillstand. Behandlung von Hypertonie (s. S. 336) und Herzinsuffizienz (s. S. 333). Gute Hautpflege wegen Neigung zu Exanthemen.
  - *Beachte:* Medikamente entsprechend der Kreatininclearance dosieren.
- **Bei terminaler Niereninsuffizienz:** Peritonealdialyse oder Hämodialyse (s.o.) und Anmeldung zur Nierentransplantation.

21.8 Enuresis

Grundlagen und Symptome

- **Definition:** Enuresis bedeutet Einnässen nach dem 5. Lebensjahr.
- **Physiologie und Epidemiologie:** Die Miktion wird autonom über die sympathische Innervation des Blasensphinkters und parasympathische Innervation des M. detrusor vesicae sowie willentlich durch die Beckenbodenmuskulatur reguliert. Ca. 90% der Kinder werden bis zum 5. Lebensjahr rein, ca. 99% bis zum 14. Lebensjahr.
- **Formen:** Primäre und sekundäre (nach längerem trockenen Zeitraum) Enuresis, Enuresis diurna und nocturna.
- **Ursachen:** Harnwegsinfektionen, verschiedene psychosoziale Ursachen (z.B. Angst, Stress, familiäre Probleme), Kombination mit Fehlbildungen und Reifungsstörungen.
- **Symptome:**
  - *Hinweise auf organische Ursache:* Enuresis diurna, Inkontinenz (Urge[Drang]-Inkontinenz = unwiderstehlicher Harndrang durch unwillkürliche Detrusoraktivität, Lach- bzw. Stressinkontinenz = unfreiwilliger Urinabgang bei körperlicher Belastung), Schmerzen, dünner Harnstrahl, Anstrengung bei Miktion u.a.
  - *Hinweise auf psychogene Ursache:* Zusammenhänge mit Schul- und Familienproblemen, Eifersucht, Hyperaktivität u.a.

Diagnostik

- **Basisdiagnostik:** Anamnese (!), körperliche Untersuchung, Harnstatus, Sonographie (mit Restharnbestimmung).
- **Weitere Diagnostik bei Hinweis auf:**
  - Organische Ursache: I.v.-Pyelogramm, Miktionszystoureterogramm u.a. je nach klinischem Befund.
  - Miktionsfunktionsstörung (Sphinkter-Detrusor-Dyssynergie): Blasenmanometrie mit EMG des Beckenbodens.
  - Psychovegetative Störung: Psychodiagnostisches Erstgespräch (rezeptive Haltung!).

Therapie und Prophylaxe

- **Reifungsverzögerung:** Heilpädagogische Förderung (spielerisches Training des Körperschemas [Puppen, Imitation], kein Zwang, loben!).
- **Versuch mit Adiuretin** bei mangelnder Konzentration des Nachtharns (spezifisches Gewicht < 1020) bzw. nach Miktionsprotokoll (wenn Harnmenge tagsüber nicht größer als nachts). Dosis: 20 – 40 µg abends als Nasenspray oder Tabletten. Oft nur symptomatischer Erfolg, hohe Rezidivrate nach Absetzen.
- **Somatische Ursache:** Organische Störung behandeln (Harnwegsinfekt, Fehlbildung, Tumor, Diabetes u.a.).
- **Urge-Syndrom:** Oxybutynin 0,2 mg/kg KG p.o. fallweise bei starkem Leidensdruck.
- **Psychogene Ursache:** Familienbezogene Psychotherapie: Verbale Suggestion mit Placebo, positive Verstärkung und Hebung des Selbstwertgefühls, kein Strafen, Führen eines Kalenders und positives Verstärken bei Erfolg, Milieuwechsel, Konfliktursachen beseitigen. In hartnäckigen Fällen evtl. nachts „Klingelmatte".
- Keine Indikation für Imipramin entgegen früherer Ansicht.
- **Prophylaxe:** Kein zu frühes Sauberkeitstraining, Aufklärung der Eltern über normale Blasenreifung im frühen Kleinkindesalter.

22.1 Phakomatosen

Grundlagen und Symptome

- **Definition:** Autosomal dominant vererbte Gewebsdysplasien an Haut, ZNS u. a. Organen mit z. T. tumorartigen Wucherungen (Hamartome). Hohe Penetranz, variable Expressivität, > 50% Spontanmutationen.
- **Formen, Symptome und körperlicher Untersuchungsbefund:**
  - *Neurofibromatose* (Recklinghausen): Häufigkeit 1:2500 (Genlokus 17q11.2 für Typ I und 22q11.11 für Typ II); *Typ I:* Café-au-lait-Flecken (beweisend sind präpubertär 5 Flecken > 0,5 cm, postpubertär 6 Flecken > 1,5 cm Durchmesser), ossäre Dysplasien, später von jedem Nervengewebe ausgehende Tumoren möglich (Neurinome der Haut, Irisknötchen, Hirngliome u. a.), nicht selten mit mentaler Retardierung. *Typ II:* Akustikusneurinom. *Typ III:* Mischform. Neurofibrome tendieren zur malignen Entartung.
  - *Tuberöse Sklerose* (Bourneville-Pringle): Häufigkeit 1:6000. Oft schon im 1. Lebensjahr linsengroße, lanzettförmige Hypopigmentierungen (amelanotische Nävi), epileptische Krampfanfälle (BNS-Krämpfe), oft psychomotorische Retardierung, meist ab Schulalter Adenomata sebacea (rotbräunliche oder livide Knötchen) auf Nasenrücken und Wangen, polyzystische Nierendegeneration, Rhabdomyome des Herzens (Genlokus 9q34 und 16p13).
  - *Enzephalofaziale Angiomatose* (Sturge-Weber): Häufigkeit 1:50000. Einseitiger kongenitaler Naevus flammeus im Bereich N. trigeminus, (fokale) Epilepsie ab 1. Jahr, Entwicklungsverzögerung, evtl. Zerebralparese (spastische Hemiplegie), Glaukom, Angiomatose der zerebralen Venen meist einer Hemisphäre.
  - *Hippel-Lindau-Syndrom* (Genlokus 3p25): Angiome der Retina und Hämangioblastome des Kleinhirns, Hirnstamms und Rückenmarks.
- **Komplikationen:** Viszerale und zerebrale Drucksymptome, Epilepsie, Organdefizienzen (z. B. Augen, Herz, Nieren u. a.), maligne Entartung.

Diagnostik und Differenzialdiagnosen

- **Diagnostik:**
  - Eigen- und Familienanamnese (Neurinome?), körperliche Untersuchung (s. o.) (amelanotische Nävi sind oft nur im UV-Licht sichtbar).
  - ZNS-Diagnostik: EEG, Sonographie, CT, MRT mit Kontrastmittel, evtl. Angiographie (periventrikuläre, z. T. verkalkte Knoten bei tuberöser Sklerose; Angiome, Verkalkungen, Atrophie bei Sturge-Weber-Syndrom).
  - Weitere Organdiagnostik abhängig von der Verdachtsdiagnose und schon erhobenen Befunden (Augen, Herz, Nieren u. a., evtl. Tumorbiopsie).
- **Differenzialdiagnosen:** Andere ZNS-Tumoren, solitäre Neurofibrome, andere neurokutane Syndrome.

Therapie und Prognose

- Symptomatische Therapie, z. B. mit Antiepileptika (s. S. 443), evtl. chirurgisch.
- Die Prognose ist von der Ausdehnung und Wachstumsgeschwindigkeit der Gewebedysplasien abhängig, bei tuberöser Sklerose ist sie meist schlecht.

22.2 Mikrozephalus

Grundlagen und Symptome

- **Definition:** Als Mikrozephalus wird ein unterhalb der dritten Altersperzentile liegender Kopfumfang bezeichnet.
- **Ursachen:**
  - Primäre Störung der neuronalen Proliferation aus angeborener Ursache, teils familiär, teils im Rahmen von Fehlbildungssyndromen (z. B. Trisomien, Sekel-Syndrom, Dubowitz-Syndrom).
  - Sekundäre Störung des Hirnwachstums pränatal (z. B. Infektionen, Alkoholsyndrom, intrauterine Dystrophie), perinatal (Hypoxämie und Hirnblutung) und postnatal (z. B. Entzündungen, Traumen, Stoffwechselstörungen).
  - Prämature Kraniosynostosen isoliert oder bei Fehlbildungssyndromen (Morbus Crouzon, Morbus Apert u. a.).
- **Symptome und körperlicher Untersuchungsbefund:** Kleiner Hirnschädel symmetrisch ohne oder mit Gesichtsdysmorphie (bei Fehlbildungssyndromen) oder asymmetrisch bei Kraniosynostosen: Vorzeitiger Verschluss der Koronarnaht ist kombiniert mit Brachyzephalus (kurzer, breiter Schädel), der Sagittalnaht mit Dolichozephalus (langer Schädel), der Koronar- und Sagittalnaht mit Turrizephalus (Turmschädel), der Frontalnaht mit Trigonozephalus (dreieckige, spitze Stirn). Vorzeitiger Fontanellenschluss, vor dem 3. Lebensmonat.
- **Begleitsymptome oder Komplikationen:** Psychomotorischer Entwicklungsrückstand, Zerebralparese, Optikusatrophie.

Diagnostik und Differenzialdiagnosen

- **Diagnostik:**
  - Anamnese und körperliche Untersuchung (s. o.).
  - Psychomotorische Entwicklungsdiagnostik (s. S. 26) mit Verlaufskontrollen.
  - Ophthalmologische Untersuchung, z. B. Stauungspapille (bei Hirndruck).
  - Schädelröntgen, z. B. prämature Synostosen.
  - MRT des Kopfes: Hirnatrophie, Hydrocephalus internus/externus, Fehlbildungen, prämature Synostosen?
- **Differenzialdiagnose:** Kleiner Kopf bei proportioniertem Kleinwuchs.

Therapie und Prognose

- **Therapie:**
  - Bei Kraniosynostosen operative Resektion der Synostose bis zu ausgedehnten Schädelrekonstruktionen.
  - Abhängig von einer begleitenden zerebralen Symptomatik Physiotherapie, Ergotherapie und Heilpädagogik.
- **Prognose:**
  - Bei Kraniosynostosen ist die Prognose gut, wenn rechtzeitig operiert wird (im 1. Lebenshalbjahr).
  - Oftmals mentale Retardierung, vor allem beim progredienten Mikrozephalus (Dezeleration des Kopfumfangs).

22.3 Hydrozephalus

Grundlagen und Symptome

- **Definition:** Über die 97% Altersperzentile messender Kopfumfang infolge Ausweitung des Ventrikelsystems bei erhöhtem Liquordruck.
- **Formen:** Hydrocephalus internus (Erweiterung des Ventrikelsystems), Hydrocephalus externus (Erweiterung des Subarachnoidalraums), Hydrocephalus communicans (ca. 30%, Erweiterung aller Liquorräume, nach Meningitis, Trauma, Hypoxie).
- **Ursachen:**
  - *Störung der Homöostase von:*
    - Liquorproduktion (90% im Plexus choroideus der Seitenventrikel) → Hydrocephalus hypersecretorius (selten, nur bei Plexuspapillom).
    - Liquorfluss durch Ventrikel → Hydrocephalus occlusus (ca. 70%) infolge Obstruktion des Aquädukts oder der Foramina Luschkae und Magendii (Fehlbildungen, Chiari-Malformation, Dandy-Walker-Syndrom, Blutungen, Tumoren, Entzündungen).
    - Resorption (80% in Zysternen, 20% spinal) → Hydrocephalus aresorptivus (z. B. Komplikation nach Meningitis).
  - Durch Hirnatrophie → Hydrocephalus e vacuo.
- **Symptome und körperlicher Untersuchungsbefund:** Hirndrucksymptome (außer bei Hydrocephalus e vacuo), bei Säuglingen große gespannte Fontanelle, rasch zunehmender Kopfumfang, Sonnenuntergangsphänomen (nach unten gerichtete Pupillen mit sichtbarem Sklerasaum darüber), Fontanellenschluss verzögert (erst nach dem 24.–27. Lebensmonat). Nach Fontanellenschluss Erbrechen, Kopfschmerz, Opisthotonus, Hirnnervenlähmung (N. abducens, N. opticus u. a.), Lernstörungen, Verhaltensauffälligkeiten, Koordinationsstörungen, Bewusstseinstrübung.
- **Komplikationen:** Zerebrale Bewegungsstörungen, bulbäre Symptome, Optikusatrophie, Einklemmung des Hirnstamms.

Diagnostik

- Anamnese und körperliche Untersuchung (s. o.),
- Fundoskopie: Stauungspapille (fehlt oft bei Säuglingen).
- Sonographie des Schädels als Screening (s. Abb. 99), Schädelröntgen (klaffende Nähte, Wolkenschädel u. a.), CCT oder MRT (Ventrikelerweiterungen, Hirndruckzeichen u. a.).
- Untersuchung der Ursachen (Infektion, Fehlbildung, Tumor, Blutung).
- Sehr vorsichtige Liquorpunktion (Einklemmungsgefahr) mit Gewinnung von einigen Tropfen Liquor (Meningitis?).

Differenzialdiagnosen

- Subdurale Blutungen, Hygrom, benigne familiäre Makrozephalie (mit Verbreiterung des frontalen Subarachnoidalraums), Makrozephalus bei Syndromen (z. B. Sotos-Syndrom u. a.).

22.3 Hydrozephalus

Therapie, Prophylaxe und Prognose

- Bei Neugeborenen nach intraventrikulärer Blutung prophylaktisch täglich bis zweitäglich Lumbalpunktionen zur Druckentlastung.
- **Operativer Liquor-Shunt** (s. Abb. 98):
  - *Indikation:* Zeichen des erhöhten Liquordrucks durch klinische Untersuchung und CCT und MRT.
  - ⊙ *Beachte:* Bei konnatalem Hydrozephalus besteht Hirndruck schon über Wochen. Die OP-Indikation ist dringlich, aber in der Regel kein Notfall.
  - *Verlaufskontrollen nach Implantation:*
    - Im ersten Lebensjahr monatliche Kopfumfangsmessung.
    - Halbjährliche klinische Verlaufskontrolle mit Überprüfung der Ventilfunktion (gute Komprimierbarkeit des peripheren Anteils, rasche Wiederauffüllung des zentralen Anteils, richtige Lage ohne Hinweise für peripheres Ödem oder Infektion des Shunts).
    - Halbjährliche neurologische Untersuchung und psychomotorische Entwicklungsdiagnostik, augenärztliche Kontrolle, EEG, Sonographie des Abdomens bei ventrikuloperitonealem Shunt.
  - Bei V. a. Disconnection Röntgenkontrolle des Shunts und des Schädels.
- Soziale Betreuung (Behindertenausweis, Schulung) und Hinweis für die Eltern auf Arbeitsgemeinschaft Spina bifida und Hydrozephalus.
- **Prognose:** Im Grunde gut, eingeschränkt wird sie durch Shuntprobleme (Verlegung, Infektionen u. a.).

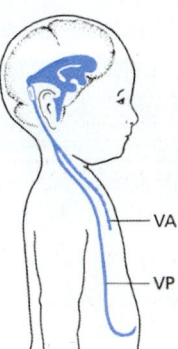

Abb. 98 Liquorableitungssysteme: VA = ventrikuloarterialer Shunt; VP = ventrikuloperitonealer Shunt

22.3 Hydrozephalus

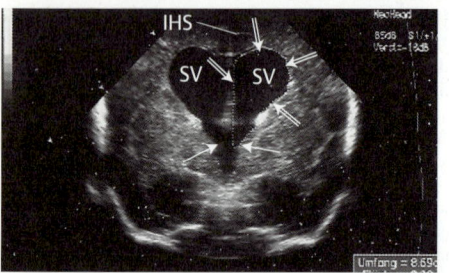

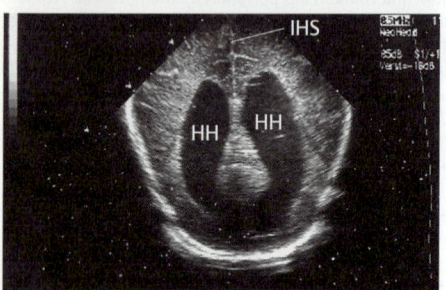

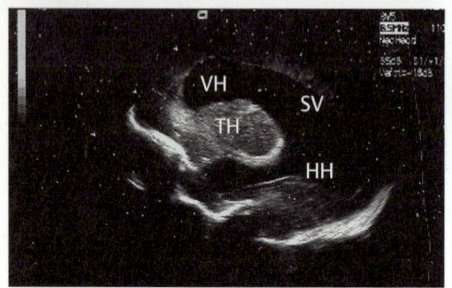

Abb. 99 Sonographie des Schädels bei Hydrozephalus: Darstellung der erweiterten Seitenventrikel im transfontanellären Koronarschnitt in Höhe der Cella media (a, SV = Seitenventrikel; → = Foramina Monroi; Fläche des dilatierten Seitenventrikels vermessen (⇒), im transfontanellären Koronarschnitt durch die Hinterhörner (b, HH = Hinterhorn, IHS = Interhemisphärenspalt) sowie im transfontanellären Parasagittalschnitt mit Darstellung des dilatierten Vorderhorns (VH), Hinterhorns (HH) und Temporalhorns des Seitenventrikels (SV) (c, TH = Thalamus)

22.4 Spina bifida

Grundlagen und Symptome

- **Definition und Epidemiologie:** Die Spina bifida ist eine polygenetische Fehlbildung mit fehlendem Schluss des Neuralrohrs, der Hirnhäute oder der Wirbelsäule am 22. bis 24. Schwangerschaftstag; getriggert wird sie durch Folsäuremangel während der Schwangerschaft. Prävalenz ca. 1 : 1000.
- **Formen:** Spina bifida occulta (nur Wirbelbögen betroffen), Spina bifida cystica (Meningozele [10%], Myelomeningozele [90%]).
- **Lokalisation:** Meist lumbosakral dorsal gelegen, jedoch in allen Abschnitten bis zum Gehirn (Enzephalozele) möglich.
- **Symptome und körperlicher Untersuchungsbefund:** Spina bifida occulta und Meningozele meist ohne Folgeerscheinungen. Hautveränderungen (Nävus, Lipom, Haarbüschel) können auf die Fehlbildung hinweisen. Myelomeningozele bei Geburt mit Zystenhaut gedeckt oder fehlgebildetes Rückenmark freiliegend. Abhängig von der Höhe der Rückenmarkläsion schlaffe Lähmungen der Beine mit Fehlstellungen (Klumpfuß u.a.), sensible Ausfälle, Beckenbodenlähmung mit Harnträufeln und klaffendem Anus. In 90% der Myelomeningozelen entwickelt sich ein Hydrozephalus infolge der Chiari-Malformation (Medulla oblongata wird in das Foramen magnum gezogen). IQ im Mittel bei 80.
- **Komplikationen:** Kyphoskoliose, Hüftluxation, kontrakte Fehlstellungen der Beine; spastischer Blasensphinkter führt zu Harnrückstau mit rezidivierenden Pyurien bis zur Hydronephrose; Analprolaps; zunehmende psychomentale und sexuelle Probleme in der Adoleszenz.

Diagnostik

- Anamnese und körperliche Untersuchung (s. o.).
- **Bei Myelomenigozele zusätzlich:**
  - Pränatale Diagnose: Sonographie und α_1-Fetoprotein im Fruchtwasser.
  - Genaue neurologische Untersuchung der unteren Extremitäten.
  - Skelettröntgen (Schädel, Wirbelsäule, Hüften), Sonographie mit Verlaufskontrollen zur Erfassung des Hydrozephalus, MRT des Rückenmarks und Gehirns.
  - Miktionszystourethrographie und Blasenmanometrie.

Therapie, Prophylaxe und Prognose

- **Therapie:**
  - Das behandelnde Team soll aus Pädiater, Chirurg und Orthopäde bestehen.
  - Operativer Verschluss der Spalte nach der Geburt (Erstversorgung und für die Operation wichtige Faktoren s. S. 223). Bei Hydrozephalus Liquorshunt (s. S. 427).
  - Regelmäßiger Blasenkatheterismus bei spastischem Sphinkter mit Restharn und Harnwegsinfekt (s. S. 413). Orthopädische Maßnahmen je nach Lähmungen, ggf. Psoasverlagerung nach Sharrard bei Hüftluxation. Physiotherapie (s. S. 431), Kontrakturvorbeugung, Schienenversorgung, Heilpädagogik, Ergotherapie (s. S. 251), psychische Unterstützung.
- **Prophylaxe:** Folsäuresubstitution in der Schwangerschaft, z. B. generelle Folsäureanreicherung in der Nahrung der Schwangeren (z. B. im Mehl).
- **Prognose:** Die Prognose ist von Komplikationen und der Effizienz des Teams abhängig. Das Wiederholungsrisiko einer Spina bifida beträgt 5% nach einem erkrankten, 10–15% nach zwei erkrankten Geschwistern.

22.5 Zerebrale Bewegungsstörungen (CP)

Grundlagen und Symptome

- **Definition:** Zerebrale Bewegungsstörungen (Zerebralparesen) sind bleibende meist nicht fortschreitende Störungen von Haltung und Bewegung infolge Schädigung des Gehirns.
- **Ursachen und Epidemiologie:** Hauptursachen sind prä- und perinatale Schäden (Hypoxie, Blutungen), Traumen, Entzündungen, degenerative Erkrankungen. Häufigkeit ca. 3 : 1000.
- **Formen, Symptome und körperlicher Untersuchungsbefund:**
    - Bewegungsarmut und Muskelhypotonie (floppy infant) sind oft Vorläufer von spastischen Paresen.
    - *Spastische Parese:* Pyramidenbahnläsion. Die spastische Hemiparese betrifft eine Körperhälfte, die spastische Diplegie die jeweiligen Extremitätenpaare (Beine meist stärker), die spastische Tetraplegie alle vier Extremitäten. Bewegungsarmut, spastische Hypertonie der Muskulatur mit Fehlhaltung entsprechend dem Überwiegen der stärkeren Muskeln, gesteigerte Reflexe, pathologische Reflexe (Babinski u. a.), zusätzlich meist mentale Retardierung und Anfallsleiden.
    - *Dyskinesien (Choreoathetose):* Extrapyramidale Ursache (meist Basalganglien). Ungeordnete, paradoxe, rigide, fahrige, schraubenförmige Bewegungen, Grimassieren.
    - *Ataxie:* Meist Kleinhirnläsion. Gestörte Koordination, Adiadochokinese, gestörter Finger-Nasen- und Knie-Hacken-Versuch, Fallneigung, Intentionstremor.
    - *Minimale Zerebralparese:* Geringe Ausprägung der CP, nicht immer scharf zu trennen von MCD (s. u.).
- **Komplikationen:** Mentale Retardierung, Anfallsleiden, Verhaltensstörungen, Sprachstörung, Essstörung, gastroösophagealer Reflux, Gangstörung, Gelenkskontrakturen, Skoliose, sekundäre Hüftluxation, Spiel- und Arbeitsbeeinträchtigung bis -unfähigkeit bzw. Pflegebedürftigkeit.

Diagnostik

- Anamnese und körperliche Untersuchung (s. o.).
- Sonographie bei offener Fontanelle zur Klärung von Läsionen verschiedener Natur; MRT des Kopfes.
- EEG: Herdsymptome, Krampfpotentiale u. a.?
- Weitere Untersuchungen abhängig von Grundkrankheit.

Differenzialdiagnosen

- **Minimale zerebrale Dysfunktion (MCD):**
    - Ungeschicklichkeit, häufiges Stolpern, Unruhe, Fahrigkeit, gestörte Feinmotorik bei Handarbeit, Basteln, Schreiben, Zeichnen, Spielen.
    - Hüpfen im Stand plump, stampfend, Hampelmann- und Scherensprung verspannt, Einbeinstand nach 6. Lebensjahr unsicher, Diadochokinese nach 6. Lebensjahr gestört, im Langsitz keine Beugung der Hüfte auf 90°, bei feinmotorischen Übungen Verkrampfung, Verspannung und starke Mitreaktionen der weniger benützten Extremitäten. Bei Stress verschlechtern sich die Befunde.
    - Kombinationen mit Verhaltensstörungen im Sinne des Hyperaktivitätssyndroms und Lernschwierigkeiten bei häufig normaler Intelligenz.
- Myopathien (s. S. 448).

22.5 Zerebrale Bewegungsstörungen (CP)

Therapie

- **Physiotherapie:**
  - *Prinzip:* Bahnung physiologischer Bewegungsmuster; Frühbehandlung; physiologische motorische Entwicklung als Leitfaden.
  - *Nach Bobath:* Reflexhemmende Ausgangsstellungen als Grundlage zur Tonusnormalisierung sowie zur Fazilitation. Diese erfolgt von bestimmten Schlüsselpunkten aus, die erwünschte Reaktionen entsprechend der physiologischen kindlichen Entwicklung provozieren. Handling als Therapieeinstieg und Basis im täglichen Umgang mit dem Kind.
  - *Nach Vojta:* Es werden in passiv vorgegebenen Ausgangsstellungen durch dreidimensionalen Druck an 10 definierten Zonen artspezifische angeborene vegetative, sensorische und globale motorische Antworten vom ZNS abgerufen, die aufgrund adaptationsunfähiger propriozeptiver Reize beliebig provozierbar sind. Diese oftmalige aktive Wiederholung der Koordinationskomplexe soll zur Bahnung physiologischer Bewegungsmuster in der Spontanmotorik führen.
  - *Andere Therapiekonzepte:* Propriozeptive neuromuskuläre Fazilitation (PNF), funktionelle Bewegungslehre (FBL), Physiotherapie der Mundmotorik nach Castillo-Morales u. a. (s. S. 248).
  - *Zusatztherapie:* Hippotherapie (Therapie mit und auf dem Pferd), therapeutisches Skifahren und Schwimmen, Gruppentherapie für minimale zerebrale Dysfunktion.
- Ergotherapie für Feinmotorik (s. S. 251).
- Heilpädagogische Frühförderung der Gesamtpersönlichkeit mit Einbeziehung der Eltern (wenn möglich Heimfrühförderung) (s. S. 250).
- Neuro-Orthopädische Hilfsmittel (Schuhe, Schienen, Gehhilfen, Sitzschalen, Gipse, Rollstuhl u. a.), evtl. Operationen (Tendotomien u. a.).
- Therapie bei Störungen der psychomotorischen Entwicklung (s. S. 249) und der geistigen Behinderung (s. S. 249).

Prognose

- Keine Restitutio ad integrum, jedoch funktionelle Besserung und Vermeidung von Kontrakturen in Abhängigkeit von der Frühzeitigkeit, Häufigkeit, Regelmäßigkeit und Dauer der Behandlungsmaßnahmen. Verschlechterung bei progredienten degenerativen Erkrankungen.

22.6 Heredodegenerative extrapyramidale Erkrankungen

Grundlagen und Symptome

- **Definition:** Heredodegenerative extrapyramidale Erkrankungen umfassen zahlreiche Formen unterschiedlich vererbter dystoner Bewegungsstörungen infolge Degeneration der Basalganglien und anderer Hirnanteile. Im Kindesalter sehr selten.
- **Formen, Symptome und körperlicher Untersuchungsbefund:**
  - *Chorea Huntington:* Autosomal dominant vererbt (Genlokus 4 p 16.3); in 5% Beginn im Schulalter mit Hyperkinesie, Rigor, Anfällen, Retardierung; in 40% klassische Hyperkinesie und Choreoathetose.
  - *Dystonia musculorum deformans:* Autosomal rezessiv und dominant vererbt (Genlokus 9 q 34); in 60% Beginn unter 15 Jahren mit dystoner Gangstörung und abnormaler Fußstellung, später Torsionsspasmen des Rumpfs, evtl. segmentale Beschränkung.
  - *Infantile neuroaxonale Dystrophie:* Zwischen 2 Monaten und 6 Jahren beginnende unwillkürliche athetotische Bewegungen an Extremitäten, Hals und Rumpf, Sprachstörung, Pyramidenzeichen, progressive Demenz.
  - *Hallervorden-Spatz-Erkrankung:* Autosomal dominant vererbt (Genlokus 20 q 13); Beginn mittlere bis späte Kindheit, progressive Demenz, Spastizität, Athetose.

Diagnostik

- Anamnese und körperliche Untersuchung (s. o.).
- EEG: Allgemeinveränderungen, Krampfpotentiale?
- MRT: Hirnatrophie, erweiterte Ventrikel, Herde?

Differenzialdiagnosen

- Zerebralparese anderer Ursachen, z. B. Folgen von Enzephalitis und Geburtstrauma (nicht progredient).
- Chorea minor (Sydenham) bei rheumatischem Fieber (s. S. 356).
- Morbus Krabbe (s. S. 517).
- Morbus Wilson (Coeruloplasmin ↓, Kupfer im Harn ↑, vgl. S. 522).
- Zeroidlipofuszinose (Anfälle, Demenz, visuell evozierte Potentiale pathologisch).
- Morbus Fahr (Verkalkungen im N. dentatus und N. lenticularis).

Therapie und Prognose

- **Therapie:**
  - Symptomatisch: Bei Rigor L-Dopa 50–100 mg/d p. o. Bei Spasmen und Hyperkinesie Tizanidin beginnend mit 1 mg und vorsichtig steigern (max. 0,1 mg/kg KG/d p. o.
  - Bei Anfällen Antiepileptika (s. S. 443).
  - Heilpädagogik (s. S. 250), Physiotherapie (s. S. 431) u. a.
- **Prognose:** Die Krankheiten verlaufen progredient, nur Dystonia musculorum deformans zeigt nach 5–10 Jahren keine weitere Progredienz.

22.7 Spinozerebelläre Heredoataxie (Friedreich)

Grundlagen und Symptome

- **Definition:** Die spinozerebelläre Heredoataxie ist eine autosomal rezessiv vererbte (Genlokus 9q13) Degeneration der spinalen Hinterstränge und anderer längerer Bahnen des Rückenmarks (Hinterhorn- und Vorderhornwurzel), der Purkinje-Zellen, der Hirnstammkerne und peripherer Nerven.
- **Epidemiologie:** Seltenes Krankheitsbild, klinische Manifestation nach 6. Lebensjahr.
- **Symptome und körperlicher Untersuchungsbefund:** Zwischen dem 6. und 25. Lebensjahr tritt eine progrediente Gang- und Rumpfataxie auf, die Muskeleigenreflexe erlöschen, der Babinski-Reflex ist positiv, Lage- und Vibrationsempfinden sind gestört (70%), Nystagmus, Kyphoskoliose (70%), „Friedreich-Fuß" (Hohlfuß mit Hammerzehe [ca. 50%]), Dysarthrie (skandierende Sprache, meist erst nach einigen Jahren).
- **Komplikationen:** Kardiomyopathie mit progredienter Herzinsuffizienz, Diabetes (10–23%), Seh- und Hörstörung, geistige Retardierung.

Diagnostik

- Anamnese und körperliche Untersuchung (s. o.).
- **EMG:** Neurogene Läsionen.
- **NLG:** Motorisch normal, sensibel deutlich verlangsamt.
- **EKG:** Linksherzhypertrophie, Inversion der T-Welle.

Differenzialdiagnosen

- Olivopontozerebelläre Atrophie (rasche Progredienz, Nystagmus, Krämpfe).
- Marinescu-Sjögren-Syndrom (Katarakt, Minderwuchs).
- Ataxia teleangiectatica (Teleangiektasien, Immundefizienz).
- Atypische Heredoataxien mit Ophthalmoplegie, Optikusatrophie, Taubheit, Zehen- und Haaranomalien, Hypogonadismus u. a.
- Behr-Syndrom (Optikusatrophie, spastische Paraparese).
- Morbus Wilson (s. S. 522), Morbus Hallervorden-Spatz (s. S. 432), Dystonia musculorum deformans (s. S. 432), G_M-Gangliosidose, Abetalipoproteinämie (Steatorrhö, Akanthozytose) u. a.

Therapie

- Prophylaxe der Kontrakturen und Fehlstellung mit Physiotherapie, orthopädische Versorgung.
- Fallweise Ergotherapie (s. S. 251), Logopädie (s. S. 248), Heilpädagogik (s. S. 250).
- Therapie von Komplikationen (Herzinsuffizienz s. S. 333, Diabetes s. S. 495).

Prognose

- Die Krankheit verläuft progredient, die Patienten sterben zwischen dem 30. und 50. Lebensjahr, häufig infolge Herzversagens.

22.8 Spinale Muskelatrophien (SMA)

Grundlagen und Symptome

- **Definition:** Spinale Muskelatrophien (SMA) sind, meist autosomal rezessiv vererbte, Degenerationen der spinalen Vorderhornzellen mit Atrophie der motorischen Wurzeln, die zur fortschreitenden Muskelatrophie führen.
- **Epidemiologie:** Inzidenz 1 : 25 000.
- **Formen, Symptome und körperlicher Untersuchungsbefund:**
  - *Typ I (akute infantile SMA, Werdnig-Hoffmann):* Genlokus 5,q11 – 13. Beginn schon intrauterin (verminderte Kindesbewegungen) oder in den ersten 2 Lebensmonaten; generalisierte Muskelhypotonie, verminderte Spontanmotorik, Liegen in Froschhaltung, Amimie, verzögerte motorische Entwicklung, leises Weinen, Areflexie, Faszikulationen der Zunge, Schaukelatmung, normale Intelligenz.
  - *Typ II (intermediäre SMA):* Beginn zwischen 3. und 15. Lebensmonat, langsame Progredienz der Muskelschwäche, Faszikulationen, Skelettdeformierungen.
  - *Typ III (Kugelberg-Welander, juvenile SMA):* Beginn zwischen 2. Lebensjahr und Erwachsenenalter, geringe Progredienz, Hypotonie und Atrophie der Hüftgürtel- und Oberschenkelmuskulatur.
- **Komplikationen:** Pneumonien, Ateminsuffizienz.

Diagnostik

- Anamnese und körperliche Untersuchung (s. o.).
- **EMG:** Zeichen einer neurogenen Läsion (große, breite Einzelpotentiale, Fibrillationen).
- **Muskelbiopsie:** Felderförmige Anordnung von atrophen und hypertrophen Muskelfasern.
- **Weitere Diagnostik** (alles Normalbefunde): Nervenleitgeschwindigkeit, EEG, EKG, CPK (manchmal ↑), Liquordiagnostik zum Ausschluss von Differenzialdiagnosen.

Differenzialdiagnosen

- Myopathien (CPK, EMG, Muskelbiopsien u. a., s. S. 88), hereditäre sensomotorische Neuropathien (s. S. 435).
- Hypotone Zerebralparese nach Geburtstrauma (Übergang in spastische CP, s. S. 430).
- Glykogenose Typ II (s. S. 513).
- Arthrogrypose (angeborene Kontrakturen, Muskelschwäche, Fehlstellungen der Gelenke infolge intrauterin wirksamer Defekte der Vorderhornzellen, keine Progredienz).
- Hypomagnesiämie des Neugeborenen.
- Zellweger-Syndrom (s. S. 524), Morbus Krabbe (Floppy-infant-Variante, s. S. 517).
- Floppy baby mit generalisierter Muskelschwäche unklarer Genese.
- Myatrophische Lateralsklerose (Kombination mit spastischer Spinalparalyse).

Therapie und Prognose

- Symptomatische Therapie, Physiotherapie (s. S. 431).
- Bei Typ I beträgt die durchschnittliche Überlebensdauer 6 Monate, sonst ist sie von der Progredienz abhängig.

22.9 Hereditäre sensomotorische Neuropathien (HSMN)

Grundlagen und Symptome

- **Definition:** Hereditäre sensomotorische Neuropathien (HSMN) sind, meist autosomal dominant vererbte, Degenerationen der peripheren Nerven ohne bekannte Pathogenese und mit variabler Expression.
- **Epidemiologie:** Selten.
- **Formen, Symptome und körperlicher Untersuchungsbefund:**
  - *Typ I* (Peroneusmuskelatrophie mit hypertrophischer Neuropathie, Charcot-Marie-Tooth, Genlokus 17 p11.2): Ab 1. (2.) Dekade progrediente Muskelatrophie der unteren Extremitäten mit Hohlfuß und „Storchenbeinen", später der oberen Extremitäten, Reflexverlust, Paresen, in < 5% verdickte Nervenstränge tastbar.
  - *Typ II* (Peroneusmuskelatrophie vom neuronalen Typ, Genlokus 1 p35 – 36): Asymmetrische Muskelatrophien und Paresen, ausgeprägte Faszikulationen, keine Nervenverdickung. Sensibilitätsstörungen.
  - *Typ III* (hypertrophische Neuropathie, Déjerine-Sottas, Genlokus 17 p11.2): Ab Säuglingszeit Muskelhypotonie, statomotorische Retardierung, Muskelatrophie der Unterschenkel und Vorderarme, Sensibilitätsstörungen, schlechte Wundheilung, verdickte Nervenstränge.
  - *Roussy-Levy-Syndrom:* Muskelatrophien und Ataxie.
- **Komplikationen:** Progrediente Bewegungsunfähigkeit, Ateminsuffizienz.

Diagnostik

- Anamnese und körperliche Untersuchung (s. o.).
- **EMG:** Zeichen einer neurogenen Läsion.
- **NLG:** Betroffene Nerven verlangsamt (< 20 m/s), gering bei Typ II.
- **Suralisbiopsie:** Vergrößerung der endoneuralen Fläche bei Typ I und III, nicht bei Typ II; Zwiebelschalenformation der Myelinscheiden bei Typ I und III; Reduktion der myelinisierten Fasern.

Differenzialdiagnosen

- Abetalipoproteinämie (Bassen-Kornzweig; Steatorrhö, Akanthozytose).
- Tangier-Krankheit (Alphalipoproteinmangel; Hepatosplenomeglie, orange Tonsillen).
- Morbus Refsum (HSMN Typ IV; Phytansäure im Blut ↑ wegen angeborener Enzymblockade der β-Oxidation).
- Fabry-Krankheit (Zeramidspeicherung, brennende Fußschmerzen, Teleangiektasien).
- Spinale Muskelatrophie (s. S. 434).
- Hereditäre sensorische Neuropathien (Typ I–IV; vorwiegend Sensibilitätsstörungen, weniger Paresen).

Therapie und Prognose

- **Therapie:** Physiotherapie, evtl. orthopädische Korrekturen.
- **Prognose:** Eine Heilung ist nicht möglich; Bewegungsunfähigkeit tritt je nach Typ unterschiedlich rasch ein, auch ein hohes Alter kann erreicht werden.

22.10 Zerebrovaskuläre Erkrankungen

Grundlagen und Symptome

- **Definition:** Zerebrovaskuläre Erkrankungen können angeboren oder erworben, anatomisch oder funktionell bedingt sein und führen zu Durchblutungsstörungen des Gehirns (Hypoxämie oder Blutung).
- **Formen:** Migraine accompagnée (s. S. 437), Phakomatosen (s. S. 424), arteriovenöse Aneurysmen (häufig A. carotis, A. cerebri anterior und posterior), Hämangiome, Thromboembolien (septische Embolie, entzündliche Thrombose u. a.), Moya-Moya-Krankheit (progrediente Stenose des Circulus Willisii mit arteriellem Netzwerk der A. cerebri media).
- **Symptome und körperlicher Untersuchungsbefund:** Plötzlich auftretende, fokale oder halbseitige zerebrale Ausfälle (Lähmungen, Sprach-, Sehstörungen u. a.), evtl. Krampfanfälle, begleitet durch Kopfschmerzen, Bewusstlosigkeit. Bei Subarachnoidalblutung dramatisch akuter Beginn mit Meningismus, Fieber.
- **Komplikationen:** Hirnödem, Residualsymptome.

Diagnostik

- Anamnese und körperliche Untersuchung (s. o.).
- **Bildgebende Diagnostik:**
  - CT oder MRT: Zeichen eines ischämischen oder hämorrhagischen Infarktes.
  - MRT-Angiographie: Stenosen, Verschlüsse, Aneurysmen, Rauchwolkenbild bei Moya-Moya u. a.
  - Doppler-Sonographie.
- **EEG:** Herdbefunde?
- **Abklärung einer Grundkrankheit:** Herzfehler, Hochdruck, Endokarditis, Polyglobulie, Hyperlipidämie Typ II, Homozystinurie u. a.

Differenzialdiagnosen

- Epilepsie (postiktale Lähmung, s. S. 441).
- **Trauma:**
  - Kontusionsherde, Blutungen.
  - *Subdurales Hämatom:* Tage- bis wochenlanges Intervall nach Trauma, Anämie, Gedeihstörung, psychomotorische Retardierung.
  - *Epidurales Hämatom* (meist aus A. meningea media): Akuter Hirndruck, Bewusstlosigkeit, hämorrhagischer Schock bei Neugeborenen.
- Enzephalitis (s. S. 133), z. B. foudroyante Herpesenzephalitis.
- Vergiftungen (s. S. 630).

Therapie und Prognose

- **Therapie:**
  - Zuerst symptomatische Therapie des Hirnödems (s. S. 646), des Krampfanfalls (s. S. 443), der auslösenden Ursache (z. B. Sepsis, Bluthochdruck, Migräne).
  - Keine Antikoagulantien geben.
  - Mikrochirurgische Behandlung (Aneurysmen, Hämangiome).
  - Bei Residuen Rehabilitationsmaßnahmen (s. S. 15).
- **Prognose:** Die Prognose ist von der Grundkrankheit und der Reversibilität abhängig. Aneurysmatische Blutungen sind in 10–30% tödlich.

22.11 Migräne

Grundlagen und Symptome

- **Definition:** Pathogenetisch noch nicht geklärte Fehlreaktion der Hirngefäße mit anfallsartigen Kopfschmerzen.
- **Epidemiologie und Ursachen:** Familiär gehäufte rezidivierende Kopfschmerzen treten bei 4% der 7–15-Jährigen auf. Es besteht ein Zusammenhang mit Gefäßreaktionen bei Serotoninabfall. Mögliche Auslöser: Stress, Schlafmangel, Nahrungsmittel (Weizenmehl, Zitrusfrüchte, Ei, Tee, Kaffee, Milch, Käse, Fleisch, Schokolade, Zucker u. a.).
- **Symptome und körperlicher Untersuchungsbefund:**
  - *Gewöhnliche Migräne:*
    - Häufigste Form, in 90% familiäre Belastung.
    - Keine Aura; akut beginnender pochender Kopfschmerz, meist beidseitig frontal oder temporal, Dauer 1–3 Stunden (selten 24 Stunden); häufig Nausea, Erbrechen, Bauchschmerzen, Phototherapie, Lärmempfindlichkeit, Parästhesien.
  - *Klassische Migräne:*
    - Mögliche vorangehende Aura mit Reizbarkeit, visuellen Symptomen.
    - Rezidivierender, rasch zunehmender, quälender Kopfschmerz frontotemporal, seitenbetont, Flimmerskotome, Lichtscheu, Übelkeit, Erbrechen über Stunden bis Tage.
  - *Komplizierte Migräne* (Migraine accompagnée): Transitorische Hemiplegie, Ophthalmoplegie oder Ataxie (Parästhesien), Schwindel, Ohrensausen oder Bewusstseinstrübung, Deliranz, Amnesie.
  - *Basilarismigräne:* Anfallsartig Schwindel, Tinnitus, Sehstörungen, Skotome, Ataxie, okzipitaler Kopfschmerz; erweiterte Pupillen, evtl. Ptose. Später oft klassische Migräne (s. o.).
  - *Cluster-Kopfschmerz:* Kurze Attacken von einseitig periorbitalem Schmerz mit gleichzeitigem Tränenfluss, Rötung, Schwellung der Gesichtshälfte.
  - *Benigner paroxysmaler Schwindel:* Kleinkinder mit plötzlichem Schwindel, Blässe, Hinfallen, Nystagmus, keine Schmerzen.
  - *Acute confusional state* (selten): Akuter Verwirrtheitszustand, fehlende Ansprechbarkeit für einige Stunden, danach schlafen die Patienten.
- **Komplikationen:** Begleitende vegetative Dysregulationen (rezidivierender Bauchschmerz u. a.).

Diagnostik

- Anamnese und körperliche Untersuchung (s. o.).
- **Bei atypischen (nicht gewöhnlichen oder klassischen) Formen:** EEG (einseitige oder fokale paroxysmale Verlangsamung oder Dysrhythmien während der Attacke? Bei acute confusional state im Anfall 2–4 s slow waves), evtl. MRT (Ausschluss von Anfallsleiden und anderen hirnorganischen Erkrankungen).

Differenzialdiagnosen

- **Psychogene Kopfschmerzen (Spannungskopfschmerz):** Eher dumpf, treten häufig wiederkehrend im Zusammenhang mit Stress, Ängsten, Überforderung auf, keine Begleitsymptome.
- **Weitere Differenzialdiagnosen:** Epilepsie (evtl. 24-Stunden-EEG; s. S. 88), zerebrovaskuläre Erkrankung (s. S. 436), posttraumatischer Kopfschmerz (Anamnese, EEG, CT), Hirntumoren (MRT oder CT; s. S. 389), Sinusitis (Röntgen; s. S. 278), Bluthochdruck (s. S. 335), Orthostasesyndrom (s. S. 338).

22.11 Migräne

Therapie und Prognose

- **Therapie:**
    - *Im Anfall* Acetaminophen 15–20 mg/kg KG p.o. oder 20–30 mg/kg KG als Supp. Bei Unwirksamkeit nach 30–60 Minuten Paracetamol (10–15 mg/kg KG p.o. oder als Supp.) oder Ergotaminpräparate (nicht bei komplizierter Migräne!) (1 mg p.o. oder s.c. oder Supp., evtl. Wiederholung nach 30 min). Bei Jugendlichen in sehr schweren Fällen Sumatriptan (1 × 100 mg p.o.) oder Zolmitrystin (2,5 mg p.o.).
    - Auslösende Faktoren vermeiden, evtl. Eliminationsdiät, ggf. Psychotherapie.
    - *Prophylaktische Therapie:* Dihydroergotamin 2–3 × 1 mg für 6–12 Wochen oder Pizotifen 0,5–1,5 mg/d oder Propranol 0,5–1 mg/kg KG in 1–2 Dosen/d. Unterschiedliches individuelles Ansprechen, muss durch alternative Anwendung herausgefunden werden.
- **Prognose:** $1/3$ Heilung, $1/3$ Besserung, $1/3$ keine Veränderung.

22.12 Polyradikulitis (Guillain-Barré)

Grundlagen und Symptome

- **Definition:** Neuroallergische Entzündung (Immunkomplexe) mit Demyelinisierung der Nervenwurzeln, in unterschiedlichem Ausmaß auch des Myelons und der peripheren Nerven.
- **Erreger:** Epstein-Barr-Virus, Coxsackie-, Influenza-, ECHO-, Zytomegalievirus, Mycoplasma pneumoniae, Campylobacter jejuni, Borrelien u.a.
- **Epidemiologie:** Inzidenz 1–2 : 100 000.
- **Symptome und körperlicher Untersuchungsbefund:** Meist 2–4 Wochen nach einer Atemwegs- oder Darminfektion tritt eine annähernd symmetrische schlaffe Lähmung ein, die an den unteren Extremitäten beginnt und dann über den Stamm zu den oberen Extremitäten aufsteigt. Es kommt zum Verlust der Sehnenreflexe, Sensibilitätsstörungen in Form von Taubheitsgefühl, Parästhesien, manchmal auch neuritischen Schmerzen.
- **Komplikationen:** In 50 % Mitbefall der Hirnnerven (Landry-Paralyse) mit Dysarthrie, Fazialisparese, Schluckstörungen. In 20 % Lähmung der Atemmuskulatur. In 4 % Hydrozephalus (Verklebung bei hohem Eiweiß).

Diagnostik

- Anamnese und körperliche Untersuchung (s.o.).
- **Labor:** Antikörpernachweis mit Borrelientiter.
- **Liquorpunktion:** Albumino-zytologische Dissoziation: Eiweiß hoch (evtl. normal am Beginn), Zellzahl normal (evtl. leichte Pleozytose am Beginn), Antikörpernachweis mit Borrelientiter.
- **NLG:** Verlangsamt, ggf. anfangs normal.

Differenzialdiagnosen

- Poliomyelitis (Virusnachweis im Stuhl, Antikörper ohne Impfung, Pleozytose im Liquor), auch Impfpolyomyelitis (s.S. 548).
- Akute transverse Myelitis u.a. Querschnittsformen.
- Botulismus (Toxinnachweis).
- Toxische Neuropathien durch Blei, Thallium, Arsen, Quecksilber, Hexocarbon, Zytostatika u.a. sowie nach Diphtherie, Scharlach, Typhus (Laboruntersuchung auf AK und Toxine).
- Porphyrie (Porphyrinnachweis).
- Periodische Paralyse (Hypokaliämie bei den Episoden).
- Hereditäre Neuropathien (s.S. 435).
- Spinaler Tumor (CT/MRT).

Therapie und Prognose

- **Therapie:**
    - Plasmapherese verkürzt die Krankheit, ebenso hochdosierte Immunglobulintherapie (0,4 g/kg KG/d i.v. über 5 Tage oder 1 × 2 mg/kg KG i.v.).
    - Kortikosteroide bringen keinen Vorteil.
    - Intensivmedizinische Überwachung und Therapie bei bulbärer Symptomatik und Atemlähmung.
    - Bei Borreliose s.S. 535.
- **Prognose:** In den meisten Fällen Restitutio ad integrum.

22.13 Idiopathische periphere Fazialisparese

Grundlagen und Symptome

- **Definition:** Postinfektiöse neurallergische oder immun-demyelinisierend Neuritis des Nervus facialis (Syn. Bell-Parese).
- **Epidemiologie:** Häufigste Mononeuritis.
- **Ursachen:** Verschiedene Viruserkrankungen (20% Epstein-Barr-Virus, gelegentlich Herpes zoster), Borreliose.
- **Symptome und körperlicher Untersuchungsbefund:** Akut, fast immer einseitig, auftretende periphere Fazialislähmung mit fehlendem Stirnrunzeln, fehlendem Lidschluss und Bell-Phänomen (durch den fehlenden Lidschluss kann die physiologische Aufwärtsbewegung des Augenbulbus beobachtet werden) und Unbeweglichkeit des Mundwinkels, zusätzlich partielle Geschmacksstörung, oft Schmerzen im Ohrbereich.

Diagnostik

- Anamnese und körperliche Untersuchung (s. o.).
- **HNO-Diagnostik:** Ausschluss einer Otitis bzw. Mastoiditis (evtl. Röntgenaufnahme nach Schüller-Stenvers).
- **Liquorpunktion:** Manchmal mononukleäre Pleozytose, dann in 50% Borreliose

Differenzialdiagnosen

- Aplasie des M. depressor labii inferioris, Geburtstrauma bei Neugeborenen.
- Mastoiditis (Röntgenbefund).
- Tumoren im Kleinhirnbrückenwinkel oder Hirnstamm (CT, MRT).
- Basale Meningitis und Meningeosis leucaemica (Liquordiagnostik, Tuberkulintest, Bb, evtl. Knochenmarkdiagnostik).
- Teil einer Polyradikulitis (s. S. 439) oder des Fisher-Syndroms (beidseitige Augenmuskellähmung und Ataxie).
- Melkersson-Rosenthal-Syndrom (Gesichtsschwellung und Lingua plicata, häufig beidseitige Fazialislähmung).
- Hirnstammenzephalitis (bulbäre Symptome).
- Schädelbasisfrakturen (Anamnese, CT, MRT).
- Hirndrucksymptom bei Hydrozephalus (s. S. 426).
- Zentrale Fazialisparese, z. B. bei Hirntumoren (der Stirnast ist nicht betroffen).

Therapie

- Grundkrankheit behandeln, z. B. Antibiotika bei Borreliose (s. S. 535).
- Prednisolon oder operative Dekompression im Kindesalter nicht nötig.
- Tagsüber wiederholte Augensalbe, nachts Uhrglasverband über Auge zum Schutz vor Austrocknung.

Prognose

- Die Parese bildet sich in 80% innerhalb von Wochen oder Monaten zurück. Deutliche Restsymptome verbleiben in ca. 5%.

22.14 Epilepsie

Grundlagen

- **Definition:** Epilepsie ist ein chronisches Anfallsleiden, das durch jede Form einer funktionellen oder organischen Schädigung der Ganglienzellen des Gehirns ausgelöst werden kann und meistens mit plötzlicher Bewusstlosigkeit und abnormen motorischen und/oder vegetativen Phänomenen einhergeht. Pathogenetisch handelt es sich um abnorme synchrone Entladungen von Ganglienzellgruppen.
- **Epidemiologie:** 0,5–0,8% der Bevölkerung.
- **Ursachen:** Bei „genuinen" Epilepsien ist die Ursache unbekannt, es besteht eine familiäre Häufung. Im übrigen kann jede morphologische Veränderung eine potentielle Anfallsursache darstellen: Fehlbildung, Migrationsstörung, degenerative Hirnleiden und Stoffwechselstörungen, Speicherkrankheiten, Blutungen, Traumen, Tumoren, Entzündungen, Durchblutungsstörungen u. a.

Fokale (partielle) Anfälle (lokal beginnend)

- **Einfache fokale Anfälle: Das Bewusstsein ist nicht gestört:**
    - Mit motorischen Symptomen: Auf einen Körperteil begrenzte klonische Zuckungen (z. B. Jackson-Epilepsie) oder tonische Wendung von Augen und Kopf (Adversivanfälle) oder Aphasien u. a. → postiktale Lähmung.
    - Mit somatosensorischen Symptomen: Parästhesien oder optische, akustische, gustatorische oder olfaktorische Sensationen bzw. Halluzinationen.
    - Mit autonomen Symptomen: Erbrechen, Inkontinenz u. a.
    - Zusammengesetzte Formen.
- **Komplexe fokale Anfälle: Das Bewusstsein ist gestört:**
    - Einfacher, fokaler Anfall mit Störung des Bewusstseins.
    - Bewusstseins- oder Wahrnehmungsstörungen zu Beginn.
    - Mit psychomotorischen Symptomen (Schläfenlappenepilepsie): Orale Automatismen, stereotype Bewegungen bis zu längeren Dämmerattacken mit scheinbar geordneten Bewegungen und nachfolgender Amnesie.
    - Zusammengesetzte Formen.
    - Sekundär generalisierende Anfälle.

Generalisierte Anfälle

- **Absencen** (Petit-mal des Schulalters).
    - Einfache Absencen: Wenige Sekunden dauernde Bewusstseinsstörung mit starrem oder schläfrigem Blick und Innehalten der jeweiligen Tätigkeit, Amnesie und danach Fortsetzung der Tätigkeit (typische Schriftausfälle).
    - Komplexe Absencen: Länger dauernd, in Kombination mit Myokloni, Automatismen, Retropulsion, Atonie.
- **Myoklonische Anfälle** (Impulsiv-Petit-mal): Meist im Jugendalter kurze, ruckartige, heftige, nicht rhythmische Zuckungen besonders an Nacken, Schultern, oberen Extremitäten; treten häufig beim Aufwachen auf.
- **BNS-Krämpfe** (Blitz-Nick-Salaam-Krämpfe, infantiles spastisches West-Syndrom): Häufiges, blitzartiges Vor- und Seitlichwerfen der Arme mit Nicken des Kopfes und evtl. Zusammenzucken des ganzen Körpers. Häufiger Beginn im 5.–6. Lebensmonat.
- **Tonisch-klonische Anfälle** (Grand-mal): Plötzliches Hinstürzen, generalisierter tonischer Krampf, anschließend klonische Zuckungen; Anfälle dauern mehrere Minuten; postiktale Bewusstlosigkeit, Amnesie; häufig Zungenbiss, Urin- und Stuhlabgang; Es gibt auch nur tonische oder nur klonische Anfälle.

22.14 Epilepsie

- **Atonische Anfälle:** Plötzliches Zusammensinken.
- **Myoklonisch-astatische Epilepsie:** Meist beim Kleinkind; immer wieder Zusammensinken oder Sekunden dauernde, verschieden lokalisierte myoklonische Zuckungen.
- **Akinetische Anfälle:** Bewegungsverlust ohne Atonie.

Weitere Anfallsformen und Komplikationen

- **Weitere Formen:**
  - Benigne Epilepsien, z. B. Rolando-Epilepsie (Aufwach-Epilepsie mit Sensibilitätsstörung im Mundbereich und Sprachstörung).
  - Nicht klassifizierbare Anfälle.
- **Komplikationen:**
  - *Status epilepticus:* Petit-mal-Status bei Absencen (traumartiger Zustand), Grand-mal-Status (unaufhörlich rhythmische Zuckungen und Bewusstlosigkeit, s. S. 626).
  - Hypoxische Gehirnschädigung.
  - Plötzliche Todesfälle, besonders im Schlaf.
  - Mentaler Abbau vor allem beim Lennox-Gastaut-Syndrom (therapieresistente Mischung verschiedener Anfallsformen), bei BNS-Krämpfen und nach Status epilepticus.

Diagnostik

- **Anamnese und körperliche Untersuchung** (s. o.).
- **Labor:** Kalzium, Phosphat, Magnesium, Harnstoff, Kreatinin, Natrium, Lebertransferasen, Blutzucker, Blutgasanalyse beim ersten Anfall.
- **EEG:** Krampfpotentiale (s. S. 89) im Anfall sind beweisend, eine Woche nach großen Anfällen oft ohne hypersynchrone Entladungen. In unklaren Fällen evtl. mehrfach oder als 24-Stunden-EEG durchführen, s. S. 88.
- **Liquordiagnostik:** Ausschluss einer entzündlichen ZNS-Krankheit.
- **Abklärung einer Grunderkrankung:** Blutdruck, Schädelröntgen, Fundoskopie beim ersten Anfall, MRT (CT), Angiographie bei V. a. vaskuläre Krankheit, metabolische Tests bei V. a. Stoffwechselkrankheit (s. S. 95).

Differenzialdiagnosen

- **Gelegenheitskrämpfe** (bei ca. 11 % der Kinder und Jugendlichen): Fieberkrämpfe (Infektkrämpfe, s. S. 446), Meningoenzephalitis, Trauma, Hypoxie, Hypoglykämie, Elektrolytstörung, Vitamin-B_6-Mangel, Urämie, Vergiftungen u. a.
- **Psychogene Anfälle:** Hyperventilationstetanie und psychogene Bewusstseinsstörungen (Hysterie), Panikattacken, Halluzinationen.
- **Respiratorische Affektkrämpfe:** Bei Schreck, Wut, Trotz, Schmerz („Apnoic spells") im Säuglings- und Kleinkindalter.
- **Weitere Differenzialdiagnosen:** Zerstreutheit als Fehldeutung bei Absencen, Ohnmacht (orthostatische Dysregulation), Durchblutungsstörungen des Gehirns (Vitium cordis u. a.), Narkolepsie (Schlafanfälle tagsüber, anfallsweise Tonusverlust und Halluzinationen), Pickwickier-Syndrom (bei adipösen Patienten), Migraine accompagnée (s. S. 437), Tics, Gilles-de-la-Tourette-Syndrom (u. a. plötzliche ticartige Zuckungen im Kopf-Hals-Bereich), Pavor nocturnus (s. S. 455).

22.14 Epilepsie

Therapie

- **Allgemeinmaßnahmen:**
  - Genaue Abklärung.
  - Möglichst freie, aber geregelte Lebensführung mit regelmäßigen Schlafgewohnheiten, Überbehütung soweit möglich vermeiden, nur riskante Tätigkeiten (Schwimmen) unter Erwachsenenaufsicht, Fahrrad und Motorrad fahren erst nach dreijähriger Anfallsfreiheit.
  - Psychosoziale Probleme beachten und Berufsberatung.
  - *Cave:* Antipyretika (Novalgin), hochdosiertes Penicillin, Tuberkulostatika und Alkohol erniedrigen die Krampfschwelle.
- **Akuttherapie:**
  - *Grand-mal-Anfall:*
    - Diazepam rektal 5 mg (< 15 kg KG), 10 mg (> 15 kg KG). Bei Fortdauern der Krämpfe Wiederholung nach 10 Minuten oder Clonazepam 0,05 – 0,1 mg/kg KG i.v.
    - Sauerstoffzufuhr, 5% Glukose-Elektrolytlösung i.v.
    - Stabile Seitenlagerung, Prävention einer Aspiration.
    - Falls erforderlich ABC-Regeln der Reanimation (s. S. 593, Neugeborene S. 178)
  - *Petit-mal-Anfall:* Clonazepam 0,05 – 0,1 mg/kg KG/i.v.
  - Maßnahmen bei persistierendem Anfall bzw. Status epilepticus s. S. 626.
- **Grundsätze der medikamentösen Dauertherapie:**
  - Zuerst Epilepsie beweisen (keine Dauertherapie bei sehr seltenen Anfällen oder nur pathologischem EEG).
  - Wenn möglich Monotherapie und Einschleichen (!) bis auf die volle Dosis innerhalb von zwei Wochen bzw. dem jeweiligen Medikament entsprechend.
  - Interaktionen mit anderen Medikamenten beachten!
  - Beendigung der Therapie drei Jahre nach letztem Anfall und EEG ohne Epilepsiepotentiale bzw. 5 Jahre nach letztem Anfall mit Epilepsiepotentialen.
- **Antiepileptika:**
  - Übersicht mit Dosierung und Nebenwirkungen s. Tab. 77.
  - *Bei primärem oder sekundärem Grand-mal, einfachen und komplexen fokalen Anfällen:*
    - Medikamente erster Wahl: Valproinsäure 20 – 50 mg/kg KG/d ab 3. Lebensmonat, unter 3 Monaten Phenobarbital 2 – 5 mg/kg KG/d. Im Allgemeinen Valproinsäure bei generalisierten Anfällen, Carbamazepin 15 – 20 mg/kg KG/d bei fokalen Anfällen besser wirksam.
    - Medikamente zweiter Wahl: Lamotrigin, sehr langsames Einschleichen auf Erhaltungsdosis (Monotherapie 2 × 2 – 10 mg/kg KG/d, bei Kombination ohne Valproat 2 × 1 – 7,5 mg/kg KG/d, mit Valproat 1 × 1 – 7 mg/kg KG/d). Phenytoin 4 – 8 mg/kg KG/d oder Clobazam 2 × 5 – 10 mg (einschleichende Dosierung). Bei Therapieresistenz Versuch mit Vigabatrin mit 40 mg/kg KG/d beginnend, evtl. bis 80 – 100 mg/kg KG/d steigern, kann auch mit Valproinsäure kombiniert werden. Evtl. Phenobarbital 2 – 5 mg/kg KG/d.
  - *Bei Absencen, Impulsiv-Petit-mal und myoklonisch-astatischen Anfällen:*
    - Medikament erster Wahl: Valproinsäure (s. o.) oder Ethosuximid 20 – 60 mg/kg KG/d. Bei Therapieresistenz beide Medikamente kombinieren.
    - Medikament zweiter Wahl: Lamotrigin (s. o.), evtl. Phenytoin (s. o.).

22.14 Epilepsie

Tabelle 77 Antiepileptika-Übersicht

Präparat	Dosis (mg/kg KG/d)	ED/d	therpeutischer Spiegel (mg/ml)	Nebenwirkungen
Carbamazepin	(15)–20–(25)	3–4 (Retard 2)	3–12	Müdigkeit, Schwindel, Sehstörungen, Magen-Darmstörungen, extrapyramidale Dys- und Hyperkinesien, Arrhythmien, Leuko-/Thrombopenien, Exantheme, Transaminasen ↑
Clobazam	0,2–1	3	–	Müdigkeit, Ataxie, Hypotonie, Verhaltensstörungen
Ethosuximid	(20)–30–(60)	3	40–100	Müdigkeit, Übelkeit, Erbrechen, Stimmungsänderungen, Leukopenie, Proteinurie
Lamotrigin Monotherapie	0,2–10–(20)	2	1–5 µg/l	Müdigkeit, Agitiertheit, Fieber, Ataxie, Exanthem evtl. Stevens-Johnson-Syndrom, Erbrechen, Sehstörungen
Komb. ohne Valproat	2–10–(15)	2		
Komb. mit Valproat	0,2–1–(7)	1		
Phenobarbital	(3)–4–(5)	1–2	10–40	Müdigkeit, Agitiertheit, Obstipation, Harnverhaltung, Depressoin, Koagulopathie, Leukopenie, Osteopathie
Phenytoin	4–8	1–2	5–20	Müdigkeit, Reizbarkeit, Gingivahyperplasie, Gesichtsvergröberung, Hirsutismus, Exanthem, Dyskinesien, Koagulopathie, megaloblastische Anämie, Zerebellopathie
Primidon	(15)–20(–25)	3(–4)	4–15	ähnlich wie Phenobarbital (s.o.)
Sultiam	3–8	3	–	Parästhesien, metabolische Azidose
Valproat (Valproinsäure)	20–50(–80)	2–3	30–120	Übelkeit, Erbrechen, Leber- und Pankreastoxizität, Fibrinogen ↓, Ödeme, Haarausfall, Thrombopenie, Hyperammonämie, Hyperglyzinämie
Vigabatrin	40–80(100)	2	–	Agitiertheit, Psychose, Sehstörung, Entzugskrämpfe

- *Bei BNS-Krämpfen:* Vitamin-B$_6$-Kur, Valproinsäure, evtl. kombiniert mit Vigabatrin. Bei ungenügendem Erfolg Dexamethason 0,5(– max. 2) mg/kg KG/d oder ACTH-Kur (stationäre Behandlung!) plus Valproinsäure.
- *Bei Rolando-Epilepsie:* Sultiam 3 – 8 mg/kg KG/d.

▶ **Kontrolluntersuchungen/Drugmonitoring:**
- Regelmäßige Kontrollen, anfangs alle 2, später alle 4 – 6 Monate von Blutbild, Leberenzymen, Elektrolyten, Kalzium, alkalischer Phosphatase, Phosphat (Lipase, Amylase und Fibrinogen bei Valproinsäure).
- Drugmonitoring bei Barbituraten, Primidon, Valproinsäure, Phenytoin, Carbamazepin, Ethosuximid-Indikation in der Einstellphase, bei ungenügendem Erfolg, bei Nebenwirkungen und Verdacht auf toxische Spiegel, bei fehlender Compliance, bei Dosisänderung, bei Verdacht auf Änderung der Resorption (z. B. Enteritis) und bei Beginn einer Kombinationstherapie mit Interaktionen.

Prognose

▶ 60 – 75 % der Patienten werden anfallsfrei. Ungünstig ist die Prognose bei BNS-Krämpfen, myoklonisch-astatischen Anfällen und bei Übergang in ein Lennox-Gastaut-Syndrom (s. S. 442).

22.15 Fieberkrampf

Grundlagen und Symptome

- **Definition:** Fieberkrämpfe zählen zu den Gelegenheitskrämpfen und sind Konvulsionen, die im Rahmen fieberhafter Infekten (am häufigsten bei Exanthema subitum, Infekte der oberen Luftwege, Otitis, Pneumonien und Gastroenteritiden).
- **Formen:**
  - *Unkomplizierte Fieberkrämpfe:* Treten zwischen dem 6. Lebensmonat und dem 5. Lebensjahr auf. Häufigkeit 2,5‰.
  - *Komplizierte Fieberkrämpfe,* wenn eines der folgenden Kriterien erfüllt ist:
    - Zerebrale Vorschädigung.
    - Fokaler Anfall (bzw. fokaler Anfallsbeginn).
    - Protrahierter Anfall > 30 Minuten.
    - Mehr als 1 Anfall in 24 Stunden.
    - Postparoxysmale Paresen.
    - Alter < 5 Monate oder > 5 Jahre.
- **Symptome und körperlicher Untersuchungsbefund:** Vorwiegend generalisierte tonisch-klonische Anfälle, beim ersten raschen Fieberanstieg am Beginn eines Infekts, oft bevor die Eltern das Fieber realisieren. Der Fieberkrampf wird von den Eltern als dramatisches Ereignis empfunden. In 60% dauern die Anfälle weniger als 10 Minuten.
- **Komplikationen:** Bei komplizierten Fieberkrämpfen Status epilepticus, zerebrale Hypoxie, plötzlicher Säuglingstod besonders im Schlaf.

Diagnostik

- Anamnese und körperliche Untersuchung (s.o.).
- **Labor:** Blut: Blutbild, CRP bzw. BSG, Natrium, Kalium, Chlorid, Kalzium, Phosphat, Magnesium, Blutzucker. Harn (Teststreifen, Infektion?).
- **Liquordiagnostik:** Bei Kindern < 12 Monaten und bei kompliziertem Fieberkrampf bzw. Verdacht auf Enzephalitis (+PCR auf Herpesviren). Bei unkompliziertem Fieberkrampf Liquor normal.
- **EEG, Fundoskopie** bei wiederholten oder komplizierten Fieberkrämpfen zum Ausschluss einer Hirnkrankheit.
- **MRT:** Bei Verdacht auf Enzephalitis oder anderer neurologischer Pathologie.

Differenzialdiagnosen

- Andere Gelegenheitskrämpfe bei Hypoglykämie, Trauma, Hypoxie, Elektrolytstörungen, Vergiftungen. Respiratorische Affektkrämpfe (s. S. 442); Epilepsie (s. S. 441). Fieberdelirien, „Schüttelfrost".
- Meningitis, Enzephalitis (s. S. 553). Bei jeder hirnorganischen Affektion kann ein fieberinduzierter Krampfanfall auftreten.

Therapie im Anfall

- Diazepam rektal 5 mg bei Kindern < 15 kg KG, 10 mg bei Kindern > 15 kg KG. Wenn der Anfall nicht sistiert, nach 10 Minuten 2. Gabe oder Clonazepam 0,05 – 0,1 mg/kg KG i.v.
- Fiebersenkende Therapie (vgl. S. 134), z.B. Paracetamol-Supp. maximal alle 6 Stunden, Wadenwickel, Kind abdecken und ausziehen, Zimmertemperatur um 20 °C.

22.15 Fieberkrampf

Prophylaxe eines weiteren Fieberkrampfs

- Bei neuerlichen Infekten mit Fieber > 38 °C Diazepam rektal (bei mehr als einem anamnestischen Fieberkrampf alle 6–8 Stunden), reichlich Flüssigkeit geben und fiebersenkende Maßnahmen.
- Den Eltern ein Merkblatt mit Anleitung zu obigen Maßnahmen mit nach Hause geben. Bei Krampfanfall immer einen Arzt verständigen.
- Antikonvulsive Dauermedikation nur bei komplizierten und gehäuften Fieberkrämpfen mit EEG-Veränderungen (s. Epilepsie, S. 442).

Prognose

- 96 % der Fieberkrämpfe sistieren bis zum 5. Lebensjahr.
- Das Wiederholungsrisiko beträgt 30 % und ist bei positiver Familienanamnese, Anfällen im ersten Lebensjahr und Theta-Rhythmen im EEG erhöht.
- 3–4 % gehen in eine Epilepsie über. Das Risiko ist erhöht bei positiver Familienanamnese, zerebraler Vorschädigung, komplizierten und gehäuften Fieberkrämpfen und konstanten pathologischen EEG-Veränderungen.

22.16 Strukturell bedingte Myopathien

Grundlagen und Symptome

- **Definition:** Kongenitale Myopathien mit histologischem Nachweis spezieller morphologischer Anomalien der Muskelfasern.
- **Formen:**
  - Central core disease (autosomal dominant, Genlokus 19q,13.1).
  - Nemaline-Myopathie (autosomal dominant, Genlokus 1q21–23, rezessiv Genlokus 2q21.2–22).
  - Zentronukleäre (myotubuläre)Myopathie (heterogen vererbt, meist X-chromosomal rezessiv, Genlokus Xq28).
  - Mitochondriale Myopathie (maternal, autosomal rezessiv) u.a.
- **Symptome und körperlicher Untersuchungsbefund:** Strukturell bedingte Myopathien werden meist im Säuglingsalter manifest, verspätete Statomotorik, floppy infant, schmächtige Muskulatur, Hyporeflexie.
- **Komplikationen:** Atemwegsinfektionen, Schlafapnoesyndrom.
  - *Cave:* Maligne Hyperthermie bei Narkose.

Diagnostik

- Anamnese und körperliche Untersuchung (s.o.).
- **Labor:** Serumenzyme (CPK, Aldolase normal oder leicht erhöht).
- **EMG** der mittelschwer befallenen Muskeln: Normal oder myopathisches Muster.
- **Muskelbiopsie:** Lichtoptische und histochemische Untersuchungen, fallweise elektronenoptische Diagnostik:
  - Central core disease: Zentrale eosinophile Fibrillen, fehlende oxidative und glykolytische Enzymaktivität.
  - Nemaline-Myopathie: Stäbchenförmige Strukturen.
  - Zentronukleäre Myopathie: Embryonale Myotuben.
  - Mitchondriale Myopathie: Ragged red fibers, abnorme Mitochondrien, Kombination mit Enzephalopathien, Laktatazidose und Epilepsie.

Differenzialdiagnosen

- Hypotone, zerebrale Bewegungsstörung (Anamnese, Übergang in spastische CP, s.S. 430).
- Glykogenose II, III, IV, V, VII (s.S. 513); Zellweger-Syndrom (s.S. 524).
- Entwicklungsdissoziation (Reifungsstörung): Transientes floppy baby.
- Spinale Muskelatrophie (s.S. 434).
- Progressive Muskeldystrophie (s.S. 449).
- Periodische Lähmungen (Hypo-, Hyper-, Normokaliämie; Erbkrankheiten mit anfallsweisen Lähmungen und entsprechenden Laborbefunden im Anfall).
- Malnutrition, Vitamin-D-Mangel (s.S. 502), Hypothyreose (s.S. 483) u.a.

Therapie und Prognose

- **Therapie:**
  - Physiotherapie, Ergotherapie, Heilpädagogik, Frühförderung.
  - Evtl. nachts Cuirass-Respirator zu Hause zur Atemhilfe (besonders bei Infektionen).
- **Prognose:** Vom Schweregrad der Krankheit abhängig, sehr geringe Progredienz. Schlechte Prognose bei mitochondrialen Enzephalomyopathien.

22.17 Progressive Muskeldystrophie

Grundlagen und Symptome

- **Definition:** Heterogene Gruppe von genetisch bedingten, degenerativen Erkrankungen der Skelettmuskulatur mit Progredienz infolge gestörter Kalziumregulation der Muskelfasern.
- **Formen:** Morbus Duchenne (X-chromosomal rezessiv, Genlokus Xq21), Morbus Becker-Kiener (X-chromosomal rezessiv), Rumpf-Gürtel-Muskeldystrophie (autosomal rezessiv), fazioskapulohumerale Muskeldystrophie (autosomal dominant), kongenitale Form (autosomal rezessiv) und andere seltenere Muskeldystrophien.
- **Symptome und körperlicher Untersuchungsbefund:**
    - Außer bei der kongenitalen Form meist nach dem 3. Lebensjahr beginnende Muskelschwäche und Ermüdbarkeit.
    - *Morbus Duchenne* (häufigste Form, 1:4000 Jungen): Watschelnder Gang, Fallneigung, Pseudohypertrophie der Wadenmuskulatur („Gnomenwaden"), Hyperlordose, typisches Hochklettern an sich selbst beim Aufstehen (Gowers-Zeichen), Spitzfußneigung, „lose Schultern" und Scapulae alatae, Progredienz mit Gehverlust und Rollstuhlinvalidität zwischen dem 8. und 11. Lebensjahr.
    - *Morbus Becker-Kiener:* Späterer Beginn, wesentlich langsamere Progredienz.
- **Komplikationen:** Myokardiopathie, Kontrakturen, terminal Kachexie und Ateminsuffizienz.
    - *Cave:* Maligne Hyperthermie bei Narkose.

Diagnostik

- Anamnese und körperliche Untersuchung (s.o.).
- **Labor:** Serum-Kreatinphosphokinase (CPK, CK) stark vermehrt, bei Morbus Duchenne 10–40fach, Kreatinurie. Zur Differenzialdiagnose Blutglukose, BB, CRP, Kalzium, Phophat, alkalische Phosphatase, TSH, T_3, T_4, BGA.
- **EKG:** Bei Morbus Duchenne abnormer RS-Quotient in V_1 und abnormes Q in V_6.
- **EMG:** Myopathisches Aktivitätsmuster.
- **Muskelbiopsie:** Faserdegeneration und Ersatz durch Binde- und Fettgewebe.

Differenzialdiagnosen

- Myositis (s.S. 452), pseudomyopathische Polymyositis (Symptome der Dermatomyositis, s.S. 352), spinale und sensomotorische Neuropathien (s.S. 435), Kollagenosen (s.S. 352).
- Endokrinopathien (Hypo-/Hyperthyreose, Hyperparathyreoidismus, Diabetes), Enzymdefekte (Glykogenosen, mitochondriale Myopathie u.a.).

Therapie, Prophylaxe und Prognose

- **Therapie:** Eine kausale Therapie gibt es nicht. Eingesetzt werden Physiotherapie und orthopädische Stützbehelfe, Heim-Respiratoren, Selbsthilfegruppen, Lebensberatung, psychische Unterstützung.
- **Prophylaxe:** Genetische Beratung, Molekulargenetik.
- **Prognose:** Die Krankheiten haben eine unaufhaltsame Progredienz. Bei Morbus Duchenne tritt der Tod vor dem 20. Lebensjahr ein, bei Morbus Becker-Kiener ist die Lebenserwartung variabel, bei kongenitaler Muskeldystrophie sterben die Patienten z.T. schon im 1. Lebensjahr.

22.18 Myotonia congenita

Grundlagen und Symptome

- **Definition:** Die Myotonia congenita ist eine autosomal dominant (Typ Thomson) bzw. autosomal rezessiv (Typ Becker) vererbte Störung der Muskelerschlaffung am Ende einer willkürlichen Innervation (infolge verminderter Permeabilität der Membran für Chloridionen; Genlokus 17q35).
- **Epidemiologie:** Selten.
- **Symptome und körperlicher Untersuchungsbefund:**
  - *Bei Typ Thomson* meist ab Kleinkindalter auffallende Versteifung der Muskulatur nach plötzlicher Bewegung (z.B. Händedruck, Augenschluss); Muskelhypotrophie in 25%; Muskeldelle nach Beklopfen (Zunge, Daumenballen).
  - *Bei Typ Becker* Beginn erst ab 5.–11. Jahr und stärker ausgeprägter Symptomatik.
- **Komplikationen:** Milde Retardierung.
  - *Cave:* Maligne Hyperthermie bei Narkose.

Diagnostik

- Anamnese und körperliche Untersuchung (s.o.).
- **EMG:** Spontane myotone Entladungen.
- **Muskelbiopsie:** Geringe Veränderungen im Gegensatz zu myotoner Dystrophie (Typ-I-Faseratrophie, zentrale Nuclei).

Differenzialdiagnosen

- **Paramyotonia congenita (Eulenberg-Batten):** Symptome nach Kälte.
- **Dystrophia myotonica Curschmann-Steinert** (autosomal dominant, Genlokus 17q13.1–13.3): Muskelschwäche und -atrophie vorherrschend, Progredienz, Lokalisation vorwiegend im Gesicht und an peripheren Extremitäten, Sprachstörungen, Endokrinopathien.
- **Myotonia chondrodystrophica Schwartz-Jampel:** Kleinwuchs, Skelettanomalien, Facies „eingefrorenes Lächeln" u.a.

Therapie

- Bei starker Beeinträchtigung membranstabilisierende Medikamente (Mexiletin, Carbamazepin, s. S. 682).

Prognose

- Die Prognose ist gut, keine Progredienz.

22.19 Myasthenia gravis

Grundlagen und Symptome

- **Definition:** Die Myasthenia gravis ist eine Krankheit mit Störung der neuromuskulären Erregungsübertragung infolge Blockade der postsynaptischen Azetylcholinrezeptoren durch Autoantikörper.
- **Formen:**
  - Transitorisch neonatale Myasthenie infolge diaplazentaren Übertritts von Autoantikörpern von myasthenischen Müttern auf das Kind.
  - Juvenile Myasthenie meist nach dem 10. Lebensjahr.
- **Epidemiologie:** Prävalenz 5 : 100 000, 2 % kongen., 10 % bis zur Pubertät manifest.
- **Symptome und körperlicher Untersuchungsbefund:**
  - Bei Neugeborenen Hypotonie, Ptose, Trinkschwäche, Ateminsuffizienz.
  - Bei älteren Kindern, vorwiegend bei Mädchen, abnorme Ermüdbarkeit der Muskulatur, zuerst der Augen-, Gesichts- und Schlundmuskulatur, später der Extremitäten.
  - Charakteristische Muskelschwäche nach repetitiver Innervation (Händedruck, Lidschluss).
- **Komplikationen:** Myasthenische Krisen mit Atemlähmung im Gefolge von Infektionen oder Stress.

Diagnostik

- Anamnese und körperliche Untersuchung (s. o.).
- **Labor:** Antikörper gegen Azetylcholinrezeptor.
- **EMG:** Abnahme der Summenpotentiale bei wiederholter Reizung mit niederen Frequenzen („Myasthenietest").
- **Edrophoniumchlorid-(Tensilon-)Test:** Nur in Ausnahmefällen und unter Intubationsbereitschaft durchführen (kurzfristige Verbesserung der Muskelkraft)! Dosis 0,5 (Säuglinge) – 2 (Jugendliche) mg i. v.
- **Thorax-Röntgen:** Thymom? Thymushyperplasie?
- **Bei unklaren Befunden:** Muskelbiopsie und Serumenzyme (CPK) zur DD.

Differenzialdiagnosen

- Kongenitale oder erbliche Myasthenie ohne Antikörper.
- Myopathien (Klinik, EMG, Serumenzyme, fallweise Muskelbiopsie).
- Botulismus, Vergiftungen mit organischen Phosphaten (Toxinnachweis).
- Periodische Lähmungen (Hypo-, Hyper-Normokaliämie).

Therapie und Prognose

- **Therapie:**
  - *Cholinergika:* Pyridostigminbromid (bei Säuglingen 4–10 mg, bei älteren Kindern 30 mg alle vier Stunden oral) oder Neostigminbromid (bei Säuglingen 1–2 mg, bei älteren Kindern 7,5–10 mg alle vier Stunden oral).
  - ◉ *Beachte:* Behandlung nur durch Spezialisten, da sehr subtile Adjustierung nötig (Gefahr der Überdosierung, die schwer von einer Myastheniekrise zu unterscheiden ist.
  - Thymektomie, wenn medikamentös nicht gut einstellbar bei juveniler Form.
  - Kortikosteroide als Immunsuppression, z. B. Prednisolon 0,5–1 mg/kg KG p.o.. Unter der Cushingschwelle bleiben.
  - Plasmapherese bei akuter Exazerbation.
- **Prognose:** In 25 % Remission innerhalb von zwei Jahren, häufige Rückfälle. Nach Thymektomie in 80 % Besserung.

22.20 Akute Myositis

Grundlagen und Symptome

- **Definition:** Akute peri- und postinfektiöse Muskelentzündungen.
- **Erreger:** Meist Viren (Coxsackie-, ECHO-, Influenzaviren), selten Bakterien, z. B. Streptokokken (nach Verletzung) oder Parasiten (Trichinen, Zystizerken). Häufig sind Erreger nicht nachweisbar.
- **Symptome und körperlicher Untersuchungsbefund:** Akute, wenige Tage anhaltende Schmerzen und Schwäche einer Muskelgruppe bei meist viraler Grundkrankheit.

Diagnostik

- Anamnese und körperliche Untersuchung (s. o.).
- **Labor:** Kreatinphosphokinase (CPK) ↑, Urin (Myoglobinurie?).
- **Muskelbiopsie** (bei Progression der Symptome): Entzündliche Infiltration, bei Polymyositis zusätzlich Faseratrophie und Fasernekrosen.

Differenzialdiagnosen

- **Polymyositis bzw. Dermatomyositis** (vgl. S. 352): Kollagenose mit diffusen Schmerzen, besonderer Mattigkeit und Lustlosigkeit. Meist violettes Schmetterlingserythem des Gesichts und Ödeme an Streckseiten der Extremitäten und Finger, manchmal mit Kalkeinlagerungen. Komplikationen: Vaskulitis an Haut, Schleimhaut, Niere, Lunge, Herz und Arthritiden. Bioptische Diagnose.
- **Toxische Myopathie:** Vincristin, Alkohol, Drogen.
- **Bei Rhabdomyolyse und Myoglobinurie:** Metabolisch (z. B. Coma diabeticum u. a.), Toxine, Ischämie.

Therapie

- Bettruhe.
- Bei Polymyositis Kortikosteroide 2–3 mg/kg KG/d für 6 Wochen, dann Erhaltungsdosis je nach Beschwerden für 2–3 Jahre.
- Bakterielle Infektionen mit entsprechendem Antibiotikum therapieren.

Prognose

- Die Prognose ist gut, meistens bleiben keine Folgen. In 90 % ist die Prognose auch bei Polymyositis gut.

23.1 Soziale Deprivation (reaktive Bindungsstörung)

Grundlagen und Symptome

- **Definition:** Reaktive Bindungsstörung durch Mangel an kontinuierlicher, emotionaler Zuwendung, vor allem in den ersten Lebensjahren.
- **Belastungsfaktoren:** Chronische Vernachlässigung, permanente Aufsichtslosigkeit, ständiger Wechsel der Bezugsperson, emotionsarmes Milieu, unangemessene Strenge und Bestrafungen, unvollständige oder zerbrochene Familien mit instabilen („chaotischen") Erziehungsstilen.
- **Symptome:** Bei Säuglingen verminderte Reaktionen. Später Mangel an Bindungsfähigkeit, wechselhaft, leicht verführbar, rastlos, distanzlos, aggressiv, oft oppositionell, oberflächliche, inkonstante Beziehungen.
- **Komplikationen:** Pflegemangel, Ernährungsprobleme, Unterernährung, Minderwuchs, Münchhausen-by-proxy-Syndrom, Verwahrlosung mit dissozialem oder kriminellem Verhalten, frühe promiskuitive sexuelle Beziehungen.

Diagnostik

- Psychodiagnostik (s. S. 91), insbesondere Entwicklungs- und projektive Persönlichkeitstests.

Differenzialdiagnosen

- Hirnorganische Psychosyndrome (Enzephalitis, Trauma, Taubheit, Blindheit u. a.) mit Wesensveränderungen.
- Psychotische Entwicklungen.
- Intelligenzdefekte.
- Persönlichkeitsstörungen.
- Autismus (s. S. 458).
- Hospitalismus.

Therapie

- Heilpädagogische Einzel- und Familientherapien (s. S. 250), wenn möglich sozial- und heilpädagogische Frühförderung.
- Evtl. vorübergehend heilpädagogischer Kindergarten oder Hort.
- Heilpädagogische Pflegefamilien, später Wohngemeinschaften mit Psychotherapie (s. S. 466).
- Heimaufenthalte, wenn unbedingt notwendig.

Prognose

- Die Prognose ist vom Alter, von der Akzeptanz der Therapie, von der Mitarbeit der Bezugspersonen und vom sozialen Umfeld abhängig. Insgesamt ist sie eher ungünstig.

23.2 Hyperkinesiesyndrom

Grundlagen und Symptome

- **Definition:** Unaufmerksamkeit, Impulsivität und Hyperaktivität, möglicherweise durch Hirnreifungsstörung (Frontalhirn).
- **Synonym:** Aufmerksamkeitsdefizit-Hyperaktivitätssyndrom (ADHS).
- **Belastungsfaktoren:** Leichte ZNS-Erkrankungen, Reizüberflutung, rigides Erziehungssystem, Teilleistungsstörungen. Fraglicher Zusammenhang mit Nahrungsmitteln (Zucker, Eiweiße u. a., nicht mit Phosphaten).
- **Epidemiologie:** Bei bis zu 5%, häufiger bei Jungen (9:1), Familiarität.
- **Symptome und Befund:** Beginn im Kleinkindesalter, oft erst nach Einschulung wahrgenommen (eher Komorbidität in 30–50%); zappelige Unruhe, das Kind ist leicht ablenkbar, unaufmerksam, vorlaut, wenig ausdauernd, rasch wechselnd und unkonzentriert bei allen Tätigkeiten, unvorsichtige und überschießende Aktivitäten, stört andere, kann nicht zuhören, hält sich nicht an Regeln. Die kognitiven Leistungen sind meist durchschnittlich, Teilleistungsstörungen (z. B. Legasthenie).
- **Komplikationen:** Schulversagen, oft drastische Überforderung von Eltern (evtl. mit Gewaltreaktion) und Lehrern („Zappelphilipp-Syndrom"), oppositionelles und antisoziales Verhalten im Jugend- und Erwachsenenalter, Tics, Unfälle.

Diagnostik

- Anamnese und körperliche Untersuchung, Verhaltensbeobachtung (s. o.).
- Entwicklungsdiagnostik.
- Continous performance tests (Computer-gestützte Aufmerksamkeits- und Konzentrationstests), standardisierte Fragebögen (Conners), Tests auf Intelligenz und Teilleistungsstörungen.
- Ausschluss hirnorganischer Erkrankungen mittels EEG etc.

Differenzialdiagnosen

- Konstitutionelle, altersabhängige Überaktivität (temporär).
- Geistige Behinderung und schwere Entwicklungsstörung.
- Affektive Störungen.
- Psychogene Hyperkinesie (bei Belastungen in der Schule, Familie u. a.).

Therapie und Prognose

- **Therapie:**
  - Therapie der Teilleistungsstörung.
  - Heilpädagogik, Verhaltens- und Familientherapie (s. S. 466), evtl. Klassenwechsel (als Unterstützung, nicht kausal).
  - Psychostimulanzien nur in speziellen schweren Fällen, z. B. Methylphenidat 0,3–1 mg/kg KG/d (Suchtgefährdung unter sorgfältiger Kontrolle unwahrscheinlich).
  - Individuelle Eliminationsdiät und enzympotenzierte (β-Glucuronidase) Desensibilisierung (in Erprobung).
- **Prognose:** Bei mehr als einem Drittel der Patienten bestehen auch im Erwachsenenalter noch Symptome.

23.3 Schlafstörungen

Grundlagen und Symptome

- **Schlafbedarf:** Das durchschnittliche Schlafbedürfnis beträgt in den ersten Lebenswochen 16–18 Stunden, im 2. Lebensjahr ca. 13 Stunden, im 10. Lebensjahr ca. 9–10 Stunden; ab dem 7. Lebensjahr wird meist kein Mittagsschlaf mehr gehalten.
- **Epidemiologie:** Schlafstörungen kommen bei 20–30% der Kinder vor.
- **Formen und Symptome:**
  - *Akute temporäre Schlafstörungen:* Bei psychosozialem Stress, körperlichen Sensationen (Schmerzen [z.B. bei Otitis], Jucken [z.B. Skabies, Ekzem]).
  - *Chronische Schlafstörungen – Dyssomnien:*
    - Insomnien: Ein- oder Durchschlafstörung, psychisch (besonders Manien und Depressionen), organisch (Enzephalopathien), Medikamente, obstruktiver Schlafapnoen (Wegsamkeitsstörungen der oberen Luftwege, z.B. Adenoide mit Schnarchen, Stridor und SO_2-Abfall im Schlaf, Müdigkeit und Leistungsdefizit tagsüber).
    - Hypersomnien: Exzessive Schläfrigkeit, Schlafattacken, z.B. Narkolepsie, Pickwick-Syndrom (bei adipösen Jugendlichen mit Schlafanfällen und -apnoen), Medikamente.
    - Störung des Schlaf-Wach-Rhythmus (Enzephalopathien).
  - *Chronische Schlafstörungen – Parasomnien:*
    - Angstträume mit Erwachen und Angst.
    - Pavor nocturnus: Panikartige Desorientiertheit, Erregung, Stereotypien, nach Erwachen keine Angst.
    - Somnambulismus: Wiederkehrende Episoden mit Verlassen des Bettes, ausdruckslosem Gesicht, retrograder Amnesie nach Erwachen.
- **Komplikationen:** Schläfrigkeit und Leistungsdefizit tagsüber, Verhaltensstörungen, Entwicklungstörung durch chronische SO_2-Verminderung. Überforderung der Familien durch häufige Störung der Nachtruhe.

Diagnostik

- Genaue Anamnese und körperliche Untersuchung (z.B. Otitis, Adenoide).
- Bei Dyssomnien nach psychischer, organischer oder medikamentöser Ursache suchen.
- Polysomnographie mit Nachweis von zentralen und/oder obstruktiven Apnoen mit SO_2-Verminderung und Bradykardie.
- EEG bei V.a. Schlafepilepsie.

Differenzialdiagnosen

- Physiologisch vermindertes Schlafbedürfnis (starke Schwankungsbreite).
- Psychomotorische Epilepsie, postiktaler Dämmerschlaf (s. S. 441).
- Zerebrale Erkrankungen.

23.3 Schlafstörungen

Therapie

- **Akute Schlafstörungen:** Ursache behandeln.
- **Dyssomnien:**
    - Bei Ein- und Durchschlafstörungen im Kleinkindesalter (Regulationsstörung) Unterstützung der Autoregulation mit Verhaltenstherapie (Beispiele):
        - Einschlafhilfen (Fläschchen, Stillen, Herumtragen) unmittelbar vor dem Zubettgehen abstellen, stattdessen Abendritual (Geschichten, Schmusezeit u. a.) einführen, das Kind an die Situation, allein im Bett zu liegen, gewöhnen. Wenn das Kind weint, nach standardisierten, täglich länger werdenden Abständen (5 – 7 – 9 Minuten) nach dem Kind schauen, es beruhigen, jedoch nicht aus dem Bett nehmen. Das Kind gewöhnt sich an das Einschlafen/Durchschlafen allein nach spätestens 8 Tagen.
        - Nächtliches Essen oder Trinken schrittweise innerhalb einer Woche abstellen.
    - Regelmäßige Schlafzeiten einhalten, Rhythmus des Kindes nicht durchbrechen.
    - Bei Kindern, die bereits aus dem Bett steigen können: Kind ins Bett bringen mit der Erklärung, dass es jetzt im Bett bleibt und dass die Tür offen bleibt, wenn es im Bett liegen bleibt. Nach 1 – 2 – 3 Min. (täglich länger werdende Abstände) wieder nachsehen. Bei älteren Kindern ab 3 Jahren auch Belohnungsmethode.
    - Jede Maßnahme sollte mit Heiterkeit und Liebe umgesetzt werden. Beim Gespräch mit den Eltern auch auf deren eventuelle Erschöpfung achten!
    - 👁 *Beachte:* Keine Härte anwenden, Kind nicht „schreien lassen". Dunkelheit erzeugt Angst.
    - Grundkrankheit behandeln.
    - Sedativa nur zur Durchbrechung eines Circulus vitiosus: Baldriantropfen, in schweren Fällen Nitrazepam 0,25 – 0,75 mg/kg KG/ p. o. oder rektal.
        - 👁 *Beachte:* Es besteht die Gefahr der Gewöhnung, daher nur solange wie nötig geben, wöchentliche Kontrollen.
    - Bei Schlafapnoe-Syndrom Monitoring bei nachweisbaren Hypoxämien.
- **Parasomnien:** Selbst limitierende Störung ohne Krankheitswert. In schweren Fällen Nitrazepam (s. o.).

Prognose

- Die Prognose ist bei Dyssomnien von der Grundkrankheit abhängig.
- Parasomnien dauern oft mehrere Jahre in wechselnden Perioden und verschwinden häufig.

23.4 Somatisierungssyndrom

Grundlagen und Symptome

- **Definition:** Meist im Schulalter beginnende, häufige, chronisch-rezidivierende, fluktuierende, vielgestaltige körperliche Beschwerden ohne primäre somatische Ursache.
- **Ursachen:** Rezidivierender Disstress bei konstitutioneller Bereitschaft zu Dysregulationen des vegetativen Nervensystems, zusätzlich Belastungsfaktoren (chronische psychosoziale Stresssituationen in der Familie, Schule u. a.).
- **Epidemiologie:** Familiäre Häufung, häufiger bei Mädchen.
- **Symptome:**
  - *Magen-Darm-Trakt:* Erbrechen, Bauchschmerzen, Durchfall, Obstipation, Essstörungen (vgl. Nabelkoliken, S. 268).
  - *Genitale:* Dysmenorrhön.
  - *Harnwege:* Miktionsschwierigkeiten, Schmerzen.
  - *Thorax:* Brustschmerzen, Herzklopfen, Hyperventilation.
  - *Nervensystem:* Kopfschmerzen, sensorische Störungen.
  - *Kreislauf:* Ohnmacht, exzessives Erröten.
  - *Haut:* Exzessives Schwitzen, Ekzeme, Urtikaria.
  - *Psychische Besonderheiten:* Oft sind die Kinder besonders brav und ehrgeizig, manchmal depressiv (sog. Repressoren = Unterdrücken von Gefühlen).
- **Komplikationen:** Fixierte Somatisation (z. B. idiopathisches Megakolon u. a.), Leistungsbeeinträchtigung (Schulversagen u. a.).

Diagnostik

- Anamnese und körperliche Untersuchung.
- Nondirektives Gespräch („Peer-interview" s. S. 462).
- Persönlichkeitstests (s. S. 91).
- Gezielte Organdiagnostik, keine „Schrotschuss"-Diagnostik.

Differenzialdiagnosen

- Organische Ursachen (z. B. Malabsorption, Tumor, Harnwegsinfekt, Karditis, Sehfehler).
- Somatogene Schmerzstörung bei erhöhter Schmerzempfindlichkeit (verschiedene Kulturen).
- Konversionsstörungen: Hysteroide Episoden mit Konversionssymptomen (z. B. Stimmverlust, Taubheit, Blindheit, Lähmungen, Bewusstlosigkeitsanfälle).
- Panikstörung (s. S. 460).

Therapie und Prognose

- **Therapie:**
  - Beratungsgespräch mit wiederholten Kontrollen, Angst nehmen und Selbstvertrauen stärken.
  - Autogenes Training, evtl. Tanztherapie, Sport, fallweise Familientherapie oder Einzelpsychotherapie (s. S. 466).
  - Sparsame Unterstützung mit Medikamenten.
  - Therapie bei spezifischen Krankheiten (z. B. Anorexia nervosa, chronische Obstipation, Migräne, Dysmenorrhö) s. dort.
- **Prognose:** Bei 10–30 % Übertragung ins Erwachsenenalter.

23.5 Autismus

Grundlagen und Symptome

- **Definition:** Tiefgreifende Entwicklungsstörung mit Beeinträchtigung der zwischenmenschlichen Beziehungen, der Kommunikationsfähigkeit und der Phantasie. Es gibt verschiedene Typen (z. B. Kanner, Asperger).
- **Belastungsfaktoren:** Prä-, peri- und postnatale Störungen, familiäre Häufung.
- **Epidemiologie:** Beginn vor dem 30. Lebensmonat. Prävalenz 3–4/10000 Kinder.
- **Symptome:** Fehlen oder Verlust der körperlichen Kontaktnahme, des Interesses für andere, des Blickkontakts, des Lächelns, des Nachahmens, der Teilnahme am Spielen, der verbalen oder nonverbalen Kommunikation. Stereotypien von Worten und Bewegungen, Manipulation vorwiegend mit technischem Spielzeug, monomane (von einer einzigen Idee oder Zwangshandlung besessen) Beschäftigung, Ablehnung von Abwechslung und Lernangeboten, u. U. überraschende Fähigkeit in Einzelbereichen (bei Typ Asperger). Ängstliche Spannung, panikartige Reaktionen bei Abweichen von üblicher Ordnung, Ablehnung von Berührung, Übersensibilität gegen gewisse Geräusche, labile Stimmung, ggf. Selbstschädigung.
- **Komplikationen:** Später Depressionen, psychotische Zustände im Stress. Bei Typ Kanner Anfallsleiden.

Diagnostik

- Anamnese, Entwicklungs- und Intelligenztests (meist IQ erniedrigt).
- Neurologische Abklärung, evtl. MRT.
- Hör-, Sprach- und Sehstörung ausschließen.
- Evtl. Chromosomenuntersuchungen (fragiles X-Syndrom) und Stoffwechseltests (z. B. Aminoazidurien).

Differenzialdiagnosen

- Geistige Behinderung; Hör-, Sprach- und Sehstörungen.
- Zwangsstörung, emotionale Deprivation.
- Fragiles X-Syndrom; Stoffwechselstörungen; Rett-Syndrom (Mädchen, Demenz, Ataxie, Waschbewegungen).

Therapie und Prognose

- **Therapie:**
  - Heilpädagogik, Ergotherapie, Logopädie (s. S. 248 ff.), spezielle Verhaltenstherapie (die Festhalte-Methode wurde wieder verlassen).
  - Bei Selbstschädigung Neuroleptika, z. B. Thioridazin (Melleril) 0,5 mg/kg KG/d (bis 2 mg).
  - *Cave:* Tardive Dyskinesie.
- **Prognose:**
  - Die Prognose ist von dem IQ und der Sprache abhängig. Die Störung bleibt erhalten, manchmal erfolgt eine Besserung im 5.–6. Lebensjahr, selten kann eine höhere Schule besucht werden.
  - Teilweise besteht eine überraschende Kommunikationsfähigkeit über die Schrift (gestützte Kommunikation = „facilitated communication"), dabei werden dann eine hochsensible Beobachtungsgabe und sehr differenziertes Sprachverständnis und Formulierungsfähigkeiten erkennbar.
  - Die Kinder leiden an ihrer Isolation!

23.6 Habituelle Manipulation

Grundlagen und Symptome

- **Definition:** Es handelt sich um Manipulationen am eigenen Körper, die meist Ausdruck von Bedürfnisbefriedigung sind, die in einer konfliktreichen Umgebung nicht ausreichend gefunden wird, evtl. mit autoaggressiven Zügen.
- **Formen:**
  - Daumenlutschen (im ersten Jahr physiologisch) als Ersatzbefriedigung.
  - Nägelbeißen als Ausdruck innerer Spannungen.
  - Haarausreißen durch Drehen und Rupfen mit stereotypischen Bewegungen, oft unbefriedigtes Zärtlichkeitsbedürfnis mit Autoaggression, auch bei geistiger Behinderung.
  - Genitale Manipulationen sind physiologisch, können auch Ersatzbefriedigung sein. Sie beunruhigen Eltern bei exzessiver Häufigkeit.
- **Komplikationen:** Bei Daumenlutschen Kieferveränderungen. Bei Trichotillomanie Passagestörung durch Bezoare (Haarknäuel im Magen).

Diagnostik

- Projektive und objektive Persönlichkeitstests (s. S. 91) bei ausgeprägten Formen.

Differenzialdiagnose

- **Tics:** Rasche koordinierte unwillkürliche Bewegungen bei erhöhter Anspannung, oft durch Überforderung.
- **Jaktationen:** Stereotype rhythmische Bewegungen, meist beim Einschlafen. Werden als Selbstberuhigung gedeutet.
- Autismus mit Stereotypien (s. S. 458).

Therapie

- Beratung, oft handelt es sich nur um ein physiologisches Durchgangsstadium.
- Evtl. Familientherapie (s. S. 466), in ausgeprägten Fällen Einzelpsychotherapien, Verhaltens- und ggf. Entspannungstherapie (s. S. 466).
- Bei extremer Manipulation, z. B. bei komplexen Behinderungen: Orap 1 mg tgl. abends oder Thioridazin (Melleril) 0,5 mg/kg KG/d (bis max. 2 mg).

Prognose

- Die Prognose ist gut.

23.7 Angstsyndrom

Grundlagen und Symptome

- **Definition:** Die Abgrenzung zur normalen Angst ergibt sich durch übertriebene Intensität, Einschränkung der üblichen Aktivität und durch ungewöhnliche oder unrealistische Inhalte und Objekte der Angst. Normale Ängste sind das „Fremdeln" (8-Monats-Angst), Trennungsangst (Kindergarten, Schule), Reifungsangst, Existenzangst (Jugendliche).
- **Belastungsfaktoren:** Veranlagung, Familienmilieu.
- **Formen und Symptome:**
  - *Panikstörung:* Plötzliche und unerwartete Attacke von intensiver Angst und Atemnot, starken vegetativen Symptomen, Schmerzen, starkem Unbehagen, Todesangst, Schlafstörungen u. a.; teilweise mit Agoraphobie (Vermeidungsverhalten), z. B. Schulangst (Leistungsversagen, Kränkung). Häufig kommt die Störung in ängstlichen Familien vor.
  - *Phobien:* Auf ein bestimmtes Objekt oder eine Situation gerichtete Angst, z. B. Tiere, Öffentlichkeit, Klaustrophobie, Schulphobie (Trennungsangst), evtl. mit folgendem Panikgefühl.
- **Komplikationen:** Leistungsbeeinträchtigung, Handlungsunfähigkeit, soziale Kontaktstörung, Somatisierung.

Diagnostik

- Anamnese und objektive oder projektive Persönlichkeitstests (s. S. 91).
- Konfrontation mit dem Angstauslöser.

Differenzialdiagnosen

- Körperliche Erkrankungen (Hypoglykämie, Hyperthyreose u. a.).
- Intoxikationen (Koffein, Aminophyllin, Amphetamin).
- Somatisierungssyndrom (s. S. 457).
- Depression (s. S. 461).
- Zwangsstörungen (mit phobischem Vermeiden von Situationen).
- Schizophrenie mit Wahnvorstellungen (Verfolgungen).
- Posttraumatische Belastungsstörungen nach Ereignissen (Unfall).
- Anpassungsstörungen mit ängstlicher Stimmung.

Therapie

- **Panikstörungen:** Spieltherapie (s. S. 466) mit Stärkung der Selbstständigkeit und Selbstsicherheit. Medikamentös mit β-Blocker (z. B. Metoprolol $1 \times 1{,}0 – 3{,}0$ mg/kg KG p. o.).
  Cave: Arretierung der Herzfrequenz.
- **Phobien:** Verhaltenstherapie (s. S. 466) mit Desensibilisierung durch schrittweise Konfrontation. Bei Schulphobie (= Trennungsangst) Familientherapie mit Stärkung der Selbstständigkeit (s. S. 466).
- Bei quälenden Ängsten evtl. für 1–2 Wochen Bromazepam 3 mg abends.
  Cave: Gewöhnungseffekt.

Prognose

- Die Prognose ist bei ca. drei Viertel der Patienten gut.

23.8 Depressive Störungen

Grundlagen und Symptome

- **Definition:** Affektive Störungen mit unterschiedlich häufigen oder schweren depressiven Zuständen.
- **Epidemiologie:** Familiäre Häufung, Mädchen:Knaben = 2 : 1.
- **Formen:**
  - *Große und kleine Depression* (major and minor depression) mit einer oder mehreren Episoden mit und ohne Rezidiv.
  - *Dysthyme Störung* mit depressiver Verstimmung über mindestens ein Jahr.
  - Übergänge zwischen beiden Formen.
- **Symptome:** Episoden depressiver Verstimmung mit Traurigkeit und Lustlosigkeit, bei Dysthymie meist chronisch bzw. täglich. Dazu Appetitlosigkeit oder übermäßiger Appetit, Schlaflosigkeit oder übermäßiges Schlafbedürfnis, Energielosigkeit, rasche Erschöpfbarkeit, niedriges Selbstwertgefühl, Konzentrations- und Entscheidungsschwierigkeiten, Hoffnungslosigkeit.
- **Komplikationen:** Interaktionsprobleme, Leistungsverminderung, Somatisierung, Drogensucht, präsuizidales Syndrom (Einengung des Sozialkontakts, der Leistungsfähigkeit, des Selbstwertgefühls, Selbstmordphantasien und Selbstaggression), Suizid.

Diagnostik

- Bei Verdacht auf Depression Kind beim Kinderpsychiater vorstellen; die Diagnose wird von diesem mittels Gespräch und psychologischer Tests (s. S. 91) gestellt.

Differenzialdiagnosen

- Normale Stimmungsschwankungen und begründetes Unglücklich-sein.
- Depressive Rekationen bei körperlichen Krankheiten (z. B. Malignom), psychotropen Substanzen und psychischem Trauma (z. B. Todesfall).
- Angstsyndrom (s. S. 460) mit Depressionen.

Therapie

- Bei symptomatischen, sekundären und kurzzeitigen Formen Grundkrankheit behandeln und Psychotherapie (s. S. 466).
- Bei primären, chronischen und schweren Formen: Kombination von Psychotherapie und Medikamenten, z. B. Fluoxetin 0,5 – 1 mg/d über Monate, Überwachung durch Experten.

Prognose

- **Depression:** 90% Remission nach 18 Monaten, 70% Risiko einer weiteren Episode innerhalb von 5 Jahren.
- **Dysthyme Störungen:** 90% Remission nach 6 Jahren, manchmal später Übergang in Depression.

23.9 Verhaltens-, Persönlichkeitsstörungen (Jugendliche)

Grundlagen

- **Entstehung:**
  - Eine gestörte oder erschwerte Ichfindung im Zusammenhang mit verwahrlosenden Einflüssen oder starren Erziehungssystemen kann in der Phase der hormonellen Umstellung zu meist temporären Auffälligkeiten im Verhalten führen.
  - Weitere mögliche Faktoren: Genetische Veranlagung, Entwicklungsstörungen im emotionalen und/oder mentalen Bereich, sog. Generationenkonflikt, Beeinflussung durch Peer-Gruppe (gleichaltrige Gruppe), Verführung, Missbrauch und Misshandlung, aber auch jedes andere starke emotionale Erlebnis (z. B. Liebeskummer, Unfall, Misserfolg).
- **Epidemiologie:** Ca. 20% der Jungen und 40% der Mädchen haben ernstzunehmende Identifikationsprobleme während der Pubertät.
- **Formen und Symptome:**
  - Aggressivität (Streitsucht, Wutausbrüche), asoziales Verhalten (z. B. Ablehnen der Schule, Stehlen), „neurotisches" Verhalten (eingebildetes Kranksein) oder übertriebene Schüchternheit (Minderwertigkeitsgefühl), Introvertiertheit (Mutismus, Ängstlichkeit, Bedrücktheit).
  - Übermäßige Masturbation, Triebhaftigkeit, Perversionen (Transvestitismus, Transsexualismus, Päderastie), übermäßige Prüderie.
  - Schlafstörungen (Insomnie oder Somnambulismus, s. S. 455), Essstörungen, hyperkinetisches Verhalten (s. S. 454), Tics, Einnässen (s. S. 423), Einkoten (s. S. 150).
- **Komplikationen:** Delinquenz, Promiskuität, sexuell übertragene Infektionen, Persönlichkeitsstörungen, Kommunikationsunfähigkeit, Alkoholismus, Drogensucht, Depressionen, Suizid.

Diagnostik

1. **Gespräch mit Jugendlichem (Peer-Interview):** Empathische Grundeinstellung des Arztes s. S. 11. Zuerst indirektes Interview über ubiquitäre Konfliktsituationen (Wahl von Freunden, Ausgehen, Gefühle, Schule, Beruf, Geld, Kleider, Fahrzeug, Sexualität, Rauchen, Alkohol, Drogen). Erst danach Übergehen auf das aktuelle Problem.
2. **Gespräch mit (möglichst beiden) Eltern** nach Einwilligung des Jugendlichen durch anderen unabhängigen Therapeuten: Dieselbe Art und Reihenfolge des Interviews, zuerst allgemeine Familienprobleme, dann gezieltes Eingehen auf das aktuelle Problem. Bereits versuchte Lösungen erfragen.
3. **Gespräch mit Patient und Eltern:** Ergebnisbericht in verständlicher Sprache!
4. **Fallweise Psychodiagnostik:** Projektive Tests, Neigungsstrukturtest zur Berufsfindung, für Teilleistungsstörungen, Intelligenztests u. a. (s. S. 91).

Differenzialdiagnosen

- Erschwerte Ichfindung mit psychopathischen Reaktionen ohne besondere Ursache oder Belastungssituation (endogene, konstitutionelle Bereitschaft).
- Reaktive Bindungsstörung (s. S. 453).
- Psychosomatosen (s. S. 453).
- Psychosen (Schizophrenie, Manie, Depression).
- Affektive Störungen (s. S. 461).
- Drogenabhängigkeit mit sekundären Verhaltensstörungen (s. S. 465).
- Organisches Psychosyndrom (z. B. bei Epilepsie, Hirntumor, Stoffwechselstörungen).

23.9 Verhaltens-, Persönlichkeitsstörungen (Jugendliche)

Therapie

- **Leichtere Störungen:**
    - Beratung des Patienten, der Eltern und anderer Bezugspersonen (z. B. Lehrer), einzeln oder in Gruppen (nondirektive Gesprächstherapie, Familientherapie) (s. S. 466). Dabei auf den positiven Seiten des Patienten aufbauen. Konsultationen wiederholen.
    - Unterstützende Maßnahmen: Kreativ therapeutische Verfahren (Mal-, Musik-, Tanz-, Reittherapie), Sport, Jugendgruppen, Ferienlager u. a.
- Bei fehlendem Erfolg und schweren Störungen beratende und stützende Psychotherapie durch Experten (z. B. Individualpsychologie, s. S. 466). Evtl. heilpädagogische Pflegefamilien, Wohngemeinschaften, Heime, medikamentöse Behandlung durch Experten.

Prognose

- Die Prognose ist abhängig von der therapeutischen Begleitung, der Mitarbeit der Bezugspersonen, der Art der Störung, der genetischen Prädisposition, dem Entwicklungsstand und dem sozialen Umfeld. Die Schwere der psychopathischen Reaktion ist kein Gradmesser für die Prognose.

23.10 Anorexia nervosa

Grundlagen und Symptome

- **Synonym:** Pubertätsmagersucht.
- **Epidemiologie:** Zunehmend häufig, Knaben:Mädchen 1 : 9 (Prävalenz bei Mädchen 1 : 100); meist bei angepassten Musterkindern mit starkem Ehrgeiz und Fehleinschätzung sowie Angst vor der Realität. Störung des Loslösungsprozesses und der Ichfindung und gestörte Identifikation mit geliebten Familienmitgliedern (meist Mutter). Auch Opfer von Gesellschaftszwängen zu Essverhalten und Schönheitsideal.
- **Symptome:** Ablehnung des Essens mit Gewichtsabnahme um mehr als 25 % des Alters-Längen-Sollgewichts mit zwanghafter Euphomanie, dennoch zwanghaftes Fixiertsein auf das Essen; fehlende Krankheitseinsicht, gestörte körperliche Selbstwahrnehmung, Kontaktstörung, Leistungs- und Bewegungsdrang.
- **Komplikationen:** Obstipation, Laxanzien-Abusus mit Elektrolytstörungen, primäre oder sekundäre Amenorrhö, Kachexie, Avitaminosen, Hypothermie, Hypotonie, Apathie, Bradykardie, Akrozyanose, selten Proteinmangel, Knochenmarksuppression, Osteopenie, Suizid.

Diagnostik

- Eigen- und Familienanamnese, psychologischer Status, normierter Anorexie-Fragebogen (ANIS).
- Körperliche Untersuchung mit Gewichtskontrollen.
- Labor: Blutbild, Harn mit spezifischem Gewicht, Elektrolyte, Harnstoff, Kreatinin, Eisen, Eiweiß, Glukose, evtl. β-Carotin.

Differenzialdiagnosen

- Anorektische Reaktion (nach schwerer psychischer Belastung ohne extreme Magerkeit).
- **Bulimie:** Zwanghafte „Fressattacke" mit anschließendem Erbrechen, abwechselnd mit strengem Fasten, Laxanzien-Abusus. Häufigkeit: Bis zu 1 : 20 bei 18-jährigen Mädchen.
- Psychosen, endokrine Erkrankungen (Hypopituitarismus, Nebenniereninsuffizienz, Hyperthyreose), Hirntumoren (besonders Hypothalamusbereich), Malabsorptionssyndrom, Morbus Crohn, schwere konsumptive Krankheiten.

Therapie und Prognose

- **Therapie:**
  - Festlegung der Gewichtszunahme und des Zielgewichts mittels eines Vertrags mit dem Patienten. Verhaltenstherapeutisches Management der Gewichtszunahme unter stationärer Kontrolle an spezialisierten Zentren.
  - Familientherapie: Aufklärung der Eltern und Versuch der Lösung rigider Systeme (s. S. 466).
  - Psychotherapeutische Einzelgespräche: Stärkung der Autonomie des Kindes.
  - Bei extremer Gewichtsabnahme Indikation zur Sondenernährung (s. S. 57).
- **Prognose:** Ein Drittel heilt aus, ein Drittel zeigt deutliche Besserung mit mäßiggradigen Gewichtsproblemen, ein Drittel behält Symptome und Rückfälle.

23.11 Drogensucht

Grundlagen und Symptome

- **Definition:** Chemische Abhängigkeit von Alkohol und anderen psychoreaktiven Substanzen.
- **Substanzen:** Alkohol, Nikotin, Amphetamine, Exstasy (wechselnde Mischung von Amphetaminen), Cannabis (Marihuana, Haschisch), Cocain, Halluzinogene (LSD), Phencyclidinhydrochlorid (PCP), Sedativa (Barbiturate), Tranquilizer, Opiate (Heroin, Codein, Opium, Morphium), Kombination von zugelassenen Medikamenten mit psychotroper Wirkung, Schnüffeln flüchtiger Substanzen.
- **Risikofaktoren:** Betroffene Familienmitglieder und Freunde, Drogenmilieu, Neugierde, Verführung, psychische und mentale Probleme, Konflikte, Verwahrlosung, Isolierung.
- **Epidemiologie:** Je nach Milieu experimentieren bis zu 30% mit Drogen, bis zu 30% sind Gesellschaftsgenießer von weichen Drogen und Alkohol, ca. 2% sind suchtkrank (vorwiegend ältere Jugendliche).
- **Stadien:** 1. Experimentieren, 2. Wohlgefühl, 3. Eingefangensein von Wohlgefühl, 4. Normalgefühl nur unter Drogen.
- **Symptome der Intoxikation:**
  - *Alkohol:* Enthemmung, Rausch, verwaschene Sprache, Gangunsicherheit, Gesichtsrötung, Fötor.
  - *Kokain, Amphetamine:* Euphorie, Erregung, Größenwahn, Mydriasis u. a. sympathikotone Reaktionen, Halluzinationen.
  - *Cannabis:* Euphorie, Angst, Paranoia, gesteigerter Appetit, Mundtrockenheit.
  - *LSD:* Angst, Paranoia, Halluzinationen, Mydriasis u. a. sympathikotone Reaktionen, Tremor, Seh- und Koordinationsstörungen.
  - *Opiate:* Euphorie, Dysphorie, Apathie, Verlangsamung, Miosis, verwaschene Sprache.
- **Komplikationen:** Verlust der Schul- und Berufsfähigkeit, der sozialen Kontakte, der Wertmaßstäbe, der Selbstkontrolle, Polytoxikomanie, Abmagerung, Entzugssyndrom, Suizid, Hepatitis, AIDS, Delirium tremens, Demenz, tödliche Dosis. Akute Myolyse bei Exstasy und Gehirnschädigung im Tierversuch.

Diagnostik und Differenzialdiagnosen

- **Diagnostik:** Vor diagnostischen Maßnahmen das Vertrauen des Patienten gewinnen. Anamnese und körperliche Untersuchung (s. o.). Harnuntersuchung auf chemische Substanzen.
- **Differenzialdiagnosen:** Hirnorganische Erkrankungen, Anfälle, Psychopathien und affektive Störungen, Vergiftungen mit anderen Substanzen, habituelle Überdosierung bei Selbstbehandlung von Schmerzen.

Therapie und Prognose

- **Therapie:**
  - Bei Alkoholintoxikation Glukoseinfusion; bei Intoxikation mit Opiaten Naloxon 0,4 mg i. v.
  - Spezifische Maßnahmen (Psychotherapie [s. S. 466] und Entzugsmaßnahmen) und unterstützende Begleitung durch den behandelnden Arzt.
- **Prognose:** Umso ungünstiger, je später mit dem Entzug begonnen wird.

23.12 Therapie psychischer Störungen

Grundlagen

- Unter Psychotherapie wird die umfassende, bewusste und geplante Behandlung von psychosozial oder auch psychosomatisch bedingten Verhaltensstörungen und Leidenszuständen mit wissenschaftlich-psychotherapeutischen Methoden verstanden.
- Ziel der Psychotherapie ist es, bestehende Symptome zu mildern oder zu beseitigen, gestörte Verhaltensweisen und Einstellungen zu ändern und die Reifung, Entwicklung und Gesundheit des Behandelten zu fördern.
- Art, Schwere und Dauer der Störung determinieren die Wahl der psychotherapeutischen Methode.
- In vielen Fällen führen bereits nonformale Beratungsgespräche durch den behandelnden Arzt (Hausarzt, Pädiater) zum Ziel. Fallweise ist die Anwendung spezieller Psychotherapiemethoden durch Experten angezeigt.

Beratungsgespräch

- Unter Beratung wird eine problemzentrierte Anweisung oder Auskunft, in der der Berater verbal seine Erfahrung, sein Wissen zur Klärung bestimmter Fragen zur Verfügung stellt, verstanden, wobei von seiten des Beraters darauf zu achten ist, dass die Hilfesuchenden (Eltern, Kinder oder Jugendliche) die Mitteilungen auch verstehen und auf ihr Verhalten übertragen können.
- Der Berater bietet Hilfe bei der Herausarbeitung der Problemfragen und Festlegung der Beratungsziele, Hilfe beim Finden von Problemlösungswegen, ermutigt zur Durchführung von Problemlösungsschritten und überprüft die Beratungseffekte.

Psychotherapiemethoden

- **Familientherapie:** Darunter werden Behandlungsverfahren verstanden, welche die gesamte Familie in die Therapie mit einbezieht.
- **Paar- bzw. Elterntherapie:** Selektive Behandlung der Eltern, z. B. bei Partnerschaftsproblemen.
- **Spieltherapie:** Ist eine Behandlungsmethode für Kinder im Alter von ca. 2–12 Jahren, welche die Förderung vom seelischen Wachstumsprozess im Sinne einer zunehmenden Selbstverwirklichung des Kindes ermöglichen soll.
- **Verhaltenstherapie:** Vor dem Hintergrund lerntheoretischer Erkenntnisse richtet die Verhaltenstherapie ihr Behandlungsziel auf den Abbau von Problemverhaltensweisen und den Aufbau von gewünschten Alternativverhaltensweisen.
- **Körpertherapien:** Darunter werden unterschiedliche Therapiemethoden verstanden, die über eine Sensibilisierung für das eigene körperliche Erleben, Entspannungsübungen, Beeinflussung der Atmung, Arbeit mit Vorstellungsbildern über den eigenen Körper auf das körperliche Erleben und im Weiteren auf die psychische Verfassung und das Verhalten Einfluss zu nehmen versuchen, z. B. autogenes Training, Tanztherapie, katathymes Bilderleben, Eutonie.
- **Psychotherapie bei Jugendlichen:** Besonderheit: Stärkung und Begleitung, nicht „Aufdeckung". In der Psychotherapie bei Jugendlichen kommen Elemente aus unterschiedlichen therapeutischen Schulen entsprechend den spezifischen Bedürfnissen des Jugendlichen und der aktuellen Konfliktsituation zur Anwendung.

23.12 Therapie psychischer Störungen

- **Gruppenpsychotherapie:** Die Gruppenpsychotherapie soll es dem Klienten ermöglichen, seine Verhaltensprobleme und Bewältigungsstrategien mit anderen Menschen zu vergleichen und selbst aus der Sicht anderer Menschen erleben zu können und vor dem Hintergrund dieser Erfahrung neues Verhalten zu lernen, Probleme neu zu bewerten und tradierte Einstellungen zu relativieren.
- **Tiefenpsychologisch orientierte Psychotherapieverfahren:** Diese stehen in der Tradition der Schulengründer Freud, Adler und Jung, wobei für die Therapie des Kindes vor allem der psychoanalytische Ansatz verbunden mit dem Namen Anna Freud hervorzuheben ist. Die Therapietechnik orientiert sich an den Erkenntnissen der Psychoanalyse.
- **Suggestive Psychotherapieverfahren:** Hypnotherapie und autogenes Training werden vorwiegend in Ergänzung zu anderen Therapiemethoden angewandt.
- **Psychopharmaka:** Für extreme Belastungssituationen oder bei psychiatrischen Krankheiten mit zerebraler Dysfunktion.
- **Stationäre Behandlung:** Psychotherapie bei sozialer Gefährdung des Kindes bzw. der Umgebung in stationärer Betreuung. Anwendung mehrerer Techniken und heilpädagogische Maßnahmen.

24.1 Skelettdysplasien

Grundlagen und Symptome

- **Definition:** Unterschiedlich vererbte, meist symmetrische, systemische Entwicklungsstörung des Knorpel-Knochen-Gewebes.
- **Formen:** Epiphysäre Dysplasien (z. B. multiple epiphysäre Dysplasie), metaphysäre Dysplasien (z. B. Achondroplasie, s. S. 231), spondylometaphysäre und spondyloepiphysäre Dysplasien, Osteogenesis imperfecta (s. S. 231), asphyxierende Thoraxdysplasie, Osteopetrose (syn. Marmorknochenkrankheit, symmetrische Knochenbildungsstörung, häufige Frakturen, verkürzte Röhrenknochen, Epiphysenauftreibung), chondroektodermale Dysplasie (Ellis-van-Creveld-Syndrom, s. S. 233).
- **Symptome und körperlicher Untersuchungsbefund:** Meist dysproportionierter Minderwuchs, vor allem bei Mitbeteiligung der Wirbelsäule; häufig Deformierungen der langen Röhrenknochen, Lordosen, Kyphoskoliosen, Gelenkfehlstellungen; Begleitfehlbildungen (z. B. an Auge, Herz, Urogenitaltrakt, Immunsystem), Hörstörung, häufig Otitiden, Adipositas und krankheitsspezifische Manifestationen.
- **Komplikationen:** Arthritis, Arthrosen; Respiratory distress syndrome (s. S. 198) und hypoxische Schlafepisoden in der Neugeborenenperiode bei asphyxierender Thoraxdysplasie; bei Osteopetrose Vermauerung der Markhöhlen, dadurch extramedulläre Blutbildung, Panmyelopathie.

Diagnostik

- Anamnese und körperliche Untersuchung (s. o.).
- **Komplettes Skelettröntgen:**
  - *Epiphysäre Dysplasie:* Epiphysen abgeflacht, unregelmäßig konturiert, wabige Verdichtungen.
  - *Metaphysäre Dysplasien:* Metaphysen verdichtet, verbreitet, unregelmäßig begrenzt.
  - *Spondyläre Mitbeteiligung:* Dysplastische, abgeflachte Wirbelkörper, Fehlstellungen.
- **Labor:** Serum (Kalzium, Phosphat, alkalische Phosphatase, Thyroxin normal), Harn (Mukopolysaccharidnachweis negativ).
- Abklärung von Komplikationen, z. B. Blutbild bei Osteopetrose.

Differenzialdiagnosen

- Mukopolysaccharidosen (s. S. 520), Rachitis verschiedener Genese (s. S. 502), Hypophosphatasie (s. S. 503), Hypothyreose (s. S. 483).

Therapie und Prognose

- **Therapie:**
  - Möglichst geringe statische Belastung der Gelenke, aber körperliche Betätigung (Schwimmen, Radfahren u. a.).
  - Orthopädische Maßnahmen.
  - Genetische Beratung (s. S. 22), psychosoziale Unterstützung (Kleinwuchs).
  - Behandlung der Komplikationen, bei Osteopetrose Knochenmarktransplantation.
- **Prognose:** Die Prognose ist abhängig von Komplikationen, hinsichtlich der Lebenserwartung ist sie gut. Die Endgröße ist meist unter 140 cm.

24.2 Kongenitale Hüftgelenkdysplasie bzw. –luxation

Grundlagen und Symptome

- **Definition:** Bei der Hüftgelenkdysplasie ist die Hüftpfanne zu steil, flach, nach kranial ausgezogen. Bei der Subluxation ist zusätzlich der Hüftkopf disloziert, befindet sich aber noch teilweise in der Pfanne. Eine Luxation ist durch eine vollständige Dislokation gekennzeichnet und ist nur selten schon bei der Geburt vorhanden.
- **Epidemiologie:** Die Hüftgelenkdysplasie ist die häufigste angeborene Skelettfehlbildung (2% aller Neugeborenen), 80% sind Mädchen, in 20% familiäres Auftreten, eventuell Teil von Fehlbildungssyndromen. Lokalisation in 60% links, 20% rechts, 20% beidseitig.
- **Ursachen:** Multifaktoriell – genetische Kapselschlaffheit, intrauterine Lageanomalie, Muskelimbalance oder teratologische Fehlbildung.
- **Symptome und körperlicher Untersuchungsbefund:**
  - Klinisch keine sichere Unterscheidung der Schweregrade.
  - *Unsichere Zeichen:* Faltendifferenz an Oberschenkeln in Bauchlage, Abduktionshemmung, Watschelgang.
  - *Sichere Zeichen:* Ein- und Ausrenkphänomene („lockere Hüfte" = Palmenzeichen, Schnappphänomen = Ortolani-Zeichen) (s. S. 10), Beinverkürzung = Bettmann-Zeichen (Kniestufe).
- **Komplikationen:** Luxationsperthes, sekundäre Koxarthrose.

Diagnostik

- Anamnese (Steißlage, familiäre Belastung, Schiefhals?) und körperliche Untersuchung (s. o.). Zum Ausschluss einer Hüftgelenkdysplasie muss zusätzlich eine Sonographie erfolgen.

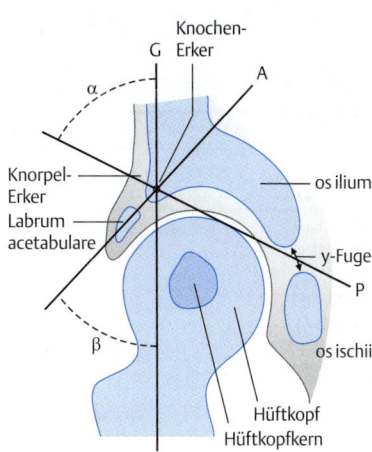

Abb. 100 Schema der Sonographie der Hüfte (Standardebene nach Graf) mit Darstellung der wichtigsten anatomischen Strukturen und Definitionen der Messpunkte, Linien und Winkel; G = Grundlinie; P = Pfannendachlinie; A = Ausstellungslinie; sie bilden die Winkel α und β (aus Riccabona. Sonographie in der Pädiatrie. 1. Aufl. Stuttgart: Georg Thieme Verlag; 1999)

24.2 Kongenitale Hüftgelenkdysplasie bzw. –luxation

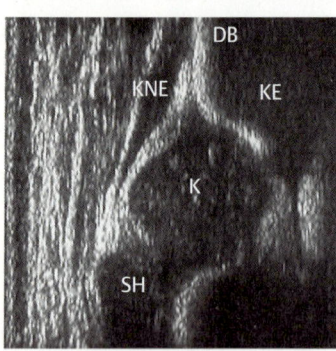

Abb. 101 Sonographie des Hüftgelenks bei Hüftgelenkdysplasie nach Graf: Darstellung des gerundeten knöchernen Erkers (→) bei breit übergreifendem knorpeligen Erker, ohne Hüftzentrierung, im Sinne einer dysplastischen (Typ II) Hüfte (DB = Darmbein; KE = knöcherner Erker; SH = Schenkelhals; KNE = knorpeliger Erker; K = Hüftgelenkkopf) (aus Riccabona. Sonographie in der Pädiatrie. 1. Aufl. Stuttgart: Georg Thieme Verlag; 1999)

▶ **Hüftgelenksonographie:**
– Bei allen Neugeborenen möglichst bald durchführen und spätestens mit 4–6 Wochen beim Kinderarzt kontrollieren, damit eine Therapie frühzeitig begonnen werden kann (z. B. Spreizhose, Fettweiss-Gips). Bei Frühgeborenen ist die Hüftsonographie (je nach Reife des Kindes) erst sinnvoll, wenn das Gewicht > 1500–1600 g liegt bzw. wenn klinisch erkennbare Befunde da sind.
– Folgende Strukturen müssen identifiziert werden (vgl. Abb. 100 und 101): Labrum acetabulare, knöcherner Erker, Unterrand des Os ileum.
– Beurteilung: Einteilung nach Hüftgelenktypen nach Graf (s. Tab. 78). Von einer Dysplasie spricht man ab Typ II a (-).

Tabelle 78   Deskriptive Beschreibung der Hüftgelenktypen nach Graf*

Hüftgelenktyp	Alter (Lebenswoche)	knöcherne Formgebung	Knochenwinkel α	knöcherner Erker	knorpelig präformiertes Pfannendach Knorpelwinkel β
Typ I reifes Hüftgelenk	jedes Alter	gut	≥ 60°	eckig/ stumpf	übergreifend I a β <55° I b β >55°
Typ II a (+)	<12	ausreichend	50–59°	rund	übergreifend
Typ II a (-) physiologisch unreif mit Reifungsdefizit	<12	mangelhaft	50–59°	rund	übergreifend
Typ II b Verknöcherungsverzögerung	>12	mangelhaft	50–59°	rund	übergreifend
Typ II c Gefährdungsbereich	jedes Alter	hochgradig mangelhaft	43–49°	rund bis flach	noch übergreifend β <77°

24.2 Kongenitale Hüftgelenkdysplasie bzw. –luxation

Tabelle 78 Fortsetzung

Hüftgelenk-typ	Alter (Lebens-woche)	knöcherne Formgebung	Knochen-winkel α	knöcher-ner Erker	knorpelig prä-formiertes Pfannendach Knorpelwinkel β
Typ D am Dezentrieren	jedes Alter	hochgradig mangelhaft	43–49°	rund bis flach	verdrängt β >77°
Typ III a dezentriertes Gelenk		schlecht	≤ 43°	flach	nach kranial verdrängt – mit Struckturstörungen
Typ IV dezentriertes Gelenk		schlecht	≤ 43°	flach	nach medio-kaudal verdrängt
Ausnahme Typ II mit Nachreifung		mangelhaft bzw. ausreichend		eckig als Zeichen der Nachreifung	übergreifend

* aus Graf R. und Farkas P. Sonographische Diagnostik der Säuglingshüfte. München: Hans Marseille Verlag.

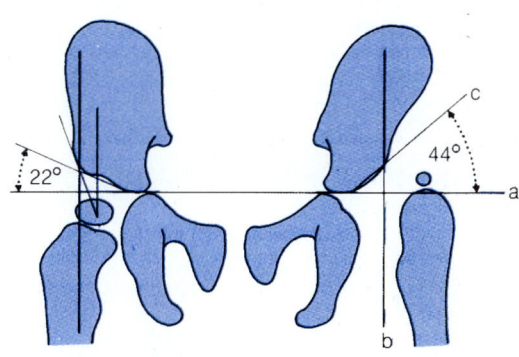

Abb. 102 Hilfslinien zur Beurteilung des Pfannendaches und der Stellung des proximalen Femurendes; a = Horizontale durch die Y-Fuge (Hilgenreiner-Linie); b = Senkrechte auf a, die durch die Spitze des Pfannendaches verläuft (Ombrédanne-Linie) – der Hüftgelenkkopf sollte normalerweise im unteren inneren der durch die Linien a und b gebildeten Quadranten liegen; c = Linie entlang des Pfannendaches – der Winkel zwischen a und c ist der Pfannendach- oder AC-Winkel (aus Keller/Wiskott: Lehrbuch der Kinderheilkunde, 6. Aufl. Thieme, Stuttgart 1991)

24.2 Kongenitale Hüftgelenkdysplasie bzw. –luxation

- **Hüftgelenkröntgen** (mit Gonadenschutz!) bei sonographisch abnormem Befund: Erst nach dem zweiten Lebensmonat sind pathologische Veränderungen beweisend. Beurteilt werden Pfannendachwinkel, Hilgenreiner-Horizontale und Ombrédanne-Lots (s. Abb. 102).
- **Hüftgelenkarthrographie** bei fraglicher Reposition oder -hindernis.

Therapie

- **Konservative Therapie:**
  - Spreizhose oder Pavlik-Bandage bei allen Formen vor dem dritten Lebensmonat und bei Dysplasie Typ II a (-) bis zum 12. Lebensmonat.
  - Overheadextension zwecks konservativer Einrenkung und anschließend Beckengipsverband bei Subluxation und ab Typ II C nach Graf nach dem dritten Lebensmonat.
- **Operative Therapie:** Bei nicht ausreichendem Erfolg konservativer Maßnahmen.

Prognose

- Volle Restitution bei Frühdiagnose und -therapie bis zum dritten Lebensmonat. Die Prognose wird mit zunehmendem Alter bei Behandlungsbeginn schlechter.

24.3 Fußdeformitäten

Grundlagen und Befunde

- **Definitionen:**
  - Fehlhaltungen sind aktiv oder passiv korrigierbar (z. B. Fehlhaltung bei Neugeborenen, Muskelimbalanzen bei Senk-Spreiz-Füßen).
  - Fehlformen sind fixierte Fehlstellungen (z. B. Klumpfuß u. a.).
- **Epidemiologie:** Relativ häufig. Klumpfuß bei 1 : 1000 Geburten, 3% bei nachfolgendem Geschwister, 20–30% bei betroffenen Eltern. Jungen : Mädchen = 2 : 1.
- **Formen:**
  - *Angeborene:* Fehlbildung bei kongenitalem Klumpfuß, Sichelfuß, Plattfuß und Hohlfuß und andere Deformitäten bei angeborenen ZNS-Erkrankungen.
  - *Erworbene:* Lagebedingte Hakenfüße, Sichelfüße und Pedes adducti, statisch bedingte Knick-, Senk- und Spreizfüße, hypotone und spastische Lähmungen sowie posttraumatische Fehlstellungen.
- **Körperlicher Untersuchungsbefund** (s. Abb. 103):
  - *Fehlhaltungen:*
    - Dorsalflexion bei Hackenfuß.
    - Plantarflexion (Spitzfuß) bei Neuropathien.
    - Varusstellung der Ferse bei Klumpfuß und Hohlfuß.
    - Valgusstellung der Ferse bei Plattfuß und Knick-Senk-Fuß.
    - Adduktion bei Sichelfuß (Pes adductus).
    - Abduktion bei Flossenfuß.
    - Supination bei Kletterfuß.
  - *Kombinierte Fehlhaltungen:*
    - Klumpfuß (Pes equinovarus): Spitzfuß, Varus der Ferse, Adduktion und Supination.
    - Plattfuß: Valgus der Ferse, Abduktion und Pronation.
    - Hohlfuß: Varus der Ferse, verstärktes Längsgewölbe und Pronation.

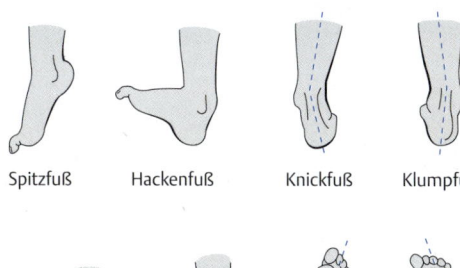

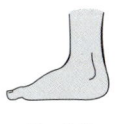
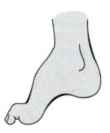
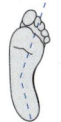
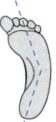

Abb. 103 Fußdeformitäten

24.3 Fußdeformitäten

Diagnostik
- Anamnese und körperliche Untersuchung (s. o.).
- Neurologischer Status und Muskelkraft, Gangbild, Zehenspitzenstand, Beweglichkeit der Fußgelenke.
- Eventuell Grundkrankheit klären (Myopathie s. S. 448 ff., Neuropathie s. S. 435 ff.).
- Röntgen des Fußes a.p. und seitlich bei ausgeprägten Formen, Therapieresistenz

Differenzialdiagnosen
- Physiologischer kleinkindlicher Flachfuß bis 4. Lebensjahr.
- Physiologisch: Genua valga und konsekutive Fersenvalgusstellung.

Therapie
- **Fehlformen:** Frühest mögliche orthopädische Behandlung. Bei angeborenen Formen Physiotherapie bereits ab Neugeborenenalter, da sie nur in den ersten Lebenstagen noch korrigierbar sind. Später Einlagen, Schienen, Gipse und Operationen bei erfolgloser Physiotherapie (z. B. Hackenfuß, Pes equinovarus).
- **Fehlhaltungen:** Lagebedingte Fehlhaltungen bei Neugeborenen normalisieren sich meist selbst durch Strampeln, sie können unterstützt werden durch zartes Redressement und Lagewechsel. Bei statischen Muskelimbalanzen Barfußgehen und Fußgymnastik. Bei stärkerer Muskelschwäche gut passender stützender Schuh mit Fersenkappe. Einlagen nur bei extremem Knickfuß nach dem 4. Lebensjahr.

Prognose
- Bei Fehlhaltungen ist die Prognose gut. Bei kombinierten Fehlformen (besonders Klumpfuß) nur selten völlige Restitution.

24.4 Haltungsstörungen

Grundlagen

- **Definition:** Angeborene oder erworbene Abweichungen von der normalen Körperhaltung, die vor allem den Schultergürtel, die Wirbelsäule, Beine und Füße (eigenes Kapitel s. S. 473) betreffen. Fehlhaltungen sind aktiv und passiv korrigierbar, Fehlstellungen sind fixiert.
- **Epidemiologie:** Häufigkeit bis Schulalter ca. 30%.
- **Formen:**
  - *Angeboren:* Fußfehlstellungen (s. S. 473), Skoliosen und Schiefhals bei Säuglingen.
  - *Erworben:* Haltungsfehler wie Rundrücken, Hyperlordose der LWS, Genua valga, Knick-Senk-Fuß.

Wirbelsäulenhaltungsstörungen

- **Angeboren:**
  - *Skoliosen bei Säuglingen* (seitliche Wirbelsäulenverkrümmung ohne strukturelle Schädigung):
    * Auffallende Schräglage, meist großbogige C-förmige Skoliose, bei kurzbogiger S-Form weniger gute Prognose.
    * Therapie: Bauchlage, Physiotherapie, gegensinnige Lagerung mit Aktivierung über konvexe Seite (akustische oder optische Reize), Kontrolluntersuchungen. Spontanheilungstendenz in 95%.
  - *Skoliosen mit strukturellen Schäden:*
    * Meist idiopathisch oder als Begleitsymptom bei Neuropathien, Myopathien.
    * Erstdiagnose häufig kurz vor oder in der Pubertät, unterschiedliche Progredienz, S-Form, C-Form oder doppelkurvige Skoliose.
    * Meist keine Beschwerden, Schulterstand und Beckenstand asymmetrisch, beim Vorbeugen Rippenbuckel und Lendenwulst.
    * Röntgen der ganzen Wirbelsäule in 2 Ebenen: Bestimmung des Schweregrades durch Messung des Skoliosewinkels (s. Abb. 104).

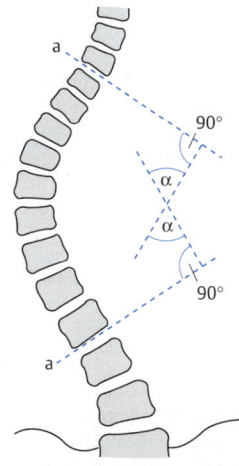

Abb. 104 Bestimmung des Skoliosewinkels

24.4 Haltungsstörungen

- Therapie: Bei Skoliosewinkel < 20° (leichte Skoliose) Krankengymnastik; 20–50° zusätzlich ständiges Tragen von Korsetts (24 Stunden); > 50° Operationsindikation (ca. 14. Lebensjahr).
- *Tortikollis bei Säuglingen (muskulärer Schiefhals):*
  - Genetisch oder durch intrauterine Fehlhaltungen bedingt, Hämatom oder narbige Verkürzung des M. sternocleidomastoideus durch Geburtstrauma.
  - Das Gesicht ist zur gesunden Seite gewendet, zur kranken geneigt, evtl. Schwellung oder derbe Vernarbung des M. sternocleidomastoideus tastbar.
  - DD: Neuro- oder Myopathien, Missbildungssyndrome (s. S. 227, 468 ff.).
  - Therapie: Gegensinnige Lagerung (s.o.), Physiotherapie; bei Therapieresistenz Operation.
- *Morbus Scheuermann:*
  - Kyphose mit strukturellen Schäden an Grund- und Deckplatten der Wirbelkörper. Formen: Thorakal (Hohlrundrücken), thorakolumbal (Rundrücken) und lumbal (Flachrücken).
  - Erstdiagnose meist in der Pubertät, häufig sind die Patienten beschwerdefrei.
  - Röntgenologischer Nachweis der Kyphose, Bandscheibenverschmälerung, Schmorl-Knötchen und nicht klar abgrenzbarer Grund- und Deckplatten.
  - Therapie je nach Schweregrad mit Physiotherapie, Schwimmen, Korsetts; Operationsindikation bei schweren, therapieresistenten Rückenschmerzen, neurologischen Ausfällen.

▶ **Erworben:**
- *Rundrücken:*
  - Vermehrte BWS-Kyphose mit Hängeschultern und Scapulae alatae; häufig nach raschem Wachstum in der Pubertät.
  - DD: Rachitis (s. S. 502), Dystrophie, Fehlbildungen.
  - Therapie: Physiotherapie, Rückenschule (langsam aufbauendes aktives Training der Rücken- und Bauchmuskulatur), geeignete Sitzmöbel (!).
- *Hyperlordose der LWS:* Hohlkreuz mit Beckenkippung nach vorn und Flachrücken; Therapie wie bei Rundrücken (s.o.).

Beinachsenfehlstellungen

▶ **Formen:**
- *Genua vara* (O-Beine): Bis zum 2. Lebensjahr physiologisch.
- *Genua valga* (X-Beine): Vom 2.–6. Lebensjahr physiologisch (bis max. 7–10).
- Pathologisch sind Achsenfehlstellungen bei großer Abweichung, Progredienz, Einseitigkeit, gleichzeitiger Adduktionskontraktur im Hüftgelenk oder Knickfüßen.

▶ **Diagnostik:**
- Röntgen: Darstellung der Achsenabweichung, sekundärer degenerativer Veränderungen.
- Labor: Kalzium, Phosphat, alkalische Phosphatase zum Ausschluss einer Stoffwechselstörung.

▶ **DD:** Rachitis (s. S. 502), Vitamin-D-resistente Rachitis (s. S. 502), chronische Gelenkerkrankungen, Stoffwechselstörungen, Fehlbildungen.

▶ **Therapie:** Einlagen mit Innenranderhöhung bei Genu varum, Außenranderhöhung bei Genu valgum bei Erfüllung pathologischer Kriterien. Operationsindikation nur bei therapieresistenter, progredienter Deformation.

24.5 Aseptische Knochennekrosen

Grundlagen und Symptome

- **Definition:** Durchblutungsstörungen in bestimmten Wachstumsphasen an verschiedenen Skelettteilen.
- **Formen:** Morbus Perthes (Femurkopf), Epiphysiolysis capitis femoris, Osteochondritis dissecans (meist Kniegelenk), Morbus Scheuermann (BWS, LWS; s. S. 476), Morbus Osgood-Schlatter (Tibiaapophyse) u. a.
- **Symptome und körperlicher Untersuchungsbefund:**
  - *Morbus Perthes:* Jungen : Mädchen = 4 : 1. Erstdiagnose im 2. – 9. Lebensjahr. Hinken, belastungsabhängiger Schmerz in Hüft- und Kniegelenk, eingeschränkte Abduktion und Innenrotation. In 10 % beidseitige Manifestation.
  - *Epiphysiolysis capitis femoris:*
    - Lösung der Femurkopfepiphyse mit Abgleiten nach medial, entweder akut mit Abreißen der Blutgefäße (*cave:* Hüftkopfnekrose – Notfall!) oder prolongiert über Wochen; in 50 % beidseitig, Manifestation meist vor oder in der Pubertät.
    - Bei prolongierter Form Hinken, Hüft- und Knieschmerz bei Belastung. Bein verkürzt, außenrotiert, Innenrotation behindert. Bei akuter Form plötzliche Unfähigkeit, das Hüftgelenk zu belasten, positives Drehmann-Zeichen (Außenrotation im Hüftgelenk bei Beugung im Kniegelenk schmerzhaft).
  - *Osteochondritis dissecans:*
    - Nekrotische Demarkierung einer Knochen-Knorpel-Scheibe aus einer Gelenkfläche, Bildung freier Gelenkkörper (Gelenkmaus).
    - Manifestation vor allem bei Jugendlichen, an Knie, Ellbogen, Sprunggelenk. Belastungsabhängige Schmerzen, z. T. mit Einklemmungszeichen.
  - *Morbus Scheuermann:* Schmerzhafter fixierter Rundrücken (s. S. 476).
  - *Morbus Osgood-Schlatter:* Belastungsabhängige Schmerzen an der Tibiaapophyse; häufig bei sportlicher Überbelastung; Erstdiagnose 7. – 14. Lebensjahr.
- **Komplikationen:** Irreversible Gelenkschäden, z. B. Impressionsfrakturen bei Morbus Perthes, Koxarthrose, Femurkopfnekrose bei Epiphysiolysis capitis femoris.

Diagnostik

- Anamnese und körperliche Untersuchung (s. o.).
- **Skelettröntgen:**
  - *V. a. Morbus Perthes:* Beckenübersicht und axiale Lauenstein-Aufnahme: Typischer Verlauf in 4 Stadien: 1. Gelenkspaltverbreiterung und Abflachung der Kopfepiphyse; 2. sklerotische Kopfnekrose; 3. Fragmentation mit umschriebenen Verdichtungen und Aufhellungen; 4. Reossifikation mit Verschmelzung der Fragmente und pilzförmiger Kopfdegeneration.
  - *V. a. Epiphysiolysis capitis femoris:* Beckenübersicht und axiale Lauenstein-Aufnahme: Dislokation des Femurkopfes nach dorsokaudal.
  - *V. a. Osteochondritis dissecans:* Gelenk a.p. und seitlich: Subchondrale schalenförmige Sklerosezone, Dissekat, begleitend Erguss und Synovialitis mit Schwellung.
  - *V. a. Morbus Osgood-Schlatter:* Gelenk a.p. und seitlich: Aufgelockerte Apophyse, evtl. Sequester in der Patellarsehne.
- **Sonographie** zum Nachweis eines Ergusses.
- **MRT:** Frühdiagnose und Größenbestimmung der Femurkopfnekrose bei Morbus Perthes und Osteochondritis.

24.5 Aseptische Knochennekrosen

- **Skelettszintigraphie**: Verminderte Speicherung und stumme Zonen bei avaskulärem, nekrotischem Befund bei Morbus Perthes, Morbus Osgood-Schlatter, Osteochondritis. Evtl. Frühdiagnose vor Röntgenveränderungen.
- **Arthroskopie** (bei unklaren Befunden): Beurteilung der Gelenkoberfläche, Erguss, Dissekat, Operationsindikation.

Differenzialdiagnosen

- **Arthritis (z. B. Coxitis fugax):** Meist nach viralem Infekt auftretende Entzündung der Hüftgelenkskapsel; sonographisch und röntgenologisch nachweisbarer Erguss, Abhebung der Kapsel. Bei V. a. eitrige Arthritis (spetischer Verlauf mit Fieber, Leukozyten ↑, CRP ↑) Punktion, Antibiose bei eitrigem Punktat, sonst rasche Besserung bei Bettruhe und Antiphlogistika.
- **Weitere:** Osteomyelitis (Szintigraphie und Röntgen; s. S. 479), Bursitis, Trauma, Tumoren (s. S. 403).

Therapie und Prognose

- **Therapie:**
    - *Konservativ:* Ruhigstellung und frühzeitige Entlastung, z. B. Thomas-Schiene bei Morbus Perthes. Kurze Ruhigstellung und lokale Antiphlogistika bei Morbus Osgood-Schlatter.
    - *Operativ:* Umstellungsosteotomie bei Morbus Perthes bei schweren Verlaufsformen. Reposition und Fixierung bei Epiphysiolyse, Fixierung frischer Osteochondroseherde.
- **Prognose:** Abhängig von Frühzeitigkeit der Therapie.

24.6 Osteomyelitis

Grundlagen und Symptome

- **Definition:** Eitrige Entzündung der Knochenmarkshöhle mit sekundärer Beteiligung des kompakten Knochens.
- **Pathogenese:** Hauptsächlich hämatogene Streuung von Bakterien in den Knochen. Erreger sind in 80% Staphylococcus aureus, daneben Streptokokken, Haemophilus influenzae, Escherichia coli, Proteus, Pseudomonas, Salmonellen u. a.
- **Formen:**
  - *Säuglingsosteomyelitis* (bis zum 2. Lebensjahr): Primärer Herd in Epiphyse, die noch von der Metaphyse her mit Blut versorgt wird. Daher häufig Einbruch in das Gelenk.
  - *Juvenile Osteomyelitis* (ab dem zweiten Lebensjahr bis zum Epiphysenschluss): Primärer Herd in der Metaphyse, deren Blutversorgung von der Epiphyse getrennt ist. Häufig Ausbildung einer Markphlegmone oder eines subperiostalen Abszesses.
- **Symptome und körperlicher Untersuchungsbefund:** Klopfender Schmerz, Schwellung, Rötung, Bewegungseinschränkung, Fieber in sehr unterschiedlicher Ausprägung. Beim Säugling manchmal auffallend wenig Allgemeinsymptome, häufig Gelenkschwellungen; bei großen Kindern öfter hochakuter septischer Verlauf.
- **Komplikationen:** Knochennekrosen, Sequester, Gelenkschäden bis Versteifung, chronische Osteomyelitis, multiple Herde.

Diagnostik

- Anamnese und körperliche Untersuchung (s. o.).
- **Labor:**
  - Blutbild, CRP, BSG.
  - *Beachte:* Nicht immer signifikante Entzündungsreaktionen (Leukozytose mit Linksverschiebung), oft Leukozyten < 10000/µl.
  - Erreger aus Blutkultur bzw. Abszess vor Antibiotikatherapie bestimmen.
- **Bildgebende Diagnostik:**
  - *Skelettröntgen:* Weichteilschwellung als Frühzeichen, osteolytische Herde mit periostaler Reaktion eher Spätzeichen.
  - *Skelettszintigraphie:* Mehrspeicherung bei aktiver Entzündung oder Minderspeicherung bei Gefäßthrombose als Frühzeichen.
  - *MRT:* Sensitivität 100%, Spezifität um 90%.
  - *Sonographie:* Periostale Abszesse mit periostalen Abhebungen. Gute Sensitivität, Spezifität gering.

Differenzialdiagnosen

- Trauma, infiziertes Hämatom (Befunde evtl. wie bei Osteomyelitis), Knochentumor (Röntgenbild, evtl. Biopsie, s. S. 120), Hämoblastosen, Arthritiden (s. S. 356 ff.), Venenthrombosen.

Therapie und Prognose

- **Antibiotika:**
  - Therapiebeginn bei jedem Verdacht!
  - Beginn mit intravenösen Gaben von Penicillin G 1–2 Mio. IE/kg KG/d plus Flucloxacillin 150 mg/kg KG/d oder Cephalosporine wie Cefotaxim, Cefuroxim 200 mg/kg KG/d in 3 ED.
  - Alternative: Clindamycin 40 mg/kg KG/d i. v. bzw. p. o. in 3 ED.

24.6 Osteomyelitis

- *Cave:* Bei Säuglingen und Kleinkindern bei stammnahem Sitz des Herdes sind gramnegative Erreger häufig, dann Aminopenicillin/β-Laktamasehemmer 150 mg/kg KG/d und zusätzlich Cefalosporin der 2.–3. Generation (Cefotaxim, Ceftriaxon oder Cefotiam, Cefuroxim) geben.
- Erste 3 Wochen parenterale Therapie, dann bei günstigem Verlauf orale Fortsetzung je nach Antibiogramm für 4(–6) Wochen bis zum Abklingen aller Entzündungszeichen.

▶ **Weitere Maßnahmen:**
  - Ruhigstellung der Extremität zur Schmerzstillung.
  - Operative Drainage und Spülung von Markphlegmonen und subperiostalen Abszessen; Punktionen von Gelenkergüssen.

▶ **Prognose:** Restitutio ad integrum in ca. 80% – in Abhängigkeit vom Zeitpunkt der Diagnose und des Therapiebeginns!

25.1 Hypopituitarismus

Grundlagen und Symptome

- **Definition:** Insuffizienz des Hypophysenvorderlappens (sekundäre Endokrinopathie), einzelner oder sämtlicher endokriner Funktionen (Panhypopituitarismus).
- **Physiologie:** Hypothalamus: Bildung von Releasing-Hormonen (Growth-hormone-RH, Thyreotropin-RH, Corticotropin-RH, Gonadotropin-RH = LHRH) und Inhibitoren → Stimulation entsprechender hypophysärer Hormone (im Hypophysenvorderlappen: Wachstumshormon, schilddrüsenstimulierendes Hormon bzw. Prolaktin, ACTH, LH und FSH) → Anregung peripherer Organe zur Endhormonsynthese (Somatomedin, T_3 und T_4, Androgene, Gluko- und Mineralokortikoide, Progesteron, Testosteron, Östrogene).
- **Ursachen:** Tumoren (Hypophyse, suprasellär, besonders Kraniopharyngeom), Trauma, Blutung, Infarkt, Neurofibromatose, Bestrahlung, isolierte angeborene Defekte (Wachstumshormonmangel, Kallmann-Syndrom u.a.), psychosoziale Deprivation.
- **Symptome und körperlicher Untersuchungsbefund:** Im Vordergrund steht meist der proportionierte Kleinwuchs (bei angeborenem Wachstumsmangel Abnahme der Wachstumsgeschwindigkeit mit dem 1. Lebensjahr) mit Puppengesicht, leichter Stammfettsucht, Akromikrie, normalem Kopfumfang, Neigung zu Hypoglykämie, später Ausbleiben der sexuellen Reifung. Visusstörung bei Tumor. Hypothyreose, sekundäre Nebennierenrindeninsuffizienz.
- **Komplikationen:** Krampfanfälle bei Hypoglykämie, somatischer und/oder psychomentaler Entwicklungsrückstand.

Diagnostik

- Anamnese und körperliche Untersuchung einschließlich Gesichtsfelduntersuchung (s.o.).
- **Labor:**
  - Wachstumshormonspiegel (HGH) mit Provokation durch Arginin 0,5 mg/kg KG oder Insulin 0,1 IE/kg KG (pathologisch bei < 5 mg/ml, partieller Mangel bei < 10 mg/ml). Bei fehlendem HGH-Anstieg GHRH-Stimulationstest.
  - Hypophysen-Kombi-Test (s. S. 92) bei V.a. multifaktorielle Hypophysenvorderlappen-Insuffizienz.
  - Blutglukose, Natrium und Kalium im Serum.
- **Bildgebende Diagnostik:** Röntgen der Handwurzel (Reifungsrückstand), Schädel mit Sella-Zielaufnahme und MRT (CT) der vorderen Schädelgrube (Tumor?).

Differenzialdiagnosen

- **Nicht hormonale Minderwuchsformen:** Konstitutionell, Fehlbildungssyndrome, chronische Krankheiten, Skeletterkrankungen (s. S. 468).
- **Primär hormonelle Störungen:** Morbus Addison (s. S. 489), Hypothyreose (s. S. 483).

Therapie

- Biosynthetisches Wachstumshormon 12 IE/m² KO/Woche s.c.
- Entsprechende Substitution eines kombinierten Hormonmangels.
- Tumoren operieren, Kraniopharyngeom bestrahlen und Panhypopituitarismus behandeln; oft Kombination mit Diabetes insipidus.

25.2 Diabetes insipidus centralis

Grundlagen und Symptome

- **Definition:** Mangel an antidiuretischem Hormon (ADH) mit verminderter Wasserrückresorption aus den Tubuli infolge von Schäden an Osmorezeptoren, an ADH-Bindungszentren im Hypothalamus oder am Hypophysenhinterlappen (Speicherung) mit mangelnder Sekretion.
- **Ursachen:** Selten familiär autosomal dominant oder X-gebunden rezessiv, meist sporadisch idiopathisch (Autoimmunerkrankungen), Tumoren (60%, oft erst nach Jahren nachweisbar, z. B. Histiozytose), Entzündungen, Traumen, Fehlbildungen, Operationen (z. B. Kraniopharyngeom), Unreife bei Neugeborenen.
- **Symptome und körperlicher Untersuchungsbefund:** Meist plötzlich auftretende Polyurie, Polydipsie, Exsikkose, Obstipation, Gewichtsverlust, Fieber, Asthenie, Muskelhypotonie.
- **Komplikationen:** Hypovolämischer Schock, Hyperpyrexie, Entwicklungsrückstand; bei Tumoren evtl. Gesichtsfeldausfälle.

Diagnostik

- Anamnese und körperliche Untersuchung (s. o.).
- **Labor:**
  - Blutbild (Hämatokrit ↑), Plasmaosmolalität (> 305 mosmol/l).
  - *Serum:* Natrium, Kalium, Chlorid, Harnstoff, Eiweiß (alles ↑), Blutzucker normal, ADH ↓.
  - *Urin:* Volumen > 100 ml/kg KG/d, spezifisches Gewicht 1001 – 1010, Osmolalität 50 – 200 mosmol/kg H_2O (↑ Plasmaosmolalität).
  - *Vasopressintest* (s. S. 92, → prompter Anstieg der Harnosmolalität), im Zweifelsfall Durstversuch (s. S. 85), eventuell ADH-Clearance in Spezialzentren.
- **Bildgebende Diagnostik:** Röntgen des Schädels mit Sellazielaufnahme, MRT (CT) bei Verdacht auf zerebralen Prozess (z. B. Kraniopharyngeom).

Differenzialdiagnosen

- Diabetes insipidus renalis (angeboren oder Nephropathie, kein Ansprechen auf Vasopressintest), Diabetes mellitus (s. S. 494), Hypokalzämie, Hyperkalzurie, Niereninsuffizienz (im Stadium der Polyurie), psychogen (kein nächtliches Trinkbedürfnis, Harnkonzentrierung im Durstversuch), habituelle Polydipsie durch Überangebot von Tees und Säften mittels kommerziell angebotener Fläschchen zur Beruhigung von Säuglingen und Kleinkindern.

Therapie und Prognose

- **Therapie:**
  - *Akut:* Flüssigkeitsersatz mit Elektrolyterhaltungsdosen.
  - *Chronisch:* Desaminovasopressin (DDAVP) einmal abends, beginnend mit 0,025 ml intranasal und Steigerung bis zum Effekt. Durchschnittliche Dosis mit 1 – 6 Jahren 0,05 ml/d, 6 – 10 Jahren 0,1 ml/d, mit über 10 Jahren 2 × 0,1 ml/d. Bei Säuglingen evtl. besser s. c. oder i. m. oder kürzer wirksames Lysin-Vasopressin abends geben.
- **Prognose:** Zu Rückfällen kann es bei kleinen Kindern durch ungleichmäßige Resorption (Schnupfen etc.) kommen. Größere Kinder können bei intaktem Durstzentrum die Flüssigkeitszufuhr selbst regulieren.

25.3 Hypothyreose

Grundlagen und Symptome

- **Definition:** Unterfunktion der Schilddrüse.
- **Ursachen:** Entwicklungsstörungen (Aplasie, Hypoplasie, Ektopie), Jodmangel, Enzymdefekte mit Hormonsynthesestörung, TSH-/TRH-Mangel, Thyreoiditis (z. B. Hashimoto [autoimmun], Endstadium der De-Quervain-Thyreoiditis), postoperativ, Thyreostatika.
- **Epidemiologie:** Konnatale Hypothyreose in 1 : 4000.
- **Symptome und körperlicher Untersuchungsbefund:** Icterus prolongatus, Obstipation, evtl. nackte Trachea, Offenbleiben der kleinen Fontanelle, Trinkfaulheit, Wachstumsverzögerung, verlangsamte Bewegungen, Muskelhypotonie, verlangsamte Sehnenreflexe, Hypothermie, Nabelhernie. Oft geringe Symptome in den ersten Lebensmonaten. Später Myxödem mit groben Gesichtszügen, großer Zunge, heiserer Stimme, breiter Nasenwurzel, trockener, blasser pastöser Haut, struppigem Haar. In Jodmangelgebieten endemischer Kretinismus mit Minderwuchs, Debilität, Taubheit. Bei angeborener Störung der Hormonsynthese mit Jodfehlverwertung Struma.
- **Komplikationen:** Imbezillität, Myokardosen mit Kreislaufinsuffizienz, Ausbleiben der sexuellen Entwicklung, psychomotorischer Entwicklungsrückstand, Kleinwuchs.

Diagnostik

- Anamnese und körperliche Untersuchung (s. o.).
- **Labor** (Schilddrüsenwerte sind Kit-abhängig): Blutbild (normochrome Anämie), Neugeborenenscreening (TSH > 20 mE/l), TSH (>8 mE/l), T_4 (<5 µg/dl), T_3 (<100 ng/dl), TRH-Test bei latenter Hypothyreose (pathologischer Anstieg des TSH, verzögert bei hypophysären Formen, vgl. S. 93), Spezialtests bei Enzymdefekten (z. B. Perchlorattest), Schilddrüsen-AK bei Hashimoto-Thyreoiditis (TSH-Rezeptor-AK = TRAK, mikrosomale AK = MAK, TPO-AK). Bei Kretinismus ist die Jodausscheidung im Harn vermindert.
    - *Cave:* Sekundäre (hypophysäre) Hypothyreosen werden mit dem Neugeborenenscreening nicht erfasst!
- **EKG:** „Low voltage".
- **Bildgebende Diagnostik:** Sonographie der Schilddrüse (Aplasie, Hypoplasie?; bei Hashimoto-Thyreoiditis diffuse Echoarmut), Röntgen der Handwurzel (Knochenalter verzögert), Schilddrüsenszintigraphie (fehlende oder ektope Schilddrüse?).
- **Differenzialdiagnosen:** Trisomie 21 (s. S. 227), Achondroplasie (s. S. 231), passagere Hypothyreose des Neugeborenen bei Jodmangel der Mutter.

Therapie und Prognose

- **Therapie:** Sofortige Hormongabe bei Verdacht auf Hypothyreose nach Blutabnahme: Startdosis L-Thyroxin oral 10 µg/kg KG/d. Hormonkontrollen und Dosisanpassung nach Blutspiegel (durchschnittlicher Bedarf 100 µg/m² KO/d), Knochenalter und Wachstum sollen normal verlaufen (Entwicklungstests). Kontrollen von T_4 und TSH: Im 1. Lebensmonat wöchentlich, im 2./3. Lebensmonat 14-tägig, dann monatlich, ab 6. Lebensmonat alle 2 Monate, ab 4. Lebensjahr alle 6 Monate.
- **Prognose:** Bei angeborener Hypothyreose um so besser, je früher die Therapie beginnt. Der IQ bleibt unter 55, wenn erst nach dem 6. Lebensmonat therapiert wird. Das Neugeborenenscreening sollte dies verhindern.

25.4 Hyperthyreose

Grundlagen und Symptome

- **Definition:** Überfunktion der Schilddrüse, auch isolierte T_3-Hyperthyreose.
- **Ursachen:**
  - Diffuse Hyperthyreose bei Morbus Basedow (autoimmune Stimulation durch IgG-AK, auch diaplazentar übertragbar), passager bei akuter bakterieller und akuter/subakuter (De-Quervain-)Thyreoiditis (durch Viren).
  - Lokal bei autonomem Adenom, hormonüberaktiven Malignomen.
- **Symptome und körperlicher Untersuchungsbefund:**
  - Diffuse, meist weiche Struma, evtl. überwärmt und Schwirren über den Seitenlappen.
  - Nervosität, Hyperkinesie, feiner Tremor der Hände, feuchte samtige Haut, Schwitzen, Wärmempfindlichkeit, Schlafstörungen, Gewichtsverlust bei gutem Appetit, Durchfälle, Tachykardie, Hypertonie mit hoher Amplitude, Konzentrationsstörungen.
  - Bei Morbus Basedow oft zusätzlich Exophthalmus, seltener Lidschlag und Zurückbleiben des Lides bei Blicksenkung (Tachykardie, diffuse Struma, Exophthalmus = Merseburger Trias).
  - Übergang in eine Hypothyreose bei Organzerstörung, z. B. Hashimoto-Struma.
  - Bei Malignom vor allem Solitärknoten mit raschem Wachstum, derb-knotige unverschiebliche Struma, regionäre Lymphknoten.
  - Heiserkeit bei Rekurrensparese praktisch nie spontan, oft nach Operation.
- **Komplikationen:** Thyreotoxische Krise mit zunehmender Herzinsuffizienz.

Diagnostik

- Anamnese und körperliche Untersuchung einschließlich Blutdruckmessung (s. o.).
- **Labor:**
  - T_3 (>180 ng/dl) und T_4 (>11,4 µg/dl), bei isolierter T_3-Hyperthyreose nur T_3 erhöht. TSH basal ↓, fehlender Anstieg im TRH-Test (s. S. 93).
  - *Cave:* Bei autonomem Adenom bis zum Stadium der Dekompensation Euthyreose, Nachweis nur szintigraphisch möglich.
  - *Schilddrüsen-AK:* TPO-AK, TRAK bei Morbus Basedow.
  - BSG und CRP ↑ bei Thyreoiditis.
  - *Blutbild:* Leukozytose bei akuter bakterieller Thyreoiditis, keine Leukozytose bei De-Quervain-Thyreoiditis.
- **EKG:** Sinustachykardie, Rhythmusstörungen.
- **Sonographie:**
  - Bei Morbus Basedow Vergrößerung mit diffuser Echoarmut.
  - Bei Thyreoiditis echoarme Areale.
  - Bei Adenom gut abgrenzbarer echoarmer bis echoreicher Herdbefund.
  - Bei Malignomen echoarmer, unregelmäßig begrenzter Herd mit Infiltrationszeichen.
- **Szintigraphie:** Bei diffuser Hyperthyreose diffuse Mehrspeicherung, lokale Mehrspeicherung (heißer Knoten) bei autonomem Adenom, kalte Knoten sind malignomverdächtig (→ Feinnadelpunktion).
- **Feinnadelpunktion:** Zur histologischen Differenzierung und evtl. Keimnachweis.

25.4 Hyperthyreose

Differenzialdiagnosen

- **Juvenile Struma:** Vorwiegend bei Mädchen, weiche diffus vergrößerte Schilddrüse mit verstärkten vegetativen Symptomen (Farbwechsel, Herzklopfen, Schwitzen, Nervosität), Schilddrüsenparameter meist normal. Therapie: Im Allgemeinen nur beruhigen, selten L-Thyroxin erforderlich.
- **Verstärkte vegetative Symptome oder Psychomatosen** besonders in der Adoleszenz ohne Struma: Keine vermehrte Wärmeempfindlichkeit, keine Tachykardie im Schlaf.

Therapie

- **Morbus Basedow:**
    - *Thyreostatika:* Propylthiouracil 5–10 mg/kg KG/d oder Methimazol 0,5–1 mg/kg KG/d. Nach den ersten Wochen kommt es meist zur Hypothyreose, dann mit L-Thyroxin kombinieren (s. S. 483). Therapiedauer 1–2 Jahre, Kontrollen alle 6–12 Wochen.
    - *Nebenwirkungen:* Agranulozytose, Hautreaktionen, Cholestase → Laborkontrollen von Blutbild, Leberwerten, T_3, T_4, TSH, TRAK jede Woche, nach 3 Monaten monatlich.
    - Bei Therapieresistenz Operation.
- **Thyreoiditis:** Bei bakterieller Thyreoiditis Therapie nach Antibiogramm, bei subakuter Thyreoiditis Antiphlogistika, bei schweren Formen Kortikosteroide.
- **Tumoren:** Bei Adenomen operative Enukleation, bei Malignomen Operation oder Radiojodtherapie bei disseminiertem Tumor.
- **Symptomatisch:** Bei ausgeprägter Tachykardie oder Rhythmusstörungen zusätzlich anfangs β-Blocker (Propranolol 1 mg/kg KG/d). Bei Augensymptomatik spezielle Behandlung durch Spezialisten (Kortikoide).

Prognose

- Morbus Basedow besteht oft lebenslang. Bei autonomen Adenomen treten häufig keine Rezidive nach der Operation auf.

25.5 Struma

Grundlagen und Symptome

- **Definition:** Vergrößerung der Schilddrüse, symmetrisch oder einseitig, diffus oder knotig, bei Euthyreose, Hypothyreose (s. S. 483) oder Hyperthyreose (s. S. 484).
- **Epidemiologie:** Häufigkeit in Endemiegebieten trotz Jodprophylaxe bis 5% der Kinder und Jugendlichen.
- **Ursachen:** Neugeborenenstruma bei Jodmangel der Mutter, Jodfehlverwertung (autosomal rezessiv vererbt, Hypothyreose, Minderwuchs), endemisch (euthyreot) oder Kretinismus in Gegenden mit jodarmem Wasser, Struma juvenilis vor allem bei Mädchen (euthyreot), akute Thyreoiditis (meist bakteriell, Staphylokokken, Streptokokken, Pneumokokken, E. coli) oder subakute (De-Quervain-) Thyreoiditis (vermutlich durch Viren), Hashimoto-Thyreoiditis, Schilddrüsenmalignome.
- **Symptome und körperlicher Untersuchungsbefund:**
    - *Stadieneinteilung:*
        - *Grad I:* Struma tastbar, *I a* nicht sichtbar, *I b* bei rekliniertem Kopf sichtbar, evtl. Knoten.
        - *Grad II:* Struma sichtbar.
        - *Grad III:* Große Struma mit Enge- und Kloßgefühl, Schluckbeschwerden, Stridor bei Anstrengung oder in Ruhe.
    - *Bei Thyreoiditis:* Schmerzhafte Struma, bei De-Quervain-Thyreoiditis starkes allgemeines Krankheitsgefühl; bei akuter Thyreoiditis Fieber, generalisierte Entzündungszeichen, regionäre Lymphknotenschwellung.
    - *Bei Malignomen:* Schnelles Wachstum, asymmetrisch, derbe, unebene, nicht gegen die Unterlage verschiebliche Vergrößerung, regionäre LK-Schwellung und Rekurrensparese (Heiserkeit) möglich.

Diagnostik

- Anamnese und körperliche Untersuchung (s. o.).
- **Labor:** T_3, T_4, fT_4, TSH bei euthyreoter Struma im Normbereich, bei Funktionsstörungen s. Hypothyreose (S. 483) bzw. Hyperthyreose (S. 484). Hashimoto-Struma meist euthyreot, TPO-AK nachweisen.
- **Bildgebende Diagnostik:**
    - *Sonographie:* Differenzierung zwischen diffuser und knotiger Struma, regressive Veränderungen, Zysten bei Hypo- und Hyperthyreosen.
    - *Szintigraphie* s. Hypo- und Hyperthyreosen (S. 483 bzw. 484).
- Bei auffälligen sonographischen Befunden Feinnadelpunktion.
- Diagnostik bei Thyreoiditiden und Malignomen s. S. 484.

Therapie und Prognose

- **Therapie:**
    - *Prophylaxe:* In Jodmangelgebieten jodiertes Salz, jodhaltiges Mineralwasser und Meeresfisch empfehlen.
    - *Euthyreote Jodmangelstruma:* Jod 50 µg/d bis zum 2. Lebensmonat, 100 µg/d bis zum 6. Lebensjahr (LJ), 150 µg/d bis zum 12. LJ, ab 12. LJ 200 µg/d. Bei ausbleibendem Therapieerfolg (Rückgang der Struma um mindestens 30%) nach $1/2 - 1$ Jahr zusätzlich 50 – 150 µg/d L-Thyroxin.
    - Therapie bei Hypothyreose s. S. 483, bei Hyperthyreose s. S. 485.
- **Prognose:** Bei benigner Struma gut.

25.6 Funktionsstörungen der Nebenschilddrüsen

Hypoparathyreoidismus

- **Definition und Folgen:** Unterfunktion der Nebenschilddrüsen → Parathormon (PTH) wird vermindert gebildet → verminderte Kalziumresorption im Darm, Reabsorption in der Niere und verminderte Phosphatausscheidung.
- **Formen:** Transitorisch bei Neugeborenen, idiopathisch (Hypoplasie der Epithelkörperchen), genetisch (Ringchromosom 18) bei Di-George-Syndrom. Autoimmunerkrankung mit AK gegen Nebenschilddrüsen, häufig in Kombination mit Morbus Addison (AK gegen NNR), Diabetes mellitus und Autoimmunthyreoiditis (Schmidt-Syndrom), gelegentlich mit mukokutaner Candidiasis. Z. n. Operation oder Bestrahlung einer Schilddrüsenerkrankung.
- **Epidemiologie:** Die transitorische Form ist bei Neugeborenen häufiger, andere Formen sind selten. Di-George-Syndrom bei 1 : 10000 Neugeborenen.
- **Symptome und körperlicher Untersuchungsbefund:** Hypokalzämie mit Tetanie und Krampfanfällen, Entwicklungsverzögerung, Zahnanomalien, brüchige Nägel mit Querrillen, Haarausfall, Katarakt.
- **Komplikationen:** Kardiomyopathie, Herzstillstand.
- **Diagnostik:**
  - Anamnese und körperliche Untersuchung (s.o.).
  - *Blut:* Kalzium ↓, Phosphat ↑, Parathormon (PTH) ↓, AP normal bis niedrig, bei Neugeborenen oft Magnesium ↓. Antikörper gegen endokrine Organe bei Schmidt-Syndrom (s.o.).
  - *Harn:* Kalzium, Phosphat, Phosphatclearance und c-AMP vermindert.
  - *Ellsworth-Howard-Test:* Phosphatausscheidung steigt nach 200 IE Parathormon bis auf das Zehnfache an. Nach Injektion von 0,5 µg/kg KG/min PTH Anstieg von c-AMP in Serum und Harn um ein Vielfaches.
  - *Skelettröntgen:* Osteoporose.
  - *EKG:* Veränderungen durch Hypokalzämie (ST- und QT-Zeitverlängerung).
- **Differenzialdiagnosen:**
  - *Pseudohypoparathyreoidismus* (Martin-Albright-Syndrom): Endorganresistenz der Nierentubuli gegenüber PTH; geistige Retardierung, Minderwuchs, Osteodystrophie, Adipositas; PTH im Serum normal; im Ellsworth-Howard-Test kein Anstieg von c-AMP; im Skelettröntgen Brachymetakarpie, Demineralisierung und Skelettdeformitäten.
  - Krampfanfälle anderer Genese (z. B. Hypoglykämie, Epilepsie), Hyperventilationstetanie.
- **Therapie:**
  - *Neugeborene und akute Tetaniekrämpfe:* 2 ml/kg KG Kalziumglukobionat 10% langsam i.v., kurzfristige Kalziumkontrollen, dazu orale Kalziumzufuhr.
  - *Idiopathischer und autoimmuner Hypoparathyreoidismus:* Dauertherapie mit Kalzium 1 g/d mit Dihydrotachysterol 0,25–0,75 mg/d oder Calcitriol (1,25-Dihydroxy-Vitamin-D) 0,03 ng/kg KG/d. Aussetzen, wenn Harnkalzium > 6 mg/kg KG/d oder Serumkalzium > 10,5 mg/dl oder Kalzium-Kreatinin-Ratio im Harn < 0,3. Mit niedriger Dosis wieder beginnen.

25.6 Funktionsstörungen der Nebenschilddrüsen

Hyperparathyreoidismus

- **Definition und Folgen:** Überfunktion der Nebenschilddrüsen führt zur vermehrten Bildung von Parathormon → vermehrte Reabsorption von Kalzium und vermehrte Phosphatausscheidung.
- **Formen:**
  - Primär durch Hyperplasie (meist familiär), Adenom oder Karzinom, autonomer Hyperparathyreoidismus infolge gestörter Rückkopplung zwischen Serumkalziumspiegel und Nebenschilddrüse.
  - Sekundär: Hyperplasie bei erniedrigtem Serumkalzium, z. B. bei Niereninsuffizienz oder alimentärem Vitamin-D-Mangel.
- **Symptome und körperlicher Untersuchungsbefund:**
  - Hyperkalzämie mit Übelkeit, Erbrechen, Gewichtsverlust, Hypertonie, psychische Veränderungen, Hyperkalzurie mit Polydipsie, -urie, Nephrokalzinose und -lithiasis (Koliken), Knochenschmerzen bei Demineralisierung des Skeletts (klassisch: „Stein-, Bein-, Magenpein").
  - Bei sekundärem Hyperparathyreoidismus zusätzlich renale Osteopathie mit Minderwuchs.
- **Komplikationen:** Hyperkalzämische Krisen.
- **Diagnostik:**
  - Anamnese und körperliche Untersuchung (s. o.).
  - *Serum:* Kalzium ↑, Phosphat ↓, Parathormon ↑, Hyperchlorämie. Kreatinin, Harnstoff, Natrium, Kalium zum Ausschluss einer Niereninsuffizienz. Vitamin D ↓ bei alimentärem Vitamin-D-Mangel.
  - *Harn:* Kalzium, c-AMP vermehrt.
  - *Bildgebende Diagnostik:* Skelettröntgen (Demineralisation und zystische Läsionen, evtl. renale Rachitis), Nierensonographie, i. v.-Pyelogramm bei Verdacht auf Nephrolithiasis.
  - *EKG:* Veränderungen durch Hyperkalzämie (QT-Zeitverkürzung, negatives T in II und III).
- **Differenzialdiagnose:** Hypokalzurische Hyperkalzämie (autosomal dominant): Normales Parathormon, fehlende klinische Symptomatik.
- **Therapie:**
  - Operative Entfernung von Adenomen bzw. Hyperplasien.
  - Bei Komplikationen: Hyperkalzämie behandeln mit NaCl-Infusionen plus Furosemid 1 mg/kg KG 3–4 × tgl., evtl. Calcitonin 4–10 MRC-E/kg KG 3–4 stündlich und Prednisolon 1–2 mg/kg KG/d.

25.7 Nebennierenrinden-Insuffizienz

Grundlagen und Symptome

- **Definition:** Unterfunktion der Nebennierenrinde (NNR) mit verminderter Bildung von Glukokortikoiden und Mineralokortikoiden. Bei primärer NNR-Insuffizienz Defekt der NNR (Häufigkeit 1 : 10000), bei sekundärer NNR-Insuffizienz ist der Defekt zentral.
- **Formen und Ursachen:** Kongenitale Nebennierenhypoplasie (X-chromosomal rezessive zytomegale Form, autosomal rezessive „Miniaturform", Kombination mit Anenzephalie), familiäre Glukokortikoidinsuffizienz (autosomal rezessiver Rezeptordefekt), Salzverlustsyndrom bei AGS (s. S. 491), Morbus Addison infolge Zerstörung der NNR bei Adrenoleukodystrophie (X-chromosomal rezessiv) (s. S. 523), Autoimmunadrenalitis (derzeit häufigste Ursache), Schmidt-Syndrom (s. S. 487), Nebennierenapoplexie, tumoröse Infiltration, tuberkulöse Destruktion, Hypophyseninsuffizienz, nach Steroidlangzeittherapie.
- **Symptome und körperlicher Untersuchungsbefund:**
  - Beim Neugeborenen Trinkschwäche, Lethargie, Anorexie, gussartiges Erbrechen, fehlendes Gedeihen, milde Hyperpigmentierung (bukkal, Hautfalten, intertriginös).
  - Bei späterem Auftreten Müdigkeit, Adynamie, Gewichtsverlust, Erbrechen, Durchfall, Hypotonie, Bradykardie, Schwitzen, Blässe, Heißhunger, Muskelschlaffheit, Hyperpigmentation (besonders Beugefalten); Symptome der Grundkrankheit.
- **Komplikationen:** Exsikkose, Schock, Addison-Krise (Schock, Erbrechen, Durchfall, Elektrolytverschiebung, Azidose, Bewusstseinsstörung), Waterhouse-Friderichsen-Syndrom bei Meningokokkensepsis, Ausbleiben der Pubertät, Wesensveränderungen.

Diagnostik

- Anamnese und körperliche Untersuchung (s. o.).
- **Labor:**
  - *Blutbild:* Eosinophilie und relative Neutropenie, Anämie.
  - *Serum:* Natrium ↓, Kalium ↑, hypochlorämische Azidose, Hypoglykämie.
  - Plasmakortisol, -aldosteron ↓, ACTH bei primärer NNR-Insuffizienz ↑, ACTH bei sekundärer NNR-Insuffizienz ↓.
  - *Antikörper:* Bei V. a. Autoimmunadrenalitis AK gegen NNR, bei V. a. kombinierte Autoimmunerkrankung (z. B. Schmidt-Syndrom) AK auch gegen Schilddrüse und Pankreasinselzellen bestimmen.
  - ACTH-Test s. S. 94.
  - *Metopirontest* (Unterscheidung primäre und sekundäre NNR-Insuffizienz): Metopiron hemmt die Cortisolsynthese über die 11β-Hydroxylase → ACTH wird stimuliert, Zwischenprodukte der Cortisolsynthese bis zur 11β-Hydroxylase (z. B. 17α-OH-Progsteron, Substanz S) fallen vermehrt an. Bei primärer NNR-Insuffizienz hohe basale und stimulierte ACTH-Werte (Anstieg auf >200 µg/l) und Substanz S (Anstieg auf > 170 µg/l), bei sekundärer NNR-Insuffizienz kein Anstieg von ACTH, Substanz S und 11-Desoxycorticosteron.
    Cave: Addisonkrise. Stationäre Überwachung.
  - *24 h-Sammelurin:* 17-Hydroxysteroide < 3 mg/m² KO/d, Natrium ↑, Kalium ↓.
- **Bildgebende Diagnostik:** Sonographie, evtl. MRT (CT) der Nebennieren (Agenesie, Tumor?).
- **Grundkrankheit abklären:** Tuberkulose, AGS, peroxisomale Krankheit, Autoimmunerkrankung, ACTH-Mangel.

25.7 Nebennierenrinden-Insuffizienz

Differenzialdiagnosen
- Erbrechen anderer Ursache, besonders Pylorusstenose (Erbrechen s. S. 142).
- **Bartter-Syndrom** (Defekt der Natriumrückresorption), Schwartz-Bartter-Syndrom (inadäquate ADH-Sekretion): Beide mit Krämpfen, Adynamie, Ödeme, Oligurie, Hyponatriämie, Hypokaliämie, hypoosmolares Serum, hypoosmolarer Harn (bei Neugeborenen Auftreten nach Asphyxie, Hirnblutung, Meningitis, Enzephalitis).
- Myopathie (s. S. 448 ff.), Hypotonie anderer Ursache (s. S. 338).

Therapie
- Schockbekämpfung (s. S. 610), Kombination mit Hydrokortison 25–50 mg i. v. bzw. 125 mg/m² KO/d plus Mineralokortikoide (s. u.).
- Flüssigkeits- und Elektrolytausgleich (s. S. 614), Korrektur der Hypoglykämie (s. S. 506).
- Erhaltungssubstitution mit Hydrokortison 15–20 mg/m² KO/d, fallweise plus Fludrokortison 0,05–0,1 mg/m² KO/d, im Stress bis zu dreifache Dosis (bei Infektion etc.). Richtparameter sind normales Wachstum und Knochenalter. Notfallpass mitgeben.
  - *Cave:* Falsches Absetzen der Langzeittherapie → Addison-Krise.

Prognose
- Bei subtilen Kontrollen und Dosisadaptierung in Stresssituationen gut.

25.8 Adrenogenitales Syndrom (AGS)

Grundlagen und Symptome

- **Definition:** Autosomal rezessiv vererbte Enzymdefekte der Nebennierenrindenhormonsynthese mit unterschiedlichem Schweregrad.
- **Folgen:** Verminderte Kortisolproduktion führt über negatives Feedback zu vermehrter ACTH-Ausschüttung mit folgender Nebennierenhyperplasie und meist gesteigerter (selten verminderter) Androgensynthese. Vermehrung des Desoxykortikosterons erzeugt Hochdruck. Kombination mit Aldosteronsynthesedefekt führt zu Salzverlustsyndrom.
- **Formen:** Übersicht s. Tab. 79. Am häufigsten ist der 21-Hydroxlase-Defekt, ca. 1 : 5000 in Europa.

Tabelle 79 Formen des adrenogenitalen Syndroms

Defekt	Genitale weiblich	männlich	Komplikationen
21-Hydroxylase (85%)	virilisiert	virilisiert	Salzverlust bei $^2/_3$
11β-Hydroxylase (10%)	virilisiert	virilisiert	Hochdruck
3β-Dehydrogenase	wenig virilisiert	inkomplett maskulinisiert	Salzverlust
20,22-Desmolase	normal	inkomplett maskulinisiert	Salzverlust
17-Hydroxylase	normal	inkomplett maskulinisiert	Hochdruck

- **Symptome und körperlicher Untersuchungsbefund:**
    - Schwere Formen mit Addison-ähnlichem Bild (s. S. 489) bei Neugeborenen mit Salzverlustsyndrom.
    - Äußerliche Virilisierung bei Mädchen meist mit Klitorishypertrophie, selten mit Übergängen bis Prader V (Pseudohermaphroditismus femininus, s. S. 498).
    - Bei Jungen langsame Penisvergrößerung, vorzeitige Schambehaarung und beschleunigtes Wachstum (Pseudopubertas praecox) mit vorzeitigem Epiphysenschluss und letztlich Kleinwuchs, selten Pseudohermaphroditismus masculinus (s. S. 498). Evtl. verstärkte Genitalpigmentierung.
    - *Bei Aldosteronmangel (Salzverlust):* Trinkschwäche, Anorexie, Erbrechen, Exsikkose.
    - Fallweise Hochdruck (s. Tab. 79).
- **Komplikationen:** Addison-Krise in Stresssituationen (z. B. bei Infekten, s. S. 489), Hypoglykämie, Schock, hyperkaliämische Herzrhythmusstörungen, ausbleibende Brustentwicklung und Menarche bei Mädchen.

Diagnostik

- Anamnese und körperliche Untersuchung (s. o.).
- **Labor:**
    - *Serum:* 17α-OH-Progesteron, Androstendion, DHEA-S, ACTH ↑, Kortisol und Aldosteron ↓, Elektrolyte (bei Salzverlust Natrium ↓ und Kalium ↑, bei 11β-Hydroxylase-Defekt Hypernatriämie).

25.8 Adrenogenitales Syndrom (AGS)

- *Blutgasanalyse:* Metabolische Azidose.
- *Blutzucker:* Hypoglykämie bei Neugeborenen.
- *Harn:* Chloridausscheidung ↑ (trotz niedrigen Chlorids im Serum). Im 24-Stunden-Sammelurin: Kortisol ↓, 17-Ketosteroide ↑.
- *Differenzierung des Enzymdefekts* mittels Gaschromatographie – Massenspektrometrie in Serum und Harn: Je nach Lokalisation des Enzymdefekts in der Kortisolbiosynthese mit oder ohne Salzverlust sind entsprechende Vorstufen des Kortisols im Serum und Harn erhöht (s. Abb. 80).

▶ **Heterozygotensuche:** 17-OH-Progesteron nach ACTH-Test (s. S. 94).
▶ **Röntgen der linken Hand:** Skelettalterbestimmung (Knochenalter beschleunigt).
▶ **Geschwisteruntersuchung:** HLA-B-Locus auf Chromosom 6.

Tabelle 80 Hormonmetaboliten bei verschiedenen Enzymdefekten bei AGS

Enzymdefekte	Hormonmetaboliten im Harn	im Serum
21-Hydroxylase	17-Ketosteroide ↑, Pregnantriol ↑	17-OH-Progesteron ↑
11β-Hydroxylase	17-Ketosteroide ↑, Pregnantriol ↑	11-Desoxycortisolmetaboliten ↑
3β-Dehydrogenase	17-Ketosteroide normal oder ↑	Dehydroepiandrosteron ↑
20,22-Desmolase	17-Ketosteroide normal oder ↑	
17-Hydroxylase	Pregnantriol ↑	

Differenzialdiagnosen

▶ Große Klitoris bei Frühgeborenen, hypertrophische Pylorusstenose (s. S. 255), Pseudohermaphroditismus anderer Genese (s. S. 498), Pubertas praecox anderer Genese (s. S. 501), Addison-Syndrom anderer Genese (s. S. 489).

Therapie und Prognose

▶ **Therapie:**
- *Notfall:* Schocktherapie und Elektrolytausgleich. Hydrokortison 3 × 5 mg/kg KG/d bei Neugeborenen, sonst bis 150 mg/m^2 KO/d plus Mineralokortikoide (s. u.). Bei Hypoglykämie 10% Glukoselösung i. v.
- *Erhaltungstherapie:* Hydrokortison 15 – 20 mg/m^2 KO/d, bei Salzverlust in Kombination mit Fludrokortison 0,05 – 0,1 mg/d, ggf. mit Zusatz von 2 – 4 g oralem NaCl zur Nahrung. Individuelle Einstellung; im Stress (Infektionen etc.) bis dreifache Dosiserhöhung.
- *Kontrollen:* Wachstum, Knochenalter und 17-Ketosteroide im Harn alle 3 – 4 Monate, evtl. 17-OH-Progesteron im Serum.
- Operative Korrektur der Virilisierung beim Mädchen.

▶ **Prognose:** Sie ist von der Schwere und Art des Enzymdefekts abhängig, bei guter Einstellung entwickeln sich die Kinder meist normal. Schlechte Prognose bei 20,22-Desmolase-Defekt.

25.9 Cushing-Syndrom

Grundlagen und Symptome

- **Definition:** Krankheitsbild mit Erhöhung des Kortisols im Serum.
- **Ursachen:**
    - *ACTH unabhängig:* Iatrogen (Kortikoidtherapie), Tumoren (Adenome, seltener Karzinome der NNR).
    - *ACTH-abhängig:* Meist beidseitige Nebennierenhyperplasie bei Hypophysentumoren, iatrogen (ACTH-Therapie).
- **Symptome und körperlicher Untersuchungsbefund:** Oft Kleinwuchs, generalisierte oder Stammfettsucht mit Mondgesicht und Büffelnacken, Striae rubrae, Hypertonie, gerötete Haut, Hirsutismus, Akne. Bei Nebennierentumor deutliche Virilisierung.
- **Komplikationen:** Glukoseintoleranz, gestörte Wundheilung, Osteoporose, Infektneigung, Nierensteine, Thrombosen.

Diagnostik

- Anamnese und körperliche Untersuchung (s. o.).
- **Labor:**
    - Im Blutbild Polyzythämie, Eosinophilopenie.
    - Blutglukose ↑, Glukosetoleranztest (s. S. 494) meist pathologisch.
    - Im Serum Natrium oft ↑, Kalium ↓.
    - Plasmakortisol erhöht, meist fehlende Tagesrhythmik (Tagesprofil: Abnahmen um 8, 12 und 24 Uhr).
    - ACTH ↓ bei Adenom oder Tumor der NNR; ↑ bei Tumoren der Hypophyse.
    - *Dexamethasonsuppressionstest* (Kurztest reicht meist aus, vgl. S. 94): Bei Hyperplasie Suppression mit hoher Dosis möglich, bei malignen NNR-Tumoren keine Suppression.
    - *Harn:* Zeitweise Glukosurie, im 24 h-Harn 17-Hydroxysteroide und freies Kortisol ↑.
- **Bildgebende Diagnostik:**
    - *Röntgenbild linke Hand:* Knochenalter evtl. verzögert, ggf. Osteoporose.
    - Sonographie, MRT (CT) des Abdomens, evtl. MRT (CT) des Schädels.
- Fallweise Suche nach ektopen CRF(Cortisol releasing factor)- und ACTH-produzierenden Tumoren (z. B. Bronchialkarzinom).

Differenzialdiagnosen

- Konstitutionelle Adipositas (praktisch nie Kleinwuchs!).
- Fehlbildungssyndrome (Morbus Fröhlich, Morbus Prader-Willi [s. S. 229], Morbus Laurence-Moon-Bardet-Biedl [s. S. 233]).
- **Morbus Conn** (Aldosteron-produzierender Nebennierenrindentumor): Hypertonie, keine Adipositas; im Serum und 24-Stunden-Sammelurin Aldosteron und Natrium ↑, Kalium ↓.

Therapie und Prognose

- **Therapie:**
    - Bei iatrogenen Formen Dosisreduzierung des Kortisols, wenn möglich unter 0,5 mg/kg KG/d, außer bei vitaler Indikation (Leukämie u. a.).
    - Operative Behandlung von Hyperplasie und Tumoren.
- **Prognose:** Sehr gut bei Adenomen, schlecht bei Karzinomen. Bei beidseitiger Hyperplasie Nebennierenrindeninsuffizienz nach Adrenalektomie.

25.10 Diabetes mellitus Typ I

Grundlagen und Symptome

- **Definition:** Schädigung der B-Zellen des Pankreas vermutlich durch Autoimmunprozess bei Assoziation mit HLA-DR3 und/oder -DR4 (Chromosom 6) nach zusätzlichem Triggern (z. B. Viren, Nahrungsbestandteile) → Insulinmangel mit Energiestoffwechselstörung (verminderte Verwertung von Glukose mit Hyperglykämie, vermehrte Lipolyse mit Ketoazidose u. a.).
- **Epidemiologie:** Jährliche Inzidenz 3,7 – 38/100 000 Einwohner.
- **Symptome und körperlicher Untersuchungsbefund:** Vorwiegend im Kindes- und Jugendalter, oft nach Infekt akut auftretende Polyurie, Nykturie, evtl. Enuresis, Polydipsie, Polyphagie, dennoch Abmagerung, Müdigkeit, Leistungsverminderung, gerötetes Gesicht.
- **Komplikationen:**
  - Präkoma bzw. Koma (oft klinische Erstmanifestation) (s. u. und S. 628), Ketoazidose mit Exsikkose, Schock, azidotischer Atmung, Azetongeruch, Erbrechen, Bauchschmerzen.
  - Hypoglykämie (s. S. 504) bei BZ < 50 mg/dl bei zu hoher Insulininjektion, ausgelassener Mahlzeit oder ungewohnter körperlicher Belastung; hypoglykämisches Koma (s. S. 506).
- **Spätkomplikationen:** Mikroangiopathien (Retinopathie, Nephropathie, Neuropathie), Lipodystrophie, Mauriac-Syndrom (mit Adipositas, Wachstumsverzögerung, Hepatomegalie) (bei schlechter Einstellung).

Diagnostik

- Anamnese und körperliche Untersuchung (s. o.).
- **Labor:**
  - Blutglukose > 200 mg/dl bis > 1000 mg/dl.
  - *Pathologisches BZ-Tagesprofil:* BZ nüchtern (> 120 mg/dl), um 11.00 Uhr und um 15.00 Uhr messen (postprandial > 180 mg/dl).
  - *Oraler Glukosebelastungstest* – zur Differenzierung eines Diabetes mellitus Typ I von Typ II und Typ MODY:
    - Durchführung: Belastung mit 1,75 g/kg KG Glukose (max. 100 g) und Bestimmung von BZ und Insulin bei 0, +30, +60, +120 und +180 min.
    - Beurteilung: *Maximale Normalwerte:* BZ nüchtern 90 mg/dl, nach 30 min 150 mg/dl, nach 60 min 120 mg/dl, nach 180 min 80 mg/dl. Bei *Typ I* kein oder protrahierter und minimaler Anstieg des Insulins, BZ erhöht. Bei *Typ II* überschießender Anstieg des Insulins, BZ erhöht. Bei *Typ MODY* verzögerter Anstieg des Insulins, BZ erhöht. (Normalwerte für Insulin: Nüchtern 7 – 24 mU/l, nach 30 min 25 – 231 mU/l.)
  - Blutbild (Hkt ↑), HbA$_{1c}$ (BZ-Einstellung der letzten drei Monate).
  - Insulin, C-Peptid, Insulinantikörper, Virusserologie (Mumps, Röteln, Coxsackie-Viren).
  - *BGA:* Metabolische Azidose.
  - *Serum:* Natrium, Kalium, Chlorid, Kalzium und Phosphat ↓ ; Harnstoff, Kreatinin und Osmolalität ↑.
  - *Harn:* Glukosurie, Azetonurie. Bei Nephropathie Albuminurie.
- **Diagnostik von Komplikationen:** Augenuntersuchungen, Nierenfunktionen, neurologische Untersuchung.

25.10 Diabetes mellitus Typ I

Differenzialdiagnosen

- **Diabetes mellitus Typ II:** Im Gegensatz zu Typ I nicht insulinabhängig. Eher selten, z. B. bei Adipositas permagna. Therapie durch Gewichtsreduktion, Diabetesdiät (s. u.) und Stoffwechselkontrollen. Nur bei therapieresistenten Fällen Einsatz oraler Antidiabetika (Sulfonilharnstoff).
- **Diabetes mellitus Typ III = Mody** (Maturity onset diabetes in the young): Leichte, nicht insulinabhängige Form, genetisch stark determiniert. Therapie durch Diabetes-Diät.
- **Weitere Differenzialdiagnosen:** Syndrome (Prader-Willi-Labhart-Syndrom, Turner-Syndrom u. a.), sekundär (Mukoviszidose, Hämosiderose, Cushing), Glukosetoleranzstörung (oraler Glukosetoleranztest, s. o.), Schwangerschaftsdiabetes, Diabetes insipidus (mit Polydipsie, -urie; s. S. 482).

Therapie

- **Bei Hypoglykämie** s. S. 506.
- **Bei ketoazidotischem Koma** (pH < 7,2):
  - *Schocktherapie* mit Serum 5% und NaCl 0,9% falls erforderlich, sonst Flüssigkeitsersatz zuerst mit NaCl 0,9% in der ersten Stunde 20 ml/kg KG (= 600 ml/m² KO), dann 3000–3500 ml/m²KO/24 h, Rehydrierung innerhalb 48 Stunden.
  - *Ab einem Glukosewert* < 250 mg/dl übergehen auf Glukose 5% mit Elektrolytzusatz entsprechend den anfangs einstündigen Laborkontrollen (BZ, Blutgase, Natrium, Kalium, Osmolalität), nach Normalisierung 3-stündliche Kontrolle.
  - *Kalium-Phosphatzusatz* 0,1–0,2 mval/kg KG/h nach Einsetzen der Diurese.
  - *Natriumbikarbonat* nur bei pH < 7,0 (!) und normalem Kalium mit langsamem Azidoseausgleich (Cave: Hirnödem, Hypokaliämie). Dosis: 0,1 × Basenexzess × kg KG = mmol NaHCO₃.
  - *Insulin* (Normalinsulin): Sofort nach Erstrehydrierung (20 ml NaCl 0,9%/kg KG) und Vorliegen der Laborwerte beginnen mit 0,1 IE/kg KG/h i. v. mittels Pumpe, bis Normalisierung des Blutzuckers (80–120 mg/dl) innerhalb 12 Stunden unter anfangs stündlicher Blutglukosekontrolle, zumindest solange Ketonurie besteht. BZ wegen Hirnödemgefahr nicht rascher absenken.
  - *Ständige Überwachung der Vitalparameter:* Blutdruck, Puls, Atmung, EKG-Monitoring, Flüssigkeitsbilanz (Blasenkatheter), BGA 1–3-stündlich, Urin (Glukosurie?).
  - *Ernährung:* Nach Ende der Infusionstherapie anfangs fettarme Schonkost, dann Diabetesdiät.
  - Weitere Details s. S. 628.
- **Ersttherapie ohne Koma bzw. Ketoazidose:** Normalinsulin s. c. 0,2–0,5 IE/kg KG initial, dann alle 4–6 Stunden 0,2 IE/kg KG s. c. bis zur Normalisierung des Blutzuckers. Hafer-Apfel-Kost, danach Diabetesdiät (s. u.). Rasche Dosisanpassung nach BZ-Kontrolle.
- **Erhaltungstherapie:**
  - Nach Normalisierung des Blutzuckers Umstellung auf Kombinationstherapie mit Depot(Verzögerungs)-Insulin (ca. ²/₃) und Normal(Alt)-Insulin (ca. ¹/₃) (fertige Mischinsuline) subkutan in Bauchhaut oder Oberschenkel.

25.10 Diabetes mellitus Typ I

- Dosis: 1–1,2 IE/kg KG/d oder Berechnung der Dosis aus der Summe der Altinsulineinheiten am ersten Tag (bei Kindern < 30 kg KG senkt 1 IE Normalinsulin den BZ um etwa 100 mg/dl, ab 50 kg um etwa 30 mg/dl). Etwa 70% der Dosis morgens 30 Minuten vor dem Frühstück, etwa 30% der Dosis vor dem Abendessen geben.
- BZ-Kontrollen vor den Hauptmahlzeiten, 2 Stunden danach und um 22, 24 und 3 Uhr, bis eine befriedigende Einstellung erreicht ist.
- Harnkontrollen sollen Glukose- und Azeton-frei sein.

▶ **Intensivierte „Basis-Bolus"-Therapie:**
- Mit Verwendung eines Pens mit einstellbarer Dosierung evtl. später bei älteren Kindern wegen der Compliance.
- Exaktere BZ-Einstellung und ein größerer Freiheitsgrad bezüglich Diät und Essenszeiten sind möglich. Gute Compliance ist Voraussetzung.
- 30–40% der gesamten Insulinmenge als Depotinsulin morgens und abends je zur Hälfte spritzen.
- Altinsulinbolus zeitlich und in der Dosierung den Mahlzeiten (Broteinheiten = BE) angepasst geben, immer jeweils neu bestimmen. Morgens 2 IE/BE, mittags 1–1,5 IE/BE, abends 1–1,5 IE/BE.

◉ *Cave:*
- *Somogyi-Effekt:* Meist morgendliche Nüchternhyperglykämie nach vorausgegangener Hypoglykämie (meist Überdosierung der abendlichen Insulingabe) in der Nacht, durch reaktive Hyperadrenalinämie → BZ nachts bestimmen, abendliche Insulindosis vermindern.
- *Dawn-Phänomen:* Bei konstanter Insulinzufuhr Hyperglykämie in den frühen Morgenstunden aufgrund eines erniedrigten Insulinspiegels → abendliche Insulindosis aufteilen, den Verzögerungsanteil erst gegen 23 Uhr spritzen.
- Bei älteren Kindern mit geringer Azidose häufig nach einigen Tagen wieder sinkender Insulinbedarf (manchmal auch vollständiger Verzicht auf Insulin möglich) → BZ-Kontrollen und Reduktion der Insulindosis um 10%/d.
- *Hypoglykämien:* Kind und Eltern müssen über Symptomatik (s. S. 504) und Verhalten aufgeklärt sein. Therapie s. S. 506.

▶ **Schulung von Patient und Eltern:**
- Inhalte: a) Erkrankung (Art, Ursache, Prognose); b) Selbstkontrolle: Blutzuckertests mit Heimgeräten 2–3-mal/d, Harnzucker und Azeton 3-mal/d; c) Insulininjektion durch Patient oder Eltern; d) Therapieanpassung (z. B. Nachspritzen bei BZ nüchtern > 120 mg/dl), bzw. Umstellung der Insulindosis oder Mischung durch Arzt; e) sorgfältiges Protokollieren der Selbstkontrolle; f) Symptome und Vorgehen bei Hypoglykämie (s. S. 506).
- Für Kinder sind regelmäßige Schulungskurse, z. B. als Ferienlager, empfehlenswert.

▶ **Kontrollen:** Supervision in Spezialambulanzen; Stoffwechselkontrolle mittels HbA_{1c} (optimal 6,5–7,5%).

▶ **Diät:** Schulung durch Experten (!); regelmäßig drei kleinere Hauptmahlzeiten und drei Zwischenmahlzeiten zu möglichst konstanten Zeiten bei konventioneller Insulintherapie. Kohlenhydratzufuhr mittels Berechnung anhand von Austauschtabellen konstant halten. Altersentsprechende Kalorienzufuhr, Anpassung an körperliche Anstrengung. Anhaltspunkte s. Tab. 81, 82 und 83.

25.10 Diabetes mellitus Typ I

Tabelle 81 Verteilung der Gesamt-BE auf die einzelnen Mahlzeiten bei konventioneller Insulintherapie

Mahlzeit	Anteil der Gesamt-BE
1. Frühstück	15–20%
2. Frühstück	ca. 15%
Mittagessen	20–25%
Nachmittagssnack	ca. 10%
Abendessen	15–20%
Spätmahlzeit	ca. 15%

vor kurzer körperlicher Belastung rasch resorbierbare Kohlenhydrate bereithalten („Sport-BE"), z. B. in Form von Fruchtsaft-Trinkpäckchen

Tabelle 82 Täglicher Kalorienbedarf/kg Sollgewicht (Anhaltswerte)

Alter (Jahre)	Mächen (kcal)	(kj)	Jungen (kcal)	(kj)
1–3	90	380	90	380
4–6	80	335	80	335
7–9	65	270	65	270
10–12	50	210	60	251
13–15	45	190	50	210

Tabelle 83 Nahrungszusammensetzung

	Anteil der Kalorien (%)	kcal/g	kj/g
Kohlenhydrate	40–50	4	16,7
Fett	30–35	9	37,7
Eiweiß	15–20	4	16,7

▶ **Allgemeine Maßnahmen:**
  – Regelmäßig körperliche Betätigung, auch Sport, mit Anpassung der Diät bzw. der Insulindosis. Immer Traubenzuckertabletten mit sich führen (Frühbehandlung einer Hypoglykämie).
  – Berufsberatung, Information an Lehrer.
  – Für pädagogische, psychologische und soziale Probleme, die besonders im Jugendalter auftreten, Kooperation mit Experten.

Prognose

▶ Die Prognose ist von der Güte der Stoffwechsellage abhängig. Die Lebenserwartung ist heutzutage um 15–20 Jahre gegenüber der Normalbevölkerung vermindert. 20 Jahre nach Krankheitsbeginn haben 80% der Patienten eine beginnende Retinopathie, 20% eine Proteinurie.

25.11 Intersexformen

Grundlagen und Symptome

- **Definition:** Störung der Geschlechtsdifferenzierung: Äußeres oder inneres Genitale ist nicht eindeutig weiblich oder männlich, oder Genitalentwicklung stimmt mit den Keimdrüsen nicht überein.
- **Epidemiologie:** Bei ca. 1 % aller Neugeborenen.
- **Geschlechtsentwicklung:** Abhängig von Geschlechtschromosomen differenzieren sich im 2. bis 3. Lunarmonat die undifferenzierten Gonaden zu Hoden oder Ovar. Unter dem Einfluss des fetalen Hodens entwickelt sich das männliche Genitale, andernfalls immer ein weibliches Genitale bzw. Streaks (rudimentäre Gewebsstreifen).
- **Formen und Befunde:**
    - *Abnorme Gonadendifferenzierung:*
        - Äußerlich männlich: Klinefelter-Syndrom (s. S. 230), Anorchie (Untergang der Hoden nach 3. Lunarmonat).
        - Äußerlich weiblich: Gonadendysgenesie (XO-Turner-Syndrom).
        - Äußerlich Intersex: Gemischte asymmetrische Gonadendysgenesie (XO/XY = echter Hermaphroditismus).
    - *Pseudohermaphroditismus masculinus* (= abnorme Genitalentwicklung bei normalem XY-Karyotyp und normalen Hoden):
        - Äußerlich männlich: Innerlich Oviduktpersistenz (Eileiter und Uterus).
        - Äußerlich weiblich: Komplette oder inkomplette testikuläre Feminisierung (= Androgenresistenz, Resistenz der Androgenrezeptoren) mit Hoden im kleinen Becken oder in Leistenhernien.
        - Äußerlich Intersex: Testosteronsynthesestörung bei angeborenem Defekt der 20,22-Desmolase, 3-β-Dehydrogenase, 17-Hydroxylase, 17-Reduktase, Lemli-Smith-Opitz-Syndrom, Ullrich-Feichtinger-Syndrom, Trisomie 13.
    - *Pseudohermaphroditismus femininus* (= abnormale Genitalentwicklung bei normalem XX-Karyotyp und normalen Ovarien): Äußerlich männlich oder Intersex: Kongenitales adrenogenitales Syndrom, transplazentare Virilisierung (Hormongaben, androgener Tumor in der Schwangerschaft), Urogenitalmissbildungen.
- **Beachte:** Neigung zu malignen Gonadentumoren bei Oviduktpersistenz, testikulärer Feminisierung (Entfernung der überflüssigen bzw. insuffizienten Gonaden).

Diagnostik

- **Anamnese:** Familienanamnese, Medikamente.
- **Körperliche Untersuchung:** Gesamtstatus, Entwicklung, Genitalien (intersexuelle Stadien nach Prader s. Abb. 105), Rektaluntersuchung, Vaginalsondierung, Kolposkopie.
- **Labor:**
    - Chromosomale Geschlechtsbestimmung (Karyotyp).
    - *Hormonuntersuchungen:*
        - Für Gonadenfunktion: Basalwerte von Östrogen, Testosteron und nach Stimulation mit LHRH-Test (s. S. 92). LH-Stimulation mit HCG-Test (s. S. 93).
        - Für adrenogenitales Syndrom (s. S. 491).
- **Bildgebende Diagnostik:** Sonographie, Genitourographie.
- Evtl. Laparoskopie und Gonadenbiopsie.

25.11 Intersexformen

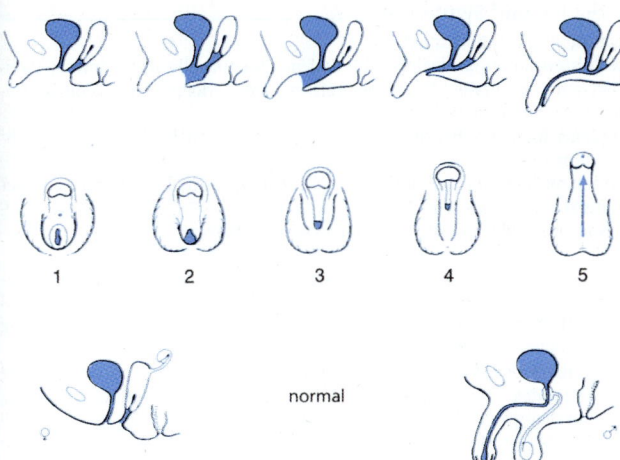

Abb. 105 Intersexuelles äußeres Genitale Typ 1–5 (nach A. Prader)

Therapie

- **Geschlechtszuordnung:** So früh wie möglich eindeutig und unwiderruflich, am besten vor dem zweiten Lebensjahr. Die Wahl des Geschlechts hängt zuerst von der Beschaffenheit des äußeren Genitales ab und bei späterer Diagnose von der Geschlechtsrolle, mit der sich Kinder identifiziert haben. Psychologische Unterstützung gewährleisten.
- **Therapie der Hormonstörung:** Bei AGS s. S. 492. Hypogonadismus ab der Pubertät bei Mädchen mit konjugierten Östrogenen 0,3 mg/d, bei Jungen mit Testosteronenanthat 100–200 mg i. m. alle 2–4 Wochen behandeln. Kontrolle des Wachstums und der Hormonspiegel.
- **Bei intersexuellem Genitale:** Operative Korrektur zugunsten des klinisch vorherrschenden Bildes. Fallweise Hodenprothesen aus psychologischen Gründen.

25.12 Maldescensus testis

Grundlagen und Symptome

- **Synonym:** Hodenhochstand.
- **Definition:** Einseitig oder beidseitig fehlende oder unvollständig (normalerweise in den letzten zwei Schwangerschaftsmonaten) erfolgte Deszension der Hoden in das Skrotum.
- **Epidemiologie:** Häufigkeit 2–4 % der reifgeborenen Knaben, ca. 20 % der Frühgeborenen.
- **Ursachen:** Intrauterine hormonelle Insuffizienz, testikuläre Dysgenesie oder suprafasziale Verlagerung (73 %).
- **Symptome und körperlicher Untersuchungsbefund:**
  - Ein- oder beidseitig leeres kleines Skrotum.
  - Nicht tastbarer (Kryptorchismus) oder im Leistenkanal tastbarer Hoden (Retentio testis).
  - Gleithoden: Der retinierte Hoden schnellt nach aktiver Skrotalverlagerung wieder zurück.
- **Komplikationen:** Durch unphysiologische Druck- und Temperaturverhältnisse Hemmung des Tubuluswachstums, Atrophie der Leydig-Zellen, Bildungsstörung der Spermatogonien (vorwiegend nach dem ersten Lebensjahr). Infertilität bei unbehandeltem Maldeszensus (einseitig 30 %, beidseitig 70 %). Erhöhtes Risiko für Hodentorsion, Traumatisierung und maligne Entartung. Später psychosexuelle Störungen.

Diagnostik

- **Exakte Technik der körperlichen Untersuchung:** Zuerst im Stehen Prüfung auf Inguinalhernie, dann in Hockstellung Ausstreifen des Leistenkanals nach mediokaudal und mit anderer Hand Versuch, den Hoden zu fassen und ins Skrotum zu ziehen.
- **Sonographie:** Bei Kryptorchismus.
- **HCG-Test** (s. S. 93) zum Ausschluss einer Anorchie bzw. bei beidseitigem Kryptorchismus vor einer chirurgischen Intervention zum Nachweis von Hodengewebe.
- **Bei intersexuellem Genitale** Chromosomentest und Laparoskopie (s. S. 98).

Differenzialdiagnosen

- **Anorchie:** Fehlbildung oder intrauterine Nekrose. Im HCG-Test kein Anstieg von Testosteron.
- **Pendelhoden:** Verstärkter Kremasterreflex (keine Therapie erforderlich).
- **Hodenektopie:** Fehlerhafter Deszensus (Oberschenkel u. a.).
- **Sekundärer Hodenhochstand** nach Hernienoperation.

Therapie

- **Hormontherapie:** Frühestens nach dem 3. Monat, im Allgemeinen nach Beendigung des 1. Lebensjahres zuerst LH-RH-Nasenspray (Kryptocur) 3 × tgl. 1 Hub (0,2 mg) jeweils in jedes Nasenloch für vier Wochen. Bei meist fehlendem Erfolg HCG-Injektionen bei Säuglingen 2 × 250 IE HCG i. m./Woche, bei Kleinkindern 2 × 500 IE, bei Schulkindern 2 × 1000 IE für fünf Wochen. Erfolgsbeurteilung sechs Wochen nach Therapie.
  Cave: Relaps.
- **Operation:** Bei fehlendem konservativem Erfolg möglichst im 2. Lebensjahr, primär bei Kombination mit Leistenbruch und Ektopien.

25.13 Pubertas praecox, Pseudopubertas praecox

Grundlagen und Symptome

- **Definition:** Vorzeitiges Auftreten sekundärer Geschlechtsmerkmale; bei Mädchen vor dem 8. Lebensjahr, bei Knaben vor dem 9. Lebensjahr.
- **Formen und Ursachen:**
    - *Komplette, echte Pubertas praecox:* Hirntumoren, Hirnfehlbildungen, Phakomatosen, idiopathisch, familiär, Hypothyreose, exogene Hormonzufuhr (Gonadotropine ↑).
    - *Pseudopubertas praecox:* AGS (s. S. 491), androgen- oder östrogenaktive Nebennieren- oder Gonadentumoren, bei McCune-Albright-Syndrom (s. S. 240).
    - *Inkomplette Pubertas praecox.*
- **Symptome und körperlicher Untersuchungsbefund:**
    - *Komplette Pubertas praecox und Pseudopubertas praecox:* Vorzeitiges Auftreten der Brustentwicklung, Pubes- und Axillarbehaarung, der Menses, des Penis- und Hodenwachstums (s. S. 25) und des Wachstumsschubs, Akne.
    - *Inkomplette Pubertas praecox:* Entweder nur prämature Adrenarche bzw. Pubarche oder nur vorzeitige Thelarche (Brustvergrößerung) (mono- oder bilateral mit später normaler Pubertät).
    - Symptome der Grundkrankheit.

Diagnostik

- Anamnese und körperliche Untersuchung (Sexualentwicklung s. S. 25).
- **Komplette Pubertas praecox und Pseudopubertas praecox:**
    - Familienanamnese, Knochenalter (Röntgen linke Hand), Schädelröntgen und CT oder MRT (zentraler Tumor), Sonographie und evtl. CT oder MRT des Abdomens zum Ausschluss eines hormonproduzierenden peripheren Tumors, Fundoskopie, evtl. EEG.
    - *Hormone:* LH, FSH, Östrogene, Testosteron, Dehydroepiandrosteron, β-HCG im Serum, 17-Ketosteroide im Harn. LH und FSH bei echter Pubertas praecox mit LHRH stimulierbar (LHRH-Test s. S. 92), bei Pseudopubertas praecox nicht stimulierbar.
- **Prämature Thelarche:** Knochenalter, Sonographie der Ovarien und des Uterus, Östradiol im Serum.
- **Vorzeitige Adrenarche/Pubarche:** Dehydroepiandrosteron, Androstendion, Testosteron, 17-Hydroxyprogesteron im Serum im Vergleich zur Altersnorm ↑.

Differenzialdiagnosen

- **Gynäkomastie:** Klinefelter-Syndrom, feminisierende Tumoren, Hepatopathie, physiologisch, Medikamente (Hormone, Digitalis, Isoniazid u. a.).

Therapie und Prognose

- **Therapie:** Ursache (Tumor, Hydrozephalus, AGS) behandeln. Evtl. Gabe eines LH-RH-Analogons (Buserelin) bei idiopathischer echter Pubertas praecox.
- **Prognose:** Abhängig von der Prognose der Grundkrankheit. Idiopathische komplette und inkomplette Formen zeigen später eine normale Entwicklung.

26.1 Rachitis

Grundlagen und Symptome

- **Definition:** Verminderte Verfügbarkeit von 1,25 OH-Cholecalciferol infolge Mangelzufuhr oder Stoffwechselstörung von Vitamin D führt zur mangelnden Einlagerung von Kalzium, Phosphat und Magnesium in das Osteoid. Dadurch kommt es bei jungen Kindern zu rachitischen Metaphysenveränderungen, bei älteren Kindern zur Osteomalazie.
- **Formen und Ursachen:**
  - *Vitamin-D-Mangel-Rachitis:* Verminderte Zufuhr von Vitamin D (auch bei altersgemäßer Säuglingsnahrung möglich), mangelnde Umwandlung des Prävitamins in der Haut (besonders bei Frühgeborenen) oder Malabsorption (z. B. Zöliakie, zystische Fibrose, Gallengangsatresie).
  - *Phosphatmangelrachitis* z. B. bei Frühgeborenen.
  - *Vitamin-D-resistente Rachitis:* Renale tubuläre Funktionsstörungen (Phosphatdiabetes, De-Toni-Debré-Fanconi-Sequenz z. B. bei Zystinose), Störungen der 1,25-Dihydroxycholecalciferol-Bildung als angeborener Defekt, antikonvulsive Therapie, chronische Niereninsuffizienz.
- **Symptome und körperlicher Untersuchungsbefund:**
  - Eine Vitamin-D-Mangelrachitis wird im Säuglings- und frühen Kleinkindalter manifest, eine Vitamin-D-resistente Rachitis später.
  - Kraniotabes (nicht spezifisch), „Quadratschädel", verzögerter Fontanellenschluss, Auftreibung der Rippen („Rosenkranz") und anderer Metaphysen, z. B. am distalen Radius oder an den Malleoli, Rippendeformierungen, Muskelhypotonie, Froschbauch, Schwitzen, motorische Retardierung, bei Kleinkindern verbogene Beine, verzögerter Zahndurchbruch, Zahnschmelzdefekte.
  - Bei älteren Kindern Osteomalazie.
- **Komplikationen:**
  - Hypokalzämische Tetanie mit Karpopedalspasmen, auch tonisch-klonische Krämpfe, Laryngo- und Bronchospasmus u. a. in der Heilungsphase. Selten Frühspasmophilie vor Erkennbarkeit metaphysärer Veränderungen.
  - Kardiomyopathie, Neigung zu Karies.
  - Später Geburtshindernis durch enges Becken.

Diagnostik

- Anamnese und körperliche Untersuchung (s. o.).
- **Serum und Harn:**
  - *Typisch:* Im Serum Phosphat, Kalzium normal, alkalische Phosphatase ↑; im Harn Kalziumausscheidung vermindert (sekundärer Hyperparathyreoidismus).
  - Hypokalzämie meist bei verstärkter endogener Vitamin-D-Bildung in der Haut und verstärktem Kalziumeinbau, z. B. im Frühjahr.
  - Generalisierte Aminoazidurie möglich. Tubulopathien, z. B. bei Phosphatdiabetes, De-Toni-Debré-Fanconi-Syndrom.
- **Handwurzelröntgen** (s. Abb. 106): Metaphysäre Becherung, Auftreibung und Auszipfelung, besonders typisch am distalen Radius; allgemeine Hypodensität der Knochen, Looser-Umbauzonen (quer zur Knochenlängsachse verlaufende Aufhellungszonen). Diese Befunde finden sich auch an anderen Knochen.

26.1 Rachitis

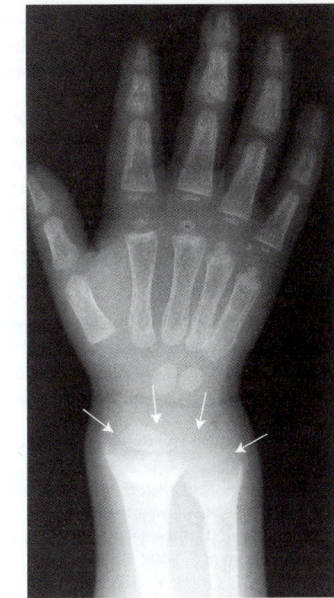

Abb. 106 Handwurzelröntgen bei florider Rachitis: Darstellung der fransigen Ausziehung und Becherung der Radius- und der Ulnaepiphyse (→) bei Rachitis

Differenzialdiagnosen

- **Hypophosphatasie:** Autosomal-rezessiv vererbte Aktivitätsverminderung der alkalischen Phosphatase (AP) mit rachitisähnlichem Bild. Diagnostik: AP im Serum ↓, Phosphoäthanolamin im Harn ↑.
- **Pseudohypophosphatasie:** Wie Hypophosphatasie (s. o.), AP aber normal.
- Pseudohypoparathyreoidismus (s. S. 487).
- Primärer Hyperparathyreoidismus (s. S. 488).
- Metaphysäre Dysostosen (typische Röntgenbilder).
- Tumorrachitis.
- Magnesiumabhängige Rachitis (Magnesium ↓).

Therapie, Prophylaxe und Prognose

- **Therapie:**
  - Bei Vitamin-D-Mangel 5000 IE Vitamin D_3 p. o. täglich für 4–5 Wochen (alkalische Phosphatase kontrollieren), evtl. Resorptionsstörung (z. B. Zöliakie) behandeln. Zusätzlich Kalzium 0,5–1 g p. o.
  - Bei Phosphatmangel 50 mg/kg KG/d Natriumhydrogenphosphat.
  - Bei renaler und Vitamin-D-resistenter Rachitis 20–80 mg/kg KG/d 1,25 Dihydroxycholecalciferol. Behandlung von Tubulopathien s. S. 418, 419.
- **Prophylaxe:** Alle Neugeborenen 400–500 IE Vitamin D_3 p. o. täglich während des 1. Lebensjahres bzw. über den 2. Winter hinweg.
- **Prognose:** Unbehandelt bleibende Knochendeformierungen. Bei Mädchen später Geburtshindernis infolge rachitogenen engen Beckens.

26.2 Hypoglykämien

Grundlagen

- **Definition:** Eine Hypoglykämie besteht bei folgenden Blutzucker(BZ)-Werten: Frühgeborene BZ < 20 mg/dl, reife Neugeborene BZ < 40 mg/dl, ältere Kinder BZ < 50 mg/dl.
- **Epidemiologie:** Häufigkeit bei Neugeborenen 1,3 – 3‰.
- **Allgemeine Ursachen:** Hypoglykämien entstehen, wenn der Glukosebedarf größer ist als der aus Resorption, Glykogenabbau und Gluconeogenese mögliche Nachschub. Hormonelle Regulatoren sind Insulin, Glukagon, Kortisol, HGH und Adrenalin. Der Glukosebedarf des Kindes ist etwa doppelt so hoch wie der des Erwachsenen.
- **Folgen:** Sie betreffen besonders das kindliche Gehirn, insbesondere Neugeborene sind wegen der sehr geringen Glykogenreserven anfällig.

Formen und Ursachen

- **Neonatale Hypoglykämie:** Bei Frühgeburt, SGA, Toxikose oder Diabetes der Mutter, zerebraler Schädigung, Asphyxie, Nebennierenblutung, Hypothermie, Erythroblastose, Galaktosämie, Ahornsirupkrankheit, Fettsäureoxydationsdefekten.
- **Postneonatale Hypoglykämie** (vielfältige, genetische oder erworbene Ursachen):
  - *Non- oder hypoketotische Hypoglykämien:*
    - Hyperinsulinismus: Bei Nesidioblastose (inkl. leuzinsensitiver Hypoglykämien, Inselzelladenom, Exomphalos-Makroglossie-Gigantismus-Syndrom (s. S. 240), akzidenteller Insulinüberdosis.
    - Fettsäureoxydationsdefekte: Carnitin-Zyklus-Defekte, Medium-Chain-COA-Dehydrogenase-Mangel (MCAD) u. a.
    - Glykogenose Typ I (s. S. 513).
  - *Ketotische Hypoglykämien:*
    - Plasmalaktat erhöht: Glykogenose Typ I (s. S. 513), Defekte der Gluconeogenese (s. S. 508) und organische Azidurien (s. S. 96, 510).
    - Plasmalaktat normal: Glykogenosen Typ III und VI (s. S. 513), Glykogensynthetasedefekt bzw. endokrine Störungen, verursacht durch Hypopituitarismus, Mangel von Wachstumshormon oder ACTH, Störungen der Nebennierenfunktion, Glukagonmangel, aus idiopathischer Ursache oder bei emotionaler Stress.
  - *Normoinsulinämische, nonketotische Hypoglykämie:* Defekte des Intermediärstoffwechsels wie Glutarazidurie Typ II, Defekt der HMG-CoA-Lyase, Dikarboxylurien, systemischer Karnitinmangel.
  - *Versagen der Leberfunktion:* (Neonatale) Hepatitis (s. S. 554), Fruktoseintoleranz (s. S. 508), Galaktosämie (s. S. 507), Tyrosinose.
  - *Weitere:* Toxische Hypoglykämien (Alkohol, Salizylat, Tolbutamid); Hypoglykämien bei Tumoren (Sarkome, Wilms-Tumor, Hepatoblastom) oder ZNS-Schädigung (Tumoren, Blutung, Thalamusläsion, Fehlbildungssyndrome).
- **Symptome und körperliche Untersuchungsbefunde:**
  - *Bei Neugeborenen:* Unruhe, unspezifisches Zittern, Schreckhaftigkeit, Apnoen, Hypotonie, Krämpfe (BZ meist < 30 mg/dl, bei Frühgeborenen < 20 mg/dl). Meist handelt es sich um Früh- oder Mangelgeburten. Bei insuffizient behandeltem mütterlichem Diabetes (Fetopathia diabetica) große schwere adipöse Kinder (Geburtsgewicht > 4000 g).

26.2 Hypoglykämien

- *Bei älteren Kindern:* Blässe, Schwäche, Schwitzen, Übelkeit, Tachykardie, Kopfschmerzen, Sehstörungen, Verwirrtheit, Bewusstseinstrübung, Krämpfe (BZ meist < 40 mg/dl).
- Symptome und Befunde der Grundkrankheit (z. B. zerebrale Schädigung, Hepatopathie, Tumoren, Fehlbildungen).

▶ **Komplikationen:** Hirnschädigungen, Retardierung, Epilepsie, hypoglykämisches Koma (s. S. 506). Akute Todesfälle bei Fettsäureoxydationsstörungen.

Diagnostik

▶ **Gezielte anamnestische Hinweise:** Familienanamnese, Abhängigkeit von Mahlzeiten und Fasten, Tageszeit (Nüchtern-Hyperglykämie), Altersdisposition, Vorkrankheiten (Diabetes u. a.).

▶ **Körperliche Untersuchung** (s. o.).

▶ **Labor – Basisdiagnostik:**
- *Blutglukose:* Messung im Labor enzymatisch oder mit Reflektometer, Screening mit Glukoseteststreifen. Glukosetagesprofil (vgl. S. 494).
- *Spontanharn* auf Ketonkörper untersuchen (Ketonkörper negativ bei Hyperinsulinismus und Fettsäureoxydationsstörungen, sonst in der Hypoglykämie positiv), fallweise organische Säuren.
- *Serum:* Natrium, Kalium, Kalzium, Leberwerte.
- Blutgasanalyse.
- *Wichtig:* Bestimmung des Insulins, Kortisols, HGH, T_4, TSH, Adrenalins zum Zeitpunkt der Hypoglykämie.

▶ **Labor – weitere Untersuchungen abhängig von Anamnese und Befund:**
- *Metabolische Abklärung:* Selektives Screening auf Amino- und Organoazidopathien (s. S. 510) und Fettsäureoxydationsstörungen: Laktat in Plasma und Harn (*Beachte:* Artefakte durch Krampfanfälle und/oder zu lange Stauung bei der Blutabnahme!!), Harnsäure, Cholesterin, Triglyzeride, Ketonkörper, freie Fettsäuren und Carnitin im EDTA-Plasma. Tests auf Galaktosämie und Fruktoseintoleranz.
- *Endokrine Abklärung:*
  - Bei fehlender Hypoglykämie zum Zeitpunkt der Untersuchung streng überwachter *Fastentest* mit Bestimmung von Glukose, Insulin, Kortisol, HGH, TSH, Adrenalin im Serum (als Nüchternwert und in der Hypoglykämie). Bei laufender Infusion mit physiologischer NaCl bis zum ersten Hypoglykämiehinweis (Dauer max. 24 Stunden bei größeren Kindern, 4–10 Stunden bei Säuglingen).
  - Beurteilung: Niedrige Nüchternwerte von Glukose und hoher Insulinspiegel sowie abrupter Abfall der Glukose während Toleranztests sprechen für Hyperinsulinismus (s. o.).
  - Evtl. Glukagontoleranztest: Streng überwachter Fastentest (s. o.), BZ-Bestimmung → 0,05 mg/kg Glukagon i. m., bzw. 0,03 mg/kg KG i. v. → BZ nach 5, 15, 30, 45, 60, 90, 120 min. Fehlender Glukoseanstieg bei Störung der Glukoneogenese bei Glykogenosen und ketotischer Hypoglykämie.
- *Bei Hyperinsulinismus:* Sonographie, MRT des Pankreas (z. B. Insulinom).

Differenzialdiagnosen

▶ Alle Krankheiten mit Bewusstseinsstörung (s. S. 169) und Krämpfen.

26.2 Hypoglykämien

Therapie

- **Akuttherapie:**
    - 0,5 – 1 g/kg KG Glukose i. v., danach 10 – 15 % Glukoseinfusion (wegen Gegenregulation). Stündlich den Blutzucker kontrollieren. Bei Versagen Glukagon 0,05 mg/kg KG i. m. viermal täglich.
    - Bei Neugeborenen galaktose- und fruktosefreie und proteinarme Diät bis die Diagnose bekannt ist. Bei V. a. Hyperinsulinismus Diazoxide 12 mg/kg KG/d p. o. oder HGH 2 mg/m^2 KO/d i. m., evtl. subtotale Pankreatektomie bei Nesidioblastose und Inselzelladenom.
- **Diäten:** Häufige Kohlehydratmahlzeiten bei allen Formen, bei Neigung zu ketotischer Hypoglykämie fettarme Kost und kohlehydratreiche Spätmahlzeit evtl. mit gekochter Maisstärke. Spezielle Therapie bei Galaktosämie (s. S. 507), Fruktoseintoleranz (s. S. 508), Glykogenosen (s. S. 513, 514) u. a. Stoffwechselstörungen.

Prognose

- Bei persistierenden Hypoglykämien besteht ein hohes Risiko einer Hirnschädigung, besonders bei Säuglingen unter 6 Lebensmonaten.

26.3 Galaktosämie

Grundlagen und Symptome

- **Definition:** Galaktoseabbaustörung, sie kann als Folge von drei autosomal rezessiv vererbten Enzymdefekten des Galaktosestoffwechsels mit variabler klinischer Relevanz auftreten.
- **Formen:**
  - *Defekt der Galaktokinase:* Häufigkeit ca. 1:200 000; milder Verlauf; Entwicklung von Katarakten infolge Einlagerung von Galaktidol.
  - *Defekte der Galaktose-4-Epimerase:* Selten; symptomfrei bis intermediärer Verlauf; Enzymmangel auf Erythrozyten und Leukozyten beschränkt.
  - *Defekt der Galaktose-1-Phosphat-Uridyltransferase:* Häufigkeit 1:40 000; schwerer bis intermediärer Verlauf; Schäden von Hirn, Leber und Niere.
- **Symptome und körperlicher Untersuchungsbefund:** Meist bei Neugeborenen mit Beginn der Milchernährung: Erbrechen, Durchfall, Ikterus, hämolytische Anämie, Hepatomegalie, evtl. Krämpfe und Hypoglykämiezeichen, Gedeihstörungen.
- **Komplikationen:**
  - *Akut:* Hirnschädigung, Leberversagen, E.-Coli-Sepsis, tubuläres Fanconi-Syndrom.
  - *Chronisch:* Tremor, Ataxie, Hypakusis, Sprachstörung, Katarakt, Leberzirrhose, 90% Ovarialinsuffizienz.

Diagnostik

- Anamnese und körperliche Untersuchung (s.o.).
- **Neugeborenenscreening** (meist enzymatisch) (vgl. S. 95): 1. Blutabnahme jenseits der 72. Lebensstunde, sonst Wiederholung bei negativem Test.
- **Bei klinischem Verdacht:** Blutglukose (↓), Ketonkörper im Blut (↑), Laktat (↑), im Serum Leber- und Nierenfunktionswerte. Reduzierende Substanzen und/oder Galaktose im Harn. Beutler-Fluoreszenztest in Erythrozyten. Enzymnachweis in Erythrozyten von Patienten und fraglich Heterozygoten.

Differenzialdiagnosen

- Neugeborenensepsis (s. S. 214), Hepatopathie verschiedener Genese (s. S. 157), Hypoglykämien verschiedener Genese (s. S. 504).

Therapie und Prognose

- **Therapie:**
  - Bei ersten Verdachtssymptomen galaktosefreie Ernährung (keine Milchprodukte!), evtl. Blutaustausch.
  - Lebenslange Diät (Soja-Milch, später milchfreie Produkte) → Einstellung der Galaktose-1-Phosphat-Konzentration in Erythrozyten < 3–5 mg/dl.
  - Heterozygote Frauen sollen sich in der Schwangerschaft galaktosefrei ernähren.
  - Bei Epimerasemangel ist eine völlige Galaktosekarenz schädlich → geringe, subtoxische Mengen verabreichen.
- **Prognose:** Bei Galaktose-1-Phosphat-Uridyltransferase-Mangel sterben die Patienten ohne Therapie meist innerhalb der ersten Monate, bei rechtzeitig durchgeführter Diät entwickeln sie sich annähernd normal.

26.4 Fruktoseintoleranz

Grundlagen und Symptome

- **Definition und Pathogenese:** Angeborene Fruktoseintoleranz (Genlokus 2 p23.3) durch einen autosomal rezessiven Defekt der in Leber, Niere und Dünndarm vorkommenden Fruktose-1-Phosphat-Aldolase → Anstau von Fruktose-1-Phosphat → Schädigung von Leber und Niere. Durch eine Blockade der Glykogenolyse und Glukoneogenese kommt es, speziell nach Fruktoseaufnahme (Umstellung auf teiladaptierte Milchen), zu Hypoglykämieattacken.
- **Epidemiologie:** 1 : 20 000.
- **Symptome und körperlicher Untersuchungsbefund:** Solange der Säugling gestillt wird, keine Symptome. Dann auffallende Abneigung gegen Süßspeisen, nach Zufuhr von saccharose- und fruktosehaltiger Nahrung Erbrechen, Ikterus, Hepatomegalie, Durchfall, Symptome der Hypoglykämie (s. S. 504), Blutungen, Aszites.
- **Komplikationen:** Hirnschädigung durch Hypoglykämien, Stressulkus, Leberzirrhose, Tubulopathie, ohne Therapie Tod im Leberversagen; lebensbedrohliche Zustände nach Fruktose- oder Sorbitol-Infusionen.

Diagnostik

- Anamnese (!) und klinische Untersuchung (s. o.).
- **Blut:**
  - *Bei diätetischer Belastung:* Leber- und Nierenfunktionswerte pathologisch, Serumglukose ↓, Phosphat ↓, Harnsäure ↑, Magnesium ↑.
  - *Intravenöser Fruktosetoleranztest:* Nur bei unklarer Diagnose unter strenger Überwachung durchführen. Nach Fruktosekarenz für mindestens drei Tage 200 mg/kg KG Fruktose i. v. Bei Abfall der Glukose und des Phosphats, Anstieg von Harnsäure und Magnesium im Serum V. a. Fruktoseintoleranz.
  - *Nachweis des Enzymdefekts* im Leberpunktat, evtl. in der Dünndarmschleimhaut, oder durch molekularbiologische DNA-Analyse.
- **Harn:**
  - Monosaccharide zum Nachweis einer Fruktosurie (Identifizierung durch Chromatographie), Proteinurie.
  - Aminosäuren im Harn zum Nachweis von Hyperaminoazidurie oder einer Erhöhung von Tyrosin und Methionin.
  - Bei Nierenbeteiligung Proteinurie.

Differenzialdiagnosen

- Hepatopathie (z. B. Hepatitis, Lebertumor, Glykogenose Typ I), Hypoglykämien anderer Genese (s. S. 504), Fruktose-1,6-Diphosphatase-Mangel (ketoazidotische Hypoglykämiekrisen, Laktatazidose), Galaktosämie (genaue Nahrungsanamnese, Beutler Test; vgl. S. 96), Tyrosinämie (Hypoglykämie, Hepatomegalie und Aminoazidurie), Wilson-Krankheit (s. S. 522).

Therapie und Prognose

- **Therapie:** Keine Fruktose und Saccharose in der Nahrung (enthalten in Obst, Kartoffeln, Karotten, Kekse, Kuchen und andere Süß- und Nachspeisen, Marmelade), Vitamin-C-Substitution.
- **Prognose:** Unter sorgfältiger Diät normale Entwicklung, auffallend gesunde Zähne.

26.5 Phenylketonurie (PKU) und Hyperphenylalaninämie

Grundlagen und Symptome

- **Definition:** Autosomal rezessiv vererbte Störungen der Umwandlung von Phenylalanin (Phe) in Tyrosin.
- **Ursachen:**
    - *Defekt der Phenylalaninhydroxylase* (Häufigkeit 1:7000–10000):
        - a) „Klassische" PKU (Phe > 15 mg/dl), Genlokus 12q, ca. 100 Mutationen.
        - b) Milde bis symptomfreie Hyperphenylalaninämie (Phe 2–15 mg/dl).
    - *Atypische PKU:* Defekte im Stoffwechsel des beteiligten Coenzyms Tetrahydrobiopterin (THB), der Dihydrobiopterin-Reduktase bzw. der Biosynthese von Biopterin.
- **Symptome und körperlicher Untersuchungsbefund:** Stark variabel, bei klassischer PKU meist ab dem 2. Trimenon zunehmende psychomotorische Retardierung mit Unruhe, Dyskinesien, Hyperreflexie bis Tetraspastik, Krämpfen, Sprachstörungen. Im „klassischen" Fall IQ < 50, blaue Augen, blonde Haare und Pigmentarmut, mäuseartiger Körpergeruch.
- **Komplikationen:** Ekzemneigung, autistische oder schizoide Psychopathien, maternale PKU (Schädigung gesunder Feten durch Hyperphenylalaninämie der Mutter, Mikrozephalie).

Diagnostik

- **Im Normalfall Diagnose durch Neugeborenenscreening** (s. S. 95), im positiven Fall weitere Schritte:
    - Quantitative Bestimmung des Phenylalanins (normal < 1 mg/dl) im Serum und der Phenylketone im Harn mittels organischer Säuren.
    - Oraler THB-Test (Tetrahydrobiopterintest) zum Ausschluss von Coenzymdefekten. Bei Coenzymdefekt Absinken des Phenylalanins im Serum.
    - Bei atypischer PKU Neurotransmitteranalyse im Liquor.
    - Evtl. molekularbiologische Charakterisierung (Mutationstyp etc.) und Nachweis von Heterozygoten.
- **Bei akutem klinischem Verdacht:** Windelprobe: Geruch nach Mäuseharn, Grünfärbung mit Eisenchlorid oder mit Phenistix-Stäbchen.

Differenzialdiagnosen

- Andere Stoffwechselstörungen mit Neuropathien (s. S. 517).

Therapie und Prognose

- **Therapie:** Behandlungsbeginn nach positivem Screening in der 2.–3. Lebenswoche oder bei Erhöhung des Phe > 10 mg/dl mit phenylanalinarmer Diät und Supplementierung mit phenylanalinfreier Aminosäuremischung. Einstellung zwischen 2–4 mg/dl, ab Kleinkindesalter 4–6 mg/dl im Serum. Die Therapie ist lebenslang erforderlich. Patienten und Eltern sollten an Selbsthilfegruppen verwiesen werden.
- **Bei maternaler PKU:** Diät bereits vor der Konzeption und während der Schwangerschaft einhalten, sonst kommt es zu fetalen Fehlbildungen (Mikrozephalie, Herz, Skelett, Augen) – meist unabhängig von der Verlaufsform!
- **Prognose:** Annähernd normale Entwicklung bei adäquater Diät.

26.6 Amino- und Organazidopathien

Grundlagen und Symptome

- **Definition:** Angeborene Abbaustörung verschiedener Aminosäuren bzw. organischer Säuren infolge unterschiedlicher Enzymdefekte.
- **Epidemiologie:** Organoazidopathien (Häufigkeit > 1:9000) und Aminoazidopathien (Häufigkeit ca. 1:5000) sind die häufigsten lebensbedrohlichen Stoffwechselerkrankungen der Neonatalperiode.
- **Ursachen und Formen:** Ca. 60, vorwiegend autosomal rezessiv vererbte Enzymdefekte, die meist zur akuten Zellschädigung durch toxische Stoffwechselprodukte führen. Defekte kommen z. B. im Abbau von aromatischen (Tyrosinose, Phenylketonurie u. a.) oder verzweigtkettigen Aminosäuren (Ahornsiruperkrankung, Methylmalonazidämie = MMA, Propionazidämie = PA, Isovalerianazidämie) und von Fettsäuren (Defekte mitochondrialer Azyl-CoA-Dehydrogenasen, z. B. MCAD und andere Fettsäureoxidationsdefekte) vor.
- **Symptome und körperlicher Untersuchungsbefund:**
  - *Beim Neugeborenen:* Meist nach kurzem symptomfreiem Intervall vertiefte Atmung, Myoklonien und/oder zerebrale Krampfanfälle, Muskelhypotonie-Lethargie-Koma, Trinkunlust/dauerndes Erbrechen, inspiratorischer Stridor, Trinkschwäche, evtl. Mikrozephalie, zerebrale Bewegungsstörungen, Krämpfe, Hepatopathie, Gewichtsstillstand, maggiartiger Geruch bei Ahornsiruperkrankung.
  - *Beim älteren Kind:* Progrediente Entwicklungsretardierung, Verlust erworbener Fähigkeiten, Gedeihstörung, Debilität, Sprachentwicklungsverzögerung, Infektanfälligkeit, intermittierende Krisen besonders bei Infekten, neurologische Auffälligkeiten (Hypotonie/Hypertonie/Athetose /Ataxie), Myoklonien und/oder zerebrale Anfälle, Makrozephalus/Hydrocephalus e vacuo, rezidivierendes Fieber (mit Ataxie), Organvergrößerungen (Leber, Milz), Skelettveränderungen (Rachitis), renale Symptome (Polyurie/Polydipsie) Tubulopathien mit Glukosurie und Aminozidurie, erythematöse Hautveränderungen.
- **Komplikationen:** Irreversible ZNS-Schädigung. Plötzlicher Tod des Säuglings oder Kleinkindes bei Fettsäureoxidationsdefekten (z. B. MCAD). Akutes Leberversagen, Verschlechterung bei Infekten, Tod in der irreversiblen Azidose.

Diagnostik

- Anamnese und körperliche Untersuchung (s. o.).
- **Blut:**
  - BGA, Elektrolyte: Nachweis einer metabolischen Azidose bzw. einer erhöhten Anionenlücke ($\geq 20-25$ mmol/l, Formel s. S. 96).
  - Blutzucker, Ketonkörper (evtl. sekundär erhöht bei PA, Ahornsirupkrankheit), Laktat und evtl. EDTA-Plasma.
  - Im Blutbild Thrombozytopenie, Neutrozytopenie.
  - Qualitatives und/oder quantitatives Aminosäuremuster im Serum: Defektspezifische (Valin, Leuzin, Lysin u. a.) oder typische sekundäre Veränderung (Glyzin, Alanin u. a.).
  - Acyl-Karnitin-Tandem-Massenspektometrie im Serum.
- **Harn:**
  - Ammoniak.
  - Organische Säuren: Nachweis spezifischer Metabolitmuster.
  - Spezielle Metaboliten, z. B. Sukzinylazeton bei Tyrosinose, Hexanoylglyzin bei mitochondrialen β-Oxidationsdefekten.

26.6 Amino- und Organazidopathien

- **Bei Hyperammonämie:** Orotsäure im Harn und Karnitin im Serum.
- In-vivo-Belastungstests (Fasten, Glukose, Eiweiß, Phenylpropionsäure etc.).
- Enzymdiagnostik in Fibroblastenkulturen oder Biopsien (z. B. Leber).

Differenzialdiagnosen

- Harnstoffzyklusdefekte und Mitochondriopathien: Klinisch keine klare Abgrenzung, Hyperammonämie bzw. pathologische Muskelbiopsie.
- Kongenitale Laktazidose: Aminosäuren und organische Säuren fast normal.
- Hypoglykämien (s. S. 356, 504) und Hyperammonämien (s. S. 512).
- Zerebrale Erkrankungen anderer Genese, z. B. Hyoxämie, Blutung, Enzephalitis.
- Andere schwere Erkrankungen (z. B. Sepsis [s. S. 525], Morbus Reye [s. S. 274]).
- Plötzlicher Kindstod (s. S. 606).
- **Fehldiagnosen bei chronischen Verläufen:** Intoxikationen, Nahrungsmittelallergien, Passagestörungen des Darms, Psychosen.

Therapie

- **Diät:** Reduktion der Vorläufer für die jeweils toxischen Metaboliten, Gesamteiweißzufuhr maximal 1,2 g/kg KG/d, ggf. Supplementierung mittels vorstufenfreier Aminosäurenspezialmischung (z. B. keine verzweigtkettigen Aminosäuren bei Ahornsirupkrankheit).
- Bei Carnitin-Mangel L-Carnitin 4–6 × 50 mg/kg KG i. v. oder 50–100 mg/kg KG p. o. in drei Dosen.
- Cofaktoren, z. B. Biotin 5 mg/d p. o. bei Biotinidase-Mangel, Thiamin 10–50 mg p. o. bei Karboxylasemangel.
- Verlaufskontrolle der Hauptmetabolite.
- Im Koma Entgiftung mit Hämofiltration, z. B. continuous arteriovenous haemofiltration (CAVH) und hohe Kalorienzufuhr über ZVK.
- Krisenmanagement bei interkurrenten Infekten.

Prognose

- Bei rechtzeitiger Erkennung und gezielter Therapie (s. o.) ist eine normale Entwicklung möglich, der Therapieeffekt variiert aber individuell stark.

26.7 Hyperammonämie

Grundlagen und Symptome

- **Definition:** Angeborene oder erworbene Abbaustörung des Ammoniaks.
- **Physiologie:** Das beim Abbau der Aminosäuren anfallende Ammoniak wird im Harnstoffzyklus in fünf enzymatisch gesteuerten Schritten zu Harnstoff umgewandelt. Verminderte Kapazitäten der Ammoniakentgiftung führen bei Eiweißzufuhr zur Hyperammonämie, die für das Gehirn toxisch ist.
- **Epidemiologie:** 1 : 25 000.
- **Formen:**
    - *Enzymdefekte im Harnstoffzyklus:* N-Azetylglutamatsynthetasemangel (NAGS, autosomal-rezessiv = a.r.) Karbamylphosphatsynthetase(CPS, a.r.), Ornithintranskarbamylase (OTC; X-chromosomal), Zitrullinämie (a.r.), Argininsukzinaturie (a.r.), Argininämie (a.r.).
    - Bei lysinurischer Proteinintoleranz, „HHH"(Hyperornithinämie-Hyperammonämie-Homozitrullinämie)-Syndrom.
    - *Nicht genetisch:* Bei transienter neonataler Hyperammonämie, perinataler Asphyxie, Frühgeborenen und/oder schwer kranken Neugeborenen, akuter und chronischer Lebererkrankung, Reye-Syndrom, Valproattherapie, Urosepsis, Schock, Kreislaufversagen.
    - *Sekundäre Hyperammonämie* bei organischen Azidurien (s. S. 96) durch Inaktivierung der Karbamylphosphatsynthetase.
- **Symptome und körperlicher Untersuchungsbefund:** Neonatal oder late onset Trinkschwäche, Erbrechen, Hypotonie, Bewusstseinsstörung bis Koma, Krämpfe, Entwicklungsstillstand, Hepatomegalie.
- **Komplikationen:** Zerebrale Schädigung mit psychomotorischer Retardierung, Verschlechterung bei Infekten, Tod im Koma.

Diagnostik

- Anamnese und körperliche Untersuchung (s. o.).
- **Labor:** Ammoniak im (frischen!) Plasma (> 70 µmol/l), Orotsäure (bei Harnstoffzyklusdefekt ↑ [speziell bei OTC-, NAGS- und CPS-Mangel], bei Organoazidurien normal), Aminosäuremuster im Serum (z. B. Zitrullin ↑, Arginin ↑), organische Säuren im Harn (↑, speziell bei normaler Orotsäure).
- Molekulargenetik und Diagnostik von Enzymdefekten in Erythrozyten, Leberbiopsien (OTC) oder Fibroblasten (organische Azidurien).
- Zur Abklärung heterozygoter OTC-Patienten Allopurinol-Belastungstest.

Therapie und Prognose

- **Therapie:**
    - *Bei akuter Krise:* Eiweißzufuhr stoppen und für 24 – 48 h hohe Kalorienzufuhr, Fett 1 g/kg KG und Glukose 6 – 8 mg/kg KG/min i. v., über einen ZVK. Bei Koma Hämodialyse oder Hämofiltration (keine Blutgaben).
      Arginin-HCl und Na-Benzoat als Kurzinfusion (s. u.).
    - *Bei Defekten des Harnstoffzyklus:* Akut- und Langzeittherapie mit L-Arginin-HCl 2 (max. 4) mmol/kg KG/d, evtl. Na-Benzoat 250 – 500 mg/kg KG/d bei organischen Azidurien (s. S. 96), mit der täglichen Infusion, später p. o.
    - Spezielle, proteinarme Diät mit essenziellen Aminosäuren, dann 0,5 – 1 g/kg KG Eiweiß/24 h. Langzeittherapie mit Phenylazetat 250 – 500 mg/kg KG p. o.
    - Bei neonatalem OTC-Mangel evtl. frühzeitige Lebertransplantation.
- **Prognose:** Sie ist abhängig vom raschen Ergebnis der biochemischen Diagnostik, der Schwere des Enzymdefektes und frühzeitiger Behandlung.

26.8 Glykogenosen

Grundlagen und Symptome

- **Definition:** Pathologische Speicherung von Glykogen in verschiedenen Geweben durch meist autosomal rezessiv vererbte Enzymdefekte (Typ VIa X-chromosomal rezessiv vererbt).
- **Epidemiologie:** Häufigkeit 1 : 20 000 Geburten.
- **Formen** s. Tab. 84.
- **Komplikationen:** Hirnschädigung durch Hypoglykämien, Gicht, Fanconi-Tubulopathie, Lebertumoren bei Typ I.

Tabelle 84 Glykogenosen

Typ	Enzymdefekt	Speicherorgan	Symptome und körperlicher Untersuchungsbefund
Typ I a (v. Gierke, Häufigkeit 1 : 150 000)	Glukose-6-Phosphatase (Chromosom 17)	Leber, Niere	beim Neugeborenen Hepatomegalie, Nierenvergrößerung, schwere Nüchternhypoglykämien mit Laktatazidose; später Puppengesicht, Kleinwuchs, Adipositas, Xanthelasmen, Hyperlipidämie, Hyperurikämie, Hypoglykämien und Thrombozytenfunktionsstörungen mit Blutungen
Typ I b	Glukose-6-Phosphat-Translokase (Chromosom 11 q23)	Leber, Niere	Blutungen wie bei Typ I a, mit Infektanfälligkeit bei Neutrozytopenie
Typ II (Pompe)	α-1,4-Glukosidase (Chromosom 17 q23)	lysosomal in allen Geweben, vor allem Herz, Muskel, ZNS, Leber, Granulozyten	Kardiomegalie, progressive Muskelhypotonie, Makroglossie, Hepatomegalie, bei juveniler Form keine Kardiomegalie, vorwiegend Muskelhypotonie
Typ III (Cori)	Amylo-1,6-Glukosidase (Chromosom 1 p21)	Leber, Herz, Muskel, Blutzellen	ähnlich wie bei Typ I a, jedoch leichter, mit Muskelhypotonie und Kardiomegalie
Typ IV (Andersen)	Branching enzyme (Chromosom 3 p14)	Leber	Leberzirrhose, Splenomegalie
Typ V (Mc Ardle)	Phosphorylase (Chromosom 11 q13)	Muskel	Muskelhypotonie, rasche Ermüdbarkeit, Krämpfe nach Anstrengungen, Myoglobinurien
Typ VI, VI a (Hers)	Phosphorylase (Chromosom 14)	Leber	Hepatomegalie, Hypoglykämie
Typ VII (Tarui)	Phosphofruktokinase (Chromosom 1)	Muskel, Erythrozyten	wie bei Typ V
Typ 0 (Lewis)	Glykogensynthetase	Leber	Hypoglykämieneigung mit Ketoazidose, Gedeihstörungen
Typ VIII-XI	verschiedene seltene		vorwiegend Hepatomegalie und Hypoglykämien

26.8 Glykogenosen

Diagnostik

- Anamnese und körperliche Untersuchung (s. o.).
- **Abdomensonographie:** Hepatomegalie? Nierenvergrößerung (bei Typ I)?
- **Labor:**
  - Blutzucker: Nüchternhypoglykämie bei Typ I und III.
  - Hyperurikämie, Hyperlipidämie bei Typ I.
  - Laktatazidose, Laktatverminderung nach Glukosegabe bei Typ I, Pyruvatazidose.
  - Glukagonbelastung (s. S. 505) pathologisch bei Typ I und III.
  - Nachweis des Enzymdefektes in Leukozyten bei Typ II, IV, in Erythrozyten bei Typ III, VI/VIa, VII.
  - *Harn:* Myoglobinurie bei Typ V.
- **Vorderarmischämie-Test:** Fehlen der Laktatbildung nach Muskelarbeit bei Typ V.
- **Thorax-Röntgen-Aufnahme:** Kardiomegalie bei Typ II und III.
- **Leberbiopsien:** Unbedingt bei Typ I (*beachte*: Biopsie nicht tieffrieren!), evtl. zur Messung des Leberglykogens (> 6 g/100 g bei Typ I, II, III, IV, V).
- **Muskelbiopsie:** Bei Typ II, V, VII; Enzymbestimmung, Glykogen.
- **Pränatale Diagnostik:** Bei Typ II und IV durch Enzymbestimmung in Amnionzellkultur. Bei Typ II auch elektronenmikroskopischer Nachweis von abnormalen Lysosomen in Amnionzellen.

Differenzialdiagnosen

- Hepatomegalie mit und ohne Hypoglykämie anderer Genese (s. S. 504), Myopathien (s. S. 448), hypertrophische Kardiomyopathie anderer Genese (z. B. G_{M1}-Gangliosidose, organische Azidurien) bei Typ II.

Therapie und Prognose

- **Therapie:**
  - *Typ I, III:* Häufige Mahlzeiten, die reich an Maltodextrin und ungekochter Maisstärke sind, nachts kontinuierliche Sondenernährung mit Glukose. Keine Galaktose oder Fruktose. Natriumbikarbonat bei Azidose, Allopurinol (10 mg/kg KG/d p. o.), evtl. ACE-Hemmer, evtl. Lebertransplantation.
  - *Typ II:* Keine kausale Therapie bekannt. (Enzymersatztherapie vor klinischer Anwendung.)
  - *Typ IV:* Organtransplantation.
  - *Typ V:* Verminderte körperliche Anstrengung, sonst keine Therapie.
  - *Typ VI:* Häufige kohlenhydratreiche Mahlzeiten bei Hypoglykämien.
- **Prognose:** Die Prognose ist bei den Typen I, III, V und VI–X gut, bei Typ II und IV ungünstig (Tod in den ersten Lebensjahren).

26.9 Familiäre Hyperlipoproteinämien

Grundlagen und Symptome

- **Definition:** Durch multiple genetische und exogene Faktoren bedingte Vermehrung der Serumlipide und der transportierenden Lipoproteine.
- **Physiologie:** Lipoproteine sind membranartige Komplexe aus lipophilen Apolipoproteinen und Phospholipiden, die in ihrem Inneren hydrophobe Triglyzeride und Cholesterinester enthalten und diese im wässrigen Milieu des Blutes transportieren. Einteilung: Very-low-density-Lipoproteine (VLDL), Low-density-L. (LDL), High-density-L. (HDL).
- **Ursachen:** Komplex und bisher nur teilweise geklärt.
- **Formen** (phänotypische Unterscheidung nach Frederickson in der Lipoproteinelektrophorese):
  - *Typ I:* Autosomal rezessiv vererbter Lipoproteinlipasedefekt mit verzögerter Auflösung der deutlich erhöhten Chylomikronen und hohen Triglyzeride.
  - *Typ II:* Autosomal dominant vererbter LDL-Rezeptordefekt (Häufigkeit Heterozygoter 1:500) mit enthemmter Cholesterinsynthese und erhöhtem LDL (Typ II a) oder VLDL (Typ II b) bei normalem HDL.
  - *Typ III:* Dysbetalipoproteinämie, Cholesterin und Triglyzeride ↑.
  - *Typ IV:* Autosomal dominant vererbt (Manifestation bei Erwachsenen), VLDL und Triglyzeride ↑, HDL ↓.
  - *Typ V:* Triglyzeride, Chylomikronen und VLDL ↑.
- **Symptome und körperlicher Untersuchungsbefund** (im Kindesalter werden meist nur Typ I und II manifest):
  - *Typ I:* Eruptive Xanthome, Koliken, Hepatosplenomegalie, Retinaeinlagerungen.
  - *Typ II:*
    - Homozygote: Frühe Xanthome an Sehnen und Extremitätenstreckseiten, Arcus corneae, Angina pectoris.
    - Heterozygote: Im Kindesalter sehr selten Symptome.
  - *Typ III:* Xanthome, Arteriosklerose, Koronararteriosklerose.
  - *Typ IV:* Koronararteriosklerose.
  - *Typ V:* Xanthome, Retinaeinlagerungen, Pankreatitis, Hyperinsulinismus, Koronararteriosklerose.
- **Komplikationen:** Bei Homozygoten Arteriosklerose bei Typ II (Herzinfarkte vor dem 20. Lebensjahr) und III.

Diagnostik

- Anamnese (bei Typ II frühe Herzinfarkte der Eltern) und körperliche Untersuchung (s. o.).
- Augenhintergrunduntersuchung bei Verdacht auf Typ I und V.
- **Labor – Nüchternuntersuchungen:**
  - Trübes Nüchternplasma spricht für Typ I (vermehrte Chylomikronen).
  - *Serumcholesterin* (normal bis 225 mg/dl nach dem ersten Lebensjahr): Deutlich ↑ bei Typ II und III.
  - *Serumtriglyzeride* (normal bis 135 mg/dl): Deutlich ↑ bei Typ I, II, IV und V.
  - Enzymatisch Lipoproteinlipase bei Typ I.
  - *Lipoproteinelektrophorese* zur Unterscheidung in Typ I bis V:
    - Typ I: Chylomikronen ↑, LDL und HDL ↓.
    - Typ II: LDL ↑, HDL normal bis ↓.
    - Typ III: LDL und VLDL ↑, HDL normal.
    - Typ IV: VLDL ↑, LDL und HDL normal.
    - Typ V: Chylomikronen und VLDL ↑, LDL normal, HDL ↓.

26.9 Familiäre Hyperlipoproteinämien

Differenzialdiagnosen

- **Morbus Tangier:** Strukturdefekt des Apolipoproteins mit Cholesterinspeicherung im RES (gelborange Tonsillen, Schaumzellen im Knochenmark).
- **Sekundäre Hyperlipoproteinämie:** Bei Diabetes, Fettsucht, Hypothyreose, Lupus erythematodes, Morbus Cushing, Nephropathien, Hepatopathien, Pankreatitis, Einnahme von Anabolika, Östrogenen, β-Blockern u. a.

Therapie

- **Typ I:** Fettarme Diät mit mittelkettigen Triglyzeriden (Ceres-Produkte), Saccharose durch Stärke ersetzen. Parenterale Substitution fettlöslicher Vitamine (A, D, E und K).
- **Typ II:** Energiearme, cholesterinarme Diät mit mehrfach ungesättigten Fettsäuren (Becel-Produkte), Zuckerreduktion bei Typ IIb. Evtl. Colestyramin (240 mg/kg KG/d p.o.) oder β-Sitosterin. Substitution fettlöslicher Vitamine und Folsäure. Therapie einleiten bevor klinische Symptome auftreten! Bei homozygoter Form evtl. ab dem 5. Lebensjahr LDL-Apherese über einen Shunt.
- **Typ III-V:** Diät.

Prophylaxe

- In Risikofamilien (Arteriosklerose-Symptomatik vor dem 55. Lebensjahr) Untersuchung der Kinder ab dem 2. Lebensjahr (Cholesterin, Triglyzeride, im pathologischem Fall Elektrophorese). Bei Hypercholesterinämie ohne HDL-Erhöhung frühzeitiger Diätbeginn.

Prognose

- **Typ I:** Bei entsprechender Diät ist die Prognose gut.
- **Typ II:** Die Prognose der homozygoten Form ist fraglich.
- **Typ III-V:** Im Bezug auf die Kindheit gut.

26.10 Sphingolipidosen

Definition und Formen

- **Definition:** Genetische Defekte des lysosomalen Abbaus von Sphingolipiden. Inaktivität eines Enzyms oder eines für den Abbau des Lipids erforderlichen Zusatzfaktors („Aktivators") führt zur Akkumulation in stoffwechselaktiven Geweben (Gehirn, Leber, Milz und Niere, retikuloendotheliales System u. a.).
- **Formen** (je nach Spezifität des defekten Enzyms und des vorwiegend gespeicherten Materials):
  - *Ganglioside:* G_{M1}-Gangliosidose (ca. 1:250000), G_{M2}-Gangliosidosen (Morbus Tay-Sachs [v.a. bei Aschkenasim-Juden] und Morbus Sandhoff).
  - *Sulfatide:* Metachromatische Leukodystrophie (ca. 1:150000), Mukosulfatidose.
  - *Neutrale Glykosphingolipide:* Morbus Krabbe (ca. 1:250000), Morbus Gaucher (Typ I 1:600–2500 meist bei Aschkenasim-Juden, II und III), Morbus Fabry (ca. 1:100000).
  - *Sphingomyelin:* Morbus Niemann-Pick (Typ a – d) (ca. 1:150000).
  - *Zeramid:* Morbus Farber (ca. 1:500000).

Symptome und körperlicher Untersuchungsbefund

- **Allgemein:**
  - Auch innerhalb eines Enzymdefekts kann der Verlauf heterogen sein und von konnatalen Formen (mit Hydrops fetalis) bis zu Erwachsenenformen reichen.
  - Hauptsymptome sind meist die einer neurodegenerativen Erkrankung oder viszeralen Speicherung.
  - **Wichtig:** Nachweis einer Progredienz (z.B. Entwicklungsknick, Verlernen erworbener Fähigkeiten) und verschiedene typische Schlüsselsymptome (z.B. cherry-red-spots am Augenhintergrund, Hydrops fetalis, Speicherzellen im Knochenmark).
- **Neurodegenerative Erkrankung mit Bild des Untergangs grauer Nervensubstanz** (psychomentale Regression, Krampfanfälle, Dezerebration):
  - *G_{M1}-Gangliosidosen* (Genlokus 3p21.33):
    - a) Infantiler Typ (Manifestation bei Geburt): Trinkfaulheit, Krampfanfälle, Dysmorphie mit Hepatosplenomegalie, hypertropher Kardiomyopathie, Dysostosen, cherry red spots.
    - b) Juveniler Typ (ab 1 Jahr): Ataxie, psychomotorischer Entwicklungsrückstand ab 1 Jahr, Demenz, keine Dysmorphie, milderer Verlauf als infantile Form.
    - c) Adulter Typ (5–10 Jahre): Zerebelläre Dysarthrie, Spastik, Ataxie, normale Intelligenz, keine Dysmorphie.
  - *G_{M2}-Gangliosidosen* (3–6 Monate): Makrozephalie, muskuläre Hypotonie, cherry red spots, zunehmende Erblindung, psychomotorischer Entwicklungsrückstand ab 1 Jahr, Tetraspastik (Genlokus 15q23–q24).
- **Zeichen eines Abbauprozesses der weißen Substanz** (progressiver Verlust erworbener psychomotorischer Fähigkeiten, Krämpfe):
  - *Metachromatische Leukodystrophie* (Genlokus 22q13):
    - a) Infantiler Typ (1–2 Jahre): Ataxie, muskuläre Hypotonie mit Unfähigkeit zu laufen, Demenz, Optikusatrophie mit Erblindung, Tetraparese.
    - b) Juveniler Typ (3–16 Jahre): Verhaltensänderung (auffällig konfus, bizarr), Ataxie, sonst wie infantile Form, nur langsamer.
    - c) Adulter Typ (15–60 Jahre): Persönlichkeitsveränderungen, spastische Tetraparese, wie infantile Form, langsamerer Verlauf.

26.10 Sphingolipidosen

- *Morbus Krabbe* (Genlokus 14q31) (4–6 Monate): Muskuläre Übererregbarkeit, anfangs Hyper-, dann Areflexie, Blindheit.

▶ **Psychomentale Retardierung mit viszeraler Beteiligung:**
- *Morbus Gaucher* (Genlokus 1 [q21–q32]):
  - b) Adulter, chronisch neuronopathischer Typ I (1–70 Jahre): Hepatosplenomegalie, osteoartikuläre Schmerzen, aseptische Knochennekrosen, Lungeninfiltration, Cor pulmonale, Pneumonien, keine neuronale Beteiligung.
  - a) Infantiler, akut neuronopathischer Typ II (3–18 Monate): Hepatosplenomegalie, Neuropathien (Trismus, Strabismus, Retroflexion des Kopfes), Demenz, typische Speicherzellen im Knochenmark, neuronale Zerstörung im ZNS.
  - c) Subakut neuronopathischer Typ III (Geburt– 14 Jahre): (Hepato-)Splenomegalie, verzögerter Befall des Knochens und Gehirns.
- *Morbus Niemann-Pick* (Genlokus 11[p15.1–p15.4]) (Typ A erste Monate, Typ B – D 2–6 Jahre): Hepatosplenomegalie, Osteoporose, cherry red spot, psychomotorischer Abbau, Verhaltensänderungen bis Demenz, sea-blue-histiocytes im Knochenmark, Ausnahme Typ B (keine neuronale Beteiligung, überwiegend pulmonale Infiltration, interstitielle Pneumonie).
- *Morbus Fabry* (Genlokus Xq22) (7–10 Jahre): Brennende Extremitätenschmerzen, Vasopathien, Angiokeratome, Kornealtrübung, Angina pectoris, Herzinfarkt, Anämie, später Niereninsuffizienz.
- *Morbus Farber* (erste Monate): Hepatosplenomegalie, Gelenkschwellungen, subkutane Schwellungen, Lipogranulome, pulmonale Komplikationen, bei 50% psychomotorischer Abbau.

Diagnostik

▶ Anamnese (Familienanamnese, Entwicklung) und körperliche Untersuchung (kirschroter Makulafleck [cherry red spot] bei Gangliosiden und Morbus Niemann-Pick) (alles Weitere s. o.).
▶ **Labor:**
- *Peripheres Blutbild:* Lympho- und Monozyten mit typischen Vakuolen.
- *Harn:* Ausscheidung von Sulfatiden bei metachromatischer Leukodystrophie.

▶ **Enzymnachweis:** In Leukozyten (10 ml Heparinblut) oder kultivierten Hautfibroblasten, evtl. spezielle Abbauversuche, z. B. von Sulfatiden zum Nachweis von Aktivatordefekten.
▶ **Knochenmarkpunktion** (bei Hepatosplenomegalie): Histiozyten mit Speichermaterial, besonders bei Morbus Gaucher und Morbus Niemann-Pick.
▶ **Liquordiagnostik:** Liquoreiweiß ↑ bei Morbus Krabbe und metachromatischer Leukodystrophie.
▶ **Biopsien:** Elektronenoptischer Nachweis lysosomaler Lipidspeicherung (z. B. Haut-, Rektum-, Konjunktival-, evtl. Nervenbiopsien).
▶ **Bildgebende Diagnostik:**
- *Abdomensonographie:* Hepatosplenomegalie bei Morbus Gaucher, G_{M1}-Gangliosidose, Morbus Niemann-Pick, Morbus Farber.
- *MRT:* Demyelinisierungszeichen im Gehirn (graue/weiße Substanz).

▶ **EEG:** z. B. Krampfherde bei allen Sphingolipidosen.
▶ **Pränatale Diagnostik:** Nachweis des Enzymdefektes in Amnionzellen.

26.10 Sphingolipidosen

Differenzialdiagnosen

- Heteroglykanosen (Mukopolysaccharidosen, Mukolipidosen, s. S. 520), Zellweger-Syndrom u. a. peroxismale Erkrankungen (s. S. 524).
- Heredodegenerative Hirnerkrankungen (ohne lysosomale Speicherung in Biopsien, vgl. S. 432).
- Adrenoleukodystrophie (s. S. 523).
- Krampfanfälle anderer Genese (s. S. 441).

Therapie

- Bei metachromatischer Leukodystrophie frühzeitig Knochenmarkstransplantation.
- Bei der viszeralen Form des Morbus Gaucher ist eine Enzymersatztherapie (Ceredase) möglich.
- Ansonsten genetische Beratung der betroffenen Familien (Heterozygotentests, pränatale Diagnostik). Diese ist nur möglich, wenn der Indexpatient enzymatisch genau definiert ist!

Prognose

- Bei therapierbaren Formen des Morbus Gaucher I und III ist die Prognose gut.
- Bei der infantilen Form des Morbus Gaucher, Morbus Farber, G_{M1}-Gangliosidose, G_{M2}-Gangliosidosen, Morbus Krabbe und Typ A und C der Morbus Niemann-Pick beträgt die Lebenserwartung maximal 2 – 3 Jahre.
- Bei der adulten Form der G_{M1}-Gangliosidose, Morbus Fabry, metachromatischer Leukodystrophie, Typ B und D des Morbus Niemann-Pick beträgt die Lebenserwartung 20 – 30 Jahre.

26.11 Mukopolysaccharidosen, Mukolipidosen

Grundlagen und Symptome

- **Definition:** Heteroglykanosen (Mukopolysaccharidosen, Mukolipidosen) sind Erbkrankheiten mit lysosomalen Abbaudefekten von komplexen Kohlenhydraten – „Heteroglykanen", d. h. Mukopolysacchariden bzw. heterogene Gruppe von Oligosacchariden. Mukopolysaccharidose Typ II wird X-chromosomal rezessiv, die anderen autosomal rezessiv vererbt.
- **Allgemeine Symptome und Befunde:**
  - *Schlüsselsymptome:* Kleinwuchs, Dysostosis multiplex, Gelenkkontrakturen, charakteristische Veränderungen von Wirbeln und Handskelett, Trübung der brechenden Medien (Hornhaut, Linse), Hirsutismus, Hepatosplenomegalie. Typisch ist eine Progredienz der Symptome innerhalb der ersten Lebensjahre.
  - Bei einigen Formen psychomentale Retardierung.
  - Neonatal bereits erkennbare Dysmorphie oder Hydrops fetalis sind nur bei den schwersten Verlaufsformen (Morbus Hurler, Mukolipidose II, Galaktosialidose, Sialidose, Sialinsäurespeichererkrankung) zu beobachten und keine typischen Symptome. Auch dysplastische (z. B. Lippen-Kiefer-Gaumen-Spalte) oder multiple Missbildungen sind kein Hinweis auf Heteroglykanosen.
- **Formen und spezielle Symptome und Befunde:**
  - *Mukopolysaccharidosen (MPS) mit typischem Bild:*
    - Typ I-H (Morbus Pfaundler-Hurler, Häufigkeit ca. 1 : 80 000, Genlokus 4 p16.3): Disproportionierter Zwergwuchs mit großem Kopf, verkürztem Rumpf, Gibbus, Gelenkversteifungen, massiv vergröbertem wulstigem Gesicht (Wasserspeier), Makroglossie, Trübung der Kornea, Taubheit, Hepatosplenomegalie, Kardiomyopathie, Krämpfen, Intelligenzdefekten.
    - Typ II (Morbus Hunter, Genlokus Xq28): Nur Jungen, keine Korneatrübung, geringere Ausprägung als Typ I, gelegentlich normale Intelligenz.
    - Typ VI (Morbus Maroteaux-Lamy, Häufigkeit <1 : 250 000, Genlokus 5 q13–14): Normale Intelligenz, starke Skelettdysplasie, Hornhauttrübung.
  - *Mukopolysaccharidosen ohne typisches Bild:*
    - Typ I-S (Morbus Scheie): Später Beginn, normale Intelligenz, Neigung zu Depressionen, Herzklappenfehler, steife Gelenke, starke Korneatrübung. Hepatosplenomegalie.
    - Typ III (Morbus Sanfilippo, Genlokus 17 q25.3.): Dysmorphiezeichen schwach, dafür schwere psychomentale Retardierung mit charakteristischer Unruhe und Aggressivität am Beginn.
    - Typ IV (Morbus Morquio, Häufigkeit <1 : 250 000, Genlokus 16 q24.3.): Starke Skelettdeformitäten, schwache faziale Dysmorphie, normale Intelligenz.
  - *Mukolipidosen (ML):* Stark an Mukopolysaccharidosen erinnernde Symptomatik bei Sialidose Typ 2, Mukolipidose Typ II und III, Galaktosialidose; Fukosidose mit typischen Angiokeratomen und Hyperhydrose; Mannosidose mit typischer Dysostose und Linsentrübung.
- **Komplikationen:** Neurologische, psychische, orthopädische und kardiologische Probleme, vermehrte Infekte, chronisch behinderte Nasenatmung, Paukenhöhlenerguss.

26.11 Mukopolysaccharidosen, Mukolipidosen

Diagnostik

- Anamnese und körperliche Untersuchung (s.o.).
- **Labor:**
  - *Blutbild:* Vakuolisierung der Lymphozyten und vergröberte Granulation der Neutrophilen (Alder-Reilly-Gasser), typische Speicherzellen.
  - *Harn:* Nachweis vermehrter Ausscheidung von Mukopolysacchariden (quantitative Bestimmung, Typisierung durch Elektrophorese) und Oligosacchariden, Dermatansulfat und Heparansulfat bei Typ I+II, Dermatansulfat bei Typ I-S, Heparansulfat bei Typ III, Keratansulfat und Chondroitinsulfat bei Typ IV. Bei Mukolipidosen vermehrte Ausscheidung der entsprechenden Oligosaccharide.
    - **Beachte:** Bei ML „MPS-Spottest" nicht verlässlich, daher obsolet!
- **Enzymnachweis:** In Serum (MPS II/VII, ML II/III), peripheren Leukozyten (10 ml Heparinblut) oder kultivierten Hautfibroblasten (Hautstanze in Kulturmedium) bei allen MPS.
- **Knochenmarkpunktion:** Typische Speicherzellen.
- **Skelettröntgen:** Unterschiedlich ausgeprägte Verschmälerung und Verformung der Wirbelkörper, Deformierung der Meta- und Epiphysen sowie der langen Röhrenknochen, zuckerhutförmige Phalangen bei Typ I.
- **Heterozygotentests:** Speziell bei MPS II durch Molekulargenetik.
- **Pränatale Diagnostik:** Enzymatisch in Chorion-Villi in 11./12. SSW.

Differenzialdiagnosen

- Skelettdysplasien (s. S. 468).

Therapie

- **MPS Typ I-H:** Knochenmarktransplantation im Frühstadium (<6.– 10. Monat). Eine Enzymersatztherapie ist in klinischer Erprobung.
- **Morbus Morquio:** Frühzeitige Operation der HWS.
- **Allgemein:** Heilpädagogik (s. S. 250), Physiotherapie (s. S. 431), Ergotherapie (s. S. 251) und orthopädische Maßnahmen. Kind und Eltern psychisch unterstützen, an Selbsthilfegruppe verweisen. Betroffene Familien genetisch beraten (nur bei exakt definiertem Enzymdefekt möglich!).

Prognose

- Die Lebenserwartung beträgt ca. 10 – 20 Jahre, bei MPS Typ I-S und IV ist sie normal.
- Nach erfolgter Knochenmarktransplantation bei MPS Typ I-H Verbesserung der Symptome und der Überlebenschance, aber keine Heilung.

26.12 Wilson-Krankheit

Grundlagen und Symptome

- **Definition:** Autosomal rezessive Störung (Genlokus 13[q14–q21]) des Kupferstoffwechsels (gestörte Coeruloplasminsynthese) mit abnormer Kupferspeicherung in Leber und Gehirn (Basalganglien).
- **Epidemiologie:** ca. 1 : 100 000.
- **Symptome und körperlicher Untersuchungsbefund:** Ab 4.–6. Lebensjahr, meist in der Adoleszenz auftretende Hepatosplenomegalie, Ikterusschübe infolge von hämolytischen Krisen, grüngelber Kayser-Fleischer-Kornealring; meist später Akinesie, Rigor, Tremor, Choreoathetose, Hypersalivation, Sprachstörung, psychotische Zustände, emotionale Labilität.
- **Komplikationen:** Leberzirrhose mit Aszites und Ösophagusvarizen oder Hepatitis mit akutem Leberversagen, hämolytische Krisen.

Diagnostik

- Anamnese und körperliche Untersuchung (s. o.), Spaltlampenuntersuchung der Kornea.
- **Labor:**
  - *Blutbild:* Evtl. hämolytische Anämie.
  - Coeruloplasmin im Serum <12 µmol/l (manchmal bis ca. 35 µmol/l).
  - *24-Stunden-Harn:* Kupfer > 100 µg, in unklaren Fällen Kupferausscheidung nach Penicillinamingabe bestimmen (> 1200 µg).
- **Leberbiopsie:** Kupfer in Lebertrockengewicht > 200 µg/g.

Differenzialdiagnosen

- Akutes Leberversagen anderer Genese (z. B. Reye-Syndrom, s. S. 274).
- Hepatosplenomegalie anderer Ursache (s. S. 157).
- Degenerative Erkrankungen des ZNS.

Therapie und Prognose

- **Therapie:**
  - D-Penicillamin 0,5–2,0 g/d p. o. (Kupferausscheidung im Harn soll anfangs >2 g/d sein).
  - Triäthylentetramin (0,5–2 g/d p. o.) oder Zink bei Penicillamin-Unverträglichkeit.
  - Kupferarme Diät. Bei Kupfergehalt des Leitungswassers > 0,1 mg/l Wasser deionisieren.
  - *Beachte:* Keine Schokolade, kein Fisch.
- **Prognose:** Mit Therapie ist die Prognose gut, ohne Therapie versterben 90% der Patienten vor dem 30. Lebensjahr, 25–33% vor dem 15. Lebensjahr.

26.13 Adrenoleukodystrophie/Adrenomyeloneuropathie

Grundlagen und Symptome

- **Definition:** Angeborene Abbaustörung der überlangkettigen Fettsäuren in den Peroxisomen.
- **Pathogenese:** Durch X-chromosomal rezessiv vererbten Funktionsdefekt der Lignoceroyl-CoA-Lipase in den Peroxisomen können überlangkettige Fettsäuren nicht abgebaut werden und führen zu einer generellen Zellschädigung, vorwiegend sind die Nebennierenrinde und die weiße Hirnsubstanz betroffen.
- **Formen:** Zerebrale (juvenile) Form (Adrenoleukodystrophie; ALD), spinale (adulte) Form (Adrenomyeloneuropathie; AMN). Genlokus Xq28.
- **Epidemiologie:** Häufigkeit ca. 1 : 150000.
- **Symptome und körperlicher Untersuchungsbefund:** Manchmal zuerst Symptome des Morbus Addison mit hyperpigmentierten Hautfalten (s. S. 489), dann in 40% progrediente zerebrale Bewegungsstörungen, psychomotorische Retardierung, Seh- und Hörverlust, Krämpfe. Bei Hemizygoten kann eine der multiplen Sklerose ähnliche Symptomatik auftreten.
- **Komplikationen:** Addison-Krisen, Pneumonien, progredienter Verlust der zerebralen Funktionen.

Diagnostik

- Anamnese und körperliche Untersuchung (s. o.).
- **Labor:** Pathologischer ACTH-Test ohne Kortisolanstieg (s. S. 94), Vermehrung der überlangkettigen Fettsäuren (ÜLFS) und Phytansäure im Nüchtern-Serum. Molekulargenetik einzige sichere Methode (viele private mutations, d. h. individuell für die betroffene Familie).
- **MRT:** Typische periventrikuläre Herde in der weißen Substanz.
- **Fibroblastenkulturen:** ÜLFS vermehrt.
- **Heterozytogendiagnostik:** 70 % ÜLFS pathologisch in der Zellkultur, auch molekulargenetisch.

Differenzialdiagnosen

- Morbus Addison anderer Ursache (s. S. 489).
- Degenerative Zerebralschädigung anderer Genese.

Therapie und Prognose

- **Therapie:**
  - Therapie des Morbus Addison (s. S. 490).
  - Gammaglobuline 100–400 mg/kg KG alle vier Wochen i. v.
  - Gegen schmerzhafte Muskelspasmen Baclofen 5–25 mg p. o. bis 4×tgl.
  - Fettarme Diät und Gabe von Erucasäure („Lorenzo-Öl") zur Senkung der $C_{26:0}$-Fettsäuren. Der Effekt des „Lorenzo-Öls" ist biochemisch nachweisbar, klinisch aber umstritten, als Nebenwirkung kann eine Thrombozytopenie auftreten.
  - Im Frühstadium Knochenmarktransplantation erwägen (für Indexpatient meist zu spät).
- **Prognose:** Bei Adrenoleukodystrophie Dezerebration innerhalb von 2 Jahren nach Beginn. Bei Adrenomyeloneuropathie Gehverlust innerhalb von 10 Jahren nach Beginn, sehr variabler Verlauf.

26.14 Zellweger-Syndrom u. a. peroxisomale Krankheiten

Grundlagen und Symptome

- **Definition:** Autosomal rezessiv vererbte Störungen der Peroxisomenfunktion, vorwiegend im Lipidstoffwechsel.
- **Formen:** Entweder genereller Defekt der Biogenese von Peroxisomen (Zellweger-Syndrom, neonatale Adrenoleukodystrophie, infantile Refsum-Erkrankung), multiple Enzymdefekte (rhizomele Form der Chondrodysplasia punctata) oder singuläre Enzymdefekte (Defekte des peroxisomalen Fettsäureabbaus, X-gebundene Adrenoleukodystrophie u. a.).
- **Epidemiologie:** Ungefähr 1 : 50000 (mit Ausnahme der X-chromosomalen Adrenoleukodystrophie, s. S. 523).
- **Symptome und körperlicher Untersuchungsbefund:**
  - *Zellweger-Syndrom:* Bereits im frühen Säuglingsalter kraniofaziale Dysmorphie mit hohem Stirnschädel, großer Fontanelle, flachen Orbitalrändern, breitem Nasensteg, Epikanthus, spitzem Gaumenbogen, Mikrognathie, Ohrdysplasie, neonatal vorhandene progrediente Muskelhypotonie, Hyporeflexie, Saugschwäche, Hepatosplenomegalie, polyzystische Nieren, Retardierung, Krämpfe, Augen-, Herz- und andere Fehlbildungen.
  - *Andere Formen:* Meist ähnliche Symptomatik, aber milderer Verlauf (z. B. bei Chondrodysplasia punctata gekörnte Epiphysenverkalkungen, dysplastischer Zwergwuchs).
- **Komplikationen:** Wachstumsstillstand, Nierenversagen, Pneumonien, progressiver Verlust der Hirnfunktionen.

Diagnostik

- Anamnese und körperliche Untersuchung (s. o.).
- **Labor:**
  - Leber- und Nierenwerte pathologisch.
  - Hypersiderinämie.
  - Nachweis von Phytansäure und Pipecolinsäure im Harn und Serum, vermehrt nur bei Morbus Refsum und Chondrodysplasia punctata.
  - Vermehrung der überlangkettigen Fettsäuren im Serum bei Zellweger-Syndrom und neonataler Adrenoleukodystrophie, normal bei Morbus Refsum und Chondrodysplasia punctata.
- **Abdomensonographie:** Polyzystische Nieren.
- **Skelettröntgen:** Gestippelte Knochenkerne, besonders der Patella.
- **Fibroblastenkultur (Hautbiopsie):** Subzelluläre Verteilung der Katalase, Messung von peroxisomaler Plasmalogensynthese und β-Oxidation.
- **Pränatale Diagnostik:** Bei allen Erkrankungen möglich!

Differenzialdiagnosen

- Warfarin-Embryopathie mit Chrondrodystrophia punctata (Anamnese!), Chrondrodystrophia punctata Conradi-Hünermann (ohne Plasmalogenverminderung), polyzystische Erkrankungen der Leber und Nieren anderer Genese, Achondrodysplasie (s. S. 231), Myopathien (s. S. 448), degenerative Hirnschädigung anderer Genese.

Therapie und Prognose

- **Therapie:** Keine Therapie bekannt.
- **Prognose:** Die Prognose ist infaust, früher Tod.

27.1 Sepsis

Grundlagen und Symptome

- **Definition:** Generalisierte hämatogene Infektion mit systemischem Krankheitsbild.
- *Sepsis bei Neugeborenen* s. S. 214.
- **Erreger** s. Tab. 85.

Tabelle 85 Häufige Erreger und Organmanifestationen

Organmanifestation/Besonderheit	Erreger
mit und ohne primäre Organmanifestation	Meningokokken, Pneumokokken, Haemophilus influenzae, E. coli, Streptokokken, Salmonellen u. a.
Urosepsis	E. coli, Enterobacter
Meningitis	Meningokokken, Pneumokokken, Haemophilus influenzae
Epiglottitis	Haemophilus influenzae
Gastroenteritis	Salmonellen
Osteomyelitis	Staphylococcus aureus
bei Intensivpatienten	Hospitalismuskeime
bei Immunsuppression (angeborene, AIDS, Malignomtherapie u. a.)	alle, auch opportunistische Keime, Pseudomonas, Mykobakterien, E. coli, Candida, Pneumocystis, Viren
nach Splenektomie	Pneumokokken
bei zentralen Kathetern	Staphylococcus aureus und epidermidis
bei Herzklappenersatz	Streptokokken
nach Operationen	Staphylococcus aureus, Hospitalismuskeime

- **Epidemiologie:** Sepsis tritt bei Kindern bis zum 3. Lebensjahr häufiger auf.
- **Symptome und körperlicher Untersuchungsbefund:** Schlechter Allgemeinzustand, Fieber, Kreislaufzentralisation mit Kollaps und Schock, Somnolenz, gastrointestinale Symptome (Erbrechen, Diarrhö), Hepatosplenomegalie, hämorrhagische Diathese mit Petechien und Sugillationen, Exantheme.
- **Komplikationen:** Koma, Nierenversagen, Multiorganversagen bei DIC, Toxicshock-Syndrom (z. B. bei infizierten Tampons).

Diagnostik

- Anamnese und körperliche Untersuchung (s. o.).
- **Labor:** BSG und CRP ↑, Differenzial-Blutbild (Leukozytose > 20 000/µl mit Linksverschiebung, Anämie und Thrombozytopenie <100 000/µl). Bei schweren Formen mit Organversagen entsprechende Funktionstests (Leber, Niere etc.), BGA und Gerinnungsstatus mit AT III.
- **Erregernachweis:**
  - Mehrfache Blutkulturen im Fieberanstieg aerob und anaerob mit Antibiogramm.
  - Je nach klinischem Verdacht Abstriche von Hautläsionen, Nabel, Ohren, Rachen, Kulturen aus Liquor, Stuhl, Urin, Sputum, Trachealsekret (Beatmung), Magensaft, entfernte Fremdkörper (Katheter etc.), Spülflüssigkeit der Bronchiallavage bei Verdacht auf opportunistische Infektion mit Candida oder Cryptococcus.

27.1 Sepsis

- Serum und Liquor für Latextest (Pneumokokken, Streptokokken, Meningokokken, HIB) und Liquorkultur bei Menigitisverdacht.
- **Röntgen-Thorax:** Nachweis oder Ausschluss einer pulmonalen Infiltration.
- Weitere Untersuchungen je nach Organmanifestation.

Differenzialdiagnosen

- Andere fieberhafte Infektionen (viral, Typhus), Fieber bei Kollagenosen und rheumatoiden Erkrankungen, Malignomen, Intoxikationen (s. S. 630).

Therapie

- **Antibiotikatherapie (kein Verdacht auf opportunistische Infektion):**
  - *Initial* (vor genauer Erregeridentifizierung) nach wahrscheinlichem Erreger (s. o.) ausrichten (s. S. 568):
    - Meist Breitbandantibiose mit Aminopenicillin plus β-Laktamasehemmer, z. B. Amoxicillin plus Clavulansäure 60–150 mg/kg KG/d i. v.
    - Oder Cefotaxim 100–300 mg/kg KG/d kombiniert mit Flucloxacillin 50–100 mg/kg KG/d oder mit Aminoglykosiden 3–4 mg/kg KG/d i. v. in drei ED (*cave* Nephro- und Ototoxizität, Spiegelkontrollen).
    - Oder Cefotaxim 150–200 mg/kg KG/d und Piperacillin 150–300 mg/kg KG/d i. v.
  - *Bei bekanntem Erreger:* Therapie mit gezielt wirksamem Antibiotikum (s. einzelne Erreger (s. S. 570 f.) mindestens eine Woche über das Verschwinden der Krankheitssymptome hinaus.
- **Antibiotikatherapie bei V. a. opportunistische Infektion bei Neutropenie:**
  - *Bei pulmonaler Infektion:*
    - Initial intravenöse Therapie entweder mit Ceftazidim 100–150 mg/kg KG/d in 3 ED und Vancomycin in altersentsprechender Dosis oder alternativ Imipenem (Zienam) oder Meropenem (Meronem) 60–80 mg/kg KG/d in 4 ED und Rifampicin 10–15 mg/kg KG/d in 2 ED. Intravenöse Therapie bis zur Fieberfreiheit und signifikanten Besserung der Entzündungszeichen, Fortsetzung per os.
    - Bei Therapieresistenz zusätzlich Amphotericin B 0,5(–1–1,5)mg/kg KG/d i. v. (einschleichend dosieren) und Flucytosin 100–200 mg/kg KG/d.
    - Bei CMV-Nachweis Ganciclovir 10 mg/kg KG/d i. v. bis zu 20 mg/kg KG/d.
  - *Bei gastrointestinalen Infekten und Leukopenie:* Cotrimoxazol (6 mg/kg KG/d p.o), Polymyxin B (100–150 IE/kg KG/d p.o.) und Nystatin (400–600 IE 4×tgl.). Bei Nachweis von Clostridium difficile Metronidazol (20–30 mg/kg KG/d p.o.) oder Vancomycin (40–60 mg/kg KG/d p.o.).
- **Bei Therapieresistenz:** Bakteriologische Kontrolluntersuchungen, erneut nach einem Infektionsherd suchen. Bei Umstellung von Kombinationstherapien immer erst *ein* Medikament ändern.
- **Bei septischem Schock:** Intensivpflege mit Intubation und Kreislaufüberwachung, Infusionstherapie (s. S. 612).
- **Bei Blutungsneigung:** FFP (fresh frozen plasma) 10 ml/kg KG, bei Thrombozytopenie vor allem bei Neugeborenen Thrombozytenkonzentrate, bei DIC Ersatz von AT III s. S. 382.

Prognose

- Schlechte Prognose bei septischem Schock und Neutropenie (Mortalität bis 40 %), bei Meningokokkensepsis und Purpura fulminans mit irreversiblem Schock und Postsplenektomiesepsis.

27.2 Scharlach

Grundlagen und Symptome

- **Epidemiologie:**
  - *Erreger:* β-hämolysierende Streptokokken der Gruppe A, Übertragung durch Schmier- und Tröpfcheninfektion über die Rachenschleimhaut oder Wunden.
  - *Inkubationszeit:* 2–7 Tage, Infektiosität besteht ohne Therapie mehrere Wochen, nach Therapiebeginn noch 24 Stunden.
  - *Meldepflicht:* Im Todesfall.
- **Symptome und körperlicher Untersuchungsbefund:**
  - Akuter Beginn mit Fieber, Erbrechen, Kopf- und Halsschmerzen.
  - *Enanthem:* Düsterrote Pharyngitis mit Einbeziehung der Tonsillen und des weichen Gaumens, scharfe Grenze zum blassen harten Gaumen, lakunäre Beläge der Tonsillen, Schwellung der Kieferwinkellymphknoten.
  - *Zunge:* Zuerst dick belegt, ab 2. Tag „Erdbeerzunge".
  - *Exanthem:* Dichtes, rauhes, kleinstfleckiges Exanthem zuerst und am stärksten am Unterbauch und Schenkeldreieck, dann übergreifend auf den Stamm, Flanken, Achselbeugen und Beugeseiten der Extremitäten. Periorale Blässe im fiebergeröteten Gesicht.
  - Unbehandelt nach 7–10 Tagen groblamellöse Schuppung an Handteller und Fußsohlen (s. Abb. 55 a–c, Farbtafel 6).
  - Bei Wundscharlach breitet sich das Exanthem von der Wunde aus.
- **Komplikationen:** Toxischer Scharlach (foudroyanter Verlauf mit Delirium, Krämpfen, Hautblutungen), Sepsis, Otitis media, Sinusitis, Peritonsillarabszess, Pneumonie, Pleuritis, Myokarditis, Glomerulonephritis nach 2–6 Wochen, Erythema nodosum. Rheumatisches Fieber s. S. 356.

Diagnose

- Anamnese und körperliche Untersuchung (s.o.).
- **Labor:** BSG und CRP (↑), Blutbild (Leukozytose mit Linksverschiebung), Nasen-Rachen-Abstrich (Streptokokkennachweis), ASL, ASO (Antistreptolysin 0) und Anti-DNAse (Titeranstieg nach 8 Tagen), nach 14 Tagen Urin- und Nierenwerte (Mikrohämaturie ist ein Hinweis für Glomerulonephritis).

Differenzialdiagnosen

- Staphylokokken-Scharlach (Abstrich).
- Allergisch-toxische skarlatiniforme Exantheme (nur Hauterscheinungen).
- Röteln, Masern, Exanthema subitum (DD Exantheme s. Tab. 35, S. 100).
- Kawasaki-Syndrom (s. S. 354), Morbus Pfeiffer (s. S. 557), Diphtherie (s. S. 528).

Therapie und Prognose

- **Therapie:**
  - Während des Fiebers Bettruhe; Isolation bis 24 Stunden nach Therapiebeginn.
  - Penicillin 100 000 IE/kg KG/d p.o. für zehn Tage, alternativ ein Makrolid-Antibiotikum, z.B. Clarithromycin 15 mg/kg KG/d oder Cephalosporin der 1. Generation. Das Kind bis 24 Stunden nach Therapiebeginn isolieren.
- **Prophylaxe von Kontaktpersonen** (nicht mehr obligat): 5 Tage Penicillin p.o. oder Depot-Penicillin i.m.
- **Prognose:** Bei rechtzeitiger Therapie ist die Prognose ausgezeichnet. Eine Zweiterkrankung ist möglich.

27.3 Diphtherie

Grundlagen und Symptome

- **Epidemiologie:**
  - *Erreger:* Corynebacterium diphtheriae, bildet Toxin, das zur Gewebsschädigung und Vergiftung des Körpers führt. Übertragung durch Schmier- und Tröpfchen-Infektion, Eintritt über Schleimhäute. Einschleppung von Krankheitsfällen aus Ländern mit abnehmender Durchimpfungsrate.
  - *Inkubation:* 3–5 Tage.
  - *Meldepflicht:* Bei Erkrankung und Tod.
- **Symptome und körperlicher Untersuchungsbefund:**
  - *Allgemeinsymptomatik:* Zuerst Fieber, Mattigkeit, Kopf-, Halsschmerzen; dann meist schwere toxische Allgemeinerscheinungen mit Haut- und Schleimhautblutungen und Lokalbefunde:
  - *Rachendiphtherie* mit membranösen, weißen, festhaftenden Belägen der Tonsillen, evtl. übergreifend auf Gaumen und Pharynx, manchmal ausgeprägtes periglanduläres Ödem (Zäsarenhals). Süßlich-fauliger Mundgeruch typisch.
  - *Nasendiphtherie* mit Schleimhautbelägen und blutig serösem Schnupfen.
  - *Kehlkopfdiphtherie* (echter Krupp, vgl. S. 283) mit Heiserkeit, Husten, Aphonie, inspiratorischem Stridor, Schleimhautmembranen, Atemnot.
- **Komplikationen:** Toxisch maligner Verlauf, Myokarditis mit Herzinsuffizienz, evtl. plötzlicher Herztod nach Wochen, Polyradikuloneuritis, Gaumensegelparese, Hirnnervenlähmungen, Phrenikusparese, Erstickung.

Diagnostik

- Das klinische Bild ist entscheidend!
- Abstrich am Rand oder unter den Belägen.
- Die Befunde im Blutbild sind unspezifisch.

Differenzialdiagnosen

- Streptokokken- und Staphylokokkenangina (s. S. 281), infektiöse Mononukleose (s. S. 557), Peritonsillarabszess (s. S. 281), Parotitis epidemica (s. S. 547).
- Agranulozytose (s. S. 369).
- Pseudokrupp, Grippekrupp, Epiglottitis (s. S. 283 und 286).

Therapie, Prophylaxe und Prognose

- **Therapie:**
  - *Beachte:* Das Abstrichergebnis nicht erst abwarten, es kann negativ sein (außerdem Streptokokkennachweis in 30%).
  - Antitoxin, wenn verfügbar humanes Antitoxin, sonst vom Pferd (Sensitivitätstestdosis 0,1 ml 1 : 100 verdünnt s. c., bei Rötung innerhalb 20 min Desensibilisierungsversuch mit einschleichenden Dosen s. c., zuletzt i. m.). Gesamtdosis je nach Schwere zwischen 200–10000 IE/kg KG/d i. m., bei hohen Dosen evtl. die Hälfte i. v.
  - Penicillin 100000 IE/kg KG/d, anfangs i. v., später p. o. für 10 Tage (Alternativen: Makrolid-Antibiotikum oder Cephalosporin 1. Generation).
  - Bettruhe und EKG-Kontrollen für ca. 6 Wochen.
  - Bei Krupp Intubation und Intensivbetreuung.
- **Prophylaxe:** Aktive Immunisierung durch Schutzimpfung (s. S. 41). Für Kontaktpersonen Penicillin für 7–10 Tage.
- **Prognose:** Bei Behandlung vom ersten Tag an beträgt die Letalität weniger als 1%, nach dem vierten Tag ist sie 20fach höher.

27.4 Pertussis (Keuchhusten)

Grundlagen und Symptome

- **Epidemiologie:**
  - *Erreger:* Bordetella pertussis, Übertragung durch direkten Kontakt, Tröpfcheninfektion. Weltweit verbreitet, in Europa seltener geworden. Alle Altersgruppen sind betroffen, besonders Neugeborene und Säuglinge sind wegen fehlenden transplazentaren Schutzes gefährdet.
  - *Inkubationszeit:* 7–14 Tage, Infektiosität ohne Antibiotika 3–4 Wochen bzw. eine Woche nach Antibiotikabeginn.
  - *Meldepflicht:* Bei Erkrankung.
- **Symptome und körperlicher Untersuchungsbefund:** Die Krankheit läuft in drei Phasen ab (klassisches Bild nur bei ca. 50 %):
  - *Stadium catarrhale oder incrementi* (7–14 Tage): Unspezifischer Husten mit zunehmender Häufigkeit, Schnupfen, leichtes Fieber.
  - *Stadium convulsivum* (ca. 4 Wochen): Typische Anfälle (vorwiegend nachts) mit explosivem Stakkatohusten und folgendem langem stridorösem Inspirium, Zyanose, Auswurf von zähem farblosem Schleim. Häufig Blutungen an Konjunktiven und im Gesicht. Bei Neugeborenen statt Husten bedrohliche Apnoeanfälle und Risiko für plötzlichen Tod.
  - *Stadium decrementi:* Die Symptome klingen allmählich ab. Durch interkurrente Infekte evtl. Rezidiv oder lange Verzögerung der Genesung.
- **Komplikationen:** Hypoxämie, Enzephalopathie, Krämpfe, Pneumonie, Bronchiektasen.

Diagnostik und Differenzialdiagnose

- Anamnese und körperlicher Untersuchungsbefund (s. o.).
- **Labor:** Blutbild (Leukozyten bis >30 000/µl mit Lymphozytose >60 %), Erregernachweis (Nasenabstrich [Kultur oder Immunfluoreszenz] bei exakter Durchführung sensibel), Antikörpernachweis (spezifische IgM-AK, IgG-AK treten erst nach 2–3 Wochen auf).
- **Röntgen-Thorax:** Zeltförmige zentrale Trübung bei Pertussispneumonie oder sekundär bakterielle bronchopneumonische Herde, evtl. Bronchiektasen.
- **Differenzialdiagnose Pertussissyndrom** (Bordetella parapertussis, Adenoviren, Tuberkulose, RSV-Infektion, Pneumonien, Mukoviszidose, Fremdkörper, Hiluslymphknoten): Blutbild, Erreger- und AK-Nachweis.

Therapie, Prophylaxe und Prognose

- **Therapie:**
  - Kind während der Infektiosität isolieren, bei Komplikationen hospitalisieren. Säuglinge immer hospitalisieren, kleine Säuglinge mit Monitor überwachen!
  - Makrolid-Antibiotikum, z. B. Clarithromycin 15 mg/kg KG/d p.o. für 14 Tage. Alternativen: Ampicillin oder Cotrimoxazol. Wird die Therapie erst im 2. Stadium begonnen, ist der Krankheitsverlauf weniger beeinflussbar.
  - Bei schweren Hustenattacken evtl. Salbutamol (0,3–0,5 mg/kg KG/d p.o.) oder Kortikosteroide hochdosiert für mindestens 5 Tage geben.
  - Keine Sedativa geben! Hyperimmunglobulin hat keinen Effekt.
  - Luftbefeuchtung; bei Apnoe und Zyanose Sauerstoff, evtl. Intensivbehandlung mit Beatmung.
- **Prophylaxe:** Impfung s. S. 42. Bei inkubierten ungeimpften Säuglingen Erythromycin 30 mg/kg KG/d oder anderes Makrolid-Antibiotikum für 14 Tage.
- **Prognose:** Gefährlich für junge Säuglinge (Enzephalopathie mit Defekten).

27.5 Katzenkratzkrankheit

Grundlagen und Symptome

- **Epidemiologie:**
  - *Erreger:* Bartonella henselae, Übertragung durch Kratzverletzungen von Katzen, Hunden, Kaninchen u. a. Häufige Erkrankung.
  - *Inkubationszeit:* 3–20 Tage.
- **Symptome und körperlicher Untersuchungsbefund:** Zuerst im Bereich von Kratzspuren pustulöser Primäraffekt; 1–3 Wochen später regionale, mäßig schmerzhafte Lymphknotenschwellung bis Hühnereigröße, die wochen- bis monatelang persistiert und dann allmählich einschmilzt, evtl. Fistelbildung (s. Abb. 60, Farbtafel 9).
- **Komplikationen:** Selten Enzephalitis, Myelitis, Radikulitis, Ataxie, okuloglanduläres Parinaud-Syndrom, osteolytische Herde, hämolytische Anämie, Thrombozytopenie, systemische Form (mit Arthritis, Hepatitis, Pneumonie).

Diagnostik

- Anamnese und körperliche Untersuchung (s. o.) sind meist ausreichend.
- **Bei Unklarheiten oder Komplikationen:** Blutbild (anfangs Leukozytopenie, später Leukozytose mit Eosinophilie), Antikörpernachweis (Immunfluoreszenz, Elisa), evtl. Histologie (Riesenzellen, Tbc-ähnliches Bild). Der Hauttest nach Hanger-Rose ist nicht verlässlich.

Differenzialdiagnosen

- Pyogene Lymphadenitis; Lymphadenitis bei Zytomegalie (Splenomegalie), EBV (s. S. 557) oder Röteln (nuchal betonte LK-Schwellung, Exanthem).
- Zervikale Mykobakterienadenitis (histologische Untersuchung).
- Lymphome (s. S. 383).
- **Toxoplasmose** (pränatale Infektion s. S. 219): Übertragung durch Katzen(kot), Haustiere und rohes Fleisch. Meist subklinischer Verlauf, sonst grippeähnlich, an Mononukleose erinnernd mit generalisierter LK-Schwellung, Fieber. Bei abwehrschwachen Patienten ZNS-Befall, Pneumonie, Myokarditis, Chorioretinitis. Diagnostik: IgM- und IgG-AK im Serum ↑. Therapie: Pyrimethamin (Daraprim) 1 mg/kg KG/d und Sulfonamid 50 mg/kg KG/d (max. 4 g/d) über 2–4 Wochen mit Folsäure 5–20 mg/d.
- Tularämie, Leptospirose u. a. (Antikörpernachweis).

Therapie und Prognose

- **Therapie:**
  - Lymphknotenpunktion bei Einschmelzung; Lymphknotenexstirpation nur zum Ausschluss einer malignen Erkrankung.
  - Versuch mit Rifampicin 20 mg/kg KG/d (2 Dosen) für 5 Tage; evtl. auch Makrolid-Antibiotikum, Cotrimoxazol, Ciprofloxacin, Tetracycline oder Gentamicin.
- **Prognose:** Meist handelt es sich um eine hartnäckige Lymphadenopathie, die Langzeitprognose ist aber sehr gut.

27.6 Tetanus

Grundlagen und Symptome

- **Epidemiologie:**
  - *Erreger:* Clostridium tetani (Anaerobier), Übertragung durch Verschmutzung von Wunden; bildet Ektotoxin, das entlang der motorischen Nerven in das ZNS gelangt. Endemisch in Entwicklungsländern, selten in Europa.
  - *Inkubationszeit:* 4–15 Tage (bis Monate).
  - *Meldepflicht:* Bei Erkrankung und im Todesfall.
- **Symptome und körperlicher Untersuchungsbefund:**
  - Zuerst Mattigkeit, Kopfschmerzen, Frösteln, Schweißausbrüche. Krämpfe zuerst der mimischen Muskulatur als Trismus, Risus sardonicus, Opisthotonus, dann generalisierte tonische Muskelspasmen bis minutenlange, sehr schmerzhafte Körperstarre, ausgelöst durch jeglichen Reiz. Das Bewusstsein bleibt erhalten.
  - Neugeborenentetanus bei Omphalitis, bei nicht geimpfter Mutter und mangelnder Hygiene.
- **Komplikationen:** Glottiskrampf mit Erstickung, Aspiration, Pneumonie, Wirbelkörperfrakturen.

Diagnostik

- Das klinische Bild ist entscheidend. Die Laborbefunde sind meist normal. Erregernachweis in Wunden nur bei $1/3$.

Differenzialdiagnosen

- Zerebrale Krämpfe bei Meningitis, Enzephalitis, Trauma u. a.
- Tetanie bei Kalzium-Mangel, Hyperventilation.

Therapie, Prophylaxe und Prognose

- **Therapie:**
  - Wundtoilette und Wunde mit 2000 IE Tetanusimmunglobulin umspritzen.
  - Initial 5000–10000 IE Tetanusimmunglobulin i. m., danach 3000–5000 IE täglich.
  - Penicillin G 1 Mio. IE/kg KG/d in 4–6 ED als Kurzinfusionen für mindestens 10 Tage.
  - Intensivtherapie mit Intubation oder Tracheostomie, Muskelrelaxierung mit maschineller Beatmung, Sedierung, Monitoring und starker Reizabschirmung.
- **Prophylaxe:**
  - Aktive Schutzimpfung (s. S. 41), der Impfschutz hält 10 Jahre, vor Ablauf sollte aufgefrischt werden.
  - *Beachte:* Die Krankheit kann durch Impfung verhindert werden.
  - Bei Wunden: Adäquate Wundversorgung. Ungeimpfte Patienten aktiv und passiv Simultanimpfen (vgl. Tab. 86).
- **Prognose:** Letalität 3–30 %. Die Prognose ist um so schlechter, je kürzer die Inkubationszeit ist. Die Erkrankung hinterlässt keine Immunität.

27.6 Tetanus

Tabelle 86 Vorgehen nach Verletzungen, abhängig vom Impfstatus

Impfstatus	Intervall zur letzten Impfung	Vorgehen
vollständige Grundimmunisierung	<5 Jahre	0
	5–10 Jahre	0,5 ml „dT"
	>10 Jahre	0,5 ml „dT"+250 IE TIG
nicht vollständige Grundimmunisierung – nach einer Impfung	<4 Wochen	250 IE TIG
	4 Wochen – 5 Jahre	0,5 ml „dT"+250 IE TIG
	>5 Jahre	250 IE TIG und Wiederholung der Grundimmunisierung
nicht vollständige Grundimmunisierung – nach 2 Impfungen im Abstand von 4–12 Wochen	<6 Monate	0
	<14 Tage	250 IE TIG
	6–12 Monate	0,5 ml „dT"
	>1 Jahr	0,5 ml „dT"+250 IE TIG

Sondersituationen bei oder nach Verletzungen:
1. Bei ausgedehnten Verbrennungen (>20% der Körperoberfläche), Blutverlusten, vernachlässigten Wunden (>48 Stunden): 500 IE TIG zusätzlich zur Impfung
2. Bei Immundefekten (angeboren/erworben) 250 IE TIG zusätzlich zur Impfung

„dT" = Tetanusimpfstoff mit Diphtherietoxoid mit verminderter Antigendosis
„TG" = Tetanusimmunglobulin

27.7 Botulismus

Grundlagen und Symptome

- **Erreger:**
  - *Erreger:* Clostridium botulinum (Anaerobier) wird durch kontaminierte Speisen (meist Konserven) übertragen. Die relativ hitzebeständigen Sporen können in Konserven überleben und produzieren unter Luftabschluss reichlich Toxine, die periphere cholinerge Synapsen hemmen. Beim Säugling ist (selten) eine echte Infektion (Quelle ist Bienenhonig) möglich.
  - *Inkubationszeit:* Toxine führen innerhalb von Stunden zu Symptomen. Bei echter Infektion des Säuglings tagelange Inkubationszeit.
  - *Meldepflicht:* Bei Verdacht, Erkrankung und Tod.
- **Symptome und körperlicher Untersuchungsbefund:** Muskelschwäche, Appetitlosigkeit, Erbrechen, Apathie, dann Hirnnervenlähmungen (Ptose, Augenmuskellähmungen, Schluckstörung, Fazialisschwäche), Reflexverlust. Beim Säugling zuerst tagelang Obstipation.
- **Komplikationen:** Atemlähmung, unerwarteter plötzlicher Tod (wie SIDS).

Diagnose

- Anamnese und körperliche Untersuchung (s. o.).
- **Toxinnachweis** aus verdorbenen Lebensmitteln oder Mageninhalt, evtl. auch aus Harn oder Serum.
- **EMG:** Präsynaptische Störung mit verminderten Aktionspotenzialen, die bei Serienstimulation deutlich ansteigen.

Differenzialdiagnosen

- Myasthenia gravis bei größeren Kindern (s. S. 451).
- Poliomyelitis, Polyradikulitis (s. S. 548).
- Sudden infant death syndrome (s. S. 606).

Therapie

- Magen- und Darmspülung.
- Versuch mit tierischem Antitoxin oder partieller Austauschtransfusion.
- Intensivüberwachung und -therapie.

Prognose

- Die Letalität beträgt bei Nahrungsmittelvergiftung des älteren Kindes 20 %, bei Säuglingen 3 % (der diagnostizierten Fälle).

27.8 Salmonellenenteritis, Typhus, Paratyphus

Grundlagen und Symptome

➤ **Epidemiologie:**
  - *Erreger:* Über 2000 Salmonellentypen sind bekannt, Erreger der Salmonellenenteritis ist meist Salmonella (S.) typhimurium, bei Typhus S. typhi, bei Paratyphus S. paratyphi. Übertragung hauptsächlich durch kontaminierte Speisen (bakterielle Lebensmittelvergiftung durch Milch, Speiseeis, Mayonnaise, Geflügel, Fische, Austern, Trinkwasser), bei Typhus und Paratyphus auch Schmierinfektion. Dosisabhängiges Angehen der Infektionen. Salmonellenenteritiden kommen in warmen Jahreszeiten auch in Europa vor, echter Typhus und Paratyphus in Mitteleuropa kaum.
  - *Inkubationszeit:* 12–24 Stunden bis wenige Tage, bei Typhus und Paratyphus 5–8 Tage.
  - *Meldepflicht:* Bei Verdacht, Erkrankung, Erregerausscheidern, Todesfall.
➤ **Symptome und körperlicher Untersuchungsbefund:**
  - *Salmonellenenteritis:* Akute Gastroenterokolitis mit und ohne Fieber, häufig blutige Stühle (vgl. S. 144).
  - *Typhus/Paratyphus:* Hohes Fieber, Bradykardie, initial Obstipation, gefolgt von Durchfällen, Apathie, Desorientiertheit, Splenomegalie, Bakteriämie, Roseolen (stammbetont), makulopapulöse Exantheme.
➤ **Komplikationen:** Bakteriämie, Sepsis, Meningitis, Osteomyelitis (bei Immunschwäche, bei Früh- und Neugeborenen, evtl. Säuglingen), Exsikkose, Toxikose, Stoffwechselentgleisung bei Diabetes. Bei Typhus auch intestinale Blutungen, Darmperforation. Chronische Bakterienausscheider.

Diagnostik

➤ Anamnese und körperliche Untersuchung (s. o.), Bakteriennachweis (Stuhl).
➤ **Bei Typhus/Paratyphus:** Erreger sind in den ersten 14 Tagen in der Blutkultur nachweisbar, danach AK-Nachweis (Widal-Reaktion) im Serum. Leukozytopenie <3000 mit Linksverschiebung, CRP und BSG häufig ↑↑.

Differenzialdiagnosen

➤ **Gastroenteritiden anderer Ursache** (vgl. S. 144): Vorwiegend Rotaviren und Adenoviren (s. S. 144). Yersinienenterokolitis (eher schleichender Verlauf, Durchfälle, Bauchschmerzen, intestinale LK-Schwellungen [Pseudoappendizitis], reaktive Arthritis und Erythema nodosum). Campylobacter-Enterokolitis (ebenfalls häufig blutige Durchfälle). Selten Shigellosen, Amöbiasis, Enteritis durch pathogene Kolibakterien, u. a.
➤ **Andere Nahrungsmittelintoxikationen** (bes. Staphylokokken), allergische Nahrungsmittelreaktionen (s. S. 348): Kürzere Inkubationszeit (2–4 h).

Therapie und Prognose

➤ **Therapie:**
  - Orale Rehydratation und Realimentation, ggf. parenterale Rehydratation (s. S. 613). Sorgfältige Hygiene.
  - *Antibiotika:* Primär nicht indiziert. Nur bei V. a. Typhus, Paratyphus und Bakteriämie bei Salmonellenenteritis Ampicillin 100–200 mg/kg KG/d oder Cotrimoxazol. Dauerausscheider nicht behandeln. Bei sehr kranken Säuglingen <6 Monaten und bei Immundefizienz Ampicillin oder Cefotaxim.
➤ **Prognose:** Im Allgemeinen ist die Prognose sehr gut. Auch bei Typhus beträgt bei frühzeitiger Behandlung die Mortalität <1%.

27.9 Borreliose (Lyme disease)

Grundlagen und Symptome

- **Epidemiologie:**
  - *Erreger:* Borrelia Burgdorferi, eine vorwiegend von Zecken auf den Menschen übertragene Spirochäte.
  - *Vorkommen:* Weltweit, vorwiegend in endemischen Zeckengebieten, in Lagen <1500 m über Meeresspiegel, 7° Jahresisotherme (Durchschnittstemperatur). Hohe Durchseuchung (IgG-Titer).
  - *Inkubationszeit:* Tage bis Monate, evtl. Jahre (!).
- **Symptome und körperlicher Untersuchungsbefund in Stadium I:** Erythema (chronicum) migrans am Ort des Zeckenstiches (ringförmig erhabene Rötung mit Abblassen im Zentrum), evtl. in Kombination mit Fieber, Müdigkeit, Kopfschmerzen, Arthralgien und regionaler Lymphknotenschwellung. Häufig inapparente Verläufe.
- **Manifestation in Stadien II und III:**
  - *Neuroborreliose:* Beginn ab 4 Wochen nach Zeckenstich; am häufigsten aseptische Meningitis und Fazialisparese, seltener Enzephalitis, Chorea, zerebelläre Ataxie, Polyradikulitis, Myelitis.
  - Lyme-Arthritis (rezidivierend, meist Knie- und Sprunggelenk), Karditis, Konjunktivitis, Lymphadenosis benigna cutis (Bäfverstedt) (s. Abb. 58, Farbtafel 8).
  - Acrodermatitis chronica atrophicans (selten).

Diagnostik

- Anamnese und körperliche Untersuchung (s.o.).
- **Labor:** Blutbild (unspezifische Befunde), Antikörpernachweis (spezifische IgM- und IgG-AK, insbes. bei fehlenden Hauterscheinungen hilfreich).
- **Liquordiagnostik** (bei neurologischen Symptomen): Mononukleäre Pleozytose, Eiweiß ↑, Glukose ↓, spezifische AK, Erregernachweis im Frühstadium.
- **EKG:** Karditis?

Differenzialdiagnosen

- Erysipel (Streptokokken, s. S. 585), Rückfallfieber (durch Borrelia recurrentis, mit periodischem Fieber, Hepatosplenomegalie, Ikterus und Leukozytose).
- Chronische Meningitiden (Enteroviren, Leptospiren, Tbc, s. S. 550), periphere Neuropathien anderer Genese (z. B. Mumps, Enteroviren).
- Multiple Sklerose: MRT, Liquordiagnostik.
- Juvenile rheumatoide Arthritis (s. S. 357), reaktive Arthritiden (s. S. 139).

Therapie, Prophylaxe und Prognose

- **Therapie:**
  - *Erythema (chronicum) migrans:* Penicillin 1–2 Mio. IE in 3–4 Dosen p.o. für mindestens 14 Tage.
  - *Neuroborreliose und Lyme-Arthritis:* Penicillin G 400 000–500 000 IE/kg KG/d i.v. in 3–4 Dosen oder Ceftriaxon 50–100 mg/kg KG/d in 1–2 Dosen für mindestens 14 Tage.
- **Prophylaxe:** Bei Zeckenstich Zecke rasch entfernen (mit einer Pinzette unter Drehbewegungen, dabei keinen Klebstoff oder andere Mittel verwenden). Eine Impfung gegen Borreliose gibt es noch nicht, ist in Erprobung.
- **Prognose:** Unter Therapie Restitutio ad integrum.

27.10 Tuberkulose

Grundlagen

- **Erreger:** Mycobacterium tuberculosis, Typus humanus. Übertragung durch erkrankte Kontaktpersonen (meist bei offener Tbc, Eintrittspforte sind die Atemwege), selten durch Tiere (Mycobacterium bovinum, Übertragung durch kontaminierte Milch, Eintrittspforte Darm).
- **Inkubationszeit:** 4–6 Wochen.
- **Inzidenz:** Zurzeit <20:100000 in Mitteleuropa, jedoch große regionale Unterschiede.
- **Altersdisposition:** Säuglinge und Kleinkinder neigen zu generalisierten Erkrankungen (Meningitis, Miliartuberkulose), Adoleszente eher zu Organtuberkulose. Die meisten Infektionen verlaufen aber inapparent.
- **Meldepflicht:** Bei Erkrankung und im Todesfall.

Symptome und körperlicher Untersuchungsbefund

- **Erstinfektion (= Primo-Infektion):**
  - Tuberkulin-Konversion bzw. positive Tuberkulin-Probe ohne Impfung, bei fehlenden klinischen und radiologischen Zeichen.
  - In 95% symptomlos abheilender intrathorakaler Primärkomplex (biologische Abheilung nach ca. 3 Jahren). Bei herabgesetzter Resistenz ist eine Exazerbation möglich (Frühgeneralisation).
- **Primär unkomplizierte Tbc:**
  - Röntgen-Nachweis eines Primärkomplexes bzw. Hiluslymphknotenvergrößerung und positive Mantoux-Probe.
  - Klinische Zeichen nur fakultativ.
- **Primär komplizierte Tbc:**
  - Zusätzlich Lymphknoteneinbruch mit Ventilationsstörung durch Bronchuskompression, bronchogene oder hämatogene Streuung (Meningen, Miliartuberkulose u. a. [s. u.]).
  - Meist pulmonaler Befall, fallweise subfebrile Temperaturen, Husten, Mattigkeit, Gewichtsabnahme, Nachtschweiß, evtl. Lungenbefund mit Dämpfung und abgeschwächtem Atemgeräusch, Dys- und Tachypnoe; häufig subklinisch; Kavernen und Pleuritis selten. Andere Organbeteiligungen sind möglich (s. Komplikationen).
- **Reinfektion (= postprimäre Infektion):** Meist durch Reaktivierung eines Primärherdes und/oder hämatogene Streuung in andere Organe.
- **Komplikationen:**
  - *Miliartuberkulose:* Meist hohes Fieber, Dyspnoe bei pulmonaler Manifestation, Meningitis, Hepatosplenomegalie.
  - *Meningitis tuberculosa:* Meist allmählicher Beginn mit Hirndruckzeichen und Krämpfen, neurologischen Ausfällen bis Koma).
  - *Skeletttuberkulose:* Meistens der Wirbelkörper (vorwiegend Th12) mit Psoasabszess (schmerzhafte Bewegungseinschränkung).
  - *Renale Tuberkulose* (selten beim Kind).
  - Erythema nodosum (selten).
  - *Pleura/Lunge:*
    - Bronchiale Obstruktion mit Atelektase (häufig Mittellappen).
    - Progressive primäre Lungentuberkulose mit Kavernenbildung.
    - Bakterielle Superinfektion der Lungenherde mit Staphylokokken, Klebsiellen, Anaerobiern.
    - Pleuritis tuberculosa.

- *Gastrointestinale Form:* Rezidivierende Durchfälle oder Obstipation bis Ileus, Peritonitis, Aszites.
- Bei Generalisation Tuberkulome in Chorioidea, Leber, Gehirn u.a.
- Oberflächliche verbackene Lymphknoten (z. B. tonsillogen im Kieferwinkel mit Tendenz zur Einschmelzung und Fistelbildung) (s. auch Farbtafel 9).

Diagnostik

▶ Anamnese und körperliche Untersuchung (s. o.).
▶ **Tuberkulin-Hauttests:**
  - *Stempeltest* mit 5 E PPD-Tuberkulin (qualitativer Test; heute nicht mehr empfehlenswert, da zu ungenau).
  - *Mendel-Mantoux-Test* (quantitativer Test) mit 2 E PPD-Tuberkulin bzw. Äquivalent (s. Tab. 87). Das Testergebnis wird nach 72 Stunden abgelesen. Beurteilung s. Tab. 88 und Tab. 89.

Tabelle 87 Bioäquivalente verschiedener Tuberkuline

Einheiten	Art	Firma	Land
2	PPD RT 23	Berna	CH
5	PPD-S	Connaught	USA
10	GT	Behring	D
10	PPD	Sero	A

PPD = purified protein derivative
PPD-S = purified protein derivative standard
GT = gereinigtes Tuberkulin

Tabelle 88 Beurteilung des Mendel-Mantoux-Testes bei Nicht-BCG-Geimpften

Durchmesser	Dicke	ohne Kontakt	mit Kontakt
≥ 5 mm	–	negativ	negativ[3]
6 – 10 mm	< 1 mm	fraglich[1]	positiv prov.[3]
6 – 10 mm	≥ 1 mm	fraglich[2]	positiv prov.[3]
≥ 11 mm	< 1 mm	fraglich[2]	positiv prov.[3]
≥ 11 mm	≥ 1 mm	positiv	positiv
≥ 15 mm	≥ 1 mm	eindeutig positiv = sichere Infektion	

[1] beim Kind und Adoleszenten in der Regel negativ zu beurteilen
[2] Kontrolle nach 1 – 2 Monaten:
Ergebnis nicht stärker → keine weiteren Maßnahmen
Ergebnis stärker → Röntgen-Thorax: kein pathologischer Befund → 6 Monate INH;
pathologischer Befund → kurative Chemotherapie
[3] 2 Monate INH, dann Kontrolle:
Ergebnis positiv bzw. stärker → Röntgen-Thorax: kein pathologischer Befund → 6 Monate INH;
pathologischer Befund → kurative Chemotherapie
Ergebnis negativ bzw. nicht stärker → INH-Therapie stoppen

27.10 Tuberkulose

Tabelle 89 Beurteilung des Mendel-Mantoux-Testes bei BCG-Geimpften

Durchmesser	Dicke	ohne Kontakt	mit Kontakt
≥ 5 mm	–	negativ	negativ
6–10 mm	< 1 mm	fraglich[1]	fraglich[2]
≥ 10 mm	≥ 1 mm	fraglich[2]	positiv prov.[3]
≥ 10 mm	≥ 1 mm	positiv	positiv

[1] Beim Kind und Adoleszenten in der Regel negativ zu beurteilen.
[2] Kontrolle nach 1–2 Monaten (weiteres Procedere s. Tab. 88)
[3] 2 Monate INH, dann Kontrolle (weiteres Procedere s. Tab. 88)

- **Labor:** Gerinnungsstatus, GOT, GPT, AP, LDH, Nierenwerte.
- **Erregernachweis:** Isolierung der Bakterien mittels Direktnachweis oder Kultur aus Sputum und Magensaft (Nüchternsekret), je nach Verdacht Liquor, Lymphknoten, Aszites oder Biopsie. Molekularbiologischer Nachweis mittels PCR (Polymerase Kettenreaktion) oder MTD (Amplified Mycobacterium Tuberculosis Direct)-Test (ribosomale RNA).
- **Röntgen-Thorax:** Primärherd (25% multiple) mit vergrößertem Hiluslymphknoten (nach Abheilung oft verkalkt). Fallweise ausgedehnte Bronchopneumonie oder Lobärpneumonie, Atelektasen, Pleuritis, Kavernen, Pneumothorax, miliare Herde.
- **Weitere Diagnostik je nach Organmanifestation:**
  - *Bei V.a. Meningitis Liquorpunktion:* Mittelgradige Pleozytose (vorwiegend mononukleäre Zellen bis 500/μl, hohes Eiweiß (>400 mg/dl), erniedrigte Glukose (!), Spinngewebsgerinnsel nach längerem Stehen.
  - *Bei V.a. Spondylitis Röntgen der WS a.p. und seitlich:* Destruktion und Kompression von Wirbelkörpern, Gibbus, Kyphose.
  - *Biopsie* (Lymphknoten u.a.): Herde mit Epitheloidzellen, Langerhans-Riesenzellen, zentraler käsiger Nekrose.

Differenzialdiagnosen

- Bakterielle und virale Pneumonien (s. S. 296), Fremdkörperaspiration (s. S. 289), Sarkoidose (selten bei Kindern), Mykosen (Blastomykose, Aspergillose, Kryptokokkose, Kokzidiomykose, Histoplasmose).
- Seröse Meningitiden mit chronischem Verlauf (z.B. Borreliose, Pilze) (s. S. 550).
- Chronische Osteomyelitis (s. S. 479).
- Chronisch verlaufende Lymphadenitis verschiedener Genese.
- Erythema nodosum bei Yersiniose (in 40%).
- Lymphadenitis durch atypische Mykobakterien (Erregernachweis).

Therapie

- **Allgemeinmaßnahmen:** Energiereiche Kost, Frischluft-Liegekuren. Bei offener Tuberkulose den Patienten isolieren bis die Kultur negativ ist.
- **Bei Tbc-Primo-Infektion** (Definition s. S. 536): Generalisationsprophylaxe mit INH (Monotherapie 10–15 mg/kg KG/d p.o.) und Vitamin B_6 (25–50 mg/d) für 6–9 Monate. Röntgen-Thorax-Kontrolle nach 3 Monaten. Bei Progredienz s.u.

27.10 Tuberkulose

- **Bei allen anderen Tbc-Formen** (auch primär unkomplizierte Tbc): Dreierkombination mit INH (s.o.), Rifampicin 15 mg/kg KG/d und Pyrazinamid 30 mg/kg KG/d p.o. für 2(–3) Monate, dann Zweierkombination mit INH und Rifampicin (und Vitamin B_6) für weitere 7(–9) Monate. Monatliche Röntgen-Thorax-Kontrollen.
- **Bei generalisierten Formen** (Miliar-Tbc und Meningitis): Zusätzlich Streptomycin 20 mg/kg KG/d für 4–6 Wochen (alternativ Ethambutol 25–30 mg/kg KG/d, *cave:* Optikusneuritis) und Kortikosteroide.
- **Bei Pleuritis und Meningitis:** Zusätzlich Kortikosteroide (2 mg/kg KG/d p.o. oder i.v.).
- **Nebenwirkungen der Tuberkulostatika und Kontrolluntersuchungen:**
    - *Nebenwirkungen:* Periphere Neuropathie (Isoniazid), Thrombopenie (Rifampicin), Arthralgien (Pyrazinamid und Ethambutol), Agranulozytosen (INH und Streptomycin).
    - *Monatliche Kontrollen:* Transaminasen (Anstieg!), Blutbild, Harnsäure (↑ bei Pyrazinamid), Nierenwerte (unter Rifampicin und Streptomycin ↑).
- **Bei subkutaner BCG-Lymphadenitis:** Lymphknotenexstirpation und INH (s.o.).

Prophylaxe

- BCG-Impfung von Risikokindern nach der Geburt (Komplikation BCG-itis, s.S. 43).
- Im Krankheitsfall Familienuntersuchung.
- **Bei Tbc-Exposition** (z.B. Haushaltskontakt mit offener Tbc): Präventive Chemotherapie bei allen Kindern, auch bei negativem Tuberkulintest, mit INH (Isoniazid) 8–10 mg/kg KG/d p.o. und Vitamin B_6 (Pyridoxin) 25–50 mg/d für 2–3 Monate. Dann Mendel-Mantoux-Test wiederholen: Bei negativem Ergebnis Prophylaxe beenden; bei positivem s. Tbc-Primo-Infektion.

Prognose

- Bei rechtzeitiger und konsequenter Therapie heilt die Tuberkulose aus. Bei Meningitis-Tbc können Restschäden bleiben. Todesfälle im Kindesalter sind selten.

27.11 Masern

Grundlagen und Symptome

- **Epidemiologie:**
  - *Erreger:* Masernvirus aus der Gruppe der Paramyxoviren. Übertragung durch Tröpfcheninfektion.
  - *Inkubationszeit:* 13 Tage bis zum Exanthem, 11 Tage bis zum Prodromalstadium. Hohe Kontagiosität ab 3 Tage vor bis 3 Tage nach Beginn des Exanthems.
  - *Meldepflicht:* Im Todesfall.
- **Symptome und körperlicher Untersuchungsbefund:**
  - Prodromalstadium (ca. 3 Tage) mit uncharakteristischen katharrhalischen Symptomen wie Fieber, Rhinopharyngitis, Konjunktivitis, Tracheobronchitis sowie Auftreten von Koplik-Flecken („Kalkspritzer") auf fleckigem Enanthem der Wangenschleimhaut.
  - Das Exanthem beginnt mit erneutem Fieber im Gesicht und hinter den Ohren, die Effloreszenzen sind zuerst punktförmig, dann makulopapulös konfluierend, hellrot, dann evtl. nach 4–7 Tagen bräunlich abblassend (s. auch Farbtafel 1).
  - Polyadenopathie.
- **Komplikationen:** Otitis, Pneumonie, Masernkrupp, Hämorrhagien, Appendizitis, Meningoenzephalitis (ca. 1 : 1000). Als Spätkomplikation subakut sklerosierende Panenzephalitis (SSPE).

Diagnostik

- Anamnese und körperliche Untersuchung (s.o.). Masern sind meist klinisch erkennbar.
- **Im Zweifelsfall:** Spezifische IgM-AK, Blutbild (Leukozytopenie mit Lymphozytose [Virusinfektion]).
- **Bei Enzephalitis Liquorpunktion:** Mäßige mononukleäre Pleozytose, Eiweiß gering erhöht. Bei SSPE hohe IgG-Antikörper.

Differenzialdiagnosen

- Morbilliforme allergisch-toxische Exantheme (ohne andere Charakteristika).
- Scharlach (s. S. 527), Röteln (s. S. 541), Exanthema subitum (s. S. 542); Differenzialdiagnostik der Exantheme s. S. 100, Tab. 35.

Therapie, Prophylaxe und Prognose

- **Therapie:** Symptomatisch mit Bettruhe, evtl. verdunkeltes Zimmer, Antipyrese. Antibiotika bei Verdacht auf bakterielle Superinfektion. Immunglobuline nur bei immunsupprimierten Patienten. Gezielte Therapie der Komplikationen.
- **Prophylaxe:** Aktive Impfung mit Lebendvakzinen zwischen 15. und 18. Lebensmonat und im Schulalter (s. S. 42). Die Krankheit kann bei einer Durchimpfungsrate von >95% ausgerottet werden. Passive Impfung mit Immunglobulin 0,2 mg/kg KG bis zum 4. Tag nach Exposition bei Versäumen der Impfung nur bei gefährdeten Personen (chronisch Kranke, Immunsupprimierte).
- **Prognose:** Ohne Komplikationen ist die Prognose gut. Nach Erkrankung besteht lebenslange Immunität. Bei Enzephalitis: $1/3$ letal, $1/3$ Residuen, $1/3$ geheilt, SSPE ist immer letal.

27.12 Röteln

Grundlagen und Symptome

- **Epidemiologie:**
  - *Erreger:* Rötelnvirus aus der Gruppe der Togaviren. Übertragung:
    - Postnatal durch Tröpfcheninfektion über die Rachenschleimhaut.
    - Pränatal bei Primärinfektion (Virämie) einer Schwangeren. In ersten 12 SSW über 60% Embryopathien.
  - *Inkubationszeit:* 18 Tage, Manifestationsindex 30%, die Patienten sind ab 1 Woche vor bis 5 Tage nach Exanthemausbruch kontagiös.
- **Symptome und körperlicher Untersuchungsbefund:**
  - *Postnatale Infektion:* Nach kurzen katarrhalischen Prodromi fein- bis mittelfleckiges, hellrotes, makulopapulöses, nicht konfluierendes Exanthem, beginnt hinter den Ohren, dehnt sich dann kraniokaudal über den ganzen Körper aus. Okzipitale und nuchale Lymphknoten sind geschwollen, die Milz vergrößert (s. Farbtafel 1, 2).
  - *Pränatal/konnatal:* Embryopathie (= Gregg-Syndrom; Retardierung, Katarakt, Innenohr-Schwerhörigkeit, hypotrophes Kind, Herzfehler (PDA, Pulmonal- und Aortenstenose), Fetopathie (Hepatosplenomegalie, fließende Übergänge zur Embryopathie), konnatal (generalisierte Infektion, „Blueberry muffin skin").
- **Komplikationen** (postnatale Infektion): Arthritis, thrombozytopenische Purpura, selten Meningoenzephalitis. Rötelnembryopathie (s.o.).

Diagnostik

- Anamnese und körperliche Untersuchung (s.o.).
- **Postnatale Infektion:** In unklaren Fällen Blutbild (Leukozytopenie mit relativer Lymphozytose und Plasmazellen), spezifische IgM-Antikörper bzw. vierfacher Anstieg des IgG-Titers untersuchen.
- **Pränatal/konnatal:** Virusisolierung aus Nasen-Rachen-Spülwasser, Urin und Liquor; RNS-Nachweis in Chorionzotten und Amnionflüssigkeit; HAH-Test (IgG-, IgM-AK, ELISA-IgG und -IgM).

Differenzialdiagnosen (der postnatalen Infektion)

- Toxisch-allergisches rubeoliformes Exanthem (s.S. 100, Tab. 35), u.U. auch bei Adenovirusinfektion, Toxoplasmose (s.S. 219 und 530), Mycoplasma-pneumoniae-Infektion.
- Masern (s.S. 540), Scharlach (s.S. 527), Exanthema subitum (s.S. 542), Mononukleose (s.S. 557); DD exanthematischer Infektionskrankheiten s.S. 100.

Therapie und Prophylaxe

- **Therapie:** Symptomatische Therapie, bei postnataler Infektion z.B. Paracetamol, Salizylate. Kind bis zum Verschwinden des Exanthems isolieren.
- **Prophylaxe:** Impfung aller Kinder, insbesondere Mädchen, vor der Pubertät (s.S. 42). Die Krankheit, insbesondere die Embryopathie kann bei einer Durchimpfungsrate von >90% ausgerottet werden. Erkrankte Kinder strikt isolieren, Kittelpflege und Handschuhe bei Kontakt mit Ausscheidungen (Stuhl, Urin sind hochinfektiös).
- **Prognose:** Die Prognose bei postnataler Infektion ist, auch bei Komplikationen, gut. Nach Erkrankung besteht lebenslange Immunität.

27.13 Exanthema subitum (Dreitagefieber)

Grundlagen und Symptome

- **Epidemiologie:**
  - *Erreger:* Humanes Herpesvirus Typ 6, Übertragung durch Patienten. Eintrittspforte ist der Respirationstrakt, Prädilektionsalter unter drei Jahren.
  - *Inkubationszeit:* 5–10 Tage, mäßige Kontagiosität, dennoch häufige Krankheit bei älteren Säuglingen und jungen Kleinkindern.
- **Symptome und körperlicher Untersuchungsbefund:**
  - *Fieber:* Ohne Prodromi steiler Anstieg bis 40 °C und mehr, das Fieber bleibt kontinuierlich oder intermittierend bestehen und fällt nach 3–4 Tagen kritisch ab.
  - *Begleiterscheinungen:* Durchfall, Erbrechen, Lymphknotenvergrößerungen am Hals. Mit Fieberabfall schießt ein kleinfleckiges, blassrötliches Exanthem am Stamm auf, das sich rasch über den ganzen Körper ausbreitet und spätestens nach 2 Tagen verschwindet (s. Farbtafel 2).
- **Komplikationen:** Häufig Fieberkrämpfe (!), Otitis media.

Diagnostik

- Anamnese und körperliche Untersuchung (typischer Verlauf, s. o.).
- **Labor** (nur in unklaren Fällen): Im Blutbild Leukozytose während der Fieberphase, bei Exanthemausbruch Leukozytopenie und Lymphozytose bis 90 %.

Differenzialdiagnosen

- **Während der Fieberphase:** Rhinopharyngitis, Otitis (s. S. 279), Meningitis (s. S. 550), Harnwegsinfekt (s. S. 412).
- **Exanthem:** Röteln (s. S. 541), Masern (s. S. 540), Adenoviren; Differenzialdiagnostik des Exanthems s. S. 100, Tab. 35.

Therapie

- Symptomatisch, z. B. Paracetamol, Salizylate; bei Fieberkrampf s. S. 446.

Prognose

- Die Krankheit heilt ohne Folgen ab.

27.14 Erythema infectiosum (Ringelröteln)

Grundlagen und Symptome

- **Epidemiologie:**
  - *Erreger:* Humanes Parvovirus B19, Übertragung durch Patienten (Infektiosität bei engem Kontakt ca. 50%), Eintrittspforte ist der Respirationstrakt.
  - Es sind vor allem Schulkinder betroffen. Eine pränatale Infektion ist möglich bei ca. 20% der Föten infizierter Mütter. Nur 20% der Schwangeren haben protektive Antikörper.
  - *Inkubationszeit:* Ca. 18 Tage bis zum Auftreten des Exanthems. Kontagiosität besteht ab einer Woche nach der Infektion bis zum Ausbruch des Exanthems.
- **Symptome und körperlicher Untersuchungsbefund:**
  - *Manchmal Prodromi:* Eine Woche nach Infektion Fieber, Kopfschmerz, Myalgien.
  - *Nach Intervall Exanthem in drei Phasen:* Zuerst erysipelartige Rötung an Wangen, schmetterlingsartige Ausbreitung. Danach makulopapulöses Exanthem am Stamm, am Gesäß und an den Extremitäten, zuerst diskret, bald girlandenförmiges Muster, das über ein bis mehrere Wochen in wechselndem Ausmaß bestehen bleiben kann (stärker bei Temperaturwechsel und mechanischem Reiz), periodisches Abblassen und Neuentstehen (s. Abb. 50 a/b, Farbtafel 2, 3).
  - Beim Neugeborenen: Knochenmarkaplasie, Anämie, Hydrops fetalis.
- **Komplikationen:** Arthritis, aplastische Krise bei verschiedenen angeborenen und erworbenen hämolytischen Anämien (meist ohne typisches Erythem), selten anaphylaktoide Purpura, Enzephalitis. Bei Erkrankung in der Schwangerschaft fetale Anämie, Hydrops, Abortgefahr.

Diagnostik

- Anamnese und körperliche Untersuchung (typischer Verlauf, s.o.).
- **Labor:**
  - Blutbild: Leukopenie mit Eosinophilie.
  - Spezifische IgM- und IgG-Antikörper.
  - Virusnachweis aus dem Blut (PCR) oder Stuhl möglich.

Differenzialdiagnosen

- Scharlach (s. S. 527), Röteln (s. S. 541); Differenzialdiagnostik der Exantheme s. S. 100, Tab. 35.
- Enteroviren mit ähnlichem Exanthem.
- Kollagenosen (s. S. 352), Erythema anulare (s. S. 356).
- Erythema exsudativum multiforme (s. S. 584).
- Toxisch-allergisches Exanthem (kein typischer Verlauf).

Therapie und Prognose

- **Therapie:**
  - Symptomatisch, z. B. Paracetamol, Salizylate, Antipruriginosa (Antihistaminika, s. S. 350).
  - Bei aplastischer Krise Erythrozytenkonzentrat.
- **Prognose:** Bei postnataler Infektion Heilung.

27.15 Herpes simplex

Grundlagen und Symptome

➤ **Epidemiologie:**
  – *Erreger:* Herpes-simplex-Virus (HSV) 1 (Infektionen oberhalb der Gürtellinie) und HSV 2 (genitale Infektionen; bei Neugeboreneninfektion perinatal durch Herpes genitalis der Mutter s. S. 218).
  – *Übertragung:* Direkter Kontakt, Tröpfchen, Sekrete. Eintrittspforte sind ektodermale Zellen, der Virus wird über sensible Nerven zu Spinalganglien transportiert und persistiert dort. Exazerbation u. a. durch Stress, UV-Bestrahlung, Fieber, Immunsuppression hervorgerufen.

➤ **Formen und Symptome:**
  – *Gingivostomatitis herpetica (aphthosa):* Hohes Fieber, Rötung der Mundschleimhaut, Bläschen, die rasch platzen und schmerzhafte weißlich belegte Schleimhautulzera ergeben (Aphthen). Die Kinder verweigern das Essen, fötider Mundgeruch, Lymphadenitis colli. Abheilung nach 8–10 Tagen.
  – *Herpes simplex der Haut (H. labialis, facialis):* Anfangs Juckreiz, später schmerzhafte, zunächst in Gruppen stehende Papeln, dann konfluierende Bläschen (s. Abb. 53, Farbtafel 4).
  – *Keratokonjunktivitis* (bei Kindern sehr selten): Chemosis und Eiterung der Bindehäute, evtl. Hornhautulzera.
  – *Vulvovaginitis:* Fieber, Bläschen, Geschwüre, Lymphadenitis.

➤ **Komplikationen:** Bakterielle Superinfektion, Erblindung bei Keratokonjunktivitis, Erythema exsudativum multiforme (s. S. 584), Ekzema herpeticatum (bei atopischer Dermatitis), rekurrierende HSV-Infektionen, Meningoenzephalitis (meist ohne Hauterscheinungen, s. S. 553). Herpes simplex generalisatus, bei Immunsupprimierten septische Verläufe mit interstitieller Pneumonie, Hepatitis, Ösophagitis u. a.

Diagnostik und Differenzialdiagnosen

➤ **Diagnostik:**
  – Anamnese und körperliche Untersuchung (s.o.).
  – Virus-DNA-Nachweis (PCR) je nach klinischen Befunden im Liquor, Rachenabstrich, Bläschenpunktat, evtl. Gewebsbiopsien.
  – Spezifische Antikörper (mit KBR) im Serum und bei entsprechendem klinischem Verdacht auch im Liquor nachweisen.

➤ **Differenzialdiagnosen:** Herpes zoster (s. S. 546), Impetigo contagiosa (s. S. 585), Herpangina (Coxsackie-Virus A, Tonsillen und weicher Gaumen betroffen), Keratokonjunktivitis anderer Ursache (Adenoviren), Genitalentzündungen ande-

Therapie, Prophylaxe und Prognose

➤ **Therapie:**
  ● *Lokale Infektion:* Aciclovir-Salbe oder -Lösung, Spülungen, evtl. Lokalanästhetika (Oxyprocain 1 %).
    Bei schwereren Verläufen Aciclovir 50–100 mg/kgKG/d p.o. in 3–5 ED (Resorption 20–30 %).
  ● *Systemische Infektionen, Enzephalitis:*
    – Bei Säuglingen bis zu 3 Monaten Aciclovir (45-)60 mg/kgKG/d i.v. in 3 ED über 21 Tage.
    – Bei Kindern über 3 Monaten Aciclovir 45 mg/kgKG/d i.v. in 3 ED über 21 Tage. Valciclovir und Famciclovir sind für Kinder noch nicht zugelassen.
    – Antipyretika für 5–10 Tage (s. S. 135).
  ✓ *Beachte:* Dosisreduktion bei Niereninsuffizienz!

➤ **Prophylaxe:** Aciclovir bei Immunsuppression.

➤ **Prognose:** Lebensbedrohlich sind generalisierte Organinfektionen unter Immunsuppression und eine Enzephalitis (10–20 % letal, 60–70 % Restschäden bei rechtzeitiger Behandlung). Entscheidend ist der frühe Beginn der i.v. Aciclovir-Therapie schon bei Verdacht!

27.16 Varizellen (Windpocken)

Grundlagen und Symptome

○ *Beachte:* Konnatale Varizellen/Embryopathie s. S. 220.
➤ **Epidemiologie:**
– *Erreger:* Varicella-Zoster-Virus (humanes Herpesvirus 3), übertragen von Patienten mit Varizellen oder Herpes zoster, auf dem Luftweg auch über weite Distanzen. Eintrittspforte ist postnatal der Nasopharyngealraum.
– *Inkubationszeit:* 14–21 Tage, 90%ige Kontagiosität, beginnt 1–2 Tage vor Ausbruch des Exanthems und endet mit Eintrocknung der letzten Blase.
➤ **Symptome und körperlicher Untersuchungsbefund:**
– *Prodromi:* Zunächst Fieber, Mattigkeit, Kopfschmerz, manchmal flüchtiger skarlatiniformer Varizellen-Rash.
– *Charakteristische Effloreszenzen:* Zarte, verschieden große bis linsengroße, anfangs mit heller Flüssigkeit gefüllte, auch gekammerte Bläschen auf gerötetem Grund, die rasch eintrocknen, verkrusten und abfallen. Lokalisation am ganzen Körper (initial am Stamm, dann Ausbreitung auf das Gesicht), auch am behaarten Kopf, Genitale und Schleimhäute (dort rasche Bildung von Aphthen). Meist besteht starker Juckreiz.
– *Verlauf:* Schübe, evtl. mit Fieberanstieg, Nebeneinander von Bläschen und Krusten (Sternenhimmel) (s. Abb. 51, Farbtafel 3).
➤ **Komplikationen:** Bakterielle Superinfektion mit Narbenbildung, hämorrhagische Bläschen bei Thrombozytopenie, Meningoenzephalomyelitis, zerebelläre Ataxie, Nephritis, Myokarditis, Arthritis. Bei Immundefizienz septische lebensbedrohliche Verläufe, Hepatitis, interstitielle Pneumonie, Bildung von ektymaartigen Geschwüren. Unter Salizylattherapie Reye-Syndrom.

Diagnostik und Differenzialdiagnosen

➤ **Diagnostik:** Anamnese und körperliche Untersuchung (s. o.) reichen zur Diagnose meist aus. Bei Unklarheiten oder Komplikationen Nachweis spezifischer IgM-AK und IgG-AK im Blut (4facher Titeranstieg in der KBR beweisend) und Viren (mit PCR) im Bläscheninhalt.
➤ **Differenzialdiagnosen:** Disseminierter Herpes simplex (s. S. 544), Insektenstiche, Strophulus infantum (Prurigo simplex, s. Farbtafel 12), Hand-Mund-Fuß-Krankheit (s. Farbtafel 5), Gianotti-Crosti-Syndrom (s. S. 233).

Therapie, Prophylaxe und Prognose

➤ **Therapie:**
– Antipruriginöse Lotionen. Keine Salizylate!
– Bei Immundefizienz (z. B. Chemotherapie bei Malignomen), bei schweren Verläufen und bei Komplikationen Aciclovir 30 mg/kg KG/d i. v. oder 150 mg/kg KG/d p. o. in 3 Dosen für 7 Tage evtl. kombiniert mit Varicella-Zoster-Immungulobulin i. v.
– Bei bakterieller Superinfektion (meist Staphylokokken) Oxacillin 60–100 mg/kg KG/d i. v. in 3 Dosen.
➤ **Prophylaxe:** Aktive Lebendschutzimpfung (s. S. 44); Inkubationsimpfung innerhalb 72 Stunden nach Exposition, Aciclovir (s. oben). Isolierung kranker Kinder.
➤ **Prognose:** Letalität unter Immunsuppression möglich. Nach Erkrankung besteht bei Immunkompetenten lebenslange Immunität (nicht gegen Herpes zoster).

27.17 Herpes zoster (Gürtelrose)

Grundlagen und Symptome

- **Epidemiologie:**
  - *Erreger:* Humanes Herpesvirus 3, Erkrankung durch Reaktivierung einer früheren Varizelleninfektion, oft bei immundefizienten Patienten (besonders unter Malignomtherapie). Die Viren wandern entlang der sensorischen Nerven zur Haut.
  - *Kontagiosität:* Besteht bis zum Eintrocknen der letzten Blase.
- **Symptome und körperlicher Untersuchungsbefund:** Meist ist die Erkrankung streng einseitig auf ein oder mehrere Dermatome beschränkt. Zu Beginn bestehen neuralgiforme Schmerzen und Sensibilitätsstörungen, nach 3–4 Tagen treten Fieber und gruppenartig angeordnete Papeln auf, die sich in stecknadelkopfgroße, zuerst klare Bläschen, dann Pusteln verwandeln (s. Abb. 52 a/b, Farbtafel 3, 4).
- **Komplikationen:** Herpes zoster generalisatus, Persistieren von Neuralgien, passagere periphere Lähmungen und Sensibilitätsstörungen, Enzephalitis, Herpes zoster ophthalmicus (Trigeminus I), Herpes zoster oticus mit Fazialisparese.

Diagnostik

- Anamnese und körperliche Untersuchung (s. o.) reichen zur Diagnose meist aus.
- Bei Unklarheiten IgG-AK im Blut und Viren (mittels PCR) aus Bläscheninhalt nachweisen.

Differenzialdiagnosen

- Herpes simplex (s. S. 544).
- Gräserdermatitis, z. B. poison ivy (bei Kontakt mit Oleoresin-haltigen Pflanzen streifige vesikulobullöse Effloreszenzen).

Therapie

- Lokal Zink-Schüttelmixtur anwenden.
- Frühzeitig Aciclovir 30 mg/kg KG/d i. v. oder 150 mg/kg KG/d p. o. in 3 Dosen für 7 Tage.

Prognose

- Todesfälle kommen vor allem bei der Enzephalitis vor (bis 20 %). Unter Immunsuppression kann die Erkrankung rezidivieren.

27.18 Mumps (Parotitis epidemica)

Grundlagen und Symptome

- **Epidemiologie:**
  - *Erreger:* Mumps-Paramyxovirus. Übertragung von Patienten durch Tröpfcheninfektion, Eintrittspforte ist die Mundschleimhaut. In 40% inapparente Infektion.
  - *Inkubationszeit:* 21 Tage. Kontagiosität besteht 6 Tage vor bis 9 Tage nach Auftreten der Parotisschwellung.
- **Symptome und körperlicher Untersuchungsbefund:** Beginn meist mit schmerzhafter einseitiger Parotisschwellung, gespannter Haut, teigigem Ödem der Umgebung; dann Fieber, Kauen schmerzhaft, Schwellung und Rötung des Orifiziums des Ductus parotideus. Zwei bis maximal sieben Tagen nach Beginn auf der einen Seite folgt manchmal die andere. In 20% Befall der Glandulae submandibulares oder sublinguales (auch ohne Parotisschwellung).
- **Komplikationen:** Meningitis parotidea (meist in der ersten Woche nach Beginn, auch ohne Parotitis), Pankreatitis (10%), Orchitis, Ovariitis, selten Enzephalitis, Neuritiden des N. acusticus und N. facialis, Ataxie, Myelitis, Arthritis, Myokarditis.

Diagnostik

- Anamnese und körperliche Untersuchung (s.o.).
- **Labor:**
  - Spezifische Antikörper (IgM-AK und IgG-AK ↑).
  - Amylase im Serum und Harn in 70% ↑.
- **Liquorpunktion:** Meningitis serosa (auch ohne eindeutigen Meningismus).

Differenzialdiagnosen

- Parotitis infolge Coxsackie-, Influenza-, Parainfluenzavirus (Antikörper).
- Eitrige Parotitis (Eiter ausdrückbar, Erreger u. a. Staphylokokken).
- Rekurrierende Sialoadenitis und Parotitis bei Duktus-Stein (Sonographie) und Mikulicz-Syndrom (symmetrische Schwellung der Tränen- und Speicheldrüsen, bei Leukämie und Lymphomen).
- Parotitistumor, Lymphadenitis anderer Genese (s. S. 81).

Therapie, Prophylaxe und Prognose

- **Therapie:**
  - Symptomatisch mit trockener Wärme lokal, Bettruhe bei Bedarf, Analgetika (s. S. 19).
  - Bei Orchitis Hoden hochlagern, Antiphlogistika (z. B. ASS 10 mg/kg KG alle 6 Stunden).
  - Bei Pankreatitis s. S. 276.
- **Prophylaxe:** Aktive Schutzimpfung (s. S. 42). Die Krankheit kann durch eine generelle Impfung ausgerottet werden.
- **Prognose:** Meist Heilung, selten Taubheit (1‰ der Meningitiden) und Zweiterkrankung, bei beidseitiger Orchitis Sterilität bei 10%.

27.19 Poliomyelitis

Grundlagen und Symptome

- **Epidemiologie:**
  - *Erreger:* Drei Serotypen des Poliovirus aus der Gruppe der Enteroviren. Übertragung durch Schmier- und Tröpfcheninfektion, Eintritt nach Vermehrung im Rachen und Magen-Darm-Trakt.
  - *Inkubationszeit:* 1–2 Wochen. Die Erkrankung ist in Industrieländern mit Schluckimpfung fast verschwunden, in Entwicklungsländern noch häufig.
  - *Meldepflicht:* Bei Verdacht, Erkrankung und Tod.
- **Symptome und körperlicher Untersuchungsbefund** (in 90% inapparente Infektion ohne Symptomatik):
  - *Initialstadium:* 2–3 Tage, Fieber und katarrhalischen Erscheinungen.
  - *Latenzstadium:* 1–3 Tage.
  - *Präparalytisches Stadium:* Kopfschmerzen, erneut Fieber und Zeichen der Meningitis.
  - *Paralytisches Stadium (bei 1%):* Akute, asymmetrisch verteilte schlaffe Lähmungen, Schmerzen, Reflexverluste, evtl. Blasenlähmung und Obstipation. Die Sensibilität bleibt erhalten. Bei spinaler Form Lähmungen meist an den unteren Extremitäten, Rumpf und Zwerchfell; bei bulbopontiner Form Lähmungen des 10., 11. und 12. Hirnnervs.
- **Komplikationen:** Persistenz peripherer Lähmungen, Atemlähmung.

Diagnostik

- Anamnese und körperliche Untersuchung (s. o.).
- **Labor:** Spezifische Antikörper im Blut (Anstieg nach 10 Tagen), Virusnachweis aus Stuhl, Rachenspülflüssigkeit.
- **Liquordiagnostik:** Im präparalytischen Stadium Meningitis serosa (im Liquor leichte Pleozytose, Eiweiß ↑).

Differenzialdiagnosen

- Polyradikulitis (symmetrische Lähmungen) (s. S. 439), periphere Neuritiden (kein typischer Verlauf), andere Virusinfektionen mit seröser Meningitis und Lähmungen (besonders ECHO-, Coxsackie-Viren) (Antikörper), Botulismus (s. S. 533), Rabies (Tollwut, Inkubationszeit 10 Tage bis Monate, Sensibilitätsstörungen, vegetative Störungen, akustische und optische Überempfindlichkeit, Schluckkrämpfe, paralytisches Stadium mit Meningitis).

Therapie, Prophylaxe und Prognose

- **Therapie:** Symptomatisch mit Bettruhe, Antipyrese (s. S. 135). Physiotherapie bei Lähmungen. Bei Atemlähmung künstliche Beatmung über Tracheostoma. Inadäquate Respiratortherapie führt zur Myokardschädigung.
- **Prophylaxe:** Aktive Immunisierung (s. S. 42). Wegen Impfpoliomyelitis in Ländern ohne Wildvirus-Polio inaktivierte Impfung nach Salk (zumindest initial), in Endemiegebieten Schluckimpfung (schnellere und sichere Elimination).
- **Prognose:** Eine Rückbildung der Lähmungen ist möglich. Nach Infektion besteht lebenslange Immunität gegen den betreffenden Serotyp.
  - *Cave:* Keine Kreuz-Immunität mit anderen Serotypen, daher mehrfache Infektion möglich.

27.20 Frühsommermeningoenzephalitis (FSME)

Grundlagen und Symptome

- **Epidemiologie:**
  - *Erreger:* Flavivirus, östlicher (Russland) und westlicher Subtyp. Übertragung meist durch Stich verschiedener Zecken, vor allem Ixodes ricinus. FSME ist in verschiedenen Teilen Europas verbreitet (Bayern, Baden-Württemberg [Schwarzwald], Österreich, Elsaß, Ungarn, Slowenien, tschechische und slowakische Republik u. a. Gebiete mit 7° Jahresisotherme <800 m), hier besteht ohne Impfung, besonders im Frühsommer, ein hohes Risiko der Infektion. Meist sind Kinder über 1 Jahr betroffen.
  - *Inkubationszeit:* 7–14 Tage, bis zum enzephalitischen Stadium 21 Tage.
- **Symptome und körperlicher Untersuchungsbefund:**
  - *Erste Phase:* Uncharakteristisch mit Fieber und grippeähnlichen Symptomen.
  - Nach 10–14 Tage fieberfreiem Intervall folgt bei $1/3$ die *zweite Phase* mit neuerlichem Fieber und ZNS-Manifestationen: In ca. 45% Meningitis mit typischen Symptomen (s. S. 550), in ca. 45% Meningoenzephalitis mit Bewusstseinstrübung, neurologischen Ausfällen, Krämpfen und selten Psychosen, in ca. 10% Meningo(enzephalo)myelitis mit schlaffen Paresen, evtl. Bulbärparalyse.
- **Komplikationen:** Dauernde neurologische Störungen, Atemlähmung.

Diagnostik

- Anamnese (Zeckenstich wird häufig nicht erinnert) und körperliche Untersuchung (s. o.).
- **Labor:**
  - *Blutbild:* Erste Phase Leukopenie, zweite Phase mit Leukozytose.
  - Spezifische IgM- und IgG-AK im Serum.
- **Liquorpunktion:** Spezifische IgM- und IgG-AK, mononukleäre Pleozytose, Eiweiß ↑.
- **MRT** des Gehirns, fallweise des Rückenmarks bei entsprechender neurologischer Symptomatik: Enzephalitische Herde.

Differenzialdiagnosen

- Akute ZNS-Entzündungen, besonders Borreliose (s. S. 535).

Therapie, Prophylaxe und Prognose

- **Therapie:** Nur symptomatisch möglich. Eine Isolierung ist nicht notwendig.
- **Prophylaxe:**
  - Bei Zeckenstich Zecke rasch entfernen (s. Borreliose, S. 535).
  - *Impfung:*
    - Aktive Impfung (s. S. 43), auch bei Urlaub in Endemiegebieten.
    - Passive Impfung nur bei Kindern > 14 Jahren: Nach Zeckenstich in Endemiegebieten bei Ungeimpften 0,1 ml/kg KG FSME-Immunglobulin innerhalb der nächsten 48 Stunden geben, bei erfolgter Erstimpfung innerhalb von 5 Tagen. Passive Impfung entfällt bei kleineren Kindern!
- **Prognose:** Letalität bei Westtyp 1–2%, bei Osttyp ca. 30%; Restschäden bei Überlebenden in 6–40%.

27.21 Meningitis

Grundlagen und Symptome

- *Beachte:* Bakterielle Meningitis beim Neugeborenen s. S. 215.
- **Definition:** Durch Viren, Bakterien, Pilze oder andere Erreger hervorgerufene Entzündung der Meningen, meist an der Gehirnoberfläche, selten in den Ventrikeln.
- **Epidemiologie:**
  - *Erreger:* Bei älteren Kindern vorwiegend Viren, am häufigsten Mumps, gefolgt von Enteroviren und Arboviren (FSME). Bakterielle Erreger sind meist Meningokokken, Haemophilus influenzae und Pneumokokken, seltener Listerien, Leptospiren, Borrelien, Salmonellen, Tuberkelbazillen.
  - *Meldepflicht:* Bei Erkrankung und im Todesfall unabhängig vom Erreger.
- **Formen:**
  - *Meningitis purulenta* durch Meningokokken, Haemophilus influenzae, Pneumokokken, Escherichia coli, Strepto- und Staphylokokken u.a. Die meisten Meningitiden sind hämatogen verursacht.
  - *Meningitis serosa* durch Viren, Listerien, Borrelien, Tuberkelbazillen, Pilze, Protozoen.
  - *Sekundäre Meningitiden* entstehen fortgeleitet vom Ohr, von den Nasennebenhöhlen, nach frontobasalen Frakturen (Pneumokokken), von einem Neuroporus aus, bei einem infizierten Shunt-System (Ventrikulitis, meist Staphylococcus epidermidis).
- **Symptome und körperlicher Untersuchungsbefund:**
  - *Meningitis purulenta:* Rascher Beginn mit Fieber, Erbrechen, Kopfschmerzen, Opisthotonus, Nackensteife, Kernig- und Brudzinski-Zeichen (s. S. 9), vorgewölbte Fontanelle, Petechien. Je kleiner die Kinder, desto weniger ausgeprägt können die Zeichen sein.
  - *Meningitis serosa:* Symptome der Grundkrankheit, grippales Prodromalstadium, schleichender Beginn, Kopfschmerzen, Meningismus-Zeichen wie bei Meningitis purulenta (s. o., Untersuchung s. S. 9), Fieber, neurologische Begleitsymptomatik (z. B. Hirnnervenlähmungen).
- **Komplikationen:** Hautblutungen (s. Abb. 59, Farbtafel 8) meist bei Meningokokken-Infektion als petechiale Bakterienembolien oder als ausgedehnte intravasale Gerinnung mit Verbrauchskoagulopathie und Hautnekrosen mit und ohne Waterhouse-Friderichsen-Syndrom (Nebennierenhämorrhagie) mit und ohne irreversiblem Schock. Meningoenzephalitis mit Krämpfen und Bewusstlosigkeit. Hirndrucksymptome (mit Hirnnervenlähmungen, Einklemmungszeichen), Hydrozephalus, subdurale Effusionen, Hirnabszesse, bleibende zerebrale Schäden, Innenohrtaubheit, Epilepsie, SIADH. Postinfekt. Arthritis.

Diagnostik

- Anamnese und körperliche Untersuchung (s. o.).
- **Labor:** Blutbild (bei bakterieller Infektion Leukozytose, bei viraler Infektion eher Leukozytopenie mit Lymphozytose), CRP und BSG (erhöht bei bakterieller Meningitis), Blutzucker, Elektrolyte, Blutkultur (s. bakterielle Erreger), Virusserologie (s. Erreger).
- **Lumbalpunktion** (vorher Augenhintergrunduntersuchung zum Ausschluss einer Stauungspapille notwendig):
  - *Meningitis purulenta:* Meist trübe Farbe, Zellzahl meist >1000/µl, polynukleäre Zellen (Granulozytose), evtl. sichtbare Bakterien, Eiweiß meist > 80 mg/dl, Lysozym ↑, Glukose ↓ (unter die Hälfte der Blutglukosekonzentration).

- *Meningitis serosa:* Meist seidige Trübung, Zellzahl meist <1000/µl, mononukleäre Zellen (Lymphozyten : Granulozyten<1 : 1), Eiweiß meist <80 mg/dl, Lysozym ↓, Glukose meist über die Hälfte der Blutglukosekonzentration ↑, bei Tuberkulose, Borreliose, Listeriose, Pilzinfektion dagegen ↓.
- *Erregernachweis:* Gram-Färbung (Meningokokken sind gramnegative, auch intrazellulär gelegene Diplokokken; Pneumokokken sind grampositive Diplokokken; Haemophilus influenzae ist ein gramnegatives Stäbchen), Ziehl-Neelsen-Färbung (bei Tbc), Bakterienkultur mit Antibiogramm, spezifischer Antikörpernachweis bei seröser Meningitis inklusive Tine-Test, Latex-Schnelltest bei bakterieller Meningitis, PCR bei Tbc und Herpes-Infektion.

▶ **Je nach Komplikationen:** EEG, CCT, Gerinnungsstatus u.a.
▶ **Audiogramm:** 6 Wochen nach eitriger Meningitis obligat.

Differenzialdiagnosen

▶ Enzephalitis (MRT; vgl. S. 553), Hirnblutung (MRT, Liquor; vgl. S. 196), Vergiftung (Giftnachweis, Liquordiagnostik [Blei]; vgl. S. 630), epileptischer Anfall (EEG, Liquor; vgl. S. 441); Sonnenstich, Otitis media (s. S. 279), Sinusitis (s. S. 278) etc. mit meningealer Reizung.

Therapie, Prophylaxe und Prognose

▶ **Therapie bei viraler Meningitis:** Bettruhe, unspezifische Maßnahmen (Paracetamol), Aciclovir bei Viren aus der Herpesgruppe (s. S. 544).
▶ **Therapie bei eitriger Meningitis des älteren Kindes** (beim Neugeborenen s. S. 216):
  - 👁 *Beachte:* Bei Verdacht auf Meningitis sofort nach Abnahme der Kulturen mit der Therapie beginnen – auch wenn eine Liquorpunktion nicht möglich ist.
  - *Dexamethason:* 0,8 mg/kg KG/d i. v. in 2 ED für 2–4 Tage, vor Antibiotikatherapie beginnen.
  - *Antibiotika:*
    - Beginn mit Cefotaxim 200 mg/kg KG/d i.v. in 3 ED oder Ceftriaxon 80–100 mg/kg KG/d i.v. in 1 ED. Nach Erregernachweis gezielte Weiterbehandlung. Antibiotika mindestens 7 Tage geben. Wenn 24 Stunden nach Therapiebeginn noch Bakterien anzüchtbar sind, länger therapieren.
    - Bei schwersten Formen zur Vermeidung einer Herxheimer-Reaktion (s. S. 219) einschleichend dosieren und nach 48 Stunden Liquorpunktion zur Kontrolle.
  - Intensivmedizinische Überwachung, tägliche neurologische Untersuchung, Flüssigkeitsbilanzierung, Therapie des Fiebers, der Anfälle, des Schocks, der Verbrauchskoagulopathie, des Hirnödems u. a. Erneute Lumbalpunktion nur bei Therapieresistenz.
▶ **Prophylaxe:**
  - Schutzimpfungen gegen Haemophilus influenzae und Meningokokken (s. S. 44).
  - Infektionsprophylaxe von Kontaktpersonen bei Meningokokkenerkrankungen s. Tab. 90.
▶ **Prognose:** Bei eitriger Meningitis beträgt die Letalität bei Neugeborenen 15%, bei älteren Kindern 5%; Residuen bleiben bei Neugeborenen in 30%, bei älteren Kindern in 15%, Hörstörung 10%. Bei viraler Meningitis restitutio ad integrum, außer bei Meningoenzephalitis (z. B. Herpes simplex, FSME, vgl. jeweilige Kapitel).

27.21 Meningitis

Tabelle 90 Infektionsprophylaxe (Alternativen) von Kontaktpersonen bei Meningokokkenerkrankungen

Rifampicin

Neugeborene	4 × 5 mg/kg KG (alle 12 Stunden) p. o.
Kinder	4 × 10 mg/kg KG (alle 12 Stunden) p. o.
Erwachsene	4 × 600 mg (alle 12 Stunden) p. o.

Minocyclin

Kinder > 8 Jahre	1 × 4 mg/kg KG, danach 5 × 2 mg/kg KG (alle 12 Stunden) p. o.
Erwachsene	1 × 200 mg, danach 5 × 100 mg (alle 12 Stunden) p. o.

Ciprofloxacin

> 18 Jahre	1 × 500 mg p. o.

Ceftriaxon (Schwangerschaft, Stillperiode, Schluckprobleme)

< 12 Jahre	1 × 125 mg i. m.
> 12 Jahre	1 × 250 mg i. m.

(Penicillin, Sulfonamide verhindern die Erkrankung nicht!)

27.22 Enzephalitis

Grundlagen und Symptome

- **Definition:** Vorwiegend durch Viren verursachte Entzündung des Hirngewebes, entweder primär oder postinfektiös (Immunkomplexe).
- **Formen:** Virusenzephalitis (Mumps, Masern, Röteln, Enteroviren, Herpes I, II, Arboviren, z. B. FSME, Rabies), bakterielle Enzephalitis (Erreger wie bei bakterieller Meningitis S. 550), selten Befall durch Pilze, Protozoen, Zoonosen. SSPE.
- **Meldepflicht:** Bei Erkrankung und im Todesfall unabhängig vom Erreger.
- **Symptome und körperlicher Untersuchungsbefund:**
  - Manifestation der primären Enzephalitis mit Erregernachweis während der Grundkrankheit, postinfektiöse Formen ohne Erregernachweis 1–3 Wochen danach.
  - Meist zweiphasig, zuerst katarrhalische Zeichen, dann schweres Krankheitsbild mit hohem Fieber, Bewusstseinstrübung bis Koma, apathisch oder erethisch und Herdzeichen (fokale oder sekundäre generalisierte Krämpfe, Lähmungen, Pyramidenbahnzeichen, Ataxie mit Tremor und Nystagmus bei Kleinhirnbefall), vegetative Dysregulationen, Übelkeit und Erbrechen. Zeichen der Grundkrankheit.
- **Komplikationen:** Hyperpyrexie, Status epilepticus, Hirnödem, zentrale Atemlähmung, neurologische Residuen.

Diagnostik und Differenzialdiagnosen

- Anamnese und körperliche Untersuchung (s. o.).
- **Labor:** Antikörpernachweis im Blut (z. B. FSME), Blutbild (meist Leukozytose bei primärer Enzephalitis).
- **Lumbalpunktion** (vorher Stauungspapille ausschließen): Am Beginn manchmal blande, meist lymphozytäre (evtl. kurzzeitige granulozytäre) Pleozytose, Eiweiß ↑, Zucker normal oder ↑. Virusnachweis bei unklarer Grundkrankheit (mittels DNA-PCR, z. B. für Herpes simplex), Antikörpernachweis.
- **MRT:** Herdförmige Signalhyperintensitäten.
- **EEG:** Anfangs meist temporookzipitale Verlangsamung.
- **Differenzialdiagnosen:** Meningitis purulenta oder spezifische Form der Meningitis (Tbc u. a.) (s. S. 550) mit Befall des angrenzenden Hirngewebes (Meningoenzephalitis). Enzephalitis bei Verbrennung, Hypertonie, Hypoglykämie, Hepatopathie, Ischämie/Hyposie, Schock, Reye-Syndrom, akuten Stoffwechselkrisen, bei hereditären Enzymopathien (Hyperammonämie, Organoazidopathien u. a.), Toxikose, AIDS, Katzenkratzkrankheit (Symptome der Grundkrankheit, s. jeweiliges Kapitel). Epilepsie (s. S. 441), Status epilepticus (Liquor, MRT) (s. S. 626), Vergiftungen (Schwermetalle, Pestizide) (s. S. 630), Hirnabszess, -blutung und -tumoren (MRT).

Therapie, Prophylaxe und Prognose

Therapie, Prophylaxe und Prognose
- **Therapie:**
  - **Aciclovir:** Bei (V.a.) Herpes-simplex-Enzephalitis bei Säuglingen bis zu 3 Monaten (45-)60 mg/kgKG/d i.v. in 3 ED über 21 Tage, bei Kindern älter 3 Monate 45 mg/kgKG/d i.v. in 3 ED über 21 Tage.
    - ✓ *Beachte:* Dosisreduktion bei Niereninsuffizienz!
  - Intensivmedizinische Überwachung und Therapie des Hirnödems (s. S. 646), der Krämpfe (s. S. 441), des Fiebers (s. S. 134) u. a.
- **Prophylaxe:** Aktive Impfungen gegen MMR und FSME möglich (s. S. 42 f.). Neugeborene und Immunsupprimierte von Erkrankten fern halten.
- **Prognose:** Abhängig vom Erreger, bei Herpes simplex beträgt die Letalität bei Therapie 10-20%, Residuen verbleiben in 60-70% bei rechtzeitiger Behandlung.

27.23 Hepatitis A – D

Hepatitis epidemica (Hepatitis A)

- **Epidemiologie:**
  - *Erreger:* Hepatitis-A-Virus (Picornavirusgruppe). Übertragung über Trinkwasser, Nahrungsmittel und durch direkten Kontakt (fäkal-oral). Bei Neugeborenen epidemiologisch von untergeordneter Bedeutung (fast nie präpartal). Erhöhtes Risiko bei Heimkindern, Kontaktpersonen, Reisenden in Endemiegebiete (Mittelmeerländer).
  - *Inkubationszeit:* 15 – 45 Tage. Kontagiosität besteht Tage vor bis 1 Woche nach Krankheitsbeginn, danach nur noch selten.
  - Meldepflicht.
- **Symptome und körperlicher Untersuchungsbefund:** Prodromi (2 – 78 Tage) mit Übelkeit, Müdigkeit, Anorexie, Bauchschmerzen, Durchfall, Fieber. Selten flüchtige Exantheme und Gelenkschmerzen. Dann Ikterus (anikterische und inapparente Verläufe häufig bei jüngeren Kindern), dunkler Harn, helle Stühle, druckschmerzhafte Hepatomegalie und Polylymphadenopathie, seltener Splenomegalie. Bei Neugeborenen inapparent oder subklinischer Verlauf, Ikterus, Allgemeinsymptome.
- **Komplikationen:** Fulminante Verläufe mit Gerinnungsstörungen, Enzephalopathie und Leberkoma, cholestatische Verläufe, zweiphasige Verläufe (s. u.), Thrombozytopenie, aplastische Anämie.
- **Diagnostik:**
  - Anamnese und körperliche Untersuchung (s. o.).
  - *Labor:*
    - Blutbild: Leukozytopenie, relative Lymphozytose, atypische Lymphozyten.
    - Serum: Direkte Hyperbilirubinämie, Transferasen ↑ (bis 3000 U/l, GPT> GOT) und GLDH ↑, manchmal CHE ↓. Nach 6 – 10 Wochen „biochemisches Rezidiv" bei 20%, evtl. 3. Transferasenanstieg 2 – 3 Wochen später.
    - Harn: Bilirubin und Urobilinogen ↑.
    - Nachweis der Infektion durch Anti-HAV-IgM (akute Infektion) und Anti-HAV-IgG (persistiert lebenslang).
  - *Leberbiopsie:* Nur bei fulminantem Verlauf indiziert.
- **Differenzialdiagnosen** s. u.
- **Therapie:** Symptomatisch mit Bettruhe und leichter Kost. Bei Komplikationen s. entsprechende Kapitel (Enzephalopathie S. 275, Leberzirrhose S. 273).
- **Prophylaxe:** Hygienisches Verhalten (!) besonders bei Auslandsreisen (Trinkwasser, Nahrungsmittel). Die aktive Schutzimpfung unterbricht auch Epidemien, wird neuerdings als Kombinationsimpfung mit Hepatitis B empfohlen. Immunglobulin 0,02 – 0,05 ml/kg KG i. m., Schutz für ca. 3 Monate. Nach der Geburt bei Hepatitis der Mutter Immunglobulingabe 0,2 ml/kg KG i. m.
- **Prognose:** Im Allgemeinen heilt die Hepatitis aus, chronische Verläufe kommen nicht vor.

27.23 Hepatitis A – D

Hepatitis B

- **Epidemiologie:**
  - *Erreger:* Hepatitis-B-Virus (Hepadnaviridae). Übertragung durch die Mutter vor (extrem selten) oder bei der Geburt (bis 80–90% bei HBeAg-positiver Mutter), durch direkten Kontakt (v. a. Geschlechtsverkehr) und Blutprodukte. Erhöhtes Risiko für medizinisches Personal, Drogensüchtige, Patienten mit Malignomen oder nach Transplantation, Dialysepatienten, Heimkinder, Familienangehörige von HBsAg-Trägern, Erkrankungen, bei denen Bluttransfusionen eingesetzt werden müssen, Reisende nach Asien. Weltweit gibt es ca. 200 Mio. Hepatitis-B-Virusträger!
  - *Inkubationszeit:* 45–180 Tage.
- **Symptome und körperlicher Untersuchungsbefund:**
  - Bei Neugeborenen häufig subklinischer Verlauf, Hepato(spleno)megalie.
  - Bei größeren Kindern wie Hepatitis A (s.o.).
- **Komplikationen:** Chronische Hepatitis, lebergesunde HBsAg-Träger (ohne Hepatitisanamnese), Gianotti-Crosti-Syndrom (s. S. 233), Zirrhose, Leberzellkarzinom (Differenzierung durch Leberbiopsie).
- **Diagnostik:**
  - Nachweis durch HBsAg und Anti-HBc-IgM im Serum. Marker für Infektiosität sind HBeAg und HBV-DNA.
  - *Neugeboreneninfektion:*
    - Screening der Mutter: HBsAg + Antikörper (Anti-HBsAg + Anti-HBc-AK).
    - Kind: Virusnachweis (HBsAg, HBeAg), Antikörpernachweis (Anti-HBs-, Anti-HBc-, Anti-HBe-IgM-AK), Transaminasen ↑ und Gerinnungsstörungen.
- **Differenzialdiagnosen** s. u.
- **Therapie:** Symptomatisch, bei chronischer Hepatitis Interferon α 2 b.
- **Prophylaxe:**
  - Aktive Schutzimpfung (s. S. 43).
  - Passive Immunisierung ungeimpfter Kinder nach engem Kontakt mit Hepatitis-B-Immunglobulin 0,05–0,5 ml/kg KG i. m., Neugeborene von HGsAg-positiven Müttern s. S. 185.

Hepatitis C

- **Epidemiologie:**
  - *Erreger:* Hepatitis-C-Virus (Flaviviridae). Übertragung in > 80% durch Transfusion, peri/postnatale Übertragung von infizierter Mutter bis 5%, ca. 10% bleiben ungeklärt.
  - *Inkubationszeit:* 6–8 Wochen.
- **Symptome** s. Hepatitis A (oben).
- **Komplikationen:** In 85% chronische Verläufe (Interferonmonotherapie bei Kindern unwirksam), Zirrhose, Leberkarzinom.
- **Diagnostik:** Nachweis durch HCV-RNA (PCR), Anti-HBc-AK im Serum, Diagnose oder Ausschluss der anderen Hepatitisformen.
- **Differenzialdiagnosen** s. u.
- **Therapie:** Symptomatisch, bei chronischer Hepatitis evtl. Interferontherapie mit Ribavirin.
- **Prophylaxe:** Es ist derzeit nicht klar, ob Hepatitis-C-positive Mütter beim Stillen die Kinder infizieren können. Wahrscheinlich ist die Übertragungsgefahr vor allem bei PCR-negativen Müttern sehr gering. Bis zur Klärung dieser Frage raten wir vom Stillen ab.

27.23 Hepatitis A – D

Hepatitis D
- **Epidemiologie:** Die Übertragung ist an Hepatitis B gebunden. Bei chronischen Anti-HBc-positiven HBsAg-Trägern führt eine Hepatitis-D-Superinfektion zu chronisch aktiver Hepatitis mit Übergang in eine Leberzirrhose.
- **Diagnostik:** Nachweis durch Anti-HDV-IgM/-IgG.

Hepatitis E
- **Epidemiologie:** Enteral übertragenes RNA-Virus, Inkubationszeit 15 – 60 Tage.
- **Symptome:** Klinisch ähnlich wie Hepatitis A (s. o.), eher schwerere, aber keine chronischen Verläufe.
- **Diagnostik:** Nachweis durch Anti-HEV-IgM und -IgG und HEV-RNA (PCR).

Differenzialdiagnosen
- **Andere Virushepatitiden:** EBV, Zytomegalie, Coxsackie B, Herpes simplex und HHV6, Adeno-, ECHO-Viren, Mumps, Masern, AIDS, Parvoviren.
- **Granulomatöse Hepatitiden:** Tuberkulose, Sarkoidose, Listeriose, Histoplasmose u. a.
- **Autoimmunhepatitis** (Sonderform der chronischen Hepatitis mit nicht organspezifischen Autoantikörpern): Häufig bei Mädchen, begleitet von anderen Autoimmunopathien, Lupus erythematodes, Arthritis, Nephritis u. a. Assoziation mit HLA_8 und DR_3. Therapie: Glukokortikoide.
- **Medikamentöse und toxische Hepatopathien:** Antikonvulsiva, Paracetamol, Antibiotika, Anästhetika, Analgetika, Zytostatika, Radiotherapie, Amanita phalloides, Tetrachlorkohlenstoff u. a.
- **Stoffwechselkrankheiten:** Morbus Wilson, Speicherkrankheiten, Fruktoseintoleranz, Mukoviszidose, α_1-Antitrypsin-Mangel (bei chronischem Verlauf).
- **Cholangitis und Cholestasen** (Fehlbildungen, Cholelithiasis, Tumoren, primäre sklerosierende Cholangitis): γ-GT, AP und LPX ↑, Sonographie, CT oder MRT (Cholangiographie), evtl. Biopsie (s. S. 155).
- **Andere Leberkrankheiten:** Leberabszess, Amöbiasis, Leberegel, Echinokokken.

27.24 Infektiöse Mononukleose (Pfeiffer-Drüsenfieber)

Grundlagen und Symptome

- **Epidemiologie:**
  - *Erreger:* Epstein-Barr-Virus (EBV) (= humanes Herpesvirus 4). Übertragung durch Tröpfchen oder Speichelkontakt („kissing disease"), Eintrittspforte ist der Nasen-Rachen-Raum, seltener Übertragung durch Bluttransfusion. Hohe Durchseuchung bereits im Kindesalter mit häufig inapparentem Verlauf.
  - *Inkubationszeit:* 5–7 Wochen.
- **Symptome und körperlicher Untersuchungsbefund:**
  - *Atypisches Krankheitsbild bei Säuglingen und Kleinkindern:* Abdominelle Beschwerden und Infektzeichen des oberen Respirationstraktes.
  - *Typischer Krankheitsverlauf zwischen 15 und 25 Lebensjahren:* Beginn mit uncharakteristischem Fieber, Müdigkeit, Kopf- und Halsschmerzen. Generalisierte Lymphknotenschwellung (am stärksten im Halsbereich), weiche Splenomegalie, seltener Hepatomegalie. Angina lacunaris mit pseudomembranösen Belägen kann später auftreten. Manchmal flüchtiges Exanthem.
- **Komplikationen:** Ampicillinexanthem (generalisiertes morbilliformes Exanthem mit Fieber bis zum neunten Tag nach Aminopenicillintherapie) rezidivierende Tonsillitis (häufig Streptokokken), Pneumonie (im Säuglingsalter chronische Verläufe), Myokarditis, Hepatitis (bis akute Leberdystrophie), Nephritis, Meningoenzephalitis, Polyradikulitis, Thrombozytopenie, hämolytische und aplastische Anämie, Burkitt-Lymphom vom afrikanischen Typ, bei Milzvergrößerung > 500 g Gefahr der Ruptur.

Diagnostik

- Anamnese und körperliche Untersuchung (s.o.).
- **Labor:** Blutbild (initial Leukozytopenie, dann Leukozytose mit Lymphozytose mit monozytoiden Pfeiffer-Drüsenfieberzellen), Monospot-Schnelltest (bei kleinen Kindern oft negativ), spezifische IgG-AK und IgM-AK (beweisend), Lebertransferasen (häufig ↑).

Differenzialdiagnosen

- Bakterielle und virale Tonsillitis verschiedener Genese (s. S. 281).
- Toxoplasmose, Zytomegalie (s. S. 220), Leptospirose, Brucellose.
- Leukämie u. a. lymphoproliferative Erkrankungen (s. S. 371).

Therapie und Prognose

- **Therapie:** Symptomatisch, keine Aminopenicilline (→ Ampicillinexanthem) (s. Farbtafel 11)! Bei Superinfektion im Bereich der Tonsillen Makrolidantibiotika.
- **Prognose:** Schwere und tödliche Verläufe sind selten und kommen meist bei Immundefizienz nach Nierentransplantation vor.

27.25 Acquired immune deficiency syndrome (AIDS)

Grundlagen und Symptome

- **Definition:** AIDS ist das Endstadium einer Infektion mit einem Human Immundeficiency Virus (HIV).
- **Epidemiologie:**
  - *Erreger:* Human immundeficiency virus (Retrovirus): Übertragung:
    - Konnatal durch vertikale Transmission einer HIV-infizierten Mutter auf das Neugeborene: Risiko ca. 30%, bei Behandlung der Schwangeren mit Zidovudin signifikante Abnahme auf < 8%, bei Kombination mit Sectio plus Zidovudin in der prä-, peri- und postnatalen Periode auf < 3%.
    - Postnatal durch Geschlechtsverkehr über infiziertes Sperma, Blut oder Blutderivate (Injektionen, Verletzungen, Transplantation).
  - *Risikogruppen:* Kinder HIV-infizierter Mütter, Drogensüchtige, Homosexuelle, früher Hämophile. Zunahme der heterosexuellen Transmission bei Jugendlichen.
  - Die Viren zerstören die T-Helferzellen und bleiben lebenslang im Körper.
- **Klassifikation (Verlauf und Symptome)** s. Tab. 91.

Tabelle 91 Klinische Klassifikation (Symptome und Verlauf) der HIV-Infektion bei Kindern unter 13 Jahren

Kategorie	Symptome
N	keine Symptome oder 1 Befund der Kategorie A
A	**milde Symptomatik mit 2 oder mehr der folgenden Befunde:** Lymphadenopathie ($\geq$ 5 cm); Hepatomegalie; Splenomegalie; Dermatitis; Parotitis; rezidivierende (mindestens 4×/Jahr) oder persistierende Infektionen des Respirationstrakts einschließlich Sinusitis oder Otitis media
B	**mittelschwere Symptomatik mit z. B.:** Anämie (<8 g/dl) oder Neutropenie (< 1 000/µl) oder Thrombozytopenie (< 100 000/µl); bakterielle Meningitis, Pneumonie oder Sepsis; persistierende oropharyngeale Candidiasis; Kardiomyopathie; rezidivierende oder chronische Diarrhö; Hepatitis; rezidivierende Herpes-Stomatitis; Herpes zoster; Leiomyosarkom; lymphoide interstitielle Pneumonie oder pulmonale lymphoide Hyperplasie; Nephropathie; Nokardiose; persistierendes Fieber >1 Monat; persistierende oder komplizierte Varizellen
C	**schwere Symptomatik mit z. B.:** rezidivierende, multilokuläre, schwere bakterielle Infektionen; Candidiasis des Ösophagus oder/und der Atemwege; Zytomegalie mit Beginn > 1. Lebensmonat und/oder Retinitis; Kryptokokkose; Kryptosporidiose oder Isosporidiasis mit Diarrhö >1 Monat; disseminierte Kokzidiomykose; Enzephalopathie (mindestens ein progredienter Befund) z. B. 1. signifikante psychomentale Entwicklungsretardierung 2. Mikrozephalie (CT, MRT) 3. symmetrische neurologische Defekte (Paresen, Ataxie etc.); Herpes simplex mit Ulkus (> 1 Monat) oder Bronchitis, Pneumonie, Ösophagitis bei Kind > 1 Lebensmonat; disseminierte Histoplasmose; Kaposi-Sarkom; Lymphom im Gehirn oder Burkitt-Tumor oder verschiedene B-Zell-Lymphome; Mycobacterium tuberculosis oder andere Spezies, disseminiert und extrapulmonal; Mycobacterium avium oder kansarii, disseminiert (außerhalb oder zusätzlich zu Befall der Lunge, der Haut und der Lymphknoten); Pneumozystis-carinii-Pneumonie; progressive multifokale Leukoenzephalopathie; Toxoplasmose des Gehirns (Beginn > 1. Lebensmonat), schwere Dystrophie

27.25 Acquired immune deficiency syndrome (AIDS)

Tabelle 92 Immunologische Kategorien basierend auf der CD4-Lymphozyten-Zahl

immuno-logische Kategorie	Alter des Kindes/Lymphozytenzahl					
	<12 Monate		1–5 Jahre		6–12 Jahre	
Immun-suppression	µl	%	µl	%	µl	%
keine	≥ 1500	≥ 25	≥ 1000	≥ 25	≥ 500	≥ 25
mittelschwere	750–1499	15–24	500–599	15–24	200–499	15–24
schwere	< 750	< 15	< 500	< 15	< 200	< 15

Tabelle 93 Klassifikation der HIV-Infektion bei Kindern nach CDC

immunologische Kategorie	klinische Symptomatik			
Immun-suppression	N keine	A leichte	B mittelschwere	C schwere
1 keine	N1	A1	B1	C1
2 mittelschwere	N2	A2	B2	C2
3 schwere	N3	A3	B3	C3

bei unklarem Infektionsstatus werden die Untergruppen durch den Buchstaben „E" erweitert (Beispiel EN2)

Diagnostik

- Anamnese und körperliche Untersuchung (s. o.).
- **Labor:**
  - Nachweis einer HIV-Infektion: HIV-AK mit ELISA und Western-Blot-Test (immer 2 verschiedene Methoden) ab 3 Wochen bis 6 Monate nach der Infektion. Bei Kindern unter 18 Monaten zählen andere Kriterien wie HIV-Kultur, HIV-DNS-PCR, p24-Antigennachweis oder Kriterien der CDC-Klassifikation mit.
  - Blutbild mit Differenzial-BB, Lymphozytensubpopulation (T-Helfer-/T-Suppressor-Zellen absolut und relativ, normal ist eine Anteil der T-Helfer-Zellen > 25% von der Gesamt-Lymphozyten-Zahl), Transaminasen, LDH, AP, Nierenretentionswerte.
  - Lymphozytenstimulierbarkeit ↓, Immunglobuline ↑.
  - Bestimmung der Viruslast (Zahl der Viruskopien im Blut) mittels PCR.
  - Urinstatus: Bei Glomerulonephritis Eiweiß ↑.
  - Nachweis zusätzlicher Infektionen je nach Befund (z. B. Pneumozystis, Toxoplasmose, Herpes simplex).
- **Bildgebende Diagnostik:** Abdomensonographie, Röntgen-Thorax (Pneumonie?), CCT (bei V. a. ZNS-Befall).

27.25 Acquired immune deficiency syndrome (AIDS)

Differenzialdiagnosen

- Lymphotrope Virusinfektionen (s. S. 530 und 557), maligne Lymphome (s. S. 383 ff.), andere angeborene oder erworbene Immundefizienzen (s. S. 339).

Therapie

- **Antiretrovirale Therapie (in spezialisierten Zentren):**
  - *Indikationen:* 1. Alle Kinder in den Kategorien B und C; 2. rasche Abnahme der T-Helfer-Lymphozyten > 5% innerhalb von 6 Monaten; 3. Viruslast im Plasma über einer bestimmten Schwelle.
  - *Antiretrovirale Medikamente:* Übersicht s. Tab. 94. Die Patienten erhalten eine Dreierkombination mit 2 reversen Transkriptase-Inhibitoren und 1 Protease-Inhibitor. Bei Resistenz das Programm umstellen. HIV-infizierte Schwangere erhalten Zidovidin.
    - *Beachte:* Lebenslange Medikamenteneinnahme erforderlich.
- Bei HIV-Positivität Dauerprophylaxe gegen opportunistische Infektionen. Aufgetretene Infektionen gezielt behandeln (s. entsprechende Kapitel, z. B. mit Aciclovir, Ganciclovir, Mycostatin, Pyrimethamin, Cotrimazol).
- Impfungen nur mit Totimpfstoffen (außer MMR).

Tabelle 94 Antiretrovirale Medikamente

antiretrovirale Medikamente I:
nukleosidale reverse Transkriptase-Inhibitoren (NRTI)

Generic (Kürzel, Handelsname)	Nebenwirkungen
Zidovudin (AZT, Retrovir) 2,5 mg/kg KG/d i. v. in 6 ED	Neutropenie, Anämie
Didanosin (ddI, Videx)	Diarrhö, Neutropathie, Pankreatitis
Zalcitabin (ddC, Hivid)	Neuropathie, orale Ulzera
Stavudin (d4T, Zerit)	Neuropathie
Lamivudin (eTC, Epivir)	Meteorismus
(Abacavir, ABA, Ziagen)	hypersensitive Reaktion

antiretrovirale Medikamente II:
nicht nukleosidale reverse Transkriptase-Inhibitoren (NNRT)

Generic (Kürzel, Handelsname)	Nebenwirkungen
Nevirapin (NVP, Viramune)	Transaminasen ↑, Exanthem
Delavirdin (DLV, Rescriptor)	Exanthem, Übelkeit
Efavirenz (EFV, Sustiva)	Exanthem, Alpträume, Schwindel

antiretrovirale Medikamente III:
Protease-Inhibitoren (PI)

Generic (Kürzel, Handelsname)	Nebenwirkungen
Saquinavir (SQV-HG, Invirase) (SQV-SG, Fortovase)	Diarrhö, Völlegefühl
Indinavir (IDV, Crixivan)	Bilirubin ↑, Nierensteine
Ritonavir (RTV, Norvir)	Transaminasen ↑, Übelkeit, zirkumorale Taubheitsgefühle
Nelfinavir (NFV, Viracept)	Diarrhö
(Amprenavir, APV, Agenerase)	Diarrhö, Exanthem

27.25 Acquired immune deficiency syndrome (AIDS)

- Dauerprophylaxe gegen oppurtunistische Infektionen, z. B. Herpes, Zytomegalie, Pilze, Pneumocystis carinii, Toxoplasmose, Mycobakterien (s. jeweilige Kapitel).
- Eine Isolierung der Patienten ist nicht nötig.

Prophylaxe
- Freiwilliges Screening auf HIV-Infektion bei Schwangeren.
- Aufklärungsprogramme in den Schulen („safer sex" – kein sicherer Schutz!).
- Verminderung der vertikalen Transmission durch Zidovudin-Behandlung der HIV-positiven Schwangeren mit 100 mg/d p. o. 5 × tgl. ab dem 2. Trimenon, elektive Sectio des Neugeborenen plus Zidovudin 8 mg/kg KG p. o. für 6 Wochen.
- Bei HIV-positiver Mutter Kind nicht stillen, um postnatale Übertragung zu vermeiden.

Prognose
- Die Inkubationszeit bis zum Stadium AIDS unter antiretroviraler Therapie bei HIV-positiven Kindern ist noch zu wenig dokumentiert. Letztlich endet die Erkrankung tödlich. Kinder mit oppurtunistischen Infektionen haben eine schlechte Prognose (75% sterben innerhalb von 3 Jahren).

27.26 Malaria

Grundlagen und Symptome

- **Definition:** Durch den Biss der weiblichen Anophelesmücke auf den Menschen übertragene Plasmodieninfektion mit Befall von Leber, Milz und Erythrozyten.
- **Epidemiologie:**
  - Hauptsächlich in tropischen und subtropischen Ländern, aber auch in der Türkei verbreitet. Durch Fernosttourismus wieder häufiger.
  - *Erreger und Formen:*
    - Plasmodium falciparum: Malaria tropica (maligne Form, Inkubationszeit 7–20 Tage).
    - Plasmodium vivax und Plasmodium ovale: Malaria tertiana (benigne Form, Inkubationszeit 10–21 Tage).
    - Plasmodium malariae: Malaria quartana (benigne Form, Inkubationszeit 21–40 Tage).
- **Symptome und körperlicher Untersuchungsbefund:**
  - *Allgemein:* Fieber mit Schüttelfrost, Kopf- und Gliederschmerzen, Bauchschmerzen, evtl. Ikterus und Diarrhö, Hepatosplenomegalie, Zeichen der hämolytischen Anämie (s. S. 366).
  - *Malaria tropica:* Verläuft besonders schwer, mit täglichen Fieberschüben und häufigen Komplikationen (s. u.), sie kann in wenigen Tagen zum Tod führen.
  - Bei *Malaria tertiana* treten die charakteristischen Fieberschübe alle 48 Stunden ein, bei *Malaria quartana* alle 72 Sunden, beide verlaufen leichter und protrahierter als Malaria tropica.
- **Komplikationen:** Vor allem während der hämolytischen Krisen prärenales akutes Nierenversagen (s. S. 421), Enzephalitis, zerebrovaskuläre Mikroembolisierung mit Bewusstseinsstörungen, Koma, Schock, Myokarditis.

Diagnostik

- Anamnese und körperliche Untersuchung (s. o.).
- **Labor:**
  - BSG und CRP ↑.
  - *Differenzialblutbild:* Hämolytische Anämie, Leukozytopenie, Thrombozytopenie.
  - *Erregernachweis:* Mikroskopischer Nachweis der Plasmodien im Blutausstrich oder „dicken Tropfen", alle 6 Stunden über 24 Sunden. Für den „dicken Tropfen" 1 Tr. Kapillarblut auf einen Objektträger zu einer Fläche von 1 cm^2 verteilen (sollte noch durchsichtig sein), trocknen und nach Giemsa färben. Mikroskopisch in den Erythrozyten Plasmodien nachweisen: Halbmondförmig (P. falciparum), bandförmig (P. malariae), Tüpfelung (P. virax) oder ringförmige Jugendformen.
  - *Serologie:* AK-Nachweis erst eine Woche nach Krankheitsbeginn möglich, Anstieg nach 2–4 Wochen.

Differenzialdiagnosen

- Grippaler Infekt, Mononukleose (s. S. 557), Hepatitis (s. S. 554), Typhus abdominalis (s. S. 534), Leptospirose, Sepsis (s. S. 525).
- Akute Pyelonephritis (s. S. 412), akutes Nierenversagen anderer Genese (s. S. 421), Enzephalitis anderer Genese (s. S. 553).

27.26 Malaria

Therapie

- **Medikamente** s. Tab. 95.

Tabelle 95 Malariatherapie

Indikation	Medikament	Dosierung
Malaria tertiana und quartana	Chloroquin	initial 10 mg Chloroquin Base/kg KG; 6, 24 und evtl. 48 h später je 5 mg Base/kg KG p. o., i. m. oder als i. v.-Infusion über 2–4 h)
Malaria tropica abhängig von lokaler Resistenzsituation	Mefloquin	Einmaldosis 25 mg/kg KG p. o.
	Halofantrin	8 mg/kg KG p. o. 3 × im Abstand von je 6 h, nach 7 Tagen wiederholen
	Chinin (Dihydrochlorid oder Sulfat)	10 mg Base/kg KG p. o. 3 × tägl. für 10 Tage
schwere und komplizierte Malaria tropica	Chinin	initial 20 mg Base/kg KG in 5%iger Dextrose-Infusion über 4 h; dann 10 mg/kg KG i. v. über 2–4 h alle 8 h bis orale Medikation möglich ist; Umstellung auf Mefloquin frühestens 12 h nach letzter Chiningabe
Rezidivprophylaxe bei Plasmodium vivax und P. ovale	Primaquin	0,25 mg/kg KG p. o. täglich für 14 Tage (*cave:* G6 PD-Mangel)

Prophylaxe

- Medikamente s. Tab. 96. Dauer: 1 Woche vor Reiseantritt, mit doppelter Dosis am Beginn auf 2 Tage verteilt, bis 3–4 Wochen nach der Rückkehr.

Tabelle 96 Chemoprophylaxe der Malaria

Substanz (Präparat)	Dosierung
Chloroquin (Resochin)	5 mg/kg KG der Base p. o. 1 × pro Woche
Proguanil (Paludrin)	2 × 1,5 mg/kg KG p. o. täglich
Mefloquin (Lariam)	5 mg/kg KG/Woche – entsprechend: 15–19 kg KG: ¹/₄ Tbl. 20–29 kg KG: ¹/₂ Tbl. 30–45 kg KG: ³/₄ Tbl. > 40 kg: 2 Tbl.

27.26 Malaria

Tabelle 97 Empfohlene Malaria-Medikamente nach Resistenzen

Zone	Charakteristika der Gebiete	Medikamente zur Prophylaxe	Nofallmedikation
A	ohne Chloroquinresistenz	Chloroquin	keine
	oder ohne Plasmodium falciparum	keine	Chloroquin
B	Chloroquinresistenz	Chloroquin + Proguanil	keine
		oder Chloroquin oder keine	Mefloquin
C	hochgradige Chloroquinresistenz oder Multiresistenzen	Mefloquin	keine
		Chloroquin + Proguanil oder keine	Mefloquin

jeweils in den tropenmedizinischen Instituten nach der aktuellen Resistenzsituation erkundigen

Prognose

- **Malaria tropica:** In 5% nach wenigen Tagen letal. Das Überleben ist von der raschen Therapie und dem Ausmaß der Komplikationen abhängig. Eine Heilung ist nach Monaten bis Jahren zu erwarten.
- **Malaria tertiana:** Heilung nach etwa 3 Jahren möglich.
- **Malaria quartana:** Häufig lebenslang keine Heilung.

27.27 Wurmkrankheiten

Grundlagen und Symptome

- **Epidemiologie:** In den gemäßigten Zonen werden am häufigsten Askariden und Oxyuren, selten Zestoden (Bandwurm), Larva migrans und Leberegel übertragen (über Wurmeier). Trichinellen kommen kaum noch vor.
- **Symptome und körperlicher Untersuchungsbefund:**
  - *Ascaris lumbricoides* (Spulwurm): Bauchschmerzen, Übelkeit, vorübergehender Husten (Larven durchdringen die Darmwand, befallen die Lunge), evtl. Urtikaria, selten mechanischer Ikterus, Ileus. Würmer im Stuhl sind bis 40 cm lang.
  - *Oxyuris vermicularis* (Madenwurm): Genitoanaler Juckreiz besonders nachts mit Schlafstörungen, manchmal Analekzem, Vulvovaginitis, Appendikopathie. Würmer im Stuhl sind bis 12 mm lang.
  - *Taenia saginata* (Rinderbandwurm): Symptomarm, Abmagerung. Wurm 5–10 m lang, Kopf mit 4 Saugnäpfen, längliche Proglottiden im Stuhl.
  - *Taenia solium* (Zystizerkose, Schweinebandwurm): Myalgien, neurologische Symptome. Wurm bis 3 m lang, Kopf mit 4 Saugnäpfen und 7 Hakenkränzen, kurze Proglottiden im Stuhl.
  - *Bothriocephalus latus* (Fischbandwurm): Gedeihstörung, Blässe. Wurm 15–20 m lang, Proglottiden im Stuhl.
  - *Echinococcus granulosus* (Hundebandwurm): Urtikaria, evtl. Fieber, Anaphylaxie. Hepatische, ggf. zerebrale, pulmonale und renale Infiltration mit Zystenbildung (typische Tochterzysten).
  - *Larva migrans* (Toxocara canis und cati): Fieber, Gedeihstörung, Anämie, Irritabilität, Husten bis akute Asthmaanfälle, evtl. Sehstörungen, Augenschmerzen, Lymphadenopathie, Pruritus, Hepatosplenomegalie.
  - *Fasciola hepatis* (Leberegel): Fieber, Anorexie, Leberschmerzen, Hepatomegalie, Cholangitis, evtl. mechanischer Ikterus, Leberzirrhose.
  - *Echinococcus multilocularis* (Fuchsbandwurm): Multizystischer Leberbefall.

Diagnostik

- Anamnese und körperliche Untersuchung (s.o.).
- **Fundoskopie:** Chorioretinitis, Nachweis von Toxocara im Augenhintergrund.
- **Labor:**
  - *Blutbild:* Häufig Eosinophilie, besonders stark bei Toxocara; perniziosiforme Anämie bei Bothriocephalus latus.
  - *Serum:* Je nach Organbefall, z. B. Leberfunktionen.
  - *Antikörpernachweis:* Bei Larva migrans, Bothriocephalus latus, Echinokokkus, Leberegel, evtl. Hauttests.
- **Direkter Nachweis der Würmer und Eier:**
  - *Stuhl:* Nachweis der Würmer makroskopisch (Askariden, Oxyuren, Proglottiden) und der Eier mikroskopisch im Stuhl (Eosinlösung, bei 100–200facher Vergrößerung, Formen s. Abb. 107). Oxyureneier können frühmorgens mit Cellophan-Klebestreifen vom ungereinigten Anus gewonnen werden.
  - *Biopsien:* Leberbiopsie bei Echinokokkus (Zysten nicht punktieren, sondern in toto exstirpieren!), Larven bei Toxocara, Leberegel u.a.
- **Bildgebende Diagnostik:**
  - *Abdomensonographie* und ggf. CT bei Echinococcus granulosus (Hydatiden mit Tochterzysten), Echinococcus multilocularis (multizystischer Leberbefall), Larva migrans (Hepatosplenomegalie).
  - *Röntgen-Thorax:* Flüchtiges Löfflersches eosinophiles Rundinfiltrat der Lunge bei Askariden.

27.27 Wurmkrankheiten

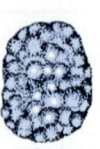 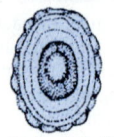 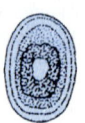 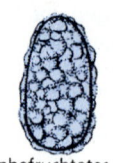

Aufsicht — optischer Schnitt — hüllenloses Ei — unbefruchtetes Ei

Askarideneier

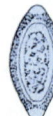 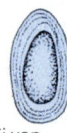 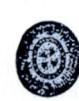 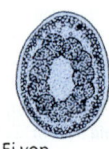

Ei von Trichuris trichiura — Ei von Enterobius vermicularis — Ei von Taenia saginata Taenia solium — Ei von Diphyllobothrium latum

Abb. 107 Wurmeier unter dem Mikroskop (aus C. Simon)

Therapie, Prophylaxe und Prognose

- **Therapie:**
  - *Allgemein:* Hygienische Maßnahmen zur Unterbrechung der fäkaloralen Übertragung.
  - *Askariden:* Pyranthelpamoat 1 × 10 mg/kg KG p.o. oder Mebendazol 2 × 100 mg/d p.o. für 3 Tage.
  - *Oxyuren:* Pyrviniumpamoat 1 × 5 mg/kg KG p.o. oder Pyranthelpamoat 1 × 10 mg/kg KG p.o. Nach 2 Wochen wiederholen. Ganze Familie behandeln, nach der Therapie Wäschewechsel.
  - *Tänien und Bothriocephalus latus:* Niclosamid 2 × 0,5 g p.o. an einem Tag, über dem 6. Lebensjahr 1–2 g p.o. Bei Zystizerkose des Gehirns Praziquantel 50 mg/kg KG/d p.o. für 14 Tage.
  - *Echinokokkus:* Bei lokalisiertem E. granulosus chirurgische Exstirpation, bei E. multilocularis Versuch einer Langzeittherapie mit Mebendazol 50 mg/kg KG/d p.o. oder Albendazol 10 mg/kg KG/d p.o.
  - *Larva migrans:* Thiabendazol 2 × 25 mg/kg KG/d p.o. für 7 Tage oder Ketrazan 3 × 2 mg/kg KG/d p.o. für drei Wochen. Bei akutem Bronchospasmus Epinephrin (1:1000) 0,01 mg/kg KG/d i.v., Salbutamol-Vernebelung, Aminophyllin 6 mg/kg KG Kurzinfusion, evtl. Prednisolon 2 mg/kg KG i.v.
  - *Fasciola hepatis:* Praziquantel 25 mg/kg KG/d p.o., ggf. chirurgische Intervention.
- **Prophylaxe:**
  - Fleischbeschau (wie heutzutage üblich, auf Tänien, Trichinellen u.a.), kein rohes Fleisch essen. Rohe Früchte, Salat, Gemüse vor Verzehr reinigen.
  - Haustiere entwurmen.
- **Prognose:**
  - Im Allgemeinen bei rechtzeitiger Diagnose und Therapie gut.
  - Manchmal kann es zur Blindheit bei Larva migrans und fatalem Ausgang bei Echinococcus multilocularis kommen.

27.28 Antibiotikaprophylaxe

Grundlagen
Eine Chemoprophylaxe ist nur bei gezieltem Einsatz gegen den zu erwartenden Erreger erfolgreich. Ungezielte Prophylaxe schafft Erregerresistenz.

Infektionsprophylaxe
- **Haemophilus-influenzae-B-Erkrankungen:** Bei ungeimpften Kindern unter 4 Jahren in der gleichen Familie Rifampicin (20 mg/kg KG/d p.o. in 1 ED) an alle Kontaktpersonen für 4 Tage.
- **Streptokokken der Gruppe A:** Bei Epidemien mit Fällen von rheumatischem Fieber oder Nephritis, bei rheumatischem Fieber in der Familie und wiederholten Streptokokkeninfekten: Benzathinpenicillin 1 × 1,2 Mio. i. m. oder orales Penicillin 50 000 IE/kg KG für fünf Tage.
- Pertussis (s. S. 42), Tuberkulose (s. S. 43), Meningokokken (s. S. 552).

Komplikationsprophylaxe
- **Pneumocystis-carinii-Infektionen:** Bei Immunsuppression und septischer Granulomatose Trimethoprim-Sulfamethoxaz 5 mg/kg KG/d p.o. bis zu 6 Mon.
- **Postsplenektomiesepsis** (meist Pneumokokken oder Haemophilus influenzae): Amoxicillin 1 × 20 mg/kg KG/d oder Penicillin V 2 × 20 000 IE/d p.o. oder Benzathinpenicillin 1 × 50 000 IE/Woche i.m. Dauerprophylaxe bis zum 6. Lebensjahr, dann evtl. nur in Phasen erhöhter Gefährdung.
- **Sichelzellenanämie:** Penicillin (s.o.) bis zum 6. Lebensjahr.
- **Bei kongenitalen Vitien (besonders VSD) und nach Herzoperationen:** Amoxicillin 50 mg/kg KG p.o. vor jedem operativen Eingriff mit möglicher Kontamination (Mundhöhle etc.). Bei Operationen im Magen-Darm- oder Urogenitaltrakt in Kombination mit Gentamycin 2 mg/kg KG. Bei Eingriffen in infiziertem Gewebe Flucloxacillin 25 mg/kg KG.
- **Nach Operationen und Traumen:**
  - *Indikationen und Dauer:* Gezielte Prophylaxe gegen zu erwartenden Keim bei verschmutzten und kontaminierten Wunden und nach Darmperforation. Bei sauberen Wunden Prophylaxe nur bei offenen Herzoperationen und Implantation von Kunststoff, nicht z. B. bei sterilen Knochenoperationen. Perioperative Antibiotikaprophylaxe wenn möglich zwei Stunden vor der Operation beginnen und bis 24 h nach der Operation fortführen.
  - *Medikamente:*
    - Bei verschmutzten Hautwunden: Flucloxacillin 50–100 mg/kg KG/d i.v. gegen Staphylokokken.
    - Im Bauchraum: Ampicillin 50–100 mg/kg KG/d i.v. bzw. Mezlocillin 200 mg/kg KG/d i.v. plus Metronidazol 30–50 mg/kg KG/d i.v. bzw. Clindamycin 25–40 mg/kg KG/d i.v. gegen Escherichia coli und Anaerobier.
    - Bei Zahnextraktion beherdeter Zähne: Penicillin gegen Streptokokken.
- *Keine Prophylaxe bei:* Verbrennungen, Virusinfektionen, zentralem Venenkatheter, künstlicher Beatmung.

Rezidivprophylaxe
- **Harnwegsinfektion:** Bei rezidivierenden Infektionen, bei vesikoureteralem Reflux und nach Operationen Trimethoprim-Sulfamethoxazol 2,5 mg/kg KG/d p.o. oder Nitrofurantoin 1–2 mg/kg KG/d p.o. jeweils abends für 3–6 Monate.
- **Rezidivierende Otitis media:** Amoxicillin oder Azithromycin 1 × 10 mg/kg KG/Woche für 3–6 Monate.
- **Rheumatisches Fieber** s. S. 356.

27.29 Antiinfektiöse Behandlung

Grundlagen und häufigste Erreger

- **Grundsätzliche Überlegungen:** Besteht tatsächlich eine Indikation? Welche Erreger kann vermutet werden (educated guess)? Welches Antibiotikum ist in Abhängigkeit von Art des Erregers, Ort der Infektion, Applikationsart, Dosi, Toxizität, Wirkungsspektrum, Wirkungsart, Wirkungsdauer indiziert?
- **Praktisches Vorgehen:**
  - Wenn möglich Erregernachweis und Antibiogramm vor Therapie. Bei unbekanntem Erreger und Indikation zu raschem Behandlungsbeginn bei akuten Erkrankungen wahrscheinliches Erregerspektrum berücksichtigen (Tab. 98).
  - Eine antiinfektiöse Monotherapie ist für die Mehrzahl der Infektionen ausreichend. Breitbandantibiotika oder Kombinationen bei schweren Infektionen, resistenten Erregern, besonders Problemkeimen bei Neugeborenen und Immunsuppression einsetzen.
  - Keine Überdosierungen. Bei eingeschränkter Nierenfunktion Halbwertszeit berücksichtigen. Bei potentiell höherer Toxizität ist ein Monitoring des Blutspiegels bei Aminoglykosiden obligatorisch, bei Vancomycin fakultativ.
  - Nicht zu kurz behandeln und nicht unterdosieren.
  - Risiken bei Anwendung in der Schwangerschaft s. Tab. 46, S. 193.

Tabelle 98 Häufigste Erreger

Diagnose	häufigste Erreger
Respirationstrakt	
akute Bronchitis	meist primär Viren meist sekundär Pneumokokken, Haemophilus (H.) influenzae, Moraxella catarrhalis, Streptokokken
Pneumonie	Pneumokokken, H. influenzae, Staphylokokken, Mykoplasmen, Chlamydien, Legionellen
Mukoviszidose	Pseudomonas aeruginosa, Staph. aureus, H. influenzae
akute Otitis	Pneumokokken, H. influenzae, Moraxella catarrhalis, Staphylokokken, A-Streptokokken
chronische Otitis	Staphylokokken, Pseudomonas aeruginosa, Proteus u. a.
akute Sinusitis	Pneumokokken, H. influenzae, Moraxella catarrhalis, A-Streptokokken, Staph. aureus
chronische Sinusitis	Staphylokokken, H. influenzae, A-Streptokokken, Mischinfekt mit Anaerobiern
Tonsillitis	A-Streptokokken
Laryngitis	meist Viren
Epiglottitis	Haemophilus influenzae
Rhinitis, Pharyngitis	meist Viren
Zahninfektionen	Streptokokken, Anaerobier
Haut und Weichteile	
Erysipel	A-Streptokokken
Impetigo	meist A-Streptokokken, seltener Staphylokokken
Furunkel, Abszesse, Phlegmonen	Staphylococcus aureus
Erythema migrans	Borrelia Burgdorferi

27.29 Antiinfektiöse Behandlung

Tabelle 98 Fortsetzung

Diagnose	häufigste Erreger
Harntrakt	
Cystitis, Pyelonephritis	E. coli, Proteus mirabilis u. a.
Magen-Darm-Trakt	
Akute Enteritis	meist Viren (Rota-, Adenoviren), Salmonellen, Campylobacter jejuni, Yersinien, Shigellen, Amoeben
Ulcus ventriculi/duodeni	Helicobacter pylori
Cholangitis/-Zystitis	E. coli, Enterokokken, Klebsiellen, Streptokokken, Anaerobier
Genitaltrakt	
Inneres Genitale	Gardnerella, Gonokokken, Chlamydien
Äußeres Genitale	Gonokokken, Chlamydia trachomatis (Treponema pallidum)

Antibiotika

- **Antivirale Therapie** (Indikationen s. einzelne Krankheiten): Bei Infektion mit Zytomegalie-Virus Ganciclovir 5 – 10 mg/kg KG/d i. v. in 3 ED, bei RS-Viren Ribavirin als Aerosol, bei Herpes simplex-Viren Aciclovir (Dosierung s. S. 544), bei Varizella-Zoster-Virus ebenfalls Aciclovir (Dosierungen s. S. 220 und 545), bei AIDS u. a. Retrovir (Dosierung s. S. 560).
- **Antibakterielle Therapie** s. Tab. 99.

27.29 Antiinfektiöse Behandlung

Tabelle 99 Wahl des Antibiotikums (AB) nach Art der bakteriellen Erreger

Erregerart	AB 1. Wahl (Alternativen)	Dosis mg/kgKG/d	ED (Einzeldosen)	AB 2. Wahl (Alternativen)	Dosis mg/kgKG/d	ED (Einzeldosen)
Anaerobier (allgem.)	Metronidazol	20–30 i.v., p.o.	2–3	Clindamycin	30–40 p.o, 40–80 i.v.	3–4
				Mezlocillin	200–300 i.v.	4
Actinomyces	Penicillin G	100000–300000 IE i.v.	4–6	Tetracyclin	4 p.o.	2
				Sulfonamide	100 p.o.	1
Aerobacter aerogenes	Aminoglykoside, z.B. Gentamicin	4–7,5 i.v., i.m.	2–3	Mezlocillin	200–300 i.v.	4
				Cephalosporin III. Generation	abhängig von Substanz	2–3
Aspergillus	Amphotericin B	0,1–1,0 i.v.	1			
Bacteroides species	Clindamycin	30–40 p.o., 40–80 i.v.	3–4	Metronidazol	20–30 i.v., p.o.	2–3
				Cefoxitin	50–100 i.v., i.m.	3
Bordetella pertussis	Erythromycin	30–50 p.o, i.v.	2–4			
	Clarithromycin	15 p.o.	2			
Borrelien	Penicillin V	50000–80000 IE p.o.	3–4	Erythromycin	30–50 p.o., i.v.	2–4
	Ceftriaxon	60–100 i.v., i.m.	1–2	Tetracyclin	4 p.o.	2
Candida albicans	Nystatin	0,5–1 ml p.o. (unabhängig vom KG)	4	Ketoconazol	2,5–5 p.o.	1
				Flucytosin	50–150 i.v.	1
	Amphotericin B	0,1–1,0 i.v.	1			
Chlamydien	Erythromycin	30–50 p.o., i.v.	2–4	Tetracycline	4 p.o.	2
	Clarithromycin	15 p.o.	2			

27.29 Antiinfektiöse Behandlung

Clostridien	Antitoxin plus Penicillin V	50000–80000 IE p.o.	3–4	Erythromycin Clarithromycin	30–50 p.o., i.v. 15 p.o.	2–4 2
Corynebacterium diphtheriae	Antitoxin plus Penicillin V	50000–80000 IE p.o.	3–4	Erythromycin Clarithromycin	30–50 p.o., i.v. 15 p.o.	2–4 2
Escherichia coli	Amoxicillin*	50–100 p.o. /100–200 i.v.	3	Aminoglykosid Cephalosporin III. Generation	4–7,5 i.v., i.m. abhängig von Substanz	2–3 2–3
	Ampicillin TMP/SMZ	100–300 i.v. 4–12 p.o.	3–4 2			
Enterokokken	Ampicillin Amoxicillin*	100–300 i.v. 50–100 p.o./ 100–200 i.v.	3–4 2–3	Vancomycin	20–40 i.v.	2–3
Francisella tularensis	Penicillin V	50000–80000 IE p.o.	3–4	Erythromycin Tetracyclin	30–50 p.o., i.v. 4 p.o.	2–4 2
Haemophilus influenzae	Amoxicillin*	50–100 p.o./ 100–200 i.v.	3–4	Rifampicin Cefotaxim	10–20 p.o. 100–200	1 3
	Ampicillin, Ceftriaxon	100–300 i.v. 60–100 i.v., i.m.	3–4 1–2			
β-Laktamasebildner	Amoxicillin plus Clavulansäure Cefuroxim-Acetil Cefpodoxim-Proxetil	40–75 20–30 5–12	3 2 2	Azithromycin	10 (3 Tage)	1
Klebsiellen	Aminoglykoside, z.B. Gentamycin	4–7,5 i.v., i.m.	2–3	Mezlocillin Cephalosporin III. Generation	200–300 i.v. abhängig von Substanz	4 2–3
Leptospiren	Penicillin G	100000 IE i.v.	4–6	Penicillin V	50000–80000 IE p.o.	3–4

Fortsetzung Tabelle 99, S. 572 ▶

27.29 Antiinfektiöse Behandlung

Tabelle 99 Fortsetzung

Erregerart	AB 1. Wahl (Alternativen)	Dosis mg/kgKG/d	ED (Einzeldosen)	AB 2. Wahl (Alternativen)	Dosis mg/kgKG/d	ED (Einzeldosen)
Listeria monocytogeneses	Amoxicillin*	50–100 p.o./ 100–200 i.v. 100–300 i.v. 4 p.o.	3 3–4 2	Aminoglykosid, z. B. Gentamicin	4–7,5 i.v., i.m.	2–3
	Ampicillin Tetracyclin					
Moraxella catarrhalis	ähnlich wie Hämophilus influenzae					
Mycoplasma pneumoniae	Erythromycin Clarithromycin	30–50 p.o., i.v. 15 p.o.	2–4 2	Tetracyclin	4 p.o.	2
Neisseria gonorrhoeae	Ceftriaxon Penicillin G	50–80 i.v., i.m. 100 000–300 000 IE i.v.	1–2 4–6	Ofloxacin	100–750 p.o.	2
Neisseria meningitidis	Penicillin G	100 000–300 000 IE i.v.	4–6	Ceftriaxon	50–100 i.v., i.m.	1–2
Pneumokokken	Penicillin G	100 000–300 000 IE i.v.	4–6	Amoxicillin* Ampicillin Ceftriaxon	50–100 p.o./ 100–200 i.v. 100–300 i.v. 60–100 i.v., i.m.	3 3–4 1–2
Proteus mirabilis	Amoxicillin* Ampicillin TMP/SMZ	50–100 p.o./ 100–200 i.v. 100–300 i.v. 4–12 p.o.	3 3–4 2	Aminoglykosid Cephalosporin III	4–7,5 i.v., i.m. abhängig von Substanz	2–3 2–3
Pseudomonas aeruginosa	Azlocillin Ceftazidim	200–300 i.v. 50–100 i.v., i.m.	3–4 2–3	Ticarcillin Aminoglykosid Imipenem	200–300 i.v. 4–7,5 i.v., i.m. 50–100 i.v.	2–3 2–3 4

27.29 Antiinfektiöse Behandlung

Salmonella	Amoxicillin*	50–100 p.o./ 100–200 i.v.	3	Chloramphenicol	50–100 p.o., i.v.	4
	Ampicillin	100–300 i.v.	3–4	Ceftriaxon	60–100 i.v., i.m.	1–2
	TMP/SMZ	4–12 p.o.	2			
Serratia	Aminoglykosid, z.B. Gentamicin	4–7,5 i.v., i.m.	2–3	Mezlocillin	200–300 i.v.	4
				Cephalosporine II. Generation	50–100 i.v., i.m.	3–4
Staphylococcus aureus	Cefazolin	50–100 i.v., i.m.	3–4	Clindamycin	30–40 p.o./40–80 i.v.	3
	Flucloxacillin	30–100 p.o./ 100–200 i.v.	3–4	Vancomycin	20–40 i.v.	2–3
				Fosfomycin	250 i.v.	2–3
Staph. epidermidis	wie Staph. aureus					
Streptokokken	Penicillin V	50000–80000 IE p.o.	3–4	Erythromycin	30–50 p.o., i.v.	2–4
	Penicillin G	100000–300000 IE i.v.	4–6	Clarithromycin	15 p.o.	2
Yersinien	Erythromycin	30–50 p.o., i.v.	2–4	Tetracyclin	4 p.o.	2

p.o. = peroral, i.m. = intramuskulär, i.v. = intravenös, ED = Einzeldosen/d
* 30–50 mg mit Clavulansäure

Infektionskrankheiten

28.1 Fehlbildungen der Haut/Übersicht

Pigmentnävi

- **Nävuszellnävi:** An Zahl, Lokalisation, Ausdehnung, Konsistenz und Oberflächenbeschaffenheit sehr variable bräunlich bis schwarze Nävi, die auch behaart sein können (N. pigmentosi et pilosi). Selten Entwicklung zum Melanom, außer bei kongenitalem Riesenpigmentnävus. Therapie: Exzision von großen und sich rasch verändernden Nävi.
- **Mongolenfleck:** Harmlose, grau-blaue Verfärbung der Haut in der Kreuzbeingegend, die sich allmählich zurückbildet.
- **Café-au-lait-Flecken:** Bei Morbus Recklinghausen Typ 1 (s. S. 424) oder Morbus Albright.

Gefäßnävi

- **Naevus flammeus** (Portwein-Nävus): Kapilläre Angiektasie; mediale Formen sind harmlos und bilden sich meist spontan zurück (z. B. „Storchenbiss" im Nacken); laterale Formen können mit weiteren Fehlbildungen assoziiert sein (Sturge-Weber-Syndrom, Klippel-Trenaunay-Syndrom, Louis-Bar-Syndrom).
- **Hämangiome** s. S. 580.
- **Lymphangiome:** Die Symptomatik ist ähnlich wie bei Hämangiomen (s. S. 580), aber ohne rote Verfärbung der Haut. Ausgeprägte infiltrierende Wachstumstendenz, auch in Knochen, Pleura und Peritoneum mit Bildung von chylösen Ergüssen → Operation bald durchführen!

Weitere Formen und Symptome

- **Aplasia cutis congenita:** Narbig alopezische Herde im Bereich der behaarten Kopfhaut, meist okzipital bei Neugeborenen.
- **Anhidrotische Ektodermaldysplasie** (X-chromosomal oder autosomal dominant): Fieber bei Anstrengung, kein Schwitzen, Hypotrichosis, fehlende Wimpern, Hypodontie, oft Hypoplasie der Brustdrüsen.
- **Progerie:** Zwergwuchs, Akromikrie, ausgeprägte greisenhaft anmutende atrophische Haut, frühzeitige Arteriosklerose.
- **Cutis hyperelastica** (Ehlers-Danlos-Syndrom): Überdehnbare und vulnerable Haut mit schlechter Heilungstendenz, Blutungsneigung, Überstreckbarkeit der Gelenke, Muskelhypotonie.
- **Nagel-Patella-Syndrom:** Hypoplastische Nägel und Patella, evtl. iliakaler Knochensporn, Katarakte, Nephropathie, Hautanhängsel, Zysten und Fisteln.
- **Ohranhängsel:** Sitzen meistens am Tragus, enthalten oft Knorpelanteile. Im Gegensatz zur üblichen Meinung sind Nierenfehlbildungen nicht gehäuft. Therapie: Operative Entfernung aus kosmetischen Gründen elektiv. Einfaches Abbinden ist kosmetisch oft unbefriedigend, es bleibt oft ein Bürzel bestehen.
- **Weitere:** Phakomatosen (s. S. 424), Albinismus (s. S. 578), Incontinentia pigmenti (Bloch-Sulzberger) (s. S. 235), Ichthyosis (s. S. 577), Epidermolysis (s. S. 576), Veränderungen bei angeborenen Stoffwechselerkrankungen (s. S. 502), Hypomelanosis Ito (streifenförmige Hypopigmentierungen, mentale Retardierung, Krämpfe, innere Fehlbildungen), Kinky-hair-Syndrom (syn. Menkes-Syndrom; dünne, glanzlose, brüchige Haare, psychomotorische Retardierung bei X-chromosomal rezessiv vererbtem Kupfermangel).

28.1 Fehlbildungen der Haut/Übersicht

Diagnostik, Therapie und Prognose

- **Diagnostik:** Anamnese und körperliche Untersuchung (s.o.). Je nach Verdacht komplette Abklärung etwaiger Syndrome oder zugrunde liegender Stoffwechselstörungen. In unklaren Fällen dermatologisches Konsil, ggf. Hautbiopsie und histologische Untersuchung.
- **Therapie:** Grundkrankheit behandeln, einzelne Therapieverfahren s. entsprechende Erkrankungen.
- **Prognose:** Abhängig von organischen Begleiterkrankungen.

28.2 Epidermolysis bullosa hereditaria

Grundlagen und Symptome

- **Definition:** Bei den Formen der Epidermolysis bullosa hereditaria (EB) handelt es sich um angeborene Defekte der Halbdesmosomen oder der Verankerungsfibrillen der Haut mit Blasenbildung nach mechanischer Reizung.
- **Formen:** *EB I:* Intraepidermale Blase → narbenlose Abheilung; *EB II:* Junktionale Blase → narbenlose Abheilung mit Atrophie; *EB III:* Dermale Blase → Narbenbildung.
- **Epidemiologie:** Selten. EB I und III werden autosomal dominant, EB II autosomal rezessiv vererbt.
- **Symptome und körperlicher Untersuchungsbefund:** Bereits beim Neugeborenen oder später (EB I oft erst in der Pubertät) bilden sich vorwiegend an mechanisch belasteteten Stellen wie Finger- und Zehengelenken, Fußsohlen und Handtellern Blasen. Folgen dystrophierender Formen sind Hautatrophien, Narben, Kontrakturen und Keloide. Fallweise sind auch die Mund-, Kehlkopf- und Ösophagusschleimhaut sowie die Konjunktiven und die Kornea (Erosionen) betroffen. Weitere Befunde sind klauenartige Sklerodaktylien, Onychodystrophien, Zahnanomalien, Skelettatrophien.
- **Komplikationen:** Bakterielle Superinfektionen, Schluckstörungen, Ösophagusstenose, Malnutrition, Anämien, Hautkarzinome.

Diagnostik

- Anamnese und körperliche Untersuchung (s. o.).
- **Hautbiopsie:** Elektronenmikroskopische und immunhistologische Untersuchung zur Typisierung.

Differenzialdiagnosen

- **IgA-lineare Dermatose:** Landkartenförmige Erytheme, in Gruppen stehende Bläschen an der Haut und selten auch der Schleimhaut. Pathogenetisch eventuell Antikörper. Hautbiopsie: Lineare IgA-Ablagerung.
- **Dermatitis herpetiformis Duhring:** Symmetrisch, polymorph. In >70% mit Zöliakie und HLA-B8 assoziiert.
- **Pemphigus syphiliticus:** Spirochätennachweis.
- **Dermatitis exfoliativa** (s. S. 215) bzw. SSS-Syndrom (bei exotoxinbildenden Staphylokokken).
- **Lyell-Syndrom** (syn. „Syndrom der verbrühten Haut"): Durch Medikamente bedingt (vgl. S. 348). Blasenbildung und Ablösung fast der gesamten Oberhaut, positives Nikolski-Phänomen (Abstreichbarkeit der obersten Epidermisschicht durch seitlichen Druck, Akantholyse), meist mit Splenomegalie, evtl. NNR-Nekrosen, Bronchopneumonie, toxischer Nephrose, Kardiomegalie.
- **Porphyrie mit Hidroa vaccinformis:** Porphyrinurie.

Therapie und Prognose

- **Therapie:** Keine kausale Therapie bekannt. Lindernd sind schützende Verbände, lokale Antibiotika, Versuch mit Phenytoin (Kollagenasehemmung), Retinoide bei schweren Formen. Steroide sind umstritten.
- **Prognose:** Abhängig von der Form: Rezessive Formen (EB II) verlaufen meist schwer. Bei Epidermolysis bullosa hereditaria letalis (EB III) wird meist nur das 1. Lebensjahr erreicht.

28.3 Ichthyosis

Grundlagen und Symptome

- **Definition:** Eine Ichthyose ist eine angeborene diffuse Verhornungsstörung der Haut.
- **Formen:**
  - Ichthyosis vulgaris (autosomal dominanter Keratohyalindefekt).
  - X-chromosomale Ichthyose (Steroidsulfatasemangel). Genlokus Xp23.2.
  - Ichthyosis congenita (autosomal rezessiv) mit drei Schweregraden: (Riecke I = „Harlekinfetus", II = „Kollodiumbaby", III = Tardaform).
  - Ichthyosis bullosa mit Erythrodermie und Blasenbildung.
- **Symptome und körperlicher Untersuchungsbefund:**
  - *Ichthyosis vulgaris:* Beginnt meist gegen Ende des 1. Lebensjahres mit Übergängen von trockener Haut bis generalisierter grauweißer bis schwärzlicher Schuppung mit Aussparung der großen Gelenkbeugen. Verstärkte Ausprägung bei X-chromosomaler Form. Oft mit Neurodermitis kombiniert (s. S. 582).
  - *Ichthyosis congenita:* Ab Geburt (außer Tardaform) diffuse glänzende Rötung und Schuppung der insgesamt verdickten rissigen Haut ohne Aussparungen, selten mit Blasenbildung (I. bullosa).
- **Komplikationen:** Ichthyosis congenita besonders gefährdet durch Sepsis.

Diagnostik

- Anamnese und körperliche Untersuchung (s.o.).
- **Hautbiopsie:** Elektronenmikroskopische und immunhistologische Differenzierung.

Differenzialdiagnosen

- **Ichthyosiforme Hautveränderungen bei:** Netherton-Syndrom (Bambushaare), Tay-Syndrom (mit Trichothiodystrophie, Bänderung des Haarschafts im polarisierten Licht), Sjögren-Larsson-Syndrom (spastische Diplegie), Refsum-Syndrom (Phytansäure ↑), Conradi-Syndrom (X-chromosomal dominante Chondrodysplasia punctata, Katarakte), Neutralfettspeicherkrankheit (Lipidvakuolen in Leukozyten).
- Palmar-Plantar-Keratosen, Follikularkeratosen.

Therapie

- **Ichthyosis vulgaris:** Ureahaltige (10–20%ig), in schweren Fällen milchsäurehaltige (5%) Cremen und Lotionen, evtl. nächtliche Plastikokklusionen mit Propylenglykol (40–60%).
- **Ichthyosis congenita:** Intensive Applikation ureahaltiger Lotionen, in schweren Fällen Retinoide oral über mehrere Jahre (im Kleinkindalter lebensrettend, später oft nicht mehr notwendig). Bei Sepsis s. S. 526.

Prognose

- Eine temporäre Besserung der Befunde ist immer wieder möglich, Rückbildungstendenz auch beim „Kollodiumbaby". Die „Harlekinform" ist meist nicht lebensfähig.

28.4 Albinismus

Grundlagen und Symptome

- **Definition:** Angeborener partieller oder totaler Mangel an Tyrosinase oder anderen für die Melaninsynthese relevanten Enzymen mit Unfähigkeit der Umwandlung von Tyrosin in Melanin. Auch tyrosinasepositive Formen.
- **Formen/Vererbung/Symptome:**
  - *Albinismus totalis:* Autosomal rezessiv, selten dominant oder geschlechtsgebunden vererbt. Milchweiße Haut, weißes bis blondes Haar, rötliche Iris, Photophobie, Horizontalnystagmus und oft Strabismus.
  - *Albinismus circumscriptus oder Piebaldismus:* Immer autosomal dominant vererbt. Bei der zirkumskripten Form weißscheckige Haut, häufig mit weißer Stirnlocke, selten mit Taubstummheit, Blepharophimose, Dystrophie der unteren Tränenpunkte, Irishypoplasie.
  - *Albinismus solum bulbi, solum fundi:* Geschlechtsgebunden vererbt.
- **Epidemiologie:** Häufigkeit zwischen 1 : 35 000 und 1 : 60 000.
- **Komplikationen:** Sekundäre Amblyopie, Verlust des binokulären Sehens, im Erwachsenenalter Hautkarzinome.

Diagnostik

- Anamnese und körperliche Untersuchung (s. o.).
- **Ophthalmologische Befunde:** Foveareflex vermindert, Retinapigment fehlt, Astigmatismus mit Refraktionsfehler.
- In unklaren Fällen Hautbiopsie mit Histologie und Elektronenmikroskopie.

Differenzialdiagnosen

- **Andere Syndrome mit Depigmentierungen:** Phenylketonurie (s. S. 509), Sheehan-Syndrom, Chediak-Steinbrinck-Higashi-Syndrom, Waardenburg-Syndrom, Hypomelanosis Ito (s. S. 574), Kinky-hair-Syndrom (Syn. Menkes-Syndrom, s. S. 574), tuberöse Sklerose (blattförmiges Leukoderm, Hirnherde, vgl. S. 424).
- **Naevus depigmentosus:** Nicht erblich, Biopsie.
- **Vitiligo:** Erworbene Depigmentierungen mit Hyperpigmentierung der Ränder, perianogenitale Frühlokalisation.
- Pityriasis versicolor (s. S. 589).

Therapie und Prognose

- **Therapie:** Lichtschutz der Haut und der Augen, bei Bedarf kosmetische Deckfarben benutzen. Frühzeitige Refraktionsbehandlung zur Vermeidung von zusätzlicher Amblyopie, rechtzeitige Strabismusbehandlung.
- **Prognose:** Bleibende Augenfehler bei zu später Behandlung. Das Hautkrebsrisiko kann mit Hautschutz vermindert werden.

28.5 Mastozytose, Urticaria pigmentosa

Grundlagen und Symptome

- **Definition:** Bei einer Mastozytose kommt es zur umschriebenen (solitäres Mastozytom) oder disseminierten Vermehrung (Urticaria pigmentosa) von Mastzellen in der Haut mit Histaminausschüttung nach mechanischer Hautreizung. In 10% systemischer Befall innerer Organe.
- **Symptome und körperlicher Untersuchungsbefund:**
  - *Hautbefall:* Ab 1. Lebenshalbjahr gelbe oder rotbraune Papeln, vereinzelt oder über das ganze Integument verteilt, nach Reiben der Effloreszenzen starke urtikarielle Schwellung (Darier-Zeichen).
  - *Systemische Mastozytose:* Meist nach dem 4. Lebensjahr Vergrößerung der Lymphknoten, Leber und Milz sowie Knochenbefall, dazu Attacken von Hautrötung, Blutdruckabfall, Kopfweh, Tachykardie, Diarrhö und Blutungsneigung.
- **Komplikationen:** Lebensbedrohliche systemische Erscheinungen, auch nach Gaben von Atropin, Codein, Morphin, Aspirin, Procain, Polymyxin B.

Diagnostik

- **Anamnese und körperliche Untersuchung** (s. o.).
- **Blutbild:** Häufig Eosinophilie.
- **Sonographie innerer Organe:** Hepatosplenomegalie, Lymphknotenvergrößerungen?
- **Skelettröntgen** bei disseminierter Form.
- **Hautbiopsie** und histologische Untersuchung: Mastzelltumoren, sonst hyperpigmentierte Epidermis mit reichlich Mastzellen im Stratum subpapillare.

Differenzialdiagnosen

- **Juveniles Xanthogranulom:** Schubweise generalisierte makulopapulöse Hautinfiltrate mit Umwandlung in gelb-rot-braune Knoten und Rückbildung nach Monaten unter Verschorfung, evtl. mit Organ- und Augenbefall (Glaukom, Blutung).
- **Weitere:** Café-au-lait-Flecken (s. S. 424), Nävuszellnävi (s. S. 574), Xeroderma pigmentosum (autosomal rezessiv, UV-Überempfindlichkeit), Langerhans-Zell-Histiozytose (s. S. 387), Incontinentia pigmenti (s. S. 235).

Therapie und Prognose

- **Therapie:** Nur bei systemischen Symptomen Chromoglykat oral oder Cimetidin (2 mg/kg KG/d) plus H_1-Antihistamin geben. Später evtl. Photochemotherapie. Die unter Komplikationen genannten Medikamente vermeiden.
- **Prognose:** In den allermeisten Fällen bilden sich die Hauterscheinungen innerhalb von Jahren spontan zurück. Dies ist um so sicherer, je früher die Krankheit beginnt.

28.6 Hämangiome

Grundlagen und Symptome

- **Definition:** Hämangiome sind Gefäßnävi infolge embryonaler Differenzierungsstörung im Stadium des undifferenzierten Netzwerkes.
- **Formen:** Planotuberöses = kapilläres (oberflächliches) Hämangiom (75%), nodöses = kavernöses (tiefes) Hämangiom (5%) und Mischtypen (20%). Hämangiome kommen isoliert, multipel oder bei Syndromen (Maffucci-Syndrom, Hippel-Lindau-Syndrom, Bean-Syndrom u. a.) vor.
- **Symptome und körperlicher Untersuchungsbefund:** Bei ca. 10% werden die blaurötlichen Tumoren, die an allen Hautpartien und Organen auftreten können, während der ersten Lebenswoche manifest. Das kapilläre Hämangiom ist ein oberflächlicher, erdbeerartiger Blutschwamm, das kavernöse Hämangiom ein stärker erhabener und in die Tiefe reichender Tumor. Die Tumoren wachsen meist synchron mit, können aber auch explosionsartig proliferieren. Mit Ende des 1. Lebensjahres setzt meist die Regressionsphase ein (weißliche Epithelisierung und Spontanverkleinerung). Bei Syndromen evtl. begleitende Befunde.
- **Komplikationen:** Zerstörung von Strukturen, z. B. im Gesicht (Amblyopie durch Sehbehinderung bei Lokalisation am Lid), an Hals und Mediastinalorganen (Schluck-, Atemstörungen), Brust, Genitale. Blutungen (Arrosion, Verbrauchskoagulopathie), Infektionen (besondes im Anogenitalbereich), Ulzera.

Diagnostik

- Anamnese und körperliche Untersuchung (s. o.).
- Labor: Bei Riesenhämangiomen sind die Thrombozyten vermindert.
- Ausdehnung der Tumoren mittels bildgebender Verfahren (Sonographie, CT, evtl. MRT) erfassen.
- Wachstumstendenz sorgfältig kontrollieren, z. B. mit Photo.

Differenzialdiagnosen

- **Arteriovenöse Fisteln** (Angioma racemosum): Isoliert oder bei Parkes-Weber-Syndrom. Diagnostik: Doppler-Sonographie, Angiographie.
- **Kasabach-Merrit-Syndrom:** Riesenhämangiom des frühen Säuglingsalters, fallweise mit thrombozytopenischer Purpura, hämolytischer Anämie, intravasaler Gerinnung und Verbrauchskoagulopathie.
- **Weitere:** Naevus flammeus (s. S. 574), Lymphohämangiom (besonders im Parotisbereich, diagnostisch Biopsie), maligne Tumoren (malignes Hämangioendotheliom, diagnostisch Biopsie).

Therapie

- **Therapie:**
  - *Bei Ausdehnung auf innere Organe:* Prednisolon 2(–4) mg/kg KG/d für 4–6 Wochen und Reduktion auf die minimale Wirkdosis bis zum Regressionsbeginn und/oder Interferon-α (1–3 Mio. IE/m^2 KO i. m. 3×/Woche).
  - *Bei Riesenhämangiom:* Prednisolon und Operation.
  - *Bei kosmetisch ungünstiger Lage im Gesichtsbereich, Lokalisation im Anogenitalbereich oder bei raschem Wachstum und/oder Komplikationen:* Frühzeitige (!) Exzision noch kleiner Hämangiome oder Therapie mit Argon-Laser, gepulstem Farbstofflaser oder Kryotherapie. Fallweise Prednisolon oral (Stimulation der Spontanregression), psychologische Begleitung.
- **Prognose:** Bis zum 7. Lebensjahr tritt in 95% eine Regression ein.

28.7 Dermatitis seborrhoides

Grundlagen und Symptome
- **Definition:** Ätiologisch unklare, im ersten Trimenon auftretende ekzemähnliche Effloreszenzen, vorwiegend an talgdrüsenreichen Körperpartien.
- **Symptome und körperlicher Untersuchungsbefund:** In der 2.–10. Lebenswoche meist an der behaarten Kopfhaut beginnende fettige, gelbliche Schuppung („Gneis") mit Übergreifen auf Ohren, Augenbrauen und Nase. An den intertriginösen Hautpartien und im Windelbereich kleine bis großflächig polyzyklisch scharf begrenzte und konfluierende, gelbe bis rötliche schuppende Herde. Gewöhnlich besteht kein Juckreiz (Abb. 68, Farbtafel 12).
- **Komplikationen:** Erythroderma desquamativa Leiner (Generalisierung mit Rötung und Schuppung des gesamten Körpers), bakterielle Infektionen, im Windelbereich häufig Soordermatitis.

Diagnostik
- Die Diagnose wird klinisch gestellt. Fallweise gezielte Untersuchungen zur Differenzialdiagnose (s. u.).

Differenzialdiagnosen
- Atopische Dermatitis (beginnt erst nach dem 3. Lebensmonat, vgl. S. 582).
- **Windeldermatitis:**
  - Tritt häufig nach Gabe von Fruchtsäften oder Antibiotika oder nach Diarrhö auf.
  - Rötung, Erosionen, Bläschen, Papeln, sekundärer Soorbefall (s. S. 588).
  - *Therapie:* Okklusive Höschen vermeiden, Windeln häufig wechseln, steroidfreie Zinkschüttelmixtur oder -salben und häufiges Eincremen mit Babypflegesalben, ggf. Kombination mit Nystatin.
- Soordermatitis (s. S. 588).
- Frühe Psoriasis (später Rezidive, s. S. 582).
- An der Kopfhaut Tinea capitis (Trichophytennachweis, s. S. 589).
- Langerhans-Zell-Histiozytose (Biopsie bei Therapieresistenz, s. S. 387).
- Physiologische Milien (s. S. 186), Schuppung und Neugeborenenakne (infolge von Schwangerschaftshormonen) in Gesicht und am Stamm.

Therapie
- An der Kopfhaut Schuppen mit 1–2%igem Salizylöl ablösen.
- An anderen Stellen bei massivem Befall 0,5–1%ige Hydrocortison-Lotion.
- Bei Soor zusätzlich nystatin- oder miconazolhaltige Salbe oder Creme (s. S. 588).

Prognose
- Die Hautveränderungen heilen innerhalb des 1. Lebensjahres ab.

28.8 Atopische Dermatitis

Grundlagen und Symptome

- **Synonyme:** Neurodermitis, endogenes Ekzem.
- **Definition:** Die zum Atopiesyndrom (s. S. 346) gehörende atopische Dermatitis ist die häufigste Dermatitis des Kindesalters und wird bei psychischer oder körperlicher Belastung, Infektionen, Hautreizung oder bei 20% nach Aufnahme von Nahrungsmittelallergenen manifest. Häufig geht eine seborrhoische Dermatitis (s. S. 581) voraus.
- **Formen und Symptome:**
  - *Infantile Form:* Beginnt nach dem dritten Lebensmonat. Starker Juckreiz besonders beim Schwitzen und durch Irritation (Schafwolle, grober Stoff, Waschmittel). Scharf begrenzte konfluierende, erythematöse Herde mit Schuppung und Krusten an Wangen, Ellbeugen, Unterarmen/-schenkeln, Kniekehlen, behaartem Kopf („Milchschorf") und seltener im Windelbereich. Diese Form heilt im 2. Lebensjahr aus oder breitet sich auf Rumpf und Streckseiten der Extremitäten aus (s. Abb. 69, Farbtafel 13).
  - *Juvenile Form:* Im Bereich der Beugen der großen Gelenke, des Nackens, der Fußrücken und der Hände derbe, trockene, lichenifizierte Haut mit Juckreiz und nässenden Kratzeffekten.
  - *Adulte Form:*
    - Exsudation und lichenifizierte Ekzeme mit Betonung der groben Felderung am Stamm und im Gesicht.
    - Die Haut ist insgesamt, besonders aber an den Händen, blass, trocken und schuppend (Schweißentleerungsstörung, Atopikerhände).
    - Weißer Dermographismus (nach Kratzen der Haut mit einem Stab Weißfärbung der Haut).
    - Die lateralen Bereiche der Augenbrauen fehlen, doppelte Lidfalte.
    - Minimalvarianten sind allgemein trockene Haut (Xerose), Rhagaden (besonders am Ohrläppchenansatz und Lippen), periorales „Leckekzem", pergamentartige Verdünnung der Haut mit Einrissen an den Fußsohlen (Atopia feet syndrome) und Pityriasis alba faciei.
- **Komplikationen:** Rhagaden perioral, am Ohrläppchen und plantar. Bakterielle Superinfektion (meist durch Staphylokokken, Streptokokken) mit Impetiginisierung und Lymphknotenschwellungen. Bei Infektion mit Herpes-simplex-Virus Gefahr des Ekzema herpeticatum (s. S. 544). Infektion mit Molluscum contagiosum, Pilze.

Diagnostik

- Anamnese (häufig familiäre Atopieneigung) und körperliche Untersuchung (s. o.) reichen zur Diagnosestellung des atopischen Syndroms aus.
- **Labor** (nur bei Komplikationen): Blutbild (Eosinophilie [nicht obligat], bei bakterieller Superinfektion Leukozytose mit Linksverschiebung), IgE im Serum evtl. ↑.
- **Bei Verdacht auf Nahrungsmittelallergien** s. S. 348.
  - *Cave:* RAST-Tests und Epikutantests sind häufig falsch positiv. Deshalb am besten durch die Mutter Reaktionen auf bestimmte Nahrungsmittel beobachten lassen.

Differenzialdiagnosen

- **Psoriasis:** Beginnt meist erst in der Pubertät, durch Stress oder Infekte ausgelöst, relativ selten im Kindesalter. Chronisch rezidivierende Dermatose mit geröteten, schuppenden Effloreszenzen. Prädilektionsstellen: Streckseiten der Extremitä-

28.8 Atopische Dermatitis

ten, Stirn-Haar-Grenze, Ohren, Anogenitalbereich, Nägel (Tüpfelnägel, Ölflecken). Bei der exanthematischen Form disseminierte oder in Gruppen stehende Papeln und generalisierte Schuppung. Bei der pustulösen Form palmare und plantare Manifestation und Psoriasisarthropathie vor allem der kleinen Gelenke.

▶ **Weitere:** Kontaktekzem (Lokalisation des Antigenkontakts, z.B. durch Nickel), Dermatitis seborrhoides (s. S. 581), Windeldermatitis (s. S. 581, bei atopischer Dermatitis ist der Windelbereich seltener betroffen), Soormykose (s. S. 588), Stoffwechselstörungen (z.B. Phenylketonurie, Wiskott-Aldrich-Syndrom, Ahornsirupkrankheit).

Therapie

▶ **Hautreinigung und -pflege:** Wichtig ist es, möglichst den Hautfettfilm zu erhalten. Zur Reinigung nicht alkalische, sondern neutrale oder leicht saure Mittel verwenden. Zum Baden Ölbäder (Balneum Hermal, Töpfer Kinderbad), evtl. mit juckreizstillendem Zusatz (Polidocanol in Balneum Hermal plus). Häufiges Duschen und langes Baden vermeiden. Nach der Reinigung das Kind gut abtrocknen (nicht reiben, sondern eher abtupfen). Regelmäßig mehrmals täglich, besonders nach der Reinigung, die Haut mit wirkstofffreien Fettsalben eincremen (Linola Fett). Eine Besserung der Symptome hängt u.a. von der Konsequenz und Häufigkeit der Hauteinfettung ab. Keine Heublumen, keine Kamille verwenden.
▶ **Wäsche:** Wegen möglicher Hautreizung auf synthetische Fasern sowie Schafwolle in der Wäsche verzichten, 100% Baumwolle, auch beim Bettzeug, vorziehen. Eher luftige Kleidung und offene Schuhe, keine Gummistiefel tragen.
▶ **Ernährung:** Bei V.a. Nahrungsmittelallergien (Nüsse, Zitrusfrüchte, Erdbeeren, Nüsse, Zucker, Gewürze, Fisch u.a.) diese gezielt weglassen, sonst keine diätetischen Maßnahmen. Bei Diäten (Eliminations-, Rotationsdiät) auf ausgewogene Zusammensetzung bzw. Mangelerscheinungen achten!
▶ **Juckreiz:** Gegen Jucken hilft kaltes Wasser. Warmes Wasser meiden. Nägel kurzschneiden, evtl. nachts Baumwollhandschuhe tragen lassen.
▶ **Umgebung:** Kontakt mit Tierhaaren oder Inhalationsallergenen vermeiden. Nicht in der Umgebung des Kindes rauchen. Gut sind Klimakuren am Meer und im Hochgebirge, aber Vorsicht vor UV-Licht. Psychische Einflüsse beachten.
▶ **Medikamente:**
  – *Kortisonsalben* im akuten Schub und bei erheblicher Beeinträchtigung, aber nicht im Gesicht, anwenden. Kurzzeitig 1–2-mal tgl. die betroffenen Hautpartien z.B. mit Linola H, Vaspit oder Volon A (stark wirksam) eincremen.
  – *Antihistaminika* im akuten Schub (z.B. Fenistil 1 Tr/kg KG/d oder Teldane).
  – *Antiinfektiöse Therapie:* Bei bakterieller Superinfektion penicillinasefestes Penicillin oder Erythromycin, bei Ekzema herpeticatum Aciclovir (s. S. 544).

Prophylaxe und Prognose

▶ **Prophylaxe:** Bei familiärer Belastung den Säugling zunächst mit Muttermilch oder hypoallergenen Milchnahrungen (s. S. 49) ernähren.
▶ **Prognose:** Die Erkrankung verläuft in Schüben. Im Allgemeinen werden die Symptome im Laufe der Jahre weniger, vielfach bleiben die Schübe ab der Pubertät aus. Die Hautempfindlichkeit bleibt aber erhalten.

28.9 Erythema exsudativum multiforme

Grundlagen und Symptome

- **Definition:** Das Erythema exsudativum multiforme ist eine multikausale, unspezifische allergisch-toxische Hautreaktion.
- **Epidemiologie:** Jungen sind öfter betroffen.
- **Formen:**
  - Major-Form meist nach Medikamenten (besonders Schlafmittel, Pyrazolone, Sulfonamide, Hydantoine, Penicilline).
  - Minor-Form meist nach Infektion mit Viren (Herpes simplex, Epstein-Barr-Virus u. a.) und anderen Erregern (Yersinien, Mykoplasmen, Mykobakterien, Tbc, Histoplasmen).
- **Symptome und körperlicher Untersuchungsbefund:** Schubweises Auftreten von Kokarden (rötlicher Fleck mit Papel oder Blase im Zentrum) oder Girlanden. In schweren Fällen (Major-Form) erosive Läsionen an der Mundschleimhaut und anogenital, Konjunktivitis sowie Allgemeinreaktionen (schlechter Zustand, Fieber, Myalgien).
- **Komplikationen:** Pluriorifizielle Ektodermose (Stevens-Johnson) mit besonders schwerem Verlauf, evtl. großflächige Ablösung der Schleimhäute, Hornhauttrübung, Hämorrhagien, bakterielle Superinfektionen (s. Abb. 64, Farbtafel 10).

Diagnostik

- Anamnese und körperliche Untersuchung (s. o.).
- Gezielt nach Auslösern (s. o.) suchen.
- Im Zweifelsfall Hautbiopsie.

Differenzialdiagnosen

- Andere medikamentös oder infektiös allergische Hautreaktionen (s. S. 347), Vaskulitiden (s. S. 354), Urtikaria (s. S. 347), Lyell-Syndrom (s. S. 348), Dermatitis exfoliativa oder Staphylococcal scalded skin syndrome (SSS-Syndrom) (s. S. 576).

Therapie

- Ursächliche Noxe absetzen bzw. Infektion behandeln.
- Lokale und Allgemeinbehandlung wie bei Verbrennungen (s. S. 635). Bei Schleimhautbefall parenterale Ernährung und Augenarzt hinzuziehen.
- Überwachung und Therapie bakterieller Komplikationen.

Prognose

- In schweren Fällen dauert die Krankheit Wochen. Ein tödlicher Ausgang ist heutzutage selten.

28.10 Bakterielle Infektionen der Haut

Grundlagen und Symptome

- **Definition:** Durch Schmierinfektion bedingte Entzündungen der Haut evtl. mit Eiterbildung (Pyodermien). Disponierende Faktoren sind hohe Virulenz der Erreger, mangelnde Hygiene, Abwehrschwäche.
- **Erreger:** Meist Staphylococcus aureus, Streptokokken, Haemophilus influenzae, auf Intensivstationen auch gramnegative Bakterien (Pseudomonas, Klebsiellen u. a.).
- **Formen und Symptome:**
  - *Impetigo contagiosa:* Oberflächliche Eiterblasen, rupturieren rasch, bilden dann honiggelbe Krusten.
  - *Impetigo bullosa:* SSS-Syndrom (bei Neugeborenen, s. S. 215).
  - *Phlegmone:* In die Subkutis reichende Entzündung mit Abszessbildung.
  - *Follikulitis:* Pustulöse Entzündung von Haarfollikeln, fallweise eitrige Entzündung der Umgebung (Furunkel).
  - *Schweißdrüsenabszess:* Vorwiegend axillär derber entzündlicher Knoten mit eitriger Einschmelzung.
  - *Erysipel:* Flächenhafte, intensive, scharf abgesetzte ödematöse Rötung der Haut mit Fieber, Schüttelfrost (durch A-Streptokokken).
- **Komplikationen:** Zellulitis, Sepsis, Osteomyelitis, Organabszesse, Narben.

Diagnostik

- Anamnese und körperliche Untersuchung (s. o.).
- **Labor:** Blutbild (Leukozytose mit Linksverschiebung), Harnstatus (Bakteriurie?).
- **Erregernachweis:** Je nach klinischem Befund Abstriche mit Gram-Färbung. Kulturen, bei Verdacht auf systemische Infektion Blutkultur.

Differenzialdiagnosen

- Mykosen (z. B. Soormykose, s. S. 588).
- **Kutane Leishmaniose:**
  - Orientbeule: Lokalisiertes makulopapulöses Exanthem mit zentraler Nekrose.
  - Diffus kutane Leishmaniose: Diffuse noduläre Aussaat.
  - Mukokutane Leishmaniosen: Granulome an Haut und Schleimhäuten.
- Tuberkulose (s. S. 536), BCG-itis nach Tbc-Impfung.

Therapie

- **Leichtere Formen:** Allgemeine Hautpflege, lokales Antiseptikum (Salben, Bäder).
- **Schwerere Formen bzw. Infektionen bei Säuglingen und Kleinkindern:**
  - Lokale Therapie wie oben, Abszesse spalten.
  - Systemische Antibiotikatherapie: Bei Staphylodermien Flucloxacillin 100–200 mg/kg KG/d p.o. oder i.v. oder Clindamycin 30 mg/kg KG/d p.o. oder i.v.
  - Bei Erysipel Penicillin G 100 000 IE/kg KG/d i.v. für 10 Tage.

Prognose

- Bei adäquater Therapie Heilung, evtl. mit Narbenbildung.

28.11 Pediculosis

Grundlagen und Symptome

- **Definition:** Pediculosis bezeichnet den Befall und Hautreizung durch Läuse. Übertragung der Läuse durch engen Körperkontakt und über Kleider.
- **Formen:** Pediculosis capitis (Kopflaus), Pediculosis pubis (Filzlaus, meist durch Geschlechtsverkehr übertragen).
- **Symptome und körperlicher Untersuchungsbefund:**
  - Bei Pediculosis capitis vor allem am Haaransatz hinter den Ohren urtikarielle, stark juckende Papeln und an die Haare geklebte Nissen.
  - Bei Pediculosis pubis Juckreiz und „taches bleues" im Bereich der Scham-, Achselhaare, evtl. auch der Wimpern.
- **Komplikationen:** Bei Pediculosis capitis infolge Kratzen ekzemartige Veränderungen, Impetiginisierung, Verkrustung.

Diagnostik

- **Bei Pediculosis capitis:** Nissen an den Haaren nachweisen, Läuse (ca. 3 mm lang) findet man selten.
- **Bei Pediculosis pubis:** Nachweis von Nissen, Läuse am Haarschaft hautnah (kleiner und breiter als Pediculosis capitis). An sexuellen Missbrauch denken!

Differenzialdiagnose

- Atopische Dermatitis (s. S. 582).

Therapie und Prophylaxe

- Hexachlorcyclohexan Gel (Lindan) oder Jacutin Gel oder Goldgeist forte in die Haare einreiben, nach 12 Stunden abwaschen. Nach 3–5 Tagen wiederholen. Bei Säuglingen wegen der Toxizität Benzylbenzoat vorziehen und nach 8 Tagen wiederholen. Eine normale Kopfwäsche vernichtet die Nissen nicht verlässlich.
- Sanierung aller Kontaktpersonen, Reinigung der Kleider und Wäsche mit Läuseshampoo bzw. -spray.
- Prophylaktisch Kontakt mit befallenen Personen meiden.

28.12 Skabies

Grundlagen und Symptome

- **Epidemiologie:** Skabies (Krätze) wird durch engen Körperkontakt übertragen und kommt in Familien mit mangelnder Hygiene und Hautpflege häufiger vor. Die weiblichen Krätzmilben (Acarus hominis) graben Gänge in die Hornschicht der Haut und legen dort Eier ab. Die Inkubationszeit beträgt 3–6 Wochen.
- **Symptome:**
  - Unregelmäßig verlaufende, einige Millimeter lange Gänge in der Haut mit „Milbenhügel" am Ende. Bei guter Hygiene (sog. „gepflegter Skabies") oft nur einzelne exkoriierte Papeln an den Prädilektionsstellen. Starker Juckreiz besonders in Bettwärme.
  - Prädilektionsstellen: Bei Säuglingen besonders an den Fußsohlen, Handtellern, Fingerrücken, Ellbogen, Nates, Knöcheln, auch im Gesicht, am Kopf, Nacken, Abdomen. Bei größeren Kindern Fingerinnenseiten, Handgelenk palmar, Axilla, Genitale.
- **Komplikationen:** Durch Kratzen Bildung von Papeln, Vesikeln, Krusten und Impetiginisierung. Postskabiöse Dermatitis (therapiebedingte „id-Reaktion") und persistierende Papeln.

Diagnostik

- Ein Tropfen Öl auf die befallene Haut, Abschaben eines Milbenhügels, einer Papel oder Vesikel und mikroskopische Untersuchung auf Milbe, Eier oder Milbenkot. Statt Öl kann auch ein Klebestreifen verwendet werden.

Differenzialdiagnosen

- Atopische Dermatitis (s. S. 582).

Therapie

- **Altersabhängig:**
  - *Säuglinge:* Crotamiton-Lotio am ganzen Körper auftragen, Wiederholung nach 24, 48, 72 Stunden, danach mit Seife baden.
  - *Kleinkinder bis drei Jahre:* Mit Hexachlorcyclohexan (Lindan) oder Jacutin für vier Tage obere und untere Körperhälfte alternierend einreiben, jeweils nach drei Stunden abwaschen. Wegen Toxizität bei dystrophen Kindern und Säuglingen als Alternative Benzylbenzoat.
  - *Kinder von 3–10 Jahren:* An zwei Tagen Lindan einreiben und nach jeweils 3 Stunden abwaschen.
  - *Ältere Kinder:* Lindan an drei Tagen abends auftragen und morgens abwaschen.
- **Altersunabhängig:** Permethrin 5% (Lyclear) lokal.
- Reinigung der Kleider und Wäsche. Händewaschen verhindert Übertragung durch Pflegepersonal.
- Untersuchung und Mitbehandlung befallener Kontaktpersonen.

28.13 Soormykose (Kandidose)

Grundlagen und Symptome

- **Epidemiologie:** Soormykosen (syn. Kandidosen) sind durch Candida-Spezies verursachte Erkrankungen, häufigster Erreger ist Candida albicans (in 90% aller Hautmykosen). Übertragen werden die Pilze durch direkten Kontakt. Krankheiten entstehen durch eine ungehemmte Vermehrung der Pilze, vorwiegend bei Störung der lokalen Immunabwehr (Neugeborene, Gastroenteritis, Kortikosteroide, Antibiotika, Zytostatika, Mangelernährung, Diabetes mellitus, HIV u. a.).
- **Krankheitsformen:**
  - *Kutane Candidiasis:* Vorwiegend bei Säuglingen, meist im Windelbereich und an intertriginösen Stellen, konfluierende papulovesikuläre, scharf-randige, entzündliche Effloreszenzen mit Schuppung, häufig auf dem Boden einer Dermatitis seborrhoides und kombiniert mit Mundsoor (s. Abb. 57, Farbtafel 8).
  - *Schleimhautsoor:* Befall der Mundschleimhaut mit fleckförmig konfluierenden abstreifbaren, weißlichen Belägen.
  - *Ösophagitis:* Dysphagie und retrosternale Schmerzen.
  - *Vaginitis:* Juckreiz, Beläge und weißlicher, wässriger Ausfluss.
- **Komplikationen:** Systemische Candidiasis mit septischem Zustand, beidseitiger Pneumonie (Ateminsuffizienz mit geringem Auskultationsbefund), Hepatosplenomegalie, Meningitis, Nephritis.

Diagnostik

- Anamnese und körperliche Untersuchung (s. o.).
- Abstrich: Mikroskopischer Nachweis der Pilze in 10% Kaliumhydroxid.
- Bei Generalisation Kulturen aus Blut, Harn, Liquor, Knochenmark.

Differenzialdiagnosen

- Mukokutane Candidiasis mit Endokrinopathien (Schmidt-Syndrom, s. S. 487).
- Dermatitis seborrhoides (s. S. 581).
- Andere systemische Infektionen bei Immunsuppression.
- **Erythema toxicum des Neugeborenen:** Generalisiertes Erythem mit rotem Hof und Papeln. Heilt von selbst ab.

Therapie

- **Kutane Form:** Nystatin- oder Miconazol-Salbe bzw. Paste und oral.
- **Oropharyngeale Form:** Nystatin 200 000 – 500 000 E alle 4 – 6 Stunden oral. Bei Persistenz Miconazol-Gel.
- **Vaginale Form:** Nystatin-Ovula.
- **Systemische Form:** Liposomales Amphotericin B 1 – 1,5 mg/kg KG/d (über 4 – 6 Stunden) als Infusion für 4 – 6 Wochen oder Fluconazol.

Prognose

- Kandidosen sind, außer bei schwerster Immunsuppression, heilbar.

28.14 Dermatophytosen

Grundlagen und Symptome

- **Definition:** Dermatophytosen sind Infektionen der Haut durch keratophile und andere Fadenpilze (Dermatophyten).
- **Übertragung:** Mensch zu Mensch (z. B. Mikrosporie) und Tier zu Mensch (z. B. Tinea)?
- **Formen und Symptome:**
  - *Tinea capitis* (Trichophyton mentagrophytes u. a.): Honigwabenartiger Knoten und follikuläre Pusteln (Kerion Celsi) an der behaarten Kopfhaut, Lymphadenitis.
  - *Favus* (Trichophyton Schönleinii): Multiple schildartige, gelbliche Krusten mit Alopezie.
  - *Tinea faciei et corporis* (Microsporon canis, Trichophyton rubrum u. a.): Scharf begrenzte rote Herde mit Schuppung, die sich peripher ausbreiten und zentral abheilen. Die Herde sind im Gesicht, am Hals oder inguinal lokalisiert („Ekzema marginatum").
  - *Tinea pedis* (Trichophyton rubrum): Fußmykose mit interdigitaler Rötung, Mazeration, Schuppung, evtl. Hyperkeratose. Bei Kindern äußerst selten.
  - *Mikrosporie* (Microsporon audouinii u. a.): Kreisrunde, wie von Mehl bestäubte Alopezieherde. Die Haare brechen über der Follikelöffnung ab („gemähte Wiese"). Sehr kontagiös (Endemien in Kindergärten)!
  - *Pityriasis versicolor* (Malassezia furfur): Gelblichbräunliche, auf gebräunter Haut eher weißliche kleieförmige schuppende Flecken am oberen Stamm.
- **Komplikationen:** Bakterielle Superinfektion.

Diagnostik

- Mikroskopischer Nachweis an ausgezupften Haaren oder in Hautschuppen mittels Kalilauge 10%-Tintengemisch (9:1), blau gefärbt.
- Pilzkultur.

Differenzialdiagnosen

- Atopische Dermatitis (s. S. 582), Soormykose (s. S. 588).

Therapie

- **Oberflächliche Trichophytien und Mikrosporie:** Lokal und evtl. systemisch Griseofulvin (10 – 20 mg/kg KG/d p. o.), fallweise Itraconazol (3 – 5 mg/kg KG/d p. o.) und ggf. Kombination mit lokalem Kortikosteroid. Bei Kerion Celsi (bei Tinea capitis) ist immer ein systemisches Antimykotikum notwendig.
- **Tiefe Trichophytien:** Zusätzlich warme Umschläge, evtl. Krusten lösen und lokales Antiseptikum, z. B. mit Rivanol-1 %-Salizyl-3 %-Vaseline (magistraliter). Befallene Haare epilieren. Betadin-Shampoo.
- **Pityriasis versicolor:** Körperdusche mit Selendisulfid.

28.15 Warzen

Grundlagen und Symptome

- **Definition:** Warzen sind durch verschiedene humane DNA-Papillom-Viren hervorgerufene Akanthome. Die Übertragung erfolgt von Mensch zu Mensch.
- **Formen und Symptome:**
  - *Verrucae vulgares:* Vorwiegend an Finger- und Handrücken lokalisiert. Meist in Gruppen stehende, häufig erhabene derbe, rauhe Papillome mit Unterbrechung der Papillarleisten und punktförmigen Kapillarthromben.
  - *Verrucae plantares* (Dornwarzen): Meist einzelne, manchmal beetartige, nichterhabene, in die Haut eingedrückte Papillome an der Fußsohle; Druckschmerz.
  - *Verrucae planae juveniles:* Flache in Gruppen stehende Papeln vorwiegend im Gesicht und auf Hand- und Fingerrücken.
  - *Condylomata acuminata:* Meist perianal oder perigenital lokalisierte maulbeer- oder blumenkohlförmige Papillome. Bei Kindern an sexuellen Mißbrauch denken!

Diagnostik

- Die Diagnose wird im Allgemeinen klinisch gestellt.

Differenzialdiagnose

- **An den Füßen:** Hühneraugen (syn. Klavus, meist dorsal gelegen, häufig auch druckschmerzhaft) oder gewöhnliche Schwiele. Bei beiden Differenzialdiagnosen keine Unterbrechung der Papillarleisten, keine punktförmigen Einblutungen.
- **Mollusca contagiosa** (Dellwarzen): Ausgelöst durch Quadervirus aus der Poxvirus-Gruppe, Übertragung durch Schmierinfektion, häufig bei Atopiesyndrom, Immunsuppression. Halbkugelige, zentral gedellte, hautfarbene oder rötlichgelbe Knötchen; meist im Gesicht, an Hals, Achseln oder im Genitalbereich. Therapie: Bei Immunkompetenz meist Spontanheilung (z. T. erst nach Monaten). Entfernung möglich durch Salicylsäurepflaster, Ausdrücken nach Anritzen oder Abtragung nach Lokalanästhesie oder in Kurznarkose.

Therapie und Prognose

- **Therapie:**
  - *Verrucae vulgares:* Viermal täglich mit keratolytischen salizyl- und milchsäurehaltigen Lösungen betupfen. Häufig sind suggestive Maßnahmen wirksam. Bei ausbleibendem Erfolg Kryotherapie.
  - *Verrucae planae:* Viermal täglich mit salizylsäurehaltiger Lösung betupfen oder einmal täglich eine Retinol-A-Säure-haltige Creme auftragen.
  - *Verrucae plantares pedis:* Schützendes Lochpflaster um die Warze, auf die Warze 40% Salizylsäuresalbe, darüber Pflaster. Abends Fußbad mit Abschaben des mazerierten Gewebes (Bimsstein u. a.).
  - *Condylomata acuminata:* Applikation einer podophyllin- und benzoesäurehaltigen Tinktur, Abwaschen nach 3–4 Stunden. Oft ist eine Lasertherapie nötig.
- **Prognose:** Häufig Spontanheilungen (außer bei Condylomata accuminata).

28.16 Alopezie

Grundlagen und Symptome

- **Definition:** Alopezie bezeichnet einen umschriebenen oder diffusen Haarverlust.
- **Formen und Ursachen:**
  - *Alopecia areata:* Ursache unbekannt (autoimmun?).
  - *Alopecia diffusa:* Nach Infektionskrankheiten, Endokrinopathien oder iatrogen (Zytostatika, Vergiftungen).
- **Symptome:**
  - *Alopecia areata:* Runde, scharf begrenzte, haarlose Herde (sehr selten bis zur Alopecia totalis fortschreitend) mit erhaltenen Follikelmündungen.
  - *Alopecia diffusa:* Annähernd gleichmäßiger Haarverlust.

Diagnostik

- Anamnese und körperliche Untersuchung (s. o.).
- **Labor:** Im Serum Eisen, T_3, T_4, TSH, Kalzium zum Ausschluss von Eisenmangel, Hypothyreose und Hypokalzämie. Weitere, aufwendige Laboruntersuchungen sind, außer bei Symptomen bzw. zur Differenzialdiagnose einer Grundkrankheit, nicht sinnvoll.

Differenzialdiagnosen

- Kongenitale Ursachen (vgl. S. 574): Aplasia cutis, Nävi, ektodermale Dysplasie, verschiedene Syndrome, Haarschaftanomalien.
- Tinea capitis (s. S. 589).
- „Liegeglatze" des Säuglings am Hinterkopf, öfter bei Rachitis.
- Trichotillomanie (s. S. 459).
- Kindesmisshandlung (weitere Misshandlungsspuren, s. S. 650).
- Eisenmangel, Hypothyreose, Hypokalzämie (Labor).

Therapie

- Manifeste Infektionsherde sanieren. Versuche mit Irritanzien, Zink p. o. Für Kortikosteroide ist ein Effekt nicht bewiesen bzw. Placebo-Effekt.
- Eine Sensibilisierungstherapie mit DPCP-Lösung ist in 50% wirksam.
- Psychische Unterstützung und bei seltenem bleibendem Haarausfall Aussuchen einer vom Kind akzeptierten Perücke.

Prognose

- Hohe Tendenz zur Spontanremission bei erworbenen Formen.
- Bei Alopecia areata totalis oft lebenslange Persistenz.

28.17 Acne vulgaris

Grundlagen und Symptome

- **Definition und Ursachen:** Veranlagung zu vermehrter Hornbildung im Follikelkanal kombiniert mit gesteigerter Talgbildung durch Androgene in der Adoleszenz führen zur Bildung von Komedonen (Hornpfropf in der Talgdrüse). Propionibacterium acnes lebt von der Fettzersetzung des Talgs. Die dabei freiwerdenden Fettsäuren führen zur Entzündung.
- **Symptome und körperlicher Untersuchungsbefund:** Vorwiegend im Gesicht und an den Schultern meist multiple offene oder geschlossene Komedonen, entzündliche Papeln mit Talgpfropf, teils pustulös, teils abszedierend. Allgemein fettige Haut.
- **Komplikationen:** Sekundärinfektionen verschiedener Ausprägung, Acne conglobata (schwere Form mit konfluierenden Abszessen), Narben (bis zu Brücken- und Zipfelnarben) bzw. Acne excoriée des jeunes filles (bei zwanghaftem Ausdrücken), psychische Beeinträchtigung.

Diagnostik

- Anamnese (DD: Akne durch Medikamente?) und körperliche Untersuchung (typisches klinisches Bild). Bei Verdacht auf Sekundärinfektion Erregernachweis.

Differenzialdiagnosen

- Acne infantilis: Exogen durch mangelnde Hautpflege oder zu viel Salben.
- Medikamentenakne (durch Cortison, INH, Brom, Jod, Antiepileptika).
- Impetigo contagiosa (s. S. 585).

Therapie

- **Allgemeine Maßnahmen:** Normale Hygiene, nicht übertrieben waschen, nicht mit Alkohol reinigen, möglichst wenig drücken und kratzen. Sonne und Meerwasser tun gut. Den Patienten über die Krankheit aufklären.
- **Leichte Formen:** Schwefelsalben oder Vitamin-A-Säure als Gel 0,25% oder Creme 0,5% 1–2×/d auftragen (vorübergehende Hautreizung!). Bei Sekundärinfektion evtl. Erythromycin lokal.
- **Schwerere Formen:** Einmal tgl. alternierend Vitamin-A-Säure und Benzylperoxid (zuerst 2,5%, später bis 10%) auftragen.
- **Schwerste Formen:** Lokale Therapie wie oben, zusätzlich systemisch Tetracyclin (50–100 mg p.o.), fallweise 13-cis-Retinsäure 0,5 mg/kg KG/d für mehrere Wochen. Bei jungen Frauen hilft evtl. die „Pille".

Prognose

- Meist Restitutio ad integrum nach der Pubertät. Nach Abszedierung können Narben bleiben.

Farbtafel 1

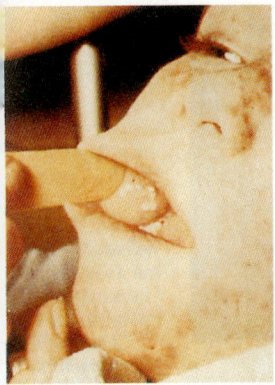

a

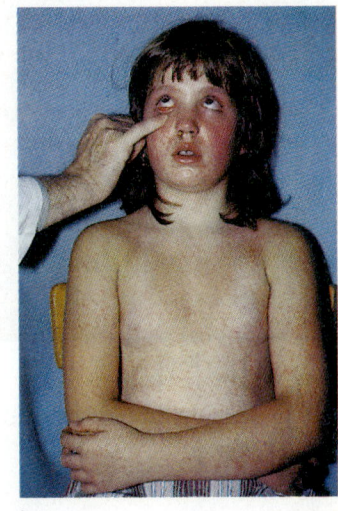

b

Abb. 47 a/b Morbilli (Masern). Prodromi mit katarrhalischen Erscheinungen, Konjunktivitis, Lichtscheu und Koplikschen Flecken („Kalkspritzer") an Wangenschleimhaut (a). Makulopapulöses, konfluierendes, zuerst hellrotes, dann evtl. bräunlich abblassendes Exanthem (b), beginnend hinter den Ohren und auf den ganzen Körper übergreifend. (Bild a aus Farbatlas der Infektionskrankheiten, RTD Emond).

Abb. 48 a/b Rubella (Röteln). Fein- bis mittelfleckiges, hellrotes, makulopapulöses, vorwiegend nicht konfluierendes Exanthem, beginnend hinter den Ohren, über den ganzen Körper sich ausdehnend.

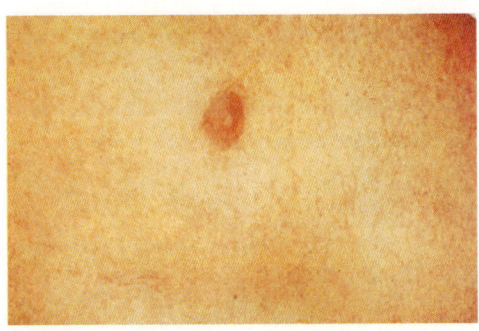

Abb. 48 a

Farbtafel 2

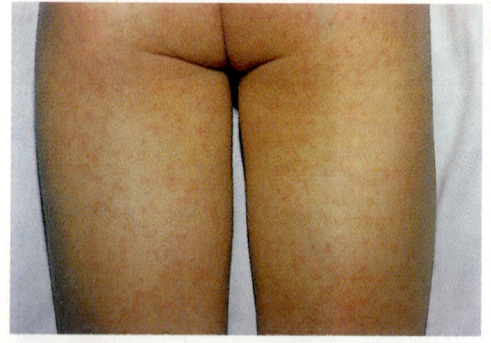

Abb. 48 b

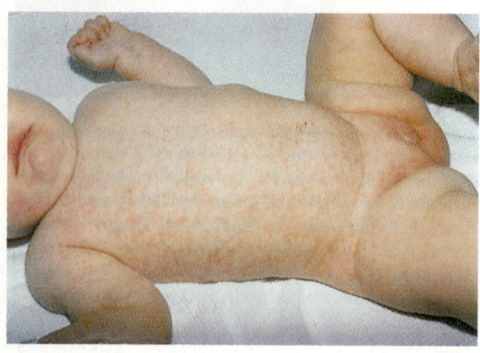

Abb. 49 Exanthema subitum (Dreitagefieber). Im Anschluß an Fieberabfall kleinfleckiges, blaßrötliches, teilweise konfluierendes Exanthem, zuerst am Stamm und rasch über ganzen Körper sich ausbreitend.

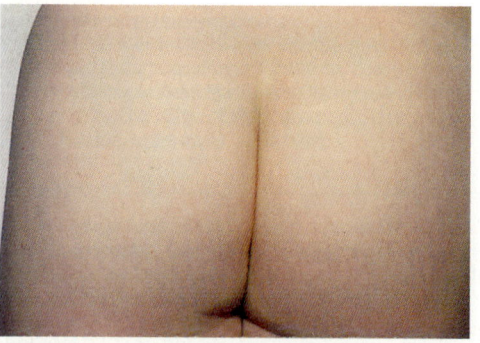

Abb. 50 a/b Erythema infectiosum (Ringelröteln). Im Anschluß an eine schmetterlingsförmige, erysipelartige Rötung der Wangen, eher diskretes makulopapulöses Exanthem mit girlandenförmigem Muster am Stamm (Gesäß) (a) und Unterarmbeugeseite (b). Später livide Verfärbung zentraler Partien.

Farbtafel 3

Abb. 50 b

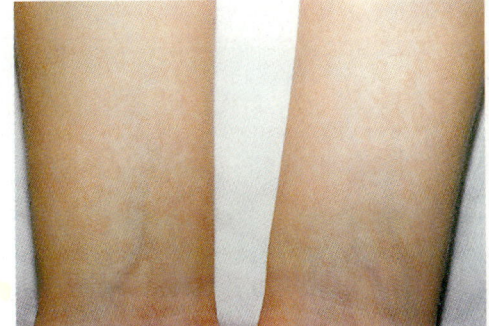

Abb. 51 Varizellen (Windpocken). Am ganzen Körper, auch auf behaarter Kopfhaut und Schleimhäuten lokalisierte, zarte, verschieden große, anfangs mit heller, später auch trüber Flüssigkeit gefüllte, manchmal zentral eingedellte Bläschen auf gerötetem Grund, die mit Krusten abheilen. Verlauf in Schüben, daher Nebeneinander von unterschiedlichen Stadien. Narben nach Superinfektion.

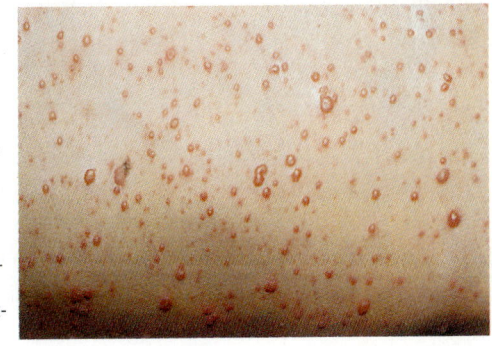

Abb. 52 a/b Herpes zoster (Gürtelrose). Meist streng einseitig, auf ein oder mehrere Dermatome beschränkte, in Gruppen angeordnete Papeln, die sich rasch in Bläschen (a), später in Pusteln verwandeln und mit Krustenbildung abheilen. Selten Überschreiten der Mittellinie wie auf Bild b.

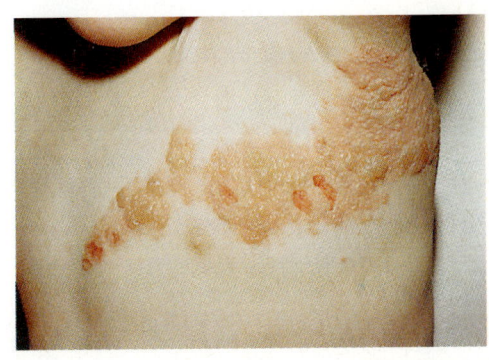

52 a

Farbtafel 4

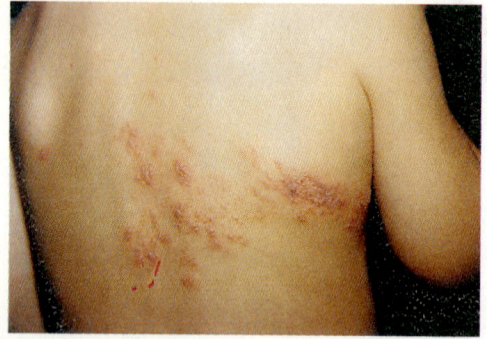

52b

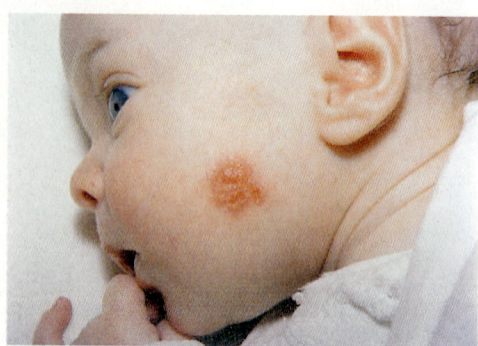

Abb. 53 Herpes simplex. An allen Körperstellen mögliche, typisch in Gruppen stehende, bis linsengroße Bläschen, die mit Krustenbildung abheilen.

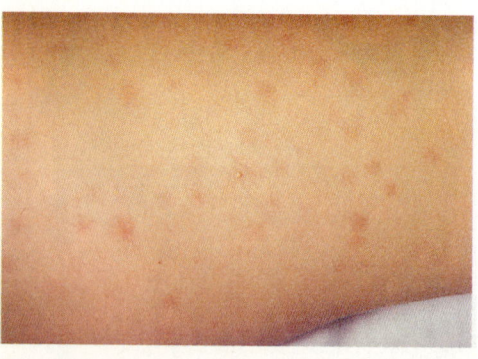

Abb. 54a

Farbtafel 5

Abb. 54 a–d Exantheme bei Coxsackie- und ECHO-Viren.
a) Roseolaähnliches, meist diskretes, manchmal papulöses (auch petechiales) Exanthem, hier im Rahmen einer Bornholmschen Erkrankung.
b) Hand-Mund-Fuß-Krankheit: Vorwiegend bläschenförmiges Exanthem auf gerötetem Grund an Handinnenflächen und Fußsohlen (c), sowie ulzeröse Effloreszenzen im vorderen Mundbereich (d).

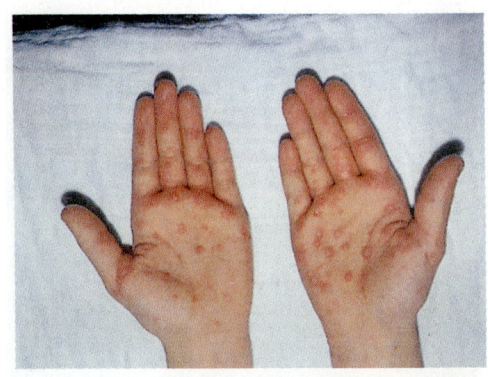

Abb. 54 b

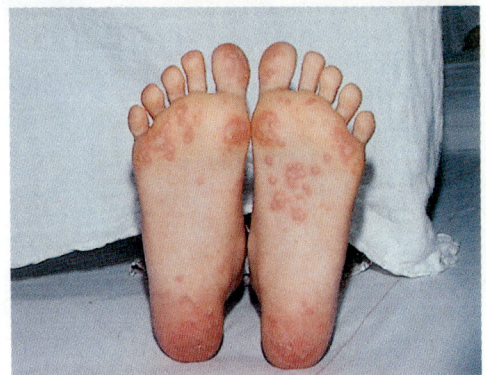

Abb. 54 c

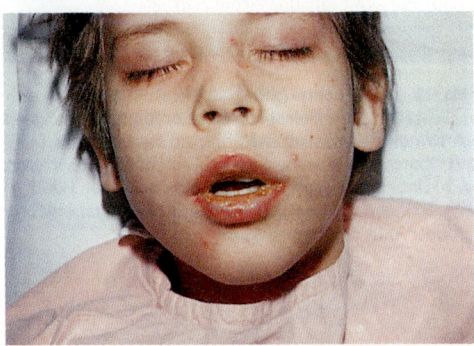

Abb. 54 d

Farbtafel 6

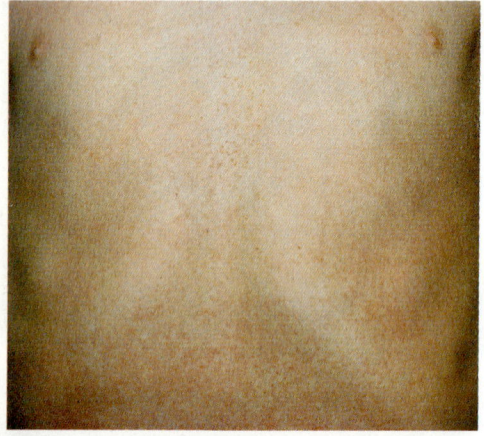

Abb. 55 a

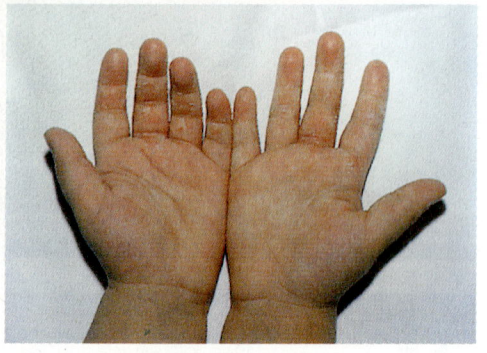

Abb. 55 b

Abb. 55 a–c   Scarlatina (Scharlach).
a) Dichtes, rauhes, kleinstfleckiges Exanthem, an Hals und Stamm übergreifend auf Streckseiten der Extremitäten, am stärksten in Achsel- und Leistenbeugen und Oberschenkelinnenseiten. Im Gesicht nur Fieberrötung mit perioraler Blässe. b) Unbehandelt groblamellöse Schuppung an Händen und Füßen. c) Nach Verschwinden des weißlichen Belags Rötung und erhabene Papillen der Zunge (Erdbeer- oder Himbeerzunge).

Farbtafel 7

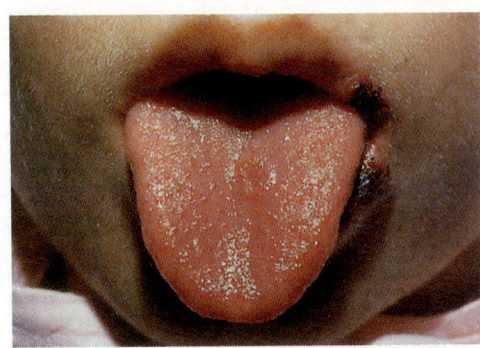

Abb. 55 c

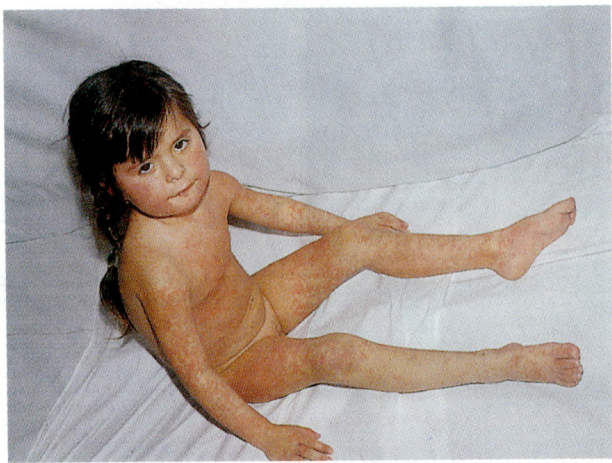

Abb. 56 „Unspezifisches" Virusexanthem. Morbilliformes Exanthem an Stamm und Extremitäten im Verlauf eines „grippalen Infektes" mit Rhinopharyngitis. Negativer Antikörpernachweis für häufige Viruserkrankungen, Medikamentengabe nicht eruierbar.

Farbtafel 8

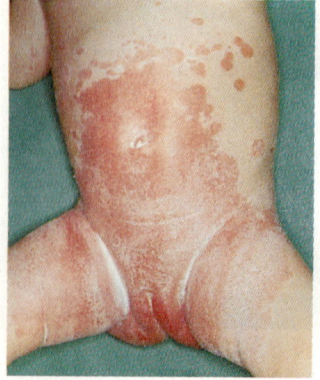

Abb. 57 Soor-Dermatitis. Säugling mit vor allem im Windelbereich lokalisierter erythematöser, stellenweise nässender, bogenförmig begrenzter, herdförmig fortschreitender Entzündung der Haut. Weißliche Ränder mit Schuppung. Im Bild Salbenreste an den intertriginösen Stellen.

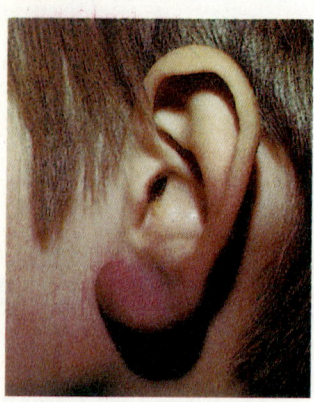

Abb. 58 Akutes Lymphozytom. Nach Zeckenstich livide Rötung und Schwellung des Ohrläppchens, häufig schmerzlos. (Frühstadium der Borreliose analog zum Erythema chronicum migrans).

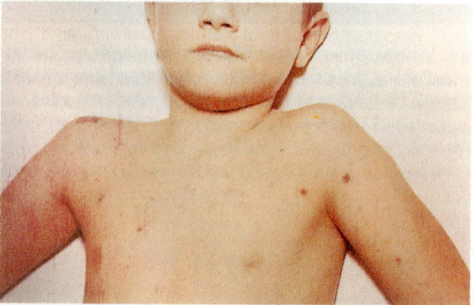

Abb. 59 Meningokokkensepsis. Petechiale Blutungen mit Übergang in verschieden große zackig begrenzte Hautnekrosen. Schwerer Krankheitszustand, meningeale Symptome.

Farbtafel 9

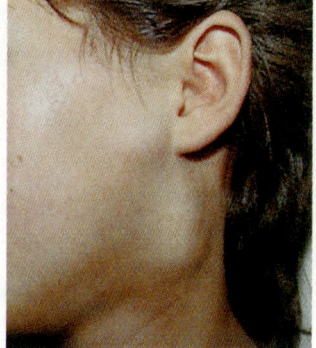

Abb. 60 Katzenkratzkrankheit. Mäßig druckdolente, im Kieferwinkel und präaurikulär lokalisierte, vergrößerte Lymphknoten. Anamnestisch zwei Wochen früher Katzenkratzspuren an Hals und Gesicht. Später ist Einschmelzen und Fistelbildung möglich.

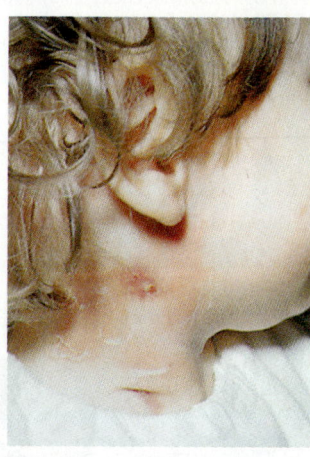

Abb. 61 Lymphknotentuberkulose. Am Hals seitlich wenig schmerzhafte und miteinander sowie mit der Haut verbackene vergrößerte eingeschmolzene Lymphknoten mit chronischer Fistelbildung.

Abb. 62 Skabies. Impetiginisierte und ekzematisierte Haut mit Papeln und Vesikeln am Ende von leicht aufgeworfenen Gängen (Milbengänge und „Milbenhügel").

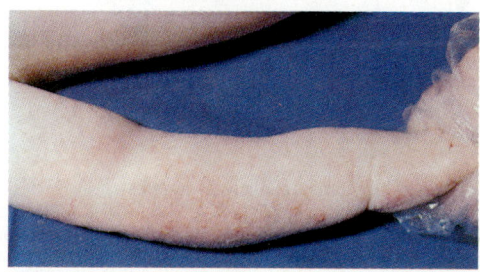

Farbtafel 10

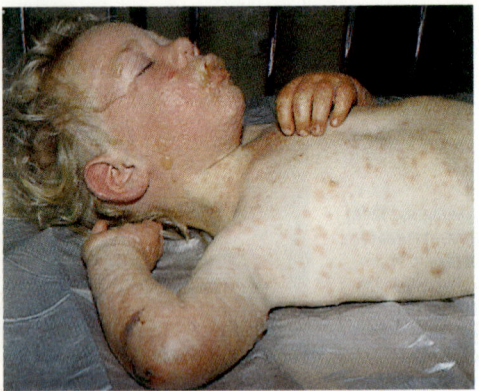

Abb. 63 Staphylogenes Lyell-Syndrom (Staphylococcal scalded skin syndrome). Großfleckig konfluierendes Erythem mit großen schlaffen Blasen und großflächiger Ablösung der Haut.

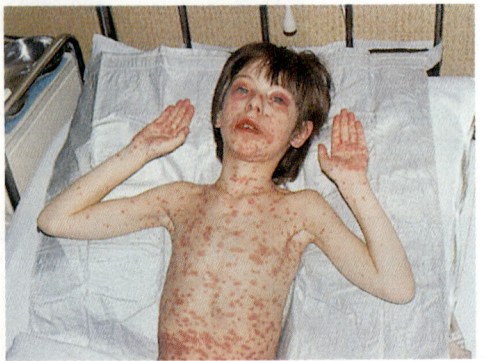

Abb. 64 Erythema exsudativum multiforme in Form des Steven-Johnson-Syndroms. Urtikariell-papulös-bullöses, stellenweise konfluierendes Exanthem mit Kokarden- und Girlandenfiguren. Besonderer Befall der Körperöffnungen und der Schleimhäute.

Farbtafel 11

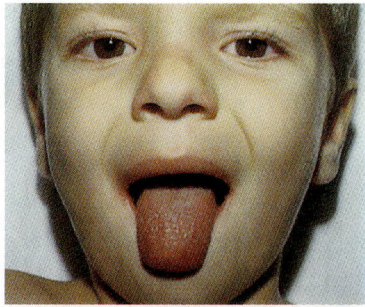

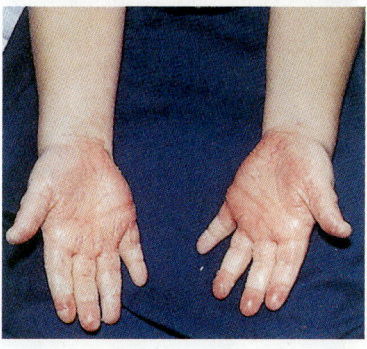

Abb. 65 a/b Kawasaki-Syndrom. Langdauerndes hohes Fieber, Konjunktivitis, Lacklippen, Himbeerzunge, polymorphes Exanthem, Erythem und Ödem der Handflächen mit groblamellären Schuppungen an den Fingern.

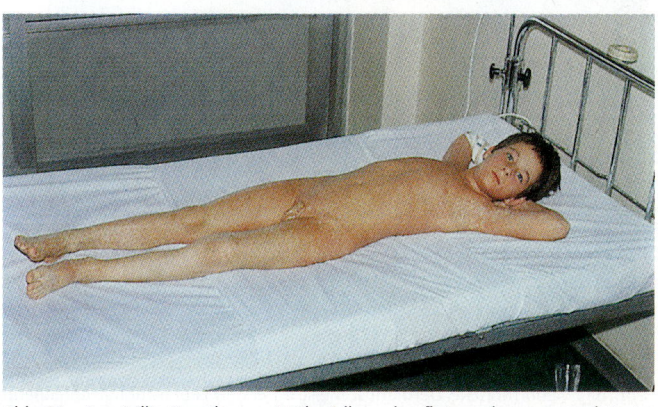

Abb. 66 Ampicillin-Exanthem. Urtikarielles, konfluierendes, generalisiertes Exanthem mit Fieber, ca. 9 Tage nach Beginn einer Ampicillin-Therapie.

Farbtafel 12

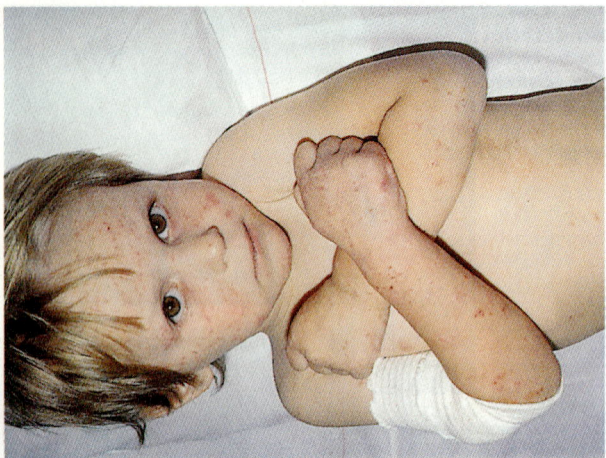

Abb. 67 Strophulus infantum. Rezidivierend oder chronisch auftretende urtikarielle, stellenweise mit Vesikeln versehene, stark juckende, locker disseminierte Papeln.

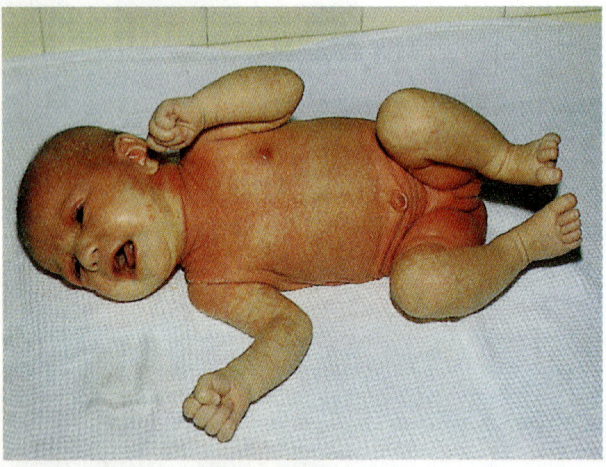

Abb. 68 Seborrhoische Dermatitis. Meist im ersten Lebensmonat beginnende gelbe, fettglänzende, schuppige Hautveränderungen vorwiegend am Kopf und Stamm.

Farbtafel 13

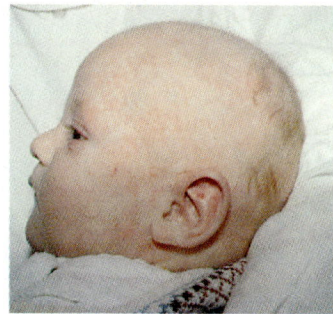

Abb. 69 Atopische Dermatitis des Säuglings. Meist nach dem 2. Lebensmonat auftretende, ekzematös veränderte, juckende mit Kratzspuren versehene Hautareale im Gesicht. Atopie der Eltern.

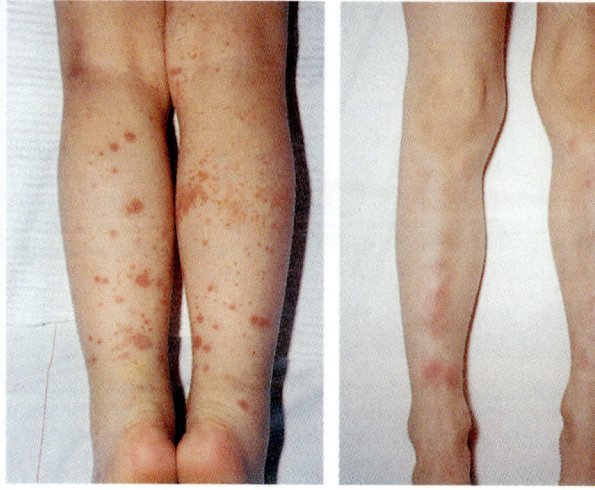

70

71

Abb. 70 Anaphylaktoide Purpura (Schoenlein-Henoch). Makulopapulöses, rötliches, später bräunliches Exanthem vorwiegend der unteren Extremitäten, stellenweise hämorrhagisch imbibiert. Schmerzhafte Schwellung der Sprunggelenke. Vorausgegangener Infekt der oberen Luftwege.

Abb. 71 Erythema nodosum. Livid rote, schmerzhafte, überwärmte Knoten an beiden Streckseiten der Unterschenkel.

Farbtafel 14

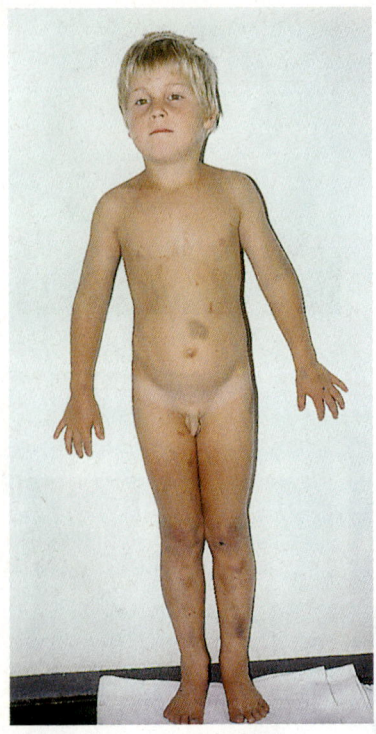

Abb. 72 Idiopathische thrombozytopenische Purpura. Hautblutungen, die von Petechien bis zu Ekchymosen variieren können, vorwiegend an abhängigen Körperpartien.

Farbtafel 15

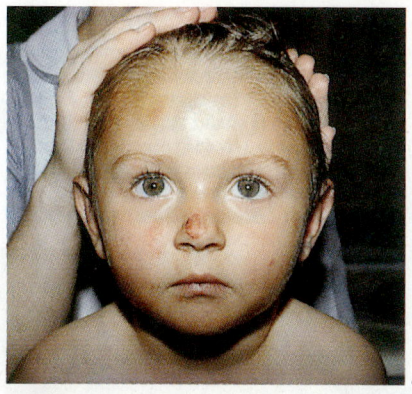

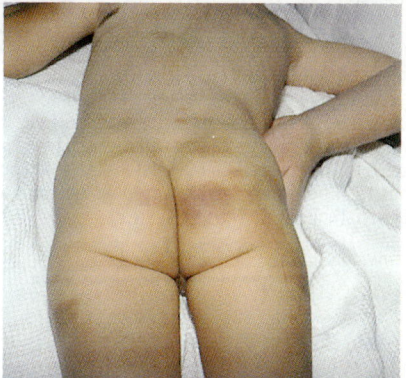

Abb. 73 a/b Kindesmißhandlung (Battered child). Hämatome, stellenweise striemenartig unterschiedlichen Alters an verschiedenen Körperpartien, Exkoriationen der Haut. Häufig Widerspruch zwischen Befund und Schilderung der Ursache.

Tafel 16

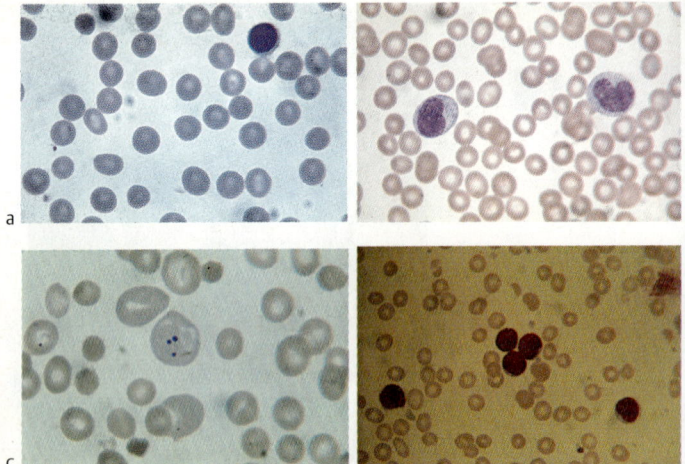

Abb. 74 Blutausstrichpräparate a) Normochrome Anämie: Erythrozyten von normaler Größe, Form und Hämoglobinfüllung; b) Blutausstrich bei hypochromer Anämie: Erythrozyten mikrozytär mit schlechter Hämoglobinfüllung (stellenweise Anulozyten), Anisozytose; c) Blutausstrich bei hyperchromer Anämie: Erythrozyten teilweise makrozytär mit verstärkter Hämoglobinfüllung, Anisozytose; d) Blutausstrich bei akuter Leukämie: weiße Blutkörperchen vorwiegend aus unreifen Blasten (uniformes Bild).

29.1 Reanimation

Grundlagen

- *Hinweis:* Zur Reanimation von Früh- und Neugeborenen siehe S. 178 ff.
- ▶ **Besonderheiten der Reanimation beim Kind:**
  - Im Kindesalter ist ein Herz-Kreislauf-Stillstand fast immer auf eine schwere Störung der Atmung zurückzuführen (bei Erwachsenen ist dagegen häufig Kammerflimmern die Ursache).
  - Die respiratorische Störung mit Erschöpfung der Sauerstoffreserven hat bei Kindern bei Eintritt des Herz-Kreislauf-Stillstandes meist schon zu irreversiblen Schädigungen insbesondere des Gehirns geführt.
  - Aus diesem Grund ist die Prognose eines Kindes nach Reanimation durchschnittlich deutlich schlechter als die eines Erwachsenen.
  - Wesentliche Ausnahmen von dieser Regel sind *a)* Neu- und Frühgeborene, bei denen aufgrund einer kurzfristigen Hypoxämie wesentlich früher eine Bradykardie auftritt und *b)* Kinder nach Ertrinkungsunfällen, bei denen die meist rasche Abkühlung einen protektiven Effekt darstellt (vgl. Ertrinkungsunfall S. 648).
  - Entsprechend gibt es bei der Reanimation altersabhängige Besonderheiten, die zu berücksichtigen sind. Die Sicherung einer ausreichenden Atmung ist bei Kindern mit Herz-Kreislauf-Stillstand noch wichtiger als bei Erwachsenen.

A – Atemwege freimachen und freihalten

- ▶ **Indikation:** Jedes bewusstlose Kind.
- ▶ **Technik:**
  - *Ohne Hilfsmittel:* Mund mit Finger auswischen, Seitenlagerung.
  - *Mit Absauger:* Mund kurz aber effektiv absaugen, Nase absaugen.
  - Lagerung mit gestrecktem Kopf (Schnüffelhaltung), dabei Kopf aber nicht überstrecken!
  - Unterkiefer nach vorn schieben (Esmarch-Handgriff).
  - Sicherung der Atemwege mit Guedel-Tubus (oder Saffar-Tubus) nur bei bewusstlosem Kind ohne Abwehrreflexe (*cave* Gefahr der Induktion von Erbrechen und Aspiration!).
  - Unter klinischen Bedingungen in der Regel Intubation (s. S. 594).

B – Beatmung

- ▶ **Indikation:** Jede dekompensierte Ateminsuffizienz.
- **1. Technik ohne Hilfsmittel:**
  - Mund-zu-Mund-, Mund-zu-Nase-Beatmung.
  - Beatmungsfrequenz bei Säuglingen 20–30/min, bei größeren Kindern in der Regel 20/min.
  - Kriterium einer suffizienten Beatmung: Der Thorax muss sich heben und senken.
  - *Cave:* Zu große Volumina führen zur Überblähung des Magens, Erbrechen und Aspirationsgefahr.
- **2. Technik mit Maske und Beatmungsbeutel:**
  - Geeignete Maske aussuchen (Tab. 45 S. 183), die Mund und Nase umschließt.
  - Daumen und Zeigefinger dienen zum Abdichten der Maske, Mittel-/Ring- und Kleinfinger zum Anheben des Kinns.

29.1 Reanimation

- Immer maximale Sauerstoffkonzentration in Beatmungsbeutel einleiten (*wichtig*: Sauerstoffreservoir am Beatmungsbeutel als Schlauch oder Beutel!).
- *Beatmungsdruck*:
  - Kriterium einer ausreichenden Beatmung und eines ausreichenden Beatmungsdrucks: Der Thorax hebt und senkt sich und das Kind wird rosig(er).
  - Faustregel: Kinderbeatmungsbeutel rasch komprimiert zwischen: *1.* Daumen und Zeigefinger → 10 cm H$_2$O; *2.* Daumen und zwei Fingern → 20 cm H$_2$O; *3.* Daumen und drei Fingern → 30 cm H$_2$O Druck.
  - *Cave*: Zu hohe Beatmungsdrücke führen zum Übertritt von Luft in den Magen → Überblähung des Magens → Zwerchfellhochstand und Verschlechterung der Beatmung! Eine vorsichtige und langsame Inspiration (Dauer 1–1,5 s) ist deshalb bei Kleinkindern besonders wichtig!

3. **Technik mit Intubation und Beatmungsbeutel:**
   - *Hinweise*: Die Intubation ist die sicherste Art der Beatmung, erfordert aber eine umso größere Übung, je jünger das Kind ist. Dem Ungeübten wird deswegen von der Intubation in einer Notsituation eher abgeraten. Meist ist auch eine Maskenbeatmung ausreichend, bis die erforderliche Intubation unter optimalen Bedingungen durchgeführt werden kann.
   - *Analgosedierung*: Bei Reanimation und Herz-Kreislauf-Stillstand nicht erforderlich.
   - *Tubusgröße*:
     - Durchmesser des Kleinfingers des Kindes = Außendurchmesser des Tubus.
     - *Oder* Innendurchmesser: Ab Alter >1 Jahr nach der Formel *Alter geteilt durch 4 plus 4* (z. B. bei einem 3-jährigen Kind: 4,75 → 4,5er Tubus). (Größen von Maske, Tubus und Absauger bei Kindern ≤ 4000 g KG s. Tab. 45 S. 183)
   - *Hinweis*: Bis zur Tubusgröße von Innendurchmesser 6,5–7,0 ist meist kein Cuff erforderlich, da der Ringknorpel die engste Stelle der kindlichen Atemwege darstellt.
   - *Intubation*:
     1. Kind mit Maske und Sauerstoff beatmen bis eine ausreichende Sauerstoffsättigung und möglichst normale Herzfrequenz erreicht sind. Bei Herzstillstand sollte die Herzdruckmassage für die Intubation höchstens für 30 Sekunden unterbrochen werden.
     2. Rachen und Magen gut absaugen!
     3. Kind lagern: Kopf in Schnüffelposition und in Mittellage.
     4. Tubus leicht anfeuchten, bei nasaler Intubation Tubus in ein Nasenloch senkrecht (!) und vorsichtig einführen und einige Zentimeter vorschieben.
     5. Laryngoskop in die linke Hand nehmen!
     6. Differenziertes weiteres Vorgehen nach Alter des Kindes:
        → *Säuglingsalter*: Laryngoskop mit *geradem* Intubationsspatel verwenden. Man erleichtert sich die Einstellung des Larynx, wenn der Larynxspatel zunächst tief eingeführt, dann in Griffrichtung (!) angehoben, nicht gehebelt (!) und dann langsam zurückgezogen wird. Die Epiglottis kann beim Säugling mit dem geraden Spatel „aufgeladen" werden.
        → *Kindesalter*: Laryngoskop mit *gebogenem* Intubationsspatel verwenden. Die Spitze liegt in der aryepiglottischen Falte. Beim Anheben des Spatels in Griffrichtung gelingt Einsicht in den Larynx.

29.1 Reanimation

7. Bei *nasaler* Intubation wird der Tubus mit der Magill-Zange gefasst und in den Larynx eingeführt. Ein Widerstand der Tubusspitze im Larynxeingang kann meist mit einer leichten Kopfneigung des Kindes oder Drehen des Tubus überwunden werden. Der Tubus wird so tief eingeführt, bis die schwarze Markierung der Tubusspitze gerade eben noch sichtbar ist. Bei *oraler* Intubation wird der Tubus mit einem Führungsdraht in den Larynx eingeschoben.
   - *Hinweis:* Die orale Intubation ist wegen des Führungsdrahtes die relativ einfachere Technik im Vergleich zur nasalen Intubation, wobei allerdings die Fixierung deutlich schwieriger ist → erhöhte Dislokationsgefahr!
8. Tubus mit zwei Fingern (an der Nasenwurzel) festhalten und Laryngoskop vorsichtig entfernen.
9. Auskultation unter manueller Beutelbeatmung: Ist das Atemgeräusch über beiden Lungen gleichmässig laut und über dem Magen kaum hörbar? (andernfalls ist der Tubus zu tief oder in den Ösophagus gerutscht). Bei korrekter Lage strömt Luft hörbar aus dem Tubus bei Thoraxkompression.
10. Markierung des Tubus an der Nasenspitze bzw. Mundwinkel notieren, gut fixieren (zuvor Haut und Tubus gut entfetten).
11. Beatmungsdruck und -frequenz s. o.
    - Mögliche Komplikationen s. Intubation und Beatmung bei Früh- und Neugeborenen (S. 180).

C – Circulation, kardiale Funktion (Herzdruckmassage)

- **Indikation zur Herzdruckmassage:** Extreme Bradykardie (ca. < 40/min), Asystolie, elektromechanische Entkoppelung (normale Herzaktion aber Pulslosigkeit) oder Kammerflimmern (im Kindesalter selten) vor Defibrillation.
- **Drucktechnik:**
  - *Altersabhängige Technik* (zu Früh-/Neugeborenen s. S. 180):
    - Säuglinge: Thorax mit 2 Händen umgreifen (Daumen auf Sternum).
    - Kindesalter: Wie bei Erwachsenen mit den Handballen und gestreckten Unterarmen.
  - *Druckpunkt:* Etwa 1 – 2 cm unter der Intermammillarlinie auf dem Sternum.
  - *Eindrücktiefe:* Ca. $1/3$ – $1/2$ des sagittalen Thoraxdurchmessers.
  - *Zyklus:* Ca. 70% der Zeit soll auf die Kompression entfallen → konsequente Kompression, kurz halten, schnell loslassen.
  - *Frequenz:* Beim Säugling ca. 120/min, beim Kleinkind ca. 100/min.
- **Koordination mit Beatmung beim nicht intubierten Kind:**
  - *Zwei-Helfer-Methode:* Beim Säugling/Kleinkind 5 : 1 (5 × Kompression, 1 × Beatmung). Laut zählen, sonst gelingt keine Koordination der zwei Helfer!
  - *Ein-Helfer-Methode:* 15 : 2 (15 × Kompression, 2 × Beatmung).
- **Koordination mit Beatmung beim intubierten Kind:** Nicht erforderlich, dann ununterbrochene Herzdruckmassage und Beatmung.

D – „Drogen" (medikamentöse Therapie)

- **Mögliche Applikationswege:**
  - *Peripher-venös* (z. B. Handrücken, Schläfe, V. jugularis externa). Cave ein zentralvenöser Katheter (V. jugularis interna, V. subclavia) ist wegen der Komplikationsgefahren in einer Notfallsituation nicht indiziert und bleibt der klinischen Versorgung vorbehalten!

29.1 Reanimation

- *Intraossär* (mit Knochenmarkpunktionsnadel):
  - Vor allem im Säuglings- und Kleinkindesalter gleichwertig mit einer intravenösen Applikation.
  - Technik: Punktion des Markraumes der proximalen medialen Tibia etwa 3 cm unterhalb der Tuberositas tibiae an der medialen planen Fläche der Tibia. Ein plötzlicher Widerstandsverlust *und* Aspiration von blutigem Mark kennzeichnet den korrekten Sitz der Nadel (ausführliche Beschreibung der Technik S. 116).
- *Intratracheal* (nur Adrenalin). Die Adrenalindosis sollte dabei auf das Zehnfache erhöht und mit 2 – 5 ml NaCl 0,9% verdünnt werden.
- ⊘ *Obsolet:* Intrakardiale Applikation.

▶ **Adrenalin:**
- *Indikation:* Persistierende Bradykardie bzw. Asystolie trotz effektiver Beatmung.
- *Dosis:* Standarddosis ist 0,01 mg/kg KG i. v. entsprechend 0,1 ml/kg KG der 1 ÷ 10000 Lösung (handelsübliches Adrenalin ist 1 ÷ 1000 verdünnt und wird zum Einsatz bei Kindern 1 ÷ 10 verdünnt).
- *Wiederholung* alle 3(– 5) Minuten. Die Wiederholungsdosis kann sukzessive bis auf das 10(– 20)fache gesteigert werden, also 0,1(– 0,2) mg/kg KG oder 1,0 (– 2,0) ml/kg KG. Unter klinischen Bedingungen auch Dauerinfusion von 0,1 – 5 µg/kg KG/min i. v.
- ⊘ *Hinweis:* Katecholamine haben bei einem unterkühlten Kind < 30 °C rektaler Temperatur nur einen geringen Nutzen!

▶ **Natriumbikarbonat:**
- *Indikation:* Sehr restriktiv einzusetzen (der Einsatz von Natriumbikarbonat bei Reanimationen ist weitgehend verlassen)! Zu erwägen nach 10-minütiger Reanimation oder metabolischer Azidose und pH < 7,0.
- *Applikation:* Langsam über 5 – 10 Minuten i. v. über eine sicher intravasal liegende Kanüle oder intraossär.
- *Dosis:* 1 ml/kg KG der 1-molaren (8,4%) Lösung.
  - ⊘ *Cave:* Bei Neugeborenen und Säuglingen wegen Hyperosmolarität und drohender Hirnblutung 1 : 1 mit aqua dest. (!) verdünnen!

▶ **Volumen:**
- *Indikation:* Volumenmangelschock oder z. B. septischer Schock.
- *Applikation:* Intravenös oder intraossär.
- *Dosis:* 20 (– 40) ml/kg KG in 20 (– 40) Minuten bis die periphere Zirkulation (Rekapillarisierungszeit < 3 s) normalisiert ist.
- *Lösungen:* Vollelektrolytlösung (z. B. Ringer-Laktat-Lösung oder 0,9% NaCl-Lösung) oder Serum oder Plasmaexpander (z. B. HAES 10%).

▶ **Andere Medikamente** (in der Reanimation im Kindesalter fast nie erforderlich):
- *Atropin:*
  - Indikation: AV-Block II. und III. Grades, Bradykardie mit Hypotension nach Adrenalin.
  - Dosierung, Applikation: 0,01(– 0,03)mg/kg KG = 0,02 – 0,06 ml/kg KG i. v. Intratracheale Applikation ist möglich.
- *Lidocain:*
  - Indikation: Ventrikuläre hämodynamisch wirksame Extrasystolen, ventrikuläre Tachykardie.
  - Dosierung, Applikation: Lidocain 1 mg/kg KG i. v., Wiederholungsdosis nach ca. 10 Minuten 0,5 mg/kg KG i. v.

29.1 Reanimation

- *Adenosin:*
  - Indikation: Supraventrikuläre Tachykardie bei erfolgloser vagaler Stimulation (z. B. mit Eisbeuteln ins Gesicht, Stimulation der Rachenhinterwand, einseitige Stimulation des Karotissinus, Thoraxkompression).
  - Dosierung, Applikation: 0,1 mg/kg KG (max. 0,3 mg/kg KG) i. v. als Bolus möglichst vom rechten Arm aus.
- *Kalzium:*
  - Indikation: Elektromechanische Entkoppelung, Hypokalzämie, Hyperkaliämie.
  - Dosierung: Kalziumchlorid 0,2–0,3 ml/kg KG (= 4–6 mg/kg KG) i. v. *oder* Kalziumglukonat 10 % 0,5 ml/kg KG i. v.

E – Elektrotherapie

➤ **Indikation:** Kammerflimmern (im Kindesalter extrem selten!); tachykarde Herzrhythmusstörung, die medikamentös nicht beherrschbar ist.
➤ **Vorbereitung:** Gute Sauerstoffversorgung, Azidoseausgleich.
➤ **Applikation:**
  - *Elektrodenauswahl:* Bei Säuglingen kleine Säuglingselektroden, bei Schulkindern wie bei Erwachsenen.
  - *Ablauf:* Elektroden mit Kontaktgel versehen, Defibrillator aufladen (Dosis s. u.), rechts parasternal unter Klavikula und über der Herzspitze im 5. ICR positionieren und fest andrücken, möglichst EKG-getriggert auslösen.
➤ **Dosis:** Initial 2 J (Wsek)/kg KG, Wiederholung mit 4 J/kg KG.

Weiteres Vorgehen nach erfolgreicher Reanimation

➤ **Was war die Ursache für den Herz-Kreislaufstillstand?**
  - *Labor:* Blutbild, Elektrolyte, Blutzucker, Blutgase, Urinstatus.
  - *Röntgen-Thorax:* Aspiration? Lungenödem? Herzform und -größe?
  - *Echokardiographie:* Herzfehler, Kontraktilität?
➤ **Weiteres Prozedere:**
  - Beatmung mit Normalisierung von pCO_2 und pO_2.
  - ◐ *Cave:* Hirnödem.
  - Bilanzierung von Ein- und Ausfuhr, Kontrolle der Nierenfunktion?

29.2 Beatmung

Vorbemerkung

- Die Beatmung ist eine der invasivsten Therapieformen, die eine hohe Anforderung an die Kompetenz des Anwenders stellt. Sie kann, richtig eingesetzt, lebensrettend sein, bei falscher Anwendung drohen aber vor allem beim Frühgeborenen monate- bis jahrelange Morbidität.
- Im Rahmen dieser Darstellung können nur die Grundprinzipien der Beatmung und der Beatmungs- und Monitortechnik dargestellt werden. Grundvoraussetzung für die Anwendung eines Respirators ist die exakte Kenntnis der Betriebsanleitung bzw. der speziellen Beatmungsmodalitäten.
- Wichtiger als die schematische Einstellung der Beatmung ist die intensive Beobachtung des beatmeten Patienten und die Einstellung bzw. fortlaufende Korrektur der Beatmungsparameter nach den individuellen Bedürfnissen des Patienten.

Beatmungsformen

- **Beatmung mit positivem Druck:**
  - *Prinzip:* Bei dieser Beatmung wird vom Respirator ein positiver Druck aufgebaut, der sich über die Beatmungsschläuche und den Endotrachealtubus bis in die Alveolen fortpflanzt.
  - *Voraussetzung:*
    - In aller Regel die endotracheale Intubation. Bei Frühgeborenen und für einen CPAP (s. u.) bei älteren Kindern reicht dafür u. U. auch ein im Pharynx liegender Tubus oder eine Maske aus.
    - Das Atemgas muss durch einen Befeuchtertopf auf die höchstmögliche Konzentration angefeuchtet werden.
  - *Anwendung:* Diese Beatmung ist unter den verschiedensten Modifikationen heute Standard.
- **Beatmung mit negativem Druck:**
  - *Historie:* Die Beatmung hat mit der Verwendung der sog. eisernen Lunge begonnen. Der Patient wurde dabei in einen am Hals luftdicht abgeschlossenen Stahlzylinder gelegt, in dem periodisch ein negativer Druck aufgebaut wurde. Der negative Druck setzte sich auf die Lunge und Pleura des Patienten fort und führte zur passiven Inspiration. Angewandt wurde die Beatmung mit negativem Druck im großen Stil bei Patienten mit Atemlähmung durch Poliomyelitis.
  - *Anwendung:* Diese Form der Beatmung findet derzeit Anwendung bei zentraler alveolärer Hypoventilation mittels Curasse-Heimbeatmung.

Abkürzungen/Definitionen (vgl. Abb. 108)

- **Flow:** Gasfluss in den Beatmungsschläuchen (in l/min).
- **T_{insp}:** Inspirationszeit (s).
- **T_{exsp}:** Expirationszeit (s).
- **PIP** (Positive inspiratory pressure): Maximaler Beatmungsdruck (cm H_2O).
- **PEEP** (Positive endexpiratory pressure): Druck im Tubus beim Ende der Exspiration (cm H_2O).
- **MAD:** Mittlerer Atemwegsdruck (cm H_2O) (engl. MAP = mean airway pressure).
- **Frequenz:** Anzahl der Beatmungszüge (/min).
- **FiO_2** (fraction of inspired oxygen): Inspiratorische Sauerstoffkonzentration.
- **CPAP:** Continuous positive airway pressure (cm H_2O) (Abb. 109).
- **IMV:** Intermittent mandatory ventilation (Abb. 109).

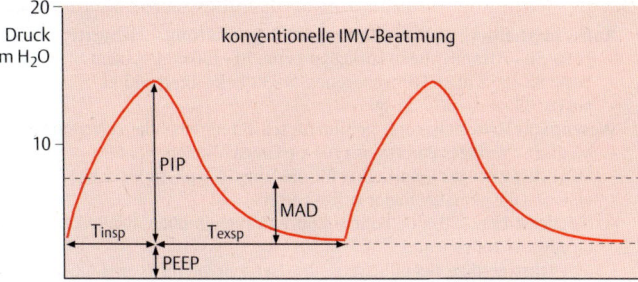

Abb. 108 Konventionelle IMV-Beatmung

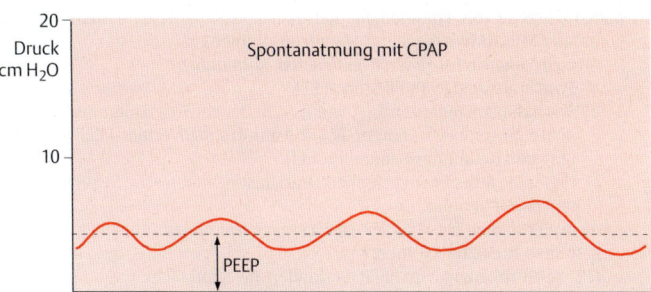

Abb. 109 Spontanatmung mit CPAP

- ▶ **SIMV:** Synchronized intermittent mandatory ventilation.
- ▶ **IPPV:** Intermittent positive pressure ventilation.
- ▶ **PSV** (pressure support ventilation): Druckunterstützte Beatmung.

Indikation zur Beatmung

- ▶ Es gibt keine absolut gültigen Kriterien für eine Intubation und Beatmung. Die folgenden Kriterien sind nur ein Anhaltspunkt:
  – Unzureichende Spontatmung und/oder maximale Dyspnoe.
  – FiO_2 >0,6 bei Hypoxämie oder paO_2 < 70 mmHg.
  – $paCO_2$ >60 mmHg bei akuter respiratorischer Insuffizienz.
  – Bei Frühgeborenen wiederholte Apnoen länger als eine Stunde mit Bedarf zur Maskenbeatmung.
  – Jeder kardiovaskuläre Schock, der sich nicht sofort beheben lässt.
  – Akuter Hirndruck.
  – Zwerchfellhernie des Neugeborenen.
  – Nicht kompensierbare Obstruktion der Atemwege.

29.2 Beatmung

Ziel der Beatmung

➤ **Aufrechterhaltung von Ventilation und Oxygenierung – Zielwerte:**
  - paO_2: 50–70 mmHg beim Frühgeborenen, 70–100 mmHg beim älteren Kind.
  - SaO_2: 85–95% beim Frühgeborenen, >95% beim älteren Kind.
  - $paCO_2$: 35–45 (–60)mmHg.
➤ **Wesentliche Kriterien** (*cave:* Sie sind oft schwer miteinander zu vereinbaren!):
  - Möglichst geringes Barotrauma für die Lunge (→ niedriger PIP).
  - Möglichst geringes Volutrauma für die Lunge (→ physiologisches Atemzugvolumen gleichmäßig in der Lunge verteilt).
  - Möglichst $FiO_2 < 0{,}4$, da höhere Konzentrationen über längere Zeit toxisch für Alveolarzellen sind.
  - Möglichst geringe Beeinflussung des Herzzeitvolumens und Gehirnperfusion.

Steuerung von $paCO_2$ und paO_2

➤ **$paCO_2$ hängt ab von:** Funktioneller Residualkapazität (FRC) und Atemminutenvolumen AMV (AMV = Frequenz × Atemzugvolumen).
  - *Atemzugvolumen bei Flowzeit-gesteuerten Respiratoren:*
    a) Primär abhängig von PIP minus PEEP.
    b) Sekundär abhängig von $T_{insp.}$ und $T_{exsp.}$. Bei langer $T_{insp.}$ dauert Inspirationsphase länger, bei zu kurzer $T_{exsp.}$ Gefahr des inadvertent-PEEP (air trapping und Gefahr des Pneumothorax).
    c) Hoher Flow begünstigt raschen Druckanstieg und rasche Inspiration/Zeit und damit Ventilation.
  - *Atemzugvolumen bei Volumen-gesteuerten Respiratoren:* Abhängig vom eingestellten Atemzugvolumen.
  - *FRC:* Auch abhängig vom PEEP (verhindert Alveolarkollaps).
➤ **paO_2 hängt ab von:**
  - Inspiratorischer Sauerstoffkonzentration (FiO_2).
  - Mittlerem Atemwegsdruck (MAD) = Fläche unter der Druckkurve. MAD wird beeinflusst von (in abnehmender Wirksamkeit):
    • PEEP > lange $T_{insp.}$ > hohem PIP > hohem Flow > langem Plateau > kurzer $T_{exsp.}$.
    • Aber (zu) hoher MAD reduziert u. U. das Herzzeitvolumen und damit die Sauerstofftransportkapazität.
➤ **Konsequenzen:**
  - *Oxygenierung (Maß paO_2) wird begünstigt durch:*
    • Lange Inspirationszeit.
    • Hohen PEEP.
    • Hohen PIP.
    • Hohen FiO_2.
  - *Ventilation (Maß $paCO_2$) wird begünstigt durch:*
    • Hohen PIP.
    • Hohe Atemfrequenz.
    • Adäquaten PEEP.
    • Adäquate Inspirationszeit.
    • Nicht zu kurze Exspirationszeit.

29.2 Beatmung

Überwachung der Beatmung

- **Kontrolle der richtigen Tubuslage:**
  - Auskultation, ob beide Lungen gleichmäßig belüftet sind.
  - Röntgenthorax nach Intubation: Spitze des Tubus bei Th 2.
- **Kontrolle der Blutgase:**
  - Innerhalb spätestens 20 min nach Beginn oder Änderung der Beatmung.
  - Goldstandard sind arterielle Blutgase (beim Frühgeborenen präduktal).
  - Bei kapillärer Blutgasanalyse korrelieren bei Abnahme aus gut perfundierter Haut:
    - pH und pCO_2 verlässlich mit arteriellen Werten.
    - pO_2 ist gleich oder niedriger als paO_2, korreliert also schlecht und ist nicht verlässlich.
  - Transkutane Werte ($tcpO_2$ und $tcpCO_2$) sollten mindestens 6–12 (–24)-stündlich durch arterielle Blutgasanalyen kontrolliert werden.
- **Wirkt die Beatmung „physiologisch"?** Sind die Thoraxexkursionen normal, d. h. keine Einziehungen? Reicht die Exspirationszeit aus (kleine Pause vor erneuter Inspiration)?

Steuerung des Respirators

- Die verschiedenen Arten der Beatmungssteuerung haben Vor- und Nachteile, es gibt keine „Patent"-Beatmung für jede Situation → für jeden Patienten, jede Lungenerkrankung und jedes Alter muss die ideale Lösung individuell gefunden werden. Es gibt eine Vielzahl verschiedener technischer Lösungen zur Steuerung eines Respirators.
- **Wichtigste Unterscheidungsmerkmale:**
  - *Beendigung der Inspirationsphase:*
    - Druckgesteuert: Die Inspiration wird bei Erreichen eines bestimmten Beatmungsdrucks beendet.
    - Volumengesteuert: Die Inspiration wird nach Applikation eines bestimmten Atemzugvolumens beendet.
    - Zeitgesteuert: Die Inspiration wird nach einer definierten Zeit beendet.
    - Flowbegrenzt: Die Inspiration wird nach Erreichen eines kritischen Flows beendet.
    - Mischung: Kombination verschiedener erwähnter Mechanismen, z. B.:
      a) Zeitgesteuert, flow- und drucklimitiert (häufig verwandt bei Beatmung von Frühgeborenen).
      b) Druck-, zeitgesteuert: Vorteil zum Ausgleich des Inspirationsvolumens in verschieden gut belüftete Lungenareale.
  - *Beginn der Inspiration:*
    - Patientengesteuert (-getriggert) durch Registrierung:
      a) Eines Druckabfalls im Atemkreislauf bei Inspiration.
      b) Eines Inspirations-Flows im Tubus durch Hitzdraht-Flowmeter.
      c) Der Thoraxbewegung durch Druckkapsel.
      d) Der Atembewegung durch Impedanzmessung.
    - Zeitgesteuert durch Respirator.
    - Mischung beider Prinzipien.
  - *Verlauf des Inspirationsflows:*
    - Konstanter Flow
    - Sinusförmiger Flow.
    - Dezelerierender Flow.

29.2 Beatmung

Alarme des Respirators

- **Obligate Alarme:**
  - Stromausfall.
  - Druckabfall in der Gaszufuhr.
  - Überdruck in den Beatmungsschläuchen.
  - Diskonnektionsalarm mit Druckabfall in den Beatmungsschläuchen.
  - Sauerstoffkonzentration: Hoch und niedrig.
- **Wünschenswerte, fakultative Alarme:**
  - Apnoealarm bei SIMV-Beatmung.
  - Atemzugvolumen.
  - Exspiratorisches Minutenvolumen.

Unkonventionelle Beatmung bei speziellen Indikationen

- **Inversed-Ratio-Ventilation:**
  - *Prinzip:* Durch eine Verlängerung der Inspirationszeit über die Exspirationszeit hinaus wird der MAD und damit die funktionelle Residualkapazität erhöht.
  - *Anwendung, Effekt:* Dies führt bei schwerem ARDS zur Stabilisierung der Alveolen und damit zur Verbesserung der Oxygenierung.
  - *Voraussetzung* ist in der Regel eine gute Sedierung der Patienten.
- **Hochfrequenz-Oszillation (HFO):**
  - *Prinzip:* Bei der HFO erfolgt die Ventilation mit Atemzugvolumina, die weit unter dem Volumen des Totraums von Tubus und Atemwegen liegen. Die Ventilation erfolgt wohl durch Konvektion und Diffusion des Atemgases. Die Oxygenierung wird durch einen hohen MAD und einen adäquaten FiO_2 erreicht.
  - *Anwendung:* Neugeborene mit schwerwiegendem ARDS und Pneumothorax oder interstitiellem Emphysem. Vorteil der HFO ist allerdings umstritten.
- **Biphasic Positive Airway Pressure (BIPAP):**
  - *Prinzip:* Druckkontrollierte, zeitgesteuerte Beatmung, bei der zwei verschiedene Niveaus eines kontinuierlichen positiven Atemwegsdruckes aufrechterhalten werden. Sowohl die Zeiten des hohen als auch des niedrigen Drucks und das Druckniveau können gesteuert werden. Der große Vorteil dieser Beatmung ist, dass jederzeit eine Spontanatmung des Patienten möglich ist. Von Vorteil ist diese Beatmung auch bei unterschiedlicher Belüftung verschiedener Lungenareale.
  - *Anwendung:* Die Erfahrungen in der Pädiatrie mit BIPAP sind begrenzt.
- **Stickoxidbeatmung (NO-Beatmung):**
  - *Prinzip:* Die NO-Beatmung kann theoretisch mit jeder konventionellen Beatmung kombiniert werden. Es werden dabei dem Atemgas bis zu 50 ppm NO beigemischt. NO ist ein hochwirksamer Vasodilatator mit extrem geringer Halbwertszeit. Bei Inhalation von NO tritt der Effekt deswegen nur an den Pulmonalgefäßen, also ohne systemische Nebenwirkung ein. Abbau- und Nebenprodukte sind Methämoglobin, MO_2, salpetrige Säure, Nitrite und Nitrosamine.
  - *Anwendung:* Pulmonale Hypertonie (z. B. PFC-Syndrom).

- **Extrakorporale Membranoxygenierung (ECMO):**
  - *Prinzip:* Künstliche Oxygenierung und die CO_2-Elimination über eine extrakorporale Membran nach Anlage eines arteriovenösen oder venovenösen Bypass.
  - *Anwendung:* Schwerste, lebensbedrohliche Lungenerkrankungen wie schwerstes ARDS, evtl. Zwerchfellhernie. Derzeit ultima ratio bei Versagen jeder anderen Beatmungsmöglichkeit.
- **Liquid ventilation:**
  - *Prinzip:* Höchst effektive Reduktion von Oberflächenspannungen (z. B. in einer atelektatischen Lunge eines Frühgeborenen) und gute Löslichkeit von Sauerstoff in Perfluorcarbon. Im Experiment gelingt es durch Instillation von Perfluorcarbon in eine Lunge und Oxygenierung dieser Flüssigkeit Versuchstiere zu beatmen. Erste erfolgreiche Anwendung dieser Technik bei Frühgeborenen ist beschrieben.
  - *Anwendung:* Derzeit noch rein experimentell, könnte aber in wenigen Jahren praktische Bedeutung erlangen.

29.3 Hirntoddiagnostik im Kindesalter

Grundlagen

- **Definition „Hirntod":** Der Hirntod ist der Tod des Menschen. Ein Hirntod liegt vor, wenn die Gesamtfunktion des Großhirns, des Kleinhirns und des Hirnstammes irreversibel erloschen ist, die Herz-Kreislauf-Funktion aber durch kontrollierte Beatmung noch aufrechterhalten ist.
- **Todeszeitpunkt:** Der Zeitpunkt, zu dem der Hirntod endgültig festgestellt wird.
- **Diagnosekriterien:**
  - Einhaltung der Voraussetzungen (s. u.).
  - Nachweis der klinischen Symptome wie Koma, Hirnstammareflexie und Atemstillstand.
  - Nachweis der Irreversibilität des Hirnfunktions-Verlustes.

Voraussetzungen

- **Schwere Hirnschädigung:** Primär (z. B. Hirnverletzung) oder sekundär (z. B. Hypoxie).
- **Ausschluss von:** Intoxikation, neuromuskulärer Blockade, Unterkühlung (wichtig beim Ertrinkungsunfall!), endokrinem oder metabolischem Koma.
- **Zwei Untersucher** müssen die Hirntodsymptome übereinstimmend feststellen und dokumentieren.
- **Bei Gabe von Neuropsychopharmaka** muss entweder *a)* der Abfall des Serumspiegels (z. B. Phenobarbital) oder *b)* der zerebrale Zirkulationsstillstand nachgewiesen sein.
- **Bei sekundärer Hirnschädigung** muss ein Intervall von mindestens 6 Stunden zwischen Beginn der Hirnschädigung und dem Nullinien-EEG eingehalten werden.

Klinische Ausfallsymptome

- *Hinweis:* Die Ausfallsymptome müssen unabhängig voneinander von 2 Untersuchern festgestellt und dokumentiert werden!
- Bewusstlosigkeit.
- Lichtstarre, weite Pupillen.
- Fehlen des okulozephalen Reflexes.
- Fehlen des Kornealreflexes.
- Fehlen von Reaktionen auf Schmerzen im Bereich des N. trigeminus.
- Fehlen des Pharyngealreflexes.
- Ausfall der Spontanatmung (Nachweis durch *Apnoetest:* Nach einer Beatmung mit 100% Sauerstoff wird das Ventilationsvolumen so lange reduziert, bis der $paCO_2$-Wert mindestens 60 mmHg erreicht. Anschließend erfolgt unter Sauerstoffinsufflation die Diskonnektion des Tubus. Werden nach „angemessener Frist" keine Atemzüge beobachtet, ist der Ausfall der Spontanatmung erwiesen).

Ergänzende Untersuchungen

- **EEG** (Ableitung nach den Richtlinien der Deutschen Gesellschaft für klinische Neurophysiologie [DGKN] mit mindestens 8 EEG-Elektroden bei einem Mindestabstand von 10 cm): Nachweis eines Nulllinien-EEG mit Wiederholung nach 24 h bei Kleinkindern (bis 2 Jahre) bzw. nach 72 h bei Neugeborenen (0 bis 28 Tage) jeweils mit erneutem Nachweis einer Nulllinie (jeweils mindestens 30 Minuten ableiten). Zusätzlich immer EKG-Ableitung. Erst dann kann vom Hirntod ausgegangen werden.

29.3 Hirntoddiagnostik im Kindesalter

- **Evozierte Potentiale:** Das Fehlen von frühen akustisch evozierten Potentialen wird bei Neugeborenen *nicht* als Hirntodkriterium akzeptiert.
- **Zerebraler Zirkulationsstillstand** (*cave:* Diese Untersuchung kann bei Kindern < 6 Monaten *nicht* angewendet werden!): Dopplersonographisch müssen mindestens 2mal in 30 min Abstand biphasische, oszillierende Strömungen mit gleich ausgeprägter antero- und retrograder Komponente oder nur eine kleine frühsystolische Strömung < 50 cm/s ohne weitere systolische oder diastolische Signale gefunden werden. Dieser Befund findet nur dann Berücksichtigung, wenn derselbe Untersucher vorher eindeutige Signale einer Perfusion dokumentiert hat.
- **Zerebrale Perfusionsszintigraphie:** Keine Aktivität intrakraniell, bei normaler extrakranieller Aktivität nachweisbar. (Bei Nachweis eines zerebralen Zirkulationsstillstandes entfallen die Wartezeiten.)

Beobachtungszeit*

- *Mit wiederholter übereinstimmender Feststellung der klinischen Ausfallsymptome.
- **Nach primärer Hirnschädigung** (und fehlenden ergänzenden Untersuchungen):
  - *Neugeborene, Säuglinge und Kleinkinder bis zum vollendeten zweiten Lebensjahr:* 72 Stunden.
  - *Kleinkinder:* 24 Stunden.
  - *Erwachsene und ältere Kinder:* Mindestens 12 Stunden.
- **Nach sekundärer Hirnschädigung** (und fehlenden ergänzenden Untersuchungen): Erwachsene und ältere Kinder mindestens 72 Stunden.

Schlussfolgerung

- Erst mit der vollständigen Feststellung und Dokumentation der Kriterien des Hirntodes nach den klinischen Symptomen und/oder den ergänzenden Untersuchungen und der Einhaltung der Zeitdauer der Beobachtung kann der Tod festgestellt werden.

29.4 Plötzlicher Säuglingstod und ALTE

Plötzlicher Säuglingstod – Grundlagen

- **Definition:** Unerwarteter und plötzlicher Tod eines Säuglings (sehr selten eines Kleinkindes) ohne erkennbare Todesursache bei klinischer Untersuchung und Obduktion.
- **Synonyme:** Sudden infant death syndrome (SIDS), sudden and unexpected death of infants (SUID), mors subita infantum, crib death, cot death.
- **Pathologisch-anatomische Klassifikation** des SID (Sudden infant death):
  - *SID mit erklärbarer Todesursache:* Missbildungen, angeborene Stoffwechselstörungen, Infektionen, Unfälle, Kindestötung, Vergiftungen usw.
  - *Klassisches SIDS:* Plötzlicher und aufgrund der Vorgeschichte unerwarteter Tod, nach vollständiger postmortaler Untersuchung keine Krankheitsbefunde (außer Petechien auf Thymus und Pleura, Hirnödem, zerebrale Gliavermehrung u. a. subtile Veränderungen).
  - *Borderline-SIDS:* Plötzlicher Säuglingstod mit einigen pathologischen Befunden (Otitis, Bronchitis, Enteritis u. a.), bei der Leichenöffnung oder weiteren Untersuchungen jedoch keine erklärbare Todesursache.
  - Nicht obduzierte Fälle von plötzlich verstorbenen Säuglingen.
- **Pathogenese:** Nicht sicher bekannt, wahrscheinlich funktionelle Instabilität autonomer Zentren (Atmung mit paradoxer Atemantwort, d. h. Suppression bei Hypoxie, verzögerte Weck(arousal)-Reaktion, Kreislauf mit verstärkten Bradykardien bei Apnoen, Hitzestress u. a.) im Schlaf. Dekompensation durch verschiedene Trigger (Infektion der Luftwege, besonders RS-Viren, mit zentralen und obstruktiven Apnoen, Bauchlage, Überwärmung, gastroösophagealer Reflux mit laryngealem Chemoreflex und Apnoen, zerebrale Krampfanfälle, Stoffwechselerkrankungen, Nikotin, Narkose, phenotiazinhaltige Fiebermittel u. a.).
- **Risikofaktoren:**
  - Junge Schwangere, kurze Schwangerschaftsintervalle, Drogen- und Nikotinabusus in der Schwangerschaft.
  - Schwere Geburtskomplikationen besonders bei Frühgeburtlichkeit mit bronchopulmonaler Dysplasie.
  - *Soziale Faktoren:* Alleinlassen im Schlaf, verminderte Zuwendung, vermindertes Interesse für Pflege- und Gesundheitsmaßnahmen.
  - *ALTE* (Apparent life threatening event, „Sterbeanfall"): Unerwarteter und plötzlicher Zustand mit Apnoe, Blässe und/oder Zyanose und Leblosigkeit.
  - SIDS bei Geschwistern (?).
  - Bauchlage im Schlaf und weiche Bettunterlage, Überwärmung, Rauchen in der Umgebung des Kindes, Trinkschwierigkeiten (Saug-Schluck-Atem-Koordinationsstörungen), gehäuftes Erbrechen, schrilles Schreien oder apathisches Verhalten.
  - *Auffälligkeiten im Schlaf:* Obstruktive Schlafapnoen, auffallende Blässe oder Zyanose, starkes Schwitzen, erschwerte Erweckbarkeit.
  - *Riskante Schlafsituation:* Einklemmen, Strangulieren, Überdecken im Bett.
- **Epidemiologie:** 1–3‰ aller lebendgeborenen Säuglinge, in Ländern mit Präventionskampagnen bis < 1‰ absinkend. Gipfel im 2.–4. Lebensmonat, Knaben : Mädchen = 60 : 40. SIDS tritt zu über 90 % im Schlaf auf.

29.4 Plötzlicher Säuglingstod und ALTE

Diagnostik

- **Bei ALTE:**
  - Bei akutem Ereignis Reanimation s. S. 178.
  - Eruieren der Vorgeschichte auf Risikofaktoren (s. o.).
  - *Weitere Untersuchungen je nach klinischer Symptomatik:* EKG (QT-Verlängerungssyndrom), EEG (zerebrale Anfälle), Schädelsonographie (evtl. MRT), Ösophagus-pH-Metrie oder -Manometrie (gastroösophagealer Reflux), RS-Viren, Stoffwechseluntersuchungen (Hypoglykämien, Organoazidopathien, Carnitin-, Biotinidasemangel, MCAD = Medium-Chain-Acyl-CoA-Dehydrogenase Deficiency) u. a.
- **Polysomnographie:**
  - *Indikationen:* Bei ALTE (s. o.), ungeklärten Zyanoseanfällen und V. a. obstruktive Schlafapnoen, evtl. bei Geschwistern von SIDS-Kindern. Erfassung von obstruktiven und extremen zentralen Apnoen, Bradykardien und Hypoxämien.
  - *Pathologische Kriterien bei 6-Stunden Nachtmessung:* Zentrale Apnoe für ≥ 12 Sekunden in Verbindung mit Hypoxämie und Bradykardie, mindestens 3 obstruktive Apnoen ≥ 5 Sekunden, jede obstruktive Apnoe >10 Sekunden, SaO$_2$ $\leq 85\%$, Herzfrequenz ≤ 80/min für mind. 10 Sekunden bzw. $\geq 30\%$ unter der altersgemäßen mittleren Herzfrequenz. Pathologische Werte sind nicht pathognomonisch für SIDS-Risiko.
- **Bei eingetretenem SID:** Behutsames Vorgehen der Amtsorgane nach den jeweils geltenden Vorschriften, Inspektion und Beurteilung des Ortes und der Umstände des Ereignisses (death scene), Obduktion nach standardisiertem Protokoll, anschließend ausführliches Gespräch mit den Eltern. Es ist ein hohes Maß an empathischem Verhalten bei allen ärztlichen Maßnahmen und behördlichen Amtshandlungen erforderlich, da gleichzeitig die Trauerarbeit mit den Eltern beginnen muss.

Differenzialdiagnosen

- **SID mit nachweisbarer Ursache** (s. Klassifikation): Zentralnervöse Erkrankungen (Blutungen, Fehlbildungen, Tumoren u. a.), respiratorische Erkrankungen (Laryngitis, Pneumonie, Aspiration u. a.), kardiovaskuläre Erkrankungen (Herzfehler, Myocarditis u. a.), gastrointestinale Erkrankungen (Toxikosen), Stoffwechselstörungen (s. o.), Unfall im Bett (Ersticken), Kindestötung (Ersticken).

Prävention

- Informationsbroschüren für Eltern und Gesprächsrunden über Pflegeanleitungen und Vermeidung von Risikofaktoren (s. o.), Schulung in Reanimationsmaßnahmen, psychische Unterstützung und Begleitung.
- Säuglinge mit Risikofaktoren erkennen und Risikofaktoren beachten, eventuelle Ursachen behandeln.
- **Hinweise für den Alltag:**
  - *Cave:* Bauchlage des Säuglings im Schlaf ist der wichtigste Risikofaktor, daher wenn möglich vermeiden.
  - Keine weichen Schlafunterlagen (Polystyren, Schafwolle, weiche Kissen u. a.) verwenden. Co-sleeping ist bei Übermüdung oder Alkoholisierung riskant!
  - Auf gefährliche Schlafsituationen achten. Empfehlung eines Strampelschlafsacks.
  - Im Schlaf einen Schnuller verwenden.

29.4 Plötzlicher Säuglingstod und ALTE

- Kind nicht überwärmen (Zimmertemperatur bei 18,5° C, adäquate Kleidung und Bettwäsche).
- Während der Schwangerschaft und in der Umgebung des Kindes nicht rauchen.
- Säugling von Aufregungen und Stress fernhalten.
- Säugling möglichst nicht allein lassen, sondern z.B. im Zimmer der Eltern schlafen lassen.
- Häufiger Körperkontakt ist gut. Säuglinge besonders im ersten Lebenshalbjahr stillen.
- Empfohlene Vorsorgeuntersuchungstermine einhalten.

▶ **Bei Erkrankung des Säuglings:**
- Subtile Behandlung und Überwachung (respiratorische Infekte, Obstrukion der Nasenatmung, Anfälle u.a.).
- Phenotiazinhaltige Fiebermittel vermeiden.
- Bei gastroösophagealem Reflux s.S. 254.

▶ **Polysomonographie** (s. Diagnostik).

▶ **Überwachung mit Heimmonitor:**
- Ein Zusammenhang zwischen ALTE, Schlafapnoen und SIDS ist noch nicht bewiesen, es gibt jedoch zahlreiche kasuistische Erfahrungen der rechtzeitigen Interventionsmöglichkeit bei bedrohlichen Apnoen.
- *Indikationen:* ALTE, klinisch manifeste Schlafapnoen besonders bei symptomatischen Frühgeborenen mit rezidivierenden Apnoen und Bradykardien, fakultativ bei SIDS-Geschwistern, bei Säuglingen drogenabhängiger Mütter und in individuellen Situationen.
- *Wahl der Monitorart:* Herz-Atem-Monitor bei obstruktiven Apnoen, Bradykardien, nach ALTE und bei symptomatischen Frühgeborenen. Atemmonitor bei reinen zentralen Apnoen wird verlassen. Möglichkeiten der Fehlalarme beachten. Wenn verfügbar, Monitor mit SO_2-Messung und Event-Monitore vorziehen.

▶ **Elternbetreuung nach SID(S):** Trauerarbeit mit den Eltern zur Vermeidung von Isolierung, Depression, Selbstschuldvorwürfen und Partnerschaftskrisen: Persönliches Gespräch mit den Eltern führen und diese gezielt informieren, Langzeitbetreuung gewährleisten und auf das Angebot eines psychosozialen Netzes durch Elternselbsthilfegruppen (z.B. GEPS Deutschland, SIDS Austria, SIDS Schweiz) hinweisen. Geschwister und Großeltern sollten in die Trauerarbeit einbezogen werden.

29.5 Schock

Definition und Symptome

- **Definition:** Unter einem Schock versteht man, unabhängig von der Ursache, eine Minderperfusion der Organe mit Mikrozirkulationsstörungen und damit unzureichender peripherer Sauerstoffversorgung.
- **Symptome und körperlicher Untersuchungsbefund:**
    - *Haut:* Blass, kühl, marmoriert, zyanotische Akren und Lippen. Die Haut ist anfangs noch warm. Rekapillarisierungszeit > 3 s.
    - *Herz-Kreislauf-System:* Der Puls ist schnell, fadenförmig, frequent. Bei kardiogenem Schock und bei Neugeborenen häufig Bradykardien. Der Blutdruck ist zunächst normal, später ist die Amplitude vermindert mit folgender Hypotonie.
    - *Atmung:* Dyspnoe, Apnoe, Schnappatmung.
    - *Niere:* Oligurie < 1 ml/kg KG/h, später Anurie.
    - *Stoffwechsel:* Hypoxämie, Hyperkapnie, Laktatazidose.

Schockphasen

- **1. Schockphase:** Makrozirkulationsstörung: Ausschüttung von Katecholaminen mit Steigerung der Herzfrequenz und Engstellung der Arteriolen und Venolen. Dadurch wird das Intravasalvolumen aus dem venösen System rekrutiert. Folge ist eine Stabilisierung des arteriellen Blutdrucks. Die Zentralisierung führt dazu, dass lebenswichtige Organe (Gehirn, Herz) ausreichend mit Blut versorgt werden, die Abdominalorgane aber minderversorgt werden.
- **2. Schockphase:** Dekompensierter Schock mit Mikrozirkulationsstörungen. Zunahme der arteriovenösen Shunts, Entwicklung eines Lungenödems und ARDS (adult respiratory distress syndrome) = sekundärer Surfactantmangel nach Schock jeglicher Ursache (Synonym: Schocklunge).
- **3. Schockphase:** Irreversibler Schock mit Organausfall, z.B. ARDS, Schockniere, Schockleber, Schädigung des Intestinums, bis hin zum Tod.

Formen und Ursachen

- **Hypovolämischer Schock:**
    - *Definition:* Das Intravasalvolumen ist vermindert, dadurch sind auch Vorlast, ZVD (zentral venöser Druck) und Herzzeitvolumen vermindert.
    - *Ursachen:* Akuter Blutverlust, Dehydratation (s. S. 613), Schock bei Spannungspneumothorax oder Perikardtamponade.
    - *Stadien und Symptome bei Blutverlust:*
        - < 15 %: Herzfrequenz ↑, Blutdruck und Rekapillarisierungszeit normal.
        - 15–25 %: Tachykardie, Tachypnoe, Oligurie, Rekapillarisierungszeit ↑.
        - 25–35 %: Zusätzlich Oligurie, Anurie, Somnolenz.
        - 35–50 %: Koma, Bradykardie, leichenblasses Aussehen.
- **Kardiogener Schock:**
    - *Definition:* Verminderte Auswurfleistung des Herzens mit Vorlasterhöhung und dabei systemischem Blutdruckabfall.
    - *Ursachen:* Folge von Hypoxie, Kardiomyopathie, Herzvitien, Rhythmusstörungen, koronarer Herzkrankheit.
- **Anaphylaktischer Schock (vgl. S. 347):**
    - *Definition:* Blutdruckabfall durch systemische Anaphylaxie. IgE-vermittelte Typ-I-Allergie.

29.5 Schock

- *Ursachen:* Es gibt mehrere Möglichkeiten, wie ein anaphylaktischer Schock ausgelöst werden kann. Dazu zählen die IgE-vermittelte Reaktion bei z. B. Eiweißüberempfindlichkeit (Nahrungsmittel, Insektengifte) die Aktivierung von Komplement, die Mediatorenfreisetzung aus Mastzellen und Basophilen sowie eine Reaktion auf Substanzen wie Aspirin, Lidocain etc.
- *Symptomatik:* Respiratorische Symptome wie Larynxödem mit Stridor und Dyspnoe, Bronchospasmus und Lungenödem, Kreislaufschock durch Vasodilatation stehen im Vordergrund. Daneben kommt es zu Juckreiz, Urtikaria und Ödemen (Einteilung der Schweregrade I–IV der Anaphylaxie nach Ring und Meßmer s. S. 347).

➤ **Septischer Schock:**
  - *Definition:* Schockzustand, der im Rahmen und durch eine systemische Infektion mit Ausschüttung von erregertypischen Endotoxinen oder Exotoxinen ausgelöst wird.
  - *Ursache:* Sepsissyndrom (vgl. Sepsis des Neugeborenen S. 214, des älteren Kindes S. 525).
  - *Stadien:*
    - Stadium I: Hyperdynamisches, kompensiertes Stadium: Herzzeitvolumen und Herzfrequenz sind erhöht, Blutdruck normal, respiratorisch kompensierte metabolische Azidose.
    - Stadium II: Hyperdynamisches, dekompensiertes Stadium: Zentralisation und Hypotension, nicht kompensierte metabolische Azidose, anfangs Hyperglykämie, später Hypoglykämie.
    - Stadium III: Hypodynames Stadium: Hypoxämie, Blutdruckabfall, Koma, Verbrauchskoagulopathie.

Diagnostik

➤ Prüfung der Vitalparameter, Anamnese und körperliche Untersuchung (Blutdruck, Rekapillarisierungszeit, weiteres s. o.)
➤ Blutgasanalyse.

Therapieprinzipien für alle Schockformen

➤ Bei Herz-Kreislauf-Stillstand Reanimation (s. S. 593, Neugeborene S. 178).
➤ Ursache des Schocks behandeln, z. B. Ausgleich des Volumenmangels, Sepsistherapie.
➤ Ausgleich einer evtl. vorliegenden Anämie (Ziel: Hämatokrit 35–40%).
➤ Ausgleich einer evtl. vorliegenden Hypoxämie durch O_2-Gabe (→ pulmonale Vasodilatation).
➤ Bei schwerem Schock, der nicht schnell reversibel erscheint, den Patienten intubieren und beatmen (Neugeborene s. S. 180, ältere Kinder s. S. 593), da bis zu 20–30% des Herzzeitvolumens für die Atemarbeit erforderlich sind.
➤ **Ausgleich von metabolischen Störungen:**
  - Eine metabolische Azidose ab einem BE von -10 (andere Angaben -6) durch Natriumbikarbonat (BE × kg KG × 0,3 = ml $NaHCO_3$) ausgleichen. Wenn die Ursache der metabolischen Azidose (Grundkrankheit) behandelt werden kann, reicht es in der Regel, die Hälfte des errechneten Defizits auszugleichen.
  - Ab einer Hypernatriämie von 150 mmol/l oder schwer therapierbarer Hyperkapnie statt Natriumbikarbonat Tris3 molar geben ([BE × kg KG × 0,3] : 3 = ml Tris). Es reicht in der Regel die Hälfte des Defizites auszugleichen.

29.5 Schock

- 🔴 *Cave:* Tris verursacht bei paravasaler Applikation schwere Nekrosen, deshalb nur über einen zentralen Venenkatheter applizieren!
- Ausgleich von Hyperglykämie durch Reduktion der Glukosezufuhr (s. S. 495) bzw. Hypoglykämie (s. S. 504).

▶ **Supportive Maßnahmen:**
  - Therapie der Verbrauchskoagulopathie s. S. 382.
  - *Therapie der begleitenden Niereninsuffizienz:*
    • Dopamin 2–4 µg/kg KG/min über einen zentralen Venenkatheter.
    • Strenge Bilanzierung zur Vermeidung von Ödemen.
    • Furosemid 1–2–(4)mg/kg KG ED, erst nach Ausgleich des intravasalen Volumenmangels.
    🔴 *Cave:* Lasix erzwingt die Diurese auch bei Hypovolämie!
    • Bei Retention harnpflichtiger Substanzen evtl. Beschränkung der Eiweißzufuhr.
  - Die Gabe von Steroiden (z. B. Prednisolon 2 mg/kg KG/d oder Dexamethason 0,6 mg/kg KG/d) ist umstritten. Hypothetische Wirkungen sind Blockierung der Entzündungsreaktionen (Zytokine), Hemmung der Granulozytenaggregation und Reaktivierung adrenerger Rezeptoren.
  - Die Gabe von Immunglobulinen ist äußerst umstritten.
  - Prävention gastrointestinaler Blutungen (bei Kleinkindern Gabe von Milch, Alternative Sucralfat).

▶ **Verbesserung der Herz-Kreislauf-Funktion durch Gabe von intravasalem Volumen:**
  - Physiologische NaCl-Lösung, Ringerlösung, Plasma oder Serum 5 %.
  - Dosis: 10–20 ml/kg KG in 30–60 Minuten. Die initiale Dosis muss bei protrahiertem Schock oft wiederholt werden.
  - Bei kardiogenem Schock nur vorsichtige Volumengabe unter exakter Beobachtung der Wirkung auf Blutdruck, Dyspnoe etc.

▶ **Gabe von Katecholaminen:**
  - *Dobutamin:* 5–10–15(–20) µg/kg KG/min DI (Dauerinfusion). β-Rezeptor-Agonist, wirkt über positive Inotropie, Anstieg des Herzzeitvolumens, Verbesserung des koronaren Blutflusses, Abfall des pulmonalen und systemischen Gefäßwiderstandes. Der myokardiale Sauerstoffbedarf steigt an.
  - *Dopamin:*
    • 1–2(–4) µg/kg KG/min DI: Anstieg der renalen, mesenterialen, zerebralen Durchblutung, Natriurese und verbesserte Urinauscheidung.
    • 5–10(–20) µg/kg KG/min DI: Systemische, pulmonale und venöse Gefäßkonstriktion (ungünstig bei pulmonaler Hypertonie), Anstieg des myokardialen Sauerstoffverbrauchs.
  - *Adrenalin:* 0,01–0,1–1(–5) µg/kg KG/min DI. Indiziert bei myokardialer Insuffizienz und verminderter koronarer Perfusion. Fördert die Kontraktilität und das Schlagvolumen ohne Anstieg des pulmonalen oder systemischen Gefäßwiderstandes.
  - *Noradrenalin:* 0,01–0,05–0,1 µg/kg KG/min DI. Hauptindikation bei Schockzustand trotz ausreichender Volumensubstitution durch niedrigen systemischen Gefäßwiderstand (z. B. bei septischem oder anaphylaktischem Schock). Weitere Indikation bei pulmonaler Hypertonie (z. B. durch Zwerchfellhernie).
  - *Enoximone:* Die Erfahrungen in der Pädiatrie sind eher spärlich. Indikationen können eine dilatative Kardiomyopathie oder die katecholaminrefraktäre Herzinsuffizienz mit geringem Auswurf sein.

29.5 Schock

Besonderheiten bei der Therapie spezieller Schockursachen

- **Hypovolämischer Schock:**
  - Kopf tief lagern.
  - Beine hoch lagern.
- **Kardiogener Schock:**
  - Oberkörper hoch lagern bei Lungenödem, flach lagern bei sehr niedrigem Blutdruck mit Perfusionsstörung des Gehirns (Somnolenz).
  - Bzgl. Volumentherapie s. Therapieprinzipien für alle Schockformen.
  - *Vorlastsenkung:* Furosemid 1–2(–4)mg/kg KG ED, Hämofiltration, evtl. Enoximone (s. S. 611).
  - *Nachlastsenkung:* Natrium-Nitroprussid 1–8(–10) µg/kg KG/min DI, Nitroglyzerin 0,1–5(–20) µg/kg KG/min DI.
    - ◉ *Cave:* Kontraindikationen.
      - Zu rasche Blutdrucksenkung bei Gabe im Bolus.
      - Methämoglobinbildung.
  - In Diskussion sind ACE-Hemmer.
- **Anaphylaktischer Schock:**
  - Patienten flach lagern, Kopftieflage, Beine erhöht.
  - Antigenzufuhr sofort unterbrechen. Bei parenteraler Antigenzufuhr Stauschlauch proximal der Injektionsstelle anlegen.
  - Bei Hyposensibilisierungszwischenfall oder Insektenstich Adrenalin unter die Einstichstelle spritzen.
  - Möglichst rasch einen i.v.-Zugang mit größtmöglicher Kanüle schaffen.
  - Bei Schock oder Bronchospasmus rasch Adrenalin 1 : 1000, 10-fach verdünnt, davon 0,1 ml/kg KG bis 0,5 ml/kg KG (max. 1,0 ml/kg KG) i.v. oder s.c. (ab 0,1 ml der 1 : 1000 Lösung).
  - Sauerstoff über eine Maske geben. Intubation und Beatmung je nach Situation (s. S. 593, Neugeborene S. 180).
  - Volumengabe, z. B. Serum 5 % (z. B. Biseko) oder Humanalbumin 5 % 20 ml/kg KG/30 min, evtl. wiederholt erforderlich.
  - Steroide z. B. Solu-Decortin 2–5(–20)mg/kg KG i.v.
  - *Antihistaminika:* Fenistil 0,1(–0,5)mg/kg KG i.v. als ED. H_2-Blocker Cimetidin 2,5–5 mg/kg KG i.v. als ED.
  - *Nachsorge:* Patienten einige Stunden überwachen, Ursache der Anaphylaxie klären. Dann ggf. Allergiepass ausstellen.
- **Septischer Schock:**
  - *Antibiotika:* Möglichst gezielt geben. Bei unbekanntem Erreger empirische Wahl breit wirkender Antibiotika, z. B. Cephalosporin der sog. 3. Generation + Aminoglykosid (+ Aminopenicillin bei Neugeborenen) (vgl. Antibiotikatherapie, S. 569).
  - *Volumengabe:* 0,9 % NaCl, Serum (Biseko), FFP, Blut. Dosis wie bei hypovolämischem Schock.
  - Strenge Flüssigkeitsbilanzierung.
  - Beatmung je nach Verlauf (s. S. 593, Neugeborene S. 180).
  - Katecholamine (Dopamin und Dobutamin s.o.), Azidoseausgleich (s. S. 619), Behandlung der Verbrauchskoagulopathie (s. S. 382).

29.6 Dehydratation

Grundlagen

▶ Die akute Dehydratation bedroht vor allem Neugeborene, Säuglinge und Kleinkinder, die täglich einen relativ großen Wasserumsatz haben und deswegen auf Wasserverluste (Erbrechen, Durchfall, Polyurie) oder verminderte Wasserzufuhr (Erbrechen, Trinkverweigerung) sehr rasch mit klinischen Symptomen reagieren.
▶ Erhaltungsbedarf an Flüssigkeit s. S. 614.
▶ **Je nach Wasserverlust sind zu unterscheiden** (vgl. Tab. 100):

Tabelle 100 Klinische Zeichen bei verschiedenem Ausmaß der Dehydratation

Befund	leicht	mittel	schwer
Gewichtsverlust			
Säugling	bis 5 %	5 – 10 %	10 – 15 %
Kleinkind	bis 3 %	3 – 6 %	6 – 9 %
Hautturgor	leicht vermindert	mäßig vermindert	stark vermindert
Hautfarbe	blass	grau-blass	marmoriert
Blutdruck	normal	niedrig normal	vermindert
Herzfrequenz	normal	erhöht	tachykard
Urin	vermindert	Oligurie, hohes spezifisches Gewicht	Oligo-Anurie

▶ **Je nach Natriumverlust sind zu unterscheiden:**
  – *Isotone Dehydratation* (Natriumkonzentration 135 – 145 mmol/l): Verlust von Wasser und Natrium im Verhältnis wie im Serum (z. B. Erbrechen, Durchfall).
  – *Hypotone Dehydratation* (Natrium < 130 mmol/l): Verlust von relativ mehr Natrium als Wasser (z. B. Polyurie bei Schocknieren).
  – *Hypertone Dehydratation* (Natrium > 150 mmol/l): Verlust von mehr Wasser als Natrium (z. B. Säuglinge mit Fieber, Hyperventilation, Toxikose, Diabetes mellitus).

Diagnostik

▶ **Anamnese und körperliche Untersuchung** (s. o.). Das Kind wiegen und aufgrund von Symptomen bzw. bekannten Gewichten den Gewichtsverlust (sowie bei Enteritis die Wasserverluste über den Stuhl) abschätzen. Urinmenge messen z. B. über Wiegen der Windeln.
▶ **Labor:**
  – *Serum:* Natrium, Kalium, Chlorid, Gesamt-Eiweiß, Haematokrit, Blutgase, Blutzucker evtl. Osmolarität.
  – Versuch der mikrobiologischen Erregeridentifikation, z. B. Rotaviren, Adenoviren, Salmonellen, Shigellen, Yersinien, Campylobacter, Escherichia coli (EHEC, EPEC, EIEC etc.).

29.6 Dehydratation

Therapie bei Dehydratation ohne Schock

- **Prinzip:** Ausgleich der Wasser und Elektrolytverluste innerhalb von spätestens 48 Stunden. Dabei soll bei einer hypernatriämischen Dehydratation zur Vermeidung eines Hirnödems der Wasserverlust relativ langsam ausgeglichen werden, damit die Serumkonzentration von Natrium langsam absinkt (maximal 1 mmol/l/h). Dies gelingt am besten mit einer oralen Rehydratationslösung.
- **Versuch der oralen Rehydratation mit oraler Rehydratationslösung:**
  - *Zusammensetzungen:* Empfehlung der ESPGAN s. Tab. 101. Der Gehalt dieser Lösung an Natrium, Kalium, Chlorid und Bikarbonat orientiert sich an den Elektrolytverlusten bei Enteritiden durch Erreger (z. B. Rotaviren), die in Europa häufig sind. Cholera z. B. führt zu höheren Natriumverlusten, entsprechend enthält die für die Rehydratation in den Tropen entwickelte sog. „WHO-Lösung" mehr Natrium.
  - *Menge:* Bei Gewichtsverlust < 5% 50 ml/kg KG/6 h, bei Gewichtsverlust von 5 – 10% 100 ml/kg KG/6 h.
  - Bei persistierendem Erbrechen (bei Enteritis) Versuch mit Atosil 0,5 – 1 mg/kg KG i. v. alle 8 Stunden.
  - Gestillte Kinder weiter stillen lassen.
- **Nach 6 Stunden Situation erneut evaluieren:**
  - Bei unvollständigem Gewichtsausgleich Fortsetzung der oralen Rehydratation (s. o.) für weitere 4 – 6 Stunden.
  - *Andernfalls Realimentation:*
  - *Säuglinge < 6 Monate:*
    - Voll Stillen (nie Abstillen) oder gewohnte Milchnahrung verdünnt in einer Konzentration von 1 : 3, nach 6 – 8 Stunden 2 : 2, nach weiteren 6 – 8 Stunden 3 : 1 mit vollständigem Nahrungsaufbau nach 24 – 32 Stunden Die Verdünnung der Milch erfolgt mit „Stoppdiät", z. B. Karottensuppe (bei Kindern, die bereits Beikost erhalten) oder Glukose-Elektrolytlösung.
    - Bei schweren Formen bei Säuglingen < 3 Monate Semielementarkost; nach Normalisierung Umstellung auf altersentsprechende Säuglingsmilch.
  - *Säuglinge > 6 Monate:* Je nach Schwere des Durchfalls gewohnte Milchnahrung unverdünnt oder verdünnt (wie oben), dazu Beikost (Reis, Kartoffeln, Gemüse, Bananen, Semmeln).
  - *Bei größeren Kindern:* Nach Rehydratationsphase rascher Nahrungsaufbau über Reisschleim, Karotten-, Bananen-, Kartoffelpüree, Gemüse, Weißbrot ohne Einschränkung der Milch.

Therapie bei Dehydratation mit Schockzustand

- **Vorgehen bei hypernatriämischer Dehydratation mit Schockzustand:**
  - *Definition:* Serum-Natrium > 150 mmol/l, Gewichtsverlust > 10%.
  - *Phase 1 – Schockstadium:*
    - Infusion von Serum (Biseko) oder NaCl 0,9% 20 ml/kg KG in 20 – 30 min.
    - Natriumbikarbonat 8,4% nach errechnetem Basenexzessdefizit (s. S. 620).
  - *Phase 2 – Anuriephase:*
    - Infusionslösung: NaCl 0,3% + Glukose 5% 250 ml, Natriumbikarbonat 8,5% 5 ml.
    - Infusionsmenge: 6(– 10)ml/kg KG/h bis Urin ausgeschieden wird.
    - 👁 *Cave:* Hypokaliämie möglich, daher rechtzeitig Kalium zuführen.

29.6 Dehydratation

Tabelle 101 Zusammensetzung oraler Rehydratationslösungen, die ungefähr den ESPGAN-Empfehlungen entsprechen

Präparate auf Glukosebasis

Zusammensetzung	ESPGAN-Empfehlung	GES 60 (Milupa, Deutschland)	Oralpädon 240 (Fresenius, Deutschland)	Humana Elektrolyt (Humana, Deutschland)
		A*	A*	D*
Natrium (mmol/l)	60	60	60	46
Kalium (mmol/l)	20	20	20	35
Chlorid (mmol/l)	≥ 25	50	60	45
Bikarbonat (mmol/l)	0	30	0	0
Zitrat (mmol/l)	10	0	10	12
Glukose (mmol/l)	74–111	110	90	100
Glukose (g/l)	13,3–20,0	19,8	17,8	18,0
Osmolarität (mosm/l)	200–250	270	240	215

Präparate mit polymeren Kohlenhydraten

Zusammensetzung	INFECTODYSPEPT (Infectopharm, Deutschland)	Reisschleim-Elektrolyt-Diät (Töpfer, Deutschland)	ORS 200 Karotten-Reisschleim (Hipp, Österreich)	RES 65 (Milupa, Österreich)
s. o.	A*	D*	D*	D*
Natrium (mmol/l)	60	55	57	55
Kalium (mmol/l)	20	30	22	35
Chlorid (mmol/l)	45	60	45	55
Bikarbonat (mmol/l)	0	25	0	0
Zitrat (mmol/l)	10	0	5	10
Kohlenhydrate (g/l)	28	46	42	51
davon Glukose (mmol/l)	110	28	78	60
davon Glukose (g/l)	20	5,0	14,0	10,8
Osmolarität (mosm/l)	220	220	265	210

* A = Arzneimittel/D = diätetisches Lebensmittel

29.6 Dehydratation

- *Phase 3: Rehydratationsphase bis 48 Stunden nach Beginn:*
  - Infusionslösung: NaCl 0,3 % + Glukose 5 % 250 ml, Ca-Glukonat 10 % 5 ml, KCl 7,45 % 10 ml.
  - Infusionsmenge: Erhaltungsbedarf (s. o.) für 2 Tage (z. B. 2 × 80 ml/kg KG)+Flüssigkeitsdefizit (ca. 10–15 % des Gewichtes)+anhaltende Verluste über den Stuhl (geschätzt).
  - *Cave:* Natrium darf nur um 1 mmol/l/h absinken, sonst besteht die Gefahr eines Hirnödems! Kalium auch bei Anurie früh zugeben, sonst Gefahr der Hypokaliämie.
  - Alternativ kann in Phase 3 auch oral rehydriert werden (s. o.).
- **Bei Volumenmangelschock ohne Hypernatriämie:**
  - *Zunächst parenterale Rehydratation:* Intravenöse Volumenapplikation (10–20 ml/kg KG NaCl 0,9 % oder Ringerlösung oder Serum) bis Blutdruck, Herzfrequenz, Organ- und Hautperfusion wieder normal sind.
  - Danach entweder orale Rehydratation (s. o.) oder parenteraler Ausgleich des Basisbedarfs an Wasser und Elektrolyten (s. S. 58) plus Gewichtsverluste des Körpergewichts plus anhaltende Verluste. Infusionen des errechneten Bedarfs bei:
    - Isotoner Dehydratation: 2–24 Stunden halbisotone Lösung (NaCl 0,45 %, Glukose 5 %), ab 24 Stunden drittelisotone Lösung (NaCl 0,3 %, Glukose 5 %).
    - Hypotoner Dehydratation: 2–24 Stunden 0,9 % NaCl-Lösung, ab 24 Stunden drittelisotone Lösung.

29.7 Störung des Kaliumstoffwechsels

Hypokaliämie

- **Definition:** Serumkaliumwert < 3,0 mmol/l.
- **Ursachen:**
  - *Verminderte Zufuhr:* Parenterale Ernährung, hohe Flüssigkeitsmengen, Berechnungsfehler bei Infusionstherapie.
  - *Erhöhte Verluste:* Diuretika, anderweitig gesteigerte Diurese, Diarrhö, Erbrechen, nekrotisierende Enterokolitis, Thyreotoxikose, Hyperaldosteronismus, renale tubuläre Azidose, Bartter-Syndrom, metabolische Azidose Shift vom Extrazellulärraum in den Intrazellulärraum.
- **Symptome:** Apathie bis hin zum Koma, Areflexie, Ileus. Vor allem beim Neugeborenen treten die Symptome der Hypokaliämie relativ spät auf.
- **Diagnostik:**
  - Im EKG erniedrigte T-Welle, evtl. zusätzliche U-Welle, ventrikuläre Extrasystolen (!), Bigeminus.
  - Elektrolyte, BGA.
- **Therapie:**
  - Kalium langsam substituieren! Maximal 0,5 mmol/kg KG/h i.v. zuführen, Verlaufskontrolle nach ca. 4–6 Stunden..
  - *Cave:* Herzrhythmusstörungen.
  - Bei Hypokaliämie durch Diuretika kaliumsparende Diuretika (Aldactone).

Hyperkaliämie

- **Definition:** Serumkaliumwerte > 7,0 mmol/l.
  - *Cave:* Bei Kombination Hyperkaliämie – Hypokalzämie besteht die Gefahr von schweren Rhythmusstörungen.
- **Ursachen:** Gesteigerte Zufuhr (z.B. Infusionsfehler), verminderte Ausscheidung (Niereninsuffizienz, renale tubuläre Azidose Typ IV, Hypo- und Pseudohypoaldosteronismus, obstruktive Uropathie, medikamentös [Spironolacton], schwere diabetische Stoffwechsellage), Verschiebung in den Extrazellulärraum (Azidose, katabole Stoffwechsellage, Zellzerstörung [Hämolyse, Sepsis, NEC]).
- **Symptome:** Bradykardie, Kammerflattern, -flimmern, Asystolie.
- **Diagnostik:**
  - Im EKG hohes T, wannenförmige ST-Strecke, QRS-Verbreiterung. Herzrhythmusstörungen bis Kammerflimmern, AV-Block.
  - BGA, Elektrolyte.
- **Therapie:**
  - *Natriumbikarbonat 8,4%:* 1–2 mmol/kg KG über 10–15 min i.v. (nur unter EKG-Kontrolle). Faustregel: 1 mmol/kg KG Natriumbikarbonat senkt den K-Spiegel um 1 mmol/l (bei Niereninsuffizienz nicht wirksam). Passagerer Effekt durch Umverteilung von Kalium (Gesamtkörperkalium wird nicht gesenkt).
  - *Kalziumglukonat 10%* (zur Vermeidung von Herzrhythmusstörungen): 0,5 ml/kg KG über 2–4 min i.v. Bei Kalziumwerten unter 2 mmol/l zusätzlich Defizit ausgleichen. Ziel: Kalzium bei 3 mmol/l.
  - *Glukose-Insulin-Infusion:* 0,2–0,5 g/kg KG (= 2–5 ml 10% Lsg.) Glukose + 0,1–0,3 IE Insulin/kg KG über 15–30 min i.v., ggf. wiederholen. Effekt in 1 Stunde, ist transient.
  - *β2-Mimetika* (z.B. Salbutamol) 1–5(–10) µg/kg KG i.v., später DI (0,1–1–max 4 µg/kg KG/min).

29.7 Störung des Kaliumstoffwechsels

- *NaCl 0,9%:* 10 ml/kg KG in 10–15 min i.v. oder 2 ml/kg KG NaCl 5,8% (= 2 mmol/kg KG), vor allem bei Hyponatriämie, zur *Notfallbehandlung* bei Rhythmusstörungen, nur transienter Effekt.
- *Resonium-Austausch-Einlauf:* 0,5–1 g/kg KG rektal mit viel Flüssigkeit.
  - *Cave:* Ileusgefahr. Oft verzögerte Wirkung und enttäuschender Effekt.
- Peritonealdialyse, notfalls Blutaustauschtransfusion, falls mit o.g. Maßnahmen kein Erfolg.

29.8 Azidosen, Alkalosen

Laborwerte im arteriellen Blut s. Tab. 102

▶ Die Normwerte gelten, abgesehen von der unmittelbaren postnatalen Zeit, über das ganze Kindesalter.

Tabelle 102 Laborparameter im arteriellen Blut

Parameter	normal	erniedrigt	erhöht
pH-Wert	7,35 – 7,36	< 7,30 = Azidose	>7,50 = Alkalose
pCO_2	35 – 45 mmHg	<35 mmHg = Hypokapnie	>45 mmHg = Hyperkapnie
pO_2	80 – 100 mmHg	<50 = Hypoxämie	
HCO_3	22 – 27 mmol/l	<21 mmol/l = Hypokarbie	>28 mmol/l = Hyperkarbie
BE (Basenexzess)	-2,5 bis +2,5 mmol/l		

Störungen und deren Kompensation s. Tab. 103

Tabelle 103 Störungen des Säurehaushalts und deren Kompensation

Störung	Ursache	pH	pCO_2	HCO_3	Kompensation
respiratorische Azidose	pCO_2 ↑	↓	↑	n	HCO_3 ↑
respiratorische Alkalose	pCO_2 ↓	↑	↓	n	HCO_3 ↓
metabolische Azidose	HCO_3 ↓	↓	n	↓	CO_2 ↓
metabolische Alkalose	HCO_3 ↑	↑	n	↑	CO_2 ↑

Ursachen und Symptome von Azidosen und Alkalosen

▶ Ursachen von Azidosen und Alkalosen s. Tab. 104

Tabelle 104 Ursachen von Azidosen und Alkalosen

respiratorische Azidose	respiratorische Alkalose
– jedes Koma – ZNS-Schädigungen – Narkose, Opiate – Atemmuskellähmung – respiratorische Notfälle wie Fremdkörperaspiration, Epiglottitis, Pseudokrupp, Asthma bronchiale, Pneumothorax – Pneumonie, Bronchiolitis – Lungenödem	– Hyperventilation – Hypoxämie – ZNS-Schädigungen

Fortsetzung Tabelle 104, S. 620 ▶

29.8 Azidosen, Alkalosen

Tabelle 104 Fortsetzung

metabolische Azidosen	metabolische Alkalosen
– Laktatazidosen – Ketoazidosen (Diabetes mellitus) – Azidosen durch Bikarbonatverlust (renal, gastrointestinal) – Niereninsuffizienz – Hyperparathyreoidismus – Morbus Addison	– Überdosierung von Bikarbonat – Erbrechen – Laxanzienabusus – Hyperaldosteronismus

▶ **Symptome und körperlicher Untersuchungsbefund:**
  – *Azidose:* Symptome der Grundkrankheit siehe Tab. 104, Hyperventilation, Tachypnoe, Dyspnoe.
  – *Alkalose:* Symptome der Grundkrankheit, Hypoventilation.

Ausgleich einer metabolischen Azidose oder Alkalose

▶ **pH-Wert < 7,15 (7,10):**
  – *Prinzip:* Erst die Ursache der Azidose (z. B. Volumenmangel) beseitigen. Bei Fortbestehen oder mangelhafter Kompensation Gabe von $NaHCO_3$
  – *Berechnung der Dosis bei metabolischer Azidose:*
    • Milliliter (ml) $NaHO_3$ (8,4%) = Basendefizit (BE) × kg KG × 0,3 (Kinder) bzw. 0,5 (Neugeborene) bzw. 0,6 (Frühgeborene).
    • In der Regel reicht es aus die Hälfte des errechneten Defizits auszugleichen und den Restausgleich durch die Behandlung der Grundkrankheit zu erreichen.
    • $NaHCO_3$ hat eine Osmolarität von 1500 mosm/l, deswegen nur 1:1 oder 1:5 verdünnt mit aqua dest. applizieren.
▶ **pH-Wert > 7,65:**
  – *Prinzip:* Erst die Grundkrankheit behandeln. Bei mangelnder Kompensation 21 % L-Argininhydrochlorid-Lösung oder 18,2 % Lysinhydrochloridlösung.
  – *Berechnung der Dosis bei metabolischer Alkalose:* Milliliter (ml) 21 L-Arginin-HCl oder 18,2 % Lysin-HCl: Basenüberschuss (BE) × kg KG × 0,3 (Kinder) bzw. 0,5 (Neugeborene) bzw. 0,6 (Frühgeborene).

Ausgleich einer respiratorischen Azidose oder Alkalose

▶ Ausgleich immer nur durch Beseitigung und Therapie der Atemstörung.
▶ **Ausnahme:** Bei dekompensierter respiratorische Azidose bei Asthma bronchiale kann es sinnvoll sein durch vorsichtigen Ausgleich der Azidose mit $NaHCO_3$ die Situation zu verbessern (vermutlich durch Verbesserung der Katecholaminwirkung).

29.9 Akutes Abdomen

Grundlagen
➤ **Definition:** Unter dem Begriff eines „akuten Abdomens" schließt man eine Vielzahl verschiedener Erkrankungen ein, die mit akutem Bauchschmerz einhergehen und vital bedrohlich sein können.

Diagnostik, Vorgehen
➤ **Anamnese:**
  - Beginn und Dauer des Schmerzes?
  - Schmerzcharakter (falls das Kind zu solchen Angaben in der Lage ist): Kolikartig, diffus?
  - Lokalisation des Schmerzes?
  - Fieber: Seit wann, wie hoch?
  - Stuhlgang: Konsistenz, Häufigkeit, Blutauflagerungen?
  - Erbrechen: Wie häufig, was?
  - Vorerkrankungen?

➤ **Erstmaßnahmen:**
  - Möglichst schneller Transport in eine Kinderklinik mit chirurgischer Versorgungsmöglichkeit.
  - Stationäre Aufnahme.
  - Nahrungskarenz, offene Magensonde (Magensekret?).
  - Infusionstherapie ggf. parenterale Ernährung. Bei einem akuten Abdomen hat u. U. ein erheblicher Flüssigkeitsverlust ins Abdomen stattgefunden. Deshalb eher großzügige Flüssigkeitszufuhr parenteral. Ausnahme: Herzinsuffizienz.
  - Je nach Situation Sauerstoffgabe.
  - Analgetika, wenn die Diagnose eindeutig gestellt ist.

➤ **Sekundäre Maßnahmen:**
  - *Klinische Untersuchung* von Kopf bis Fuß. Rektale Untersuchung. Ausschluss einer Pneumonie etc.
  - *Monitoring:*
    • Kreislaufüberwachung mit Monitor, Blutdruck, Atmung.
    • Temperaturüberwachung.
  - *Blutentnahme:* Kein „Schrotschuss", sondern gezielt je nach klinisch vermuteter Ursache (Differenzialdiagnosen s. u.):
    • Blutbild, Differenzialblutbild, Blutgruppe, Kreuzblut, Gerinnung.
    • CRP, Senkung, ggf. Elektrophorese.
    • Blutgasanalyse, Blutzucker, Elektrolyte.
    • Transaminasen, Gamma-GT, Lipase, Amylase, Bilirubin.
    • Harnstoff, Kreatinin, Phosphat, Harnsäure.
    • Bakteriologische Diagnostik: Blutkultur, Stuhlkultur, Lumbalpunktion?
  - *Urin:* Zellzahl, Eiweiß, pH-Wert, Glukose, Ketonkörper, Nitrit, Bakteriologie.
  - *Sonographie des Abdomens:* Freie Flüssigkeit (z. B. im Douglas)?, Darmwände. Peristaltik? Nephrolithiasis, Cholelithiasis, Organstrukturen, Harnstau, Invagination, Appendizitiszeichen, freie Luft, Portalvenenluft, Milz- oder Leberruptur etc.?
  - *Röntgen-Abdomen* a. p. in Rückenlage und Links-Seitenlage (alternativ im Stehen/Hängen).
  - *Röntgen-Thorax:* Ausschluss Pneumonie.
  - *Peritoneallavage* bei V. a. Perforation: Blut? Entzündliches Exsudat? Stuhl?

29.9 Akutes Abdomen

- *Diagnostische Laparoskopie, Laparotomie:* Falls alle konservativen diagnostischen Möglichkeiten ausgeschöpft sind, die Diagnose unklar bleibt und das akute Abdomen fortbesteht.

Vorkommen und Differenzialdiagnosen

◐ *Hinweis:* Bei der Vielzahl der möglichen Ursachen kann hier nur eine Auswahl differenzialdiagnostischer Möglichkeiten angegeben werden.

▶ **Gastrointestinale Ursachen:**
  - *Magenulkus* (bei Kindern selten, vgl. S. 257): Nüchternschmerz, schmerzhafte Palpation des Oberbauches.
  - *Duodenalatresie* bei Neugeborenen (vgl. S. 222): Luft in Magen und Duodenum (double bubble Phänomen).
  - *Hypertrophische Pylorusstenose* (vgl. S. 255): Schwallartiges Erbrechen, vor allem bei Knaben, Maximum in der 6.–8. Lebenswoche.
  - *Gastroenteritis* (vgl. akute Durchfallerkrankung S. 144): Erbrechen, Diarrhö, lebhafte Darmgeräusche, typischer „quatschender" Palpationsbefund.
  - *Trimenonkoliken* (Dreimonatskoliken, vgl. S. 267): Innerhalb der ersten 3 Monate, Schreien, oft $1/2$–1 h nach dem Trinken.
  - *Treitz-Hernie:* Symptome ähnlich wie bei der Duodenalatresie, aber erworben.
  - *Volvulus* (vgl. S. 262): Plötzlich einsetzende Schmerzen, gespanntes Abdomen, Stuhlerbrechen, blutige Stühle, Verbrauchskoagulopathie.
  - *Ileus* (paralytisch oder mechanisch, vgl. S. 262, bei Neugeborenen S. 222): Schmerzen, geblähtes Abdomen, Stuhlerbrechen.
  - *Invagination* (vgl. S. 264): Plötzliches heftiges Schreien, dann auffallend ruhiges Kind. Spätzeichen sind blutige Stühle. Typischer Sonographie-Befund mit Kokardenphänomen.
  - *Bridenileus* s. Ileus (oben).
  - *Akute Appendizitis* (vgl. S. 264): Bauchschmerzen, typischer Druckschmerz, rektale Palpation schmerzhaft.
  - *Inkarzerierte Hernie* (vgl. S. 263): Nicht reponible, schmerzhafte Vorwölbung in der Leiste, Erbrechen.
  - *Zustand nach Fehlintubation eines beatmeten Kindes:* Zyanose, fehlende Atemexkursion, zunehmende Distension des Abdomens.
  - *Fremdkörperaspiration* (vgl. S. 289): Atemgeräusch einseitig abgeschwächt, Husten, später Pneumonie.
  - *Akute Pankreatitis* (vgl. S. 276): Bauchschmerzen, Nahrungsunverträglichkeit.
  - *Cholelithiasis, Cholezystitis:* Schmerzen im rechten Oberbauch, entfärbte Stühle, Ikterus, Fieber.
  - *Nekrotisierende Enterokolitis des Neugeborenen* (vgl. S. 221): Abdomen gebläht, distendierte Darmschlingen, blutige Stühle, Sepsis.
  - *Peritonitis,* z. B. bei nephrotischem Syndrom, Agammaglobulinämie oder nach Milzexstirpation: Bretthart gespannte Bauchdecken, eingefallenes Gesicht, Fieber.

29.9 Akutes Abdomen

- ▶ **Genito-renale Ursachen:**
  - *Nephrolithiasis* (vgl. S. 420): Vom Rücken in die Leistengegend ausstrahlende Schmerzen.
  - *Tumoren:* Je nach Lokalisation vielfältige Symptome, Palpationsbefund!
  - *Stielgedrehtes Ovar:* Plötzliche heftige Schmerzen im Unterbauch.
  - *Rupturierte Extrauteringravidität bei Jugendlichen:* Plötzliche heftige Schmerzen im Unterbauch, Schocksymptomatik.
  - *Hodentorsion* (vgl. S. 263): Hoden ist schmerzhaft, geschwollen, blaurot verfärbt → akute Operationsindikation.
  - *Akuter Harnverhalt bei Fehlbildungen:* Bauchschmerzen, Unruhe, fehlender Urin, später Fieber.
- ▶ **Traumata** (Magenruptur nach stumpfem Bauchtrauma, Milzruptur, Pankreaskontusion, Leberruptur, Nierenruptur): Vorausgegangenes Trauma, Schmerzen, Volumenmangelschock.
- ▶ **Metabolische Ursachen:**
  - *Diabetisches Koma* (vgl. S. 494, 495 und 628): In der Vorgeschichte Leistungsknick, Polydipsie, Polyurie, foetor ex ore, Glukosurie, Hyperglykämie.
  - *Porphyrie:* Bauchschmerzen.
  - *Urämie* s. S. 414.
- ▶ **Extraabdominale Ursachen:**
  - *Herpes zoster* (vgl. S. 544): Segmentale Schmerzen, anfangs ohne Effloreszenzen der Haut.
  - *Rechtsherz-Insuffizienz mit Leberkapselspannung* (vgl. Herzinsuffizienz S. 333): Dyspnoe, eingeschränkte Leistungsfähigkeit, evtl. Tachykardie.
  - *Diskusprolaps:* Rückenschmerzen mit segmentaler Ausstrahlung, ggf. Sensibilitäts- bzw. Bewegungsstörungen.
  - *Purpura Schoenlein-Henoch* (vgl. S. 354): Petechien, kokardenartige Effloreszenzen, evt. Hämaturie, blutige Stühle.
  - *Eosinophiles Granulom der Wirbelsäule* (vgl. S. 387): Langsam zunehmende Rückenschmerzen, später Keilwirbelbildung.
  - *Koronare Ischämie* (z. B. bei Kawasaki-Syndrom, S. 354): Heftigste Schmerzen, Schreien, Unruhe.
  - *Pleuropneumonie* (vgl. S. 297): Husten, Fieber, Schmerzen vor allem beim Atmen. Der Auskultationsbefund ist oft irrelevant. Dämpfung bei der Perkussion.
  - *Hämolytische Krise bei Sichelzellanämie* (vgl. S. 362): Heftigste Schmerzen, Blässe. Anamnese!

Therapie

- ▶ Die Therapie ist von der Diagnose abhängig.
- ▶ Analgesie ersetzt nicht die Diagnose!

29.10 Status asthmaticus

Grundlagen
> **Definition:** Zunehmende Atemnot mit exspiratorischem Stridor nach Ausschluss anderer Erkrankungen, die zur Ateminsuffizienz führen *und* keine Besserung der Atemnot trotz mehrfacher Inhalation von β$_2$-Mimetika *und* respiratorische Globalinsuffizienz ($pCO_2 > 45-50$ mmHg, $pO_2 < 50$ mmHg, $pH < 7{,}30$).

Diagnostik
> **Anamnese und körperliche Untersuchung** (s. o.).
> **Überwachung:** Intensivüberwachung, EKG-Monitor, transkutane Sauerstoffsättigung.
> **Labor:** Blutgasanalyse, Elektrolyte und Gesamteiweiß, Blutbild, CRP, weitere Infektionsdiagnostik je nach Indikation.
> **Röntgen-Thorax:** Falls Verdacht auf pneumonische Infiltrate besteht.

Therapie
> **Überblick:** Es gibt zahlreiche Alternativen der Therapie eines Status asthmaticus. Sie besteht immer aus einer Kombination von Beruhigung des Patienten, Sauerstoffgabe, Broncholyse durch inhalative β$_2$-Mimetika, evtl. kombiniert mit intravenösen oder inhalativen Gaben von Glukokortikosteroiden, systemischer Gabe von Theophyllin, β$_2$-Mimetika, Sekretolyse mit Hydrierung des Patienten und Gabe von Sekretolytika sowie gegebenenfalls Azidoseausgleich und Beatmung.

> **Im Einzelnen sind je nach Verlauf indiziert:**
> - Kind aufsitzen lassen. Beruhigend auf Patient und Eltern einwirken!
> - Sauerstoff ca. 40 %, d. h. 5–6 l über Trichter oder 1–2 l über Nasensonde.
> - Einen sicheren venösen Zugang legen. Infusion von ca. 120 % des altersentsprechenden Tagesbedarfs (s. S. 58) als drittelisotone Lösung mit 5 % Glukosegehalt. Bilanzkontrolle!
> - *Theophyllin:* 5–7 mg/kg KG i. v. in 20 min – cave: Bei Vorbehandlung nur 3–5 mg/kg KG geben. Danach 1(–0,5) mg/kg KG/h als Dauerinfusion. Spiegelkontrolle z. B. nach 2, 8, 24 Stunden (gewünschter Spiegel 10–20 µg/ml).
> - *Inhalation von β$_2$-Sympathomimetika:*
>   - z. B. Salbutamol 0,5 % (Sultanol) 1–2 Tr./Lebensjahr (bis max. 8 Tropfen) in 2 ml 0,9 % NaCl-Lösung (Pulskontrolle!).
>   - Oder Fenoterolbromid 0,1 % (Berotec LS) 1–2 Tr./Lebensjahr (max. 10 Tropfen) in 2 ml 0,9 % NaCl-Lösung (Pulskontrolle!).
>   - Evtl. Salbutamol oder Fenoterolbromid gemischt mit Ipratropiumbromid (Atrovent) 1–2 Tr./Lebensjahr (max. 10 Tropfen).
>   - Evtl. Inhalation mit Adrenalin-NaCl 0,9%-Lösung (z. B. Epinephrin 1 : 1000: 0,5 ml/kg KG/ED, max. 6 ml)
>   - Inhalation nach 10 Minuten wiederholen, dann etwa alle 3–4 Stunden.
> - *Parenterale Therapie mit β$_2$-Sympathomimetika:*
>   - Terbutalin (Bricanyl) s. c. 0,005–0,01 mg/kg KG bis 8 × tgl. Intravenös initial 2 µg/kg, Dauerinfusion 4,5 µg/kg KG/h oder 0,2 µg/kg KG/min solange Puls < 200/min.
>   - Fenoterol, Salbutamol, Repoterol sind Alternativen.
>   - *Cave:* Bei gleichzeitiger Gabe von β$_2$-Mimetika und Theophyllin treten verstärkt Nebenwirkungen auf.

29.10 Status asthmaticus

- *Prednisolon:* Initial bis zu 10 mg/kg KG i.v., dann 1–2 mg/kg KG alle 6 Stunden.
- *Evtl. Glukokortikoid-Inhalation:* Beclomethason (Sanasthmyl) oder Budenosid (Pulmicort). Diese sind aber eher für die Langzeittherapie (s. S. 292) indiziert.
- *Sekretolytika:* z. B. ACC 30 mg/kg KG/d in 2–3 ED i.v.
- *Bikarbonat:* Falls pH-Wert < 7,20 und negativer BE > 5: Halbes Defizit nach der Formel 0,3 × BE × kg KG/2 ausgleichen.
- *Antibiotika:* Bei zusätzlichem pneumonischem Infiltrat, Fieber, CRP-Anstieg.
    - *Cave:* Erythromycin reduziert die Theophyllinclearance → Dosisreduktion erforderlich.
- *Sedativa:*
    - *Cave:* Die Unruhe beim Status asthmaticus ist durch die Atemnot bedingt. Sedativa reduzieren evtl. den Atemantrieb mit folgender Dekompensation der Atmung!
    - Evtl. indiziert: Promethazin (Atosil) 1–2 mg/kg KG i. m. oder i. v. oder Phenobarbital 5–10 mg/kg KG langsam i. v. oder i. m.
- *Indikationen zur Intubation und Beatmung:*
    - Klinische Erschöpfung.
    - Zyanose trotz Sauerstoffgabe.
    - Bewusstseinstrübung, Herzrhythmusstörung, Blutdruckabfall.
    - Blutgase: paO_2 < 60 mmHg trotz Sauerstoff > 40 %, $paCO_2$ > 60 mmHg, pH arteriell < 7,20.
- *Besonderheiten der Intubation:* Kind möglichst in sitzender Position intubieren, vorher möglichst gut oxygenieren und einen sicheren venösen Zugang legen. Prämedikation, wenn möglich, mit Atropin 0,01 mg/kg KG, Diazepam 0,2–0,4 mg/kg KG i. v., Ketamin (Ketanest) 2–5 mg/kg KG i. v. (günstige Wirkung, da broncholytischer Effekt).
- *Prinzip der Beatmung:* Volumengesteuert oder druckkontrolliert, lange Exspirationszeiten, PEEP-Höhe muss individuell festgelegt werden. Sauerstoff nach Blutgasen. Eher hohe $paCO_2$-Werte akzeptieren zur Minimierung des Baro- bzw. Volutraumas der Lunge. Evtl. Halothan-Narkose.

29.11 Status epilepticus

Grundlagen und Symptome

- **Definition:** Bei einem Status epilepticus krampft ein Kind länger als 20–30 Minuten entweder kontinuierlich oder rezidivierend, ohne dazwischen das Bewusstsein wieder erlangt zu haben.
- **Formen:**
  - Generalisierter Status epilepticus, der als Grand-mal-Anfall oder nicht konvulsiv mit eingeschränktem Bewusstsein (Petit-mal-Status mit Absencen) oder minimalen motorischen Phänomenen (Zucken der Augenlider) einhergehen kann.
  - Im Kindesalter selten partieller Status epilepticus bei psychomotorischen Anfällen oder Jackson-Anfällen.
- **Folgen:** Der Status kann zu erhöhtem zerebralem Sauerstoffverbrauch, erhöhtem zerebralem Blutfluss, evtl. zur Hirndrucksteigerung und zur Laktatazidose führen. Nicht selten sind Hypotension, Fieber, Hyperkaliämie, Myoglobinurie. Als Folge der Ausschüttung von Katecholaminen findet sich häufig eine Leukozytose mit Linksverschiebung und Hyperglykämie.

Therapie

- Akuttherapie des kurzfristigen Anfalls s. S. 443.
- **Persistiert der Anfall:**
  - Intravenösen Zugang legen.
  - Diazemuls 0,25–0,5(–1) mg/kg KG langsam i. v. über 5(–10) min. Diese Dosis kann einmal wiederholt werden.
    Cave: Atemdepression für einige Minuten bei (zu) schneller Injektion.
- **Alternative bei weiter bestehendem Status epilepticus bei Neugeborenen und Säuglingen:** Phenobarbital (Luminal) initial 10 mg/kg KG i. v. Weitere Dosen von 5 mg/kg KG i. v. bis 20 mg/kg KG Gesamtdosis im Abstand von 5–10 Minuten.
  Cave: Hypotension und Atemdepression.
- **Alternativen bei weiter bestehendem Status epilepticus bei älteren Kindern:**
  - Clonazepam (Rivotril) 0,05–0,2 mg/kg KG i. v. (kann wiederholt werden).
  - Phenytoin (Phenhydan, Epanutin, Zentropil) 5–10 mg/kg KG i. v. über 5–10 min initial bis Loading dose von 20 mg/kg KG am 1. Tag erreicht ist, dann 5(–10) mg/kg KG/d i. v.
    Cave: Blutdruckabfall und Bradykardie.
  - *Ultima ratio:* Thiopental (Trapanal) 2–5 mg/kg KG als ED i. v., anschließend evtl. Dauerinfusion von 2–5(–10) mg/kg KG/h. Oder Etomidat (Hypnomidate).
- **Weitere Maßnahmen:**
  - Sicherung der Vitalparametern nach den ABC-Regeln (s. S. 593).
  - Sicheren intravenösen Zugang legen und folgende Parameter bestimmen: Blutbild mit Differenzialblutbild, Blutgasanalyse, Blutzucker, Elektrolyte mit Kalzium, Gerinnung, Medikamentenspiegel bei vorbestehender Medikation. Bei Fieber muss auch an eine Sepsis und Meningitis gedacht werden, also Blutkultur, CRP, in der Regel Lumbalpunktion.
  - Sauerstoff geben, bei Bedarf das Kind intubieren und beatmen.
  - Magensonde legen und Magen entleeren.
  - Korrektur von Azidose (s. S. 619), Hypoglykämie (s. S. 504), Elektrolytstörungen.

29.11 Status epilepticus

- Bei Verdacht auf zerebrale Blutung CCT.
- *Monitoring:* Klinisch, Sauerstoffsättigung, Herzfrequenz, Atmung, Blutdruck, evtl. EEG.
- Warum hat das Kind gekrampft? Genaue Anamnese erheben. Liegt Kindesmisshandlung vor? Besteht eine Intoxikation? Gibt es Zeichen für Hirndruck? Veränderungen am Augenhintergrund?

Nachbehandlung und -beobachtung, Prognose

➤ Nachbehandlung und -beobachtung hängen von der Ursache des Krampfanfalls ab. In aller Regel wird eine antikonvulsive Dauertherapie erforderlich sein (s. S. 443).

➤ Da ein zerebraler Krampfanfall und ein Status epilepticus letztlich immer nur ein Symptom einer zugrundeliegenden Störung oder Erkrankung ist, hängt die Prognose völlig von den Ursachen des Krampfanfalls ab.

29.12 Coma diabeticum

Grundlagen und Symptome

- **Definition:** Bewusstseinseintrübung aufgrund einer entgleisten Stoffwechsellage bei Diabetes mellitus mit Acetonämie, Ketonurie, Hyperglykämie, metabolischer Azidose und Exsikkose.
- **Epidemiologie:** Nicht selten Erstmanifestation eines Diabetes mellitus (s. S. 494), aber auch bei zu geringer Insulindosis..
- **Symptomatik:** Das Coma diabeticum kündigt sich an durch Polyurie, Durst, Übelkeit, Erbrechen, oft durch die Symptomatik eines akuten Abdomens mit Abwehrspannung, Exsikkose, später Dyspnoe und Kußmaulscher Atmung. Auch Temperaturinstabilität mit Fieber oder Hypothermie sind möglich.
- **Komplikationen:**
  - *Hirnödem:* Bei Einlieferung vor allem bei einer Serumosmolarität > 350 mosm/l, später vor allem bei zu rascher Rehydratation mit hypoosmolaren Lösungen.
  - *Lungenödem:* Selten.
  - *Herzrhythmusstörungen:* Vor allem bei Hypokaliämie, Hyperkaliämie oder Hypokalzämie.

Diagnostik

- Fremdanamnese und körperliche Untersuchung (s. o.).
- **Diagnostik bei Aufnahme:**
  - *Klinisch:* Blutdruck, Herzfrequenz, EKG-Monitorüberwachung, Pulsoxymetrie, Gewicht, Urinausscheidung (evtl. Blasenkatheter), Temperatur, evtl. ZVD.
  - *Labor:* Blutglukose, Natrium, Kalium, Chlorid, Phosphat, Harnstoff, Kreatinin, Blutgasanalyse, Gesamteiweiß, Serumosmolarität, Blutbild mit Hämatokrit, Amylase, ggf. Insulin und C-Peptid, HbA_{1C}
- **Diagnosestellung:** Nachweis der Hyperglykämie, der Ketoazidose, Glukosurie, Hyperkaliämie, meist Hyponatriämie und Hypophosphatämie.

Therapie

- **Prinzip:** Die Dehydratation und Azidose bei bestehender Hyperosmolarität sollten zur Vermeidung eines Hirnödems langsam ausgeglichen werden. Mit Ausgleich der Azidose tritt das Kalium in die Zellen ein, es droht eine Hypokaliämie, deswegen ist eine frühzeitige Kaliumsubstitution erforderlich. Auf eine exakte Flüssigkeitsbilanzierung und häufige Kontrollen von Blutzucker, Na, K, Blutgasen, Hämatokrit und eine engmaschige Flüssigkeitsbilanzierung ist zu achten (vgl. Diabetes mellitus, S. 443, 495, mit Variationen in der praktischen Durchführung).
- **Vorklinische Therapie:**
  - 0,2 IE Normalinsulin/kg KG i.v. (möglichst nicht s.c., da verzögerte Resorption). Weitere Insulintherapie s.u.
  - 10(–20)ml 0,9% NaCl/kg KG für die Transportzeit von ca. 30 Minuten.
- **Phase I – Schock- und Azidosetherapie (Dauer 1 Stunde):**
  - 0,9% NaCl 20 ml/kg KG i.v. – Menge der vorklinischen Therapie.
  - *Azidoseausgleich nur bei pH< 7,0:*
    - ○ *Cave:* Azidose nur langsam mit $NaHCO_3$ über 1–2 Stunden, mindestens 1 : 1 verdünnt mit aqua dest., über einen Perfusor und nur zur Hälfte des errechneten Defizits ausgleichen (Formel: [BE × 0,3 × KG] : 2 = Defizit).
  - Insulintherapie s.u.

29.12 Coma diabeticum

- **Phase II – rasche Rehydratation (Dauer 7–8 Stunden):**
  - *Infusionsmengen:*
    - 50% des physiologischen Erhaltungsbedarfs (s. S. 58).
    - 50% des Flüssigkeitsdefizits (beträgt bei einem diabetischen Koma mit hypovolämischem Schock meist (10–)15% des Körpergewichts).
    - Volumen der schon applizierten Mengen der Schocktherapie abziehen.
  - *Lösungen:*
    - Bei BZ > 300 mg/dl: 0,45% NaCl-Lösung.
    - Bei BZ < 300 mg/dl: z. B. Lösung mit 0,45% NaCl + 2,5% Glukose.
    - Plus zusätzlich jeweils 7,4% KCl (besser (KPO$_4$) 2 mmol/kg KG/8 h.
  - Insulintherapie s. u.
- **Phase III – langsame Rehydratation über 16 Stunden:**
  - *Infusionsmengen:*
    - 50% des physiologischen Erhaltungsbedarfs (s. S. 58).
    - 50% des errechneten Defizits (siehe Phase II).
  - *Lösungen:*
    - Bei BZ > 300 mg/dl 0,45% NaCl-Lösung.
    - Bei BZ < 300 mg/dl sog. drittel-istone Lösung: $^2/_3$ 5% Glukose + $^1/_3$ 0,9% NaCl-Lösung.
    - Zusätzlich 7,4% KCL 3 mmol/kg KG/16 Stunden.
  - Insulintherapie s. u.
- **Nach 24 Stunden: Erhaltungstherapie:**
  - Normale altersentsprechende Infusionsmengen (s. S. 58).
  - Eher überdurchschnittliche Kaliumsubstitution: 4 mmol/kg KG/d.
  - Oder Beginn der oralen Ernährung mit Orangensaft (Kalium!) und Suppe.
  - Insulintherapie s. u.
- **Insulintherapie:**
  - Nach vorklinischer Therapie (s. o.) 0,1 IE/kg KG/h über einen Perfusor (geht auch ohne Albuminzusatz!). Ziel ist ein Abfall der Blutglukose um 50–60% in 4–5 h. Wenn die Blutglukose normalisiert ist (< 180 mg/dl), 0,02–0,06 IE/kg KG/h geben.
  - Wenn die Azidose ausgeglichen und die Rehydratation erfolgt sind (also meist am 2. Behandlungstag) Beginn der s. c. Applikation mit 0,1 IE/kg KG/h von Verzögerungs- und Normalinsulin als Kombination. Davon $^2/_3$ morgens und $^1/_3$ abends spritzen. Dauertherapie vgl. S. 495.
- **Kontrollen im Verlauf der Therapie:**
  - *Fortlaufend:* Blutdruck, Puls, Atmung, EKG-Monitor.
  - *Stündlich:* In Phase I + II Blutzucker, Natrium, Kalium, Chlorid, Kalzium, BGA.
  - Alle *4 Stunden:* Phosphat, Osmolarität, Harnstoff, Kreatinin, exakte Flüssigkeitsbilanzierung.
  - Glasgow-Coma-Scale (s. S. 644) bei bewusstseinsgetrübten Patienten.

Nach Normalisierung der Stoffwechsellage

- Erstellung eines Diätplans und Einstellung des Diabetes (s. S. 495).
- **Kriterien für eine gute Einstellung:**
  - Blutzucker < 160 mg/dl, keine Glukoseausscheidung im Urin, keine Hypoglykämien.
  - Körpergewicht im Normbereich.
  - HbA$_{1c}$ im Normbereich < 7%.

29.13 Vergiftungen

Häufigste Ursachen/Beratungsstellen

▶ Die häufigsten Ursachen von Vergiftungen im Kindesalter sind Ingestionsunfälle. Da diese meist harmlos verlaufen, ist die Gefahr einer Übertherapie immer gegeben. Aus diesem Grund sind Informationen über die Art der aufgenommenen Substanzen unerläßlich. Oft reicht es aus, das Kind nur gut zu beobachten.

▶ **Informationen über Vergiftungen sind erhältlich von:**
  - *Beratungsstelle für Vergiftungserscheinungen*
    Universitätskinderklinik
    Pulsstraße 3–7
    14059 Berlin
    Tel. 0 30/1 92 40
  - *Universitätskinderklinik Freiburg*
    Mathildenstraße 1
    79106 Freiburg
    Tel. 07 61/1 92 40
  - *Medizinische Klinik Rechts der Isar*
    der Technischen Universität
    Ismaningerstraße 22
    81675 München
    Tel. 0 89/1 92 40
  - *Vergiftungsinformationszentrale Wien*
    Währinger-Gürtel 18–20
    1090 Wien
    Allgemeines Krankenhaus
    Tel 01/4 06 43 43
  - *Toxikologisches Informationszentrum Zürich*
    Freiestraße 16
    8032 Zürich
    Tel. 01/2 51 51 51

Notfalldiagnostik und Entscheidung über primäre Giftentfernung

▶ **Immer Folgendes erfragen:**
  - Welche Substanz wurde aufgenommen?
  - Wann wurde die Substanz aufgenommen?
  - Wie hat die Ingestion stattgefunden?
  - Wie alt ist das Kind?
  - Wie schwer ist das Kind?
  - Hat das Kind erbrochen?
  - Welche Symptome sind aufgetreten?
  - Welche Maßnahmen wurden ergriffen?
▶ **Notfalldiagnostik:** Klinische, einschließlich neurologische Untersuchung. Bei Verdacht auf Intoxikation Blutbild, BZ, BGA, Transaminasen, Elektrolyte, Laktat, evtl. Gerinnung. Zusatzuntersuchungen je nach Klinik und Art der Intoxikation.
▶ **Sind Erbrechen oder Magenspülung (primäre Giftentfernung, s. u.) kontraindiziert?** Gilt für:
  - Bewusstseinsgestörte Patienten.
  - Ätzende Substanzen wie Säuren oder Laugen.
  - Benzin oder organische Lösungsmittel (große Aspirationsgefahr!).

29.13 Vergiftungen

- Alle Seifen und oberflächenaktiven Substanzen.
- Drohende Krampfanfälle.
- Säuglinge unter 9 Monaten.

▶ **Ist eine primäre Giftentfernung nicht erforderlich?** Gilt z. B. für:
- Homöopathische Pharmaka.
  - ◉ *Cave:* Evtl. alkoholische Lösung.
- Fluorhaltige Präparate bis 100 mg Fluorid.
- Vitamine: Ausnahme Vitamin A bis 50 000 IE/kg KG, Vitamin D bis 50 000 IE/kg KG.
- Ovulationshemmer bis 1 Monatspackung.
- Flüssigkeiten in Beissringen.
- Benzin bis 1 ml/kg KG.
- Finger- und Lebensmittelfarben.
- Eine altersbezogene Tagesdosis fast aller Pharmaka.
- Codeinphosphat unter 2 mg/kg KG.
- *Zigaretten:* Symptommaximum 2 – 3 Stunden nach der Aufnahme, danach ist eine Giftentfernung nicht mehr sinnvoll. Vorher sind folgende Mengen tolerabel:
  - 0 – 1 Jahre: Weniger als $1/3$ Zigarette.
  - 1 – 4 Jahre: Weniger als $1/2$ Zigarette.
  - 4 – 12 Jahre: Weniger als $3/4$ Zigarette.
  - Über 12 Jahre: Bis zu 1 Zigarette.

Primäre Giftentfernung

◉ *Beachte:* Immer an Asservierung (toxikologische Untersuchung von Harn, Blut, Magensaft) und Inspektion des gewonnenen „Materials" denken!

▶ **Erbrechen auslösen** – effektiver als eine Magenspülung, da der Dünndarm mitentleert wird:
- *Indikation:* Bei Ingestion potentiell gefährlicher Giftstoffe, in der Regel nur bis 60 Minuten nach der Ingestion sinnvoll.
- *Kontraindikation:* Bei Bewusstlosigkeit, Verätzung mit Säuren oder Laugen sowie schäumenden Substanzen und Säuglingen unter 9 Monaten.
- *Vorgehen mit Ipecachuanhae Sirup:* (bei Kindern unter 10 kg KG immer, sonst meistens):
  - Kind < 2 Jahre: 20 ml mit 100 – 200 ml Tee.
  - Kind >2 Jahre: 30 ml mit 100 – 200 ml Tee.
  - Erbrechen tritt meist innerhalb von 15 – 20 Minuten ein. Falls kein Erbrechen erfolgt, evtl. noch einmal die Hälfte der angegebenen Dosis geben.

▶ **Magenspülung:**
- *Indikation:* Bei bewusstlosem Kind, nur in seltenen Ausnahmefällen zur primären Giftentfernung nach Ingestion bis vor 60 Minuten.
- *Kontraindikationen* s. o.
- *Vorgehen:*
  - Bei bewusstlosem Kind Intubation mit blockbarem Tubus.
  - Sonst Kopf tief lagern, Körper auf die rechte Seite lagern.
  - Möglichst dicke (evtl. doppelläufige) Magensonde einführen.
  - Magenspülung mit körperwarmer 0,9% NaCl-Lösung in Portionen von 5 – 10 ml/kg KG.

29.13 Vergiftungen

- Vor Beendigung der Magenspülung Instillation von 0,5 g/kg KG Kohle und 0,5 g/kg KG Glaubersalz.
- Magenschlauch abgeklemmt herausziehen.
- Extubation nach üblichen Kriterien.

Antidote

- ▶ **Wirkung:** Antidote binden Gift (z. B. Kohle) oder haben eine physiologische oder chemisch definierte Gegenwirkung.
- ▶ **Indikationen und Vorgehen:** Rücksprache mit Giftnotrufzentralen bzw. Literatur.
- ▶ **Medizinische Kohle:**
  - *Indikationen:* Immer wenn eine primäre Giftentfernung nicht (mehr) möglich ist und toxisch relevante Mengen aufgenommen wurden.
  - *Kontraindiziert* bei Säuren, Laugen, ätzenden Substanzen. Unwirksam bei anorganischen Stoffen.
  - *Dosis* ca. 0,5 – 1 g/kg KG bzw. 10facher Überschuss zum aufgenommenen Gift. Ggf. wiederholte Gabe indiziert. Kombination mit Glaubersalz ist sinnvoll.
- ▶ **Weitere Antidote:** Substanzen s.Tab. 105, Dosierungen s. Tab. 106.

Tabelle 105 Indikationen der wichtigsten Antidote bei Vergiftungen im Kindesalter

Vergiftungen	Antidote (Dosierungen s.Tab. 106)
Alkohol	Haldol, Naloxon
Alkylphosphate (E605)	Atropin, Obidoximchlorid (Toxogonin)
Amphetamine	Valium, Propranolol
Atropin, Antihistaminika, Antiparkinsonmittel, Antidepressiva	Anticholum (Physostigmin)
Antikoagulantien	Vitamin K_1
Benzodiazepine	Flumazenil (Anexate)
Betablocker	Orciprenalin oder Atropin, Glukagon
Botulismus	Botulismusantitoxin polyvalent
CO-Gas	Sauerstoff, hyperbare Sauerstoffbeatmung
Zyanide, Blausäure	4-DMAP, später Na-Thiosulfat
Digitalis	Digitalis-Antidot, Aktivkohle und Cholestyramin
Eisen	Deferoxamin (Desferal)
Kupfer, Magnesium	D-Penicillamin
Nitrit (Methämoglobin)	Methylenblau, Toluidinblau
Opiate	Naloxon
Paracetamol	N-Acetylcystein
Psychopharmaka (extrapyrimidale Symptome)	Biperidenalactat (Akineton*)
Reizgasinhalation	Dexamethoson-Inhalator
Thallium	Eisen(III)hexacyanoferrat (Thalli Heyl)

29.13 Vergiftungen

Tabelle 106 Dosierungen der wichtigsten Antidote bei Vergiftungen im Kindesalter

Antidote	Dosierungen
Akineton 1 ml/5 mg	0,04 mg/kg KG/langsam i. v. 3–4×/d wiederholbar
Anticholium (Physostigmin)	0,2 mg i. m. oder i. v., alle 5 min bis zum Effekt wiederholen (Gesamtdosis 2 mg)
Atropin	Initialdosis 0,1 mg/kg KG i. v., alle 10–30 min je nach Effekt wiederholen; evtl. Dauerinfusion von 4–200 mg/h; bis zu 500 mg/24 h können erforderlich sein
Botulismus-Antitoxin	bei Erwachsenen bis zu 500 ml langsam i. v.
Cholestyramin	initial 4–8 g dann 4 g alle 6 h für 3–5 Tage
Deferoxamin (Desferal)	oral und i. v. 20 mg/kg KG, evtl. wiederholen (max. 80 mg/kg KG/d)
Dexamethason (Auxilosan)	alle 5 min 2 Hübe bis eine Sprühdose verbraucht ist
Digitalis-Antitoxin	80 mg i. v. binden 1 mg Digoxin
4-DMAP (bei Zyaniden)	3–4 mg/kg KG i. v., dann 50–100 mg/kg KG Natriumthiosulfat
D-Penicillamin	initial 15–25 mg/kg KG i. v., dann dieselbe Dosis pro Tag in 4 ED
Eisen-(III)hexacyanoferrat	40 mg/kg KG p. o.
Flumazenil (Anexate)	0,01–0,3 (max. 1)mg/kg i. v.
Glukagon (bei β-Blocker)	0,05 mg/kg KG i. v., dann 0,07 mg/kg KG/h
Methylenblau 1 %	1–2 mg/kg KG i. v.
N-Acetylcystein	150 mg/kg KG p. o., dann 300 mg/kg KG/d in 4 ED oder i. v. 150 mg/kg KG in 5 % Glukose über 15 min, dann 50 mg/kg KG über 4 h, dann 100 mg/kg KG über 20 h. Gesamtdosis bis 300 mg/kg KG
Naloxon (Narcanti)	0,1 mg/kg KG i. v.
Natriumthiosulfat	50–100 mg/kg KG i. v.
Obidoxim (Toxogonin)	4 mg/kg i. v. ED, nach 1–2 h wiederholen
Orciprenalin (Alupent)	0,1–0,2 ml(!)/kg KG/ED = 50–10 μg/kg KG als ED
Toluidinblau	2–4 mg/kg KG streng i. v., nach 30 min wiederholen
Vitamin K	0,1 mg/kg KG langsam i. v.

29.13 Vergiftungen

Vorgehen bei Verätzungen

▶ **Typische Symptome:**
  - Ätzspuren in Mund und Rachen. Diese können aber auch fehlen!
  - Hypersalivation, Würgen, Erbrechen.
  - Retrosternale und epigastrische Schmerzen.
▶ **Behandelt werden alle Verätzungen durch Ingestion von:**
  - *Säuren:* z. B. Salzsäure, Essigsäure, Ameisensäure (Entkalker z. B. Cillit), Klarspüler von Geschirrspülern (z. B. Somat Klarspüler, Calgonit etc.).
  - *Laugen:* z. B. Rohrreiniger (Natronlauge), Reiniger von Geschirrspülern (z. B. Somat).
▶ **Sofortmaßnahmen:**
  - Am Unfallort sofort Wasser (und sonst nichts) trinken lassen.
  - Kein Erbrechen auslösen.
  - Schmerzbehandlung und Sedierung, falls erforderlich.
  - Schockbekämpfung (s. S. 610), Azidoseausgleich (s. S. 619).
  - Ausschließlich parenterale Ernährung bis zum Ausschluss der Ösophagusverätzung.
  - Prednisolon 3 mg/kg KG i. v. (umstritten).
▶ **Ösophagoskopie zum nächstmöglichen Zeitpunkt, z. B. am folgenden Tag → je nach Befund:**
  - Normale Ösophagusschleimhaut oder nur Rötung ohne Fibrinbeläge → Breinahrung, keine sauren Obstsäfte, keine weitere Therapie.
  - *Schleimhautulzera, Fibrinbeläge etc.:*
    - Weiter Prednison 2 mg/kg KG/d i. v. bis zur Abheilung der Ulzera (evtl. Wochen).
    - Parenterale Ernährung.
    - H_2-Blocker zur Neutralisierung des Magensaftes (Cimetidin 20 mg/kg KG/d i. v.).
    - Evtl. Einlegen einer Ösophagussonde als Platzhalter.
    - Keine frühe Bougierung.
  - *Ausgedehnte Nekrose von Ösophagus oder Magen:*
    - *Cave:* Perforationsgefahr!
    - Parenterale Ernährung oder Ernährung über Witzelfistel.
    - Prednison 2 mg/kg KG/d i. v.
    - Antibiotische Therapie bei Mediastinitis.

29.14 Verbrühungen und Verbrennungen

Ursachen

- **Verbrühungen** (ca. 80% der Fälle):
  - Herabziehen heißer Flüssigkeiten.
  - Rückwärts Hineinfallen in heiße Flüssigkeiten.
- **Verbrennungen** (ca. 20% der Fälle):
  - Berühren heißer Gegenstände (Hände!).
  - Flammenverbrennungen (Spiel mit Feuer, Stichflammenverbrennung beim Grillen).

Gradeinteilungen und Auswirkungen

- **Gradeinteilungen** s. Tab. 107.

Tabelle 107 Gradeinteilung bei Verbrennungen

Grad (betroffene Hautschichten)	1. Grades (nur Epidermis)	2. Grades A oberflächlich (Epidermis und Dermis [Korium])	2. Grades tief B (wie oberflächliche)	3. Grades (Epidermis, Dermis, subdermales Fettgewebe)
Ursachen (Beispiele)	Sonne, heißes Wasser	heißes Wasser		Flammen
akute Hautveränderungen	Rötung, trocken, schmerzhaft	Blasen, feucht, Haut rot, schmerzhaft	Blasen, wenig feucht, Wundgrund grau, schmerzhaft	weißgrau bis verkohlt, trocken, schmerzarm/-los
Ergebnis	heilt narbenlos, Schuppung für Tage	Neigung zu Keloiden		Narben nach Transplantation

- **Systemische Auswirkungen:**
  - Durch die Freisetzung von vasoaktiven Substanzen (z.B. Histamin) ist die Kapillarwanddurchlässigkeit für Eiweiße erhöht.
  - Ausbildung einer systemischen Entzündungsreaktion (SIRS).
  - Bildung von „Toxinen", die schlecht definiert sind.
  - Ausschüttung von Katecholaminen, dadurch: Tachykardie, Blutdruckanstieg, Hyperglykämie, Fieber, gesteigerter Grundumsatz (→ erhöhter Energiebedarf), Tachypnoe, evtl. Hyperventilation.
  - Erhöhte Infektionsanfälligkeit durch: Verlust der schützenden Haut, Verlust von Immunglobulinen, Abfall der Granulozyten und Hemmung der Phagozytose.
  - *Blutbildveränderungen:*
    - Hämatokritanstieg, später -abfall.
    - Leukopenie, später Leukozytose mit Linksverschiebung.
    - Thrombozytopenie, später Thrombozytose.
  - *Kalorienverluste durch:*
    - Eiweißverluste über die Haut.
    - Kataboler Stoffwechsel (erhöhter Abbau von Eiweiß und Fett).
    - Insuffiziente Glukoseausnutzung.
    - Gesteigerte Verdunstung.

29.14 Verbrühungen und Verbrennungen

- **Folgen von Lokalschädigung und Fernwirkung:** Großer Flüssigkeitsverlust mit Gefahr des Kreislaufschocks durch:
  - *Exsudation:* 1,1 ml/% Verbrennungsfläche/kg KG/48 h (0,7 ml/%/kg KG/24 h) (Wasser, Elektrolyte wie Serum, 4–5 g/dl Eiweiß).
  - *Ödeme:* 2 ml/%/kg KG/12–18 h (Wasser, Elektrolyte wie Serum, Eiweiß 3–4,5 g/dl).
  - *Erhöhte Verdunstung:* 1,5 ml(0,7–2,6 ml)/%/kg KG/24 h (Wasser).
  - *Daraus resultiert ein Gesamtverlust von:* 3,4–5,3 ml/%/kg KG/24 h.
- **Komplikationen bei Verbrennungen:** Infektion der Wunden, Sepsis, Herzinsuffizienz mit Lungenödem, respiratorische Insuffizienz (Schocklunge), Hirnödem, Magen-Darm-Blutungen, Niereninsuffizienz.

Erste Hilfe und Entscheidung über weiteres Vorgehen

- Hitzeeinwirkung rasch beseitigen und die verbrannten Hautflächen für ca. 10–15 Minuten mit Wasser (ca. 20 °C) kühlen, verbrannte Kleidung entfernen. Anschließend die Verbrennung sauber mit Metalline abdecken und den Patienten warm halten.
- **Schmerzstillung:**
  - Dolantin 1–(2)mg/kg KG s. c. oder i. v.
  - *Cave:* Bei Säuglingen Atemdepression.
  - Evtl. zusätzlich Neurocil oder Atosil 1 mg/kg KG.
  - Oder Novalgin 0,05–0,1 ml/kg KG.
- **Infusion:**
  - Auf jeden Fall Wasser und Salz (!) ersetzen, auf Eiweiß kann (und soll in der Regel) während der ersten 12–24 Stunden verzichtet werden.
  - *Lösungen:*
    - Ringer-Laktatlösung oder NaCl 0,9 % + Glukose 5 % (1:1) oder Ringer-Lösung + Glukose 5 % (1:1) (Jonosteril Päd.III).
    - Plus 15 mmol Na-Bikarbonat pro 500 ml.
    - Bei normaler Nierenfunktion: Plus 5 mmol KCl pro 500 ml.
  - *Bei Schock aber:* 5 % Humanserum.
  - *Infusionsgeschwindigkeit:* Bei Schock 20–40 ml/kg KG rasch einlaufen lassen, ohne Schock 20 ml/kg KG/h.
- **Abschätzen der Ausdehnung der Verbrennung:**
  - *Neunerregel* – nach Nomogrammen (s. Abb. 110):
    - Erwachsener: Kopf 9 %, Rumpf 4 × 9 %, obere Extremitäten je 9 %, untere Extremität je 2 × 9 %.
    - Kind: Für jedes Lebensjahr unter 10 Jahren zum Kopf 1 % hinzu zählen und 1 % von den Beinen abziehen.
  - *Handflächenregel:* Handfläche des Kindes einschließlich der Finger = ca. 1 %.
- **Kind in eine Klinik oder in ein Verbrennungszentrum einweisen?**
  - Bei Verbrennung über 5 % der Hautoberfläche das Kind in eine Kinderklinik einweisen! Bei Kleinkindern oder drittgradigen Verbrennungen (s. o.) auch bei geringerer Ausdehnung.
  - Bei über 10 % (15 %) verbrannter Haut Kind in ein Verbrennungszentrum bringen!
- **Indikationen zur Intubation:**
  - Rauchinhalation.
  - Verbrennungsödem im Halsbereich.
  - Entwicklung eines ARDS.

29.14 Verbrühungen und Verbrennungen

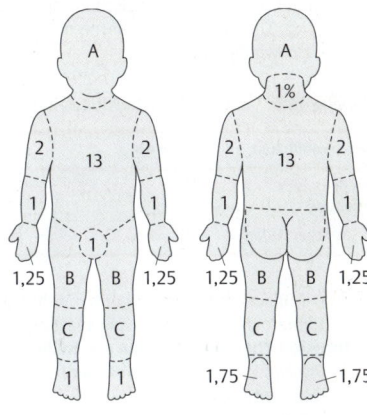

Abb. 110 Berechnung der verbrannten Körperoberfläche bei Kindern (aus Ziegenfuß T. Rettungsmedizin. 1. Aufl. Stuttgart: Georg Thieme; 1997)

Alter (Jahre)	A (50% des Kopfes)	B (50% eines Oberschenkels)	C (50% eines Unterschenkels)
0	9,5%	2,75%	2,5%
1	8,5%	3,25%	2,5%
5	6,5%	4%	2,75%

Infusionstherapie in der Klinik

◉ Beachte:
- Während der ersten 24–48 Stunden nach einer Verbrennung drohen vor allem Hypovolämie und Hyponatriämie.
- Nach den ersten 36–72 Stunden drohen vor allem Hypervolämie und Hypernatriämie.
- Hypokaliämien sind häufiger als Hyperkaliämien.
- Änderung des Infusionsprogramms sind die Regel.
- Sehr häufige Kontrollen sind daher unumgänglich.

➤ Infusionstherapie am 1. Tag:
- *Prinzip:* Ersetzt werden müssen die Verluste der Wundexsudation, des Ödems (das nicht vermieden werden kann), der gesteigerten Verdunstung und die physiologischen Verluste über den Urin und die Perspiratio insensibilis.
- *Infusionslösung* (entsprechend ca. 0,7% NaCl, 0,25% Glukose) bei Verbrennungen >10%:
  - NaCl 0,9%+Glukose 5% (1:1): 500 ml.
  - Natriumbikarbonat 8,4%: 15 ml.
  - KCl 7,45% (2–4 mmol/kg KG/24 h): 5–10 mval = ml pro 500 ml (bei normaler Urinausscheidung).

29.14 Verbrühungen und Verbrennungen

- *Gesamtmenge:* Physiologischer Erhaltungsbedarf (s. S. 58), zusätzlich 3–5 ml × kg KG × % verbrannte Körperoberfläche.
- *Geschwindigkeit:*

Tabelle 108 Infusionsgeschwindigkeit bei Verbrennung

Geschwindigkeit	erste 4 h	erste 8 h	nächste 16 h
physiologische Erhaltung	1/6	1/3	2/3
zusätzlicher Bedarf	1/3	1/2	1/2

- Bei Oligurie (Urin < 1 ml/kg/h): Mehr Flüssigkeit geben (besonders wenn der Hämatokrit hoch ist). Lasix ist fast nie erforderlich!

▶ **Infusionstherapie nach den ersten 24 Stunden:**
- *Prinzip:* Es geht weniger Wasser und weniger Salz verloren, deshalb müssen Infusionsgeschwindigkeit und Salzkonzentration verringert werden.
- *Infusionslösung* (entsprechend 0,3 % NaCl + 5,0 % Glukose; 2,0 % Albumin):
  - NaCl 0,9 % + Glukose 5 % (1:2): 500 ml.
  - Humanalbumin 20 % (wichtig!): 50 ml.
  - KCl 7,45 % (2–4 mmol/kg/24 h): 10–15 mmol/500 ml.
  - Natriumbikarbonat 8,4 % nicht mehr geben.
- *Infusionsmenge:*
  - Physiologischer Bedarf (s. S. 58), zusätzlich 2–3 ml/kg KG/% verbrannte KO. Bei Lagerung im Clinitron plus 1–2 ml/kg KG/% verbrannte KO.
  - Bei Oligurie (Urin < 1 ml/kg KG/h) Vorgehen wie am Tag 1 (s. o.). Kein Lasix geben!

▶ **Infusionstherapie ab dem dritten Tag:**
- *Infusionslösung:* (entsprechend NaCl 0,18 % + Glukose 5 %):
  - NaCl 0,9 % + Glukose 5 % (1:4): 500 ml.
  - Humanalbumin 20 % (nur bei niedrigem Gesamteiweiß): 50 ml.
  - KCl 7,45 % (3–4 mmol/kg KG/24 h): 10–15 ml.
- *Infusionsmenge:*
  - Physiologischer Bedarf (s. S. 58) plus 1 ml/kg KG/% verbrannte KO. Bei Lagerung im Clinitron zusätzlich ca. 1 ml/kg KG/% verbrannte KO.
  - Bei Oligurie (Urin < 1 ml/kg KG/h): 1. Kind darf nicht weiter zunehmen. 2. Bei Hypernatriämie evtl. zusätzlich 5 % Glukose. 3. Bei Hypoproteinämie evtl. mehr Albumin 20 %. 4. Jetzt evtl. auch Lasix 0,5–1 mg/kg KG i. v.

▶ **Kontrollen der Infusionstherapie:**
- *Prinzip:* Besonders wichtig ab dem 3. Tag, da durch die Rückresorption der Ödeme Hypervolämie, Hypernatriämie, Lungenödem und Hirnödem drohen.
- *Parameter:*
  - Urin: Ausscheidung (1–2 ml/kg KG/h ist normal) – bei schweren Verbrennungen Blasenkatheter legen und stündlich kontrollieren, sonst Kontrolle nach Portionen pro vergangene Stunden; spezifisches Gewicht.
  - Blut: Hämatokrit, Serumelektrolyte, evtl. Serumosmolarität.
  - ZVD: Verlauf wichtiger als Absolutwert, zu Beginn eher Tendenz zu niedrigen Werten.
  - Röntgen-Thorax: Die Herzgröße korreliert schwach mit dem zirkulierenden Blutvolumen.

29.14 Verbrühungen und Verbrennungen

Weitere Diagnostik und Überwachung

- Temperatur (liegt meist zwischen 38 und 39 °C, erst dann fühlt sich Patient wohl).
- Atemfrequenz.
- Respiratorische Situation (Röntgen-Thorax bei Verdacht auf ARDS).
- Blutgase möglichst transkutan und Pulsoxymetrie.
- Mäßige Hyperventilation (pCO_2 um 30 mmHg kann normal sein).
- Magenreflux, Stuhl, geblähtes Abdomen?
- Schmerzen, Sedierung.
- Unruhe des Kindes, höherer Sauerstoffbedarf kann auf Schocklunge und/oder Infektion deuten.
- **Labor:** Infektionsparameter (CRP, Blutbild, Immunglobuline). Am 1.–2. Tag meist Leukopenie (aber auch Leukozytose möglich), spätere Leukopenie ist ein Hinweis auf Sepsis.

Weitere Maßnahmen bei Verbrennungen >20 % der Körperoberfläche

- **Tag 1:**
  - Wundabstriche und/oder Rachenabstrich.
  - Immer Magensonde legen und offen lassen, da ein Subileus häufig ist.
  - ◉ *Cave:* Verbrauchskoagulopathie → AT III bestimmen!
  - Milch 8-mal 10–20 ml frühzeitig beginnen.
  - Frühzeitig über die Magensonde 10–20 ml Milch 8-mal tgl. zuführen.
  - Nystatin (oder Ampho-Moronal) 1 ml/kg KG/d in 3–4 ED prophylaktisch.
  - Tetanusimpfung simultan impfen, falls kein Impfschutz besteht.
- **Tag 2 + 3:**
  - Immunglobuline (nicht obligat): 6–8 ml/kg KG/d i. v., Einlaufgeschwindigkeit 2 ml/min (!), täglich bzw. bis der Serumspiegel >600 mg/dl ist, geben.
  - Bei Hinweisen auf Verbrauchskoagulopathie (vgl. S. 382) wie Blutung, Abfall von Quick, Thrombozyten oder evtl Fibrinogen: AT III je nach Spiegel bis 70 % oder blind substituieren (20–30 IE/kg KG/d in 1 ED).
  - Der Patient darf insgesamt 10–15 % an Gewicht zunehmen, aber nicht mehr ab Tag 3.
  - Ab Tag 3 sind häufig Bluttransfusionen erforderlich, Hämatokrit über 30 % halten.
- **Energiebedarf pro Tag:** 1800 kal/m² gesamter KO plus 1300 kal/m² verbrannter Körperoberfläche. Sobald möglich enterale Zufuhr.

Lokaltherapie von Verbrennungen

- **Grundlagen:**
  - *Ziel:* Schädigung möglichst gering halten, Vermeidung von Wundinfektion und Sepsis, möglichst rascher Wundschluss.
  - *Lokale Notfallbehandlung:*
    - Abkühlen mit kaltem Wasser 15–20 min.
    - Keine Lokalbehandlung mit „Hausmitteln".
    - Abdecken mit Metalline oder Wundverband.

29.14 Verbrühungen und Verbrennungen

- *Lokale Erstbehandlung:*
  - Kurze Narkose (z. B. mit Ketanest) nötig bei größeren Flächen, kleinen Kindern, Abtragen von Verbrennungsschorf bei Durchblutungsstörungen (*cave* Kompartmentsyndrom).
  - Reinigung der Verbrennungswunde von Blasenresten mit Kompressen und Desinfektionmittel (z. B. Betaisodona-Seife oder Betaisodona-Lösung 1 : 10 verdünnt).
  - Geschlossene Blasen werden nicht primär eröffnet (sehr geeigneter, natürlicher Wundverschluss).
- *Lokaltherapie bei Verbrennungen zweiten Grades:* Prinzipiell sind zwei Methoden möglich (beide Methode haben Vor- und Nachteile. Für das Ergebnis ist die sorgfältige Durchführung und Erfahrung mit einer Methode weit wichtiger als die Wahl der Methode):
  - Offene Wundbehandlung mit Verschorfung (d. h. kein Verband).
  - Geschlossene Wundbehandlung mit Salbenverbänden.

▶ **Offene Wundbehandlung:**
- *Ziel:*
  - Durch Bildung eines trockenen Wundschorfes wird ein für Bakterien ungünstiges Milieu geschaffen und die Infektionsrate reduziert.
  - Durch lokale Desinfektion wird das Risiko einer Infektion noch weiter reduziert werden.
- *Spraybehandlung* (z. B. Terracortril-Spray): Geeignet bei kleineren Wunden und Verbrennungswunden im Gesicht.
- *Verschorfungsbehandlung* (Vor- und Nachteile s. Tab. 109):
  - Innerhalb der ersten 8 Stunden nach Verbrennung werden sämtliche Epithelreste sorgfältig in Narkose entfernt. (Geht oft am leichtesten mit NaCl 0,9 % und Kompressen).
  - Vorher und anschliessend sorgfältige Desinfektion mit Betaisodona 1 : 10 verdünnt.
  - Anschliessend wiederholt Polyvidon-Jod-Lösung 1 : 10 (Betaisodona) auftragen.
  - Trocken föhnen.
- *Fazit:* Gut geeignete Lokalbehandlung bei größeren Verbrühungen im Kleinkindesalter.

Tabelle 109 Vor- und Nachteile der Verschorfungsbehandlung

Vorteile	Nachteile
– rasche Bildung eines trockenen Schorfes – Verschwinden des Wundschmerzes – dadurch weniger Schmerzen, weniger pflegeintensiv – zweitgradige Verbrennungen heilen unter dem Schorf ab	– Infektion unter Schorf nicht sichtbar (seltener!) – Schorf kann über Gelenken einreißen – Physiotherapie erschwert – bei zirkulärer Verschorfung immer Durchblutung kontrollieren – bei tief zweitgradigen und drittgradigen Verbrennungen muss der Schorf nach 12 – 14 Tagen oft chirurgisch entfernt werden (Narkose)

29.14 Verbrühungen und Verbrennungen

Tabelle 110   Salben zur geschlossenen Wundbehandlung

Salbe	Vorteile	Nachteile
Polyvidon-Jodsalbe (z. B. Betaisodona-Salbe)	breites Wirkungsspektrum auch gegen Pseudomonas und Pilze. Dringt gut in den Wundschorf ein. Epithelisierung nicht gestört	kann (!) Schmerzen verursachen, Jodresorption
Silbersulfadiazin (z. B. Flammazine-Salbe)	breites Wirkungsspektrum, Staphylokokken teilweise resistent, gegen Pseudomonas wirksam. Schmerzfrei. Inaktiviert Protease nicht	gibt nach 24 Stunden einen grünlich grauen Belag, der durch Baden entfernt werden muss (Schmerzen)
Nitrofural (z. B. Furacinsol)	gute Wirkung gegen Staphylokokken. Salbengrundlage schmilzt bei Körpertemperatur und zieht in den Verband. Bei Verbandswechsel liegt Wunde frei und ohne Belag und kann gut beurteilt werden	keine Wirkung gegen Pseudomonas, keine Tiefenwirkung, deswegen nur bei kleineren „ambulanten" Verbrennungen

- ➤ **Geschlossene Wundbehandlung:**
  - *Indikationen:*
    - Verbrennungen 3. Grades.
    - Verbrennungen 2. Grades, die zu spät (nach 6–8 [–12] Std.) zur Behandlung kommen.
    - Verschorfte Verbrennungen, die nach 14 Tagen nicht abgeheilt sind.
  - *Technik:* Salbe (s.) wird meist auf Folie aufgetragen und diese auf Wunde aufgetragen. Adaptic, Tegapore, Mepitel. Geeigneter als Sofratüll, da diese am Wundgrund weniger hängen bleiben.
- ➤ **Versorgung drittgradiger Verbrennungen:**
  - *Ziel:* Drittgradige (und oft tief zweitgradige) Verbrennungen sollen möglichst rasch durch eine Hauttransplantation verschlossen werden. Dies erfordert eine Entfernung des Wundschorfes und eine Säuberung des Wundgrundes.
  - *Entfernung des Verbrennungsschorfes und der Nekrose:*
    - *Chirurgische Exzision* (mit dem Messer tangential oder durch Abschleifen): In der Regel nicht vor dem 7. Tag möglich, da erst dann Beurteilung der Demarkation von sicher avitalem Gewebe gut möglich. Dann ist auch Schockphase vorbei. Möglichst nicht später als 10. Tag, da dann Infektionsgefahr steigt.
    - *Fermentative Nekroseentfernung:* Geeignet bei kleinen aber tiefgradigen Verbrennungen (z. B. Hand) und bei sekundären dicken Fibrinbelägen. Geeignete Salben: z. B. Fibrolan, Iruxol, Varidase, Protease. Vorteil: Schmerzfrei. Nachteil: Mindestens täglicher Verbandswechsel erforderlich, Abdauung dauert relativ lange, Blutungsgefahr durch Arosion von Gefäßen, Resorption von Abbauprodukte, dadurch Fieber.

29.14 Verbrühungen und Verbrennungen

- *Säuberung des Wundgrundes:*
  - Durch Bedecken mit synthetischer Haut (Epigard).
  - Wechsel (in Narkose!) alle zwei Tage spätestens erforderlich. Damit gute Säuberung des Wundgrunds erreichbar. Nicht auf massiv eitrige Wunde legen.
  - Interimsdeckung durch Schweine- oder Spenderhaut, kann 3–5 Tage belassen werden.
- *Hauttransplantation:* Verschiedene Techniken möglich. Hautkulturen in Erprobung.

▶ **Narbenbehandlung:**
  - Tief zweitgradige und drittgradige Verbrennungen haben die Tendenz zur hypertrophen Narbenbildung (Keloide). Diese sind mikroskopisch identisch mit Granulationsgewebe. Die Narbe wird dick, erhaben und rot. Juckreiz ist häufig. Die Hypertrophie kann bis zu zwei Jahre zunehmen.
  - Die Prophylaxe und Therapie hypertropher Narben beruht auf drei Prinzipien:
    - Kompression durch Kompressionsanzüge. Die Kompressionsanzüge müssen ständig tags und nachts für $1^{1}/_{2}$ bis 2 Jahre getragen werden. Der Sitz muss kontrolliert werden! In der Regel Neuanpassung alle 6 Monate.
    - Schienen zur Prophylaxe und Therapie von Kontrakturen. Frühzeitig noch während der Wundbehandlung beginnen um Kontrakturen zu vermeiden.
    - Ergotherapie.

  ◎ *Hinweis:* Korrekturoperationen so spät wie möglich! In der Regel frühestens nach zwei Jahren und möglichst erst nach der Pubertät (Abschluss des Wachstums). *Ausnahme:* Bewegungshindernde Kontrakturen, ständig aufreißende Kontrakturen.

Ernährung von Kindern mit Verbrennungen

▶ Die aureichende Ernährung von Verbrennungspatienten ist entscheidend. Bei Verbrennungen besteht ein hoher Energiebedarf:
  - Der anhaltende Stress erhöht den Grundumsatz.
  - Gesteigerte Verdunstung über Wundfläche. Verdunstung von 1 l Wasser erfordert 580 Kcal.
  - Deswegen auch Raumtemperatur 30–34 °C!
  - Wundheilung erfordert Kalorien und Eiweiß.

▶ **Bedarf:**
  - *Kalorienbedarf:* Steigt bei Verbrennungen von 10% KOF um 28–40%, von 30% KOF um 70–120%, von 50% KOF bis zu 200%.
  - *Proteinbedarf:* Grundbedarf von 2–3 g/kg KG/d + 1,5 g/kg KG/% verbrannte KOF.

  ◎ *Hinweis:* Wird der Kalorienbedarf nicht gedeckt, kommt es zur Gewichtsabnahme durch Abbau von körpereigenem Eiweiß und Fett. Das kann zu Wundheilungsstörungen und Infektionsanfälligkeit beitragen.

  - Für Vollmilch beträgt die erforderliche Menge:
    - Bis zu 5 Jahre 200 ml/kg KG/d (140 kcal/kg KG, 3,4 g EW/kg KG).
    - Bis zu 10 Jahre 150 ml/kg KG/d (100 kcal/kg KG, 2,5 g EW/kg KG).
    - Bis zu 16 Jahre 100 ml/kg KG/d (70 kcal/kg KG, 1,7 g EW/kg KG).
  - Bei unzureichender oraler Ernährung ist eine parenterale Ernährung erforderlich.

29.15 Schädel-Hirn-Trauma (SHT) und Koma

Grundlagen
- **Definition:** Das Schädel-Hirn-Trauma ist Folge eines mechanischen Traumas auf den kindlichen Schädel mit folgender Schädigung des Knochens, der Gefäße oder des Parenchyms.
- **Epidemiologie:** Bei kindlichen Unfällen ist ein Schädel-Hirn-Trauma eines der häufigsten Traumafolgen.

Verletzungsmöglichkeiten
- **Schädelprellung:** Keine Bewusstseinstörung nach dem Unfall, keine Amnesie, ggf. kleines Hämatom oder Prellmarke.
- **Commotio cerebri (Gehirnerschütterung):** Kurzfristige Bewusstseinsstörung, Amnesie für das Ereignis und ggf. retrograde und antegrade Amnesie. Häufig anschließend (wiederholtes) Erbrechen. Im EEG sind vorübergehend lokal Allgemeinveränderungen nachweisbar.
- **Contusio cerebri (Gehirnprellung):** Symptome der Commotio cerebri *und* neurologische fokale Ausfallserscheinungen (Paresen, Reflexausfälle, psychotomotorische Verlangsamung) als Folge von fokalen Hirnläsionen im Bereich der Prellmarke (Coup) und kontralateral (Contrecoup). Im EEG konstant Herdbefunde oder Allgemeinveränderungen nachweisbar.
- **Compressio cerebri:** Zusätzlich zu den Symptomen der Contusio cerebri (s.o.) intrakranielle Raumforderung durch Hirnödem, Blutung (epidural, subdural, subarachnoidal) etc.
- **Schädelfraktur der Kalotte oder der Schädelbasis:** Diese ist nicht prädiktiv für die Schwere der zerebralen Schädigung mit Hirnödem oder Blutung! Insofern bestehen Diskussionen über die Notwendigkeit einer Röntgenaufnahme bei jedem kindlichen Schädeltrauma (vgl. Diagnostik).
- **Blutungen:** In die Kopfhaut, subgaleatisch, subdural, subarachnoidal, parenchymatös, intraventrikulär. Blutungen sind die wesentliche Indikation für bildgebende Diagnostik wie Sonographie, CCT oder evtl. Kernspinuntersuchungen (MRT).
- **Parenchymatöse Verletzungen:** Bedingt durch die physikalischen Eigenschaften des Gehirns im Schädelinneren kommt es zur Verletzung unter der Stelle der Stoßeinwirkung und am gegenüberliegenden Pol (Coup und Contrecoup).
- **Posttraumatisch:** Entwicklung eines Hirnödems.

Diagnostik
- **Immer prüfen:** Anamnese und körperliche Untersuchung einschließlich neurologischer Untersuchung:
  - *Vitalparameter:* Atmung, Puls, Blutdruck.
  - *Bewusstsein:* Glasgow-Coma-Scale für Kinder s. Tab. 111.
  - *Neurologische Untersuchung:* Reflexstatus (Muskeleigenreflexe, Pupillenreaktion, Kornealreflex, Hirnstammreflexe [Armbeugung und Beinstreckung], Pyramidenbahnzeichen, Puppenaugenphänomen [bei Drehung des Kopfes zur Seite folgen die Augen nicht der Drehbewegung]), Spontanmotorik, Lähmungen, Tonus, Sensibilität, Hirnnerven (s. S. 8), Meningismus (Meningismuszeichen s. S. 9).

29.15 Schädel-Hirn-Trauma (SHT) und Koma

Tabelle 111 Glascow-Coma-Scale

	Punkte	Befund	
Augenöffnen			
	4	spontanes Augenöffnen	
	3	Augenöffnen auf Ansprache	
	2	Augenöffnen als Schmerzreaktion	
	1	kein Augenöffnen	
verbale Antworten			
		>24 Monate	<24 Monate
	5	Sprache verständlich	normaler sprachlicher Kontakt
	4	verwirrt, desorientiert	inkonstanter Kontakt
	3	Sprache inadäquat	zeitweise erweckbar
	2	unverständliche Laute	nicht erweckbar, Unruhe
	1	keine verbale Äußerung	komatös, keine Kontakte
motorische Antworten			
	5	prompte motorische Reaktion auf Aufforderung	
	4	gezielte Abwehr auf Schmerzreiz	
	3	ungezielte Abwehr auf Schmerzreiz	
	2	Extension aller vier Extremitäten auf Schmerzreiz	
	1	keine motorische Reaktion auf Schmerzreize	

Beurteilung: Maximal 19, minimal 4 Punkte. Bei mehr als 11 Punkten ist die Prognose meist gut, unter 8 Punkten ist evtl. Intubation und Beatmung erforderlich

▶ **Weitere diagnostischen Maßnahmen:**
  – *EEG:* Nach ca. 24–48 Stunden sinnvoll bei Commotio cerebri.
  – *Laboruntersuchungen bei schwerem SHT-Trauma mit Bewusstseinseintrübung:*
    • Blutbild, Elektrolyte, Blutzucker, Laktat, Transaminasen, Lipase, Harnstoff. Kreatinin, Osmolarität.
    • CK mit CK-MB, Gerinnung.
    • Ggf. Medikamentenspiegel bestimmen.
  – *Bildgebende Diagnostik:*
    • Röntgenbild des Schädels: Trägt meist wenig zur Therapieplanung bei, da eine Schädelfraktur per se keiner speziellen Therapie bedarf. Ausnahme: Nachweis einer Stufenbildung der Kalotte.
    • Sonographie: Bei Säuglingen mit offener Fontanelle zum Ausschluss einer Blutung durchführen. Bei Säuglingen und größeren Kindern Frakturdiagnostik insbesondere Abschätzung der Impressionstiefe gut möglich. Nachteil: Subdurale temporale oder parietookzipitale Region schwer einsehbar.
    • CCT zum Nachweis einer Blutung, Schädelfraktur mit Stufenbildung, Parenchymverletzung, Hirnödem.
  – *Augenfundus:* Blutungen, Stauungspapillen? *(Bei Verdacht auf Hirndruck.)*

29.15 Schädel-Hirn-Trauma (SHT) und Koma

> **Stationäre Aufnahme und Überwachung?**
> - Ambulante Betreuung ist gerechtfertigt bei *Schädelprellung* und entsprechender Instruktion der Eltern zur Vorstellung bei zunehmender Symptomatik.
> - Bei klinischer Symptomatik einer *Commotio cerebri* Überwachung für ca. 12–24 Stunden zum Ausschluss bzw. rechtzeitiger Erfassung einer Progredienz der Symptomatik z. B. durch intrakranielle Raumforderung durch Hirnödem, Blutung. Kontrolliert werden: Puls, Blutdruck, Atmung, Erbrechen, Pupillenreaktion. EEG-Kontrolle nach 24–48 Stunden.
> - *Bei Symptomatik einer Contusio cerebri:*
>   - Kreislauf: Blutdruck, Puls, Sauerstoffsättigung, ggf. ZVD, Perfusion der Haut, Urinausscheidung (normal 1–2 ml/kg KG/h).
>   - Atmung: Atemfrequenz, Blutgase, Sauerstoffsättigung.

Differenzialdiagnosen bei Koma

> Andere Ursachen eines Komas s. S. 169.

Ziel der Behandlung

> Überwachung und Beurteilung des Schweregrades des Traumas (s. o.).
> Aufrechterhaltung der Vitalparameter.
> Sicherung der adäquaten Hirnperfusion zur Optimierung des Sauerstoffangebots bei gleichzeitiger Reduktion des Sauerstoffverbrauchs des Gehirns.
> Pävention und Stillung einer intrakranialen Blutung zur Vermeidung zusätzlicher (oft druckbedingter) lokaler Perfusionsstörungen.
> Prävention von zerebralen Krampfanfällen.
> Schmerzlinderung.

Therapie

> **Kreislauf:**
> - Ziel ist die Aufrechterhaltung einer adäquaten Hirnperfusion. Diese wird durch die Differenz des mittleren arteriellen Blutdrucks (MAD) und des intrakraniellen Drucks (ICP) bestimmt (zerebrale Perfusionsdruck = MAD–ICP). Gewünscht ist ein zerebraler Perfusionsdruck >50 mmHg.
> - Ausgleich einer Hypotension bei Volumenmangel durch Volumengabe (s. S. 610). Aber nach Ausgleich der Hypovolämie frühzeitig Katecholamine einsetzen, da eine zu hohe Volumengabe das Hirnödem verstärkt.
> - Behandlung eines evtl. möglichen Hypertonus.
>
> **Beatmung (in der Regel ab Glasgow Coma Scale < 8):**
> - Intubation schonend, nach Entleerung des Magens unter guter Sedierung (s. S. 594).
> - *Ziel der Beatmung bei fehlendem Hirndruck:*
>   - paO_2 90–100 mmHg (also höher als bei anderen Indikationen).
>   - pCO_2 um 30–35 mmHg.
>   - PEEP eher niedrig, da sonst die Gefahr einer Beeinträchtigung des HZV (Herzzeitvolumen) besteht.

29.15 Schädel-Hirn-Trauma (SHT) und Koma

> **Hirndrucktherapie:**
> - *Monitoring:*
>   - Arterielle Blutdruckmessung, ZVD (Ziel < 5 cm H_2O), strenge Bilanzierung, Hirndruck mit epiduraler Schraube oder intraventrikulärem Katheter, bei Glasgow Coma Scale < 8 erwägen.
>   - Optional: Transvenöse O_2-Differenz, EEG-Dauerüberwachung, transkranielle Doppler-Untersuchung, akustisch oder optisch evozierte Potentiale.
> - Lagerung mit Kopfhochlage ca. 30°, Kopf in Mittelstellung.
> - Schonendste Pflege, tracheales Absaugen auf ein Minimum beschränken. Jede Manipulation kann zu lange anhaltenden Hirndruckspitzen führen.
> - *Infusionstherapie:*
>   - Ca. 70% des normalen Tagesbedarfs (s. S. 58) zunächst mit 0,9% NaCl-Lösung oder 5% Glukoselösung.
>   - Ausgeglichene bis eher negative Bilanzierung mit Berücksichtigung der Perspiratio insensibilis, Urinproduktion von ca. 1 ml/kg KG/h anstreben, evtl. Furosemid 0,2 mg/kg KG/Dosis.
>   - Bluttransfusion bei Hb < 8 g/dl.
> - *Beatmung indiziert bei Glasgow-Coma-Scale < 8:*
>   - Ventilation mit pCO_2 28–32 mmHg (nicht unumstritten).
>   - Angestrebter pO_2 >90 mmHg.
>   - Möglichst niedriger PEEP (Ausnahme ARDS).
> - *Katecholamine, wenn Mitteldruck < 50er Perzentile der Altersnorm:*
>   - Dopamin 5–10 µg/kg KG/min.
>   - Suprarenin 0,1–0,6 µg/kg KG/min.
>   - **Cave:** Katecholamine erhöhen den Sauerstoffbedarf.
> - *Versuch Spitzen des Hirndrucks zu verhindern:*
>   - Mannitol 0,5–1 g/kg KG bei Bedarf oder alle 6 Stunden i. v.
>   - Thiopental 5 mg/kg KG/min (umstritten) i. v.
>   - Schonendste Pflege!
> - *Analgosedierung/Relaxierung:*
>   - Opiate wie Morphin 0,1 mg/kg KG (oder Fentanyl 2–5(–10) µg/kg KG i. v. als ED) oder 0,02–0,06 mg/kg KG/h als Dauerinfusion in Kombination mit:
>   - Midazolam (Dormicum) 0,1–0,2 mg/kg KG ED, 0,05–0,1(–0,4) mg/kg KG/h.
>   - Alternativ: Thiopental (Trapanal) 2–5 mg/kg KG/h i. v. als Dauerinfusion.
>   - Relaxierung mit Pancuronium oder Vercuronium nur im Ausnahmefall.
> - *Fiebersenkung:* Ziel ist eine normale Körpertemperatur. Hypothermie ist noch umstritten:
>   - Physikalisch durch Eisbeutel, Kühlmatten etc.
>   - Paracetamol in altersentsprechender Dosierung (s. S. 135).
>   - Evtl. Novalgin 10–20 mg/kg KG i. v./i. m. 1–4 ×/Tag.
> **Ulkusprophylaxe:**
> - Frühzeitige orale Ernährung mit Milch.
> - Medikamente: Ulcogant (ab 14 J. 6 × 5 ml, bei Kindern Dosis nach unten extrapolieren), Ranitidin (ab 14 J. 4 mg/kg KG/d in 3 ED).

29.15 Schädel-Hirn-Trauma (SHT) und Koma

- **Infektionsprophylaxe:** Nur indiziert bei offener (vor allem otobasaler) Schädelfraktur und/oder bei Polytrauma:
  - Cephalosporin der 3. Generation (z.B. Cefotaxim) 150–200 mg/kg KG/d in 3 ED.
  - Evtl. in Kombination mit lokaler Keimreduktion des Oropharynx mit Polymyxin, Gentamicin, Amphotericin B für wenige Tage.
  - Tetanusschutz kontrollieren und ggf. komplettieren.
- **Therapie von Krampfanfällen:** Phenytoin initial 3–5 mg/kg KG als ED am 1. Tag 3–4-mal wiederholen.
- **Kortikosteroide:**
  - *Indikationen:* Bei SHT immer noch umstritten. Akzeptierte Indikationen sind fokales Hirnödem und Rückenmarktrauma.
  - *Dosierungen:* Bei SHT Dexamethason 2–3 mg/kg KG/d in 4 ED für 2–3 Tage. Bei Rückenmarktrauma Methylprednisolon 30 mg/kg KG initial, gefolgt von 5 mg/kg KG/h für insgesamt 24 Stunden oder Dexamethason 6 mg/kg KG initial, gefolgt von 1 mg/kg KG/h für 24 Stunden.

Komplikationen, Prognose und Nachbehandlung

- Nasenträufeln nach frontobasaler Fraktur spricht für Liquorrhö bei Liquorfistel mit Gefahr der Pneumokokkenmeningitis → HNO-Konsilium, evtl. operativer Verschluss.
- Die nachfolgende Betreuung nach einem SHT hängt von der Art und Schwere der Schädigung ab. Die Qualität der Rehabilitationsmaßnahmen (Physio- und Ergotherapie, Logopädie, Heilpädagogik) ist mitentscheidend für die Prognose.
- Hirntod, apallisches Syndrom für Monate, fokale neurologische Ausfälle und Krampfanfälle oder auch die vollkommene Restitution sind möglich.
- Das Ausmaß des Schädel-Hirn-Traumas bestimmt oft die Prognose eines Kindes nach Polytrauma. Prädiktive Aussagen zur Prognose eines individuellen Patienten mit Schädel-Hirn-Trauma sind kaum möglich.

29.16 Ertrinkungsunfall

Grundlagen

- **Epidemiologie:** Ertrinkungsunfälle im Kindesalter sind häufig. Das typische Alter ist 2–3 Jahre, Jungen sind häufiger betroffen als Mädchen.
- **Komplikationen:**
  - Hohe Mortalität.
  - Gefahr der hypoxisch-ischämischen Enzephalopathie.
  - ARDS, Lungenödem.
  - Hämolyse bei Aspiration von Süßwasser, Hämoglobinurie.
  - Sekundäre Sepsis.

Erstmaßnahme und Diagnostik

- **Basis-Reanimation** (s. S. 593) nach den üblichen Kriterien sofort beginnen. Es gilt, dass ein ertrunkenes Kind erst dann tot ist, wenn es tot *und* warm ist. Reanimation also so lange fortsetzen, bis eine nomale Körpertemperatur erreicht ist. Weitere Therapie s. u.
- Körperliche Untersuchung, Temperaturmessung (Erwärmung s. u.), Glascow-Koma-Scale s. S. 644.
- Das Kind möglichst wenig belasten, deswegen auf nicht absolut erforderliche Untersuchungen (z. B. Umintubation, Legen von zentralen Kathetern etc.) verzichten.
- **Röntgen-Thorax:** Ödem? ARDS? Aspiration?
- Arterieller Blutdruck ist wünschenswert.
- **Labor:** Blutbild, Elektrolyte, Laktat, Gerinnung, Blutzucker, Harnstoff, Kreatinin. Arterielle Blutgase zur Steuerung der Beatmung.

Therapie

- **Lagerung:** Patienten flach lagern, bis der Blutdruck stabil und die Organperfusion ausreichend erscheinen, danach den Oberkörper etwa 30° hochlagern, Kopf gerade, Abknicken der Halsvenen vermeiden.
- **Je nach Körpertemperatur (regelmäßig kontrollieren):**
  - *Körpertemperatur < 30 °C:*
    - Kind warm zudecken.
    - Zuerst den Körperstamm erwärmen: Auf 40 C erwärmtes Atemgas, angewärmte intravenöse Flüssigkeiten, Spülen von Blase, Magen, Peritoneum mit 40 °C warmer 0,9 % NaCl-Lösung.
    - Extremitäten wenig bewegen (führt unterkühltes Blut der Peripherie nach zentral!).
  - *Körpertemperatur > 30 °C:*
    - Meist ist kein weiteres aktives Erwärmen erforderlich.
    - Weitere Wärmeverluste vermeiden.
  - *Körpertemperatur > 38 °C:*
    - *Cave:* Wenn irgend möglich vermeiden. Fieber erhöht den Sauerstoffbedarf auch und besonders des Gehirns.
    - Gabe von Paracetamol (s. S. 135), evtl. Novalgin.
    - Oder lytischer Cocktail (Dolantin 1 ml, Hydergin 1 ml, Atosil 1 ml; Dosis 0,5–1 mg/kg KG berechnet nach der Dolantindosis).
    - Physikalische Kühlung mit feuchten Tüchern oder Eispackungen.
- **Beatmung:** Druckkontrollierte Beatmung mit PEEP je nach Grad des ARDS, evtl. BIPAP-Beatmung. Ziele: pCO_2 30–35 mmHg, pO_2 100–150 mmHg. Absaugen und Manipulationen nur in tiefer Sedierung.

29.16 Ertrinkungsunfall

- **Infusionstherapie:**
  - *Schocktherapie:* Initial 10–20 ml/kg KG Serum (z. B. Biseko) in 30–60 Minuten, danach 20 ml/kg KG 0,9 % NaCl in 30–60 Minuten.
  - *Bei stabilem Kreislauf, Blutdruck und Perfusion:* Nach Schocktherapie ca 30 ml/kg KG 0,9 % NaCl.
  - *Kontrollen:* ZVD (ohne Beatmung) von 5 cm H_2O anstreben. Urinausscheidung mit Blasenkatheter mindestenz 6-stündlich exakt registrieren. Gewünschte Urinproduktion ca. 2 ml/kg KG/h. Bei Oligurie trotz ausreichendem Blutdruck und Kreislaufverhältnissen evtl. Lasix 1–2 mg/kg KG/ED erwägen.
- Bei Hb < 10 g/dl Erythrozytenkonzentrat (10 ml/kg KG in 3–4 Stunden).
- **Katecholamine:**
  - *Cave:* Bei rektalen Temperaturen unter 30 °C ist die Wirksamkeit umstritten. Katecholamine erhöhen u. U. den Sauerstoffbedarf des Myokards und sind damit kontraproduktiv.
  - Bei rektaler Temperatur >30 °C: Dobutamin 10–20 mg/kg KG/min, Dopamin 4–20 mg/kg KG/min. Dosierung je nach gewünschtem Effekt.
- **Analgosedierung:** Erst, wenn der Kreislauf stabil ist bzw. wenn der Patient Schmerzreaktionen zeigt:
  - Fentanyl 2–4(–6) μg/kg KG/h als Dauerinfusion.
  - *Und* Thiopental 3–4 mg/kg KG/h *oder* Midazolam (Dormicum) 0,1–0,2(–0,5) mg/kg KG/h als Dauerinfusion.
  - *Oder* Ketamin (Ketanest) 1–2 mg/kg KG/h. Cave bei Hirnoedem.
- **Bei ARDS (s. S. 609):** Umstritten ist die Gabe von Dexamethason 0,6 mg/kg KG in 3 ED für 4 Tage.
- **Ulkusprophylaxe:**
  - Frühzeitig Milch geben, evtl auch bei offener Magensonde.
  - Sucralfat (Ulcogant), evtl. Ranitidin (Sostril) (Dosierungen s. S. 646).
- **Antibiotika:** Zur Prophylaxe von Pneumonien. Der Effekt ist nicht bewiesen, aber plausibel. Cephalosporin der 2. Generation (z. B. Cefotiam, Cefamandol) 100 mg/kg KG in 3 ED. Bei Verdacht auf Anaerobierinfektion (eher unwahrscheinlich beim Ertrinkungsunfall), zusätzlich Clindamycin 40 mg/kg KG/d in 3 ED oder Metronidazol 20 mg/kg KG/d in 3 ED.
- Bei Hirnödem fallweise Hirndruckmessung.

Prognose

- Vor allem bei unterkühlten Kindern kann die Prognose auch bei lange andauerndem Herzstillstand erstaunlich gut sein.

29.17 Kindesmisshandlung

Definition

- **Synonym:** Battered child syndrome.
- **Definition:** Misshandlung ist eine bewusste oder unbewusste gewaltsame körperliche und/oder seelische Schädigung, die in Familien oder Institutionen geschieht und die zu Verletzungen und/oder Entwicklungshemmungen oder sogar zum Tode führt und die damit das Wohl und die Rechte eines Kindes beeinträchtigt oder bedroht.
- **Ursachen:** Zusammenwirken der psychischen Grundhaltung der Erzieher (mangelnde Impuls- und Triebbeherrschung) mit belastender Familiensituation (Beziehungsstörung, Not) und Auslöser (schwieriges Kind. Streit u. a.).
- **Epidemiologie:** Bis zu 2 % der stationären Aufenthalte in Kinderkliniken, in einer Kinderarztpraxis (Hamburg) kamen auf 10 000 Patienten: 1,4 Fälle mit V. a. seelische Vernachlässigung, 0,4 mit V. a. körperliche Misshandlung, 0,3 mit V. a. sexuellen Missbrauch. Die Dunkelziffer ist hoch (besonders beim sexuellem Missbrauch, vgl. S. 652)!

Typische Symptomatik und Befunde

- Gedeihstörungen bei inadäquater Ernährung, Vorenthaltung einer adäquaten medizinischen Behandlung.
- Hautverletzungen mit typischem Muster (z. B. Heizkörper).
- Hämatome oder Verletzungen an untypischen Körperstellen wie Gesicht, Ohrläppchen, Rücken, Gesäß, Innenseite der Oberschenkel (s. auch Farbtafel 15) und unterschiedlichen Alters.
- Knochenbrüche ohne adäquates Trauma und verschiedenen Alters.
- Einrisse am Lippenbändchen (gewaltsame Flaschenernährung).
- Die Erklärung des Unfallmechanismus stimmt nicht mit den Verletzungen überein.
- Subdurale Hämatome und Blutungen am Augenhintergrund durch Einriss der Brückenvenen beim Schütteltrauma.
- Stumpfes Bauchtrauma ohne eindeutige und adäquate Verletzungsursache.
- Verbrühungen und Verbrennungen ohne adäquate Anamnese.
- Altersuntypische Vergiftungen (z. B. Tabletteningestion aus kindersicheren Packungen bei Kleinkindern).

Diagnostik

- **Labor:** Blutbild, Gerinnungsstatus.
- **Funduskopie:** Evtl. Netzhautblutungen.
- **Bildgebende Diagnostik:**
  - Sonographie, fallweise CT.
  - *Röntgen:* Frakturen, typisch sind metaphysäre Fragmentationen mit periostaler Hyperostose.
  - Ganzkörper-Szintigraphie des Skeletts: Röntgennegative Mehrfachverletzungen.
- Fallweise gynäkologische Untersuchung.

Differenzialdiagnosen

- Unfall.
- Störung der Blutgerinnung, Vitamin-C-Mangel.
- Rachitis, Osteogenesis imperfecta, Osteomyelitis, kortikale Hyperostose, Menkes-Syndrom.
- Gynäkologische Erkrankungen.

29.17 Kindesmisshandlung

Intervention

➤ Ein vollständiges Konzept der Intervention bei Kindesmisshandlung vorzustellen würde den Rahmen dieser Darstellung sprengen. Wichtig ist in jedem Fall die fachübergreifende Kooperation von Kinderärzten, Psychologen, Sozialpädagogen und Sozialarbeitern.

➤ **Die Prinzipien der derzeit gültigen Strategien der Problemlösung:**
  - *Klärung des Sachverhaltes durch:*
    - Offenes Gespräch mit der Mutter und den Angehörigen.
    - Vermittlung von finanzieller, psychologischer, sozialpädagogischer Hilfe.
    - Das Prinzip „Hilfe vor Strafe" so lange wie möglich durchhalten.
    - Stärkung des Vertrauens und der Selbsteinschätzung der Mutter und der Angehörigen.
  - *Einweisung des Kindes in eine Kinderklinik wegen:*
    - Behandlungsindikation der Verletzungen.
    - Verbesserung der diagnostischen Möglichkeiten für das Kind und die Eltern-Kind-Interaktion.
    - Krisenintervention und Entlastung der Familien.
    - Prävention der Wiederholung.
  - *Einleitung von Maßnahmen nach dem Kinder- und Jugendhilfegesetz wie:* Erziehungsberatung, soziale Gruppenarbeit, Erziehungsbeistand, Betreuungshelfer, sozialpädagogische Familienhilfe, Erziehung in einer Tagesgruppe, Vollzeitpflege, Heimerziehung oder betreute Wohnformen, intensive sozialpädagogische Einzelbetreuung.
  - *Notfalls Intervention durch gerichtliche Schritte:*
    - Einschränkung des elterlichen Sorgerechtes durch Vormundschaftsgericht, durch vorübergehenden Entzug des Aufenthaltsbestimmungsrechtes, durch freiwillige oder erzwungene Unterbringung in einer Pflegefamilie oder einem Heim oder einen vollständigen Entzug des elterlichen Sorgerechtes.
    - Strafrechtliche Verfolgung.
    - Entbindung von der Schweigepflicht bei V. a. Misshandlung (§ 34 St. GB der rechtfertigenden Notstandes).
    - Auch bei dringendem Verdacht auf Kindesmisshandlung besteht keine Pflicht zur Strafanzeige, wenn es im Interesse den Kindes ist.

29.18 Sexueller Missbrauch

Grundlagen und Verdachtshinweise

- **Definition:** Sexueller Missbrauch ist die tatsächliche oder vermutete Ausübung von sexuellen Handlungen an einem Kind durch eine andere Person. Bei Jugendlichen ist neben der Frage der Einwilligung auch die der sexuellen Ausbeute entscheidend.
- **Formen:**
  - *Direkt:* Genitaler oder analer sexueller Kontakt, Penetration anal, vaginal oder oral und andere Handlungen mit dem Kind zum Zweck der sexuellen Erregung.
  - *Indirekt:* Entblößen von Genitalien, Herstellung und Präsentation pornographischen Materials, Anleitung von Kindern zu sexuellen Aktivitäten.
- **Epidemiologie:** Ca. jedes 6. Kind, Mädchen viel häufiger als Jungen, hohe Dunkelziffer.
- **Rechtslage** s. entsprechende Paragraphen der deutschen (§ 174 – 184), österreichischen (§ 206 – 209, 211 – 212) und Schweizer Strafgesetzbücher.
- **Verdachtshinweise auf sexuellen Missbrauch:**
  - Spontane Mitteilung des Kindes oft erst nach jahrelangem Missbrauch, besonders bei Tätern in der Verwandtschaft, wegen Erpressung, Angst machen, Furcht vor Konsequenzen. Mütter schweigen oft aus Angst vor Verlust und Zerfall der Familie.
  - *Indirekte Hinweise:* Verschlüsselte, vage Andeutungen, Simulation im Spiel, unklare Traurigkeit bis Depression mit Selbstmordversuch, Verhaltensstörungen, Aggressionen, Schlafstörung, Essstörung, Schulversagen.
  - Äußere Zeichen von Gewaltanwendung, Geschlechtskrankheiten, Jugendschwangerschaft.
  - Verletzungen im Genital- oder Analbereich ohne plausible Erklärung.
- **Spätfolgen:** In der Mehrzahl unspezifische chronische Verhaltens- und Gefühlstörungen, Angstzustände, Zwänge, Depressionen, Schuldgefühle, Selbstwertverlust, Asozialität.

Vorgehen

- Das Vorgehen erfordert viel Erfahrung und ist vom Alter des Kindes abhängig.
- **Bei Verdacht diagnostisches Gespräch:**
  - *Vorbedingungen:*
    - Ehrlichkeit und Offenheit.
    - Keine Suggestivfragen stellen, sondern das Kind anleiten die ihm wichtigen Probleme auszusprechen.
    - Das Kind soll sich möglichst sicher und akzeptiert fühlen und nicht „unter Druck gesetzt" werden.
    - Eine ungestörte und kindgerechte Atmosphäre schaffen mit der Möglichkeit für Spiel und Zeichnen.
    - In einer dem Alter des Kindes entsprechenden Sprache kommunizieren.
    - Kulturelle Unterschiede beachten.
    - Das Beisein der Eltern hängt von der Situation ab.
    - Weiteres s. Grundsätze für das ärztliche Gespräch (S. 11).

29.18 Sexueller Missbrauch

- *Durchführung:*
  - Eine Beziehung herstellen.
  - Fragen zum sexuellen Missbrauch stellen. Anknüpfungspunkte sind Bemerkungen des Kindes, Verdacht der Erwachsenen, körperliche Beschwerden des Kindes.
  - Hilfsmittel einsetzen: Über Spielzeug Erlebnisse vermitteln lassen, Sexualisierungshinweise auf Zeichnungen beachten.
  - Das Verhalten und die Körpersprache während des Gesprächs beobachten.
  - Nach konkreten Einzelheiten fragen.
  - Nächsten Schritt besprechen.
  - Sorgfältiges Protokoll führen.

▶ **Untersuchung des Kindes:**
  - Einwilligung von Eltern und Kind.
  - Ganzkörperstatus, beachte die Angst vor körperlicher Berührung.
  - Allgemeine Hinweise auf Gewalteinwirkungen (s. Kindesmisshandlung, S. 650).
  - Untersuchung von Genitale und Anus (bei größeren Mädchen Knie-Ellenbogen-Stellung) auf Verletzung, Hämatome, Entzündungen.
  - Weitere Beurteilung durch erfahrenen Facharzt.
  - Mögliche übertragene Infektionskrankheiten: Chlamydien, Herpes genitalis, Warzen, Trichomonaden, Lues, Gonorrhoe, HIV.

▶ **Weiteres Vorgehen:**
  - Bei jedem Verdacht das Kind stationär aufnehmen.
  - Die Behandlung erfolgt durch ein Team der „Kinderschutzgruppe" (z. B. Ärzte, Krankenschwestern, Sozialarbeiter, Psychologen) oder eine adäquate Institution – Meldung an das Jugendamt.
  - Schwangerschaftsverhütung.

30.1 Ausrüstung für den Notfallkoffer: Medikamente

Ausrüstung für den Notfallkoffer: Medikamente

Pharmakon	Anzahl Packungen	Handelsname z. B.
Atropinsulfat 0,5 mg/1 ml	2 Amp.	Atropin 0,5 mg
Dexamethason 8 mg/40 mg/100 mg	je 1 Amp.	Fortecortin
Diazepam 10 mg/2 ml	3 Amp.	Diazepam 10 mg
Diazepam 10 mg rektal	1 Tube	Diazepam Desitin rectal tube
Dimetidenmaleat 4 mg/4 ml	1 Amp.	Fenistil
Epinephrin 1 mg/1 ml	4 Amp.	Suprarenin 1 : 1000
Epinephrin zur Inhalation	1 Flasche 40 mg Epinephrin	Infecti-Inhal Krupp
Etomidat 20 mg/10 ml	3 Amp.	Etomidat-Lipuro/Hypnomidate
Furosemid 20 mg/2 ml	2 Amp.	Lasix 20 mg
Glukose 12,5 g/250 ml	1 Infusionsbeutel	Glukose 5%
Glukose-Monohydrat 55 g/100 ml	1 Injektionsflasche	Glukose 50%
Hautdesinfektion 250 ml	1 Sprayflasche	Kodan-Spray
Humanalbumin 20 g/100 ml	1 Infusionsflasche	Albumin 20%
Lidocain-HCl 100 mg/5 ml	1 Amp.	Xylocain 2%
Metamizol 500 mg/1 ml	1 Amp.	Novalgin Injektionslösung
Natriumbikarbonat 8,4%	3 Amp. à 20 ml	Natriumbikarbonat
Natriumchlorid 0,9%	1 Injektionsflasche 100 ml	Natriumchlorid 0,9%
Natriumchlorid 0,9%	1 Infusionsbeutel 250 ml	Natriumchlorid 0,9%
Nifedipin 10 ml/Kapsel	2 Kapseln	Nifehexal 10 mg
Phenobarbital 200 mg/1 ml	2 Amp.	Luminal 200 mg
Salbutamol-Dosier-Aerosol	1 Dosier-Sprühgerät	Sultanol Dosier Aerosol
Serum 5%	2 Amp. 20 ml, 1 Infusionsflasche 50 ml	Biseko, Serumar
Teststreifen Glukose in Blut	1 Pck.	Haemo-Glukotest 20-800 R
Theophyllin 200 mg/10 ml	1 Amp.	Bronchoparat, Euphylong
Tramadol 100 mg/2 ml	1 Amp.	Tramal 100 mg
Wasser steril	1 Infusionsflasche 100 ml	Aqua dest.

30.2 Ausrüstung für den Notfallkoffer: Geräte

Ausrüstung für den Notfallkoffer: Geräte

Anzahl	Gerät
je 2	Absaugkatheter flexibel Größe 6, 8, 12, 16 Charr Absaugkatheter starr (Jankauer)
2	Beatmungsbeutel für Säuglinge/ältere Kinder – Erwachsene mit Reservoirbeutel oder -schlauch
1	Sauerstoffverlängerungsschlauch
je 1	Beatmungsmasken der Größen 0, 1, 2, 3, 5
1	Blutdruckmeßgerät mit Manschetten 6, 9 und 14 cm
je 5	Verweilkanülen (z. B. Neoflon) 0,6, 0,8, 1,0 mm
2	Intraossärkanülen Gr. 16 – 3,0
2	Dreiwegehähne
je 2 Paar	Einmalhandschuhe, steril, Größe 6, 7 und 8
10	Kanülen 1,0
je 4	Spritzen, Größe 1 ml, 2 ml, 10 ml
1	Perfusorspritze 50 ml mit Leitung
1	Endotrachealtubus mit Cuff 7,0 mm
je 1	Endotrachealtubus 2,5, 3, 3,5, 4,5, 5 und 6
je 1	Führungsmandrin 5 mm und 3 mm für Tuben ab 3,0
je 1	McGill-Zange kleinste und mittlere Ausführung
je 1	Guedel-Tubus der Größe 2 und 3
je 1	Rolle Heftpflaster 1,25 und 2,5 cm
3	Holzspatel
2	Infusionsbestecke
1	Kleiderschere
1	Klemme, anatomisch
1 Packung	Kompressen 10 × 10 cm und 5 × 5 cm
1	Laryngoskopgriff
je 1	Laryngoskopspatel Größe 0 (gerade), 1, 2, 3 und 4 (gebogen)
1	Mundkeil
2	Mullbinden 8 cm
1	Taschenlampe
je 1	Stethoskop für Kinder und Erwachsene
4	Verschlußstopfen

30.3 Dosierung der wichtigsten Notfallmedikamente

Dosierung der wichtigsten Notfallmedikamente

Adrenalin (Suprarenin)	0,002 – 0,001 mg/kg s.c. ED 0,001 – 0,01 – 0,05 mg/kg i.v. ED 0,01 – 0,1 mg/kg i.th. ED 0,01 – 5 µg/kg/min DT
Adenosin (Adenocard)	0,05 – 0,1 – 0,3 mg/kg i.v. ED
Atropin	0,01 – 0,03 mg/kg i.v./i.t. ED
Dexamethason	0,3 – 1 – 2 mg/kg ED, 6 mg/kg dann 1 mg/kg/h DT bei spinalem Trauma
Diazepam	0,2 – 1 mg/kg i.v. als E.D.
Fenistil	1 ml/10 kg langsam i.v.
Etomidat (Hypnomidate)	0,3 mg/kg i.v. ED
Furosemid (Lasix)	1 – 2(–4) mg/kg ED
Glukose bei sympt. Hypoglykämie	1 – 2 ml Glukose 50% ED oder 2 – 5 ml/kg Glukose 20% i.v. ED
Glukagon	0,1 mg/kg s.c. oder i.m.
Ketamin (Ketanest)	1 – 5 mg/kg i.v., i.m. ED
Lidocain (Xylocain 2%)	1 – 2 mg/kg i.v., i.th. ED
Metamizol (Novalgin)	0,1 ml/kg i.v. ED
Midazolam (Dormicum)	0,1 – 0,2 mg/kg i.v. ED
Morphin	0,05 – 0,01 mg/kg i.v. ED
Natriumbikarbonat 8,4%	ml = (0,3 × kg KG × BE) : 2 1 ml/kg „blind" nach 10 Min. Reanimation
Nifedipin	0,05 – 0,5 – (1) mg/kg p.o. ED 0,5 – 1 – (4) µg/kg i.v. ED 0,2 – 0,5 – (1) µg/kg/min DT
Phenobarbital (Luminal)	10 mg/kg i.v. initial ED wiederholen nach ca. 10 Min. bei Indikation
Salbutamol Inhalation	0,1 – 0,15 mg/kg ED
Serum 5% (Biseko)	10 – 20 ml/kg/30 – 60 Min.
Theophyllin	3 – 6 mg/kg langsam i.v. ED
Tramadol (Tramal)	0,5 – 1 – 1,5 mg/kg i.v. ED
Vercuronium (Norcuron)	0,03 (NG) – 0,05 – 0,2 mg/kg ED

30.4 Normalwerte im Blut nach Altersstufe

nach C. Simon: Pädiatrie, Lehrbuch der Kinderheilkunde

Parameter	Altersstufe	Neue Einheit (SI-Einheiten)	Konventionelle Einheit
Albumin	I	30–45 g/l	3,2–4,5 g/dl
	II	35–50 g/l	3,5–5,0 g/dl
	III	35–55 g/l	3,5–5,5 g/dl
Ammoniak	I	bis 150 µmol/l	bis 255 µg/dl
	II	bis 80 µmol/l	bis 136 µg/dl
	III	bis 50 µmol/l	bis 85 µg/dl
α-Amylase	I–III	bis 50 U/l	
Antithrombin	III	210–570 mg/l	70–120
$α_1$-Antitrypsin	I	2–4 g/l	200–400 mg/dl
	II	1,3–2,4 g/l	130–240 mg/dl
	III	1,3–3,0 g/l	130–300 mg/dl
Antistaphylolysin-Titer	II	bis 2 U/ml	dito
	III	bis 4 U/ml	dito
Antistreptolysin-Titer		bis 125 U/ml	
Blutgase: pH	I	7,29–7,39	
	II–III	7,33–7,42	
pCO_2	I	3,7–6,0 kPa	28–45 mm Hg
	II	3,3–5,3 kPa	25–40 mm Hg
	III	4,2–6,2 kPa	32–47 mm Hg
pO_2	I–III	11,3–13,3 kPa	85–100 mm Hg
BE	I	(−10)–(−2) mmol/l	(−10)–(−2) mval/l
	II	(−7)–(−1) mmol/l	(−7)–(−1) mval/l
	III	(−4)–(+2) mmol/l	(−4)–(+2) mval/l
Sauerstoffsättigung	I–III	92–96%	dito
Standardbikarbonat	I–III	21–25 mmol/l	21–25 mval/l
Bilirubin, Gesamt-	II–III	bis 21,5 µmol/l	bis 1,3 mg/dl
Blutkörperchensenkungsgeschwindigkeit	I	bis 2 mm (1 Std.)	dito
		bis 4 mm (2 Std.)	
	II–III	bis 10 mm (1 Std.)	
		bis 20 mm (2 Std.)	
Blutungszeit	I–III	2–7 Min.	dito
Blutzucker (Glukose)	I	2,4–3,4 mmol/l	44–62 mg/dl
	II	2,8–5,6 mmol/l	50–100 mg/dl
	III	3,3–5,6 mmol/l	60–100 mg/dl
C_3-Komplement ($β_1$ C)	I–III	> 500 mg/l	> 50 mg/dl
Chlorid	I–III	95–110 mmol/l	95–110 mval/l

(Altersstufe I = 1. Monat, II = 2.–12. Monat, III = ab 2. Jahr)

30.4 Normalwerte im Blut nach Altersstufe

Parameter	Altersstufe	Neue Einheit (SI-Einheiten)	Konventionelle Einheit
Cholesterin, Gesamt-	I	bis 3,6 mmol/l	bis 139 mg/dl
	II–III	bis 6,2 mmol/l	bis 240 mg/dl
–, LDL	I	1,1 –3,0 mmol/l	45–117 mg/dl
	II, III	1,5 –5,6 mmol/l	60–217 mg/dl
–, HDL	I	0,34–1,37 mmol/l	13– 53 mg/dl
	II, III	0,57–2,3 mmol/l	22– 89 mg/dl
Cholinesterase	II–III	3,5–8,5 kU/l	3000–8000 U/l
C-reaktives Protein	I	< 17 g/l	< 0,5 mg/dl
	II, III	< 9 g/l	
Eisen	I–III	7–33 µmol/l	40–184 µg/dl
Eisenbindungskapazität, totale	I	10–32 µmol/l	56–179 µg/dl
	II	31–46 µmol/l	174–258 µg/dl
	III	44–71 µmol/l	246–396 µg/dl
Eiweiß, Gesamt-	I	46–68 g/l	4,6–6,8 g/dl
	II	48–76 g/l	4,8–7,6 g/dl
	III	60–80 g/l	6,0–8,0 g/dl
Eiweißfraktionen	I–III		
Albumin		57–68%	
α_1-Globulin		1– 6%	
α_2-Globulin		5–11%	dito
β-Globulin		7–13%	
γ-Globulin		10–18%	
Erythropoetin	II, III	< 5–20 U/l	dito
		5–18 U/l	
Ferritin	I	100–600 µg/l	10 –60 µg/dl
	II	20–200 µg/l	2 –20 µg/dl
	III	15–140 µg/l	1,5–14 µg/dl
α_1-Fetoprotein	I	< 100 mg/l	< 10 mg/dl
	II, III	< 0,03 mg/l	< 0,003 mg/dl
Fibrinogen	I	1,25–3,0 g/l	0,125–0,3 g/dl
	II–III	2 –4 g/l	0,2 –0,4 g/dl
Galaktose	I–III	< 0,4 mmol/l	< 7,4 mg/dl
Gamma-Glutamyltranspeptidase (γ-GT)	I	bis 150 U/l	
	II	bis 100 U/l	dito
	III	bis 20 U/l	

(Altersstufe I = 1. Monat, II = 2.–12. Monat, III = ab 2. Jahr)

30.4 Normalwerte im Blut nach Altersstufe

Parameter	Altersstufe	Neue Einheit (SI-Einheiten)			Konventionelle Einheit
Hämoglobin, Gesamt-	1.–4. Tag	10,2–13,2 mmol/l			16,2–21,2 g/dl
	1.–2. Woche	9,6–12,2 mmol/l			15,5–19,6 g/dl
	3.–4. Woche	7,8–10,7 mmol/l			12,6–17,2 g/dl
	5.–12. Woche	6,5–7,8 mmol/l			10,5–12,6 g/dl
	>12 Wochen	6,8–8,9 mmol/l			11,0–14,4 g/dl
Hämoglobin, fetales (Hbf)	nach Geburt	70,0–95,0% des Gesamt-Hb			dito
	bis 2. Monat	11,0–33,0% des Gesamt-Hb			dito
	bis 12. Monat	0,2–12,0% des Gesamt-Hb			dito
	ab 2. Jahr	0–1,3% des Gesamt-Hb			dito
Hämoglobin A_{1c}	II, III	3–7% des Gesamt-Hb			
Haptoglobin	I	0–0,4 g/l			0–40 mg/dl
	II–III	0,1–1,4 g/l			10–140 mg/dl
Harnsäure	I–III	120–350 µmol/l			2–6 mg/dl
Harnstoff-N (BUN)	I–III	bis 7,1 mmol/l			bis 20 mg/dl
17-Hydroxy-progesteron	I	0,4–8,5 µmol/l			0,13–2,8 µg/l
Immunglobuline		IgG (g/l)	IgM (g/l)	IgA (g/l)	
	1.–3. Monat	3,1–5,5	0,2–0,4	0,1–0,3	dito
	4.–6. Monat	2,4–6,1	0,3–0,6	0,1–0,5	dito
	7.–12. Monat	4,4–8,8	0,3–0,7	0,2–0,6	dito
	2. Jahr	5,5–9,7	0,3–0,7	0,3–0,7	dito
	3. Jahr	7,0–10,7	0,3–0,8	0,3–1,0	dito
	4.–5. Jahr	7,0–11,5	0,3–0,8	0,6–1,2	dito
	6.–8. Jahr	6,7–12,0	0,4–0,9	0,7–1,7	dito
	9.–14. Jahr	8,2–13,6	0,4–1,1	0,7–2,1	dito

(Altersstufe I = 1. Monat, II = 2.–12. Monat, III = ab 2. Jahr)

30.4 Normalwerte im Blut nach Altersstufe

Parameter	Altersstufe	Neue Einheit (SI-Einheiten)	Konventionelle Einheit
Immunglobulin E	Neugeb.	bis 1,5 IU/ml	bis 3,6 ng/ml
	Säuglinge	bis 15 IU/ml	bis 36 ng/ml
	1–5 Jahre	bis 60 IU/ml	bis 144 ng/ml
	6–9 Jahre	bis 90 IU/ml	bis 216 ng/ml
	10–15 Jahre	bis 200 IU/ml	bis 480 ng/ml
Kalium	I	3,6–6,0 mmol/l	3,6–6,0 mval/l
	II	3,7–5,7 mmol/l	3,7–5,7 mval/l
	III	3,2–5,4 mmol/l	3,2–5,4 mval/l
Kalzium	I	1,75–2,7 mmol/l	7,0–10,8 mg/dl
	II–III	2,05–2,7 mmol/l	8,2–10,8 mg/dl
Komplementfaktoren: Totale hämolytische Komplementaktivität (CH 50)	II, III	75–160 IU/L	75–160 U/ml
C 3	II	0,6–1,5 g/l	62–150 mg/dl
	III	0,8–1,7 g/l	80–170 mg/dl
C 4	II	0,05–0,3 g/l	5–30 mg/dl
	III	0,1–0,4 g/l	10–40 mg/dl
Kreatinin	I	bis 106 µmol/l	bis 1,2 mg/dl
	II–III	bis 88 µmol/l	bis 1,0 mg/dl
Kreatinkinase	I	bis 500 U/l	dito
	II–III	bis 90 U/l	
Kupfer	I	2–10 µmol/l	12,7–63 µg/dl
	II	4–24 µmol/l	25,4–152 µg/dl
	III	10–24 µmol/l	66–152 µg/dl
Laktat (nüchtern)	I–III	0,6–2,4 mmol/l	5,7–22 mg/dl
Laktatdehydrogenase (LDH)	I	bis 800 U/l	dito
	II	bis 500 U/l	
	III	bis 300 U/l	
Leuzinarylamidase (Leuzinaminopeptidase)	I–III	bis 31 U/l	
Lipase	I	bis 80 U/l	dito
	II, III	bis 115 U/l	

(Altersstufe I = 1. Monat, II = 2.–12. Monat, III = ab 2. Jahr)

30.4 Normalwerte im Blut nach Altersstufe

Parameter	Altersstufe	Neue Einheit (SI-Einheiten)		Konventionelle Einheit	
Lipoprotein-fraktionen	I II III	α (g/l) 0,7–1,8 0,8–2,8 1,5–3,3	β (g/l) 0,5–1,6 1,2–4,5 2,2–5,4	α (mg/dl) 70–180 80–280 150–330	β (mg/dl) 50–160 120–450 220–540
Magnesium	I II III	0,7–1,5 mmol/l 0,7–1,0 mmol/l 0,5–1,25 mmol/l		1,7–3,7 mg/dl 1,7–2,5 mg/dl 1,2–3,1 mg/dl	
Natrium	I–III	130–145 mmol/l		130–145 mval/l	
Osmolalität	I II–III	260–295 mosmol/kg 275–295 mosmol/kg		dito in mosmol/l	
Phenylalanin	I–III	< 121 µmol/l		< 2 mg/dl	
Phosphor, anorganischer	I II III	1,6–3,1 mmol/l 1,6–2,6 mmol/l 1,1–2,0 mmol/l		4,8–9,5 mg/dl 4,8–7,9 mg/dl 3,4–6,2 mg/dl	
Phosphatase, alkalische	I II III Adoleszenz	bis 650 U/l bis 700 U/l bis 600 U/l bis 750 U/l		dito	
Phosphatase, gesamte, saure	I II III	bis 60 U/l bis 35 U/l bis 30 U/l		dito	
Pyruvat (nüchtern)	I–III	45–90 µmol/l		0,4–0,8 mg/dl	
Renin	I, II	1,7–2,6 µg/l/Std.			
Thyroxin (T_4), Gesamt-	Geburt 24–48 Std. 7 Tage 1–12 Mon. 1–6 Jahre 7–12 Jahre 13–17 Jahre	12,7 (5,9–19,5) µg/dl 16,5 (11,7–21,3) µg/dl 14,1 (8,1–20,1) µg/dl 10,8 (6,2–15,4) µg/dl 9,3 (5,3–13,3) µg/dl 8,6 (4,8–12,4) µg/dl 8,0 (4,2–48,0) µg/dl		163 (75–251) nmol/l 212 (150–274) nmol/l 181 (100–259) nmol/l 139 (78–199) nmol/l 120 (68–172) nmol/l 111 (63–159) nmol/l 103 (55–150) nmol/l	
Thyreotropes Globulin (TSH)	5. Tag II–III II–III	0–10 mU/l 0– 5 mU/l (basal) 5–25 mU/l (30' nach TRH)		0–10 µU/ml 0– 5 µU/ml (basal) 5–25 µU/ml (30' nach TRH)	
fT_3	I–III	2–8 pmol/l		dito	
fT_4	I–III	9–23 pmol/l		dito	

(Altersstufe I = 1. Monat, II = 2.–12. Monat, III = ab 2. Jahr)

30.4 Normalwerte im Blut nach Altersstufe

Parameter	Altersstufe	Neue Einheit (SI-Einheiten)	Konventionelle Einheit
Transaminasen GOT	I II III	bis 39 U/l bis 27 U/l bis 22 U/l	dito
GPT	I–II III	bis 34 U/l bis 21 U/l	dito
Transferrin	I II–III	1,0–2,5 g/l 2,0–4,0 g/l	100–250 mg/dl 200–400 mg/dl
Transferrinsättigung	I II, III	30–100% 10– 50%	dito
Triglyzeride	1. Woche II III	bis 3,0 mmol/l bis 1,9 mmol/l bis 1,8 mmol/l	bis 266 mg/dl bis 168 mg/dl bis 160 mg/dl
Vitamin A	bis 2 Jahre ab 2 Jahre	0,3–2,0 µmol/l 0,7–2,8 µmol/l	8,6–57 µg/dl 20 –80 µg/dl
Zink	III	9,8–16,8 µmol/l	64–110 µg/dl

(Altersstufe I = 1. Monat, II = 2. – 12. Monat, III = ab 2. Jahr)

30.5 Normalwerte des roten Blutbildes

Normalwerte des roten Blutbildes

Alter	Erythro-zyten	Retikulo-zyten	Hämato-krit	MCV	Hb_E = MCH	Hb_K = MCHC
	Mio./μl	‰ Erys	%	μm^3 (fl)	pg	%
1. LT	5,5 (4,5–6,5)	42 (15–65)		106 (99–113)	35,5 (33–38)	33,5 (31,8–35,2)
5. LT	5,3 (4,4–6,1)	30 (10–50)	60 (58–62)			
7. LT	5,2 (4,4–5,9)	10 (5–15)		103 (96–110)	35,5 (33–38)	34,5 (32,8–36,2)
2. Wo.	5,0 (3,0–5,5)	8 (3–13)	55 (53–58)			
4. Wo.	4,7 (3,9–5,3)	8 (3–13)	44 (41–48)	100 (94–106)	33,5 (31,5–35,5)	34,2 (32,7–35,7)
2. Mon.	4,5 (3,7–5,0)	8 (3–15)	37 (34–39)			
3. Mon.	3,8 (3,2–4,3)	19 (10–35)	34 (30–37)	88 (82–94)	30,0 (28–32)	34,0 (32,2–35,7)
4. Mon.	3,9 (3,3–4,5)	10 (5–25)	35 (31–38)			
6. Mon.	4,2 (3,8–5,0)	8 (3–13)	37 (34–39)	77 (70–84)	26,0 (23,5–28,5)	33,5 (31,5–35,5)
9. Mon.	4,8 (4,0–5,3)	8 (3–13)	36 (34–39)			
1 J.	4,9 (4,2–5,5)	8 (3–13)	37 (33–40)	73 (65–80)	23,5 (19,8–27,2)	32,5 (30,1–34,9)
2–6 J.	5,0 (4,3–5,5)	5 (1–13)	38 (34–41)	76 (68–84)	26,0 (23,0–29,0)	
7–12 J.	5,1 (4,5–5,5)	5 (1–13)	41 (37–43)	79 (71–87)	27,0 (24,0–30,0)	
13-17 J, m	5,4 (4,8–5,7)	5 (1–13)	44 (39–47)	78 (70–86)	28,0 (25,0–31,0)	
13-17 J, f	5,0 (4,3–5,5)	5 (1–15)	41 (36–44)	79 (71–87)	29,0 (26,0–32,0)	

MCV = Mittleres Volumen der einzelnen Erythrozyten
Hb_E = MCH = Mittlerer Hb-Gehalt der einzelnen Erythrozyten
HB_K = MCHC = Mittlere Hb-Konzentration der einzelnen Erythrozyten

Lebenstag = LT; Wochen = Wo.; Monate = Mon.; Jahre = J.; männlich = m; weiblich = f;

30.6 Normalwerte des weißen Blutbildes

Normalwerte des weißen Blutbildes

Leukozyten	Erwachsene 4000–9000/µl		Kinder 8000–12000/µl		Säuglinge 9000–15000/µl	
	%	absolut	%	absolut	%	absolut
Granulozyten (Polymorphkernige)						
Neutrophile	55–70	2200–6300/µl	35–70	2800–8400/µl	25–65	2250–9750/µl
Stabkernige	3–5	120–450/µl	0–10	–1200/µl	0–10	–1500/µl
Segmentkernige	50–70	2000–6300/µl	25–65	2000–7800/µl	22–65	2250–9750/µl
Eosinophile	2–4	80–360/µl	1–5	80–600/µl	1–7	90–1050/µl
Basophile	0–1	–90/µl	0–1	–120/µl	0–2	–300/µl
Mononukleäre						
Monozyten	2–6	80–540/µl	1–6	80–720/µl	7–20	630–3000/µl
Lymphozyten	25–40	1000–3600/µl	25–50	2000–6000/µl	20–70	1800–10500/µl
Thrombozyten	NG: 100–250000/mm^3; Ältere Kinder: 200–350000/mm^3					

30.7 Normalwerte im Urin und Liquor nach Altersstufe

Normalwerte Urin

Erythrozyten
Unzentrifugierter Mittelstrahlurin — $0-5/\mu l$

Eiweiß
Alle Altersgruppen — $< 150\,mg/m^2$ KO/d

Harnmenge
1– 2 Tage	30– 60 ml/24 Std.
3– 5 Tage	70– 250 ml/24 Std.
6–10 Tage	200– 300 ml/24 Std.
10 Tage bis 2 Monate	250– 450 ml/24 Std.
2 Monate bis 1 Jahr	400– 500 ml/24 Std.
1– 3 Jahre	500– 600 ml/24 Std.
4– 5 Jahre	600– 700 ml/24 Std.
6– 8 Jahre	700–1000 ml/24 Std.
9–14 Jahre	800–1400 ml/24 Std.

Oligurie — $< 200\,ml/m^2$ KO/d

Homovanillinsäure
3– 5 Jahre	bis 15,5 µg/mg Kreatinin
	bis 9,6 mmol/mol Kreatinin
6–10 Jahre	bis 11,5 µg/mg Kreatinin
	bis 7,1 mmol/mol Kreatinin
11–14 Jahre	bis 10,3 µg/mg Kreatinin
	bis 6,4 mmol/mol Kreatinin

Kalzium
6–14 Jahre — 116 (14–492) µmol Ca/mmol Kreatinin (Morgenurin)
201 (23–619) µmol Ca/mmol Kreatinin (2 Std. postprandial)

Katecholamine, Gesamt-
3–6 J. 5–26 µg/24 Std. oder
16–65 µmol/ml Kreatinin
6–10 J. 11–32 µg/24 Std. oder 20–54 µmol/ml Kreatinin

Keimzahl (im Mittelstrahlurin) — $< 10\,000/ml$
Grenzbereich: $10\,000-100\,000/ml$

Kreatinin-Clearance, endogene
1. bis 2. Lebenswoche	$25-35\,ml/Min./m^2$ KO × 1,73
3. Woche bis 2. Monat	$25-55\,ml/Min./m^2$ KO × 1,73
3. bis 12. Monat	$35-80\,ml/Min./m^2$ KO × 1,73
ältere Kinder	$> 90\,ml/Min./m^2$ KO × 1,73
Erwachsene ♂	140 (100–190) $ml/Min./m^2$ KO × 1,73
Erwachsene ♀	135 (100–160) $ml/Min./m^2$ KO × 1,73

Kupfer — 5–120 µmol Cu/mol Kreatinin
(= 3–67 µg Cu/g Kreatinin) im Morgenurin

Leukozyten
Obere Normgrenze	$20/\mu l$
Verdachtsbereich	$20-50/\mu l$

30.7 Normalwerte im Urin und Liquor nach Altersstufe

Osmolalität	
Neugeborene	bis 600 mosmol/l
Säuglinge	bis 1000 mosmol/l
ältere Kinder	bis 1400 mosmol/l

pH	
Neugeborene	5,0 – 7,0
ältere Kinder	5,0 – 6,5

Phosphat, anorganisches	
6 – 10 Jahre	2,0 (1,4 – 2,6) mmol/dl Glomerulumfiltrat
> 10 Jahre	1,8 (1,1 – 2,7) mmol/dl Glomerulumfiltrat
6 – 12 Jahre	0,4 – 6,5 mmol PO_4/mmol Kreatinin
	(= 0,1 – 1,8 mg PO_4/mg Kreatinin)

Spezifisches Gewicht	
Neugeborene	bis 1,015 mg/ml
Säuglinge	bis 1,020 mg/ml
ältere Kinder	bis 1,030 mg/ml

Vanillinmandelsäure		
Säuglinge	0 – 6,0 µmol/24 Std.	0 – 1,2 mg/24 Std.
Kleinkinder	2,5 – 11,0 µmol/24 Std.	0,5 – 2,2 mg/24 Std.
Schulkinder	5 – 19 µmol/24 Std.	1,0 – 3,8 mg/24 Std.

Normalwerte im Liquor

Albumin	0,1 – 0,17 g/l	10 – 17 mg/dl

Eiweiß, Gesamt-		
nach der Geburt	bis 1,0 g/l	bis 100 (150) mg/dl
1. Monat	bis 0,9 g/l	bis 90 mg/dl
ab 2. Monat	bis 0,4 g/l	bis 40 mg/dl

Glukose	
	I 45 – 130 % der Blutglukose
	II + III > 40 % der Blutglukose

Immunglobuline		
	IgG 8 – 64 mg/l	0,8 – 6,4 mg/dl
	IgA 4 – 6 mg/l	0,4 – 0,6 mg/dl
	IgM 0	0

Zellzahl (Leukozyten)	
Neugeborene	bis 22 Zellen/µl
ältere Kinder	bis 5 Zellen/µl

30.8 Nomogramm

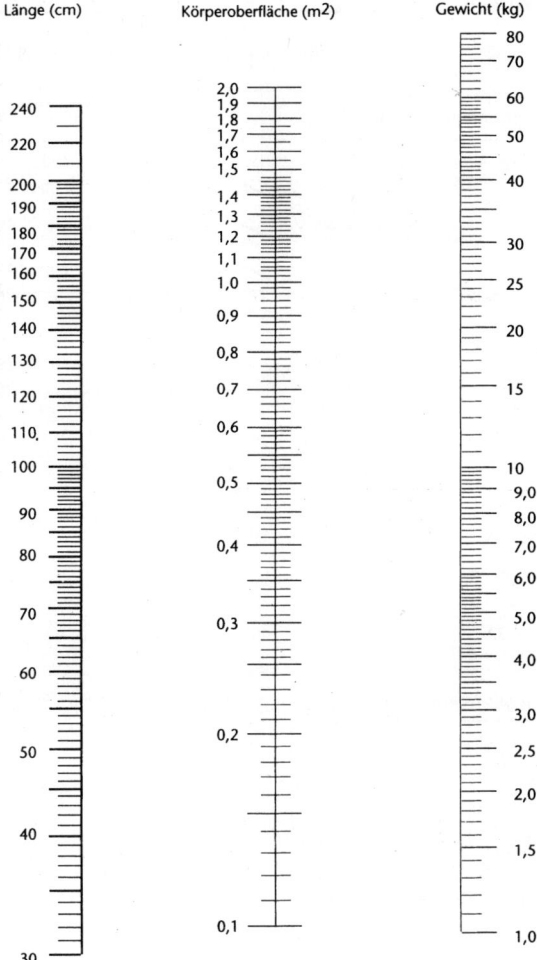

Nomogramm zur Berechnung der Körperoberfläche

30.9 Anthropometrische Maße

Wachstumskurven

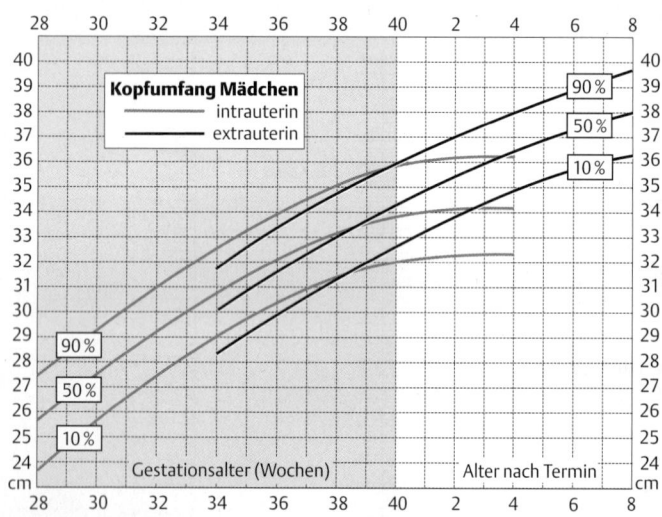

Kopfumfang (junge Säuglinge, Mädchen)

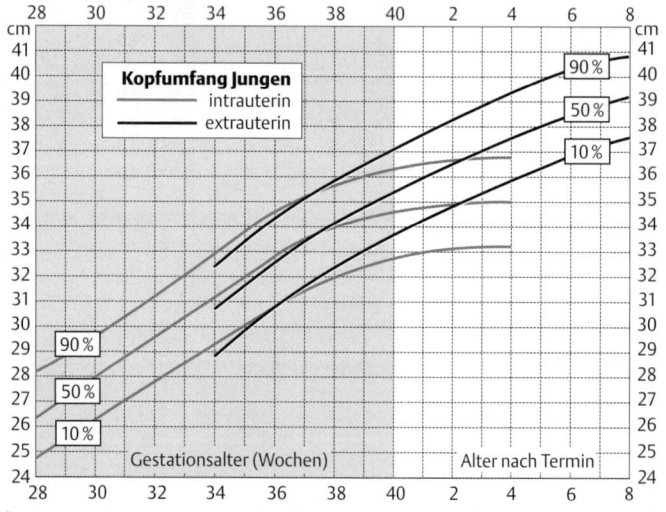

Kopfumfang (junge Säuglinge, Jungen)

30.9 Anthropometrische Maße

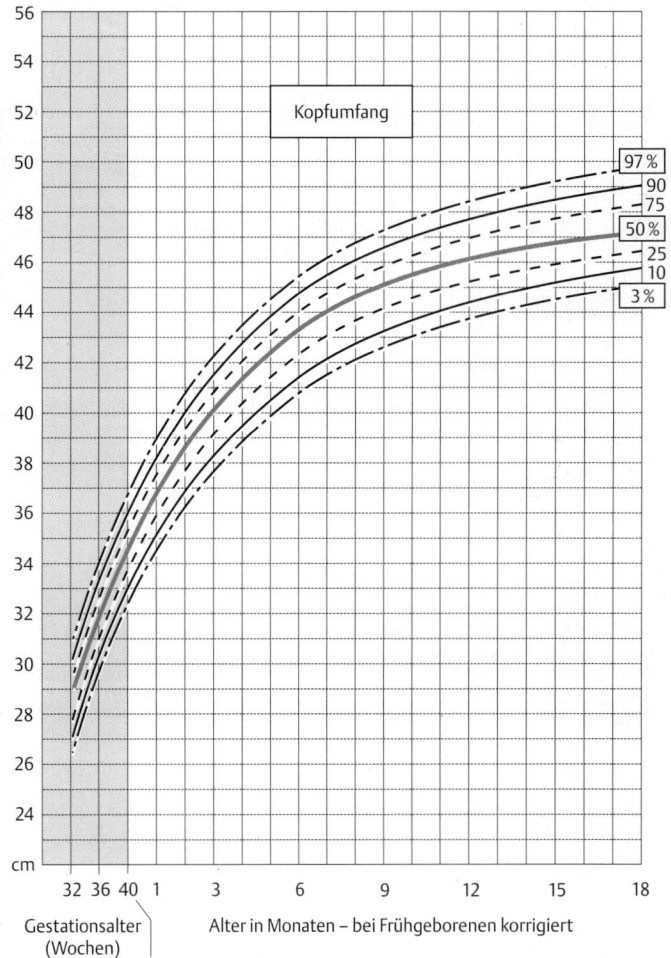

Kopfumfang Mädchen (bis 18 Monate)

30.9 Anthropometrische Maße

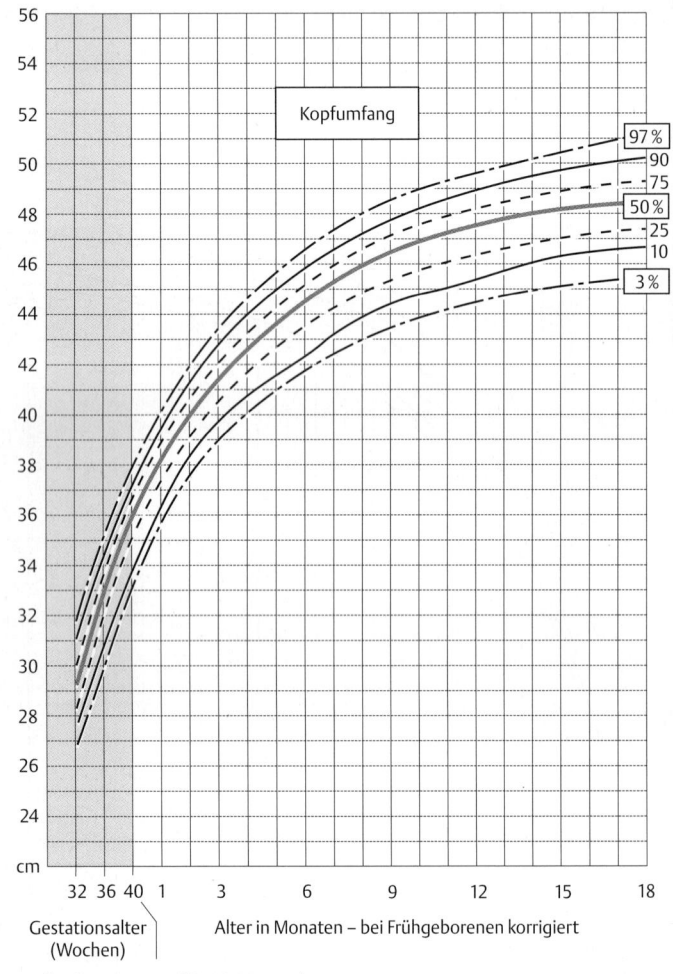

Kopfumfang Jungen (bis 18 Monate)

30.9 Anthropometrische Maße

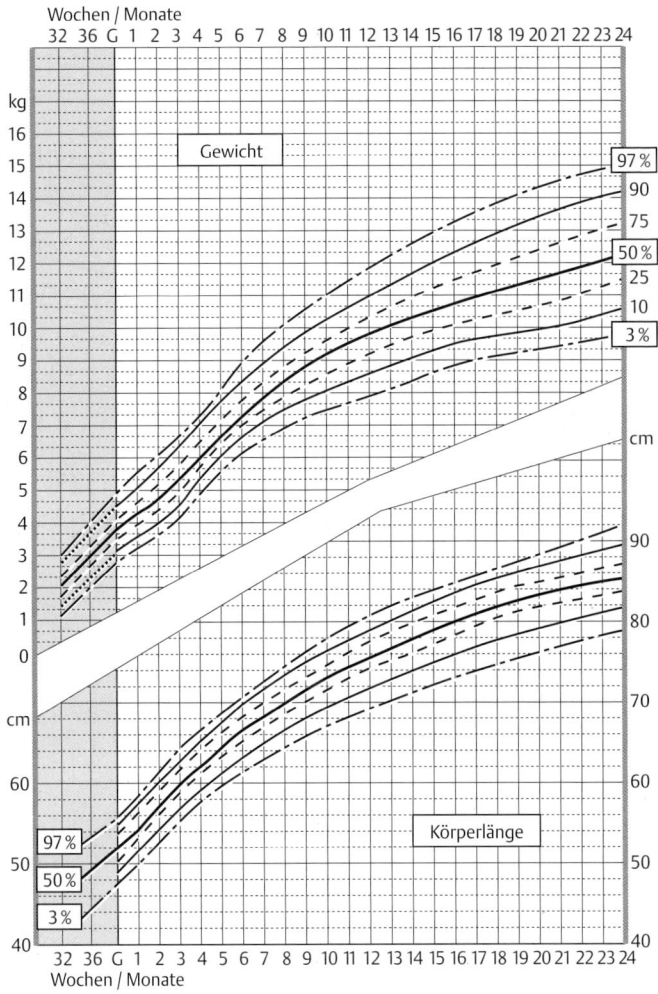

Somatogramm Mädchen bis 24 Monate

30.9 Anthropometrische Maße

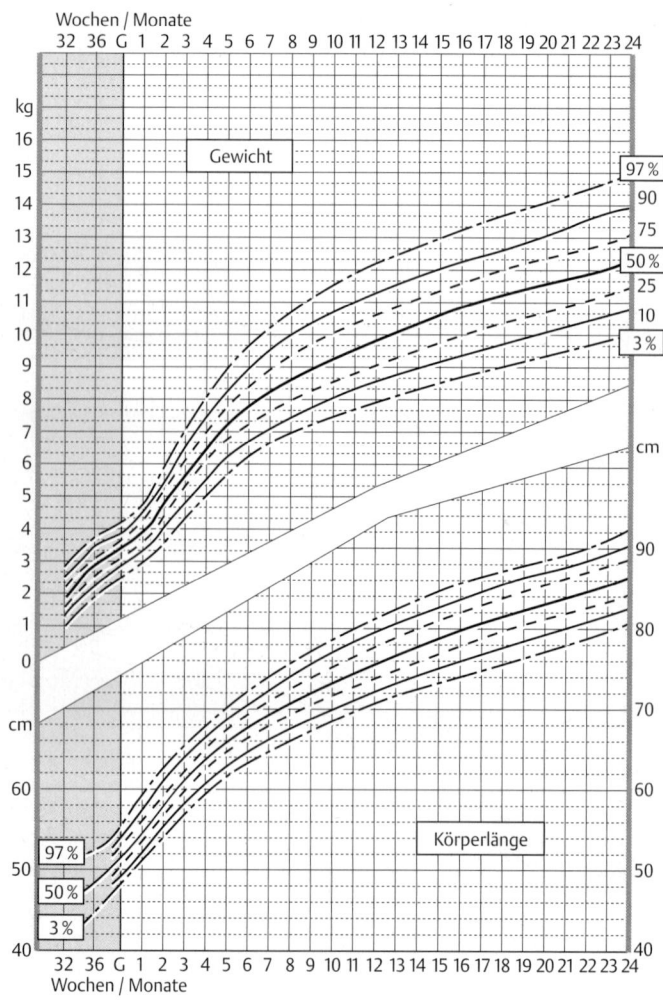

Somatogramm Jungen bis 24 Monate

30.9 Anthropometrische Maße

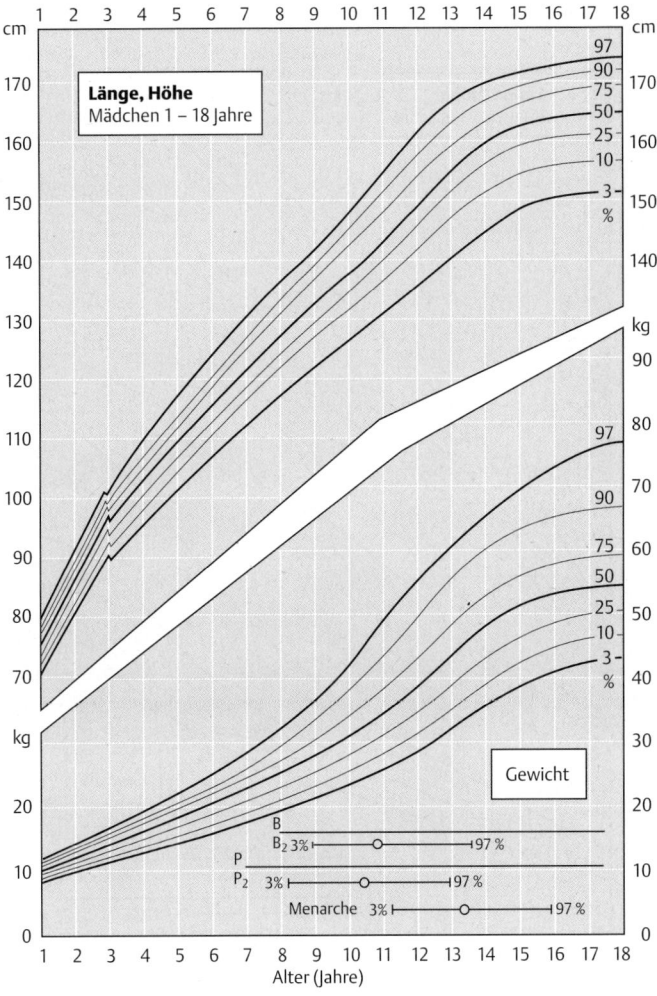

Länge, Höhe und Gewicht (Mädchen 1–18 Jahre)

30.9 Anthropometrische Maße

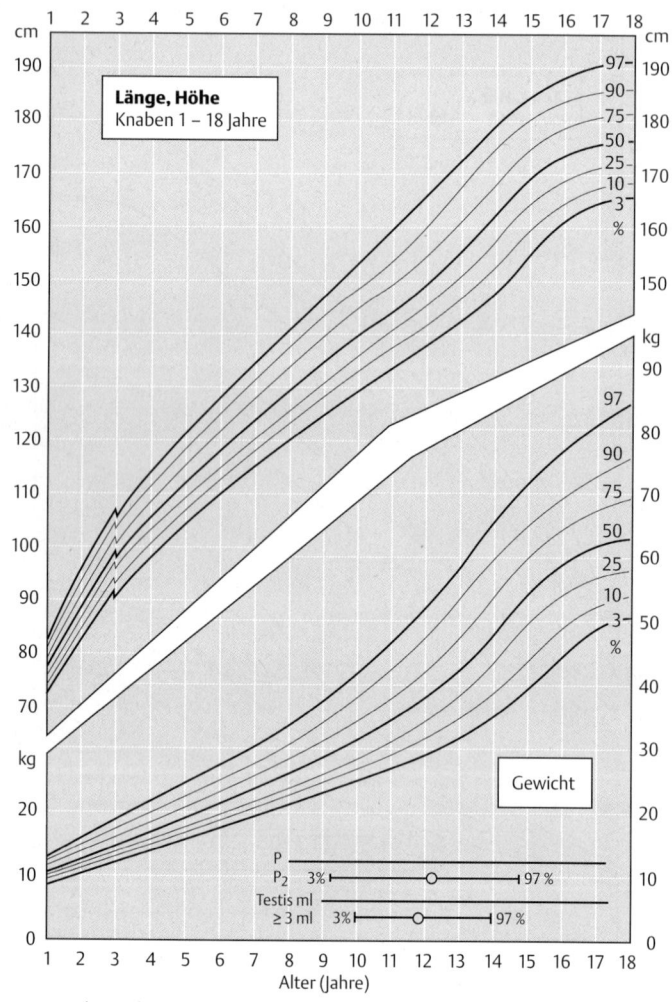

Länge, Höhe und Gewicht (Jungen 1 – 18 Jahre)

30.9 Anthropometrische Maße

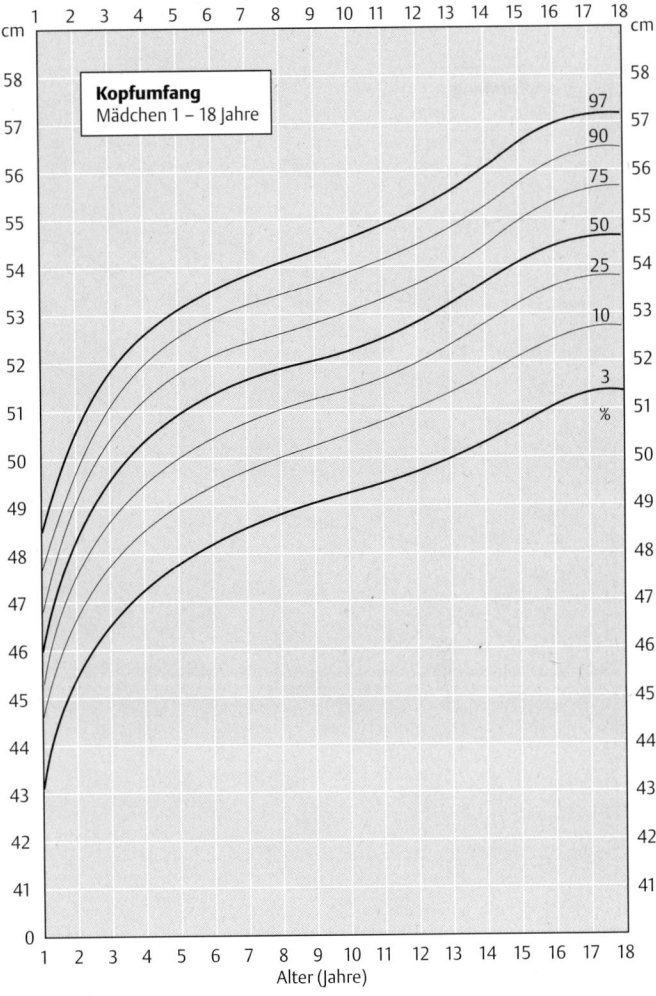

Kopfumfang (Mädchen 1–18 Jahre)

30.9 Anthropometrische Maße

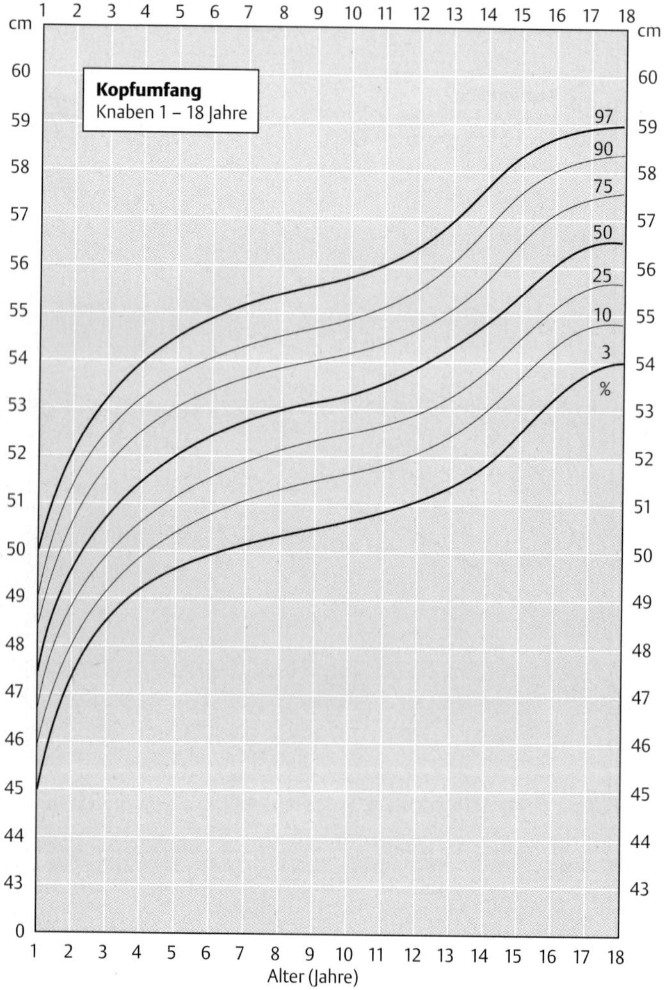

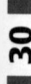

Kopfumfang (Jungen 1 – 18 Jahre)

30.9 Anthropometrische Maße

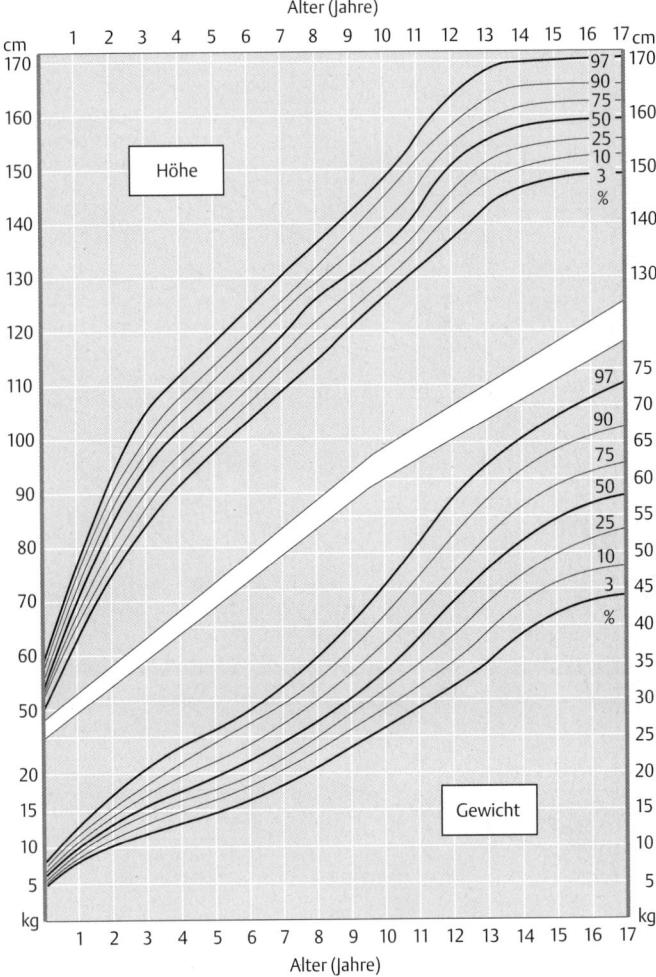

Somatogramm türkische Mädchen

30.9 Anthropometrische Maße

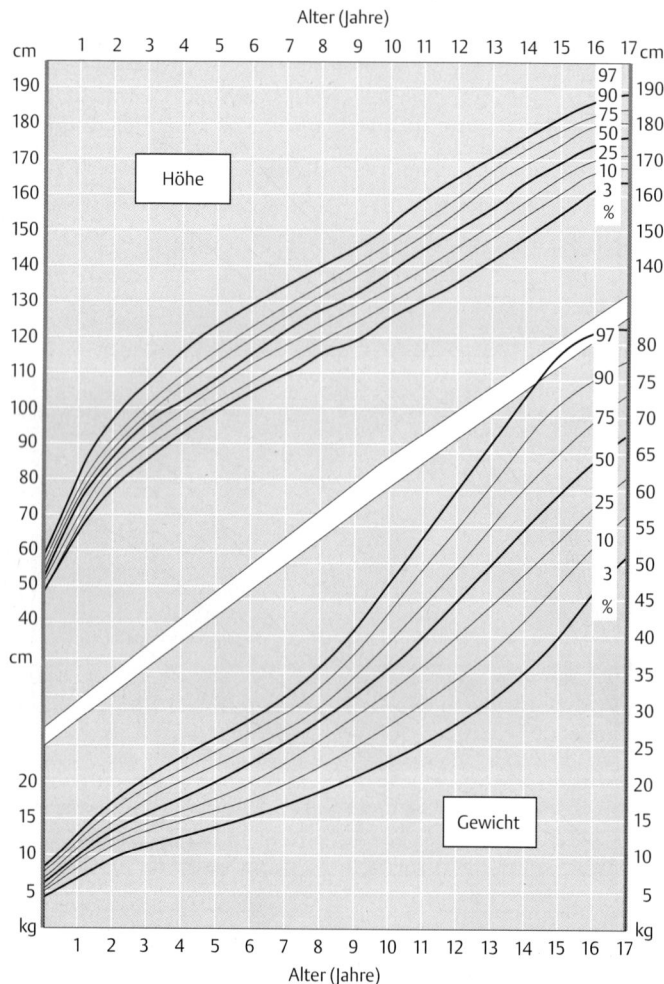

Somatogramm türkische Jungen

30.10 Medikamente: Nebenwirkungen

Tabelle 112   Häufigere und wichtige Nebenwirkungen

Wirkstoff	ausgewählte Handelsnamen *	Häufige (H), gelegentliche (G) und wichtige Nebenwirkungen **
Acetaminophen s. Paracetamol		
Acetazolamid (Diuretikum)	Diamox (D, A, CH)	H: Müdigkeit, Parästhesien, Schwindel, gastrointestinale Störungen G: Kalium ↓, Azidose, Myopie, Polyurie, Nierensteine
Acetylcystein (Mukolytikum)	Fluimucil, ACC, Muciteran u. a. (D); Mucomyst, Aeromuc (A); L-Cimexyl (CH)	G: Stomatitis, Magen-Darmstörungen
Acetylsalicylsäure (Antipyretikum, Analgetikum)	Aspirin (D, A, CH), ASS (D)	G: Magenblutung Reye-Syndrom
Aciclovir (Virusstatikum)	Zovirax (D, A, CH)	bei systemischer Anwendung: Selten Magen-Darmstörungen, Kopfschmerzen, neurotoxisch, nephrotoxisch
Adenosin (Antiarrhythmikum)	Adenosin (D, A, CH) Adrekar (D)	H: Flush, Dyspnoe, Bronchospasmus, Übelkeit, Schwindel
Adrenalin s. Epinephrin		
Adriamycin s. Doxorubicin		
Aluminiumsalze (Antazidum)	Sucralfat (D); Ulcogant (D, A, CH)	G: Obstipation
Ambroxol (Sekretolytikum)	Ambroxol, Ambrobene (A); Bronchopront (D); Mucosolvan (D, A); Mucosolvon (CH)	G: Magen-Darmstörungen
Amikacin (Aminoglykosid-AB)	Amikine (CH); Biklin (D,A);	G: ototoxisch, nephrotoxisch
Aminophyllin s. Theophyllin		
Amiodaron (Antiarrhythmikum)	Cordarex (D); Cordarone (CH); Sedacoron (A); Tachydaron (D)	Fotosensibilisierung (blaue Haut), Funktionsstörungen der Leber und Schilddrüse, Lungenfibrose, Pneumonitis, gastrointestinale Störungen, Hypotonie (bei parenteraler Gabe), Brady- u. Tachykardie, Extrasystolen, Kopfschmerzen, Ataxie, Tremor, Neuropathie, Sehstörungen, Thrombozytopenie, Nierenfunktionsstörungen, Vaskulitis
Amphotericin B (Antimykotikum)	Ampho-Moronal (D, A, CH); Amphotericin B (D,); Amphotericin B-Liposomat (zur Infusion) (A)	H: kardio-nephro-neurotoxisch, Magen-Darmstörungen, Myalgie/Arthralgie, Hypotension, Fieber

* D = Deutschland; A = Österreich; CH = Schweiz

◘ *Cave:* Behördliche Zulassung für unterschiedliche Lebensalter und Krankheitsgruppen beachten!

** Häufige (H = > 10%), gelegentliche (G = 1 – 10%) und wichtige Nebenwirkungen (seltene Nebenwirkungen s. Fachliteratur)

Fortsetzung Tabelle 112, S. 680 ▶

30.10 Medikamente: Nebenwirkungen

Tabelle 112 Fortsetzung

Wirkstoff	ausgewählte Handelsnamen *	Häufige (H), gelegentliche (G) und wichtige Nebenwirkungen **
Ampicillin	Amblosin (D); Amfipen (CH); Ampicillin (CH) Binotal (D, A); Penpritin (CH); Spectacillin, Standacillin (A)	H: Magen-Darm-Störungen (selten pseudomembranöse Kolitis) G: Exanthem und drug fever (regelmäßig bei EBV-Infektion)
Ascorbinsäure s. Vitamine		
Asparaginase (Chemotherapeutikum)	Crasnitin D, A, CH); Asparaginase (aus E. coli) Erwinase (aus Erwinia chrys.)	Pankreatitis, Diabetes mellitus, Ketoazidose, neuro-/hepatotoxisch, Anaphylaxie, Störungen der Blutgerinnung und Fibrinolyse, Knochenmarkdepression, gastrointestinale Störungen, hämolytische Anämie
Azathioprin (Immunsuppressivum)	Imurek (D, A, CH)	G: allergische Reaktionen (z. B. Exantheme, gastrointestinale Störungen, Arthralgien, Nierenfunktionsstörung), Alopezie, Knochenmarkdepression (u. a. Leukopenie), hepatotoxisch
Azithromycin (Makrolid-AB)	Zithromax (D, A, CH)	G: gastrointestinale Störungen, Cholestase
Aztreonam (Monobactam-AB)	Azactam (D, A, CH)	G: gastrointestinale Störungen, allergische Hautreaktionen (Exantheme)
Acylamino (Ureido-)penicilline		s. Penicilline, zusätzlich Transminasen ↑, verlängerte Blutungszeit, Neutropenie (Natrium ↑)
Azclocillin	Securopen (D, A, CH)	
Mezlocillin	Baypen (D, A, CH)	
Piperacillin	Pipril (D, A, CH)	
Bacitracin (topisches Antibiotikum)	Cicatrex (D); Nebacetin (= Bacitracin + Neomycinsulfat) (D,A,CH)	allergische Exantheme
Baclofen (Muskel-Relexans)	Lioresal (D, A, CH)	H: Müdigkeit G: Hypotension, Verwirrtheit, Schwindel, Ataxie, Tremor, Atemdepression, Sehstörungen, gastrointestinale Störungen, Miktionsstörungen
BCNU s. CCNU		
Beclometason (Kortikoid zur Inhalation	Aldecin (CH); Beconase (D, CH); Becotide (A, CH); Sanasthmax, Sanasthymyl (D)	G: Schleimhautirritation
Benzoylperoxid (Keratolytikum, (externes Aknetherapeutikum)	Acnefuge (CH); Acnidazil (A); Aknederm Lotion (D); Benzac (CH); Panoxyl (CH); Sanoxit (D), Scherogel (D, A)	Hautirritationen, Sensibilisierung, (Dermatitis)

30.10 Medikamente: Nebenwirkungen

Tabelle 112 Fortsetzung

Wirkstoff	ausgewählte Handelsnamen *	Häufige (H), gelegentliche (G) und wichtige Nebenwirkungen **
Benzylbenzoat (Antiskabiosum)	Acarosan (D); Antiscabiosum (D); Antiscabiosum Mago (A, CH)	Hautirritationen
Benzylpenicillin s. Penicillin		
Betamethason (fluoriertes Kortiko-Glukosteroid)	Betnesol (D, A, CH); Betnovate (CH); Celestan (D, A); Celestone (CH)	Ulcus ventriculi u. duodeni (Mykosen), Immunsuppression, Pseudo-Cushing, Osteoporose, Steroid-Diabetes, Psychosen, Thromboserisiko, Katarakt, Glaukom, Wachstumsstörung, Kalium ↓ Na-Retention mit Ödembildung, intrakranieller Druckanstieg, Hypertonie, Blutbildveränderungen
Biperiden (Anticholinergikum)	Akineton (D, A, CH)	G: Miktionsstörungen, Müdigkeit, Schwindel
Bisacodyl (Laxans)	Dulcolax (D, A, CH)	G: Bauchschmerzen
Bleomycin (Zystostatikum)	Bleomycinum Mack (D); Bleomycin (A, CH)	H: Hyperpigmentation, Keratosis, Stomatitis, Alopezie, Erytheme, Übelkeit, Erbrechen G: Pneumonitis, Lungenfibrose
Bromhexin (Sekretolytikum)	Bisolvon (D, A, CH)	allergische Reaktionen, z. B. (Schleim)Hautreaktionen, gastrointestinale Störungen *bei Inhalation:* Bronchospasmus
Busulfan (Antineoplastikum) Zytostatikum	Myleran (D, A, CH)	H: Knochenmarkdepression Hyperpigmentation G: hepatotoxisch, Katarakt
Butylscopolaminiumbromid (Parasympatolytikum)	Buscopan (D, A, CH)	G: Tachykardie, Miktionsstörungen, gastrointestinale Störungen *bei parenteraler Applikation:* Akkomodationsstörungen, selten Hypotension, Schwindel *v. a. bei Intoxikation:* Sehstörungen
Calcitonin	Calcitonin (D, A); Calcitonine, Cibacalcine (CH)	H: Gesichtsrötung u. a. Hautreaktionen G: gastrointestinale Störungen
Calciumfolinat (Methotrexat-Antidot)	Leucovorin (D, A, CH)	s. Folsäure *in hohen Dosen* G: gastrointestinale Störungen, Schlafstörungen, Erregungszustände, Depressionen

* D = Deutschland; A = Österreich; CH = Schweiz

 Cave: Behördliche Zulassung für unterschiedliche Lebensalter und Krankheitsgruppen beachten!

** Häufige (H = > 10%), gelegentliche (G = 1–10%) und wichtige Nebenwirkungen (seltene Nebenwirkungen s. Fachliteratur)

Fortsetzung Tabelle 112, S. 682 ▶

30.10 Medikamente: Nebenwirkungen

Tabelle 112 Fortsetzung

Wirkstoff	ausgewählte Handelsnamen *	Häufige (H), gelegentliche (G) und wichtige Nebenwirkungen **
Captopril (ACE-Hemmer)	Lopirin (D, A, CH); Tensobon (D)	G: Nierenfunktionsstörungen, Reizhusten, Kopfschmerzen, Müdigkeit
Carbamazepin (Antiepileptikum)	Neurotop (A); Tegretal (D, A, CH); Tegretol (CH); Timonil (D)	H: Müdigkeit, Verwirrtheit, Ataxie G–H: allergische Hautreaktionen (z. B. Exantheme), Transaminasen ↑, gastrointestinale Störungen, Sehstörungen, Leuko-/Thrombopenien
Carboplatin s. Cisplatin		
CCNU (Lomustin) (Zytostatikum)	CCNU (A); CECENU (D); CINU (CH)	Knochenmarkdepression G: Leberfunktionsstörungen
Cephalosporine (Antibiotika)		G: gastrointestinale Störungen, Blutbildveränderungen
parenterale		
1. Generation		
Cefazolin	Elzogram, Gramaxin (D); Kefzol (CH); Zolizef (A)	
2. Generation		
Cefuroxim	Bioxima (CH); Zinacef (D, A)	
Cefamand	Mandokef (D, A); Mandocef (CH)	Gerinnungsstörung (Vit. K)
Cefotiam	Spizef (D, A, CH)	
Cefoxitin	Mefoxitin (D, A, CH)	evtl. Gerinnungsstörung (Vit. K)
3. Generation		
Cefotaxim	Claforan (D, A, CH)	
Ceftriaxon	Rocephin (D, A, CH)	Pseudocholelithiasis
Ceftazidim	Fortum (D, A, CH)	
orale		
1. Generation		
Cefalexin	Ceporex (CH); Ceporexin, Oraxef (D); Ospexin (A)	
Cefaclor	Ceclor (A, CH); Panoral (D)	
Cefadroxil	Bidocef/Grüncef (D)	
2. Generation		
Cefuroxim-Axetil	Elobact (D); Zinnat (D, A, CH)	
3. Generation		
Cefixim	Cephoral (CH); Cephoral/Suprax (D); Tricef (A)	
Cefpodixim-Proxetil	Biocef (A); Orelox (CH); Orelox/Rodomexef (D)	
Cetirizin (Antihistaminikum)	Zyrtec (D, A, CH)	G: Müdigkeit, Mundtrockenheit

30.10 Medikamente: Nebenwirkungen

Tabelle 112 Fortsetzung

Wirkstoff	ausgewählte Handelsnamen *	Häufige (H), gelegentliche (G) und wichtige Nebenwirkungen **
Chinidin (Antiarrhythmikum)	Chinidin (CH); Chinidin-Duriles (D, A)	H: gastrointestinale Störungen G: Arrhythmien, allergische Reaktion
Chloralhydrat (Sedativum, Hypnotikum)	Chloraldurat (D, CH); Medianox (CH)	G: paradoxe Erregung
Chloroquin (Anti-Malariamittel)	Resochin (D, A, CH)	H: gastrointestinale Störungen G: Verwirrtheit, Parästhesien, Müdigkeit
Chlorpromazin (Antiemetikum, Antipyretikum)	Propaphenin (D); Largactil (CH)	Hypertension, Sedierung, Parkinson-Syndrom, Krämpfe, gastrointestinale Störungen, Agranulozytose, Thrombozytopenie, Cholestase, Anaphylaxie, Dyskinesien, Akathisie, malignes neuroleptisches Syndrom
Colestyramin (Gallensäurebinder)	Quantalan (D, A, CH)	H: Obstipation G: gastrointestinale Störungen, Fettresorptionsstörung, bei Langzeittherapie hyperchlorämische Azidose
Ciclosporin (Immunsuppressivum)	Cellcept (+ Korticosterid) (A); Sandimmung (D, A, CH)	H: Hypertension, Gingivahyperplasie, Harnstoff ↑, gastrointestinale Störungen, Hypertrichose, Tremor G: Ödeme, Krämpfe, Akne, Kalium ↑, Magnesium ↓, Hyperglykämie, Hyperurikämie, Anämie, Fieber, Chlor ↑, Azidose, Erythem, Leberfunktionsstörung
Cimetidin (H2-Rezeptorenblocker)	Cimetag (A); Tagagel (D); Tagamet (D, CH)	G: Bradykardie, Müdigkeit, Schwindel
Cisaprid (Darmperistaltikhemmer)	Propulsid (A, CH); Propulsin (D)	G: allergische Reaktionen (z. B. Exanthem), gastrointestinale Störungen, Herzrhythmusstörungen
Cisplatin (Zytostatikum)	Cisplatin (D); Platiblastin (D, A); Platinex (D); Platinol (CH)	G – H: gastrointestinale Störungen, Knochemarkdepression, Neuropathie, Opt.-Neuritis, ototoxisch, nephrotoxisch, anaphylaktoide Reaktionen, Hyperurikämie
Clarithromycin (Makrolid-Antibiotikum)	Cyllind (D); Klacid (D, A, CH)	G: gastrointestinale Störungen
Clavulansäure (Kombination mit Amoxicillin	Augmentan (D); Augmentin (A, CH)	G: Magen-Darmstörungen, Exantheme (s. Amoxicillin)

* D = Deutschland; A = Österreich; CH = Schweiz

◨ *Cave:* Behördliche Zulassung für unterschiedliche Lebensalter und Krankheitsgruppen beachten!

** Häufige (H = > 10%), gelegentliche (G = 1 – 10%) und wichtige Nebenwirkungen (seltene Nebenwirkungen s. Fachliteratur)

Fortsetzung Tabelle 112, S. 684 ▶

30.10 Medikamente: Nebenwirkungen

Tabelle 112 Fortsetzung

Wirkstoff	ausgewählte Handelsnamen *	Häufige (H), gelegentliche (G) und wichtige Nebenwirkungen **
Clemastin (Antihistaminikum)	Tavegil (D); Tavegyl (A, CH)	*G:* Müdigkeit, Erregtheit
Clindamyin (Antibiotikum)	Dalacin (A, CH); Sobelin (D)	*G:* gastrointestinale Störungen pseudomembranöse Colitis
Clonazepam (Antikonvulsivum, Antiepileptikum)	Rivotril (D, A, CH)	*H:* Schwindel, Ataxie, Erbrechen, Hypersalivation, bronchiale Hypersekretion *G:* Tremor, Hypotonie, Hypertension, Tachykardie, Sehstörungen, Dysarthrie, paradoxe Reaktionen
Clonidin (Antihypertensivum)	Catapresan (D, A, CH)	*H:* Müdigkeit, Mundtrockenheit *G:* Schwindel, Exanthem, Urticaria, Alopezie, Obstipation, Parotisschmerz, Brady- und Tachykardie
Clotrimazol (Antimykotikum)	Canesten (D, A, CH); Pedisafe (D)	*G:* Hautreaktionen (z. B. Erytheme), gastrointestinale Störungen
CMV-Antikörper	Cytotect (D, A, CH)	*G:* Übelkeit, Kopfschmerzen, Fieber, Gelenkschmerzen
Codein (in Antitussiva)	Codipertussin (D, CH); Codipront (D, A)	*H:* gastrointestinale Störungen, Obstipation, Sedierung *bei Intoxikation:* Atemdepression, Miosis, Schwindel, Bradykardie, Synkopen, Hypotension
Colecalciferol s. Vitamin D		
Colony stimulating factor (G-CSF)	Neupogen (D, A, CH)	*H:* Gliederschmerzen, Myalgie *G:* Hypotension, Tachykardie, Fieber, Asthenie, Erytheme, gastrointestinale Störungen
Corticotropin (ACTH)	Cortrophine (CH); Synacthen (D, A) Synacthen Cortrophine	vgl. Kortikoide (Cushing-Symptome) Hirsutismus, Hyperpigmentation, Akne, Amenorrhoe, Natrium ↑, Wasserretention, Hyperglykämie, Hypertension, Wachstumsstörung, Ösophagitis, Pankreatitis, Anaphylaxie, Osteoporose, peptische Ulzera, Katarrakt, Glaukom, Krämpfe, Hirndruck ↑,
Co-trimoxazol (Chemotherapeutikum)	Bactrim (D, A, CH); Cotrim (CH); Eusoprim (D, A); Lidaprim, Oecotrim (A); Sulfotrim (CH); Supracombin (D)	*G:* Magen-Darmstörungen, allergische Reaktionen (z. B. schwere Exantheme, Fieber, Serumkrankheit)
Cromoglicin-Säure (topisches Antiallergikum)	Chromolid (D); Intal (D, A, CH); Lomupren (D); Lomusol (oral) (A); Nalpron (CH)	Dermatitis, Schwindel, Urtikaria, gastrointestinale Störungen, Gliederschmerzen, Husten, Myositis
Crotamiton (Skabies-Therapie)	Eurax (A, CH); Euraxil, Crotamitex (D)	Kontakt-Dermatitis

30.10 Medikamente: Nebenwirkungen

Tabelle 112 Fortsetzung

Wirkstoff	ausgewählte Handelsnamen *	Häufige (H), gelegentliche (G) und wichtige Nebenwirkungen **
Cyanocobalamin s. Vitamin B12		
Cumarin (Antikoagulans)	Sintrom (CH); Sintrom (Acenocoum arol) (A); Venalot (äußerliche Anwendung), Mono Liminet (D)	Blutungen, Fetopathie!
Cyclophosphamid (Zytostatikum)	Cyclostine (D, CH); Endoxan (D, A, CH)	Knochenmarkdepression H: Alopezie, gastrointestinale Störungen, Zystitis G: Stomatitis, Kalium ↑ oder ↓, Harnstoff ↑
Cytarabin (Zytostatikum)	Alexan (D, A); Cytosar (CH); Udicil (D)	Knochenmarkdepression H: gastrointestinale Störungen, Augenbeschwerden, Fieber, Alopezie, Mukositis G: Myalgie, Arthralgie, Exanthem, Erythem, Lungenödeme, Leberschädigung
Dactinomycin (Zytostatikum)	Cosmegen (A, CH); Lyovac-Cosmegen (D)	Alopezie, Erytheme, Stomatitis, gastrointestinale Störungen, Knochenmarkdepression, hepatotoxisch, Fieber, Myalgie, Kalzium ↓
Dantrolen (Antidot gegen maligne Hyperthermie)	Dantamacrin (D, CH); Dantrolen (A)	Schläfrigkeit, Schwindel, Sprachstörung, Fieber, Exantheme, gastrointestinale Störungen, Harnverhaltung, hepatotoxisch, Myalgie, Sehstörungen
Daunorubicin (Zytostatikum)	Cerubidine (CH); Daunoblastin (D, A)	Knochenmarkdepression, Kardiotoxizität, Fieber, Alopezie, Urtikaria, Stomatitis, gastrointestinale Störungen, hepatotoxisch, Hyperurikämie
Deferoxamin (Antidot gegen Eisenoverload)	Desferal (D, A); Désféral (CH)	H: Erytheme G: Fieber
Desmopressin (Vasopressin-Analog, (antidiuretisches Hormon)	DDAVP (D); Minirin (D, A, CH);	G: Flush, Tachykardie Wasserintoxikation
Dexamethason (Glukokortikosteroid; fluoriert)	Amison (CH); Decadron (D, CH); Fortecortin (D, A, CH)	s. Prednisolon (S. 695)
Diazepam (Antikonvulsivum, Sedativum)	Diazemuls (D); Gevacalm (A); Stesolid (D, CH); Stesolid (rektal) (A); Valium (D, A, CH)	H: Schläfrigkeit, Ataxie, Schwindel, Verwirrtheit G: paradoxe Übererregbarkeit, Bradykardie, Hypotension, Atemdepression

* D = Deutschland; A = Österreich; CH = Schweiz

◘ *Cave:* Behördliche Zulassung für unterschiedliche Lebensalter und Krankheitsgruppen beachten!

** Häufige (H = > 10%), gelegentliche (G = 1–10%) und wichtige Nebenwirkungen (seltene Nebenwirkungen s. Fachliteratur)

Fortsetzung Tabelle 112, S. 686 ▶

30.10 Medikamente: Nebenwirkungen

Tabelle 112 Fortsetzung

Wirkstoff	ausgewählte Handelsnamen *	Häufige (H), gelegentliche (G) und wichtige Nebenwirkungen **
Diazoxid (Antihypertensivum)d	Hypertonalum (D); Hyperstat (D, CH)	Müdigkeit, Schwäche, Krämpfe, Parästhesien, Neuritis, Hypotension, Tachykardie, Rash, Hyperglykämie, Ketoazidose, Ödeme, Natrium ↑, Kalium ↓, Leuko-/Thrombopenie, Hyperurikämie, gastrointestinale Störungen, Hypertrichosis, Fotosensibilisierung
Diclofenac (Antirheumatikum)	Tratul (A); Voltaren (D, A, CH); Votarene (CH)	H: gastrointestinale Störungen G: Exantheme, Ulzera, Erregung, Müdigkeit, Schwindel G – S: hepatotoxisch
Digoxin (Herzglykosid)	Lanicor (D, CH); Lanitop (A); Lanoxin (CH); Lenoxin, Novodigal (D)	H: Übelkeit, Erbrechen G – H: gastrointestinale Störungen, verschiedene Rhythmusstörungen
Dihydralazin (Antihypertensivum)	Depressan (D); Nepresol (D, A, CH)	G: Schwindel, gastrointestinale Störungen, Flush, Ödeme, Tachykardie
Dihydroergotamin (Vasodilatator)	Dihydergot (D, A, CH); Ergont (D); Ergotonin (CH)	G: Kopfschmerzen, Magen-Darm-störungen, Schwindel Gefäßspasmen
Dimenhydrinat (Antiemetikum)	Emedyl(supp) (A); Medramin (CH); Vomex A (D)	H: Müdigkeit G: Schwindel, Obstipation, Sehstörungen, Mundtrockenheit, Erregung, Krämpfe
Dimetinden (Antihistaminikum)	Fenistil (D, A, CH)	H – G: Müdigkeit, Mundtrockenheit *bei parenteraler Applikation:* Sehstörung (Schleier sehen), Muskelzittern, Frösteln, Wärmegefühl
Diphenhydramin (Antihistaminikum) (Antitussivum)	Benadryl (D, A, CH); Vivinox (D)	G: Schwindel, Mundtrockenheit, Miktionsstörungen, Sehstörungen, allergische Reaktionen
Dobutamin (β1-Sympathomimetikum)	Dobutrex (D, A, CH)	H: Tachykardie, Hypertonie G: Arrythmie, Übelkeit (Erbrechen), Fieber, Hautausschlag, Bronchospasmus, Dyspnoe, Kopfschmerzen
Domperidon (Antiemetikum)	Motilium (D, A, CH)	G: Schläfrigkeit, Darmkrämpfe
Dopamin (Sympathomimetikum)	Dopamin (D, A, CH)	H: Tachykardie, Hypertonie G: Übelkeit, Erbrechen, Kopfschmerzen, Arrhythmien
Efeublätterextrakt (Antitussivum)	Prospan (D, A, CH)	als Supp. G: leichte Reizungen im Analbereich

30.10 Medikamente: Nebenwirkungen

Tabelle 112 Fortsetzung

Wirkstoff	ausgewählte Handelsnamen *	Häufige (H), gelegentliche (G) und wichtige Nebenwirkungen **
Epinephrin (Sympathomimetikum)	Adrenalin (D); Epifrin (CH); L-Adrenalin, Suprarenin (D, A)	Tachykardie, Hypertension, Unruhe, Angst, Übelkeit, Harnverhaltung, Schwäche, Tremor, Dyspnoe, Hypersalivation, Hyperglykämie, Kalium ↓, Magnesium ↓, metabolische Azidose, Krämpfe
Erythromycin (Makrolid-Antibiotikum)	Erythrocin (D, A, CH); Ilosone (CH); Monomycin, Paediatrocin (D)	G: gastrointestinale Störungen
Erythropoetin	Erypo (D, A, CH); Neo-Recormon (D)	H: Hypertension, grippeähnliche Symptome (Kopfschmerzen, Fieber, Gelenkschmerzen) G: Thrombosen
Ethambutol (Tuberkulostatikum)	Myambutol (D, A, CH)	G: Halluzinationen, Verwirrtheit, Schwindel, Harnsäure ↑, Leberenzyme ↑
Ethosuximid (Antiepileptikum)	Petnidan (D); Petinimid (CH); Suxinutin (D, A, CH)	H: Schwindel, gastrointestinale Störungen, G: Lethargie, Angst
Etilefrin (α,β-Sympathomimetikum)	Effortil (D, A, CH)	G: Tachykardie, Schwitzen, Muskelzittern, gastrointestinale Beschwerden (Erbrechen), Unruhe
Etoposid, VP-16 (Zytostatikum)	Etoposide (CH); Vepesid (D, A)	Knochenmarkdepression H: Fieber, Kopfschmerzen, Alopezie, Rash, gastrointestinale Störungen G: Mukositis, Schläfrigkeit, Hypotonie, periphere Neuropathie, Bronchospasmus
Fenoterol (Broncholytikum, β-Sympathomimetikum)	Berotec (D, A, CH); Berotec (Inhalation) (A)	H: Zittern G: Unruhe, Tachykardie, Übelkeit in hohen Dosen: Kalium ↓, Blutzucker ↑
Flucloxacillin (Isoxazolylpenicillin)	Floxapen (A, CH); Staphylex (D)	wie Penicilline, dazu Kernikterus, Transaminasen ↑, gastrointestinale Störungen
Fluconazol (Antimykotikum)	Diflucan (D, A, CH)	H: gastrointestinale Störungen G: Dermatitis
Fludrocortison = Fluorhydrocortison (Mineralokortikoid) Fluocortolon Fluxicason (Aerosol)	Astonin H (D, A); Florinef (CH); Ultralan, Flixotide (D, A, CH)	s. Kortikosteroide

* D = Deutschland; A = Österreich; CH = Schweiz

⊠ *Cave:* Behördliche Zulassung für unterschiedliche Lebensalter und Krankheitsgruppen beachten!

** Häufige (H = > 10%), gelegentliche (G = 1–10%) und wichtige Nebenwirkungen (seltene Nebenwirkungen s. Fachliteratur)

Fortsetzung Tabelle 112, S. 688 ▶

30.10 Medikamente: Nebenwirkungen

Tabelle 112 Fortsetzung

Wirkstoff	ausgewählte Handelsnamen *	Häufige (H), gelegentliche (G) und wichtige Nebenwirkungen **
Fluorid	Cymafluor (A, CH); Fluorexal (CH); Fluoretten, Zymafluor (Fluor-Vigantoletten [+ Vitamin D]) (D)	*bei akuter Intoxikation:* gastrointestinale Störungen, tetanische Symptome, Atemnot *bei chronischer Überdosierung:* moddled teeth (Zahnfluorose)
Fluorouracil (Zytostatikum)	Fluoruracil (A, CH); Fluoroblastim (CH); Fluroblastin, 5-FU "Lederle" (D)	Knochenmarkdepression (u. a. Leukopenie) H: Dermatitis G: Fotosensibilität, gastrointestinale Störungen, Stomatitis, Alopezie
Fluoxetin (Antidepressivum)	Fluctin (D), Fluctine (A, CH)	H: Schwindel, Parästhesien, Gewicht ↓, Schlafstörungen, Angst, gastrointestinale Störungen G: Erytheme, anaphylaktische Reaktionen
Fosfomycin (Antibiotikum)	Fosfocin (D); Fosfocine (CH); Fosfomycin (A)	G: gastrointestinale Störungen
Furosemid (Diuretikum)	Lasix (D, A, CH)	H: Harnsäure ↑ G: Hyperglykämie, Kalium ↓, Natrium ↓, Magnesium ↓, Chlor ↓, Dehydration
Fusidinsäure (lokales AB)	Fucidin (A); Fucidine (D, CH)	allgemeine Überempfindlichkeitsreaktionen der Haut, Erytheme
Ganciclovir (Virustatikum)	Cymeven (D); Cymevene (A, CH)	H: Neutro-/Leukopenie G: Thrombopenie, Anämie, Anorexie, Fieber, gastrointestinale Störungen
Gentamicin (Aminoglykosid-AB)	Cidomycin (CH); Gentamyrtrex (D); Refobacin (D, A); Septopal (CH)	H: Nephro-Ototoxizität (Schwindel) *hohe Dosen/Langzeit:* K+ ↓, Ca++ ↓, Mg+ ↓
Glukagon	Glucagen (D); Glucagon (D, A, CH)	G: Übelkeit, Erbrechen
Glycerin, Glycerol (Laxans)	Babylax (nur lokale Wirkung) (D, A); Glycilax (D); Glycolax (CH); Proctomil - systemische Anwendung (CH)	*bei systemischer Anwendung:* gastrointestinale Störungen, Hyperglykämie, (Schwindel), Dehydration
Gonadorelin (LH-RH)	Kryptocur (D, A, CH); Relefact LH-RH (D)	G: Nasenbluten (Spray), Flush, Rash, Kopfschmerzen
Haloperidol (Neuroleptikum)	Haldol (D, A, CH)	H: Dyskinesien, Parkinson-Syndrom, Akathisie G: Tachykardie, Hypotension, Ödeme
Heparin Standard-Heparin Niedermolekulares Heparin	Heparin (A); Liquemin N (D); Liquemine (CH) Heparine (D, CH); Vetren (D) Fragmin (D, A, CH); Lovenox (A)	Blutungen Thrombopenie (bei Typ I G, bei Typ II S) H: Transaminasen ↑

30.10 Medikamente: Nebenwirkungen

Tabelle 112 Fortsetzung

Wirkstoff	ausgewählte Handelsnamen *	Häufige (H), gelegentliche (G) und wichtige Nebenwirkungen **
Hexachlorcyclohexan(Lindan) (Skabies-Mittel)	Jacutin (D, A, CH); Quellada H (D)	*bei Intoxikation:* Kopfschmerzen, Schwindel, Krämpfe, Erbrechen, Übelkeit, Anämie, Lungenödem, Unruhe, Diarrhö, Tremor, Zyanose, Atemdepression, Ataxie, Hämaturie
Hexetidin (Lokalantiseptikum)	Hexoral (D, A); Hextril (CH)	*bei Langzeitanwendung:* Geschmacksirritation
Hydrochlorothiazid(Diuretikum, Antihypertensivum)	Esidrex (A, CH); Esidrix (D)	*H:* Kalium ↓, Chlor ↓, Glucose ↑, Lipide ↑, Harnsäure ↑, Magnesium ↓, Natrium ↓, Kalzium ↑ *G:* gastrointestinale Störungen, Pankreatitis, Kreatinin ↑, Harnstoff ↑, Alkalose, Polyurie
Hydralazin (Antihypertensivum)	siehe Dihydralazin	
Hydrocortison (Glukokortikoid)	Actocortin (D); Hydrocortiflor (CH); Hydrocortison (D); Hydrocorton (A); Solu-cortef (CH)	s. Prednisolon
Hyoscyamise-Hydrobromid s. Butylscopolaminiumbromid		
Ibuprofen	Brufen (A, CH); Contraneural, Dolgit (D)	*H:* gastrointestinale Störungen *G:* Müdigkeit, Schwindel
Ifosfamid (Zytostatikum)	Holoxan (D, A, CH)	Knochenmarkdepression *H:* Enzephalopathien (z. B. Somnolenz, Psychosen, Krämpfe), Alopezie, gastrointestinale Störungen, hämorrhagische Zystitis, Leuko-/Thrombozytopenie, Anämie *G:* Stomatitis
Imipenem (Cilastatin) (Antibiotikum)	Tienam (CH); Zienam (D, A)	*G:* gastrointestinale Störungen, Transaminasen ↑, Eosinophilie, Prothrombinzeit ↑
Imipramin (Antidepressivum) (Enuresis)	Tofranil (D, A, CH)	*H:* Schwindel, Hypotonie, vegetat. Nebenwirkungen, Transaminasen ↑, Tremor *G:* Müdigkeit, Nervosität, Angst, gastrointestinale Störungen, Exanthem/Urtikaria, Parästhesien
Imipramin (Antidepressivum) (Enuresis)	Tofranil (D, A, CH)	*H:* Schwindel, Hypotonie, vegetat. Nebenwirkungen, Transaminasen ↑, Tremor *G:* Müdigkeit, Nervosität, Angst, gastrointestinale Störungen, Exanthem/Urtikaria, Parästhesien

* D = Deutschland; A = Österreich; CH = Schweiz

Cave: Behördliche Zulassung für unterschiedliche Lebensalter und Krankheitsgruppen beachten!

** Häufige (H = > 10%), gelegentliche (G = 1 – 10%) und wichtige Nebenwirkungen (seltene Nebenwirkungen s. Fachliteratur)

Fortsetzung Tabelle 112, S. 690 ▶

30.10 Medikamente: Nebenwirkungen

Tabelle 112 Fortsetzung

Wirkstoff	ausgewählte Handelsnamen *	Häufige (H), gelegentliche (G) und wichtige Nebenwirkungen **
Indometacin (Antirheumatikum; bei Ductus ateriosus persistens)	Amuno, Confortid (D); Indocid (A, CH)	*H:* Kopfschmerzen/Benommenheit, gastrointestinale Störungen, *G:* Magen-/Darmulzera, Schwindel, Rash, Tinnitus, Arrhythmie, Tachykardie
Interferon α	Berofor (D, A) Intron A (D, A, CH) Roferon A (D, A, CH)	*H:* Fieber, Myalgie, Sehstörungen *G:* grippeähnliche Symptome, Hypotension, Müdigkeit, Alopezie, gastrointestinale Störungen
Ipecacuana-Sirup (Emetikum)	Ipetitrin (A)	kardiotoxisch, prolongiertes Erbrechen, Diarrhoe, Myopathie
Ipratropium-Bromid (Bronchodilatator)	Atrovent (D, A, CH)	*G:* Tachykardie, Hypotension, Nervosität, Müdigkeit
Isoniazid (INH) (Tuberkulostatikum)	INH (A); Isozid (D); Rimifon (CH)	*H:* Transaminasen ↑ *G:* Neuropathie, Schwindel, Obstipation (gastrointestinale Störungen), Akne
Itraconazol (Antimykotikum)	Sempera (D); Sporanox (A); Travogen (CH)	*H:* gastrointestinale Störungen *EF bei Langzeittherapie:* Hepatitis, Kalium ↓, Hypertension, NNR-Hormone ↓
Josamycin (Makrolid-AB)	Josacine (CH); Josalid (D, A); Wilprafen (D)	*G:* gastrointestinale Störungen
Ketamin (Kurz-Narkose)	Ketalar (A, CH); Ketanest (D)	*H:* Hyper/Hypotension, Tachy/Bradykardie *G:* Übelkeit, Hypersalivation, Sehstörungen, Schwindel, Erbrechen *bei Intoxikation:* Atemdepression
Ketoconazol	Nizoral (D, A, CH)	*bis auf Kontaktdermatitis (S) alle bei systemischer Applikation:* *H:* gastrointestinale Störungen *G:* Schwindel, Parästhesien, Leberenzyme ↑
Ketotifen (Antihistaminikum)	Ketof (D); Zaditen (D, A, CH)	*G:* Müdigkeit, Mundtrockenheit, Schwindel, Übelkeit, Kopfschmerzen, Gewicht ↑
Lactobacillus acidophilus (Darmflora)	Acidophilus-Zyma (D); Antibiophilus (A); Hylak (D, A); Lactoferment (CH)	Meteorismus
Lactulose (Laxans)	Bifiteral (D); Duphalac (CH); Levolac (A)	Übelkeit, Erbrechen, Meteorismus, Bauchweh, Diarrhö
Lamotrigin (Antiepileptikum)	Lamictal (D, A, CH)	*G:* Müdigkeit, Schwindel, Erytheme, Übelkeit, Asthenie, Alopezie, Pruritus, Anorexie, Leberfunktionsstörungen
Levothyroxin s. Thyroxin		

30.10 Medikamente: Nebenwirkungen

Tabelle 112 Fortsetzung

Wirkstoff	ausgewählte Handelsnamen *	Häufige (H), gelegentliche (G) und wichtige Nebenwirkungen **
Lidocain (Lokalanästhetikum) (Antiarrythmikum)	Xylocain (D, A, CH)	*bei Intoxikation:* Hypotension, Arrhythmie, Bradykardie, Nervosität, Schwindel, Krämpfe, Mydriasis, Erbrechen, Atemdepression
Lindan s. Hexachlorcylohexan		
Lomustin s. CCNU		
Loperamid (Antidiarrhoikum)	Imodium (D, A, CH); Sanifug (D)	*G:* Kopfschmerzen
Mebendazol (Anthelminthikum)	Pantelmin (A); Vermox (D, CH)	*bei Hochdosis- bzw. Langzeittherapie:* *G:* gastrointestinale Störungen, Neutropenie
Mefenamin Säure (Antiphlogistikum)	Parkemed (D, A, CH)	*H:* gastrointestinale Störungen *G:* Magen-Darm-Ulzera
Mefloquin (Malariamittel)	Lariam (D, A, CH)	*H:* Müdigkeit, Asthenie, Schwindel, Fieber, Kopfweh, gastrointestinale Störungen *G:* Hypotension und Hypertension, Transaminasen ↑
Mercaptopurin (Zytostatikum)	Puri-Nethol (D, A, CH)	Knochenmarkdepression, Stomatitis, hepatotoxische gastrointestinale Störungen, Rash, Fieber
Mesalamin = Mesalazin (Antiphlogistikum, bei Colitis ulcerosa)	Pentasa (D, A, CH); Salofalk (D, A, CH)	*allergische Reaktionen:* S Hautausschläge, Drug fieber, Perikarditis, Myokarditis, Nephritis
Mesna (Cyclophosphamid-Antidot)	Uromitexan (D, A, CH)	allergische Reaktionen, Hypotension, Rash, gastrointestinale Störungen, Fieber, Transaminasen ↑, Tachykardie
Metamizol (Analgetikum, Antipyretikum)	Baralgin M (D); Novalgin (D, A, CH)	*G:* allergische Reaktionen, Leukopenie

* D = Deutschland; A = Österreich; CH = Schweiz

Cave: Behördliche Zulassung für unterschiedliche Lebensalter und Krankheitsgruppen beachten!

** Häufige (H = > 10%), gelegentliche (G = 1–10%) und wichtige Nebenwirkungen (seltene Nebenwirkungen s. Fachliteratur)

Fortsetzung Tabelle 112, S. 692 ▶

30.10 Medikamente: Nebenwirkungen

Tabelle 112 Fortsetzung

Wirkstoff	ausgewählte Handelsnamen *	Häufige (H), gelegentliche (G) und wichtige Nebenwirkungen **
Methotrexat (Zytostatikum)	Emtexate (CH); Methotrexat (D, A)	Knochenmarksuppression, Leuko-/Thrombopenie, Unwohlsein, Müdigkeit, Enzephalopathie, Fieber, Krämpfe, Vaskulitis, Alopezie, Fotosensitivität, Pigmentierung, Urtikaria, Stomatitis, gastrointestinale Störungen, Zystitis, Pneumonitis, hepatonephrotoxisch, Arthropathien
Methylphenidat (Psychoanaleptikum)	Ritalin (D, A, CH)	*G:* Schlaflosigkeit, gastrointestinale Störungen, Inappetenz, Nervosität, Schwindel
Methylprednisolon (Glukokortikosteroid)	Medrol (CH); Urbason (D, A, CH)	s. Prednisolon
Metoclopramid (Antiemetikum)	Gastrosil (D); Paspertin (D, A, CH)	extrapyramidale Bewegungsstörungen, Müdigkeit, Schwindel, Unruhe, Angst, gastrointestinale Störungen (Diarrhö) *bei Intoxikation:* Hypo-/Hypertension, Bradykardie, Krämpfe, Met-Hb *bei Langzeittherapie:* Gynäkomastie, Leukozytopenie
Metronidazol (Chemotherapeutikum)	Anerobex (A); Cimex (CH); Clont (D); Flagyl (D, A, CH); Methromidazol (A)	*G:* Schwindel, Verwirrtheit, Krämpfe Ataxie, Parästhesien, Rash, gastrointestinale Störungen, Leukopenie, Neuropathie, Glossitis, Stomatitis
Mexiletin (Antiarrhythmikum)	Mexitil (D, A, CH)	*H:* Arrhythmie, gastrointestinale Störungen, Tremor *G:* Schwindel, Miktionsstörungen
Mezlocillin s. Acylamino(Ureido-)penicilline		
Miconazol (Antimykotikum)	Daktar (D); Daktarin (A, CH)	*bei i.v.-Applikation:* Thrombozytose, Leukopenie, Hyperlipidämie, Anämie, Anaphylaxie, Fieber, gastrointestinale Störungen, Tachykardie, allergische Reaktionen z. B. Erytheme und Pruritus
Midazolam (Kurznarkotikum)	Dormicum (D, A, CH)	*Nebenwirkungen v. a. nach i.v.-Applikation* *H:* Tachykardie *G:* Erbrechen, Blutdruckschwankungen (Hypertension), Bradykardie
Misoprostol (Ulkus-Therapie)	Cyprostol (A); Cytotec (D, CH)	*G:* Gastrointestinale Störungen, Schwindel, Tinnitus, Infektion obere Luftwege, Arthralgie *bei Intoxikation:* Hypotension, Koliken, Müdigkeit, Schwäche, Krämpfe, Dyspnoe u. a.

30.10 Medikamente: Nebenwirkungen

Tabelle 112 Fortsetzung

Wirkstoff	ausgewählte Handelsnamen *	Häufige (H), gelegentliche (G) und wichtige Nebenwirkungen **
Morphinsalze (Analgetikum)	Kapanol, Morphin (D); MSD-Continus (CH); MST (D); Mundidol, Vendal (A)	*H:* Übelkeit, Obstipation *G:* Erbrechen, Spasmen, Urtikaria, Pruritus, Sedierung, Euphorie, Miosis *bei Überdosierung:* Atemdepression
Naloxon (Opiat-Antagonist)	Narcan (CH); Narcanti (D); Narcantil (A)	*G:* Tachykardie, Übelkeit, Schwitzen, Tremor, Schwindel
Neostigmin (Cholinergikum)	Prostigmin (D, A, CH)	*muskarinartige Nebenwirkungen:* Speichel ↑, Schwitzen ↑, Bradykardie, Hypotension, Spasmen Magen-Darm-Trakt, Diarrhoe, gastrointestinale Störungen *nikotinartige Nebenwirkungen:* Bronchospasmus, Muskelkrämpfe cholinerge Krisen bei Myasthenie (Atemlähmung)
Nifedipin (Kalziumantagonist)	Adalat (D, A, CH)	*H:* Kopfschmerzen, Flush *G:* Müdigkeit, Fieber, Hypotension, Tachykardie, Ödeme, Parästhesien, Schwindel, Angina-pectoris-Anfälle ↑
Nitrofurantoin (Chemotherapeutikum)	Furadantin (D, A, CH)	*H:* gastrointestinale Störungen *G:* Schwindel, Neuropathie, Lungenreaktionen, allergische Hautreaktionen
Norepinephrin s. Epinephrin		
Nystatin (Antimykotikum)	Candio-Hermal, Moronal (D); Mycostatin (A, CH)	*G:* gastrointestinale Störungen
Ondansetron (Antiemetikum)	Zofran (D, A, CH)	*H:* Kopfschmerzen, Flush *G:* Schwindel, Obstipation
Oxymetazolin (Vasokonstriktor)	Nasivin (D, A, CH)	*G:* Brennen/Trockenheit der Nasenschleimhaut, Hypertension, Tachykardie *bei Überdosierung:* Tachykardie, Angst, Krämpfe, Übelkeit, Sehstörungen,
Pankreatin (Pankreasenzym)	Creon (CH); Kreon (D, A), Pankreon (D)	gastrointestinale Störungen, Rash, Harnsäure ↑, Bronchospasmus (nach Inhalation)
Paracetamol	Ben-u-ron (D); Benuron, Democyl (CH); Mexalen (A);Togal, Treupel (D)	*bei Intoxikation:* hepato-/nephrotoxisch
Paromomycin (Antibiotikum)	Humatin (D, A, CH)	*H:* gastrointestinale Störungen

* D = Deutschland; A = Österreich; CH = Schweiz

⚠ *Cave:* Behördliche Zulassung für unterschiedliche Lebensalter und Krankheitsgruppen beachten!

** Häufige (H = > 10%), gelegentliche (G = 1–10%) und wichtige Nebenwirkungen (seltene Nebenwirkungen s. Fachliteratur)

Fortsetzung Tabelle 112, S. 694 ▶

30.10 Medikamente: Nebenwirkungen

Tabelle 112 Fortsetzung

Wirkstoff	ausgewählte Handelsnamen *	Häufige (H), gelegentliche (G) und wichtige Nebenwirkungen **
Penicillamin (Antidot)	Artamin (A, CH); Metalcaptase (D)	H: Dermatitis, gastrointestinale Störungen, Geschmacksstörungen G: Leuko-/Thrombopenie, aplastische Anämie
Penicillin G	Pencillin G (D, A, CH)	allergische Reaktionen (z. B. Exanthem, Anaphylaxie), Arzneimittelfieber, Leuko-/Thrombopenie, hämolytische Anämie, Neutropenie, Nephritis, Neurotoxizität (z. B. Myoklonus, Krämpfe, Koma)
Penicillin V	Fenoxypen (CH); Isocillin, Megacillin (D); Ospen (CH)	s. Penicillin G, aber keine Neurotoxizität, zusätzlich bei oraler Gabe gastrointestinale Störungen
Depot-Penicilline	Pendarue (CH); Retarpen (A); Tardocillin (D)	s. Penicillin G
Pentazocin (Analgetikum)	Fortral (D, A); Fortralgesie (CH)	H: Obstipation, Schwindel, Schwitzen G: Übelkeit, Erbrechen, Miktionsstörungen, Sedierung, Hypotension, Tachykardie, Verwirrtheit, allergische Hautreaktionen (z. B. Erytheme)
Pentoxifyllin (Viskositätstherapie)	Trental (D, A, CH)	G: gastrointestinale Störungen, Flush
Phenobarbital (Antiepileptikum)	Ersatz: Maliasin (A); Luminal (D, CH)	H: Müdigkeit, Schwindel, Ataxie, Verwirrtheit G: Paradoxe Erregungszustände *bei Langzeiteinnahme:* Megaloblastenanämie
Phenylephrin (Sympathomimetikum)	Neosynophrin AT (Augentropfen) (D); Vibrocil (Nase) (D, A); Visadron AT (D)	*bei Langzeitgebrauch:* Rhinitis medicamentosa/ sicca *bei Intoxikation:* Hypertonie, Tachykardie, Übelkeit, reflektorische Bradykardie, Schwindel
Phenytoin (Antiepileptikum)	Antisacer (CH); Epanutin (D, A, CH); Epilan-D (A); Phenydan, Zentropil (D)	G: Gingivahyperplasie, Müdigkeit, Exanthem, Dyskinesie, Hirsutismus, Ataxie, Blutbildveränderungen *bei Langzeittherapie:* Neuropathie, Gesichtsvergrößerung, hepatotoxisch
Piperacillin s. Acylamino-(Ureido)Penicilline		
Piracetam (Nootropicum)	Cerebrofort, Nootrop (D); Nootropil (A, CH)	G: psychomotorische Agitation, vegetatives Syndrom, gastrointestinale Störungen
Plasminogen-Aktivator (z. B. Alteplase)	Actilyse (D, A, CH)	H: Blutungen G: anaphylaktische Reaktionen

30.10 Medikamente: Nebenwirkungen

Tabelle 112 Fortsetzung

Wirkstoff	ausgewählte Handelsnamen *	Häufige (H), gelegentliche (G) und wichtige Nebenwirkungen **
Prednisolon (Glukokortikosteroid)	Apredniolon (A); Dacortin, Solu-Dacortin (CH); Decortin H, Solu-Decortin H (D); Prednisolon, Solu-Dacortin (i. v.) (A)	Cushing-Syndrom, Natrium ↑, Ödeme, Akne, Hyperglykämie, Hypertension, Kalium ↓, peptisches Ulkus, Leukozytose, Polyglobulie, Muskelschwäche, Osteoporose, Wachstumsstörungen, Mykosen, Immunsuppression, Thrombose, Katarakt, Glaukom, Vaskulitis, Pankreatitis, Psychosen
Prednison (Glukokortikosteroid)	Decortin, Hostacortin (D); Meprison (CH); Rectodelt-Supp. (D); Ultracorten (CH) zahlreiche topische und Mischpräparate	s. Prednisolon
Primidon (Antiepileptikum)	Cyral (A); Liskantin, Mylepsinum (D); Mysoline (A, CH)	H: Schwindel, Lethargie, Ataxie, Übelkeit, Erbrechen, Sehstörungen, Sedierung G: hepatotoxisch, Exantheme
Procainamid (Antiarrhythmikum)	Novocamid, Procadinamid Duriles (D); Pronestyl (CH)	G: Hypotension, Arrhythmie, EKG-Veränderungen, Fieber, gastrointestinale Störungen bei Langzeittherapie: SLE-Symptomatik
Promethazin (Antihistaminikum)	Atosil (D); Phenergan (CH)	G: Tachy-/Bradykardie, Hyper/Hypotension, Sedierung, gastrointestinale Störungen, Leuko-/Thrombopenie, Cholestase, Fotosensitivität, Hautreaktionen, paradoxe ZNS-Stimulation bei Langzeittherapie/in hohen Dosen: Hornhaut-/Linseneinlagerungen
Propafenon (Antiarrhythmikum)	Rhythmocor (A); Rytmonorm (D, A, CH)	G: Schwindel, gastrointestinale Störungen, Mundtrockneheit, Sehstörungen, Fieber, Parästhesien, Geschmacksstörungen, Bradykardie, EKG-Veränderungen
Propranolol (β-Rezeptorenblocker)	Dociton, Elbrol (D); Inderal (A, CH)	G: Lethargie, Schlaflosigkeit, Hypotension, Bradykardie, gastrointestinale Störungen, allerg. Hautreaktionen, Parästhesien, Alopezie, Schwindel
Pyrazinamid (Tuberkulostatikum)	Pyrazinamid (D, A, CH); Pyrafat (D)	H: Arthralgie (Harnsäure ↑) G: hepatotoxisch, gastrointestinale Störungen

Pyridoxin s. Vitamin B6

* D = Deutschland; A = Österreich; CH = Schweiz
- **Cave:** Behördliche Zulassung für unterschiedliche Lebensalter und Krankheitsgruppen beachten!
** Häufige (H = > 10%), gelegentliche (G = 1–10%) und wichtige Nebenwirkungen (seltene Nebenwirkungen s. Fachliteratur)

Fortsetzung Tabelle 112, S. 696 ▶

30.10 Medikamente: Nebenwirkungen

Tabelle 112 Fortsetzung

Wirkstoff	ausgewählte Handelsnamen *	Häufige (H), gelegentliche (G) und wichtige Nebenwirkungen **
Pyrimethamin (Malariamittel)	Daraprim (D, A, CH)	Müdigkeit, Fieber, Rash, Glossitis, gastrointestinale Störungen, megaloblast. Anämie, Leuko-/Thrombopenie, Panzytopenie, allergische Reaktionen, Ataxie, Tremor, Hämaturie, Schock
Pyrviniumembonat (Anthelminthikum)	Molevac (D, A, CH)	gastrointestinale Störungen Hauterscheinungen, Schwindel
Ranitidin (H2-Rezeptorenblocker)	Sostril (D); Zantac (A); Zantic (D, CH)	G: Erytheme, gastrointestinale Störungen, Kopfschmerzen, Hypotension, Schwindel
Retinol s. Vitamin A		
Riboflavin s. Vitamin B2		
Rifampicin (Tuberkulostatikum)	RIFA (D);Rifoldin (A, CH); Rimactan (D, CH)	G-H: Transaminasen ↑ , Rash G: allergische Reaktionen (z. B. Fieber, Erytheme), gastrointestinale Störungen, grippeähnliche Symptome
Roxithromycin (Makrolid-Antibiotikum)	Rulid (D, CH); Rulide (A)	s. Clarithromycin bzw. Josamycin
Salbutamol (β-Sympathomimetikum)	Sultanol (D, A); Ventolin (CH); Volmac (D)	G: Kopfschmerzen, Agitiertheit, Tachykardie
Salazosulfapyridin (bei gastrointestinalen Entzündungen)	Azulfidine (D); Salazopyrin (A, CH)	s. Mesalazin *Achtung:* Häufigkeiten der Nebenwirkungen unterschiedlich
Simeticon (Karminativum)	Guttalax (CH); Lefax (D); Lefaxin (A); Sab Simplex (D, A)	keine
Somatropin (Wachstumshormon)	Crescormon (CH); Genotropin (D) Norditropin (D); Saizen (A); Somatonorm (D)	G: Ödeme, Arthralgie, Myalgie
Spironolacton (Aldosteron-Antagonist)	Aldactone (D, A, CH)	H: Dehydration, Kalium ↑ G: Verwirrtheit, Lethargie, Harnsäure ↑ , Ataxie, Schwindel, Natrium ↓ , Chlorid ↑
Streptokinase (Fibrinolytikum)	Kabikinase (D, A, CH); Streptase (D, A, CH)	Blutungen (Haut, Hirn, innere Organe) G: Hypotension, Tachy-/Bradykardie
Sultiam (Antiepileptikum)	Ospolot (D, A, CH)	H: Magenbeschwerden G: Parästhesien, Hyperventilation, Schwindel, Singultus, Doppelbilder, Tachykardie

30.10 Medikamente: Nebenwirkungen

Tabelle 112 Fortsetzung

Wirkstoff	ausgewählte Handelsnamen *	Häufige (H), gelegentliche (G) und wichtige Nebenwirkungen **
Sumatriptan (Migränemittel)	Imigran (D, A, CH)	G: gastrointestinale Störungen, Müdigkeit, Schwindel, Hypotension, Flush
Terbutalin (Beta-2-Sympathomimetikum)	Asthmo-Kranit (D); Bricanyl (D, A); Terbutalin (D); Tyzine (CH)	H: Nervosität, Muskelkrämpfe, Tremor G: Hypo-/Hypertension, Arrhythmie, Schwindel bei hohen Dosen: Glukose ↑, Kalium ↓ bei oraler Intoxikation: Übelkeit, Erbrechen
Testosteron (Androgen)	Testoviron (D, A); Triolandrone (CH)	Depression, Angst, Akne, Hirsutismus, Flush, Übelkeit, Leukopenie, Koagulopathie, Polyzythämie, Kalzium ↑, Ödeme, Alopezie, Gynäkomastie, Aggressivität, Priapismus, Virilisierung bei Frauen, Lebertumor
Tetracyclin (Antibiotikum) Tetraycyclin Doxycyclin Minocyclin	Hostacylin (Tetracyclin), Minocin (Minocyclin), Vibramicyn/Vibravenös (Doxycyclin) (D); Doxicyclin, Vibramyin, Vibravenös (i. v.) (A); Hostacycline, Vibramycin (CH) Hostacycline Vibramycin	H: Einlagerungen in Zahn- und Knochengewebe (Wachstumsphase) → Zahn- und Knochenschäden G: Fotosensibilisierung, gastrointestinale Störungen bei Überdosierung: hepatotoxisch bei Applikation überalterter Präparate: Pseudo-Fanconi-Syndrom
Theophyllin (Bronchodilatator)	Bronchoparat (D); Euphyllin (D, A); Unifyl ret. (A); Solosin (D); Somophyllin (CH); Uniphyllin (D)	dosisabhängig - je nach Blutspiegel: 15 – 25 µg/ml: Unruhe, gastrointestinale Störungen, Tremor 25 – 35 µg/ml: Tachykardie, Unruhe, gastrointestinale Störungen 35 µg/ml: Krämpfe, Tachykardie
Thiopental (Narkotikum)	Thiopental (A); Trapanal (D); Pentothal (CH)	H: Atemdepression, Euphorie, Traumerlebnisse G: Singultus, allergische Reaktionen (z. B. Erytheme bis in EF Anaphylaxie), Hypotension bei rektaler Applikation (Kinder): Proktitis
Thioridazin (Neuroleptikum)	Melleretten (D, A, CH); Melleril (D, A, CH)	H: Sedierung, Parkinson-ähnliche Symptome, Dyskinesien, Akathisie G: Schwindel, Hypotension, Tachykardie, Arrhythmien, Obstipation, Übelkeit, Erbrechen

* D = Deutschland; A = Österreich; CH = Schweiz

Cave: Behördliche Zulassung für unterschiedliche Lebensalter und Krankheitsgruppen beachten!

** Häufige (H = > 10%), gelegentliche (G = 1 – 10%) und wichtige Nebenwirkungen (seltene Nebenwirkungen s. Fachliteratur)

Fortsetzung Tabelle 112, S. 698 ▶

30.10 Medikamente: Nebenwirkungen

Tabelle 112 Fortsetzung

Wirkstoff	ausgewählte Handelsnamen *	Häufige (H), gelegentliche (G) und wichtige Nebenwirkungen **
L-Thyroxin (Schilddrüsenhormon)	Eltroxin (CH); Euthyrox (D); Thyrex (D, A)	*bei Dosisüberschreitung:* Nervosität, Schlaflosigkeit, Fieber, Tachykardie, Arrhythmie, Tremor, Haarverlust, Bauchkrämpfe, Diarrhö, Gewichtsabnahme, Hyperhidrosis Hypertension, Epiphysiolyse
Ticarcillin (Breitbandpenicillin)	Betabactyl (D); Ticarpen (A, CH); Timentin (+ Clavulansäure) (CH)	Krämpfe, Erytheme, Natrium ↑, Kalium ↓, Alkalose, Diarrhoe, Kolitis, Zystitis, Hämorrhagien, Leukopenie, hepatotoxisch (Clavulansäure), Hämaturie
Tobramycin (Aminoglykosid-AB)	Gernebcin (D); Timacin (CH); Tobrasix (A); Tobrex (CH)	nephro-ototoxisch, Schwindel, Übelkeit, Erbrechen, Parästhesien, Fieber, Dermatitis, Blutveränderungen (Transaminasen ↑, Leuko-/Thrombozytopenie, Magnesium, Kalzium, Natrium, Kalium ↓), Ataxie
Tolazolin (α-Rezeptorenblocker)	Priscol (D, A, CH)	*G:* Hyper-/Hypotension, Tachykardie, Arrhythmie, gastrointestinale Störungen, Panzytopenie
Tramadol (Analgetikum)	Tramabene (A); Tramal (D, A, CH)	*H:* Schwindel, Übelkeit *G:* Erbrechen, Schwitzen, Obstipation, Mundtrockenheit, Sedierung, Hypotension *Entzugssymptomatik:* Tremor
Trimethoprim (Chemotherapeutikum)	Infectotrimet (D); Monotrim (CH); Solotrim (A); Trimono (D)	*G:* gastrointestinale Störungen, Exantheme
Trospiumchlorid (Spasmolytikum)	Spasmex (D, CH); Spasmolyt (A)	Arrhythmie, Unruhe, Harnverhaltung, Akkommodationsstörung, gastrointestinale Störungen, Lidödeme *bei Überdosierung:* z. B. Tachykardie, Sehstörungen, Erytheme
Valproinsäure (Antiepileptikum)	Convulex (D, A, CH); Depakine (A, CH); Ergenyl (D)	*H:* Hyperammonämie *G:* Haarausfall, gastrointestinale Störungen, Leuko-/Thrombopenie, Tremor, Parästhesien
Vasopressin s. Desmopressin		
Verapamil (Kalzium-Antagonist)	Isoptin (D, A, CH)	*H:* gastrointestinale Störungen *G:* Hypotension, Bradykardie, Müdigkeit, Schwindel, Atemdepression, Herzinsuffizienz, allergische Reaktionen (z. B. Erythem, Urtikaria), Parästhesien, Neuropathie, Tremor, Flush
Vigabatrin (Antiepileptikum)	Sabril (D, A, CH)	*H:* Agitiertheit *G:* gastrointestinale Störungen Sehstörungen

30.10 Medikamente: Nebenwirkungen

Tabelle 112 Fortsetzung

Wirkstoff	ausgewählte Handelsnamen *	Häufige (H), gelegentliche (G) und wichtige Nebenwirkungen **
Vinblastin (Zytostatikum)	Velbe (D, A, CH)	Knochenmarkdepression *H-G:* gastrointestinale Störungen *G:* Depression, Erytheme, Stomatitis, Alopezie, Anämie, Thrombozytopenie
Vincristin (Zytostatikum)	Oncovin (D, A, CH)	neurotoxisch (z.B ZNS-Depression, periphere Nervenlähmungen, Krämpfe, Myalgien) *H:* Alopezie, Obstipation, gastrointestinale Störungen (z. B. Stomatitis, Erbrechen) *G:* Blasenatonie, Hypo-/Hypertension
Vitamine		
Multivitamine	Elevit (A); Omnival (D); Protovit (D, A); Supradyn (D, A, CH)	
Vitamin A	Arovit (D, CH); A-Vicotrat (D); Oleovit A (A)	*bei akuter Intoxikation:* Kopfschmerzen, Müdigkeit, Übelkeit, Hautschuppung (Erytheme), Irritabilität, Schwindel, Durchfall, Hirndruck ↑ (Sehstörungen, Erbrechen), hepatotoxisch, Papillenödem *bei chronischer Intoxikation:* Pruritus, Hämmorrhagie, Müdigkeit
Vitamin-B-Komplex	Becozym (CH); Multivit B (A); Neurobion (D, A, CH); Neuroratiopharm (D)	Anaphylaxie, Sensibilitätsstörungen (bei Überdosierung) s. jeweils einzelne B-Vitamine
Vitamin B$_1$ (Thiamin)	Benerva (D, CH); Beneuran (A)	*bei i.-v.-Überdosierung:* anaphylaktoide Reaktionen, Kollaps, (Angioödem)
Vitamin B$_2$ (Riboflavin)	Beflavin (D); Beflavine (CH)	
Vitamin B$_3$ (Niacin) (Nikotinsäure, Nicotinamid)	Niconacid (D); Nicobion (Nicotinamid) (D, CH); Nocovitol (A)	*bei Überdosierung:* Hypotension, Arrhythmie (Tachykardie), Pruritus, Flush, gastrointestinale Störungen, hepatotoxisch, Müdigkeit, Sehstörungen (bei Überdosierung) *Nicotinamid in hohen Dosen in Einzelfällen:* Pruritus, Flush, gastrointestinale Störungen
Vitamin B$_6$ (Pyridoxin)	Benadon (D, A, CH); Hexobion (D)	*bei Überdosierung:* Parästhesie, Übelkeit, Atemnot, verschiedene allergische Reaktionen *in hohen Dosen/bei Langzeittherapie:* neurotoxisch

* D = Deutschland; A = Österreich; CH = Schweiz

◘ *Cave:* Behördliche Zulassung für unterschiedliche Lebensalter und Krankheitsgruppen beachten!

** Häufige (H = > 10%), gelegentliche (G = 1–10%) und wichtige Nebenwirkungen (seltene Nebenwirkungen s. Fachliteratur)

Fortsetzung Tabelle 112, S. 700 ▶

30.10 Medikamente: Nebenwirkungen

Tabelle 112 Fortsetzung

Wirkstoff	ausgewählte Handelsnamen *	Häufige (H), gelegentliche (G) und wichtige Nebenwirkungen **
Vitamin B_{12} (Cyanocobalamin)	Cytobion (D); Erycytol (A); Pharmatovit B 12 (CH)	Urtikaria, Thrombose, Diarrhö, Kalium ↓
Folsäure	Folsan (D, A, CH)	*bei Überdosierung:* Schlafstörungen, gastrointestinale Störungen, Erregung, Depression
Vitamin C (Ascorbinsäure)	Arcavit C (A); Ascorbin (CH); Cebion (D, A, CH); Cedoxon (D); C-Vit (A); Redoxon (CH)	*bei Überdosierung:* gastrointestinale Störungen, Oxalurie ↑ Diarrhö, Flush, Müdigkeit
Vitamin D_3 (Colecalciferol)	Oleovit (A); Vi-D3 (CH); Vigantol, Vigantoletten (D)	*bei Intoxikation:* gastrointestinale Störungen, Irritabilität, Hyperkinesie, Pruritus, Obstipation, Gewicht ↓, Muskelschwäche/-schmerzen, Nephrokalzinose, Hyperkalzämie, Hyperkalzurie, Polyurie, Exsikkose, Arrhythmie
Vitamin E (α-Tocopherol)	Ephynal (D, A, CH)	Muskelschwäche, gastrointestinale Störungen, Müdigkeit, (Rash) *hohe Dosen/Langzeit:* Sehstörungen, Thrombophlebitiden, Hypertonie
Vitamin K (Phytomenadion)	Konakion (D, A, CH)	*nach i.m.-Applikation:* Hautreaktionen *bei Überdosierung:* Flush, Hypotension, gastrointestinale Störungen, anaphylaktoide Reaktion u. a. nach i.v.-Applikation
Zalcitabin (Virostatikum)	HIVID (D, A, CH)	Gliederschmerzen, Nierenfunktionsstörungen, Ataxie, Krämpfe, Tremor, Myalgie, psychische Störungen, Seh- und Hörstörungen, Hypertension, Tachykardie, Müdigkeit, Fieber, Erytheme, Laktazidose, Pankreatitis (Glukose ↑, Kalzium ↓), gastrointestinale Störungen, Panzytopenie, Lebertoxizität, Mundgeschwüre, anaphylaktoide Reaktionen
Zidovudin (Virostatikum)	Retrovir (D, A, CH)	Anämie, Neutro-/Leukopenie (Panzytopenie) Müdigkeit, Erytheme, Krämpfe, Rash, gastrointestinale Störungen, Myalgie, Laktazidose, Leberfunktionstörungen (Cholestase), Pigmentierung der Nägel/Haut, Geschmacksstörungen, Schlaflosigkeit, Tremor, Verwirrtheit

Sachverzeichnis

A

AB0-Inkompatibilität 211
Abdomen
- akutes **621**
- – Neugeborenes 221, **225**
- körperliche Untersuchung 62
- Röntgendiagnostik 64
Abdomensonographie 64, 128, **130**
ABO-Erythroblastose s. Morbus haemolyticus neonatorum
Abscencen 441
- EEG 90
Abspreizhemmung 10
Abstrich, Bakteriologie 102
Abszess 585
Abt-Letterer-Siwe, Morbus 387
Abwehrspannung der Bauchdecken 64
ACE-Inhibitoren 334, 336
Acetaminophen 438
Acetazolamid 679
Acetylcystein als Antidot **633**, 679
Acetylcysteinsäure 625
Acetylsalicylsäure **19**, 135, 679
- bei juveniler rheumatoider Arthritis 359
- bei Kawasaki-Syndrom 355
- bei rheumatischem Fieber 356
Achondroplasie 231
Aciclovir 679
- bei Enzephalitis 553
- bei Herpes simplex 544
- bei Herpes zoster 546
- bei Varizellen 545
Acne
- conglobata 592
- infantilis 592
- vulgaris 592
Acrodermatitis chronica atrophicans 535
ACTH 684
ACTH-Test 94
Actinomycin D 406
AC-Winkel 471
Acylamino(Ureido-)penicilline 680
Adams-Stokes-Anfälle 327
Adaptation, postnatale 174

Addison, Morbus 489
Addison-Krise 489
Addison-Syndrom 489
Adenoide 282
Adenom, autonomes 484
Adenosin 328, **597**, 679
Adenosindeaminase-Defekt 341
ADH s. auch Hormon, antidiuretisches
ADHS 454
ADH-Test 92
Adipositas simplex 252
Adiposogigantismus 162, 252
Adjuvantien, Schmerztherapie 18
Adrenalin
- allgemeine Dosierungen 656
- bei anaphylaktischem Schock 612
- bei Anaphylaxie 350
- bei Reanimation 596
- Schocktherapie **611**, 679
Adrenalinstimulationstest 369
Adrenoleukodystrophie 523
- neonatale 524
Adrenomyeloneuropathie 523
Adriamycin 406, 679
Affektkrämpfe, respiratorische 442
Agammoglobulinämie 340
Agranulozytosen **369**
AGS = adrenogenitales Syndrom 491
Ahornsiruperkrankung 510
AIDS 558
Akineton 633
Akne 592
Akrodermatitis enteropathica 233
Akromegalie 162
Akrozephalosyndaktylie 232
Akutes Abdomen s. Abdomen, akutes
Alagille-Syndrom 158
Albinismus 578
Albumininfusion 275
Aldactone 336
Aldosteronmangel 491
Alkalose
- metabolische 619
- respiratorische 619
Alkoholembryopathie 195

Alkoholintoxikation 465, **632**
Alkylphosphat, Vergiftung 632
ALL = akute lymphatische Leukämie 373
Allergene 346
Allergie 346
- Prophylaxe 351
Allopurinol bei Malignomtherapie 408
Alopezie 591
α_1-Fetoprotein
- bei Hepatoblastom 402
- bei Keimzelltumoren 389, 399 f
- bei Myelomeningozele 429
Alport-Syndrom 415
ALTE = Apparent life threatening event 606
Aluminiumhydroxid 258
Aluminiumsalze 679
Alveolitis, allergische 300
Ambroxol 679
Amenorrhö bei Anorexia nervosa 464
Amikacin 679
Aminoazidopathien 510
Aminoglykosid 571
Aminophyllin 679
Aminosäuren 59
- Abbaustörungen 510
- Resorptionsstörung 147
Aminosalicylsäure 272
Aminovenös 59
Amiodaron 328, 679
AML = akute myeloische Leukämie 375
Ammoniak, Abbaustörung 512
Amnioninfektionssyndrom 189
Amniozentese 99
Amöben 145
Amoxicillin, Trippeltherapie 258
Amphetamine 465
- Vergiftung 632
Amphotericin B 342, **570**, 679
Ampicillin beim Neugeborenen 216, 571, 680
Ampicillinexanthem 557
ANA = antinukleäre Antikörper 353
Anämie
- aplastische 364
- bei Blutung 381

Halbfette Seitenzahlen = Haupttextstelle

Sachverzeichnis

Anämie, Differenzierung 79
- Eisenmangel 360
- hämolytische 366
- hypochrome 360
- hypoplastische 364
- immunhämolytische 366
- megaloblastische 363
- refraktäre 371
- Sichelzellen 362
- Symptome 79

Anaerobier, Antibiotika 570
Anästhetika, Einnahme in der Schwangerschaft 193
Analatresie 222
Analgetika 19
- Einnahme in der Schwangerschaft 194

Analgosedierung 120
Anamnese 1
Anaphylaxie **347**
- Schock 609

Andersen-Glykogenose 513
Aneurysmen, arteriovenöse 436
Anfälle
- akinetische 442
- atonische 442
- fokale 441
- generalisierte 441
- myoklonisch-astatische 90
- myoklonische 441
- psychogene 442
- tonisch-klonische 441

Anfallsleiden, chronisches 441
Angina **281**
- agranulocytotica 281
- catarrhalis 281
- follicularis 281
- lacunaris 281, 557
- Plaut-Vincenti 281

Angiographie, zerebrale 87
Angiokardiographie 77
Angiomatose, enzephalofaziale 424
Angstsyndrom **460**
Anionenlücke 96
Anisokorie 168
Ann-Arbor-Klassifikation 384
Anorchie 500
Anorexia nervosa 464
Antazida 258
Antiarrhythmika 328
Antibiotika, Einnahme in der Schwangerschaft 193
Antibiotikaprophylaxe 567

Antibiotikatherapie **570**
- bei akuter Durchfallerkrankung 145
- Grundlagen 568
- bei Harnwegsinfektion 413
- Neugeborenes 216
- bei Osteomyelitis 479

Anticholium 633
Antidote **632**
Antiemetika 144
Antiepileptika 444
Antihistaminika 350
- bei Anaphylaxie 612
- Vergiftung 632

Antihypertensiva 336
- Einnahme in der Schwangerschaft 194

Antikoagulantien
- Einnahme in der Schwangerschaft 193
- Vergiftung 632

Antikörper, antinukleäre 353
Antikörpermangel 340
Antikonvulsiva 443
- Neugeborenes 204

Antilymphozytenglobulin 365
Antiphlogistika 359
Antipyretika 135
Antithrombin III
- Mangel 381
- bei Verbrauchskoagulopathie 382

Antithymozytenglobulin 345, 365
Anurie 84, 368, 414, **421**
- Flüssigkeitsersatz 59

Aortenisthmusstenosen 320
Aortenstenosen 308, **319**
Apert-Syndrom 232
Apgar-Index 172
Aphasie 247
Aplasia cutis congenita 574
Apnoe, Neugeborenes 199
Apnoetest 604
Apparent life threatening event 606
Appendizitis **264**, 622
Arachnodaktylie 231
Argininämie 512
Argininsukzinaturie 512
Arginin-Vasopressin-Test 419
Arnold-Chiari-Syndrom s. Chiari-Malformation
Arterienpunktion 108
Arthralgien 138

Arthritis
- bei entzündlichen Darmerkrankungen 139
- juvenile rheumatoide 138, **357**
- reaktive 139
- rheumatisches Fieber 356

Arthrogrypose 434
Arzneimittel s. auch Medikamente
Arzneimittelallergie 347
Arzneimittelexanthem 101
Ascorbinsäure 680
ASD = Vorhofseptumdefekt 310
Askariden 565
Asparaginase 680
Asphyxie des Neugeborenen **171**, 173
Aspiration
- Fremdkörper 284, **289**
- Mekonium 202

Asthma bronchiale **291**
- Status asthmaticus 624

Asthmaanfall
- Beurteilung 291
- Therapie 293

Astrozytom 388
Aszitespunktion 125
AT III s. Antithrombin III
Ataxia teleangiectatica 341, 433
Ataxie 87, 430
Atelektase 298
Atemfrequenz 6, 65
Atemgeräusch 65
- abgeschwächtes 122, 165
- asymmetrisches 289

Atemminutenvolumen 600
Atemnot **165**
- Epiglottitis 286
- Laryngitis acuta 283

Atemnotsyndrom des Neugeborenen 189, **198**, 200, 202
Atemstillstand **593**
- Epiglottitis 286

Atemstörung 166
Atemtest
- 13 C-Harnstoff 257
- H2 64, 147, **261**

Atemwege
- absaugen beim Neugeborenen 173
- freimachen 593

Atemwegsdruck, mittlerer 598

Halbfette Seitenzahlen = Haupttextstelle

Sachverzeichnis

Atemwegserkrankungen s. Respirationsorgane, Erkrankungen
Atemwegsinfektionen s. Respirationsorgane, Infektionen
Atemzugvolumen 600
Athetose 87
Atmung
- karchelnde 284, 286
- pfeifende 289
Atmungstypen 168
ATNR = asymmetrischer tonischer Nachenreflex 34
Atopierisiko, Säuglingsnahrung 49
Atopiesyndrom **346**
Atresie
- Trikuspidalklappe 315
- Verdauungstrakt 222
Atropin
- allgemeine Dosierungen 656
- als Antidot 633
- bei Reanimation 596
- Vergiftung 632
Atrophie 253
Audiometrie 246
Auer-Stäbchen 375
Aufklärung
- über Krankheit 11
- sexuelle 40
Aufmerksamkeitsdefizit-Hyperaktivitätssyndrom 454
Aufnahme, stationäre 17
Aufnahmedienst 16
Augenbrauen, Dysmorphie 233, 240
Augenuntersuchung **4**, 243
- Frühgeborenes 190
Aura 437
Auskultation
- Herz 7, **69**
- Lunge 6, **65**
Auskunft, telefonische 17
Ausländische Familien 12
Austauschtransfusion, Neugeborenes 208
Autismus 247, **458**
Autoimmunadrenalitis 94
Autoimmunhepatitis 154, **556**
Automatismen 441
AV-Block 323
AV-Kanal, partieller 310
AV-Reentry 323

Azathioprin
- Morbus Crohn 271
- systemischer Lupus erythematodes 353, 345, 680
Azclocillin 680
Azidose 619
- distale tubuläre 418
- metabolische 96, 619
- proximale tubuläre 418
- respiratorische 619
Azidoseausgleich, Niereninsuffizienz 422
Azidurien, organische 96
Azithromycin 571, 680
Aztreonam 680

B

Babinski-Reflex 33
Bacitracin 680
Baclofen 523, 680
Bakterien, Antibiotika 569
Bakteriennachweis 102
Bakteriurie 412
Ballard-Score 190
Ballondilatation 318 ff
Banding der Pulmonalarterie 315, 322
Bardet-Biedl-Syndrom 233
Bartter-Syndrom 418, 490
Basalganglien, Degeneration 432
Basedow, Morbus 484
Basenexzess 619
- Neugeborenes 173
Battered child syndrome 650
Bauchschmerzen 62
- chronisch rezidivierende 141
BCG-Impfung 43
BCG-itis 43
BCNU 680
BE = Basenexzess 610
Beatmung 598
- Indikationen 593, 599
- beim Kind 593
- Neugeborenes 180
- bei PFC-Syndrom 201
Beatmungsformen 598
Bechterew, Morbus s. Spondylarthritis, HLA-B27-assoziierte
Becker-Kiener, Morbus 236, **449**

Beclomethason 294, 680
Begleitkopfschmerzen 136
Behandlung, nachstationäre 17
Behinderung **13**
Behr-Syndrom 433
Beikost 49
Beinachsenfehlstellungen 476
Beinverkürzung 469
Bell-Parese 440
Bell-Phänomen 440
Benzathinpenicillin 567
Benzodiazepine
- Einnahme in der Schwangerschaft 193
- Vergiftung 632
Benzoylperoxid 680
Benzylbenzoat **586f**, 681
Benzylpenicillin 681
Beratung
- telefonische 17
- genetische 22
Beratungsgespräch 466
Beriberi 55
Bernard-Soulier-Syndrom 377 f
Bestrahlung 405
Beta-2-Sympathomimetika
- bei Asthma bronchiale 291
- Status asthmaticus 624
Betablocker, Vergiftung 632
Betamethason 681
Betarezeptorenblocker
- bei Herzrhythmusstörungen 328
- bei Hypertonie 336
- bei Panikstörungen 460
Betreuung behinderter Kinder 14
Bettmann-Zeichen 469
Beutler-Test 96
Bewegungsapparat, Erkrankungen 468
Bewegungsstörung
- dystone 432
- Überblick 87
- zerebrale 430
Bewusstlosigkeit **168**
- Erstmaßnahmen 170
- Synkope 167
- Untersuchung 168
Bewusstseinsstörung 168
BGA = Blutgasanalyse 71
Bigemini 324

Halbfette Seitenzahlen = Haupttextstelle

Sachverzeichnis

Bilirubin bei Ikterus 154
Bindungsstörung, reaktive 453
Biotin 54, 511
Biotsche Flecken 54
BIPAP 602
Biperiden 681
Biphasic Positive Airway Pressure 602
Bisacodyl 681
Biseko 656
Blackfan-Diamond-Anämie 364
Blähen der Lunge 179
Bläschen 140
Blalock-Taussig-Anastomose 313, 318
Blasenkatheter 126
Blasenpunktion, suprapubische 126
Blasensprung 171
Blastenkrise, terminale 376
Blausäure 632
Bleomycin 681
Bloch-Sulzberger-Syndrom 235
Blueberry muffins 158, 218
Blutaustauschtransfusion 212
Blutbild 79
Blutdruck
– Hypertonie 335
– Normwerte 6
Blutdruckmessung **7**, 70
Blutentnahme
– arterielle 108
– kapilläre 104
– venöse 105
Blutgasanalyse 67
Blutgruppe, Neugeborenes 173
Blutkultur 102
Blutung
– gastrointestinale **152**, 258
– Haut 140
– Hirn, Neugeborenes 190, **196**
– intrakranielle 436
– subdurale, Neugeborenes 184
– subgaleatische, Neugeborenes 184
– bei Schädel-Hirn-Trauma 643
Blutungsanämie 381
Blutzucker-Tagesprofil 494
B-Lymphozyten-Defekte 340

BNS(Blitz-Nick-Saalam)-Krämpfe 90, **441**
Bobath-Therapie 431
Bocksbeutelform, Herz 331
Borderline-SIDS 606
Bordetella pertussis 529
Borrelia
– Burgdorferi 535
– recurrentis 535
Borreliose 535
Botulismus 533, 632
Botulismus-Antitoxin 633
Bourneville-Pringle-Syndrom 424
BPD = bronchopulmonale Dysplasie 200
Brachyzephalus 425
Bradykardien **323**
– Neugeborenes 180, 199
Bromhexin 681
Bronchiektasien 164
Bronchiolitis 290
Bronchitis **290**
– häufigste Erreger 568
Bronchopneumonie 296
Bronchopulmonale Dysplasie 200
Bronchoskopie 67
Bronchospasmus bei Anaphylaxie 612
Brudzinski-Zeichen 9
Brushfield-Spots 227
Brustentwicklung 25
Bruton, Morbus 340
Budd-Chiari-Syndrom 158, 273
Budesonid 294
Bulimie 464
Busulfan 681
Butylscopolaminiumbromid 681

C

C1-Inhibitor-Mangel 344
Café-au-lait-Fleck 424, 574
Calcitonin 681
Calciumfolinat 681
Campylobacter 145
Candidosis 588
Cannabis 465
Captopril 336, 682
– bei Herzinsuffizienz 334
Caput succedaneum 184

Carbamazepin 444, 682
Carboplatin 682
CCNU 682
Cefaclor 682
Cefadroxil 682
Cefalexin 682
Cefamand 682
Cefazolin 682
Cefixim 682
Cefotaxim beim Neugeborenen 216, 571, 682
Cefotiam beim Neugeborenen 216, 682
Cefoxitin 682
Cefpodixim-Proxetil 682
Ceftazidim 682
Ceftriaxon 570, 682
Cefuroxim 682
Cefuroxim-Axetil 682
Central core disease 448
Cephalosporine 570, 682
Ceruletid 263
Cetirizin 682
Charcot-Marie-Tooth-Krankheit 435
Chediak-Higashi-Syndrom 343
Chemotherapie **405**
– Phasen 374
Cheyne-Stokes-Atmung 168
Chiari-Malformation 429
Chinidin 683
Chinin 563
Chlamydienpneumonie 297
Chloralhydrat 683
Chloramphenicol 573
Chloroquin **563**, 683
Chlorpromazin **144**, 683
Choledochuszysten 155
Cholelithiasis 155
Cholera, Impfung 44
Cholestase 155, 158
Cholesterin 515
Cholinergika 451
Chondrodysplasia punctata 524
Chorea 87
– Huntington 432
– minor 356
Choreoathetose 430
Chorionzottenbiopsie 99
Chrom 61
Chromosomenaberrationen
– autosomale 227
– gonosomale 230
Chromosomenanalyse 98

Halbfette Seitenzahlen = Haupttextstelle

Sachverzeichnis

Chvostek-Zeichen 9
Chymotrypsin, vermindertes 147, 276, 306
Ciclosporin 683
Cimetidin 258, 276, 683
Cineloop 128
Cisaprid 151, 254, 683
Cisplatin 683
Clarithromycin, Trippeltherapie **258**, 683
Clavulansäure 683
Clemastin 684
Clindamycin 570, 684
Clobazam 444
Clonazepam
- bei Epilepsie 443
- bei Fieberkrampf 446
- Neugeborenes 204, 443, 626, 684
Clonidin 337, 684
Clostridium
- botulinum 533
- tetani 531
- difficile 144
Clotrimazol 684
Cluster-Kopfschmerz 437
CML = chronisch-myeloische Leukämie 376
CMV = Zytomegalie-Virus 220
CMV-Antikörper 684
Cobalamin 54
Codein 684
CO-Gas-Vergiftung 632
Colecalciferol 684, 700
Colestyramin **516**, 633, 683
Colistin 407
Colitis
- infantile 259
- ulcerosa 272
Colon irritabile 269
Colony stimulating factor 684
Columbia-Technik (Röntgen) 226
Coma
- diabeticum 628
- hepaticum 275
Common variable immunodeficiency 341
Commotio cerebri 643
Compression cerebri 643
Computertomographie, kraniale und spinale 87
Condylomata acuminata 590
Conn, Morbus 493
Conradi-Syndrom 577

Contusio cerebri 643
COPP-Schema 384
Cori-Glykogenose 513
Cornelia-de-Lange-Syndrom 240
Cor-Thorax-Ratio 75
Corticotropin 684
Cortisol s. Kortisol
Corynebacterium diphtheriae 528
Cotrimoxazol **526**, 684
Couplets 324
Coxitis fugax 478
CP = zerebrale Bewegungsstörungen 430
CPAP = continuous positive airway pressure 598
Credé-Prophylaxe 185
Crigler-Najjar, Morbus 155
Crohn, Morbus 270
Cromoglicin-Säure 684
Cromoglykat 294
Crotamiton 684
Crotamiton-Lotio 587
Crouzon-Syndrom 232
CT = Computertomographie 87
CTR = Cor-Thorax-Ratio 75
Cumarin 685
Curschmann-Steinert-Syndrom 450
Cushing-Syndrom 493
- Dexamethasontest 94
Cutis hyperelastica 574
Cyanocobalamin 685
Cyclophosphamid 685
- Nebenwirkungen 406
- bei nephrotischem Syndrom 416
- bei systemischem Lupus erythematodes 353
- bei therapieresistenter Nephrose 345
Cyclosporin A 345, 416
Cytarabin 685
Cytobion 60
Cytosin-Arabinosid 406

D

Dactinomycin 685
Dämmerzustände 90
Dantrolen 685
Darier-Zeichen 579

Darmdekontamination 407
Darmgeräusche 63
Darmobstruktion 262
Dauerzähne 5
Daumenaplasie 233
Daumenlutschen 459
Daunorubicin 406, 685
Dawn-Phänomen 496
DDAVP bei Willebrand-Erkrankung 380
DDAVP-Test 419
Defäkationsbeschwerden 149
Deferoxamin als Antidot 633, 685

Defibrillation 597

Definitionen, perinatologische 171
Dehydratation 613
Dekortikationshaltung 274
Deletion 227
Dellwarzen 590
Demenz 249
Denver-Entwicklungsskalen 29
Depigmentierungen 578
Depressionen 461
Deprivation, soziale 453
De-Quervain-Thyreoiditis 483 f
Dermatitis
- atopische 582
- exfoliativa Ritter 215
- herpetiformis Duhring 576
- seborrhoides 581
Dermatomyositis **352**, 452
Dermatose 140
Dermographismus, weißer 582
Desmopressin 685
De-Toni-Debré-Fanconi-Syndrom 418
Dexamethason 685
- allgemeine Dosierungen 656
- als Antidot 633
- bei BNS-Krämpfen 445
- bei BPD 200
Dexamethason s. auch Kortikosteroide
Dexamethasonhemmtest 94
Dezerebrationshaltung 274
Diabetes insipidus
- centralis 482

Halbfette Seitenzahlen = Haupttextstelle

Diabetes insipidus, Durstversuch 85
- renalis 418
- Vasopressintest 92
Diabetes mellitus
- Coma diabeticum 628
- Typ I 494
- Typ II 495
- Typ III = Mody 495
Diäten, definierte 57
Diagnosegespräch 11
Diagnostik
- angeborene Stoffwechselerkrankungen 95
- bakteriologische 102
- endokrine 92
- hämatologische 79
- Herz-Kreislauf-Organe 68
- neurologische 86
- neuromuskuläre 88
- Respirationsorgane 65
- Verdauungsorgane 62
Dialyse 422
Diaphanoskopie 263, 304
Diarrhö
- akute 144
- chronische 146
- osmotische 148
Diazemuls 205, 626
Diazepam
- bei Fieberkrampf 446
- bei Grand-mal-Anfall **443**, 685
- allg. Notfalldosis 656
Diazoxid 337, 506, 686
DIC = disseminierte intravasale Gerinnung 382
Diclofenac 359, 686
Di-George-Syndrom **341**, 487
Digitalis, Vergiftung 632
Digitalis-Antitoxin 633
Digitalisierung 333
Digoxin 328, **333**, 686
Dihydralazin 336, 686
Dihydroergotamin
- bei idiopathischem Megakolon 151
- bei Migräne 438
- bei Orthostasesyndrom 338, 686
4-DMAP 633
Dimenhydrinat 686
Dimeticon 696
Dimetinden 351, **656**, 686

Diphenhydramin 686
Diphtherie 281, **528**
- echter Krupp 284, 528
- Grundimmunisierung 41
Dipyridamol 355
Diskhaler 293
Diskusprolaps 623
Dissoziation, albumino-zytologische 439
Diuretika
- bei Herzinsuffizienz 334
- bei Hypertonie 336
- bei Leberinsuffizienz 275
- bei Leberzirrhose 273
- bei Niereninsuffizienz 422
DNA-Analysen 99
Dobutamin 611, 686
Dolichozephalus 425
Domperidon 686
Dopamin
- Hirndrucktherapie 646
- Schocktherapie 611, 686
Dopplersonographie 129
Dornwarzen 590
Dosieraerosol 293
Down-Syndrom 227
Doxycyclin 697
D-Penicillamin als Antidot 522, 633
Drehmann-Zeichen 477
Dreimonatskoliken **267**, 622
Dreitagefieber s. Exanthema subitum
Drogensucht 465
Druck, intrakranieller s. Hirndruck
Druckschmerz, abdomineller 62
Dubin-Johnson-Syndrom 155
Dubowitz-Syndrom 233
Duchenne, Morbus 236, **449**
Ductus arteriosus, Offenhalten 314, 320
Ductus arteriosus persistens 308, **311**
Ductus Botalli, offener s. Ductus arteriosus persistens
Duodenalulkus 257
Duplikation 227
Durchfall s. auch Diarrhö
Durchfallerkrankung, akute **144**
Durstversuch 85
Dyplasie, bronchopulmonale **200**

Dysfunktion, minimale zerebrale 430
Dysgrammatismus 247
Dyskinesie 430
Dyslalie 247
Dysmorphie
- Diagnostik 98
- Screening 97
Dysostosis
- craniofacialis 232
- mandibulofacialis 232
- multiplex 97
Dysplasia cleidocranialis 232
Dysplasie
- diastrophische 233
- Hüftgelenk 469
- thanatophore 240
- Skelett 468
Dyspnoe 65, **165**
Dysregulation
- orthostatische 338
- des vegetativen Nervensystems 457
Dyssomnien 455
Dysthymie 461
Dystonia musculorum deformans 432
Dystonie 87, 237
Dystrophia myotonica Curschmann-Steinert 450
Dystrophie 253
- infantile neuroaxonale 432
- kardiale 333
- präpartale 188
Dysurie 83
Déjerine-Sottas-Krankheit 435

E

Early onset sepsis 214
EBV = Epstein-Barr-Virus 557
Echinokokken 565
Echokardiographie 77, **130**
ECMO 603
Edrophoniumchlorid-Test 451
Edwards-Syndrom 228
EEG = Elektroenzephalographie 88
Efeublätterextrakt 686
Effloreszenzen **140**
Ehlers-Danlos-Syndrom 574
Eiform, Herz 316
Einschwemmkatheter 114
1-er Nahrung 49

Sachverzeichnis

Einstellreflex, oraler **29**, 34
Eisen
– Therapie 360
– Vergiftung 632
Eisen-(III)hexacyanoferrat 633
Eisenbedarf 61
Eisenmangelanämie 79 f, **360**
Eisenmenger-Reaktion 321
Eiweiß 59
– im Liquor 88
Eiweiß s. auch Proteine
Eiweißbedarf
– Klein- und Schulkind 51
– Säuglinge 49
Eiweißmangel 253
Ekchymosen 4
EKG = Elektrokardiographie 71
Ektodermaldysplasie, anhidrotische 574
Ekzem, endogenes 582
Ekzema herpeticatum 544
Elektroenzephalographie 88
Elektrokardiographie 71
– Herzrhythmusstörungen 327
– Hyperkaliämie 421
Elektrolyte 60
– Resorptionsstörung 147
Elektromyographie 88
Elektrotherapie 597
Elementarkost 57
Elfin-Face-Syndrom 229
Ellis-van-Creveld-Syndrom 233
Ellsworth-Howard-Test 487
Elterntherapie 466
Embryonalperiode 192
Embryopathien **193**, 218
EMG = Elektromyographie 88
E-Mulsin 60
Enalapril 334
Endgrößenberechnung 23
Endokardfibroelastose 332
Endokarditis 133, **329**
Endokarditisprophylaxe **329**, 567
Endokrinopathien 481
Endomysium-Antikörper 260
Endoskopie, Verdauungsorgane 64
Energiebedarf s. Nahrungsbedarf
Enkopresis 150
Enoximone, Schocktherapie 611

Enteritis 144
– häufigste Erreger 569
Enterokolitis 144
– chronisch infektiöse 148
– nekrotisierende **221**, 622
– pseudomembranöse 144
Enteropathie, allergische 259
Enteropathien 148
Entwicklung
– körperliche 23
– psychomotorische und geistige 26
Entwicklungsknick 86
Entwicklungsrückstand, psychomotorischer 86
Entwicklungsstörungen **241**
– psychomotorische 249
Entwicklungsverzögerung, konstitutionelle 241
Entzündungsreaktion, systemische 214
Enuresis 423
Enzephalitis 133, **553**
Enzephalopathie
– hypoxämisch-ischämische 171
– infantile myoklonische 392
– bei Leberinsuffizienz 275
– Reye-Syndrom 274
– urämische 421
Enzephalozele 223, 429
Ependymom 388
Epidermolysis bullosa hereditaria 576
Epiglottitis 284, **286**
Epikutantest 349
Epilepsie **441**
– Status epilepticus 626
– abdominelle 141
Epinephrin 285, 687
Epiphysiolysis capitis femoris 477
Epsilonaminokapronsäure 380
Erb-Duchenne-Lähmung 184
Erbgänge 98
Erbgang, mitochondrialer 237
Erbrechen 142
– bei Chemotherapie 407
– Erbrechen auslösen 631
ERCP = endoskopische retrograde Cholangiopankreatographie 64

Erdbeerzunge 354, 527
Ergometrie 77
Ergotaminpräparate 438
Ergotherapie 251
Erkrankungen
– heredodegenerative extrapyramidale 432
– krisenhafte 96
– neurodegenerative 96
– peroxisomale 524
– psychische 453
– zerebrovaskuläre 436
Ernährung 47
– alternative 52
– Anamnese 2
– bei chronischer Obstipation 151
– Klein- und Schulkind 51
– Magenschonkost 258
– parenterale 58
– Säugling 49
– bei Verbrennungen 642
Erreger, häufigste 568
– bei Enteritis 569
– bei Sepsis 525
Erregernachweis 102
– im Liquor 88
Erstickungsanfall bei Aspiration 289
Erstversorgung, Neugeborenes 172
Ertrinkungsunfall 648
Erwachsenenkost 51
Erysipel 585
Erythem 140
Erythema
– anulare – marginatum 356
– chronicum migrans 535
– exsudativum multiforme 584
– infectiosum 101, **543**
– marginatum 356
– toxicum des Neugeborenen 588
Erythrodermia desquamativa Leiner 581
Erythromycin **570**, 687
Erythropenie 364
Erythropoetin 687
Erythrozyten im Urin 83
Escherichia coli O157:H7 368
ESPGAN, Rehydratationslösung 614
Ethambutol **539**, 687
Ethosuximid **444**, 687

Halbfette Seitenzahlen = Haupttextstelle

Sachverzeichnis

Etilefrin 687
Etomidat 626, **656**
Etoposid 406
Eulenberg-Batten-Syndrom 450
Ewing-Sarkom 404
Exanthem, Differenzialdiagnosen 100
Exanthema subitum 101, **542**
Exomphalos-Makroglossie-Gigantismus-Syndrom 240
Exsikkose bei Dehydratation 613
Exsudat 302
Extrasystolen 324
Extrauteringravidität, rupturierte 623

F

Faber, Morbus 517
Fabry, Morbus 435, **517**
Fahr, Morbus 432
Fahrradergometrie 77
Faktoren, Blutgerinnung s. Gerinnungsfaktoren
Fallot-Tetralogie 308, **313**
Familienanamnese 2
Familienberatung, genetische 22
Familientherapie 466
Fanconi-Anämie **232**, 364
Farbdopplersonographie 129
Farmerlunge 300
Farr-Schema 190
Fastentest 505
Faszitis, eosinophile 352
Faszikulationen 87, 434f
Favus 589
Fazialisparese 8
– nach Geburt 184
– idiopathische periphere 440
– zentrale 440
Fehlbildungen
– autosomale 231
– Haut 574
– polygene 238
– uneinheitlicher Ätiologie 240
– X-chromosomale 235
Fehlbildungssyndrome 239
Fehlgeburt 171
Fehlintubation, Folgen 622
Feminisierung, testikuläre 498

Fenistil s. Dimentinden
Fenoterol 687
Fenoterolbromid 624
Fentanyl 19
Fetalperiode 192
Fetopathien 193, 218
Fett 59
– Bedarf
– – Klein- und Schulkind 51
– – Säuglinge 49
Fett-Resorption, Störung 147
Fettsäuren, überlangkettige 523
Fettsäureoxidationsstörungen 510
Fettsäureoxydationsdefekte 504
FEV_1 66
Fibrinogen bei Verbrauchskoagulopathie 382
Fibrose, zystische s. Mukoviszidose
Fibularisphänomen 9
Fieber
– Krankheitsschweregrade 3
– Leitsymptom 132
– rheumatisches 139, **356**
– Therapie 134
Fieberkrämpfe 446
FIGO, Ovarialtumorstadien 401
Filtration, glomeruläre 85
Fisher-Syndrom 440
Fisteln, arteriovenöse 580
Flammazine-Salbe 641
Flavinikterus 154
Floppy infant 86
Flossenfuß 473
Flow 598
Flucloxacillin **573**, 687
Fluconazol 687
Flucytosin 570
Fludrokortison 687
Fludrokortison s. auch Kortikosteroide
Flumazenil 633
Fluor 61
Fluoride 53, 688
Fluorouracil 688
Fluoxetin **461**, 688
Flush, Anaphylaxie 347
Flush-Methode, Blutdruckmessung 70
Fluss-Volumen-Kurve 66
Fördersysteme bei Behinderung 14

Folgemilch 50
Folinsäure 219
Follikulitis 585
Folsäure 56, 700
Folsäuremangel 363
Folsan 60
Fontanellenschluss 23
– verzögerter 426
– vorzeitiger 425
Fontan-Operation 314f
Fosfomycin 688
Fragiles-X-Syndrom 235
Franceschetti-Syndrom 232
Frauenmilch 47
Fremdeln 460
Fremdkörperaspiration 284, **289**
Fremdreflexe 9
Friedreich-Ataxie 433
Fröhlich-Syndrom 252
Froschhaltung 33
Fruchtwasser, grünes 202
Frühförderung 14
Frühgeborenes 189
– Atemnotsyndrom 198
– intraventrikuläre Hirnblutungen 196
– Reanimation 178
– Verlegung in die Neonatologie 187
Frühgeburt **189**
– Prävention 190
Frühsommermeningoenzephalitis 549
– Impfung 43
Fruktoseintoleranz 508
FSME = Frühsommermeningoenzephalitis 549
Fundoskopie, Indikationen 4
Furacinsol 641
Furosemid 688
– allg. Notfalldosis 656
– bei Herzinsuffizienz 334
– bei hypertensiver Krise 337
– bei Hypertonie 336
– bei Leberinsuffizienz 275
– bei Leberzirrhose 273
– bei Niereninsuffizienz 611
Fusidinsäure 688
Fusidinsäure 688
Fußdeformitäten 473
Fußsohlenfurchung 177

Halbfette Seitenzahlen = Haupttextstelle

Sachverzeichnis — Hämolyse, Morbus haemolyticus neonatorum

G

Galaktosämie 95, **507**
Galant-Reflex **29**, *30*, 35
Gallenganganomalien 154
Ganciclovir 688
Ganglioneuroblastom 392
Ganglioneurom 392
Gastritis 257
Gastroenteritis 134, **144**, 622
– allergische 348
Gastrointestinaltrakt
– Blutung 152
– Erkrankungen 254 ff
Gastroschisis 225
Gaucher, Morbus 517
G-CSF 370, 408, 684
Geburt
– ambulante 175
– Definitionen 171
Geburtsgeschwulst 184
Geburtsgewicht 171
Geburtstrauma 184
Gefäßdilatation, intrazerebrale 136
Gefäßnävi 574, 580
Gehirnerschütterung 643
Gehirnprellung 643
Gehörgangentzündung 279
Gelbfieber, Impfung 44
Gelegenheitskrämpfe 442, 446
Gelenkschmerzen 138
Gendiagnose 99
Genitalanomalien 409
Genitale, Untersuchung 8
Genitaltrakt, Erreger 569
Gentamicin 570, 688
Genua
– valga 476
– vara 476
Gerinnung, disseminierte intravasale (DIC) 382
Gerinnungsfaktoren
– Mangel 381
– Substitution 380
– VIII und IX, Mangel 379
GES 60 615
Geschlechtsentwicklung 498
Geschlechtszuordnung 499
Gespräch, ärztliches 11
Gestationsalter 171, 190
Gewicht
– bei Geburt 171

– Messung 23
– spezifisches von Urin 84
GG = Geburtsgewicht 171
Gianotti-Crosti-Syndrom 233
Giemen 65
Gierke-Glykogenose 513
Giftentfernung, primäre 630
Gilbert-Meulengracht, Morbus 155
Gingivostomatitis herpetica 544
Glasgow-Coma-Scale 644
Glaubersalz 632
Gleithernie, zentrale 254
Gleithoden 500
Glenn-Anastomose 315
Gliadin-Antikörper 260
Gliome 388
Glomerulonephritis 414
Glomerulosklerose 414
Glukagon 688
– allg. Notfalldosis 656
– als Antidot 633
Glukagontoleranztest 505
Glukokortikoide
– Einnahme in der Schwangerschaft 193
– bei rheumatischer Karditis 356
Glukokortikoide s. auch Kortikosteroide
Glukose, im Liquor 88
Glukose-6-PDH-Mangel 366
Glukosebelastungstest, oraler 494
Glukoseinfusion bei Neugeborenen 213
Glukosurie, renale 418
Glutenintoleranz 260
Glycerin 688
Glycerol 688
Glykogenose 159, **513**
G_{M1}-Gangliosidose 517
G_{M2}-Gangliosidosen 517
GN = Glomerulonephritis 414
Gneis 581
Gnomenwaden 449
GnRH-Test 92
Goldtherapie 359
Gonaden, Funktionsdiagnostik 92
Gonadendifferenzierung, abnorme 498
Gonadentumoren 400
Gonadorelin 688

Goodpasture-Syndrom 300, 414
Gowers-Zeichen 449
Gradenigo-Syndrom 279
Graf, Hüftgelenktypen 470
Grand-mal 441
Grand-mal-Status 442, **626**
Granulom, eosinophiles 387
Granulomatose, septische 78, 158, **343**
Granulozyten im Liquor 88
Granulozytenfunktionstests 78
Gregg-Syndrom 541
Greifreflex **29**, 34
Griseofulvin, Teratogenität **193**, 589
Größe s. Körpergröße
Großwuchs 162
Gürtelrose s. Herpes zoster
Guillain-Barré-Syndrom 439
Guthrie-Test 95
Gynäkomastie 501

H

Hals
– körperliche Untersuchung 4
– Sonographie 128, 130
Haarausfall 591
Haarausreißen 459
Hackenfuß 473
Hämangiome **580**
Hämatemesis 143, **152**
Hämatokrit, Neugeborenes 173
Hämatom
– epidurales 436
– subdurales 436
Hämaturie 84
Hämoblastosen 158
Hämoglobinopathien 362
Hämoglobinurie **367**, 415
– hämolytisch-urämisches Syndrom 368
– paroxysmale nächtliche 366
Hämolyse
– Hämoglobinopathien 362
– hämolytische Anämien 366
– hämolytisch-urämisches Syndrom 368
– Icterus neonatorum 207
– Ikterus 154
– Morbus haemolyticus neonatorum 211

Halbfette Seitenzahlen = Haupttextstelle

Sachverzeichnis

Hämolyse, Serumwerte 157
- Thalassämie 361
Hämolytisch-urämisches Syndrom 368
Hämophilien 379
Haemophilus influenzae, Epiglottitis 286
Haemophilus influenzae B, Impfung 42
Halbseitenkopfschmerz 137
Halbseitensymptomatik 168
Hallervorden-Spatz-Erkrankung 432
Halofantrin 563
Haloperidol 688
Halsstellreflex 30
Haltungsstörungen 475
HA-Nahrungen 49
Handflächenregel 636
Hand-Mund-Fuß-Krankheit 281
Hand-Schüller-Christian, Morbus 387
Handwurzelknochen, Entwicklung *23*
Harlekinfetus 577
Harndiagnostik 83
Harngewinnung 102
Harninkontinenz 423
Harnstoffzyklus, Enzymdefekte 512
Harnverhalt, akuter 623
Harnwege
- Anomalien bei Neugeborenen 226
- Fehlbildungen 409
Harnwegsdiagnostik 83
Harnwegsinfektion 133, **412**
- bei angeborenen Anomalien 226
- Labordiagnostik 84
- Neugeborenes 215
- Rezidivprophylaxe 567
Hartnup-Syndrom 418
Haushalt, Unfallprophylaxe 38
Haut
- Effloreszenzen 140
- Untersuchung 4
Hautabledderung 184
Hautblutung **4**, 140
Hautfarbe, Apgar-Score 172
Hautfehlbildungen 574
Hautinfektionen
- bakterielle 585
- häufigste Erreger 568
- Neugeborenes 215
Hauttests 349
Hautveränderungen 140
β-HCG
- bei Hepatoblastom 402
- bei Keimzelltumoren 389, 399f
HCG-Test 93
Heilpädagogik 250
Heimlich-Handgriff 289
Heimmonitor 608
Heinz-Innenkörper 362, 366
Helicobacter pylori 257
Hemmkörperhämophilie 379
Heparin 688
Hepatitiden
- Differenzialdiagnosen 158
- granulomatöse 556
Hepatitis A 554
- Impfung 44
Hepatitis B 555
- Impfung 43
- - beim Neugeborenen 185
Hepatitis C 555
Hepatitis D 556
Hepatitis E 556
Hepatitis epidemica s. Hepatitis A
Hepatoblastom 402
Hepatomegalie 157
Heredoataxie, spinozerebelläre 433
Heredodegenerative extrapyramidale Erkrankungen 432
Hermaphroditismus 498
Hernia
- inguinalis 263
- inkarzerierte 622
- umbilicalis 263
Herpangina 281, 544
Herpes simplex 544
- EEG bei Enzephalitis 90
- Neugeborenes 218
Herpes zoster **546**, 623
Hers-Glykogenose 513
Herxheimer-Reaktion 219
Herz, Röntgendiagnostik 75
Herzachse 71
Herzdruckmassage 595
- Neugeborenes 180
Herzfehler, angeborene 308
Herzfrequenz 71
Herzgeräusche 7, **69**
Herzinsuffizienz **333**
Herzkatheterismus 77

Herz-Kreislauf-Stillstand, Reanimation Früh- und Neugeborener 178
- Reanimation beim Kind 593
Herz-Kreislauf-System
- Adaptation des Neugeborenen 174
- Diagnostik 68
- körperliche Untersuchung 7
Herzmuskelbiopsie 77
Herzrhythmus 71
Herzrhythmusstörungen 323
Herzschrittmacher 328
Herzspitzenstoß 68
Herztöne 69
Herzvergrößerung 76
Heteroglykanosen 520
Heuschnupfen 347
Hexachlorcyclohexan **586f**, 689
Hexenmilch 186
Hexetidin 689
HFO = Hochfrequenz-Oszillation 602
HHH-Syndrom 512
Hiatushernie 254
HiB = Haemophilus influenzae 42
Hilgenreiner-Linie 471
Hiob-Syndrom 341
Hippel-Lindau-Syndrom 424
Hirnblutung, Neugeborenes 190, 196
Hirndruck 645
Hirndrucktherapie 646
Hirndruckzeichen 136, 169
- Hirntumoren 389
- Reye-Syndrom 274
- beim Säugling 426
- zentrale Hypertonie 335
Hirnnerven 8
Hirnstammreflexe 643
Hirntoddiagnostik 604
Hirntumoren 388
Hirschberg-Test 243
Hirschsprung, Morbus 150, **222**
Histiocytosis X 387
HIV 558
HLA-Expressionsdefekt 341
HMG-Test 93
Hoden
- Funktionsdiagnostik 93
- Größe 25
- körperliche Untersuchung 63

Halbfette Seitenzahlen = Haupttextstelle

Sachverzeichnis

Hochfrequenz-Oszillation 602
Hochwuchs 162
– Marfansyndrom 231
Hockerstellung 313
Hodenektopie 500
Hodenhochstand 500
Hodentorsion 63, **263**, 623
Hodentumoren 400
Hodgkin-Lymphom 82, **383**
Hörstörungen 245
Hohlfuß 473
Holzschuhherz 313
Hormone
– antidiuretisches 482
– Einnahme in der Schwangerschaft 193
– Funktionsdiagnostik 92
Horner-Syndrom **184**, 392
HSMN 435
HSV = Herpes-simplex-Virus 544
Hüfte, lockere 10, **469**
Hüftgelenk
– körperliche Untersuchung 10
– Sonographie 130
Hüftgelenkdysplasie 469
Hüftgelenkluxation, kongenitale 469
Hüftgelenkröntgen 472
Hüftgelenksonographie **470**
Hühnerauge 590
Humana Elektrolyt 615
Hunter, Morbus 520
HUS = hämolytisch-urämisches Syndrom 368
Husten 65
– bellender 283f
– Leitsymptom 163
Hydralazin 689
Hydramnion 222
Hydrochlorothiazid 689
– bei Hypertonie 336
Hydrokortison 689
Hydrokortison s. auch Kortikosteroide
Hydrokortisontest 369
Hydronephrose 409
Hydrops fetalis 211
Hydroxylase-Defekte 491
Hydrozele 63, 263
Hydrozephalus 426
– posthämorrhagischer 197
Hyoscyamise-Hydrobromid 689

Hyperaktivitätssyndrom 454
Hyperammonämie 96, 511, **512**
Hyperbilirubinämien 155
– Neugeborenes 208, 211
Hyperglykämie 494
Hyper-IgE-Syndrom 341
Hyper-IgM-Syndrom 340
Hyperinsulinismus 213, 504
Hyperkaliämie 617
– EKG 421
Hyperkalzämie 488
– hypokalzurische 488
Hyperkarbie 619
Hyperkinesie 87
Hyperkinesiesyndrom **454**
Hyperlipoproteinämien 515
Hyperlordose 476
Hypernatriämie 59
Hyperoxietest 201
Hyperparathyreoidismus 488
Hyperphenylalaninämie 509
Hyperpyrexie 134
Hyperreaktivität, bronchiale 291
Hypersomnien 455
Hypertelorismus 4
Hypertension, portale 273
Hypertension s. auch Hypertonie
Hyperthermie
– Malignomtherapie 407
– maligne, Antidot 685
Hyperthyreose 484
Hypertonie 335
– pulmonale 321
Hypertrophie, ventrikuläre, EKG 74
Hyperurikämie bei Malignomtherapie 408
Hyperventilation 168, 457
Hypogalaktie 48
Hypogammaglobulinämie 340
Hypoglykämie 504
– Mangelgeburt 188
– Neugeborenes 213
Hypokaliämie 59, **617**
Hypokalzämie 487
– Mangelgeburt 188
Hypokarbie 619
Hypomagnesiämie, Mangelgeburt 188
Hypomelanosis Ito 574
Hyponatriämie 59

Hypoparathyreoidismus 487
Hypophosphatasie 503
Hypophyse, Funktionsdiagnostik 92
Hypophysenadenom 388
Hypophysen-Kombi-Test 92
Hypophysenvorderlappen-Insuffizienz 481
Hypopituitarismus 481
Hyposensibilisierung 350
Hypospadie 409
Hypothalamus, Funktionsdiagnostik 92
Hypothyreose 95, **483**
– Neugeborenenscreening 93
Hypotonie
– muskuläre s. Muskelhypotonie
Hypovitaminosen 54
Hypovolämie, Schock 609
Hypoxämie
– chronische 68
– des Neugeborenen 173, 199
Hypoxie, Reanimation Früh- und Neugeborener 178
Hypsarrhythmie 90
Hysterie 442

I

I/T-Wert 215
Ibuprofen 689
Ichthyosis 577
Icterus gravis 207
– neonatorum 207
– praecox 207
– prolongatus 207
Ifosfamid **406**, 689
IgA-lineare Dermatose 576
IgA-Mangel 340
IgA-Nephritis 414
7 S-IgG 370
IgG-Subklassendefekte 340
Ikterus
– cholestatischer 155
– hepatozellulärer 155
– Leitsymptom 154
– Neugeborenes 207
Ileitis terminalis s. Crohn, Morbus
Ileus 622
– älteres Kind 262
– Neugeborenes 222
Imipenem 407, 689

Halbfette Seitenzahlen = Haupttextstelle

Sachverzeichnis

Imipenem beim Neugeborenen 217
Imipramin 689
Immobiles-Zilien-Syndrom 234
Immundefekte
– Diagnostik 78
– kombinierte 341
– Übersicht 339
Immundefizienz s. Immundefekt
Immundiagnostik 78
Immunglobuline 345
– Diagnostik 78
Immunglobulinmangel 340
Immuntherapie 345
Impetigo
– bullosa 215
– contagiosa 585
Impfpläne 44
Impfstatus 2
Impfungen **41**
– bei Malignomtherapie 407
Impulsiv-Petit-mal 90, **441**
IMV = intermittent mandatory ventilation 598
Incontinentia pigmenti 235
Indometacin bei JRA 311, 359, 690
INFECTODYSPEPT 615
Infektanämie 80
Infektanfälligkeit 339
Infektionen
– bakterielle
– – Neugeborenes 214
– – der Haut 585
– bei Malignomtherapie 407
– polytope 78
Infektionsdiagnostik 100
Infektionskrankheit, exanthematische 100
Infektionsprophylaxe
– Antibiotika 567
– Neugeborenes 217
– Schädel-Hirn-Trauma 647
– Malignomtherapie 407
Influenza, Impfung 43
Infusionstherapie
– Ertrinkungsunfall 649
– Verbrennung 637
INH = Isoniazid 538
Inhalationsallergene 346
Inhalationshilfen 293
Inkontinenz 423
Insektengiftallergie 351

Insomnien 455
INSS, Neuroblastom-Stadien 393
Insulintherapie 495
Intelligenzquotient 33
Intelligenztests 91
Interferon-α 345
– bei Hämangiomen 580
Intersexformen 498
Interview 91
Intoxikation 630
– Drogen 465
Intractable diarrhea 146
Intrakutantest 349
Intralipid 59
Intrinsic Factor 363
Intubation
– Indikationen 599
– Neugeborenes 180
– Technik beim Kind 594
Invagination 264
Inversed-Ratio-Ventilation 602
Ipecacuanha-Sirup 631
– Nebenwirkungen 690
IPPV = intermittent positive pressure ventilation 599
Ipratropiumbromid **624**, 690
– bei BPD 200
Ischämie, koronare 623
Isoniazid 538, 690
Isotopenuntersuchungen
– Nieren 85
– Verdauungsorgane 64
Isovalerianazidämie 510
Isoxazolylpenicillin 687
ITP = idiopathische thrombozytopenische Purpuraformen 377
Itraconazol 690

J

Jaktationen 459
JCMML = juvenile chronisch-myeloische Leukämie 371
Jervell-Lange-Nielsen-Syndrom 324
Jod 61
Jod bei Struma 486
Jones-Kriterien 356
Josamycin 690
JRA = juvenile rheumatoide Arthritis 357

K

Kalium, Stoffwechselstörungen 617
Kalorienbedarf 58
Kalorienbedarf s. auch Nahrungsbedarf
Kalzium bei Reanimation 597
Kalziumantagonisten
– Herzrhythmusstörungen 328
– Hypertonie 336
– pulmonale Hypertonie 322
Kalziumphosphat-Steine 420
Kammerflimmern, Defibrillation 597
Kammertachykardie 324
Kandidosen 588
Karbamylphosphatsynthetase 512
Karboxylasedefekt, biotinabhängiger 341
Kardiachalasie 254
Kardiomyopathien 332
Kardioversion 328
Karditis, rheumatische 356
Kariesprophylaxe 53
Kartagener-Syndrom 234
Kasabach-Merrit-Syndrom 580
Katarakt 4
Katecholamine
– Ertrinkungsunfall 649
– bei Hirndruck 646
– Schocktherapie 611
Katheterinfektion 111
Katheterurin 84
Katzenauge, amaurotisches 391
Katzenkratzkrankheit 530
Katzenschreisyndrom 229
Kawasaki-Syndrom 101, **354**
Kayser-Fleischer-Kornealring 522
Kearns-Sayre-Syndrom 237
Kehlkopfdiphtherie 528
Keime im Urin 84
Keimzelltumoren 389, 399, **400**
Keloide 642
Kephalhämatom 184
Kernig-Zeichen 9
Kernikterus 207 f
Ketamin 120, 649, 690
Ketanest s. Ketamin

Halbfette Seitenzahlen = Haupttextstelle

Sachverzeichnis

Ketoazidose 495
Ketoconazol 342, 570, 690
Ketonurie 96
Ketotifen 690
Ketrazan 566
Keuchhusten s. Pertussis
KG = Körpergewicht 23
Kinderchirurgie, Neugeborene 222
Kinderschutz, Unfallprophylaxe 38
Kindesmisshandlung 650
Kinky-hair-Syndrom 574
Klavikulafraktur bei Geburt 174, 184
Klavus 590
Kleinhirntumoren 389
Kleinwuchs 160
Kletterfuß 473
Klinefelter-Syndrom 230
Klippel-Feil-Syndrom 240
Klitorishypertrophie 491
Kloni s. Myoklonien
Klopfschall, hypersonorer 65
Klumpfuß 473
Klumpke-Lähmung 184
Knick-Senk-Fuß 473
Knochenalter **23**
Knochenkerne, Auftreten 24
Knochenmarkdiagnostik 80, **121**
Knochenmarkpunktion 120
Knochenmarktransplantation 406
Knochennekrosen, aseptische 477
Koagulopathien
– angeborene 379
– erworbene 381
Körperbelastungstest 93
Körpergewicht, Messung 23
Körpergröße, Messung 23
Körperhygiene 40
Körperoberfläche 23
Körpersprache 3, 26
Körpertemperatur, erhöhte 132
Körpertherapien 466
KO = Körperoberfläche 23
Kohle, medizinische 632
Kohlendioxid-Partialdruck 619
– Steuerung 600
Kohlenhydrate 59
– Bedarf
– – Klein- und Schulkind 51
– – Säuglinge 49

Kohlenhydrat-Resorption, Störung 147
Kohlenmonoxid-Vergiftung 632
Kokain 465
Kolitis, milchinduzierte 259
Kollagenosen 139, 158, **352**
Koller-Test 381
Kollodiumbaby 577
Koma 168, **643**
– diabetisches 495, 628
– ketoazidotisches 495
Kommunikation 11
Komplement, Diagnostik 78
Komplementdefekte 344
Komplikationsprophylaxe, Antibiotika 567
Kompressionsanzüge 642
Konakion 60
– bei Blutungsneigung 153
– Prophylaxe 175, 185
Konjunktivitis
– Hypovitaminose 55
– Kawasaki-Syndrom 354
– Reiter-Syndrom 139
– allergische 347
Kontinua 132
Kontrazeption 40
Konversionsstörungen 457
Konzentrationsvermögen, Niere 85
Kopf, körperliche Untersuchung 4
Kopfheben, Neugeborenes 35
Kopfschmerzen 86, **136**, 437
– psychogene 437
Kopfumfang
– Messung 23
– rasch zunehmender 426
– verminderter 425
Koplik-Flecken 540
Kortikosteroide 345
– bei aplastischen Anämien 365
– bei Asthma bronchiale 294
– bei immunhämolytischen Anämien 367
– bei JRA 359
– bei Myasthenia gravis 451
– Nebenwirkungen 406
– bei Pseudokrupp 285
– bei Schädel-Hirn-Trauma 647
– Schocktherapie 611

– bei Vaskulitiden 355
Kostmann, Morbus 369
Krabbe, Morbus 517
Krätzmilben 587
Krampfanfälle **441**
– EEG-Befunde 90
– Neugeborenes 171, **203**
– postiktale Bewusstlosigkeit 169
– Status epilepticus 626
Krampfanfälle s. auch Anfälle
Kraniopharyngeom 388
Kraniosynostosen 425
Kreatinin-Clearance 85
Kreislauf, persistierender fetaler 201
Kreislauf s. auch Herz-Kreislauf
Kreislaufstillstand
– Reanimation Früh- und Neugeborener 178
– Reanimation beim Kind 593
Kretinismus 483
Krise
– aplastische 364
– hämolytische 366
– hypertensive 335
Krupp
– akuter infektiöser 283 f
– echter 284, **528**
– echter s. auch Diphterie
– spastischer 283
Kruppsyndrom **283**
Kryptorchismus 500
Kugelberg-Welander-Syndrom 434
Kuhmilch 47, 50
Kuhmilchallergie, enteropathische 259
Kupfer 61
– Vergiftung 632
Kurznarkose 120
Kußmaul-Atmung 168
Kwashiorkor 253

L

Lactobacillus acidophilus 690
Lactulose 690
Lähmungen, periodische 448
Läuse 586
Lagetyp des Herzens 71

Halbfette Seitenzahlen = Haupttextstelle

Sachverzeichnis

Laktasemangel 261
Laktatazidose, kongenitale 511
Laktose 261
Laktulose 151
Lamblien 145
Lamotrigin **444**, 690
Landau-Reflex 31, 35
Landry-Paralyse 439
Langerhans-Histiozytose **387**
Langzeit-EKG 77
Lanugo 176
Large for gestional age 171
Larva migrans 565
Laryngitis
– akute 283
– epiglottica 284, **286**
– subglottische 283
Laryngobronchitits, bakterielle 283
Laryngotracheitis, virale 283
L-Asparaginase 406
Late onset
– Muttermilchikterus 209
– Sepsis 214
Laugenverätzungen 634
Laurence-Moon-Syndrom 233
Laxantien 151
L-Dopa 432
Lebendgeburt 171
Lebensperioden 26
Leber, Palpation 7
Leberegel 565
Lebererkrankungen **273**
Leberinsuffizienz 275
Leber-Optikus-Neuropathie 237
Lebertumoren 402
Leberzirrhose **158 f**, 273
Leigh-Syndrom 237
Leishmaniose, kutane 585
Leitsymptome **132 ff**
Lennox-Gastaut-Syndrom 442
Lesch-Nyhan-Syndrom 236
Leukämie
– akute lymphatische 373
– akute myeloische 375
– chronisch-myeloische 376
– hämatologische Diagnostik 80
– juvenile chronisch-myeloische 371, 376
Leukodystrophie, metachromatische 517
Leukomalazie, periventrikuläre 196

Leukozyten
– im Liquor 88
– im Urin 83
Leukozytenphosphatase, alkalische 376
Leukozyturie 84
Levothyroxin 690
Lewis-Glykogenose 513
Leydig-Zell-Tumor 400
LGA = large for gestional age 171
LH-RH 688
LHRH-Test 92
Lidachse
– antimongoloide 240
– mongoloide 227 f
Lidocain
– bei Reanimation 596
– bei ventrikulärer Tachykardie 328
– Nebenwirkungen 691
Lindan 586 f, 689
Linksherzhypoplasie s. Syndrom des hypoplastischen linken Ventrikels
Linksherzinsuffizienz 333
Links-rechts-Shunt 308
Linksschenkelblock 74
Linsenluxation 231
Lipidosen 97
Lipoproteine 515
Lippen-Kiefer-Gaumenspalte 223
Liquid ventilation 603
Liquordiagnostik 87
Liquorelektrophorese 88
Liquorgewinnung 102
Liquorpunktion 117
Liquor-Shunt 427
Lobäremphysem, kongenitales 288
Lobärpneumonie 296
Logopädie 248
Lomustin 682
Loperamid 691
Low-dose-Heparinisierung bei DIC 382
Lowe-Syndrom 418
Lown-Ganong-Levine(LGL)-Syndrom 323
LSD 465
L-Thyroxin 698
Lucey-Priscoll, Morbus 155
Lues, Neugeborenes 218
Lumbalpunktion 117

Lungenbefunde im Röntgen-Thorax 77
Lungenentzündung s. Pneumonie
Lungenerkrankungen, interstitielle 300
Lungenfehlbildungen **288**, 298
Lungenfibrose, idiopathische 300
Lungenfunktionsdiagnostik 65
Lungengefäßzeichnung 77
Lungenhämosiderose, idiopathische 300
Lungensequestration 288
Lungenvenenfehlmündung 312
Lungenzysten, kongenitale 288
Lupus erythematodes, systemischer 352
LV(linksventrikuläre)-Hypertrophie 74
Lyell-Syndrom 348, 576
Lyme disease 535
Lymphadenosis benigna cutis 535
Lymphangiome 574
Lymphknoten, körperliche Untersuchung 6
Lymphknotenschwellung 81
Lymphogranulomatose s. Hodgkin-Lymphom

M

MAD = mittlerer Atemwegsdruck 598
Magenschonkost 258
Magenspülung 631
Magnesium, Vergiftung 632
Magnesium-Ammonium-Phosphat-Steine 420
Magnetresonanztomographie, Kopf/spinal 87
Makrobiotik 52
Makroglossie 227, 240
Makulafleck, kirschroter 97, 518
Malabsorption 147
Malabsorptionssyndrom **146**
– bei Kuhmilchallergie 259
Malaria 562
Maldescenus testis 500
Maldigestion 147

Halbfette Seitenzahlen = Haupttextstelle

Sachverzeichnis

Malignom
- Aufklärung 12
- Diagnostik 81
Malignomtherapie 405
Malnutrition 253
Mangan 61
Mangelgeburt 188
Manipulationen, habituelle 459
Mannitol 646
Marasmus 253
Marfan-Syndrom 231
Marinescu-Sjögren-Syndrom 433
Marmorknochenkrankheit 468
Maroteaux-Lamy, Morbus 520
Maroteaux-Lamy-Robert-Syndrom 240
Martin-Albright-Syndrom 487
Martin-Bell-Syndrom 235
MAS = Mekoniumaspirationssyndrom 202
Maschinengeräusch 311
Masern **540**
- Exanthem 100
- Impfung 42
Maskenbeatmung 593
- Neugeborenes 179
Maße, anthropometrische 23
Mastitis 48
Mastopathia neonatorum 186
Mastozyose 579
Mauriac-Syndrom 494
Mc Ardle-Glykogenose 513
McCune-Albright-Syndrom 240
MCD = minimale zerebrale Dysfunktion 430
MCL = Medioklavikularlinie 68
MCU = Miktionszystourethrographie 85, 410
Mebendazol **566**, 691
Mediastinum, Prozesse 287
Medikamente
- antiretrovirale 560
- teratogene und fetale Schäden 193
Medulloblastome 388
Mefenamin Säure 691
Mefloquin 563, 691
Megakolon
- idiopathisches 150
- toxisches 272

Megaureter 226, 409
Meilensteine der Entwicklung 27
Mekoniumaspiration 202
Mekoniumaspirationssyndrom 202
Mekoniumpfropfsyndrom 226
Meläna 152
Melkersson-Rosenthal-Syndrom 440
Membranoxygenierung, extrakorporale 603
Mendel-Mantoux-Test 103, 537
Meningeom 388
Meningismus 9, 136
Meningitis 133, **550**
- Neugeborenes 215
- purulenta 550
- serosa 550
- tuberculosa 536
Meningokokken, Impfung 44
Meningokokkensepsis 382
Meningozele 429
Menkes-Syndrom 574
Mercaptopurin 272, 345, 691
Merseburger Trias 484
Mesalazin 271, 691
Mesna 691
Metamizol **18 f**, 135, 691
Metastasen im Röntgen-Thorax 298
Metastasensuche 82
Methimazol 485
Methotrexat **345**, 692
- bei JRA 359
- Nebenwirkungen 406
Methyl-Digoxin 333
Methylenblau 633
Methylmalonazidämie 510
Methylphenidat 454, 692
Methylprednisolon 692
Metoclopramid 48, 143, 692
Metopirontest 489
Metronidazol **570**, 692
- Morbus Crohn 271
- beim Neugeborenen 216
Mexiletin 692
Mezlocillin 570, 680
Miconazol 342, 588, 692
Midazolam
- allg. Notfalldosis 656
- Hirndrucktherapie 646
- Neugeborenes 181, 205, 120, 692

Migräne 437
Mikrosporie 589
Mikrozephalus **425**
Miktionszystourethrographie 85, 410
Mikulicz-Syndrom 373, **547**
Milchnahrung 50
Milchschorf 582
Milchstau 48
Milchzähne 5
Miliartuberkulose 536
Milien 186
Milz, Palpation 7
Milzverlust 342
Minderwuchs s. Kleinwuchs
Minimal residual disease 373
Minimal-change-Glomerulonephritis 416
Minocyclin 552, 697
Misoprostol 692
Missbrauch, sexueller 652
Misshandlung 650
Mitochondrien 237
Mittelohrentzündung 134, 279
Mittelstrahlurin 84
Mixed connective tissue disease 352
MMR = Masern, Mumps, Röteln
Molekulargenetik 99
Mollusca contagiosa 590
Mongolenfleck 574
Monitoring, Apnoe, Neugeborenes 199
Monitorüberwachung zu Hause 608
Mononukleose
- chronische 341
- infektiöse 101, **557**
Morbus haemolyticus neonatorum 206, 211
Moro-Reflex 29, 30, 35
Morphinsalze 693
Morquio, Morbus 520
Motorik, normale 27
Motoskopie 29
Moya-Moya-Krankheit 436
MRT = Magnetresonanztomographie 87
MTX = Methotrexat 359
Mukolipidosen 520
Mukopolysaccharidosen 520
Mukoviszidose 164, **306**
Mumps **547**
- Impfung 42

Halbfette Seitenzahlen = Haupttextstelle

Sachverzeichnis

Mundhöhle, Untersuchung 4
Mundhygiene 53
Muskelatrophie, spinale (SMA) 434
Muskelbiopsie 88
Muskeldystrophien, progressive 236, **449**
Muskeleigenreflexe **9**, 33
- Neugeborenes 34
Muskelfremdreflexe 9
Muskelhypotonie 86
- Säugling 34
Muskelsonographie 128, 130
Muskeltonus
- bei Bewusstlosigkeit 168
- Apgar-Score 172
Mustard-Operation 316
Mutismus 247
Mutter-Kind-Pass-Untersuchungen 20
Muttermilch **47**, 49
Myasthenia gravis 451
Mycobacterium tuberculosis 536
Myelodysplasie 371
Myelofibrose 371
Myelographie 87
Myelomeningozele 223, **429**
Myelose, funikuläre 56
Mykoplasmapneumonie 297
Myoglobinurie 452
Myokarditis 133, **330**
Myoklonien 34, 87
Myopathien, strukturell bedingte 448
Myositis 452
Myotonia
- chondrodystrophica 450
- congenita 450
Myxödem 483

N

Nabel, nässender 62
Nabelkoliken 141, **268**
Nabelschnurabfall, verzögerter 343
Nabelschnurblut, Labordiagnostik 99, 173, 185
Nachtdienst 16
Nackenreflexe 34
Nackensteifigkeit 9
Nägelbeißen 459
Nävi 574
Naevus flammeus 424, 574
Nagel-Patella-Syndrom 574
Nahrungsbedarf
- Klein- und Schulkind 51
- Säugling 49
Nahrungsmittelallergie 348
Nahrungsmittelintoxikation 144
Nahtsynostose, prämature 223
Naloxon 19, 633, 693
- bei Neugeborenen 170
Naphazolin 277
Narbenbehandlung bei Verbrennungen 642
Narkolepsie 442
Nase, körperliche Untersuchung 4
Nasendiphtherie 528
Nasenflügeln 165
Nasennebenhöhlenentzündung 278
Nasentropfen 277
Natriumbikarbonat
- allg. Dosisrichtlinien 656
- bei Hyperkaliämie 617
- bei Reanimation 596
Natriumthiosulfat 633
N-Azetylglutamatsynthetasemangel 512
NBT-Test 343
Nebennierenhypoplasie 489
Nebennierenrinde, Funktionsdiagnostik 94
- Insuffizienz 489
Nebenschilddrüsen
- Funktionsstörungen 487
- Überfunktion 488
- Diagnostik 94
NEC = nekrotisierende Enterokolitis 221
Nekroseentfernung bei Verbrennungen 641
Nemaline-Myopathie 448
Neomycin 275
Neonatologie
- Geburt 171 ff
- Krankheitsbilder 192 ff
Neonatologie s. auch Neugeborenen
Neostigmin **263**, 693
Neostigminbromid 451
Nephroblastom 395
Nephropathien 409
Nephrotisches Syndrom s. Syndrom, nephrotisches
Nervenbiopsie 88
Nervenleitgeschwindigkeit 88
Nervensystem, körperliche Untersuchung 8
Neugeborenenpemphigoid 215
Neugeborenenreflexe 29
Neugeborenenscreening 93
Neugeborenes
- Absaugen der Atemwege 173
- bakterielle Infektionen 214
- Beatmung 180
- Erstversorgung 172
- Frühgeburt 189
- Intubation 180
- kinderchirurgische Krankheitsbilder 222
- Lumbalpunktion 118
- Mangelgeburt 188
- Maßnahmen am 1. Lebenstag 185
- medikamentös teratogene und fetale Schäden 192
- neurologische Untersuchung 33
- postnatale Adaptation 174
- Reanimation 178
- Schwangerschaftsreaktionen 186
- Verlegung in die Neonatologie 187
- Virusinfektionen 218
- Vitalitätsbeurteilung 172
Neunerregel 636
Neuroblastom 392
Neuroborreliose 535
Neurodermitis 582
Neurofibromatose 424
Neuroleptika bei Autismus 458
Neuropathien
- hereditäre sensomotorische 435
- toxische 439
Neutropenien **369**
NHL = Non-Hodgkin-Lymphom 385
Niacin **54**, 699
Niclosamid 566
Niemann-Pick, Morbus 517
Niere
- Isotopenuntersuchungen 410
- Stauung 409

Halbfette Seitenzahlen = Haupttextstelle

Sachverzeichnis

Nierenbiopsie 85
Nierendiagnostik 83, 85
Nierenfehlbildungen 409
Niereninsuffizienz
- akute 421
- chronische 421
- Schocktherapie 611
- terminale 422
Nierenkolik 420
Nierensonographie 130
Nierensteine **420**, 623
Nierenszintigraphie 85
Nifedipin **336f**, **656**, 693
Nikolski-Phänomen 215, 576
Nitrit 632
Nitrofural 641
Nitrofurantoin **413**, 693
Nitroprussid-Natrium 337
NLG = Nervenleitgeschwindigkeit 88
NO-Beatmung 602
Noduli rheumatici 356f
Non-Hodgkin-Lymphom 385
- Diagnostik 82
Noonan-Syndrom 240
Noradrenalin
- Asthmaanfall 293
- Schocktherapie 611
Norcuron
- allg. Notfalldosis 656
- PFC-Syndrom 201
Norepinephrin 693
Norwood-Operation 314
Nothilfe 16
Nystagmus, beim Säugling 34
Nystatin 370, 570, 588, 693

O

Obidoxim 633
Obstipation
- akute 149
- chronische 150
Ödeme 68, 83, 414
Ösophagitis 254
- Kandidose 588
Ösophagusatresie 224
Ösophagusvarizenblutung 273
Ösophagusverätzung 634
Ohranhängsel 574
Ohren, körperliche Untersuchung 4
Oligoarthritis 357
Oligophrenie 249

Oligurie 84
Ollier-Syndrom 240
Ombrédanne-Linie 471
Omeprazol 258
Omphalitis 62
Omphalozele 225
Ondansetron 144, 407, 693
Opiate
- Hirndrucktherapie 646
- Vergiftung 465, **632**
Opisthotonus 33
OPPA-Schema 384
Oralpädon 240 615
Orchitis bei Mumps 547
Orciprenalin 328, 633
Organoazidopathien 510
Ornithintranskarbamylase 512
ORS 200 615
Orthostasessyndrom 338
Ortolani-Zeichen 10, 469
Osgood-Schlatter, Morbus 477
Osmolalität im Urin 84
Ossifikation 24
Osteochondritis dissecans 477
Osteogenesis imperfecta 231
Osteomyelitis 133, **479**
- Neugeborenes 215
Osteopetrose 468
Osteosarkom 403
Ostium-primum-Typ 310
Ostium-secundum-Typ 310
Otitis media 134, **279**
- Erreger 568
- Rezidivprophylaxe 567
Ovar, stielgedrehtes 623
Ovarialtumoren 400
Oxygenierung 600
Oxymetazolin 277, 693
Oxyuren 565

P

Paartherapie 466
Pätau-Syndrom 228
Palmenzeichen 469
Pancreas anulare 222
Panenzephalitis, subakut sklerosierende 90, 540
Panikstörung 460
Pankreas-B-Zellen, Funktionsdiagnostik 94
Pankreaserkrankungen 273
Pankreasinsuffizienz 64, 146, **276**, 306

Pankreatin 693
Pankreatitis 276
Panmyelopathie 364
Pavor nocturnus 455
Paracetamol 19, 135, 693
- Vergiftung 632
Paramyotonia congenita 450
Parasomnien 455
Parathormon 487
Paratyphus 534
Parenterale Ernährung 58
Parese 86
- spastische 430
Paromomycin 693
Parotitis 280
- Differenzialdiagnosen 547
- epidemica s. Mumps
Passagehindernis des Verdauungstrakts 222
Pavlik-Bandage 472
pCO$_2$ 619
PDA s. Ductus arteriosus persistens
Peak-Flowmetrie 66
Pearson-Syndrom 237
Pediculosis 586
PEEP 598
Peer-interview 462
Pel-Ebstein-Fieber 132
Pellagra 55
Pemphigoid, Neugeborenes 215
Pemphigus syphiliticus 576
Pendelhoden 500
Penicillamin 694
Penicillin G **570**, 694
Penicillin V **570**, 694
Pentazocin 19, 120, 694
Pentoxifyllin 694
Perfusionsdruck, zerebraler 645
Perfusionsszintigraphie, zerebrale 605
Periarteriitis nodosa 354
Perikarditis 133, **331**
Peritonitis 62, 622
- älteres Kind 262
- Neugeborenes 221, 225
Perkussion, thorakale 65
Peroxisomen 524
Persönlichkeitstests 91
Persönlichkeitsstörungen 462
Perspiratio
- insensibilis 58
- sensibilis 58

Halbfette Seitenzahlen = Hauptextstelle

Perthes, Morbus 477
Pertussis 163, **529**
– Impfung 42
Pes
– adductus 473
– equinovarus 473
Petechien 4
Pethidin 19
Petit-mal 441
Petit-mal-Status 626
Petrussa-Index 190
Pfaundler-Hurler, Morbus 520
PFC-Syndrom 201
Pfeiffer-Drüsenfieber 101, **557**
Phagozytenfunktionsdefekte 343
Phakomatosen 424
Phenobarbital 444, **625 f**, 694
– Neugeborenes 204
Phenylephrin 694
Phenylketonurie 95, **509**
Phenytoin 204, 444, 626, 694
Philadelphia-Chromosom 376
Phlebitis bei Verweilkanüle 105
Phlegmone 585
Phobien 460
Phosphatdiabetes 418
Phosphatmangelrachitis 502
Phosphatrückresorption, tubuläre 418
Phototherapie 208, 209, 211
pH-Wert im Blut 619
– Neugeborenes 173
Physiotherapie 431
Physostigmin als Antidot 633
Pickwick-Syndrom 455
Piebaldismus 578
Pierre-Robin-Syndrom 240
Pigmentnävi 574
Pilzinfektion 588
Piperacillin 680
Piracetam 694
Pityriasis versicolor 589
PKU = Phenylketonurie 509
Plasminogen-Aktivator 694
Plasmodien 562
Plattfuß 473
Pleuradrainage 122
Pleuraerguss
– Diagnostik 302
– Drainage 123
Pleuritis 301
Pleuropneumonie 623

Plexuslähmungen 184
Plexuspapillom 388, 426
Plexusparese, Neugeborenes 184
Pneumokokken, Impfung 43
Pneumokokkenpneumonie 297
Pneumonie 296
– häufigste Erreger 568
– Neugeborenes 215
Pneumothorax 304
– Thoraxdrainage 122
Pneumozystis carinii, Antibiotika 567
pO₂ 619
Poliomyelitis 548
– Impfung 42
Pollakisurie 83
Poltern 247
Polyarthritis 138, 159, **356 f**
Polycythaemia vera 371
Polydipsie 83
Polyglobulie
– älteres Kind 372
– Neugeborenes 173, 187
Polymyositis 452
Polyradikulitis 439
Polysomnographie 607
Polyurie 84
Pompe-Glykogenose 513
Portwein-Nävus 574
Postenteritis-Syndrome 148
Postsplenektomiesepsis 342, 567
Poststreptokokken-Glomerulonephritis 414
Postterm 171
Potenziale
– akustisch evozierte 246
– evozierte 89
Prader-Labhart-Willi-Syndrom 229
Prädiabetes, Diagnostik 94
Präexzitationssyndrome 323
Präleukämie 371
Praziquantel 566
Prednisolon 695
– bei Colitis ulcerosa 272
– bei ITP 378
– bei Morbus Crohn 271
– bei nephrotischem Syndrom 416
Prednisolon s. auch Kortikosteroide
Prednison 695

– bei Kollagenosen 353
– bei konnataler Toxoplasmose 219
Prednison s. auch Kortikosteroide
Pre-Nahrungen 49
Preterm 171
Prick-Test 349
Primaquin 563
Primidon 444, 695
Procainamid 695
Progerie 574
Proguanil 563
Promethazin 144, 625, 695
Propafenon **328**, 695
Propionazidämie 510
Propranolol **328**, 695
– Einnahme in der Schwangerschaft 194
– bei Hypertonie 336
Propranolol s. auch Betarezeptorenblocker
Propylthiouracil 485
Prostacyclin bei PFC-Syndrom 201
Prostaglandin E₁ 314, 320
Protease-Inhibitoren 560
Protein s. auch Eiweiß
Protein 59
Proteinose, alveoläre 300
Proteinurie 84, **414**
Provokationstests 349
Pseudoallergie 349
Pseudohermaphroditismus
– femininus 498
– masculinus 498
Pseudohypoparathyreoidismus 487
Pseudohypophosphatasie 503
Pseudokrupp 283
Pseudoobstipation 149 f
Pseudopubertas praecox 491, **501**
Psoriasis 582
Psoriasisarthritis 139
Psychodiagnostik 91
Psychopharmaka 467
– Einnahme in der Schwangerschaft 194
– Vergiftung 632
Psychosomatosen 453
– Gespräche 12
Psychotherapie 466
Pubertätsbeginn 25
Pubertätsmagersucht 464

Halbfette Seitenzahlen = Haupttextstelle

Sachverzeichnis — RV(rechtsventrikuläre)-Hypertrophie

Pubertas
- praecox 501
- tarda 241

Pubesbehaarung 25
Pulmicort s. Budenosid
Pulmonalisatresie 318
Pulmonalstenosen 308, **318**
Pulsfrequenz, Normwerte 6
Pulsqualitäten 68
Punktion
- periphere Venen 105
- periphere Arterien 108
- Peritoneum 125
- zentralvenöse 111

Punktionsurin 84
Pupillenreaktion 168
Puppenaugenphänomen 643
Purinnukleosid-Phosphorylase-Defekt 341
Purpura
- fulminans 382
- idiopathische thrombozytopenische 377

Purpura Schoenlein-Henoch 354
Purtillo-Syndrom 341
Pustel 140
Pyelonephritis 412
Pylorusstenose, hypertrophe **255**, 622
Pyodermien 585
Pyramidenbahnläsion 430
Pyranthelpamoat 566
Pyrazinamid **539**, 695
Pyridostigminbromid 451
Pyridoxin **54**, 699
Pyrimethamin **219**, 696
Pyrviniumembonat 696
Pyrviniumpamoat 566

Q

QT-Syndrom 324
Quincke-Ödem 346

R

Rabies 548
Rachendiphtherie 528
Rachenhöhle, Untersuchung 4
Rachenmandelhyperplasie 282
Rachitis 54, 502

Radiotherapie 405
Ranitidin **276**, 696
Rashkind-Schirmchen 311
Rasselgeräusche 65
RAST = Radio-Allergo-Sorbent-Test 63
Rastelli-Operation 317
R-auf-T-Phänomen 324
Raumforderung, zerebrale 169
Raynaud-Syndrom 352
RDS = respiratory distress syndrom 198
Reaktion
- allergische 346
- leukämoide 375 f

Realimentation 614
Reanimation
- Früh- und Neugeborene 178
- beim Kind 593

Rechtsherzinsuffizienz 333
Rechts-links-Shunt 308
Rechtsschenkelblock 74
Recklinghausen-Krankheit 424
Reflexe 9
- Neugeborene 29
- Säuglinge 31 f

Reflux
- gastroösophagealer 254
- vesikoureteraler 409

Refsum-Erkrankung 435, 524
Rehabilitationsteam 15
Reifezeichen 174
Reisschleim-Elektrolyt-Diät 615
Reiter-Syndrom 139
Reizgasinhalation 632
Reizhusten 163
Rektummanometrie 64
RES 65 615
Resochin 353, 563
Resonium 618
Respirationsorgane
- Diagnostik 65
- Infektionen 134
- körperliche Untersuchung 6

Respirationstrakt, häufigste Erreger 568
Respirator, Steuerung 601
Respiratory distress Syndrom s. Atemnotsyndrom des Neugeborenen
Retardierung
- geistige 33, 249
- psychomotorische 249

Retinoblastom 391
Retinopathie **189 f**, 199
Retrovir s. Zidovudin
Rett-Syndrom 458
Reye-Syndrom 274
Rezidivprophylaxe, Antibiotika 567
Rhabdomyolyse 452
Rhabdomyosarkom 397
Rhesusinkompatibilität 211
Rheumafaktoren 353, **357 f**
Rheumatisches Fieber 139, **356**
Rheumatoide Arthritis s. Arthritis, juvenile rheumatoide
Rhinokonjunktivitis, allergische 347
Rhinopharyngitis 277
Rhinophonie 247
Riboflavin 54
Riesenzellhepatitis 158
Rifampicin bei Meningokokken 552, 539, 571, 696
Rigor 87
Ringelröteln 101, **543**
Risikogeburt 187
Röntgendiagnostik
- Abdomen 64
- Schädel 87
- Thorax 67
- - Herzbeurteilung 75
- - Lungenbefunde 77

Röteln **541**
- Exanthem 101
- Impfung 42

Rötung der Haut 140
Rolando-Epilepsie 442
Romano-Ward-Syndrom 324
Rotor-Syndrom 155
Roussy-Levy-Syndrom 435
Roxithromycin 696
Rubinikterus 154
Rubinstein-Taybi-Syndrom 229
Rückfallfieber 535
Rückgratreflex s. Galant-Reflex
Rumpel-Leede-Test 355
Rumpf-Gürtel-Muskeldystrophie 449
Rundrücken 476
Russell-Silver-Syndrom 240
RV(rechtsventrikuläre)-Hypertrophie 74

Halbfette Seitenzahlen = Haupttextstelle

Sachverzeichnis

S

Säugling, Lumbalpunktion 118
Säuglingreflexe 31
Säuglingsanfangsnahrung 49
Säuglingsernährung 49
Säuglingsmilchnahrung 50
Säuglingsosteomyelitis 479
Säuglingstod, plötzlicher 606
Säureverätzungen 634
Sakroiliitis 139
Salazosulfapyridin 271, 272
Salbutamol 290, 293, 696
– bei Status asthmaticus 624
Salmonellen 145
Salmonellenenteritis 534
Salzosulfapyridin 696
Salzverlustsyndrom 491
Sanasthmyl s. Beclomethason
Sandalenfurche 227
Sandhoff, Morbus 517
Sanfilippo 520
Sauberkeitserziehung 151
Sauberkeitstraining 423
Sauerstoffpartialdruck 619
– Steuerung 600
Saugreflex 29, 34
Saugschwäche 29
Schadstoffe in der Nahrung 52
Schädelfraktur bei Geburt 184
Schädel-Hirn-Trauma 643
Schädelprellung 643
Schädelsonographie 87, 128, **129**
Schambehaarung 25
Scharlach 527
– Exanthem 101
Scheidenblutung 186
Schellong-Test 71
Scheuermann, Morbus **476**, 477
Schiefhals, muskulärer 476
Schielen 243
Schießscheiben-Erythrozyten 361
Schilddrüse
– Struma 486
– Überfunktion 484
– Unterfunktion 483
Schilddrüsendiagnostik 93
Schilling-Test 363
Schlack, neurologische Untersuchung 33
Schlafapnoen, obstruktive 455
Schlafstörungen 455

Schleie, Morbus 520
Schmerzbeurteilung 18
Schmerztherapie 18
– bei Verbrennung 636
Schmidt-Syndrom 487
Schmorl-Knötchen 476
Schneemannfigur, Herz 312
Schnüffelhaltung 182
Schock **609**
– anaphylaktischer, Maßnahmen und Ursachen 609, 612
– hypovolämischer 609
– kardiogener 609
– septischer 610
– Therapieprinzipien 610
Schreitreflex 30, 31
Schuppung 140
Schutzimpfungen 41
Schwangerschaft, Noxen 193
Schwangerschaftsreaktionen 186
Schwartz-Bartter-Syndrom 490
Schweißdrüsenabszess 585
Schwindel, benigner paroxysmaler 437
Schwirren 68
Scimitar-Syndrom 312
Screening angeborener Stoffwechselerkrankungen 95
Seckel-Syndrom 233
Sehstörungen 242
Sekretolytika 625
Selen 61
Senning-Operation 316
Sepsis 133, **525**
– Neugeborenes 214
Serum 5% 656
Serumenzyme, neuromuskuläre Diagnostik 88
Serumkrankheit 348
Sexualentwicklung 25
Sexualhygiene 40
SGA = small for gestonal age 171
Sharp-Syndrom 352
Shigellen 145
Shunt, Liquorableitung 427
Shwachman-Syndrom 147, 369
Sichelfuß 473
Sichelzellenanämie 362
SIDS = sudden infant death syndrome 606
Silbersulfadiazin 641

SIMV = synchronisierte intermittierende maschinelle Beatmung 599
Sinusbradykardie 323
Sinusitis 278
– Erreger 568
Sinustachykardie 323
Sinus-venosus-Defekt 310
SIOP, Wilms-Tumor-Stadien 396
Sitzhaltung, Neugeborenes 35
Skabies 587
Skelettdysplasien 468
Skelettmuskelhypotonie 86
Skelettsystem
– körperliche Untersuchung 10
– Sonographie 130
Skeletttuberkulose 536
Sklerodermie 352
Sklerose, tuberöse 424
Skoliose 475
Skorbut 54
SLE = systemischer Lupus erythematodes 352
SMA = spinale Muskelatrophien 434
Small for gestional age (SGA) 171, **188**
Smiley-Analog-Skala 18
Smith-Lemli-Opitz-Syndrom 233
Sojamilch 49
Soluvit-N 60
Somatisierungssyndrom 457
Somatropin 696
Somnambulismus 455
Somnolenz 168
Somogyi-Effekt 496
Sondendiäten 57
Sonnenstrahlphänomen 403
Sonnenuntergangsphänomen 426
Sonographie 128
– Hirnblutungen 190
– Hüftgelenk 470
– Nieren 85
– Nieren- und Harnwege 409
Soormykose 588
Sotos-Syndrom 162, 240
Sozialanamnese 2
Sozialverhalten
– Entwicklung 27
– Störung 249
Spannungskopfschmerz 437
Spannungspneumothorax 304

Halbfette Seitenzahlen = Haupttextstelle

Sachverzeichnis

- Vorgehen im Notfall 122
Spastik 87
Speicheldrüsenerkrankungen 280
Sphärozytose 366
Sphingolipidosen 517
Spieltherapie 466
Spielverhalten, normales 27
Spina bifida 223, **429**
Spinalkanal, Anatomie 117
Spiramycin 219
Spirometrie 66
Spironolacton 696
- bei Herzinsuffizienz 334
- bei Leberinsuffizienz 275
- bei Leberzirrhose 273
Spitzenpotenziale *90*
Spitzfuß 473
Splenomegalie 159
Spondylarthritis, HLA-B27-assoziierte 139, **357**
Spondylitis ankylosans s. Spondylarthritis, HLA-B27-assoziierte
Spontanhaltung, Neugeborenes 33
Spontankloni 34
Spontanpneumothorax 304
Sprache, kloßige 284, 286
Sprachentwicklung 27
Sprachstörungen 247
Spreizhose 472
Sprungbereitschaft 31
Spurenelemente 61
Sputum, bakteriologische Diagnostik 102
SSPE = subakut sklerosierende Panenzephalitis 540
Stakkatohusten 163
Stammbaum *98*
Stammeln 247
Standardbikarbonat 619
Staphylodermien 585
- beim Neugeborenen 215
Status
- asthmaticus 624
- epilepticus 442, **626**
Steatorrhö 146
Stein-, Bein-, Magenpein 488
Steißbeinteratome 399
Sterbeanfall 606
Sterbehilfe, passive 12
Sterben 12
Steroide s. auch Kortikosteroide

Stevens-Johnson-Syndrom 584
Stickoxidbeatmung 602
Stillen 47
Still-Syndrom 138, **358**
Stimmstörungen 248
Stoffwechselanalyse 98
Stoffwechselerkrankungen 502
- Screening 95
Storchenbiss 574
Stottern 247
Strabismus 244
Strahlen, ionisierende, in der Schwangerschaft 192
Strahlentherapie 405
Streptokinase 696
Streptokokkenangina 281
Streptokokkeninfektionen, Prophylaxe 567
Stressinkontinenz 423
Stridor 65
- exspiratorischer 166
- inspiratorischer 166, 284
Struma 486
- juvenile 485
Stützreaktion 31
Stuhldiagnostik 63, 146
- bakteriologische 102
Stuhlfrequenz 150
Stupor 168
Sturge-Weber-Syndrom 424
Subarachnoidalblutung 436
Subduralblutung, Neugeborenes 184
Subduralhämatom 436
Suffusionen 4
Sugillationen 4
Sulfadiazin 219
Sulfamethoxazol bei Durchfallerkrankung 145
Sulfonamide 570
Sultiam 444, 696
Sumatriptan 697
Supportivmaßnahmen bei Malignomtherapie 407
Supraglottitis s. Epiglottitis
Suprarenin, Hirndrucktherapie 646
Surfactant 202
- bei Reanimation 180
Surfactantmangel 198
Synacten 94
Syndrom
- adrenogenitalis 491

- hämolytisch-urämisches 368
- des hypoplastischen linken Ventrikels 308, **314**
- nephritisches 414
- nephrotisches 414, **416**
- präsuizidales 461
- der verbrühten Haut s. Lyell-Syndrom
Syndrome
- myelodysplastische 371
- myeloproliferative 371
Synkope **167**, 338
Syphilis, Neugeborenes 218
Szintigraphie s. Isotopenuntersuchungen

T

Tabak, Risiken während Schwangerschaft 194
Tachykardien 323
Tänien 565
Tangier, Morbus 435, 516
Tarui-Glykogenose 513
Tay-Sachs, Morbus 517
Tay-Syndrom 577
Tbc = Tuberkulose 536
Teerstuhl 152
Telefonate mit Eltern 17
Temperatur, subfebrile 132
Tensilon-Test 451
Teratom 399
Terbutalin 294, 624, 697
Term 171
Terracortril-Spray 640
Testosteron 697
- Labordiagnostik 93
Testosteronenanthat 241
Teststreifen, Harndiagnostik 83
Tetaniezeichen 9
Tetanus 531
- Grundimmunisierung 41
Tetracyclin 570, 697
Thalassämien 361
Thalidomidembryopathie 192
Thalliumvergiftung 632
Theophyllin
- allg. Notfalldosis 656
- bei BPD 200
- bei Status asthmaticus 294, **624**, 697
Thiabendazol 566

Halbfette Seitenzahlen = Haupttextstelle

Sachverzeichnis

Thiamin 54, 511
Thiopental **626**, 697
- Hirndrucktherapie 646
Thioridazin 697
Thorax
- Auskultation des Herzens 69
- Auskultation der Lunge 65
- körperliche Untersuchung 6
- Perkussion 65
- Röntgen s. Röntgen-Thorax
- Sonographie 128, 130
Thoraxdrainage 122
Thrombasthenie Glanzmann 377
Thrombozytenkonzentrate 378
Thrombozytopathien 377
Thrombozytopenien 377
Thrombozytose, essenzielle 371
Thymushyperplasie 287
Thyreoiditis
- Hyperthyreose 484
- Hypothyreose 483
- Struma 486
Thyroxin 483
Tibia
- intraossärer Zugang 116
- Knochenmarkpunktion 120
Ticarcillin 698
Tics 459
Tiefenpsychologie 467
Tinea 589
Tizanidin 432
T-Lymphozyten, Diagnostik 78
T-Lymphozyten-Defekte 341
TNM-Klassifikation 81
Tobramycin 698
Todeszeitpunkt 604
Tolazolin 698
Tollwut 548
- Impfung 44
Toluidinblau 633
Tonsillitis 281
TORCH 218
Tortikollis 476
Totgeburt 171
Toxikosen 144
Toxoplasmose
- beim älteren Kind 530
- Neugeborenes 185, 219
Tracheobronchomalazie 288
Tramadol **19**, **656**, 698
Transkriptase-Inhibitoren 560
Transposition der großen Arterien 316

Transsudat 302
Treitz-Hernie 622
Tremor 204
TRH bei Hypogalaktie 48
TRH-Test 93
Triäthylentetramin 522
Trichinellen 565
Trichophytien 589
Trichotillomanie 459
Triglyzeride 515
Trigonozephalus 425
Trikuspidalatresie 308, **315**
Trimethoprim
- bei Durchfallerkrankung 145
- bei Harnwegsinfektion 413, 698
Trippeltherapie 258
Tris-Puffer 610
Trisomie 13 228
Trisomie 18 228
Trisomie 21 227
Trommelschlägelfinger 68
Trospiumchlorid 698
Trousseau-Zeichen 9
Truncus arteriosus 308, 317
Tuberkulin-Hauttests 537
Tuberkulose 536
- Impfung 43
Tuberkulostatika 539
Tubulopathien 418
Tubusgröße **183**, 594
Tumoranämie 80
Tumordiagnostik 81
Turbohaler 293
Turmschädel 425
Turnersyndrom 230
Turrizephalus 425
Typhus 534
- Impfung 44
Tyrosinämie 508

U

Übergewicht 252
- für Gestationsalter 171
Uhrglasnägel 68
Ulkus, gastroduodenales 257
Ulkusprophylaxe 646
Umklammerungsreflex s. Moro-Reflex
Unfall, Ursache und Prophylaxe 37

Untergewicht 253
- für Gestationsalter 171
Untersuchung
- genetische 98
- körperliche 3
- neurologische 8
- - erster Lebensmonat 33
- ophthalmologische 243
- pädaudiologische 246
- rektale 63
Upside-Down-Stomach 254
Urapidil 337
Uratsteine 420
Urin s. Harn
Ureter, Fehlbildungen 409
Uretersteine 420
Urethra, Fehlbildungen 409
Urge-Inkontinez 423
Uricult 83
Urindiagnostik 83
Urolithiasis 420
Uropathien 409
Urosepsis 133, 226, **412**
Urticaria pigmentosa 579
Urtikaria 347

V

Vaginitis, Kandidose 588
Valproinsäure 443 f, 698
- Einnahme in der Schwangerschaft 193
Vancomycin 217, 571
Varizellen **545**
- Exanthem 100
- Impfung 44
- konnatale und Embryopathie 220
Vaskulitis-Syndrome 354
Vasopressin, Magenblutung 258, 685
Vasopressintest 85, **92**
VATER-Assoziation 239
Vegetarismus 52
Venenkatheter, zentraler 111
Venenpunktion, periphere 105, *107*
Ventikelseptumdefekt 308
Ventilation, Beatmung 600
Ventilationsstörung 166
Ventralsuspension s. Landau-Reflex
Ventrikelseptumdefekt 309
Verätzungen 634

Halbfette Seitenzahlen = Haupttextstelle

Sachverzeichnis

Verapamil 328, 698
Verbrauchskoagulopathie 382
Verbrennungen 635
– Lokaltherapie 639
Verbrühungen 635
Vercuronium 656
Verdauungsorgane, Diagnostik 62
Verdauungstrakt, Passagestörung 222
Verdinikterus 154
Vergiftungen 630
Vergiftungszentralen 630
Verhaltensstörungen 453
– Jugendliche 462
Verhaltenstherapie 466
– Schlafstörungen 456
Verhornungsstörung 577
Verruca 590
Verschorfungsbehandlung 640
Versorgungsstufen 16
Verstimmung, depressive 461
Verweilkanüle 105
Verwirrtheitszustand, akuter 437
Vesikel 140
Vierfingerfurche 175, 227, 240
Vigabatrin **444**, 698
Vinblastin 699
Vincristin **406**, 699
Viren, Antibiotika 569
Virennachweis 103
Virusenzephalitis 553
Virushepatitiden 554
Virusinfektionen, Neugeborenes 218
Visus 242
Viszeromegalie, Screening 97
Vitalipid-infant 60
Vitalitätsbeurteilung, Neugeborenes 172
Vitalkapazität 66
Vitamin A **54**, 699
Vitamin B_1 **55**, 699
Vitamin B_{12} **56**, 363, 700
Vitamin B_2 **55**, 699
Vitamin B_3 **55**, 699
Vitamin B_6 **56**, 699
Vitamin C **54**, 700
Vitamin D **503**, 700
– bei Mangel-Rachitis 502
– Prophylaxe 50, 185
Vitamin E **55**, 700
Vitamine **54**, 60

– Einnahme in der Schwangerschaft 194
Vitamin K **55**, 700
– als Antidot 633
– Mangel 381
– Neugeborenes 206
– Prophylaxe 206
– Therapie 275
Vitiligo 578
Vojta-Therapie 431
Vollmilch 50
Vollwerternährung 52
Volumensubstitution, Schocktherapie 611
Vorhofflattern 323
Vorhofflimmern 324
Vorhofseptumdefekt 308, **310**
Vorsorgeuntersuchungen 20
VP 16 406
VSD = Ventrikelseptumdefekt 309
Vulvovaginitis, Herpes simplex 544
VUR = vesikoureteraler Reflux 409

W

Wachstum **23**
Wachstumshormon
– Diagnostik 93
– Großwuchs 162
– Therapie 161, 481
Wachstumsrückstand 160
Warzen 590
Wasserbedarf 58
Waterhouse-Friderichsen-Syndrom 382, **550**
Werdnig-Hoffmann-Krankheit 434
Werlhof, Morbus 377
West-Syndrom s. BNS-Krämpfe
WHO-Lösung 614
Wickel bei Fieber 134
Widerstand, muskulärer 34
Wiedemann-Beckwith-Syndrom 240
Willebrand-Erkrankung 379
Williams-Beuren-Syndrom 229, 319
Wilms-Tumor 395
Wilson-Krankheit, 432, **522**
Windeldermatitis 581

Windpocken s. Varizellen
Wirbelsäule
– Haltungsstörungen 475
– körperliche Untersuchung 10
Wiskott-Aldrich-Syndrom 235, 341
Wolff-Parkinson-White(WPW)-Syndrom 323
Wurmkrankheiten 565

X

Xanthogranulom, juveniles 579

Y

Yersinien 145
Yersinienenterokolitis 534

Z

Zahnarzt 53
Zahndurchbruchzeiten 5
Zahnradphänomen 87
Zalcitabin 700
Zeckenstich, Vorgehen 535
Zellweger-Syndrom 524
Zellzerfallsyndrom, akutes 408
Zentralisierung 609
Zerebralparese, minimale 430
Zerebrovaskuläre Erkrankungen 436
Zeroidlipofuszinose 432
Zestoden 565
Zeugen Jehovas 12
Zidovudin 560, 700
Zigaretten, Ingestion 631
Zink 61
Zirkulation, persistierende fetale 201
Zirkulationsstillstand, zerebraler 605
Zitrullinämie 512
„Zittrigkeit", Neugeborenes 204
Zöliakie 260
Zollinger-Ellison-Syndrom 257
Zugang
– arterieller 108

Halbfette Seitenzahlen = Haupttextstelle

Sachverzeichnis

Zugang, intraossärer **116**, 596
- venöser 105
- zentralvenöser 111

ZVK = zentraler Venenkatheter 111

Zwerchfellhernie, Neugeborenes 223

Zyanide, Vergiftung 632
Zyanose
- Differenzialdiagnosen 166
- periphere 68
- zentrale 68

Zysten, bronchogene 288
Zystinose 418

Zystinsteine 420
Zystinurie 418
Zystitis 412
Zytomegalie 220
Zytostatika 345, **405**

Ca - Krea Quotient

$$\frac{Ca++}{Krea} = 0,1 - 0,4 \text{ mg/dl}$$

$$\frac{Phosphat \times 3}{Krea} = 0,6 - 2,2 \text{ mg/dl}$$

Phos - Krea Quotient

$$\frac{Phos.}{Krea} = 1,2 - 19 \text{ mol/mol}$$

$\times 4,01$

mmol/l → mg/dl

mg $\times$ 0,02495 = mmol

Halbfette Seitenzahlen = Haupttextstelle

Alles dabei!
Helfen können in jeder Situation.

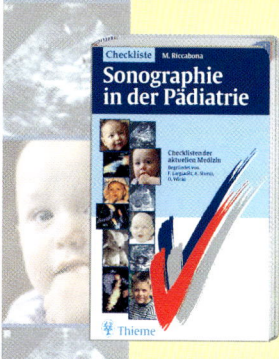

Checkliste Sonographie in der Pädiatrie
Riccabona

Damit haben Sie die pädiatrische Sonographie in der (Kittel-)Tasche!
- **Das** nichtinvasive Verfahren in der Pädiatrie **praxisnah und kompakt**
- **Komplett:** Sonographie aller Organsysteme (inkl. Nervensystem, Echokardiographie)
- Berücksichtigung neuer Methoden wie 3-D-Sonographie
- Fluss-Schemata zu den häufigsten Krankheitsbildern zeigen die Diagnosefindung Schritt für Schritt

Das einzige Kitteltaschenbuch zu diesem Thema!

2000. 344 S., 252 Abb.
DM 69,80   ISBN 3 13 118471 X

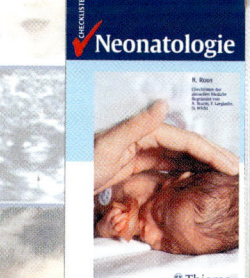

Checkliste Neonatologie
Roos/Genzel

- Die komplette Neonatologie, praktisch, übersichtlich und top-aktuell
- Aus dem bewährten »Neo-ABC« von Prof. Roos hervorgegangen
- mit allen Arbeitstechniken
- Krankheitsbilder mit konkreten Angaben zu Diagnostik und Therapie
- viele Pflegehinweise

Ca. 10/2000. Ca. 320 S., ca. 114 Abb.
ca. DM 49,80   ISBN 3 13 125051 8

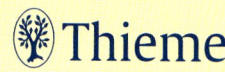

Zusammensetzung der parenteralen Ernährung

	Menge/ kg KG/d	0–1 Jahr	1–7 Jahre	7–11 Jahre	11–16 Jahre
Gesamtflüssigkeit	ml	140–100	120–80	80–60	60–40
Energie	kcal kJ	120–90 502–377	10–75 419–314	75–60 314–251	60–30 251–126
Glukose (10–20%)	g	15–20	15	10	5–10
L-Aminosäure	g	1,5–2	1,5–2	1–1,5	1
Fett	g	2–3	2	2	1–2
$Na^+ + Cl^-$	mval = ml	2–2,5	1,5–2	1,5–2	1,5
$K^+ + H_2PO_4$	mval = ml	2,5–3,0	2,0	2,0	2,0
Ca^{2+}-Glukonat 10%	ml	5	2	2	0,5–1
Mg^{2+}-Glukonat 10%	ml	0,3	0,2	0,1	0,1
Spurenelemente	z. B. Anionen-Spurenelemente 0,1 ml/kg KG/d und Kationen-Spurenelemente 0,1 ml/kg KG/d				
wasserlösliche Vitamine	z. B. Soluvit 0,5 ml/kg KG/d				
fettlösliche Vitamine	z. B. Vitalipid 1 mg/kg KG/d				